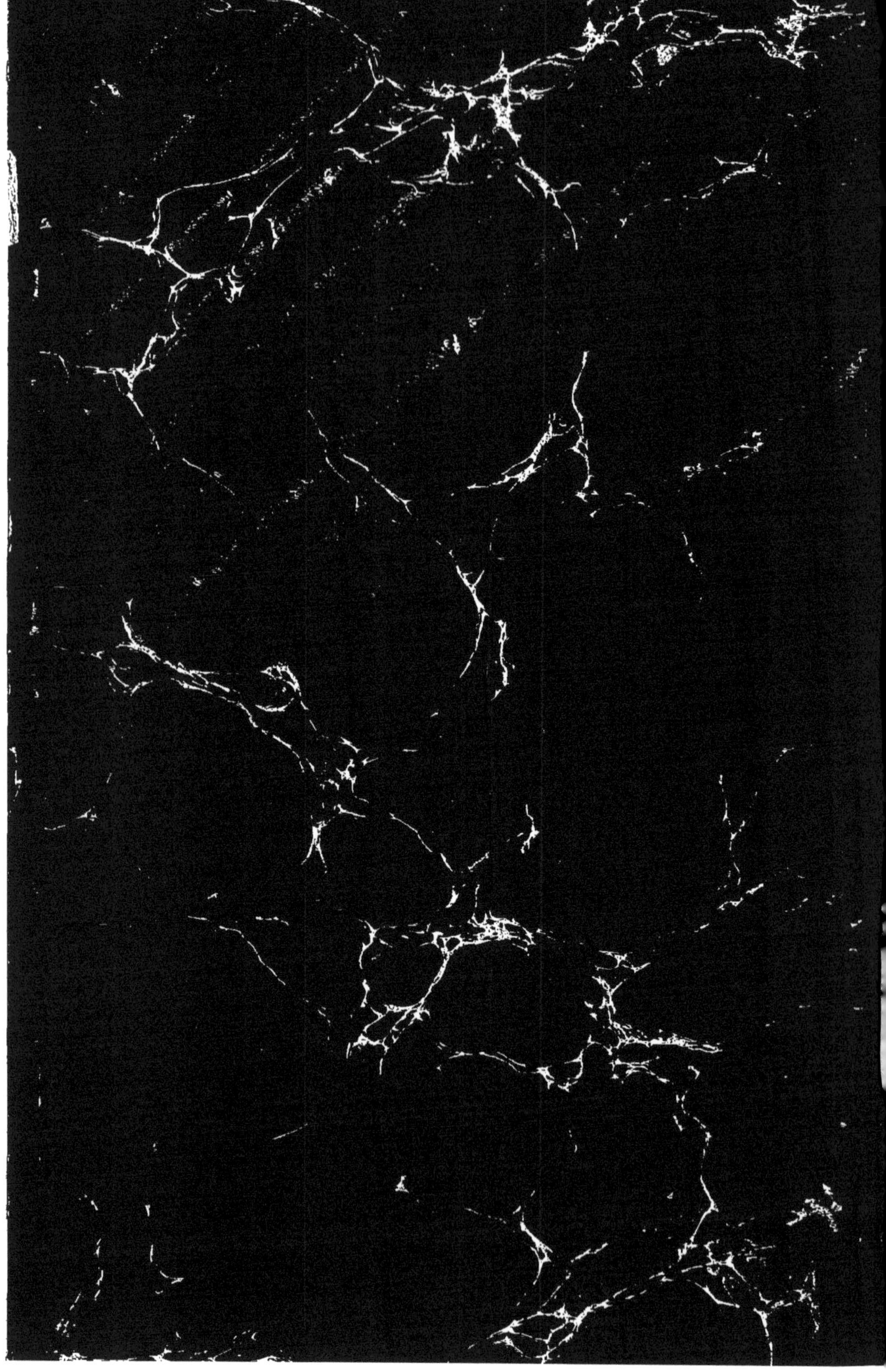

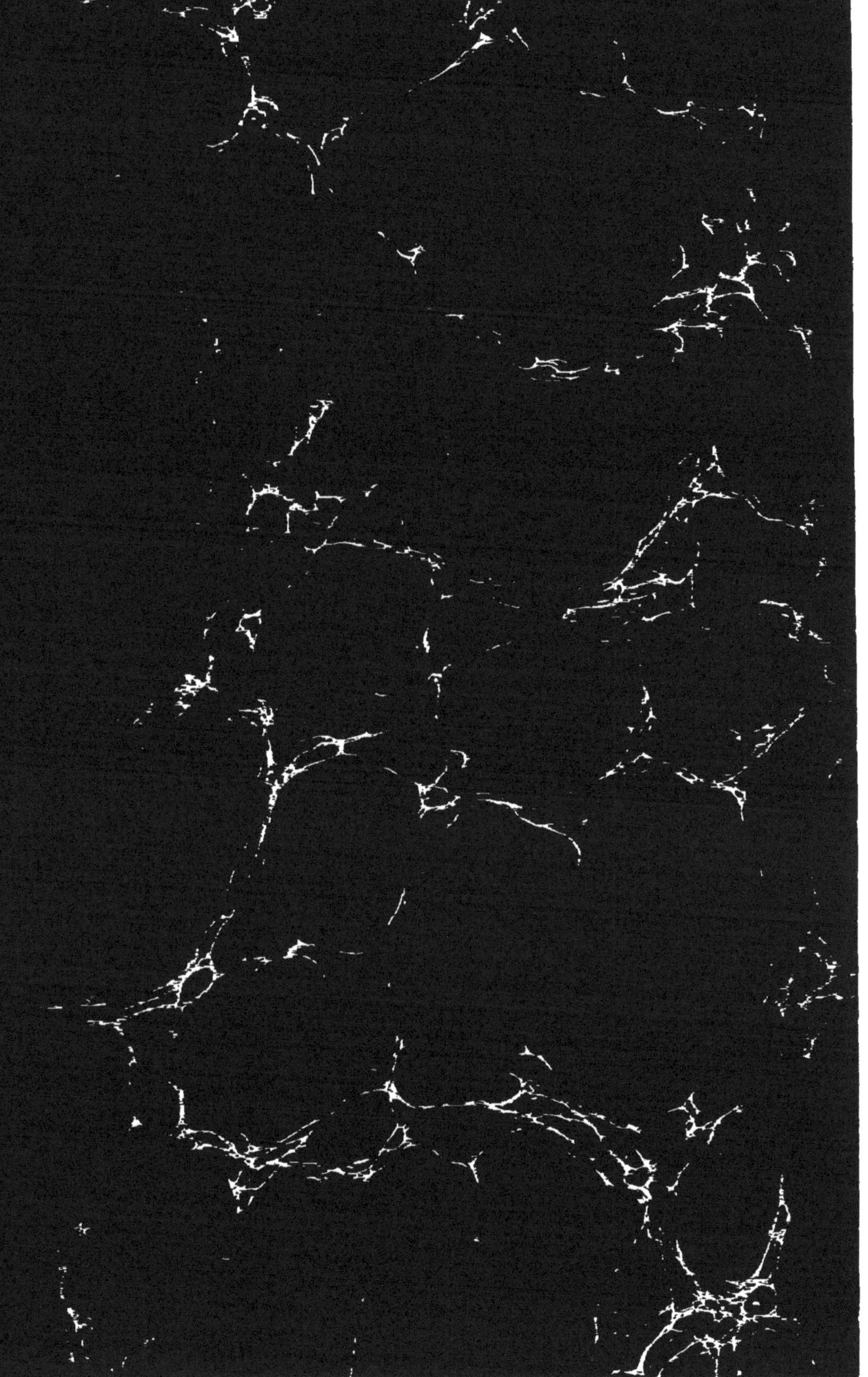

ANATOMIE ET PHYSIOLOGIE

ANIMALES

A LA MÊME LIBRAIRIE

COURS COMPLET D'HISTOIRE NATURELLE

ÉLÉMENTS D'ANATOMIE COMPARÉE

Par RÉMY PÉRIER

Agrégé des sciences naturelles, docteur ès sciences.

1 volume in-8 de 1000 pages, avec 500 figures.

ÉLÉMENTS DE ZOOLOGIE

Par H. SICARD

Professeur et doyen de la Faculté des sciences de Lyon.

1 vol. in-8 de 850 pages, avec 758 fig., cartonné.................. 20 fr.

ÉLÉMENTS DE BOTANIQUE

Par P. DUCHARTRE

Membre de l'Académie des sciences, professeur à la Faculté des sciences de Paris.

Troisième édition. 1 vol. in-8 de 1272 pages avec 571 fig., cart........ 20 fr.

ÉLÉMENTS DE GÉOLOGIE

Par CONTEJEAN

Professeur à la Faculté des sciences de Paris.

1 vol. in-8 de 750 pages avec 467 fig., cartonné..... .... 16 fr.

ÉLÉMENTS DE PALÉONTOLOGIE

Par F. E. BERNARD

Agrégé des sciences naturelles.

1 volume in-8 de 800 pages, avec 500 figures.

8582-91. — CORBEIL. Imprimerie CRÉTÉ.

ANATOMIE ET PHYSIOLOGIE

ANIMALES

PAR

Mathias DUVAL et **Paul CONSTANTIN**

PROFESSEUR
A LA FACULTÉ DE MÉDECINE DE PARIS
ET A L'ÉCOLE DES BEAUX-ARTS
MEMBRE DE L'ACADÉMIE DE MÉDECINE

ANCIEN ÉLÈVE
DE L'ÉCOLE NORMALE SUPÉRIEURE
AGRÉGÉ DES SCIENCES NATURELLES
PROFESSEUR AU LYCÉE DE RENNES

OUVRAGE RÉDIGÉ CONFORMÉMENT

AUX PROGRAMMES OFFICIELS DU 28 JANVIER 1890
POUR LA CLASSE DE PHILOSOPHIE
ET A CEUX DU 15 JUIN 1891 POUR L'ENSEIGNEMENT SECONDAIRE MODERNE

AVEC 472 FIGURES INTERCALÉES DANS LE TEXTE

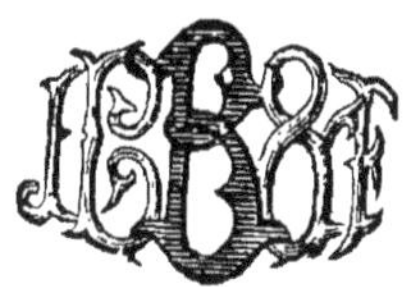

PARIS
LIBRAIRIE J.-B. BAILLIÈRE ET FILS
RUE HAUTEFEUILLE, 19, PRÈS DU BOULEVARD SAINT-GERMAIN

1892

PRÉFACE

Pour disposer favorablement le lecteur à l'égard du présent volume, nous pensons qu'il n'est pas indifférent de le prévenir tout d'abord que cet ouvrage a eu pour source principale un autre traité, qui a depuis longtemps fait ses preuves. Notre *Cours de physiologie* (1) a en effet été reçu avec une faveur inespérée par les étudiants qui, près les Facultés des sciences ou les Facultés de médecine, poursuivent, soit le grade de licencié ès sciences, soit celui de docteur en médecine. Or les professeurs de l'Enseignement secondaire, qui, pour l'histoire naturelle, préparent les élèves au baccalauréat, ont souvent désiré pouvoir mettre entre les mains des élèves des classes supérieures des lycées un livre qu'ils apprécient non seulement par les services qu'il leur a rendus, mais encore parce qu'ils le jugent propre à enseigner à ses lecteurs l'esprit et la méthode scientifiques si essentiels à acquérir dès le début. Malheureusement il est fort délicat d'introduire dans un lycée un livre écrit pour des étudiants en médecine, auxquels on peut et doit tout dire. Pour pouvoir faire profiter l'enseignement secondaire d'un livre trop complet à certains égards, trop incomplet à d'autres, un remaniement était nécessaire et bien souvent les professeurs chargés des cours d'histoire naturelle dans les lycées l'ont demandé. C'est pour répondre à ce désir que nous offrons au public le présent ouvrage, qui, par le travail difficile et délicat d'adaptation dont il a été l'objet, est l'œuvre d'un des plus distingués parmi les jeunes professeurs de nos lycées, M. Paul Constantin.

Pour faire un livre destiné aux élèves de lycée, il ne suffisait pas, en effet, de supprimer toutes les questions qu'il

(1) *Cours de physiologie*, d'après l'Enseignement du professeur Kuss, par Mathias Duval, 6e édition. Paris 1887.

est inutile de soulever devant eux. L'ouvrage s'adressant aux candidats bacheliers doit, avant tout, traiter toutes les matières du programme. De nombreuses additions d'anatomie humaine, d'anatomie et physiologie comparées ont dû être faites. Le plan du *Cours de physiologie* a sa raison d'être puisqu'il s'adresse à des étudiants en médecine, déjà en possession des éléments, mais il cesse ici d'être applicable et M. Paul Constantin, le modifiant, ne pouvait choisir de meilleur guide pour la rédaction du nouvel ouvrage que les programmes des baccalauréats d'enseignement classique et d'enseignement moderne, qui, d'ailleurs, pour l'histoire naturelle sont identiques à quelques détails près.

Ces programmes, pour la zoologie, comportent l'étude de l'anatomie et de la physiologie humaines avec des notions sur les principales modifications anatomiques et physiologiques que l'on rencontre dans la série des animaux. M. Paul Constantin a alors divisé cet ouvrage en trois parties.

Dans la PREMIÈRE PARTIE l'élève trouvera les définitions qu'il importe de donner dès le début, la *topographie du corps de l'homme* avec l'indication de la position et du rôle des organes essentiels qu'on y rencontre, les *caractères généraux des êtres vivants* et en particulier des animaux. Cette première partie contient en outre l'exposé de la théorie cellulaire ainsi que l'étude des éléments anatomiques et des tissus.

La SECONDE PARTIE consacrée à l'*étude de l'homme*, se compose de nombreux emprunts faits au *Cours de physiologie* avec d'importantes additions anatomiques, destinées à faire connaître aux élèves et à leur décrire les organes dont ils ont à apprendre le fonctionnement. Les professeurs de lycée savent bien que pour intéresser les élèves aux détails anatomiques il convient de relier ceux-ci à la physiologie et de toujours faire suivre la description d'un organe de l'indication de son but, de son utilité. C'est de ce principe que M. Paul Constantin s'est inspiré pour faire ses additions, et nous sommes heureux de déclarer qu'il en a réalisé l'application avec un rare talent, ayant soin de ne jamais décrire un organe qu'au moment d'en indiquer le rôle physiologique qui frappe davantage l'esprit, surtout si l'on a soin d'en déduire les applications à l'hygiène et à la médecine usuelle.

Enfin la TROISIÈME PARTIE qui étudie l'*anatomie et la physiologie comparées* est toute entière nouvelle, et c'est certainement l'une des meilleures. Déjà dans la seconde partie, toutes les fois que la connaissance d'un fait anatomique ou physiologique de l'histoire des animaux pouvait faciliter l'étude de l'homme, M. Paul Constantin l'a mis en évidence. Dans la TROISIÈME PARTIE il étudie plus en détail les points d'anatomie et de physiologie comparées, essentiels pour les élèves de l'enseignement secondaire. Ceux-ci possèdent déjà quelques notions de zoologie descriptive et de classifications par les cours qu'ils ont suivis dans les classes de sixième classique ou de sixième moderne, aussi a-t-il adopté pour cette troisième partie le même plan que pour l'homme, c'est-à-dire l'étude, appareil par appareil, fonction par fonction, des modifications présentées par la série des animaux dont, dans un premier chapitre, il prend le soin de rappeler rapidement la division en grands groupes.

Si pour les élèves de philosophie et de première moderne des lycées, auxquels s'adresse ce livre, la préparation au baccalauréat est le but principal, un grand nombre d'entre eux cependant désirent approfondir un peu plus leurs études d'histoire naturelle; c'est parmi eux, en effet, que se recrutent les étudiants en médecine et les futurs licenciés ès sciences naturelles. Pour ceux-ci, M. Paul Constantin a voulu donner à ce livre une portée plus haute que celle d'un simple manuel de baccalauréat et il a abordé certaines questions avec plus de détails toutes les fois que cela lui a paru possible et utile. Pour permettre à l'élève de distinguer ce qui est essentiel pour l'examen et ce qu'il peut négliger dans une première lecture, deux genres de caractères typographiques ont été employés pour l'impression de l'ouvrage : le gros texte comprend les matières indispensables pour les examens; le petit texte les développements utiles pour une étude plus approfondie.

La partie historique, si importante pour montrer à l'élève comment se sont formées les idées actuelles a été traitée avec un soin tout particulier. De nombreuses notes ont été consacrées à la biographie des savants dont les noms sont cités, soit à propos d'expériences, soit à propos d'organes auxquels ces noms sont restés attachés. L'utilité de l'introduction de pareilles notes dans un ouvrage classique est démontrée par la pratique des examens ou l'on constate que les candidats ne possèdent que des notions nulles où inexactes sur la biographie des hommes dont ils parlent. C'est pour obéir à une raison du même ordre que M. Paul Constantin a donné, pour tous les mots techniques, l'étymologie grecque ou latine, si utile pour faire comprendre ces mots et les fixer dans la mémoire.

Nous ne saurions donc assez nous féliciter d'avoir trouvé en M. Paul Constantin un collaborateur si distingué, si au courant des sciences biologiques, et si bien préparé, par sa pratique de l'enseignement, à comprendre et à satisfaire les besoins d'une catégorie spéciale de lecteurs; mais nous devons aussi remercier nos éditeurs, MM. J.-B. Baillière et fils, du soin intelligent qu'ils ont apporté à la partie matérielle de cet ouvrage. Grâce à eux nous pouvons offrir aux élèves, pour un prix accessible, un important livre classique orné de nombreuses et belles gravures. Les additions de texte au *Cours de physiologie* primitif ont en effet entraîné des additions de figures. Parmi celles-ci, les unes sont la reproduction d'après nature de préparations anatomiques ou d'appareils de physiologie; d'autres sont des schémas destinés à faire comprendre le texte aux élèves et à leur reproduire, dessinées avec plus de soin, les figures que trace au tableau le professeur pendant son cours.

Puisse cet ouvrage que, dans ces conditions nous offrons aux élèves de l'enseignement secondaire, leur rendre les mêmes services que ceux rendus par le *Cours de physiologie* à leurs aînés des Facultés de médecine et des sciences. C'est là le vœu que nous formons, et la réalisation de ce désir sera la récompense des auteurs.

MATHIAS DUVAL.

Septembre 1891.

ANATOMIE ET PHYSIOLOGIE
ANIMALES

PREMIÈRE PARTIE
GÉNÉRALITÉS

CHAPITRE PREMIER
Anatomie et physiologie spéciales.

I. Caractères des êtres vivants. — Biologie.

Êtres vivants. — Animaux et végétaux. — La plus simple observation apprend à distinguer dans la nature les *êtres vivants* des *corps bruts*. Naître, croître, se développer en accomplissant de perpétuels échanges de matière avec le milieu ambiant, se modifier sans cesse pour mourir enfin après avoir donné naissance à des êtres semblables à eux et doués des mêmes propriétés, tels sont les caractères distinctifs des êtres vivants que l'on peut résumer par ces trois mots : *évolution*, *nutrition*, *reproduction*. A ces trois caractères, communs à tous les êtres vivants, les *animaux* en joignent deux autres absents chez les *végétaux*, le *mouvement* et la *sensibilité*. C'est ce qui a été admirablement bien résumé par Linné (1) dans sa définition des trois règnes de la nature : *mineralia sunt, vegetalia sunt et crescunt, animalia sunt, crescunt et sentiunt*.

Tous les animaux et tous les végétaux ne présentent pas le même degré de complication dans la structure de leur corps et dans l'exercice des

(1) *Linné* (né en 1707, mort en 1782). Célèbre naturaliste suédois, auteur de nombreux ouvrages de botanique. Dans son *Système de la nature* il a entrepris de classer tous les êtres de la nature, et a inauguré une classification basée sur de véritables caractères, au lieu des procédés confus employés jusqu'alors.

manifestations vitales. Aussi doit-on considérer la série des êtres vivants comme formant une échelle dont les divers échelons ascendants correspondent à une complication de plus en plus grande de l'être. Ce qui nous conduit à distinguer des êtres inférieurs et des êtres supérieurs. Les caractères distinctifs indiqués plus haut sont surtout nets chez les animaux et chez les végétaux supérieurs, c'est-à-dire chez ceux qui réalisent le plus parfaitement le type animal et le type végétal. Chez les êtres inférieurs il semble au contraire qu'il y ait quelque confusion, et que les différences entre animaux et végétaux soient moins tranchées. Nous ne devons donc considérer ce qui précède que comme une première approximation applicable aux types bien différenciés, nous réservant de compléter ces idées, lorsque par la suite nous aurons acquis sur *l'organisation* des êtres des notions indispensables à connaître pour cela.

Biologie. — La *Biologie* (βίος, vie ; λόγος, traité) est la science des êtres vivants. Elle prend les noms de *Zoologie* (Ζῶον, animal) ou de *Botanique* (βοτάνη, plante), suivant qu'elle étudie les animaux ou les végétaux. C'est de la Zoologie seule que nous nous occuperons dans cet ouvrage.

II. Division de la biologie. — Anatomie et physiologie.

Anatomie et physiologie. — La Biologie comprend deux branches principales : *l'anatomie* et la *physiologie*.

L'*anatomie* (ἀνατομή, dissection) a pour objet l'étude du corps des êtres vivants et de ses différentes parties dans leur forme et dans leur structure, abstraction faite du rôle que ces parties sont appelées à jouer dans la manifestation de la vie. On donne aussi plus particulièrement le nom de *morphologie* (μορφή, forme) à l'étude de la forme, réservant celui d'*anatomie* pour l'étude de la structure.

La *Physiologie* (φύσις, nature) au contraire étudie le mode d'activité des diverses parties du corps, abstraction faite de leur forme et de leur structure. C'est par la physiologie qu'on se rend compte des rapports de l'être vivant avec le milieu extérieur et du rôle particulier joué à cet effet par les diverses parties du corps.

Organes, actes, appareils, fonctions. — L'anatomie nous apprend à diviser le corps des animaux en *organes*. C'est ainsi par exemple qu'on peut distinguer, dans le corps d'un homme, des os, un cerveau, un cœur, etc. — La description dans tous leurs détails des divers organes du corps d'un animal, jointe à l'indication de la position de ces organes dans le corps de celui-ci, constitue l'*anatomie descriptive*. Suivre les variations d'un même organe dans la série des animaux est du ressort de l'*anatomie comparée*.

On donne en physiologie le nom d'*acte* au mode d'activité d'un organe. C'est ainsi par exemple que les *dents* ont pour but l'acte de la *mastication*. Parmi les nombreux actes qui se passent dans un organisme, correspondant aux nombreux organes qui s'y trouvent, on peut rapprocher les uns des autres certains d'entre eux qui concourent à un même but final. C'est ainsi que l'action simultanée ou successive de divers organes du corps (dents, estomac, intestins, glandes digestives, etc.) aura pour but de transformer des substances empruntées au monde extérieur pour les faire passer dans le sang. L'ensemble de tous ces actes prend alors le nom de fonction : la fonction de *digestion* dans l'exemple choisi. Tous les organes dont les actes concourent par leur ensemble à l'accomplissement d'une fonction forment alors l'*appareil* ou le *système* correspondant.

De même que par l'anatomie comparée on suit les modifications anatomiques d'un même organe ou d'un même appareil dans la série animale, de même on en suit les modifications fonctionnelles par la *physiologie comparée*.

III. Principaux organes et appareils du corps de l'homme. — Fonctions correspondantes.

Le corps de l'homme peut être divisé en trois parties : le *tronc*, surmonté à sa partie supérieure par la *tête* et donnant insertion aux deux paires de *membres*.

Un assemblage de parties dures et résistantes (*os*) forme le squelette, charpente solide sur laquelle s'appuient les parties molles (*muscles et ligaments*) qui donnent au corps sa forme propre, recouvertes extérieurement par la *peau*. Au niveau des orifices situés à la surface du corps, cette peau, légèrement modifiée dans son épaisseur, se réfléchit sous le nom de *muqueuse* pour former le revêtement des cavités internes en communication avec l'extérieur (cavités digestive, respiratoire, urinaire, etc.).

Thorax et abdomen. — Le *tronc* est soutenu dans toute sa longueur par un axe osseux (*colonne vertébrale*) situé à la partie dorsale. Ses parois limitent une vaste cavité, la *cavité générale* du corps, divisée elle-même en deux parties par un muscle en forme de voûte, le *diaphragme* (fig. 1 et 2) (διάφραγμα, division). La cavité supérieure (*thorax*) possède des parois rigides grâce à la présence d'arcs osseux dans leur épaisseur. La cavité thoracique contient comme organes principaux le *cœur* situé à la partie médiane entre les deux *poumons*, l'*œsophage*, tube verti-

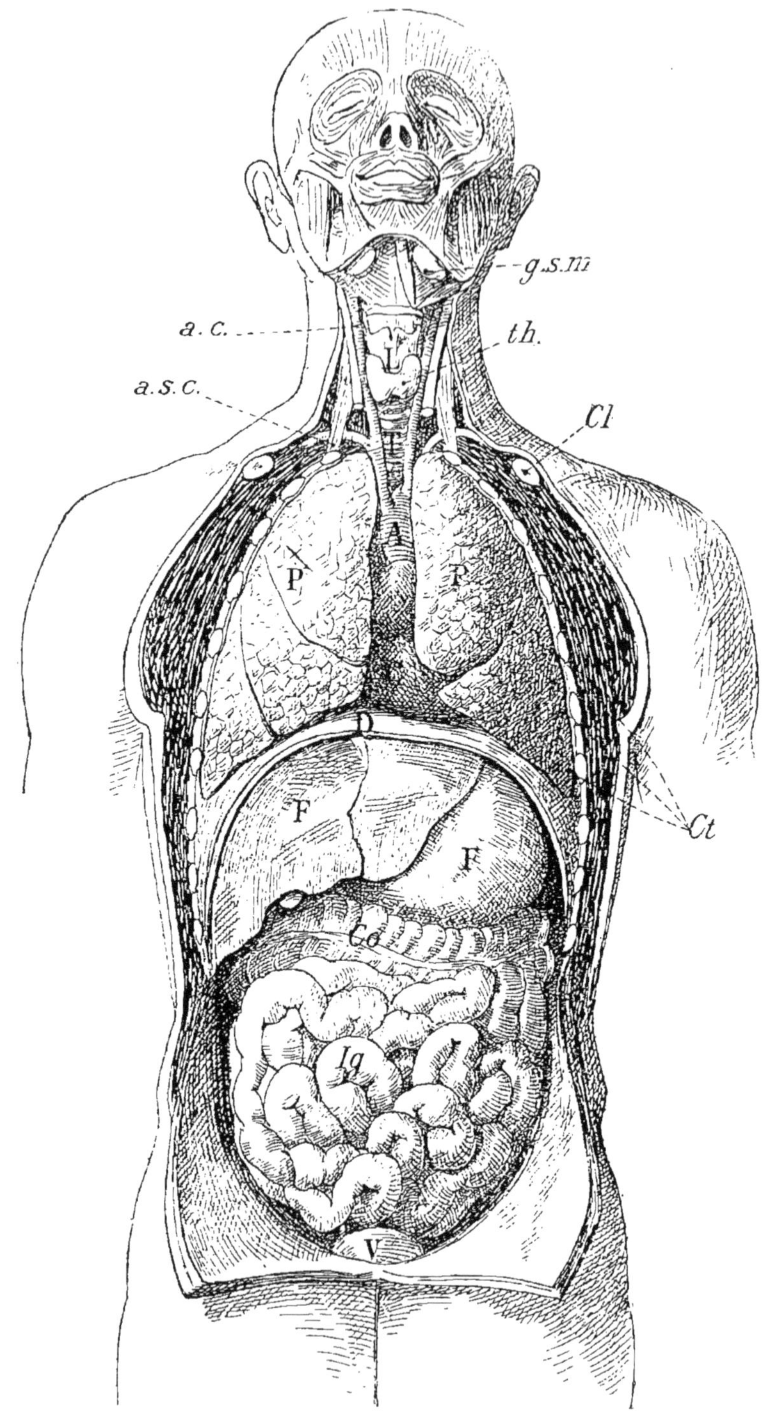

Fig. 1. — Anatomie du corps de l'homme *.

* A. aorte. — *ac*, artère carotide. — *asc*, artère sous-clavière. — C. cœur. — *Cl*, clavicule. — *Ct*. côtes. — D, diaphragme. — E, estomac. — F, foie. — *gsm*, glande sous-maxillaire. — *Ig*. intestin grêle. — L, larynx. — P, poumons. — T, trachée artère. — *th*, corps thyroïde. — V, vessie.

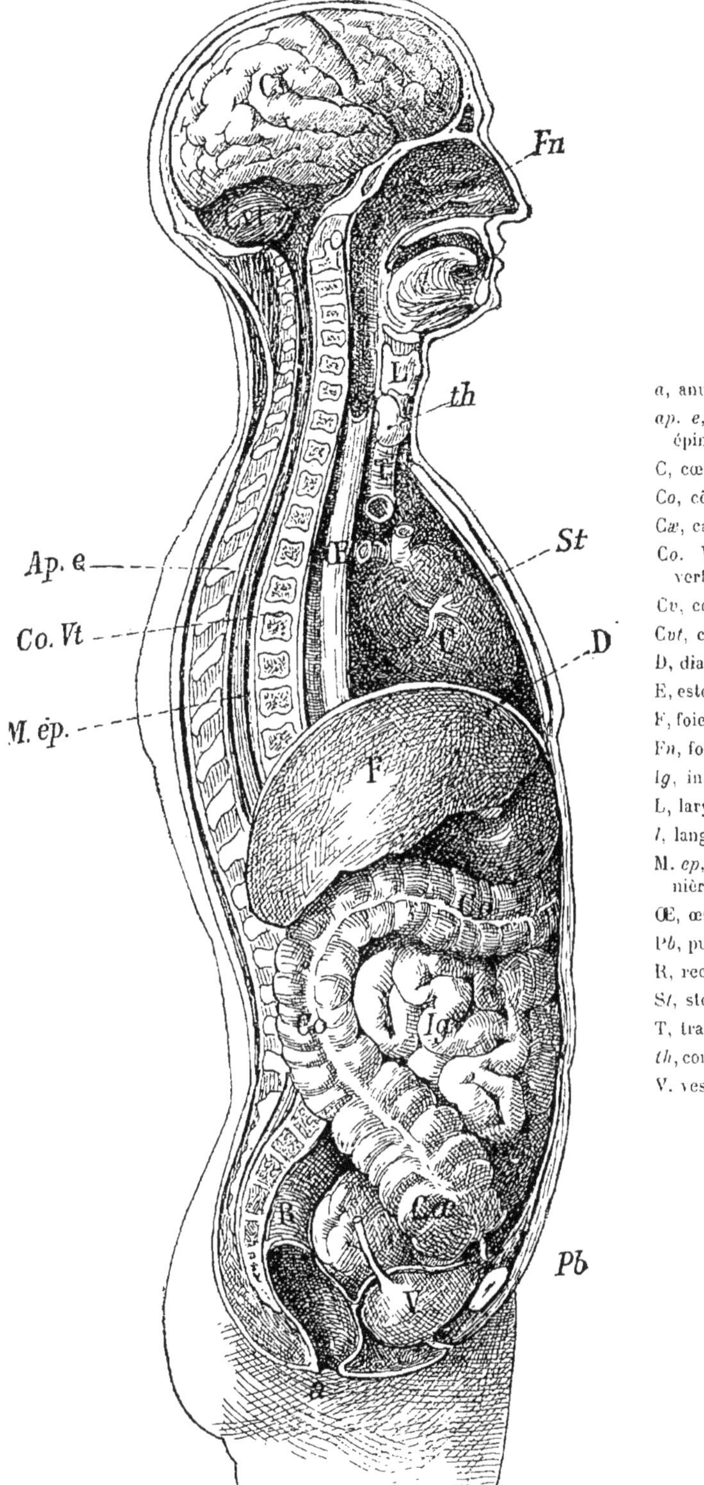

a, anus.
ap. e, apophyse épineuse.
C, cœur.
Co, côlon.
Cæ, cæcum.
Co. Vt, colonne vertébrale.
Cv, cerveau.
Cvt, cervelet.
D, diaphragme.
E, estomac.
F, foie.
Fn, fosses nasales.
Ig, intestin grêle.
L, larynx.
l, langue.
M. *ep*, moelle épinière.
Œ, œsophage.
Pb, pubis.
R, rectum.
St, sternum.
T, trachée artère.
th, corps thyroïde.
V. vessie.

Fig. 2. — Anatomie du corps de l'homme (vue de profil).

cal situé immédiatement en avant de la colonne vertébrale parallèlement à elle. La partie du tronc inférieure au diaphragme est l'*abdomen* (fig. 2), dont les parois, sauf à la face dorsale qui contient la colonne vertébrale et à la région inférieure soutenue par une charpente osseuse (*bassin*), sont formées de tissu mou. L'abdomen contient comme principaux organes : en haut le *foie* à droite, l'*estomac* et la *rate* à gauche ; en bas et en avant la *vessie;* postérieurement les *reins*; la région antérieure en est occupée par un long tube de calibre variable, l'*intestin*, qui y accomplit de nombreuses circonvolutions (fig. 1 et 2).

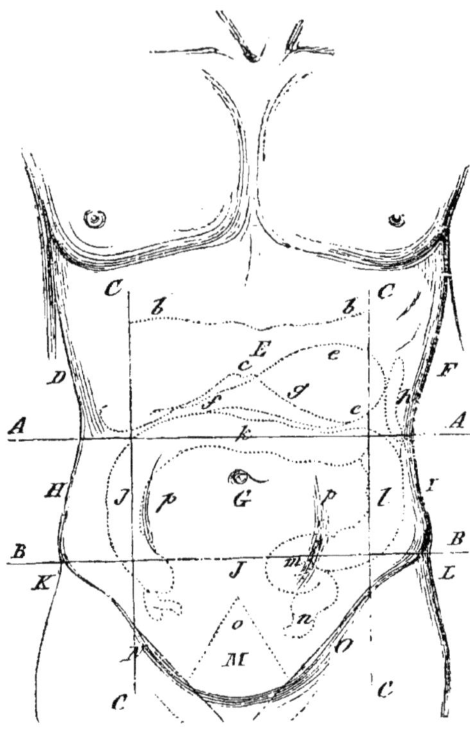

Fig. 3. — Régions de l'abdomen *.

Pour fixer la position des viscères dans l'abdomen, on divise artificiellement cette cavité en régions par deux plans fictifs horizontaux (A, A ; B, B ; fig. 3) coupés eux-mêmes par deux plans verticaux (C, C). On obtient ainsi trois zones divisées chacune en trois. La zone *supérieure* comprend l'*épigastre* (E) (ἐπί, sur ; γαστήρ, estomac), situé entre les deux *hypochondres* (ὑπό, sous ; χόνδρος, cartilage, et par extension les cartilages costaux) *droit* (D) et *gauche* (F). La partie médiane de la *zone moyenne* est la région *ombilicale*, et les parties latérales sont les *flancs*. La *zone inférieure* se compose de l'*hypogastre* au milieu et sur les côtés des régions *iliaques*. La figure 4 indique en lignes pointillées la disposition des principaux organes dans ces régions.

Membranes séreuses. — Tous les organes contenus dans la cavité générale (thorax et abdomen) sont maintenus en place grâce à une disposition particulière : à cet effet ils sont entourés par une *membrane séreuse*.

Une *membrane séreuse* forme autour d'un organe une enveloppe à double paroi dont les deux feuillets en continuité l'un avec l'autre limitent ainsi entre eux une cavité close de toutes

* E, épigastre. — D, hypochondre droit. — F, hypochondre gauche. — G, région ombilicale. — H, I, flancs. — *bb*, limite entre thorax et abdomen. — *e*, estomac. — *f*, pylore. — *h*, rate. — *i*, *k*, *l*, côlon. — *m*, S iliaque.

parts et remplie d'un liquide (sérosité). Ce sac double est fixé à l'organe par son *feuillet interne* ou *viscéral* sauf en un point où ce feuillet se réfléchit sur lui-même et se continue par le feuillet *externe ou pariétal* qui s'accole soit aux parois de la cavité générale, soit aux organes voisins. Grâce à cette disposition, les organes se trouvent maintenus en place, et de plus, lorsqu'ils doivent se mouvoir pour l'accomplissement de leurs actes physiologiques, ils le peuvent faire sans aucun danger, le frottement s'effectuant entre les deux feuillets de la séreuse, et se trouvant par conséquent facilité par la présence de la sérosité.

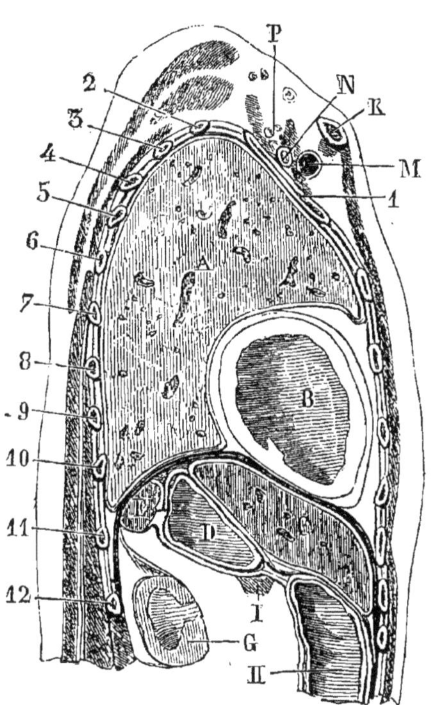

Fig. 4. — Coupe verticale antéro-postérieure passant au niveau du mamelon gauche *.

Les organes thoraciques possèdent chacun une séreuse propre. Celle qui entoure le cœur s'appelle *péricarde* (περί, autour; καρδία, cœur); autour des poumons est la *plèvre*. Tous les organes abdominaux, au contraire, sont enveloppés par les nombreux replis d'une seule et même séreuse, le *péritoine* (περί, autour; τείνω, j'étends). Chacun de ses replis est désigné par un nom particulier; par exemple le *mésentère*, qui soutient l'intestin dans la cavité générale (μέσος, milieu; ἔντερον, intestin) (fig. 5 et 6).

Tête. — La *tête* surmonte le tronc auquel elle se rattache par une portion étranglée, le *cou*. On distingue deux régions dans la tête : en haut et en arrière est le crâne, boîte osseuse hémisphérique recouverte par les *cheveux* et qui contient le *cerveau*. En bas et en avant se trouve la *face* à la partie antérieure de laquelle s'ouvre la bouche et qui porte les principaux *organes des sens* (*yeux*, *oreilles*, *nez*).

Membres. — Les membres sont au nombre de deux paires. Le membre supérieur se rattache au tronc par l'*épaule*. On y dis-

* A, poumon gauche. — B, cœur. — C, foie. — D, estomac. — E, rate. — G, rein gauche. — H, côlon descendant. — I, pancréas. — (Les sections des côtes sont numérotées de 1 à 12.)

tingue le *bras*, l'*avant-bras*, le *poignet* et la *main*. Le membre inférieur se rattache au *bassin*. On y distingue la *cuisse*, la *jambe*, le *cou-de-pied* et le *pied*. Les segments se correspondent d'un membre à l'autre. Mais tandis que l'avant-bras forme, en ployant sur le bras, un angle à sommet postérieur (*pli du coude*), la jambe fléchit sur la cuisse en dirigeant le *genou* en avant.

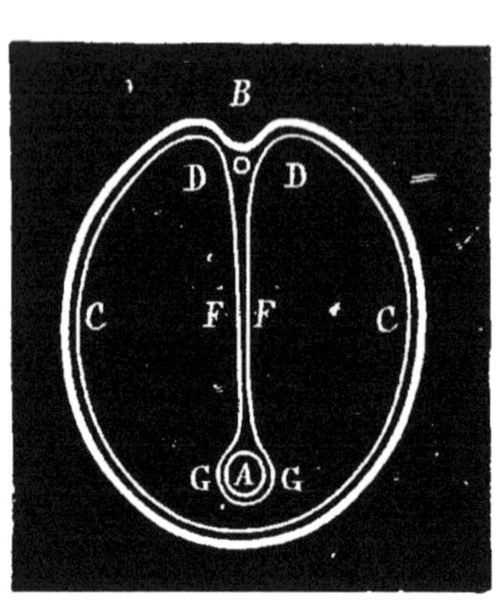

Fig. 5. — Coupe transversale théorique de l'abdomen montrant la disposition du péritoine *.

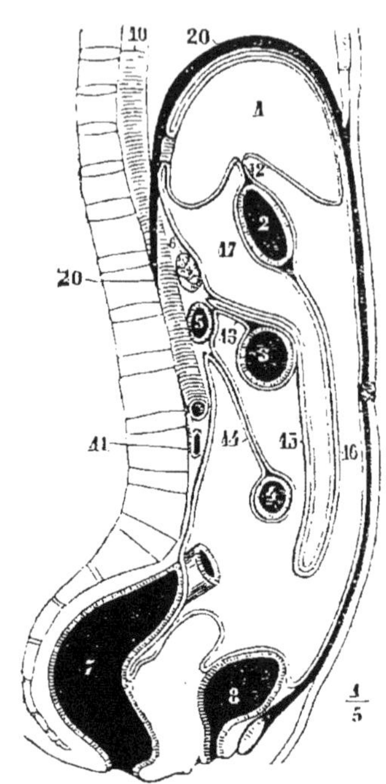

Fig. 6. — Coupe antéro-postérieure et médiane de l'abdomen montrant les replis du péritoine **.

Appareils du corps de l'homme. — Les organes du corps peuvent se grouper en un certain nombre d'*appareils* ou *systèmes* :

1° L'*appareil digestif*, formé d'un tube alternativement renflé et rétréci, accomplissant de nombreuses circonvolutions dans la cavité générale et communiquant avec l'extérieur d'une part par la bouche à la partie antérieure de la face, d'autre part par l'*anus* à la partie inférieure et dorsale du tronc :

2° L'*appareil circulatoire*, formé d'un ensemble de canaux dans lesquels se déplace un liquide nourricier, le *sang*. Tous ces ca-

* A, coupe de l'intestin. — GG. feuillet viscéral. — CC. feuillet pariétal. — FF. lame mésentérique.

** 1. foie. — 2. estomac. — 3. côlon transverse. — 4. intestin grêle. — 5. duodénum. — 6. pancréas. — 7. rectum. — 8. vessie. — 10. aorte. — 11. veine cave inférieure. — 20. diaphragme.

naux qui se ramifient dans toutes les parties du corps prennent naissance *artères*) ou viennent aboutir (*veines*) dans un réservoir central, le *cœur*, contenu dans le thorax (fig. 1) ;

3° L'*appareil respiratoire*, contenu tout entier au-dessus du diaphragme. Il se compose de deux masses creuses (*poumons*) logées dans le thorax et dont l'intérieur communique avec l'extérieur par un tube vertical (trachée artère) placé en avant de l'œsophage et qui vient s'ouvrir au fond de la bouche et des fosses nasales ;

4° L'*appareil sécréteur*, formé par l'ensemble de toutes les *glandes* du corps ;

5° L'*appareil squelettique*, ensemble de toutes les parties dures qui donnent au corps sa forme et comprenant l'ensemble des *os* (ou *squelette* proprement dit) ainsi que les *ligaments*, etc. ;

6° Le *système musculaire*, comprenant tous les *muscles*. C'est ce qui forme la *chair* des animaux ;

7° L'*appareil sensoriel* ou *organes des sens*, comprenant toutes les parties du corps susceptibles d'être excitées directement par les agents extérieurs (lumière, son, chaleur, etc.);

8° Le *système nerveux*, dont les organes constitutifs sont le *cerveau*, logé dans le crâne, la *moelle épinière*, logée dans un canal creusé à la partie dorsale de la colonne vertébrale ; du cerveau et de la moelle partent de longs cordons blanchâtres, les *nerfs*, qui se rendent à toutes les parties du corps.

Fonctions correspondantes. — A ces appareils ou systèmes correspondent autant de fonctions. On distingue parmi celles-ci deux grands groupes : les fonctions de nutrition et les fonctions de relation,

a) Les fonctions de *nutrition* sont celles qui ont pour but de maintenir l'organisme dans sa forme et dans sa structure, en réparant les pertes incessantes dues à l'accomplissement des manifestations vitales. On y distingue quatre fonctions :

1° La *digestion*, par laquelle les substances empruntées au monde extérieur sont rendues capables de s'incorporer à un liquide spécial de l'organisme, le *sang*. C'est le mode d'activité de l'appareil digestif ;

2° La *circulation*, par laquelle le sang va porter les matériaux nutritifs à toutes les parties de l'organisme. Ce sang entraîne également les déchets produits par la vie des divers organes. La circulation est le mode d'activité de l'appareil circulatoire ;

3° La *sécrétion*, qui est le mode d'activité du système sécréteur dont les glandes agissent pour extraire du sang les substances inutiles ou nuisibles qui s'y trouvent et les rejeter hors de l'organisme ;

4° La *respiration*, qui préside à l'entrée dans le sang des aliments gazeux (oxygène) ainsi qu'à la sortie des déchets gazeux (acide carbonique). Elle se produit dans l'appareil respiratoire (poumons).

b) Les fonctions de *relation* mettent l'organisme en rapport avec le milieu extérieur. On y distingue :

1° La fonction de *locomotion* par laquelle l'animal réagit sur le monde extérieur et qui s'accomplit par l'action combinée du squelette, des muscles et du système nerveux ;

2° La fonction de *sensibilité* par laquelle le milieu extérieur réagit sur l'animal, et qui s'accomplit par l'action du système nerveux sollicitée par l'action des agents extérieurs sur les nerfs répartis dans les organes des sens.

On voit par ce qui précède qu'un même appareil peut servir à plusieurs fonctions. Le système nerveux préside au mouvement et à la sensibilité. Le système sécréteur joue un rôle dans la digestion, ce que nous verrons en étudiant les glandes digestives. Les parois des appareils digestif, circulatoire, respiratoire sont d'ailleurs en partie musculaires, et nous aurons à en étudier les mouvements. Nous devons donc conclure qu'il faut ne considérer la classification précédente des fonctions que comme un moyen d'en faciliter l'étude, et qu'en réalité il y a dans l'organisme empiètement l'une sur l'autre des diverses fonctions.

CHAPITRE II

Anatomie et physiologie générales.

I. Définition. — Historique.

Tissus de Bichat. — Nous avons appris à diviser en organes et appareils le corps d'un animal. Depuis l'époque la plus reculée (l'*Iliade* contient un grand nombre d'observations de blessures mettant à nu les organes) jusqu'au commencement de ce siècle, le seul but de travail des anatomistes fut la connaissance parfaite des organes dans leurs plus petits détails. Les travaux de *Bichat* (1) eurent pour résultat de faire entrer l'anatomie dans une nouvelle voie en révélant l'existence des *tissus*. L'*anatomie générale* était fondée.

(1) *Bichat* (Xavier), illustre médecin français, qui fit faire de grands progrès à l'anatomie et à la physiologie malgré sa mort prématurée, à trente et un ans, en 1802.

La division du corps en organes est purement artificielle. Tous ces organes sont constitués par un très petit nombre de matériaux : les *tissus*. Le même tissu se rencontre dans la constitution d'un très grand nombre d'organes ; le même organe est formé par la réunion de plusieurs tissus. Bichat comptait vingt et un tissus différents. nous verrons dans un instant que ce nombre doit être réduit de beaucoup.

Éléments anatomiques. — En 1837-1839 *Schleiden* (1) et *Schwann* (2) complétèrent les résultats acquis par Bichat en montrant que les tissus eux-mêmes peuvent être décomposés en éléments plus petits encore. Les progrès. de jour en jour plus grands. de la technique moderne et le perfectionnement de nos instruments d'optique (microscope) permettent de pratiquer dans n'importe quelle partie du corps d'un être vivant des coupes présentant une épaisseur de quelques millièmes de millimètre à peine et de les étudier à un très fort grossissement après les avoir durcies, colorées par des réactifs appropriés, tout en en respectant la structure intime. On peut alors vérifier la *théorie cellulaire*, c'est-à-dire que tous les tissus sont formés par la juxtaposition de petits éléments microscopiques : les *cellules* ou *éléments anatomiques*. Ce sont de petites masses de substances albuminoïdes (c'est-à-dire de composition analogue à l'albumine ou blanc d'œuf) bâties toutes sur le même type et ne différant d'un tissu à l'autre que par des dispositions d'ordre secondaire (forme, dimensions, etc.). L'étude anatomique particulière des tissus et des cellules qui les forment prend le nom d'*Anatomie générale* ou *Histologie* (ἱστος, tissu ; λόγος, traité).

Au lieu d'étudier ces tissus au point de vue de la forme, de la disposition des cellules, on peut se proposer de chercher quels sont les phénomènes dont les éléments anatomiques sont le siège : tel est le caractère de la *physiologie générale*, qui étudie les propriétés des éléments anatomiques et des tissus, par opposition à la *physiologie spéciale* qui s'occupe des fonctions des organes.

Par la physiologie spéciale on éclaircit la question des mécanismes fonctionnels et, par exemple, pour ce qui est de la fonction de respiration, on détermine le rôle de la trachée, du poumon, etc. Mais tous ces appareils mécaniques ne sont que pour amener l'air au contact du sang, et le sang lui-même n'est que pour amener l'oxygène au contact des tissus. Chez les poissons, il n'y a plus de poumons ; l'appareil respiratoire se compose de *branchies*. Chez les insectes, les organes respiratoires sont encore différents et prennent le nom de *trachées*. Que le mécanisme respiratoire soit accompli par un poumon, des branchies ou des trachées, ce qui semble

(1) *Schleiden* (Jacques-Mathieu), botaniste allemand (1804-1881).
(2) *Schwann* (Théodore), médecin et naturaliste allemand (1810-1882).

indiquer la différence la plus absolue dans le mode de respiration, l'acte intime d'utilisation de l'oxygène par les éléments des tissus est cependant toujours le même. Au-dessous des variétés les plus infinies de mécanismes préparatoires, nous trouvons toujours les mêmes phénomènes élémentaires. Les mécanismes sont l'objet de la physiologie spéciale, presque exclusivement cultivée au commencement de ce siècle; les phénomènes élémentaires, c'est-à-dire se passant dans les éléments anatomiques des tissus, sont l'objet de la physiologie générale.

Phénomènes vitaux. — Les phénomènes qui résultent des fonctions des organes et des propriétés des tissus ont été longtemps regardés comme les phénomènes les plus impénétrables, et l'on avait été conduit à admettre que les manifestations vitales s'accompliraient en dehors des lois physico-chimiques, qu'elles seraient régies par des causes impossibles à saisir et à *localiser* (*principe vital*, *esprit*, *âme physiologique*, etc.), causes qui auraient une existence immatérielle, indépendante du substratum organique qu'elles régissent. La chimie moderne, avec Lavoisier (1), nous a montré que les phénomènes qui se passent dans les êtres vivants sont des phénomènes physico-chimiques identiques à ceux que présentent les corps bruts : c'est ainsi que le phénomène de la *respiration*, de la *production de la chaleur animale* a pu être identifié aux combustions qui se passent dans nos foyers.

Ce n'est pas à dire que la physique et la chimie nous permettent aujourd'hui d'expliquer tous les phénomènes que présentent les *êtres vivants;* mais du moins ces sciences nous permettent toujours, grâce à leurs puissants moyens d'investigation, de saisir et de *localiser* ces phénomènes, de les rattacher à un substratum organique, et nous dispensent d'invoquer l'existence d'un principe entièrement indépendant des formes organiques dans lesquelles il se manifesterait.

Bichat, fondateur de l'anatomie générale, devait être fatalement amené à considérer les phénomènes vitaux comme résultant des propriétés, des activités particulières des tissus. Pour lui cependant ces propriétés vitales sont opposées aux propriétés physico-chimiques qui tendent à détruire le corps. Aussi définit-il la vie : l'*ensemble des fonctions qui résistent à la mort*.

Magendie (2) réagit contre cette doctrine en s'appliquant à ramener autant que possible les actes vitaux à des actes physico-chimiques. Mais

(1) *Lavoisier*, chimiste français, né en 1743, dont les travaux firent entrer l'étude de la chimie dans la voie suivie aujourd'hui. Mourut guillotiné en 1794 pendant la Terreur.

(2) *Magendie* (François), né à Bordeaux en 1783, mort à Paris en 1855. Célèbre par ses travaux de physiologie expérimentale.

c'est à *Claude Bernard* (1) que la physiologie est redevable de la démonstration de la nature physico-chimique des actes élémentaires de l'organisme, c'est-à-dire des phénomènes intimes dont les éléments anatomiques sont le siège. On peut donc regarder Claude Bernard comme le fondateur de la physiologie générale : c'est là son titre le plus glorieux.

Qu'il s'agisse d'ailleurs du domaine de la physiologie générale ou de celui de la physiologie spéciale, c'est toujours dans tous les cas à des phénomènes de nature physico-chimique ou même purement mécanique que nous avons affaire.

C'est ainsi que, d'une part, l'appareil de la circulation nous présente des phénomènes qui relèvent des lois les plus simples de la mécanique : que l'œil est un véritable appareil physique de dioptrique ; que la transformation de l'amidon en sucre, dans le tube digestif, est un fait essentiellement chimique. Ce que les phénomènes vitaux présentent de particulier, ce ne sont ni les résultats qu'ils produisent, ni les forces qu'ils mettent en jeu, mais la manière dont ils combinent ces forces : il n'y a pas de *phénomènes vitaux* proprement dits, il y a des *procédés vitaux*.

II. Cellule.

A. **Constitution de la cellule.** — Les cellules dont la juxtaposition forme le corps des êtres vivants sont tout d'abord caractérisées par leurs *dimensions microscopiques*. Le diamètre en est assez petit pour que les histologistes aient cru devoir adopter comme unité de mensuration le millième de millimètre (désigné généralement par la lettre μ) ; d'où la nécessité, pour mettre une cellule en évidence sur une préparation, d'opérer sur des coupes à travers les tissus ayant une épaisseur comparable à la taille des éléments anatomiques (quelques μ). Certaines cellules néanmoins peuvent devenir plus considérables. Nous trouverons dans la moelle épinière des cellules presque visibles à l'œil nu. Enfin le jaune de l'œuf de l'oiseau est une cellule d'une taille exceptionnellement volumineuse. Cette taille toutefois n'est pas un avantage pour l'étude, car elle est due à l'accumulation au sein de la cellule de matières nutritives dont la présence masque les véritables caractères et les phénomènes qui s'y passent.

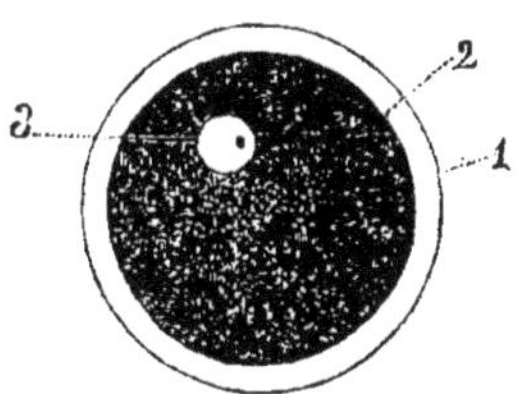

Fig. 7. — Cellule *.

Une cellule à l'état adulte se compose de trois parties distinctes (fig. 7) :

1° *Protoplasma*. — Une masse de substance d'aspect plus

(1) *Bernard* (Claude), né à Saint-Julien (Rhône) le 12 juillet 1813, mort le 10 février 1870. Peut être considéré comme le fondateur de la physiologie générale ; son nom reviendra à chaque instant dans le cours de ce volume, ce qui suffit à montrer quelle importance ont eue ses travaux en physiologie.

* 1, membrane. — 2, protoplasma. — 3, noyau avec nucléole.

ou moins granuleux : le *protoplasma* (1). Au point de vue chimique quatre éléments, au moins, entrent dans sa composition : le *carbone*, l'*oxygène*, l'*hydrogène* et l'*azote*. C'est donc une substance ou mieux un ensemble de substances dites *quaternaires* ou *azotées* parce que l'azote s'y joint aux trois autres éléments qui entrent dans la composition des autres corps organiques. A ces quatre éléments fondamentaux s'en ajoutent d'autres en quantité beaucoup moins considérable ; en particulier le *soufre* et le *phosphore*. Ajoutons-y le potassium, le sodium, le calcium, le fer, le magnésium et quelques autres métaux encore.

Ces substances protoplasmiques sont encore dites *albuminoïdes*, car elles sont fort analogues à l'albumine du blanc d'œuf. Elles jouissent en effet de la même propriété que celle-ci et que les substances de même ordre de se coaguler sous l'action de la chaleur et de certains réactifs. Aussi l'action de ces réactifs ou l'action de la chaleur sur une préparation histologique font-elles perdre au protoplasma les propriétés qui le caractérisent à l'état vivant ;

2° *Noyau*. — A l'intérieur de cette masse se trouve une petite vésicule faite de protoplasma différencié, plus dense, d'inégale réfringence, plus riche en phosphore : c'est le *noyau*. Ce noyau contient lui-même souvent une ou plusieurs petites vésicules sécondaires, les *nucléoles* (fig. 7, 3) ;

3° *Membrane*. — Autour du protoplasma se trouve une membrane limitante de nature albuminoïde comme le protoplasma lui-même. Il semble que dans le protoplasma homogène une différenciation se soit produite laissant au centre les parties plus liquides et groupant à la périphérie les parties solides pour former cette membrane (fig. 7, 1).

De ces trois parties constitutives de la cellule, la plus importante est le *protoplasma*. Toute cellule se présente au début comme une simple masse de protoplasma homogène, et les éléments anatomiques qui réalisent cette forme sont ceux qui présentent la vie la plus active. Un grand nombre d'animaux inférieurs (*monères*) sont réduits à une simple masse de protoplasma (fig. 8).

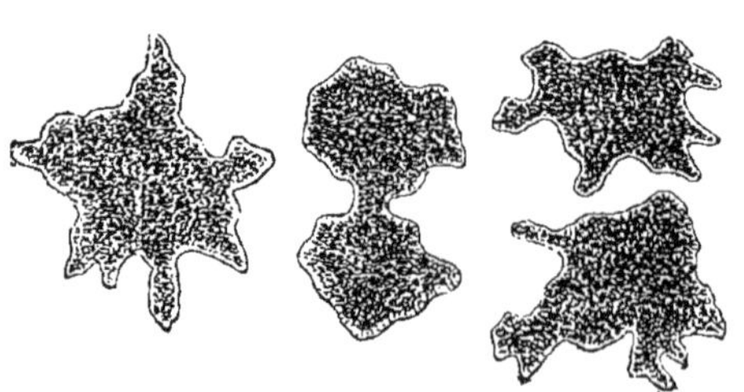

Fig. 8. — Monère (*protamæba primitiva*).

(1) De πρῶτος, premier, πλάσμα (de πλάσσω, je forme) ; le protoplasma est la matière vivante par excellence.

La présence du noyau constitue une première différenciation de la cellule. Un grand nombre d'animaux inférieurs (*Rhizopodes*) sont ainsi constitués (fig. 9) d'une cellule sans membrane limi-

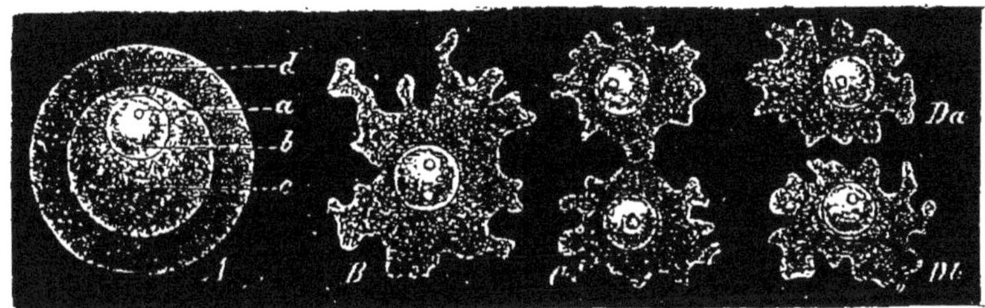

Fig. 9. — Cellule et Amibe*.

tante. Certains éléments anatomiques comme le *leucocyte* ou *globule blanc* sont dans le même cas. Une cellule typique ne possède qu'un seul noyau. Néanmoins il existe des êtres unicellulaires et des éléments anatomiques qui peuvent s'en montrer pourvus de plusieurs. On peut alors considérer un pareil élément cellulaire, qui prend quelquefois le nom d'*article*, comme résultant de la fusion de plusieurs cellules.

Le rôle capital que nous verrons jouer au noyau dans la multiplication des cellules conduit à penser que c'est là un élément indispensable à la constitution des cellules et que si, dans certains cas, celles-ci peuvent en sembler dépourvues, c'est que le noyau existe à l'état diffus dans le protoplasma et que nous sommes encore, au point de vue de la technique histologique, incapables d'en déceler la présence.

B. **Propriétés de la cellule.** — Le corps de tout être vivant est, avons-nous dit, formé soit d'une seule cellule (êtres inférieurs, *unicellulaires*), soit d'une association de cellules construites sur le type précédent et qui se spécialisent pour former les *tissus* (êtres supérieurs). Les éléments anatomiques sont les éléments essentiellement vivants. Nous allons donc y retrouver les caractères qui nous ont servi à définir les êtres vivants : nutrition, évolution, reproduction.

Les cellules présentent un aspect essentiellement changeant ; d'une existence éphémère, elles subissent des métamorphoses incessantes de *forme* et de *composition* depuis un moment qu'on peut appeler leur *naissance* jusqu'à celui qui constitue leur *mort;* en un mot elles ont des *âges*.

* A. cellule. — *a*. nucléole — *b*. noyau. — *c*, protoplasma. — *d*, membrane. — B, amibe (*amœba*), être unicellulaire sans membrane. — C, amibe qui commence à se diviser. — D, la division est complète.

1° **Nutrition.** — Les changements de composition constiutent la nutrition des cellules. Elles sont en perpétuels échanges de matériaux avec le monde extérieur, lui empruntant les substances alimentaires destinées à réparer les pertes, y rejetant les déchets produits à la suite de la manifestation des phénomènes vitaux.

De toutes les propriétés relatives à leur composition, la plus importante et la plus essentiellement vitale que présentent les cellules, c'est leur tenacité à maintenir leur composition malgré les milieux ambiants, leur force pour repousser certaines substances et à s'en assimiler d'autres par une *véritable sélection*. C'est ainsi que le globule sanguin, riche en potasse, nage dans un liquide (*plasma*) riche en soude, et cependant le globule garde sa potasse et repousse la soude par un véritable *phénomène de répulsion ;* ailleurs le même globule sanguin se charge d'oxygène dans le poumon et en devient ensuite le véhicule à travers l'économie. Les cellules qui forment le revêtement interne de la vessie urinaire s'opposent au passage de l'urine à travers les parois, passage qui s'effectuera six ou sept heures après la mort du sujet, alors seulement que cet épithélium aura cessé de vivre à son tour.

En regard de ces phénomènes que nous pouvons appeler *de refus*, nous avons d'autres cas où l'élément anatomique *favorise, au contraire, le passage ;* c'est ainsi que le revêtement cellulaire (*épithélium*) intestinal, à un moment donné, laisse passer les aliments élaborés avec une rapidité qui rend presque impossible l'étude du phénomène.

2° **Évolution et reproduction.** — Les changements de composition du protoplasma ne suffisent pas pour caractériser la vie de la cellule. Tout corps organique, en effet, non vivant absorbe au contact de l'air de l'oxygène et dégage de l'acide carbonique jusqu'à ce qu'il soit complètement brûlé, putréfié. Mais ce qui caractérise la cellule vivante, c'est que loin de se détruire par cet échange elle se transforme et se multiplie.

a. **Naissance des cellules.** — Toute cellule provient d'une cellule préexistante (*omnis cellula a cellula et in cellula*). La *division* est le mode suivant lequel se fait cette production, c'est-à-dire qu'une cellule primitive se divise en deux A un moment donné, on voit la cellule mère présenter un étranglement superficiel qui, se prononçant de plus en plus, divise la cellule primitive en deux nouvelles cellules (fig. 9, C et D).

On a reconnu dans ces dernières années que le *noyau* était, pendant la division de la cellule, le siège de phénomènes particuliers, qui révèlent de sa part une activité spéciale dans l'acte de division. On a donné à ces phénomènes le nom de *Karyokinèse* (de κάρυον, noyau; κίνησις, mouvement, activité). Nous en tracerons ici un rapide tableau à l'aide des figures 10, 11 et 12.

On a reconnu que le noyau, à l'état de repos, est composé d'une membrane périphérique, d'une partie liquide, dite suc nucléaire, et d'un réseau solide, se colorant facilement par les réactifs colorants, d'où le nom de *réseau chromatique*. Lorsque la cellule va se diviser, les éléments du réseau chromatique se concentrent et se condensent en un long filament qui décrit de nombreux méandres dans la cavité circonscrite par la membrane du noyau (A, fig. 10). Ce filament chromatique s'épaissit, se raccourcit, et

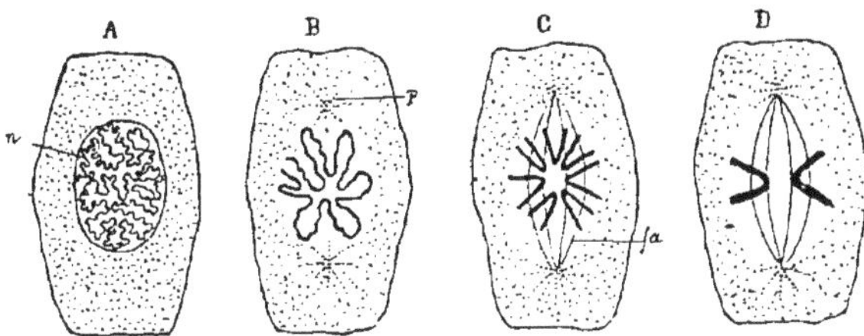

Fig. 10. — Karyokinèse.

bientôt (B, fig. 10) ses méandres dessinent une sorte de rosette, formée d'une série d'anses en forme de V ; en même temps la membrane du noyau a disparu, et, d'autre part, il se dessine, dans deux points opposés du protoplasma de la cellule, deux figures en étoiles (en *p*, fig. 10, B) dont les rayons sont dessinés par la disposition radiée des granulations du protoplasma. Ces deux étoiles ou *aster* marquent les points où vont se réunir, en deux nouveaux noyaux, les fragments du noyau primitif, les fragments du filament chromatique primitif.

En effet, les anses en V qui forment la rosette du stade B (fig. 10) se séparent les unes des autres pour former autant de fragments en forme de V (filaments en V), dont la pointe est tournée vers la région centrale (C, fig. 10); en même temps on voit se dessiner des filaments incolores ou peu colorables (filaments achromatiques, *fa*, fig. 10, C), qui vont d'un aster à l'autre, dessinent ainsi une figure en *fuseau*, et paraissent formés par des parties provenant aussi bien du liquide du noyau que du protoplasma de la cellule (puisque depuis le stade B il n'y a plus de membrane séparant le liquide nucléaire d'avec le protoplasma cellulaire).

Bientôt les filaments en V se disposent en un plan perpendiculaire à l'axe du fuseau et passant par le milieu de ce fuseau : cet état est représenté dans la figure 10, en D ; seulement, pour simplifier, on n'a ici figuré que deux gros filaments en V.

A un stade suivant (E, fig. 11) chaque filament en V se dédouble, selon sa longueur, en deux filaments, dont chacun s'écarte, par son sommet, de l'axe du fuseau (F, fig. 11), comme pour se diriger, par ce sommet, chacun vers l'un des pôles du fuseau (c'est-à-dire vers l'aster correspondant); c'est ce qui a lieu en effet, c'est-à-dire que les nouveaux filaments forment deux groupes (fig. 11 en G) qui s'éloignent de plus en plus l'un de l'autre, et se dirigent vers l'aster qui leur correspond, en paraissant cheminer le long des filaments achromatiques du faisceau, la pointe de chaque V regardant ce pôle (dans la fig. G on a représenté seulement quatre filaments en

V pour chaque groupe). — Ils atteignent ce pôle (fig. 11, H), et alors se disposent en rosette autour de ce pôle (autour du centre de l'aster). La

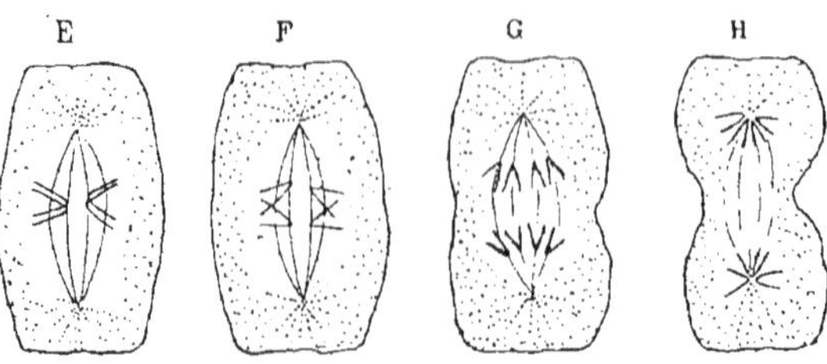

Fig. 11. — Karyokinèse (*suite*).

figure 12 (en I) représente ce stade avec des fragments en V devenus légèrement tortueux. Enfin ces filaments en V s'unissent entre eux par leurs extrémités périphériques, de sorte que la rosette est alors constituée par un seul filament décrivant des anses en V (fig. 12, en J); à ce moment, le corps de la cellule, qui déjà s'était légèrement étranglé selon un plan perpendiculaire à l'axe du fuseau, s'étrangle de plus en plus, et bientôt (en K) cet étranglement aboutit à la division de la cellule en deux nouvelles cellules; en même temps, dans chacune de ces cellules, le filament chromatique, disposé en rosette, s'allonge et décrit des méandres multiples, figurant une masse qui présente plus ou moins rapidement un aspect réticulé et autour de laquelle apparaît une membrane nucléaire (fig. 12 en K). Ainsi se trouvent constitués les noyaux des deux cellules filles (comparer avec la fig. 10, en A).

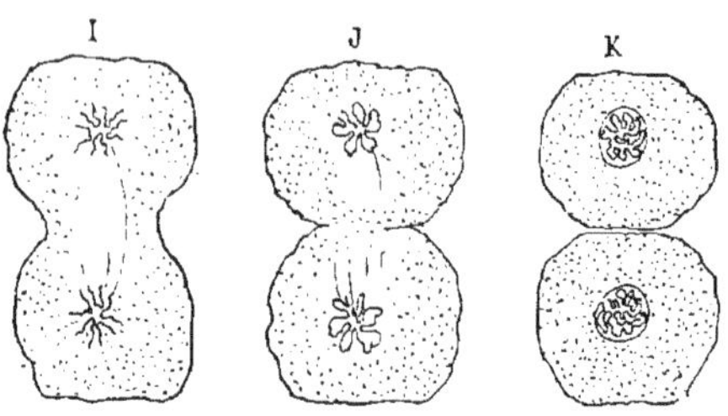

Fig. 12. — Karyokinèse (*fin*).

On voit par cette description le rôle important joué par la division du noyau dans la multiplication des cellules, et on conçoit que nous ayons été amenés à considérer le noyau comme un élément fondamental de toute cellule.

b. **Fonctionnement des cellules.** — Une fois formés, les éléments anatomiques manifestent leur activité vitale par l'accomplissement de leurs fonctions physiologiques propres, qui se traduisent par des changements de forme et de composition.

Une des propriétés les plus caractéristiques du protoplasma est d'être doué de mouvements particuliers. Si le protoplasma forme une cellule sans enveloppe on le voit à l'état vivant émettre des prolongements qu'il peut ensuite rétracter, mais dans l'un desquels peut aussi se porter graduellement toute sa masse, de sorte que le globule se déplace. On fait facilement l'observation de ces phénomènes sur les *amibes* (*amœba*) (fig. 13), animaux inférieurs dont chacun est réduit à un simple globule de protoplasma, et c'est pourquoi on a donné aux phénomènes sus-indiqués les noms de *prolongements amiboïdes*, *mouvements amiboïdes :* les globules blancs du sang de tous les animaux présentent les mêmes phénomènes, et, actuellement, un très grand nombre d'éléments anatomiques ont donné lieu à des observations semblables, grâce aux procédés particuliers d'étude, qui

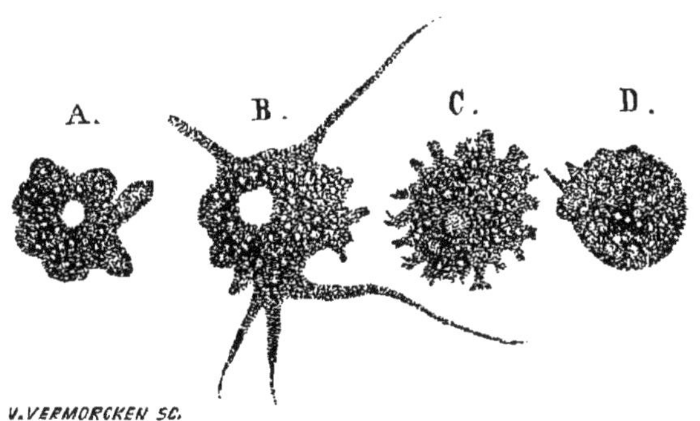

Fig. 13. — Amibe (*amæba diffluens*). Vue sous diverses formes successivement présentées pendant un quart d'heure.

permettent d'observer au microscope les éléments anatomiques isolés et vivants. — Le protoplasma contenu dans une enveloppe cellulaire (cellules proprement dites) présente aussi des mouvements qui se traduisent par des déplacements de ses granulations, des courants agitant sa masse.

Une autre propriété remarquable du protoplasma est son *irritabilité*, c'est-à-dire la propriété qu'il possède d'entrer en activité et de présenter des changements de forme (*contractilité*) ou de composition (*nutrition*) sous l'influence d'excitants. Ces excitants peuvent être physiques ou chimiques. Ils peuvent être aussi physiologiques, c'est-à-dire que l'action de certains éléments (éléments nerveux) sur les autres en déterminera l'irritabilité.

c. **Mort des cellules.** — La cellule est essentiellement éphémère, il arrive un moment où après avoir manifesté son activité cet élément se transforme et disparaît. La durée de l'évolution d'une cellule est plus ou moins longue. En général, la cellule disparaît au bout d'un temps très bref, et les éléments cellulaires doivent se renouveler un très grand nombre de fois pendant la vie. Ou bien la cellule se dessèche et tombe en poussière (desquamation incessante de la surface de la peau). Ou bien, et c'est le cas le plus fréquent, le protoplasma s'infiltre de graisse ou d'autres substances sur lesquelles il exerce une puissante attraction : il se liquéfie et ses débris forment divers liquides ; tel est le mécanisme de quelques sécrétions.

Dans certains cas, les éléments anatomiques vivent beaucoup plus longtemps, souvent même toute la durée de la vie de l'organisme. Mais alors ils perdent la forme cellulaire et donnent naissance à de *nouvelles formes anatomiques*, en se soudant, en se confondant les uns avec les autres. Ces nouvelles formes jouissent d'ailleurs encore au plus haut degré des propriétés caractéristiques de la cellule primitive. C'est ainsi que la fibre musculaire, forme dérivée de la cellule, est douée non seulement d'élasticité, mais encore de la propriété de changer de forme sous l'influence des excitants.

III. Tissus.

Définition. — On appelle *tissu* l'ensemble des cellules (ou de leurs formes dérivées) de l'organisme présentant les mêmes caractères anatomiques et physiologiques. Il est clair, en effet, que les éléments anatomiques du corps, n'occupant pas tous la même position, seront appelés à jouer des rôles différents et parmi leurs propriétés multiples en exerceront certaines plus particulièrement que les autres. En un mot dans l'association formée par toutes les cellules du corps il y aura *division du travail physiologique*, les éléments périphériques étant, par exemple, chargés d'assurer les relations des éléments profonds avec l'extérieur. Cette différenciation au point de vue physiologique amène forcément une différenciation au point de vue anatomique. Aussi devons-nous trouver certaines différences de détail dans la forme, l'aspect, la composition des cellules des divers tissus.

Tissus animaux et tissus végétaux. — Tout d'abord signalons une différence essentielle entre les cellules végétales et les éléments anatomiques des animaux, différence qui nous permettra d'adopter, *par convention*, un *criterium* permettant d'indiquer une distinction entre les deux règnes végétal et animal, basée sur une propriété des éléments cellulaires.

Chez les végétaux, les cellules, outre leur membrane propre de nature albuminoïde (protoplasmique), présentent une membrane rigide (fig. 14) formée par de la *cellulose* (substance isomère de l'amidon), mitoyenne entre une cellule et ses voisines. Un tissu végétal apparaît alors comme formé par un réseau de cellules emprisonnant dans ses mailles de petites cavités cellulaires occupées par le protoplasma. Les éléments anatomiques justifient alors, à proprement parler, leur nom de *cellule*, employé tout d'abord en ayant égard à la cavité circonscrite par la membrane et à une époque où on ne tenait guère compte du protoplasma contenu dans cette cavité. D'ailleurs, dans un grand nombre de leurs travaux d'*anatomie générale*, les botanistes étudient les tissus surtout au point de vue de la forme et de la composition chimique de la membrane cellulosique. Aussi commencent-ils alors par *éclaircir* leurs coupes, c'est-à-dire par faire disparaître le contenu de la cellule, au moyen de réactifs appropriés, pour ne conserver que le réseau cellulaire enveloppant.

Un tissu animal, au contraire, se compose d'éléments cellulaires ayant pour toute membrane, quand ils en ont une, une enveloppe albuminoïde, simple différenciation du protoplasma périphérique. Aussi substitue-t-on quelquefois au mot *cellule* celui de *globule*, qui devrait être préféré, quoique l'usage contraire ait prévalu. Ce mot de *globule* est d'ailleurs couramment employé pour désigner les éléments anatomiques du sang et de divers autres liquides de l'organisme (globules rouges, globules blancs). Les cellules (ou globules) des tissus animaux sont séparées les unes des autres par une substance amorphe, plus ou moins abondante, dans laquelle elles plongent et qu'on appelle la *substance fondamentale* du tissu. Cette substance fondamentale peut être solide par suite de la présence d'incrustations de sels minéraux (tissu osseux et cartilagineux); mais elle est plus généralement molle, pouvant parfois se décomposer en éléments fibrillaires (variété élastique du tissu conjonctif), pouvant même devenir liquide (tissu sanguin). De cette disposition caractéristique des tissus animaux (éléments cellulaires ou plutôt globulaires sans membrane rigide), il s'ensuit que l'effort des histologistes, dans leurs études, doit tendre non plus à détruire le protoplasma, mais au contraire à le fixer, afin de conserver aux éléments du tissu leur disposition et leurs caractères intimes, tout en donnant à ce tissu une dureté assez grande pour permettre d'y pratiquer des coupes de quelques μ d'épaisseur, susceptibles d'être étudiées au microscope.

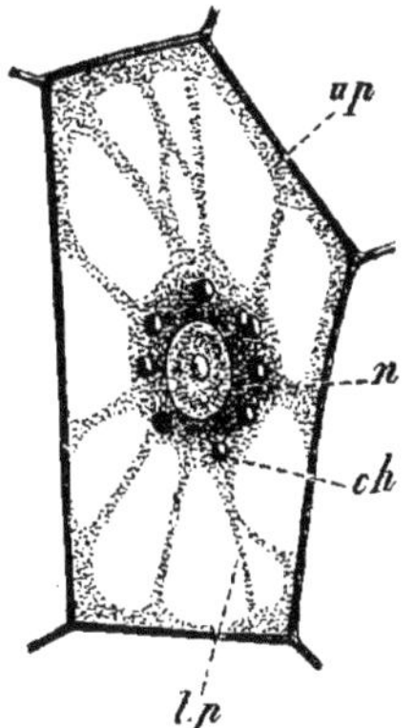

Fig. 14. — Cellule végétale.

La présence de la *cellulose* dans les tissus végétaux, son absence dans les tissus animaux devient alors le *criterium* que nous conviendrons d'adopter pour distinguer les animaux des végétaux. Notons d'ailleurs que ce point de vue est en parfaite concordance avec les conclusions que nous avons déduites de l'étude des propriétés essentielles des êtres supérieurs. Les animaux, avons-nous dit, sont doués de mouvement; les végétaux sont immobiles. La rigidité de ces derniers peut s'expliquer par l'existence de cette cuirasse cellulosique dont est revêtu le protoplasma et qui en empêche les mouvements de se transmettre d'une cellule à l'autre. Au contraire, la disposition des tissus animaux, que nous allons à présent étudier en détail, nous apparaît comme tout à fait propre à favoriser la réalisation des mouvements.

Principaux tissus animaux. — Nous distinguerons chez les animaux cinq catégories principales de tissus : *tissu épithélial, tissu sanguin, tissu musculaire, tissu nerveux, tissu conjonctif.*

1° Tissu épithélial. — Le *tissu épithélial* comprend l'ensemble des cellules qui, situées à la périphérie de l'organisme, président aux rapports avec l'extérieur. Dans cette catégorie, il faut ranger non seulement le revêtement cellulaire qui forme l'*écorce externe* ou *épiderme* de la peau, mais encore l'*écorce interne*, c'est-à-dire le revêtement cellulaire des *muqueuses* qui limitent la paroi interne des cavités du corps en communication directe avec l'extérieur (cavités digestive et glandulaires). On réunit tous ces revêtements cellulaires sous le nom d'*épithélium* (1). Les cellules de revêtement des muqueuses rentrent d'ailleurs dans la définition que nous avons donnée des éléments épithéliaux. Elles sont situées à la périphérie de l'organisme : les muqueuses, en effet, étant en continuité avec le tégument externe, on peut considérer les cavités qu'elles limitent comme *extérieures à l'organisme*, au sens physiologique du mot.

Les *éléments épithéliaux*, étendus sur des membranes fibreuses destinées seulement à les soutenir, forment la partie vraiment vivante de ces membranes : aussi, selon l'activité de leurs fonctions, présentent-ils diverses formes :

Si dans une région ces cellules n'ont pas de fonctions vitales très actives, elles ne sont qu'en petit nombre, et pour recouvrir, malgré cela, complètement la surface qui leur est destinée, elles

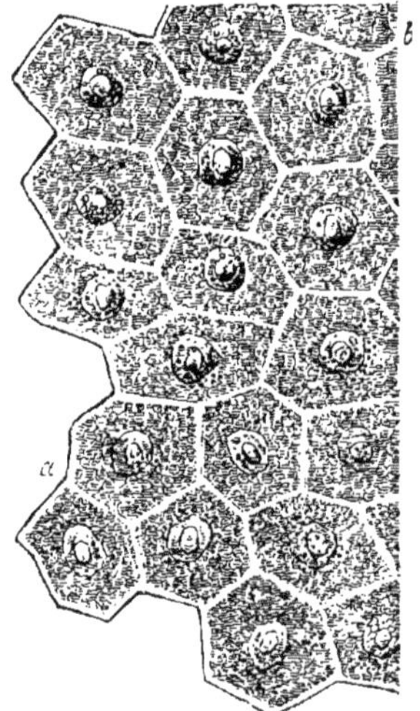

Fig. 15. — Épithélium pavimenteux.

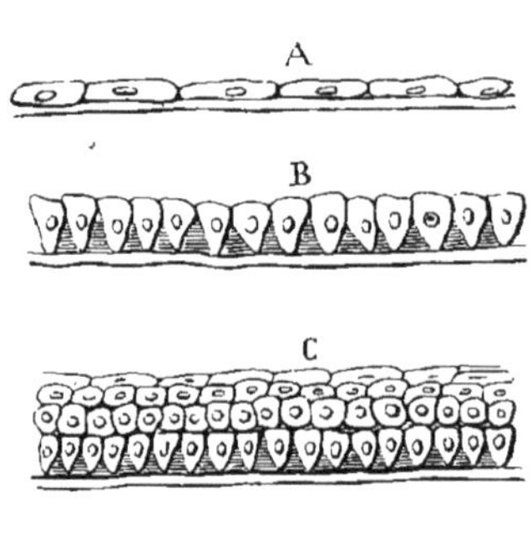

Fig. 16. — Épithéliums *.

s'aplatissent, forment une espèce de carrelage ou paviment, et l'on a ainsi l'*épithélium pavimenteux* (fig. 15 et fig. 16, A).

(1) Ἐπὶ, sur; θηλὴ, mamelon. Le mot *épithélium* a été primitivement employé pour désigner l'épiderme du mamelon, puis a été étendu à la désignation de tout l'épiderme du tégument externe et des muqueuses.

* A, pavimenteux. — B, cylindrique. — C, stratifié.

Si, au contraire, comme en général sur les muqueuses très importantes, leurs fonctions vitales sont très actives, elles se multiplient, s'accumulent en grand nombre sur un même espace, et, pour se faire mutuellement place, elles se compriment latéralement et de rondes deviennent cylindriques : on a alors l'*épithélium cylindrique* (fig. 16, B).

Enfin, si une simple couche est insuffisante, les cellules se superposent, et l'on a l'*épithélium stratifié* (fig. 16, C).

Nous allons trouver successivement ces diverses formes d'épithélium en étudiant l'épiderme du tégument externe et les muqueuses.

a. **Téguments externes.** — L'épithélium de ces surfaces se compose de nombreuses couches (fig. 16, C). Superficiellement, on trouve des cellules aplaties, tandis que dans les couches profondes dominent les formes globulaires : ce sont ces derniers éléments qui présentent les manifestations vitales caractéristiques de ces épithéliums. En effet, la couche la plus superficielle de l'épiderme, celle qui est en contact avec l'extérieur, n'est pas de l'épithélium vivant : c'est un corps mort, une substance cornée imperméable (*couche cornée de l'épiderme*). Mais au-dessous se trouve une membrane molle, qui a tous les caractères de l'épithélium des muqueuses (*couche muqueuse*) : c'est elle qui constitue, à proprement parler, l'épiderme vivant : elle forme une enveloppe continue à la surface du derme.

b. **Téguments internes ou muqueuses.** — Toute la partie sus-diaphragmatique du canal intestinal, le commencement du conduit aérien, présentent les caractères des téguments externes, si l'on tient compte de l'élément essentiel de la muqueuse, de

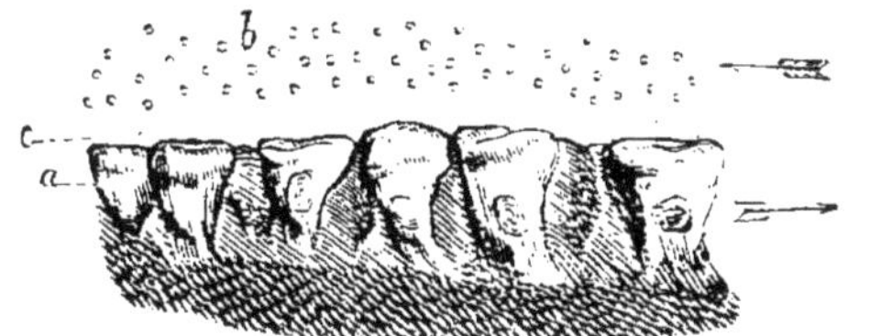

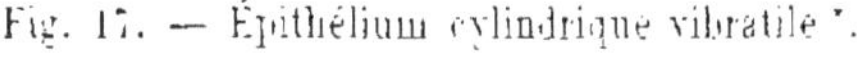
Fig. 17. — Épithélium cylindrique vibratile *.

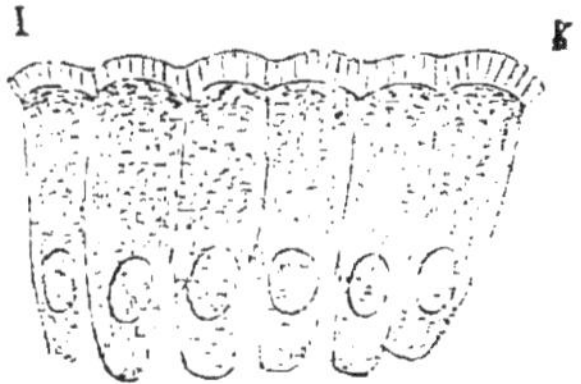
Fig. 18. — Cellules cylindriques (muqueuse intestinale).

l'épithélium : c'est toujours la forme *pavimenteuse* à la superficie, les formes *globulaires* dans la profondeur. Mais si l'on pénètre plus profondément dans ces organes, on voit l'épithélium changer de forme et devenir cylindrique. Ainsi, dans l'épithélium qui

* *a*, cellules. — *c*, cils. — *b*, corpuscules nageant dans le liquide ambiant et que les cils chassent dans le sens de la flèche.

revêt l'estomac et l'intestin, la trachée-artère au-dessous des cordes vocales, on reconnaît certains caractères généraux, tels que la forme des cellules en cylindres ou en cônes, la présence constante des noyaux (fig. 18) : puis des particularités caractéristiques, dont la plus importante est l'existence, sur certains d'entre eux, de *prolongements en cils* garnissant leurs faces libres, et doués d'un mouvement vibratile continuel pendant toute la durée de la vie; ce mouvement se manifeste même quelque temps encore après la mort de l'organisme général (cessation de la circulation et de l'innervation); ce sont les *épithéliums cylindriques vibratiles* (fig. 17).

Les cellules à cils vibratiles sont toujours cylindriques chez les animaux supérieurs; chez les mollusques et les êtres placés plus bas, elles peuvent présenter toutes les formes possibles. Chose remarquable, on n'a pas signalé d'épithélium à cils vibratiles chez les articulés (insectes). Les cils qui partent du plateau de la cellule sont d'ordinaire fins et droits; parfois ils sont si volumineux et leurs mouvements si étendus, qu'on peut apercevoir à l'œil nu les ondes miroitantes qu'ils produisent à la surface de la muqueuse.

Examiné à un faible grossissement, l'ensemble de ces mouvements donne à la surface épithéliale où ils se produisent l'aspect d'un champ de blé agité par le vent ou d'un ruisseau qui miroite au soleil. De petits corps (poussière de charbon) déposés sur cette surface s'y déplacent dans un sens déterminé. Ces phénomènes sont très faciles à observer sur la grenouille, dont l'œsophage est revêtu d'un épithélium cylindrique vibratile (l'œsophage de l'homme a un épithélium pavimenteux stratifié). On voit que chez cet animal le mouvement, la vague ondulante, commence par les cils des cellules striées dans le conduit pharyngien et sur un lambeau de muqueuse isolée on peut encore, d'après la direction régulière du mouvement, distinguer l'extrémité buccale de l'extrémité œsophagienne de ce fragment. Bien plus, si l'on détache un petit lambeau de cette muqueuse et qu'on l'applique sur une surface humide, par sa face épithéliale, on voit ce lambeau se déplacer et marcher régulièrement, par l'action des cils vibratiles qui agissent alors comme une infinité de pieds microscopiques. C'est à cette expérience curieuse qu'a été donné, lors de sa présentation à la Société de biologie, le nom de *limace artificielle*, pour peindre le mode de progression de ce lambeau de muqueuse et l'illusion à laquelle il donne lieu. Il va presque sans dire que, dans ce lambeau en progression, c'est toujours l'extrémité buccale qui marche en avant, l'extrémité œsophagienne qui est en arrière (vu la direction du mouvement des cils).

Épithélium glandulaire. — Pour pouvoir présenter des surfaces plus étendues sans occuper trop d'espace, les épithéliums se plissent sur eux-mêmes, et, selon que le plissement se fait vers la surface libre ou vers la profondeur, on a des *papilles* ou des *glandes*. Nous insisterons particulièrement sur la formation de ces derniers organes au chapitre qui traitera de l'étude de la *sécrétion*. Il nous suffira pour l'instant de considérer ces glandes comme des cavités communiquant avec l'extérieur par un canal extérieur tapissé d'un épithélium cylindrique ordinaire, les cellules qui tapissent la partie profonde de la cavité présentant quelques caractères différents surtout au point de vue du mode d'activité du protoplasma. La figure 19 montre la formation d'une glande aux dépens de l'épithélium.

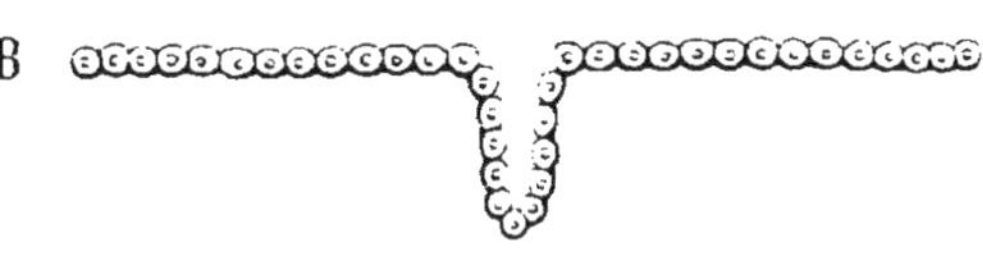

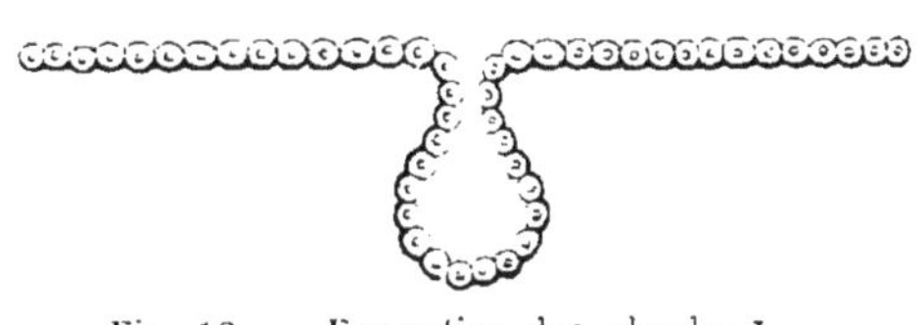

Fig. 19. — Formation des glandes *.

Physiologie des épithéliums. — Si nous examinons, en effet, les fonctions des épithéliums, nous trouvons trois modes différents :

Certaines cellules épithéliales agissent comme barrière, s'opposent exactement aux phénomènes de passage : elles sont imperméables (exemple : l'épithélium de la vessie). On pourrait appeler ces cellules des *cellules neutres*.

D'autres, au contraire, absorbent activement les substances (gaz ou liquide) avec lesquelles elles sont en contact pour les transmettre aux parties situées plus profondément, au sang par exemple. Ce sont les *cellules d'absorption*.

Enfin, des cellules d'une troisième catégorie attirent à elles certaines substances contenues dans les tissus ou liquides voisins et en débarrassent l'organisme dont elles se détachent elles-mêmes : tel est le mécanisme d'un grand nombre de *sécrétions*, et ces cellules sont les *cellules de sécrétion*. Elles sont caractérisées plus que toutes les autres par une existence très éphémère. Ce sont elles qui forment le revêtement de la partie profonde de la plupart des glandes.

2° **Tissu sanguin.** — Le tissu sanguin est un tissu à substance fondamentale liquide dans laquelle nagent les éléments cellulaires ou *globules sanguins*. Au lieu d'occuper, comme les éléments anatomiques des autres tissus, une place fixe dans l'organisme, le globule sanguin est un élément mobile et migrateur, sans cesse entraîné par un courant perpétuel : sa *forme discoïde* se prête à ces transports (fig. 20). Pendant cette existence nomade, le globule sanguin est caractérisé par des phénomènes de

* A. épithélium tégumentaire. — B. dépression de l'épithélium formant une glande tubulaire en cul-de-sac. — C. dépression formant un cul-de-sac dilaté ou acinus.

répulsion, d'attraction, de changements de forme et de composition, se chargeant en certains points de principes chimiques qu'il est destiné à aller déposer ailleurs. Son rôle principal est donc de favoriser les échanges nutritifs des éléments anatomiques profonds et du milieu extérieur avec lequel il les met en communication par l'intermédiaire des éléments épithéliaux périphériques. Nous étudierons le sang en détail au chapitre de la circulation.

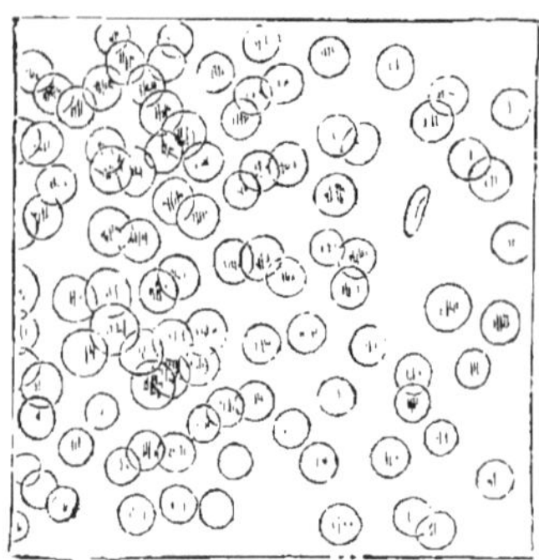

Fig. 20. — Globules du sang.

3° **Tissu musculaire**. — Le *tissu musculaire* se compose, non pas de cellules proprement dites, mais de *fibres musculaires*, formes dérivées de la forme cellulaire. Ces fibres sont les éléments de l'organisme chargés de présider aux mouvements par suite de deux propriétés qu'elles possèdent au plus haut degré : la *contractilité* et l'*élasticité*. Les muscles par leur ensemble forment la chair des animaux ; on trouve aussi des éléments musculaires dans les parois des divers organes qui sont aussi, grâce à ces éléments, susceptibles de mouvements. Dans le chapitre consacré aux muscles, nous étudierons les fibres musculaires et nous verrons comment on peut les faire dériver d'une forme cellulaire (fig. 21).

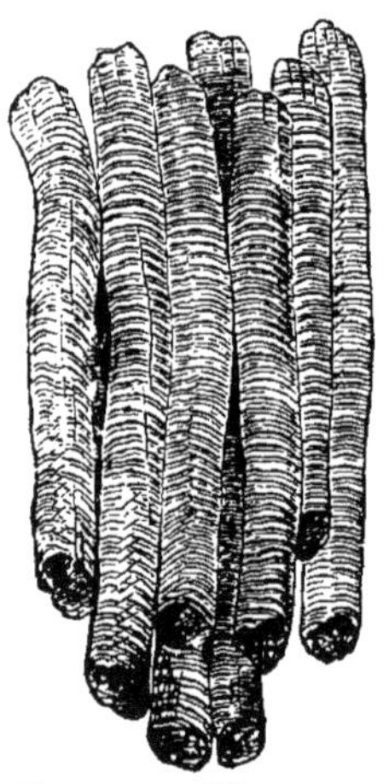

Fig. 21. — Fibres musculaires (grossies).

4° **Tissu nerveux**. — Les éléments du *tissu nerveux* sont d'abord des cellules (fig. 22) de forme étoilée localisées dans les centres nerveux (substance grise du cerveau, de la moelle épinière). Elles sont en continuité avec des *fibres* qui les mettent en rapport avec les surfaces épithéliales d'une part, avec les organes fonctionnels (muscles et glandes) d'autre part. Le tissu nerveux, que nous étudierons avec plus de détails dans le chapitre consacré au système nerveux, a donc pour rôle spécial dans l'organisme de mettre les divers organes sous la dépendance du milieu extérieur, de les relier entre eux, et par conséquent de transmettre aux tissus musculaire et glandulaire, pour les faire entrer en activité, les excitations portées par les agents physico-chimiques extérieurs sur certains points particuliers de l'épithélium périphérique (organes des sens).

5° **Tissu conjonctif.** — Le tissu *conjonctif* ou *connectif* est placé dans l'organisme entre tous les autres. Il a les connexions

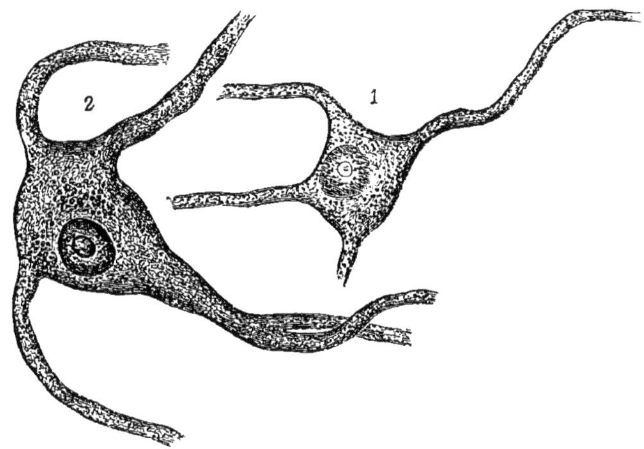

Fig. 22. — Cellules nerveuses.

les plus intimes avec l'élément musculaire : c'est lui qui, sous les noms de *perimysium*, *aponévroses d'enveloppe*, réunit les

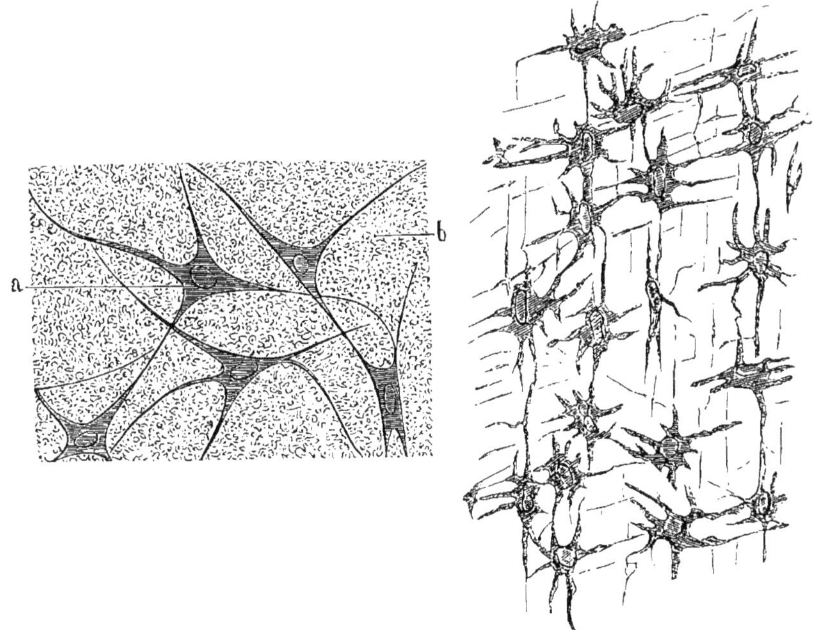

Fig. 23. — Tissu muqueux*.

Fig. 24. — Cellules plasmatiques de la cornée.

fibres musculaires en faisceaux et en corps charnus de façon à permettre une action d'ensemble de la part des éléments con-

* *a*, cellules. — *b*, substance intercellulaire gélatiniforme.

tractiles. C'est également lui qui, sous le nom de *périnèvre*, associe plusieurs fibres nerveuses ensemble pour former un *nerf*. On le retrouve dans les téguments où il forme le derme de la peau et la membrane fibreuse de soutien des cellules épithéliales des muqueuses. Associé à des éléments musculaires, il forme la paroi des divers organes creux, en particulier du tube intestinal et des canaux sanguins. Enfin, c'est encore au tissu conjonctif qu'il faut rapporter la graisse qui envahit certaines parties du corps, les os, les cartilages, etc. Le corps tout entier peut donc, jusqu'à un certain point, être considéré comme une masse de tissu conjonctif sous ses diverses formes, masse au milieu de laquelle sont plongés les éléments plus essentiellement actifs des autres tissus.

Par suite de sa présence dans les organes les plus divers du corps et des rôles multiples qu'il est appelé par conséquent à jouer dans l'organisme, le tissu conjonctif présente de nombreuses variétés dont les principales sont :

a) *Le tissu muqueux* ou embryonnaire que l'on peut considérer comme l'origine des autres (fig. 23 et fig. 24).

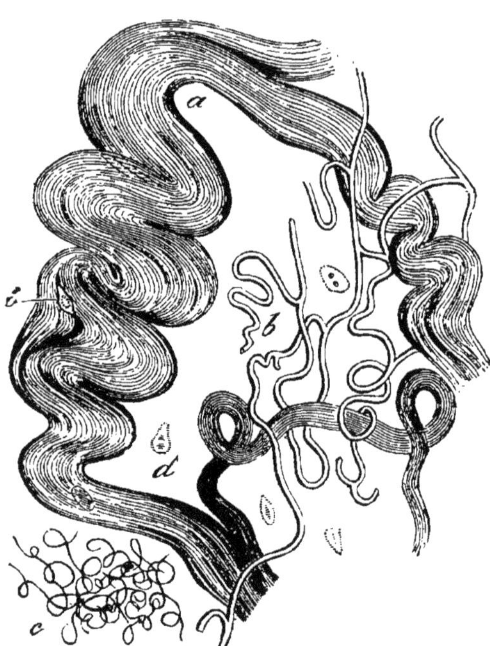

Fig. 25. — Fibres élastiques et conjonctives *.

b) *Le tissu conjonctif* proprement dit. Il est formé d'éléments cellulaires disséminés au milieu d'une substance fondamentale de nature fibrillaire. Ces fibres doivent être distinguées des fibres musculaires et nerveuses dont nous avons parlé plus haut par ce fait capital que ces dernières sont des modifications plus ou moins profondes de la forme cellulaire, alors que les fibres conjonctives dérivent de modifications de la substance fondamentale intercellulaire (fig. 26).

c) *Le tissu jaune élastique* qui ressemble au précédent, mais est

* *a*, fibres conjonctives avec cellules embryonnaires. — *b*, fibres élastiques. — *c*, fibres élastiques. — *d*, noyaux de cellules.

beaucoup plus pauvre en éléments cellulaires et dont les fibres beaucoup plus ondulées que les précédentes sont douées au plus haut degré de la propriété physique d'élasticité (fig. 25).

d) *Le tissu adipeux*, remarquable surtout par des cellules (fig. 27) dont le protoplasma s'infiltre de gouttelettes de graisse

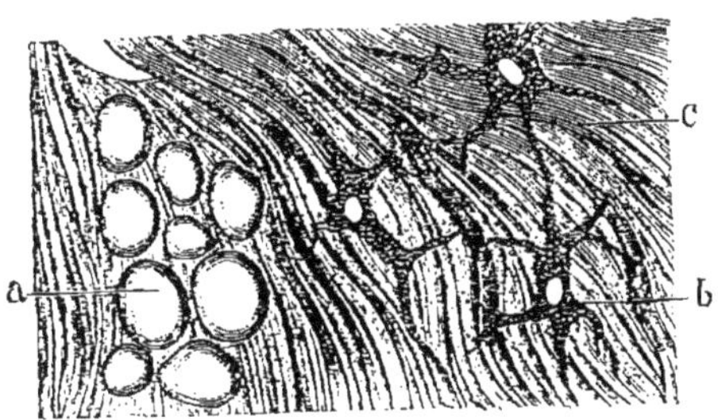

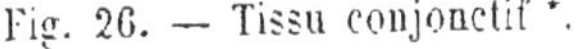
Fig. 26. — Tissu conjonctif *.

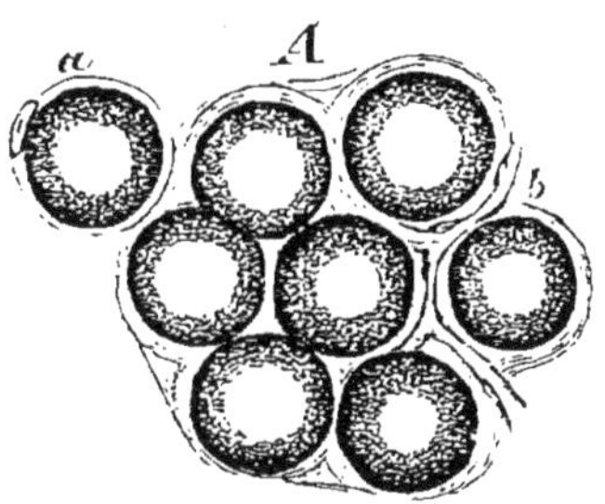

Fig. 27. — Tissu adipeux.

qui, se réunissant les unes aux autres, finissent par envahir la cellule tout entière, ne laissant contre la membrane qu'une mince couche de protoplasma pariétal. C'est de tissu adipeux que sont formés les amas graisseux que l'on trouve dans l'organisme dans la couche profonde de la peau (*panicule adipeux*) et dans certains organes profonds (par exemple les replis du mésentère).

e) *Les tissus cartilagineux et osseux* où des éléments cellulaires sont disséminés au milieu d'une substance fondamentale de substance albuminoïde collagène (chondrine et osséine) qui dans le tissu osseux peut s'imprégner de sels minéraux. Nous étudierons ces tissus en détail au chapitre du squelette, ainsi que la moelle des os que l'on peut considérer comme une autre variété de tissu conjonctif.

Les tissus de substance conjonctive sont en général assez riches en éléments cellulaires : ce sont le plus souvent des cellules *embryonnaires* ainsi nommées parce qu'en général elles restent chez le sujet achevé ce qu'elles étaient chez l'embryon ; disséminées au milieu des tissus, elles continuent à servir à leur production ou à la réparation des brèches qui peuvent accidentellement entamer ces tissus (cicatrices) : de là aussi leur nom de cellules plasmatiques (de πλάσσω, je forme). Quelques-unes de ces cellules subissent une sorte de déchéance en accumulant la graisse dans leur intérieur et donnant ainsi lieu au tissu adipeux : à cet état, elles ne sont plus guère susceptibles de subir des transformations ; ces cellules sont comme mortes. Mais la plupart des autres, quoique changeant de forme et donnant naissance à de nouveaux éléments cellulaires (cellules plasmatique, étoilée, osseuse, cartilagineuse, etc.), conservent à l'état latent toutes leurs propriétés vitales prêtes à se réveiller sous une action suffisante : c'est

* *b*, cellules. — *c*. substance fondamentale fibrillaire. — *a*, cellules infiltrées de graisse.

ainsi qu'elles peuvent donner lieu à des produits relativement nouveaux, pour la plupart pathologiques, tels que des abcès. L'élément cellulaire du tissu conjonctif comme de ses dérivés (os, cartilages, etc.) n'a donc de rôle important qu'en pathologie. Nous pouvons alors en faire abstraction en physiologie et considérer les organes formés essentiellement de ces tissus au point de vue des propriétés physiques et des rôles mécaniques qui sont dus à la nature de la substance fondamentale dans laquelle sont noyées les cellules plasmatiques.

IV. Origine et schéma de l'organisme.

Segmentation. — L'étude de la naissance des éléments anatomiques nous a montré que toute cellule provient d'une cellule préexistante (*omnis cellula a cellula et in cellula*), nous allons voir à présent que l'organisme tout entier, qui n'est autre chose qu'un assemblage de cellules, ou de leurs formes dérivées, provient d'une cellule unique (*omne vivum ex ovo*).

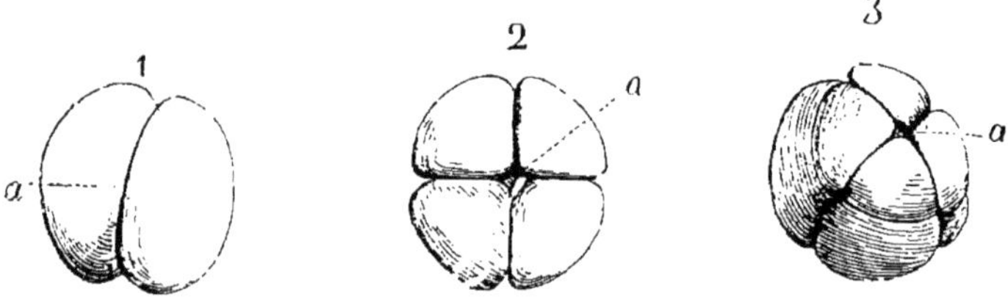

Fig. 28. — Premiers stades de la segmentation de l'ovule (grenouille).

Dans l'origine un organisme se compose d'une cellule unique, l'*ovule*, appartenant primitivement à l'organisme générateur et qui s'est spécialisée pour donner naissance à un nouvel être. A cet effet, l'ovule obéit aux lois de division que nous avons

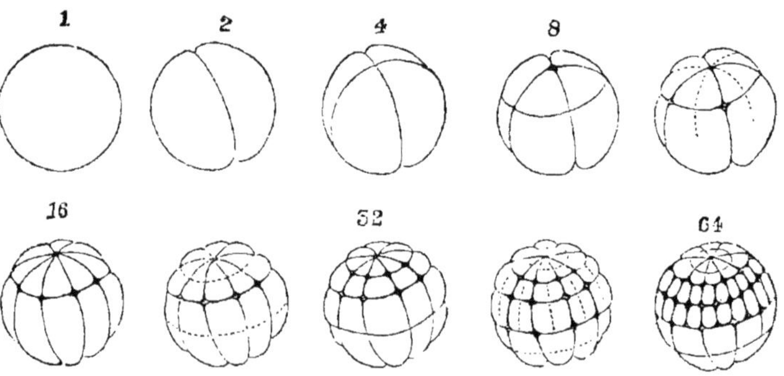

Fig. 29. — Segmentation de l'œuf de grenouille *.

décrites pour une cellule en général : un étranglement superficiel se prononçant de plus en plus divise la cellule mère en

* Les numéros indiquent le nombre de cellules de segmentation.

deux parties. Un deuxième sillon se produit dans un plan perpendiculaire au premier. Puis ces deux sillons étant disposés comme des méridiens il en apparaît un nouveau dans le sens de l'équateur, de sorte que finalement nous avons quatre, puis huit cellules au lieu d'une. Cette *segmentation* se poursuivant finit par donner naissance à des couches continues de cellules; c'est ce qu'on appelle les *feuillets du blastoderme*. C'est des cellules de ces feuillets blastodermiques que dérivent les éléments anatomiques de l'organisme.

Gastrula. — Dès que l'ovule est divisé en quatre segments, ces segments limitent déjà entre eux, par leur léger écartement, un espace dit cavité de segmentation (*c*, fig. 30, A). A mesure que la segmentation se poursuit,

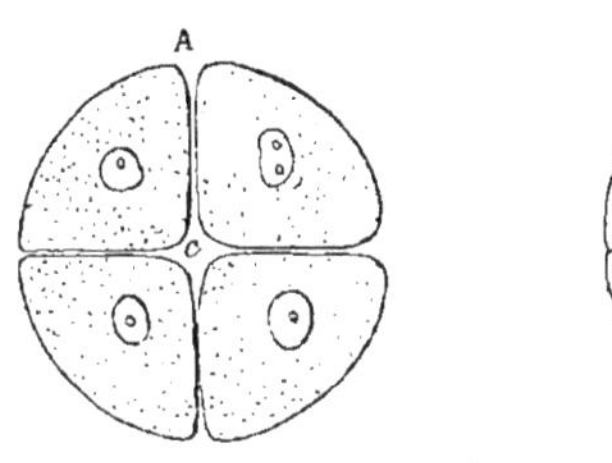

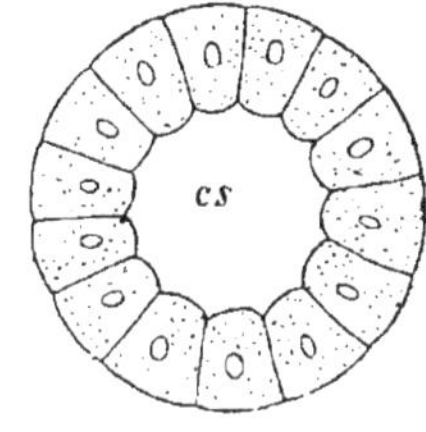

Fig. 30.

cette cavité augmente de plus en plus (CS, fig. 30, B) et finalement l'œuf segmenté forme une sphère creuse (fig. 31, C) dont la paroi est constituée

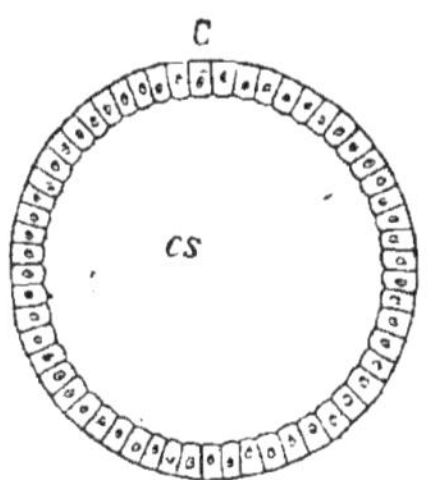

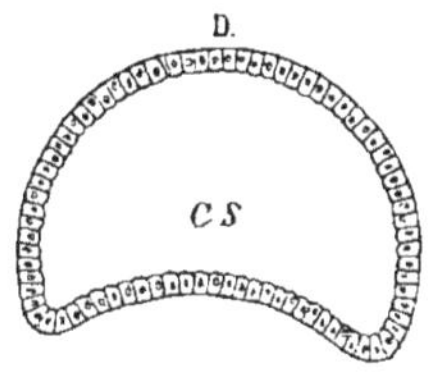

Fig. 31.

par une simple couche de cellules comparable à un *épithélium*. La large cavité circonscrite par cette couche de cellules mérite toujours le nom de *cavité de segmentation* (CS). Il se produit alors des transformations assez différentes selon les animaux (invertébrés, poissons, oiseaux, mammifères), mais qui peuvent cependant être ramenées au type suivant, c'est-à-dire à la formation d'une *gastrula* (théorie de la gastrula de Hæckel (1)). L'un des hémisphères de la sphère creuse s'aplatit, puis s'invagine graduellement dans l'intérieur de l'autre hémisphère (fig. 7, D, et fig. 32, E) : il se produit ainsi une nouvelle cavité, dite cavité d'invagination (CI, fig. 32) ou cavité de la *gastrula* (de γαστὴρ, estomac, tube digestif, puisque cette ca-

(1) *Hæckel* (Ernest-Henri), naturaliste allemand, né à Potsdam en 1834. Un des plus ardents défenseurs de la théorie transformiste.

vité correspond à la future cavité intestinale. La cavité de segmentation (CS, fig. 31, D) est ainsi réduite à une fente (fig. 32, E), séparant deux feuillets cellulaires : l'un de ces feuillets, placé vers l'extérieur, est dit *feuillet externe* (e, fig. 32, E), l'autre feuillet *feuillet interne* (i). Bientôt le

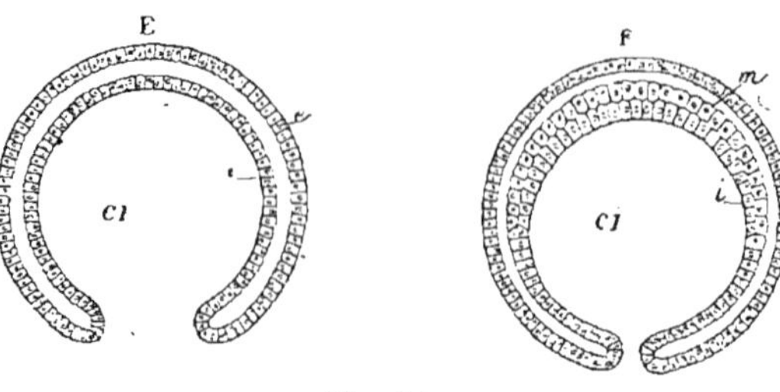

Fig. 32.

feuillet interne, par division de ses cellules, se divise en deux couches, dont l'une est le *feuillet interne* proprement dit (i, fig. 32, F), l'autre le feuillet moyen (*m*) ou *mésoderme*.

Feuillets blastodermiques. — Telle est l'origine de l'organisme qui se compose ainsi primitivement de trois couches superposées ou feuillets. Ces cellules, primitivement semblables, se différencient dans la suite du développement et prennent, d'après la situation qu'elles occupent dans l'organisme, aspects et rôles différents, pour aboutir à la constitution des tissus.

Le *feuillet externe* ou *ectoderme*, par suite de sa situation périphérique, donne l'ensemble des cellules qui revêtent le corps ou président aux rapports avec l'extérieur, c'est-à-dire l'*épiderme* ou *écorce externe* et les éléments essentiels des organes des sens, ainsi que le *tissu nerveux* qui quitte alors la surface pour s'enfoncer dans la profondeur.

Le *feuillet interne* ou *entoderme* limite la future cavité digestive. C'est donc l'origine des éléments anatomiques chargés des rapports avec les matières alimentaires ingérées, et, par conséquent, de l'*épithélium* du futur canal intestinal et de ses nombreuses annexes.

Quant au *feuillet moyen* ou *mésoderme*, par suite de sa position intermédiaire, il doit être l'origine de tous les tissus profonds autres que le tissu nerveux (tissus sanguin, musculaire, conjonctif).

Schéma de l'organisme. — La différenciation des cellules des trois feuillets blastodermiques aboutit à la constitution des cellules et tissus qui par leur association forment l'organisme achevé. Nous connaissons ces cellules et ces tissus : nous pouvons alors essayer d'en représenter d'une façon schématique le groupement et les fonctions.

Nous pouvons représenter l'organisme comme une masse à la surface de laquelle est une couche d'éléments corticaux (AAA, fig. 11), dont les uns absorbent, les autres excrètent, les autres enfin sont *imperméables* dans un sens comme dans l'autre. Dans l'intérieur, vers le milieu, loin de la surface (fig. 33, B), se trouve un groupe de cellules relativement permanentes, les cellules nerveuses, qui, par leurs prolongements, sont en communication avec les cellules périphériques de manière à être excitées par les unes et à réagir sur les autres. Les globules sanguins voyagent de la périphérie au centre et *vice versa* (fig. 33, C) et ce courant amène vers le centre les éléments nutritifs absorbés par certaines cellules de la surface et entraîne les déchets des cellules centrales vers des cellules de la surface qui ont pour but de les rejeter ; le globule sanguin et sa circulation effectuent ainsi un commerce d'échanges qui, chez les animaux inférieurs, se fait par simple imbibition. Enfin, le reste de l'organisme est formé par la masse des éléments conjonctifs au milieu desquels, outre les cellules nerveuses et sanguines, on trouve des éléments musculaires contractiles chargés de présider aux mouvements (voir aussi fig. 34).

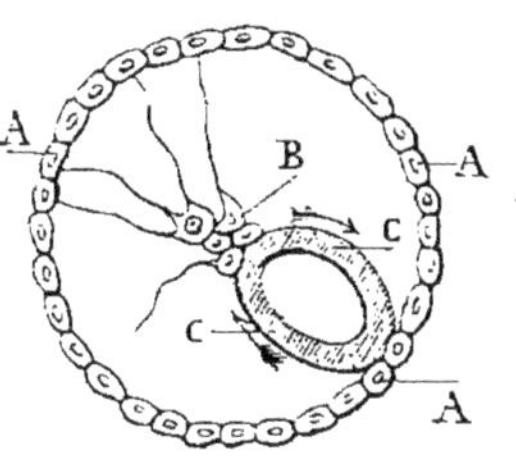

Fig. 33. — Schéma de l'organisme *.

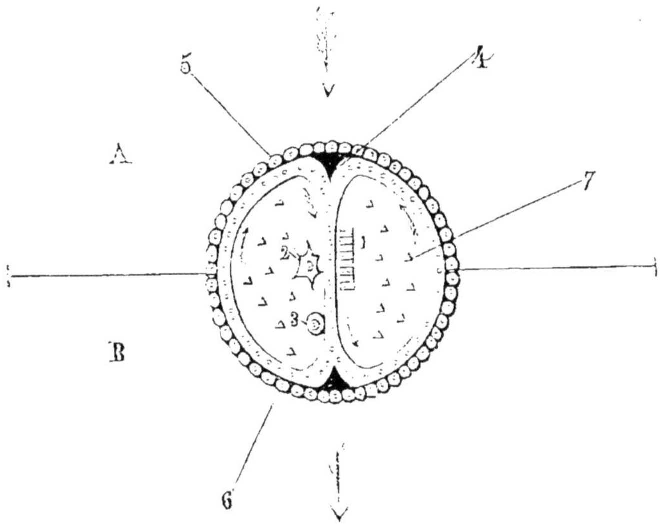

Fig. 34. — Schéma de l'organisme **.

Telle est la forme la plus simple à laquelle peut se ramener l'organisme le plus compliqué. Dans cet organisme, tous les éléments anatomiques peuvent être considérés comme autant de petits êtres qui, tout en formant une sorte de *colonie*, vivraient indépendamment les uns des autres. En effet, on peut isoler des parties de cette colonie, sans qu'elles cessent de vivre ; on peut les transplanter, comme l'ont montré les expériences de greffe ani-

* AA, épithélium. — B, cellules nerveuses. — C, cercle circulatoire.

** A, surface d'absorption. — B, surface d'élimination. — 1, éléments musculaires. — 2, éléments nerveux. — 3, éléments sanguins. — 5, 6, éléments épithéliaux. — 7, éléments connectifs.

male. Rappelons seulement l'expérience suivante : Paul Bert(1) coupe, sur un petit rat tout jeune, la queue sur une longueur de 2 centimètres; il la laisse plusieurs heures (parfois même plusieurs jours, par une température basse) dans un flacon; puis il introduit sous la peau du même rat, ou de tout autre animal de même espèce, ce segment de queue préalablement dépouillé de sa peau. Dans cette nouvelle condition, le segment continue à vivre, et grandit, si bien que six mois après on le retrouve mesurant 5 centimètres au lieu de 2. Avec un bout de la patte, on obtient le même résultat. Chaque partie du corps, chaque élément anatomique vit donc d'une vie personnelle, mais dans cette sorte de colonie qui constitue l'organisme, tous ces phénomènes d'activité cellulaire sont intimement liés les uns aux autres et liés à des phénomènes chimiques et physiques qu'il faut étudier en même temps : ainsi le globule sanguin semble être au service de la cellule nerveuse en établissant, au point de vue nutritif, la communication entre cette cellule profonde et celles des surfaces; mais sa circulation exige l'intervention de la cellule nerveuse, laquelle excite la fibre musculaire et donne ainsi lieu à des phénomènes mécaniques d'hydrostatique, etc.

On voit donc que l'ensemble des phénomènes de l'économie animale constitue une chaîne vivante qu'il faut artificiellement briser pour la commodité de l'étude. Aussi avons-nous été amené à la division en fonctions de nutrition et de relation, division qui servira de cadre au présent ouvrage.

(1) *Paul Bert*, physiologiste français, né à Auxerre en 1833. Fut membre de l'Institut et professa la physiologie à la Faculté des sciences de Paris. Ses travaux scientifiques ne l'occupèrent pas tout entier. Il fut député de l'Yonne, ministre de l'instruction publique et partit enfin le 31 janvier 1886 comme résident général de la République française en Annam et au Tonkin. Il y trouva la mort le 11 novembre de la même année.

DEUXIÈME PARTIE

ANATOMIE ET PHYSIOLOGIE HUMAINES

PREMIÈRE SECTION

FONCTIONS DE NUTRITION

CHAPITRE PREMIER

Digestion.

I. But de la digestion. — Appareil digestif.

Définition. — La fonction de *digestion* a pour but de permettre à l'organisme d'absorber, c'est-à-dire de s'incorporer, des matières empruntées à l'extérieur et destinées à la réparation des pertes dues à l'accomplissement des fonctions vitales, et à l'accroissement de cet organisme tant que son développement est incomplet.

Ces matériaux reconstitutifs sont les *aliments*. Parmi les *substances alimentaires* destinées à réparer les pertes incessantes de l'économie, les unes sont directement absorbables, les autres doivent, pour le devenir, subir une série de modifications dont l'ensemble constitue la *digestion* de ces aliments. Ces modifications s'accomplissent par l'activité d'une série d'organes dont l'ensemble forme l'*appareil digestif*.

1° **Tube digestif**. — Cet appareil se compose d'un tube digestif et de glandes. Le *tube digestif* est le laboratoire où s'accomplissent les réactions chimiques destinées à transformer les aliments. Ce tube (voir fig. 35) communique avec l'extérieur par ses deux extrémités. Les aliments y entrent par la *bouche* dans la *cavité buccale* où se rencontrent comme organes principaux les *dents* et la *langue*. A cette cavité fait suite le *pharynx* (1), vesti-

(1) De φάρυγξ, gosier.

bule qui conduit dans l'*œsophage* (1) (*a*), tube droit qui descend le long de la colonne vertébrale dans le thorax puis perce le diaphragme. Dans l'abdomen l'œsophage se renfle immédiatement en une poche volumineuse, l'*estomac* (fig. 35, *b*). De l'estomac les aliments cheminent dans le tube digestif, passent dans un tube étroit plus ou moins long, l'*intestin grêle* (*e*), dans lequel on peut distinguer trois parties. La première, *duodénum*, est courte (douze doigts environ, d'où son nom) et recourbée en anse. Les suivantes (*jéjunum* et *iléon*) sont longues et pelotonnées sur elles-mêmes un grand nombre de fois.

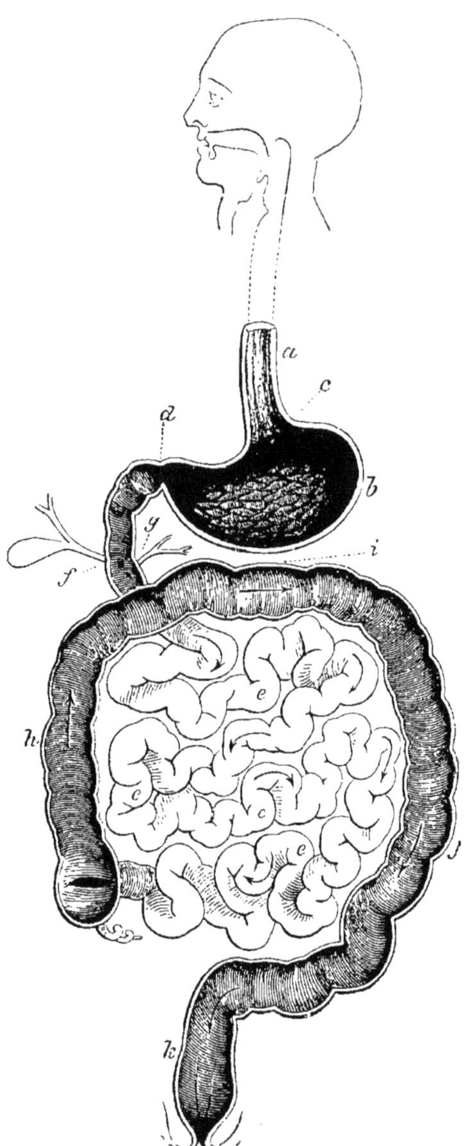

Fig. 35. — Tube digestif de l'homme *.

Les parois du jéjunum et de l'iléon présentent de petits prolongements (*villosités*) qui plongent dans la lumière du canal. Ce sont ces villosités qui président à l'absorption des aliments qui en ce point du tube digestif sont devenus assimilables. Ce qui n'est pas absorbé par les parois de l'intestin grêle doit être rejeté au dehors : pour cela les matières passent dans le *gros intestin*. Celui-ci comprend les *côlons* (2) ascendant, transverse, et descendant

(1) De οἴσω, porter; φάγω, manger.

(2) De κολύω, restreindre. Le contenu de cette partie de l'intestin se meut en effet très lentement.

* *a*, œsophage. — *b*, estomac. — *c*, cardia. — *d*, pylore. — *g*, conduit pancréatique. — *f*, canal biliaire. — *e*, petit intestin. — *h*, *i*, *j*, còlon. — *k*, rectum.

(voir fig. 35, *h*, *i*, *j*), auquel font suite l'*s iliaque* et le *rectum* (*k*) qui débouche à l'extérieur par un orifice (*anus*).

2° **Glandes digestives.** — Les *glandes* digestives sont des organes chargés de déverser dans l'intérieur du tube des liquides (*sucs digestifs*) qu'elles élaborent aux dépens des matériaux contenus dans le sang. Ces liquides sont les réactifs chargés d'opérer les transformations chimiques que doivent subir les aliments dans le tube digestif pour devenir absorbables. Parmi ces glandes il en est de toutes petites, creusées dans l'épaisseur même des parois du tube (glandes gastriques); d'autres sont beaucoup plus volumineuses et forment des organes spéciaux comme le *foie*, le *pancréas* (fig. 64) et les *glandes salivaires* (fig. 49).

Les glandes creusées dans les parois sont de deux sortes : 1° des *glandes* dites *à mucus* sécrétant un mucus sans rôle chimique dans la digestion, mais destiné à lubrifier les parois du tube et à favoriser le glissement des aliments. On les rencontre d'un bout à l'autre du tube digestif, de la bouche au rectum; 2° des glandes sécrétant de véritables sucs digestifs. Ce sont les glandes *gastriques* dans les parois de l'estomac qui sécrètent le *suc gastrique*, les *glandes intestinales* creusées dans les parois de l'intestin grêle et qui sécrètent le suc *entérique* (ἔντερον, intestin) ou intestinal.

Les glandes plus volumineuses ou glandes annexes sont : les *glandes salivaires* déversant la *salive* dans la cavité buccale, le *foie* et le *pancréas* situés dans l'abdomen (fig. 1 et 2), et déversant tous deux leurs sécrétions (*bile* pour le foie, *suc pancréatique*) par des canaux qui viennent aboutir au même point dans le duodénum.

Actes de la digestion. — Ces diverses glandes versent dans le tube digestif leurs produits de sécrétion, qui se trouvent la plupart en présence des matières alimentaires venues du dehors : ces matières sont modifiées par ces liquides, en même temps qu'elles sont soumises à des phénomènes de transport de la part des parois musculaires de l'estomac et des intestins. Nous étudierons ces phénomènes chimiques et mécaniques, actes qui correspondent aux organes que nous venons de passer en revue. Les actes dont l'ensemble constitue la fonction de digestion sont les suivants : Dans la bouche les aliments sont soumis à la *mastication* (trituration par les dents) et à l'*insalivation* (action de la salive). De la bouche ils passent dans l'œsophage à travers le pharynx par la *déglutition*. Ils cheminent dans tout le tube par l'acte de *progression*. Dans l'estomac les aliments sont transformés en une bouillie (ou chyme) par la *digestion stomacale*. Dans l'intestin sous l'action des sucs entérique, pancréatique et de la bile s'accomplit la *digestion intestinale*. Les matières ingérées forment alors deux catégories : les unes, absorbables, vont passer dans le sang par *absorption* ; les autres sont destinées à être rejetées au dehors par l'acte de l'*expulsion* ou *défécation*.

Historique. — Après avoir vaguement parlé de *fermentations digestives*, les anciens physiologistes s'étaient surtout arrêtés à l'idée de voir, dans la digestion, des actes mécaniques produisant une sorte de trituration des aliments. (Pitcairn (1) évaluait complaisamment à près de 1,300 livres la force triturante de l'estomac). Réaumur (2), le premier, établit que la digestion est essentiellement un acte chimique, et ses expériences instituées en faisant avaler à des corbeaux de la viande enfermée dans des tubes percés de trous (il reconnut que la viande était digérée, quoique soustraite à toute action triturante) furent confirmées par celle de Spallanzani (3) qui se procura du suc gastrique, en faisant avaler aux animaux de petites éponges qu'il retirait et exprimait ensuite. Avec le liquide ainsi obtenu, il fit des digestions artificielles *in vitro*. Le rôle chimique du suc gastrique étant dès lors établi, les physiologistes furent amenés à ne considérer la digestion que comme un acte stomacal, à ne voir qu'une digestion gastrique, à faire jouer tout le rôle digestif au suc gastrique. Il était réservé aux physiologistes modernes, et notamment à Cl. Bernard, de montrer qu'il n'y a pas qu'un seul liquide digestif, qu'une seule digestion, mais que, outre celle qui se passe dans l'estomac et qui n'est que le début de la série, il y a encore une digestion intestinale, pancréatique, biliaire peut-être.

Ferments. — La digestion est donc due à l'action des sucs digestifs. Les principes actifs de ces sucs sont des substances organiques y contenues, de nature albuminoïde et par con-

(1) *Pitcairn* (Archibald), né en 1652 à Édimbourg. Fit ses études médicales à Montpellier et retourna s'établir médecin dans son pays. Il fut appelé à Leyde pour y professer et c'est là qu'il exposa sa théorie par laquelle tous les phénomènes physiologiques étaient expliqués par les principes de la mécanique. Il était arrivé par des calculs géométriques à évaluer à 1295 livres la force de l'estomac.

(2) *Réaumur*, né à La Rochelle en 1683. Savant français, célèbre par de nombreux travaux de physique et d'histoire naturelle. Rendu surtout populaire par l'invention du thermomètre et sa graduation en 80 degrés.

(3) *Spallanzani*, né en 1729. Célèbre savant italien, professeur à l'Université de Pavie. Ses travaux se recommandent par de nombreuses observations et surtout par de nombreuses expériences précises. Ce fut un des premiers expérimentateurs en physiologie.

séquent coagulables par l'alcool. Ces substances agissent à la façon des ferments (fig. 36) (levure de bière) sur les matières organiques en présence desquelles on les met et donnent lieu à des réactions chimiques de même ordre que les *fermentations*. Ces substances sont solubles dans l'eau, d'où le nom qu'on leur donne de *ferments solubles* pour les distinguer des ferments figurés, êtres vivants inférieurs (unicellulaires) qui sont les agents actifs des fermentations. On les appelle aussi *diastases*.

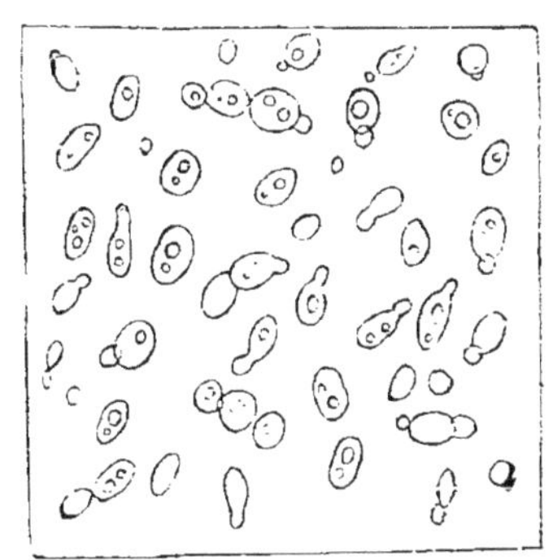
Fig. 36. — Levure de bière vue au microscope.

Leurs propriétés sont utilisées dans leur préparation. Comme toutes les substances albuminoïdes, on les précipite par l'alcool. L'action de l'eau en les dissolvant les sépare des autres albuminoïdes qui pourraient exister également dans le suc sur lequel on opère. On filtre, et, par évaporation, on obtient le ferment soluble (diastase) sous forme de poudre.

Ce sont ces ferments que nous rencontrerons dans chacun des sucs digestifs qui agissent comme principe actif pour accomplir les transformations digestives des aliments.

II. Aliments.

Pour qu'un aliment soit complet, il faut qu'il contienne tous les éléments qui font partie de nos tissus.

Aliments minéraux. — Il faut donc que, outre leurs principes organiques, les matières animales et végétales que nous consommons renferment les divers produits minéraux qui se rencontrent dans nos tissus : tels sont les sels alcalins ou alcalino-terreux, le soufre, le phosphore, le fer, tous éléments nécessaires à chaque cellule de nos organes. Lorsqu'à une personne chlorotique on administre du fer, c'est à titre d'aliment ; c'est parce que le fer, un des éléments indispensables dans l'économie, a diminué dans le sang. Ces substances minérales sont à elles seules incapables d'entretenir la vie. Si les substances empruntées au règne organique suffisent, au contraire, à elles seules à l'entretien de la vie, c'est qu'elles renferment toujours en même temps une certaine proportion de matières minérales.

Parmi ces sels minéraux, le plus indispensable à l'alimentation paraît être le chlorure de sodium. La pratique journalière avait depuis longtemps montré que l'homme ne peut se passer de ce sel, et les corporations religieuses, qui cherchaient à se soumettre aux privations les plus sévères, avaient en vain tenté de bannir le chlorure de sodium de leur alimentation. Les expériences physiologiques sur les animaux ont montré *que ce sel est indispensable à l'économie; que des accidents graves sont la suite de sa suppression.* Enfin la chimie physiologique nous explique ces faits en nous montrant que le chlorure de sodium entre dans la composition de presque toutes les parties de l'organisme, et qu'il est spécialement indispensable à la constitution du sérum sanguin et des cartilages. Ce sel paraît favoriser le travail intime de la nutrition des tissus; il est indispensable à la formation de la bile, du suc pancréatique, du suc gastrique. Les éleveurs de bestiaux connaissent parfaitement l'heureuse influence que l'administration du chlorure de sodium exerce sur le développement des animaux.

Aliments azotés. — L'aliment principal, l'aliment par excellence, nous est surtout fourni par le règne animal: ce sont les substances dites *quaternaires* ou *azotées* parce que toutes renferment *oxygène, hydrogène, carbone* et *azote* comme éléments fondamentaux, associés à une certaine quantité de *soufre*, de *phosphore*, de sels minéraux, etc. Toutes ces substances forment une série dont l'*albumine* du blanc d'œuf peut être prise pour type. Aussi leur donne-t-on le nom d'*albuminoïdes*. Enfin on les appelle encore aussi *substances protéiques*, car elles entrent dans la composition du protoplasma des cellules de l'organisme, composition essentiellement variable, on le sait, par suite des perpétuels échanges nutritifs dont les éléments anatomiques sont le siège (1).

Les principaux types d'aliments quaternaires d'origine animale sont, outre l'albumine du blanc d'œuf: la *myosine* ou *musculine*, que l'on rencontre dans les muscles, la *caséine* dissoute dans le lait, la *fibrine* dissoute dans le sang, la *chondrine* et l'*osséine* qui existent dans les tissus osseux et cartilagineux, etc.

Le règne végétal, dans certains produits, nous offre le même aliment: tel est le *gluten* ou *fibrine végétale*, qu'on trouve dans un grand nombre de graines, et en particulier dans les céréales; telle est l'*albumine végétale*, qu'on rencontre dans les graines émulsives et dans les sucs végétaux: puis la *légumine* ou *caséine végétale*, qui existe abondamment dans les graines des légumineuses.

Alors que les substances minérales sont directement assimilables et n'ont pas besoin d'être digérées, les autres aliments ont besoin d'être transformés. C'est ainsi que les matières azotées ne peuvent être absorbées dans la forme albuminoïde

(1) *Protée*, divinité mythologique, fils de Neptune, pouvait à volonté changer de formes.

(coagulable par une chaleur de 70° ou par l'action des acides), mais doivent pour cela être amenées à l'état de *peptone*, c'est-à-dire d'une forme isomérique d'albumine, mais en différant parce qu'elle n'est plus coagulable ni par la chaleur ni par les acides.

Aliments sucrés et féculents. — Viennent ensuite des principes ternaires non azotés, contenant C, H et O et ayant pour formules $C^mH^nO^n$. Ce sont donc des *hydrates de carbone,* car l'hydrogène et l'oxygène y présentent le même groupement que dans l'eau. Nous distinguerons parmi ces substances : 1° les *sucres*, qui forment toute une catégorie de substances très étendue. L'étude des sucres forme tout un chapitre de la chimie organique. Les sucres se rattachent à deux types principaux : la glycose ($C^{12}H^{12}O^{12}$) ou sucre de fruits (fig. 37), avec sa variété *lévulose* qui a la même formule chimique et n'en diffère que par des propriétés optiques. La *saccharose* ($C^{12}H^{11}O^{11}$) est le sucre de la racine de betterave et de la canne à sucre. Tous les sucres ne sont assimilables que sous forme de glycose. C'est ainsi que du sucre (saccharose) injecté dans les veines d'un animal est éliminé par le rein. La digestion du sucre consistera en leur transformation en glycose (ou lévulose);

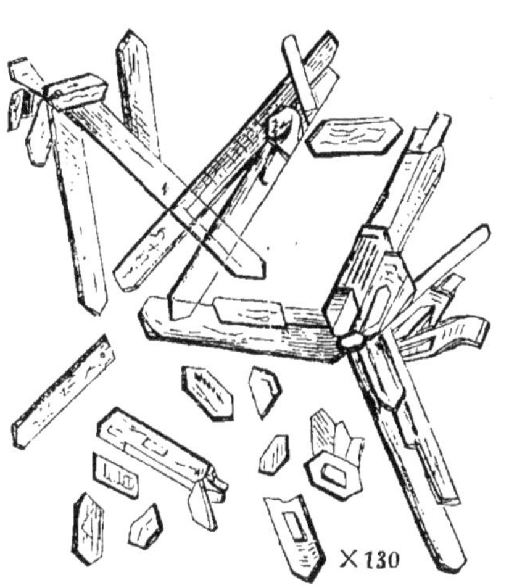

Fig. 37. — Cristaux de glycose.

2° les *féculents* ou *amylacés*. Ce sont les substances qui se groupent autour de l'*amidon* ($C^{12}H^{10}O^{10}$). Ces substances sont inassimilables et pour être digérées doivent être saccharifiées, c'est-à-dire transformées en sucre de *glycose*. Ce sont donc des matières *glycogènes* (γενέα, naissance). Ces substances sont surtout empruntées au règne végétal ; elles se rencontrent cependant dans l'alimentation animale, mais en moindres quantités. On trouve du sucre (ou de la *matière glycogène*) dans le lait, dans le foie et dans le sang qui revient de cet organe ; le sucre existe aussi dans le muscle, il s'y accumule lorsque le muscle ne fonctionne pas (après un long repos).

Aliments gras. — Les *graisses* forment la dernière espèce de matières alimentaires ; ces substances n'ont pas absolument besoin d'être *digérées* dans le sens propre du mot, c'est-à-dire qu'elles ne subissent presque pas de modifications chimiques de la part des sucs digestifs : *les graisses sont absorbées en nature;* aussi peuvent-elles être absorbées par des surfaces autres que les surfaces digestives, par exemple, par la peau, et l'on sait que des frictions avec des corps gras font pénétrer ceux-ci à travers l'épiderme : c'est le seul mode de nutrition qui soit possible par le tégument externe. Néanmoins, dans le tube digestif, avant leur absorption par l'épithélium intestinal, elles sont *émulsionnées*, c'est-à-dire qu'elles sont mises dans un état de division extrême et qu'elles se présentent alors sous forme de gouttelettes extrêmement fines en suspension dans un liquide. Elles sont peut-être aussi *saponifiées*, c'est-à-dire dédoublées en acides gras et *glycérine*. Les principes gras les plus importants sont l'*oléine*, la *stéarine*, la *margarine*, etc. (fig. 38). Les matières grasses se rencontrent aussi bien dans le règne animal et dans le règne végétal.

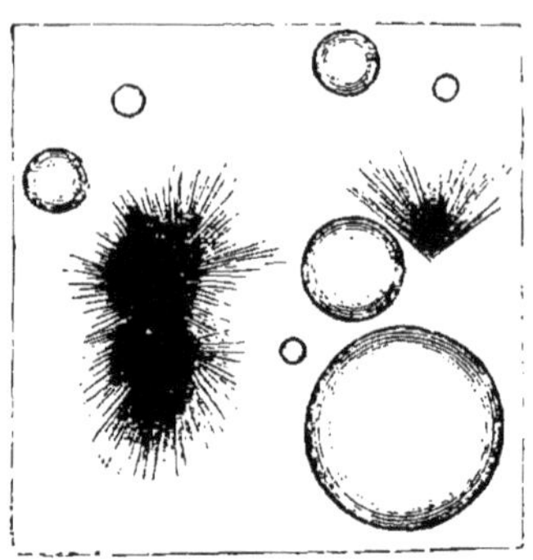

Fig. 38. — Stéarine et margarine cristallisées ; oléine à l'état fluide.

Aussi nous voyons que les aliments peuvent être empruntés d'une manière presque indifférente au règne végétal ou au règne animal : les amylacés, les substances glycogènes, qui sont presque l'élément essentiel des végétaux, se retrouvent aussi bien dans les produits animaux, et l'on sait que, par exemple, certains peuples sauvages arrivent à fabriquer des liqueurs fermentées (de l'alcool) avec le sucre contenu dans le lait de leurs juments. Dans un autre sens, et comme exemple d'emprunt au règne végétal d'un aliment en apparence essentiellement animal, on voit les Chinois fabriquer du *fromage* avec la légumine (*caséine*) extraite des fruits des légumineuses (pois).

Mais il est surtout important de remarquer que les végétaux ne possèdent pas seuls le privilège de former certaines de ces substances à l'exclusion des animaux : la formation des matières albuminoïdes dans les deux règnes est évidente ; la découverte de la glycogénie animale (Cl. Bernard) a montré que les animaux peuvent former et forment normalement des substances amylacées, aussi bien que les végétaux ; enfin, il en est de même pour les substances grasses. C'est ainsi que les abeilles nourries exclusivement avec du sucre possèdent cependant la propriété de fournir de la cire, c'est-à-dire des corps gras.

Substances non digestives. — Le règne animal et le règne végétal renferment ensuite des matières réfractaires à l'action des sucs digestifs, et qui, par suite, ne font que traverser le canal intestinal pour reparaître dans les matières excrémentitielles, isolées, séparées des principes alimentaires qu'elles accompagnaient. C'est, d'une part, le tissu élastique et le tissu connectif, dont la digestion est très difficile et même impossible pour certaines personnes ; ce sont, d'autre part, de nombreux éléments végétaux, dont la forme la plus commune est la cellulose ou ligneux, formant le squelette de la plupart des végétaux, l'enveloppe d'un certain nombre de graines, etc.

Aliments mixtes usuels. — La plupart des substances tant végétales qu'animales employées dans l'alimentation journalière renferment en général, à la fois, des aliments appartenant aux diverses catégories ci-dessus étudiées. L'aliment sera dit complet lorsque toutes s'y rencontreront. Tel est, par exemple, le lait qui contient à la fois de la *caséine* (albuminoïde), du sucre et de la graisse (beurre). La farine dont on fait le pain est composée d'un mélange de gluten (albuminoïde) et d'amidon (féculent). La viande (muscles des animaux) renferme à côté du principe albuminoïde important, la *myosine*, des fibres connectives peu ou pas utilisées dans la digestion, alors que les parties grasses fournissent des aliments gras. Notons d'ailleurs que ces graisses elles-mêmes contiennent un peu de substance albuminoïde puisque nous savons que dans le tissu adipeux la graisse accumulée dans la cellule est toujours enveloppée d'une mince couche de protoplasma pariétal.

Aliments d'épargne. — Enfin il est une classe toute particulière de substances qui méritent le nom d'*aliments*, quoiqu'elles ne soient que peu ou pas modifiées dans leur trajet à travers l'économie et l'intimité des tissus ; ces substances paraissent agir par leur présence en diminuant les combustions, ou plutôt en les rendant plus utiles ; en un mot, *elles favorisent la transformation de la chaleur en force*, et permettent d'utiliser davantage les véritables substances alimentaires ingérées avant elles : de là le nom d'*aliments d'épargne*.

Il faut placer en première ligne l'*alcool*. L'alcool ingéré traverse seulement l'économie et se retrouve en tout cas tel quel dans le sang et dans les tissus, et surtout dans le tissu nerveux, où il semble se localiser pour quelque temps. En un mot, il n'est pas brûlé, il n'agit que par sa présence, comme *aliment d'épargne*, en ménageant les combustions, c'est-à-dire en les rendant plus utiles. On comprend ainsi que les boissons alcooliques soient, jusqu'à un certain point, indispensables à l'homme qui doit produire un travail considérable avec une nourriture insuffisante, et l'abus venant fatalement après l'usage modéré, la physiologie nous montre que ce n'est pas tant contre cet abus même qu'il faudrait réagir aujourd'hui, mais contre les conditions qui font de l'usage de l'alcool une nécessité impérieuse et fatale pour l'ouvrier.

Après l'alcool viennent les principes actifs du thé, du café et des boissons semblables : la théine, la caféine, la théobromine, la coumarine (fève tonka), le principe de la *coca* du Pérou. Cette dernière substance paraît agir surtout sur l'activité du système musculaire, tandis que les précédentes portent plus spécialement leur action sur le système nerveux. Mâchées par les courriers, les voyageurs, les ouvriers, les feuilles de l'*Erythroxylum coca* permettent de rester un ou deux jours sans prendre d'aliments solides ou liquides; elles calment la faim et la soif, soutiennent les forces.

III. Mastication.

Définition. — La mastication a pour but de diviser les aliments solides, afin qu'ils puissent être attaqués plus facilement par les liquides digestifs tant de la bouche que de tout le reste du canal intestinal. La viande et les matières azotées sont plus facilement digérées dans l'estomac, quand elles ont été soumises dans la cavité buccale à l'action de la mastication. Toutefois cette opération n'a pas besoin d'être poussée très loin pour les aliments de cette nature : aussi remarque-t-on que les animaux exclusivement carnivores n'ont pas de dents proprement dites, mais de simples crochets destinés à déchirer la masse alimentaire en bouchées. Pour les aliments tirés du règne végétal, au contraire, la mastication est indispensable. La plupart des matières nutritives végétales sont renfermées dans des enveloppes, en général réfractaires à l'action des sucs digestifs; l'appareil masticateur fonctionne alors pour déchirer les cellules, les enveloppes des graines, etc.; *prima digestio in ore*, disaient les anciens, qui ne considéraient cependant en parlant ainsi que la mastication, ignorant l'acte chimique qui se produit pendant l'insalivation.

La mastication s'accomplit par l'intermédiaire de deux sortes d'organes : les uns passifs, les autres actifs.

1° **Organes passifs. — Dents.** — Les dents sont de petits corps durs implantés à l'entrée de la bouche dans les *os* des mâchoires. La cavité buccale (fig. 39) est limitée en haut par le *palais*, en bas par la *langue*, sur les côtés par les *joues*. Son orifice antérieur est bordé par les *lèvres*. Toutes ces parties molles sont soutenues par des os. Les os de la face qui forment la portion supérieure de la bouche (*mâchoire supérieure*) sont tous intimement soudés entre eux et à ceux du crâne. Aussi cette mâchoire est-elle immobile. La mâchoire inférieure, au contraire, est mobile. Son squelette est formé par un os (*maxillaire inférieur*) représentant un fer à cheval horizontal (fig. 46), terminé de chaque côté par une branche montante verticale. Cette branche, à son extrémité supérieure, se bifurque : une lame aplatie antérieure (*apophyse coronoïde*), un prolongement postérieur se terminant par une masse ovoïde (*condyle*). Cette masse entre dans une cavité de même forme (*cavité glénoïde*) située à la base du crâne. C'est autour de cette articulation que la mâchoire inférieure peut se déplacer.

Les os des deux mâchoires (*maxillaires*) sont creusés de petites

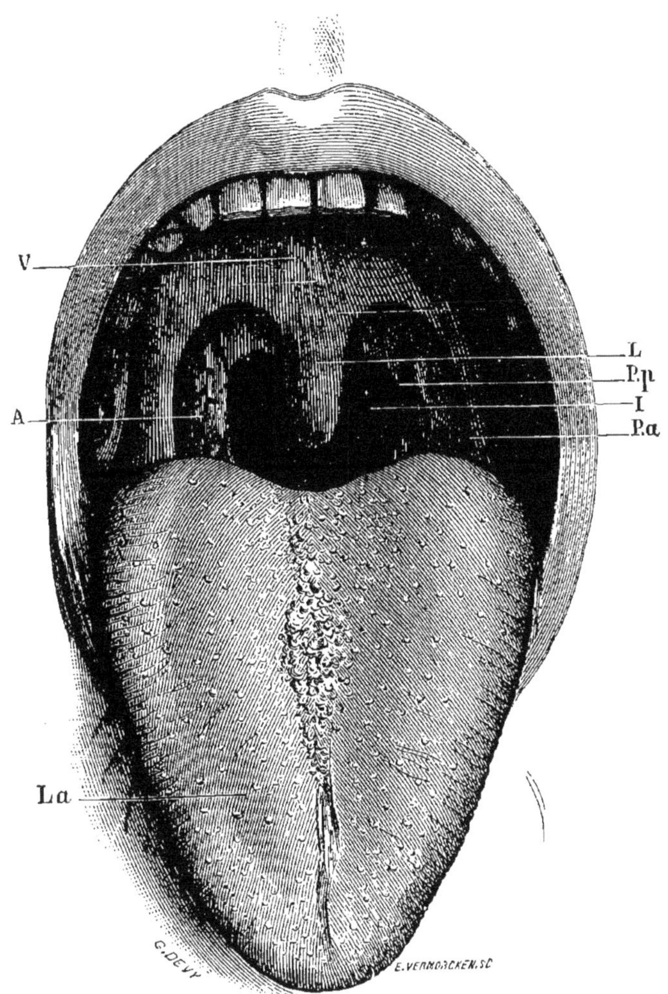

Fig. 39. — Bouche *.

cavités (*alvéoles*) dans lesquelles sont implantées les dents. Ces maxillaires sont recouverts de parties molles, les *gencives*.

Forme et nombre des dents. — Une dent se compose de trois parties : la *racine*, implantée dans l'alvéole ; la *couronne*, visible

* *La*, langue. — V, voile du palais. — L, luette. — *Pa*, piliers antérieurs. — P*p*, piliers postérieurs. — A, amygdale. — I, isthme du gosier.

à l'extérieur. Entre les deux se trouve le *collet*, portion rétrécie qui les unit (fig. 43, D).

L'homme adulte possède 32 dents, 16 à chaque mâchoire. Toutes ces dents n'ont pas la même forme, mais celles qui

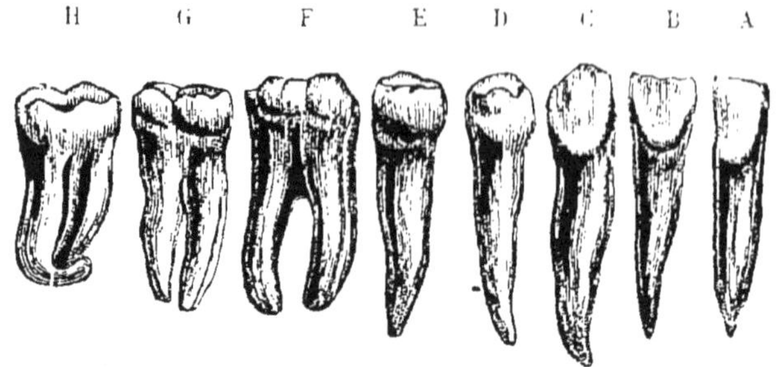

Fig. 40. — Dents de l'homme *.

occupent le même rang dans chacune des deux mâchoires et le même rang à droite et à gauche de chaque mâchoire sont semblables entre elles. Pour une demi-mâchoire, nous trouvons en allant du milieu vers le fond de la bouche : 1° 2 dents *incisives* à une seule racine et à couronne plate et tranchante: 2° 1 *canine* à une seule racine et à couronne pointue et acérée; 3° 2 dents à une seule racine, à couronne mamelonnée et tuberculeuse : les *prémolaires*. Enfin 4° 3 *molaires* dont la couronne est également hérissée de tubercules mousses, et qui ont trois et même quatre racines (fig. 40 et 41).

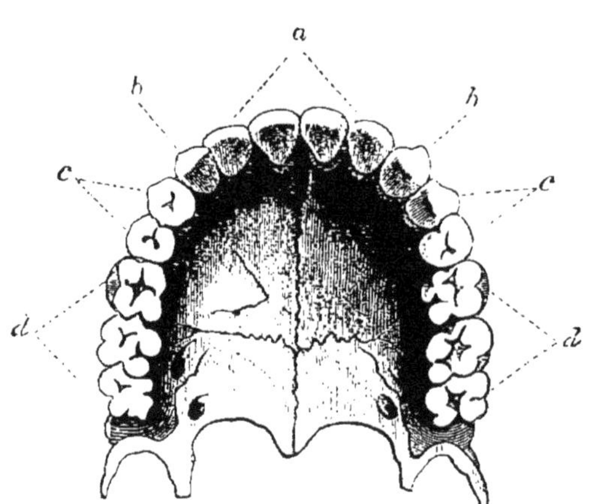

Fig. 41. — Dents de l'homme **.

Cette disposition se résume par une *formule dentaire*. Chez tous les animaux le nombre des dents n'est pas le même aux deux mâchoires, mais les dents sont toujours symétriques par rapport au plan de symétrie bilatérale. Aussi la formule dentaire ne s'écrit-elle que pour la moitié de la bouche. Pour chaque sorte de dents, on représente la disposition par une fraction

* A, B. incisives. — C, canine. — D. E. petites molaires. — F. G. H. grosses molaires.
** *a*, incisives. — *b*, canines. — *c*. prémolaires. — *d*. molaires.

dont le numérateur indique le nombre à la mâchoire supérieure, le dénominateur, le nombre à la mâchoire inférieure. C'est ainsi que pour l'homme nous écrirons :

$$\frac{2}{2}\text{ incisives} + \frac{1}{1}\text{ canines} + \frac{2}{2}\text{ prém.} + \frac{3}{3}\text{ mol.}$$

ou en simplifiant

$$\frac{2}{2} + \frac{1}{1} + \frac{(2+3)}{(2+3)}.$$

L'ordre des incisives, canines et molaires étant toujours le même, il est inutile d'écrire le nom des dents.

Chez l'enfant, le nombre des dents est moindre. Il n'y en a que 20. Les 3 molaires manquent. La formule dentaire est

$$\frac{2}{2} + \frac{1}{1} + \frac{2}{2}.$$

Les dents n'apparaissent chez l'enfant que vers le huitième

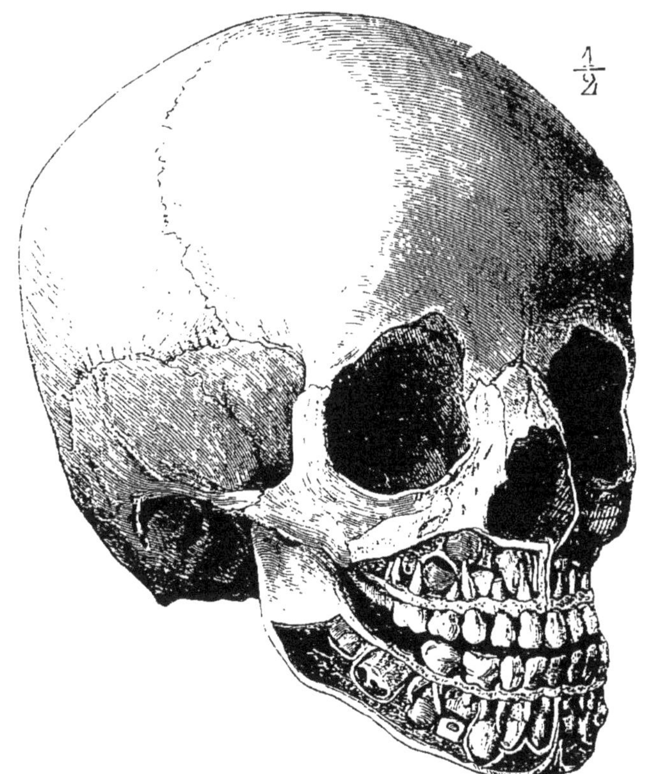

Fig. 42. — Première et seconde dentitions.

mois, quelquefois un peu plus tôt ou un peu plus tard. L'ordre d'apparition est celui où nous les avons étudiées, celles du bas précédant celles du haut. (Il arrive quelquefois que la sortie des premières prémolaires précède celle des canines.) Vers sept ans ces 20 premières dents (dites *dents de lait*) commencent à tomber dans l'ordre d'apparition. Elles sont remplacées par des dents définitives auxquelles viennent s'adjoindre 3 molaires à chaque demi-mâchoire. La dernière de celles-ci (*dent de sagesse*) sort de la gencive souvent très tard (fig. 42).

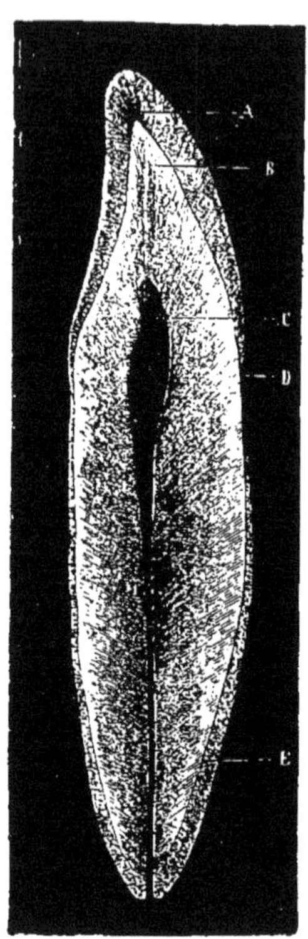

Fig. 43. — Coupe longitudinale d'une dent incisive *.

Structure des dents. — La dent est creuse et sa cavité centrale est remplie d'une substance molle (pulpe dentaire). Cette cavité communique avec l'extérieur par un canal creusé dans la racine (fig. 43, C) et qui vient déboucher à son extrémité. Par cet orifice arrivent à la pulpe vaisseaux et filets nerveux. A la périphérie de cette pulpe se trouve une couche de cellules dites *odontoblastes*.

La partie dure de la dent se compose de trois couches (fig. 43) : 1° L'*ivoire* ou *dentine*, substance dure, jaunâtre, riche en matières inorganiques (phosphates et carbonates de chaux). Normalement à la surface, cette substance est creusée de fins canalicules contenant les prolongements protoplasmiques des odontoblastes.

2° L'*émail*, qui recouvre l'ivoire de la couronne, est une substance très dure, blanche, cassante ; elle est composée de prismes hexagonaux dirigés un peu obliquement par rapport à la surface. A la périphérie de la dent se trouve une couche encore plus dure (*cuticule*).

Cette cuticule est inattaquable par les microbes, mais si elle vient à être brisée par une cause quelconque (passage brusque du chaud au froid) les microbes peuvent pénétrer jusqu'à l'ivoire qu'ils décomposent (carie dentaire) en mettant à nu la pulpe et les ramifications nerveuses. De là douleur produite par l'irritation du nerf (rage de dents).

3° Le *cément*, substance de nature osseuse, entoure l'ivoire de

* A, émail. — B, ivoire. — C, pulpe dentaire. — D, collet. — E, cément.

la racine. Au collet, le cément recouvre la couche d'émail à sa base. Ce fait s'explique en étudiant le développement des dents.

Développement des dents. — La muqueuse qui recouvre les gencives se compose, comme nous l'avons vu, de deux couches : une couche profonde, le *derme*, revêtue d'un épithélium à plusieurs assises, l'*épiderme*. Au point où doit se former la dent, l'épiderme s'enfonce dans le derme en forme de

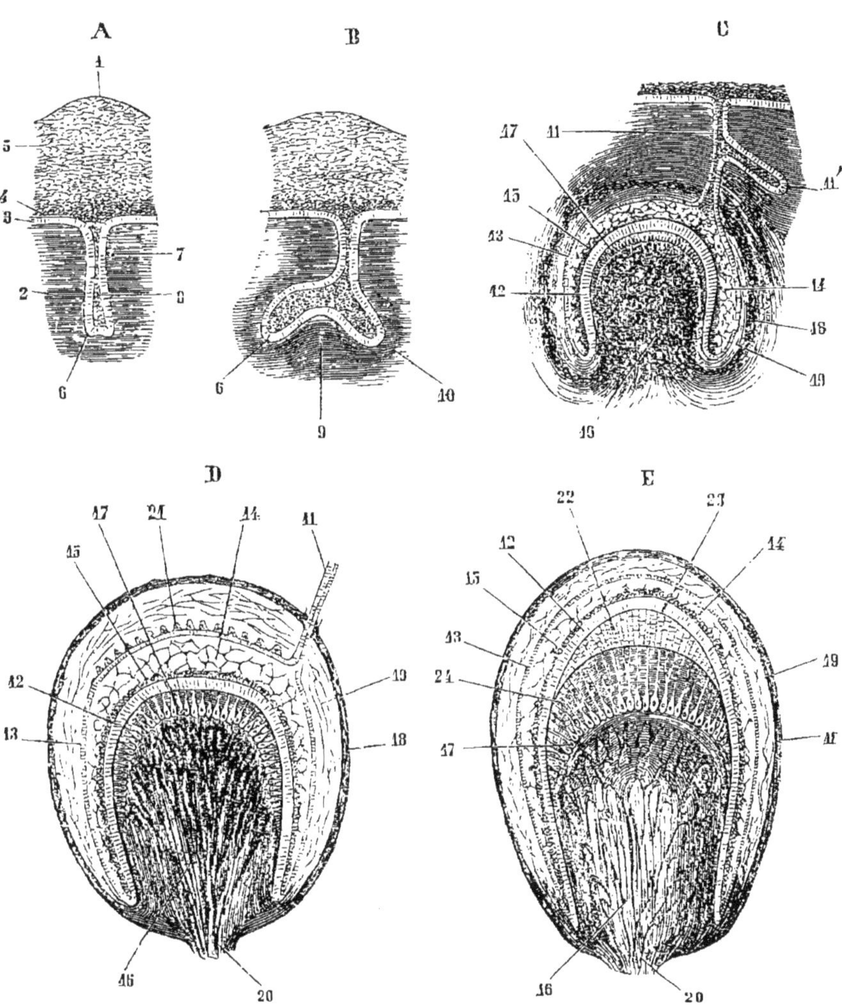

Fig. 44. — Développement des dents, figure demi-schématique *.

doigt de gant (A, fig. 44). L'extrémité inférieure de ce cul-de-sac se renfle (B) alors que la partie superficielle s'étrangle (11, C et D), disparaît de

* A, B, C, D, E, stades successifs du développement. — 2, derme de la muqueuse de la gencive. — 3, couche profonde de l'épiderme. — 9, saillie du derme soulevant le fond de la couche épidermique (6). — 11, pédicule rattachant l'organe adamantin à l'épithélium buccal. — 11', ébauche de la dent de remplacement. — 12, 13, 14, 15, organe adamantin. — 16, germe dentaire. — 17, odontoblastes. — 18, 19, sac dentaire. — 20, ébauche de la racine. — 22, prismes de l'émail. — 24, ivoire.

telle sorte que nous avons dans la profondeur du derme un sac (*organe adamantin*) d'origine épidermique. Bientôt le tissu conjonctif dermique sous-jacent se développe activement et pénètre à l'intérieur de ce sac en refoulant devant lui la paroi. L'organe adamantin prend alors la forme d'un capuchon à double paroi coiffant le *germe dentaire* (fig. 44, C, 16).

Enfin tout autour de cet ensemble (germe dentaire et son capuchon adamantin), le tissu conjonctif se différencie pour donner le *sac dentaire* (C, 18 et 19).

Plus tard, en suivant l'évolution de cet ensemble, on voit le germe den-

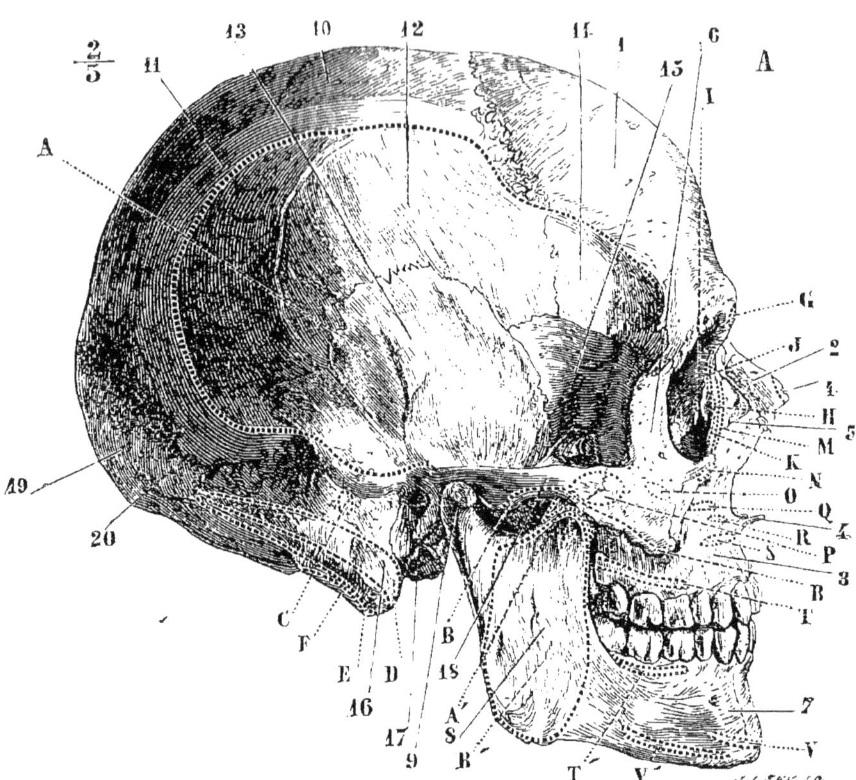

Fig. 45. — Insertions des muscles masticateurs sur le crâne *.

taire donner naissance à la pulpe et à l'ivoire. L'organe adamantin fournira l'émail, le sac dentaire le cément. On voit donc que seul de tous les tissus de la dent, l'émail est d'origine épidermique. De plus nous voyons au début le sac dentaire recouvrir toute la dent y compris l'émail de la couronne. Ce n'est que plus tard que le tissu, qui autour de la racine formera le cément, disparaît autour de la couronne. On comprend donc qu'au collet le cément recouvre l'émail.

Lors de la formation du cul-de-sac épidermique (fig. 44, C), qui est le point de départ du développement de la dent, en même temps qu'il se forme un capuchon adamantin à l'extrémité, il s'en forme un latéralement

* Les lignes pointillées indiquent le périmètre de l'insertion. — A. A', temporal. — B. B', masséter. — 7. corps du maxillaire inférieur. — 8, branche montante. — 9, condyle. — 18, arcade zygomatique.

par un procédé identique (11' C). C'est le germe de la dent de remplacement, *formé en même temps* que celui de la dent de lait. Mais il attend, pour commencer son développement d'ailleurs identique, que cette dernière ait fini son évolution complète.

2° **Organes actifs. — Muscles masticateurs.** — Les organes actifs de la mastication sont les muscles qui par leur contraction abaissent et élèvent la mâchoire en la faisant tourner autour de son articulation.

Des écarteurs de la mâchoire, le plus important est le mus-

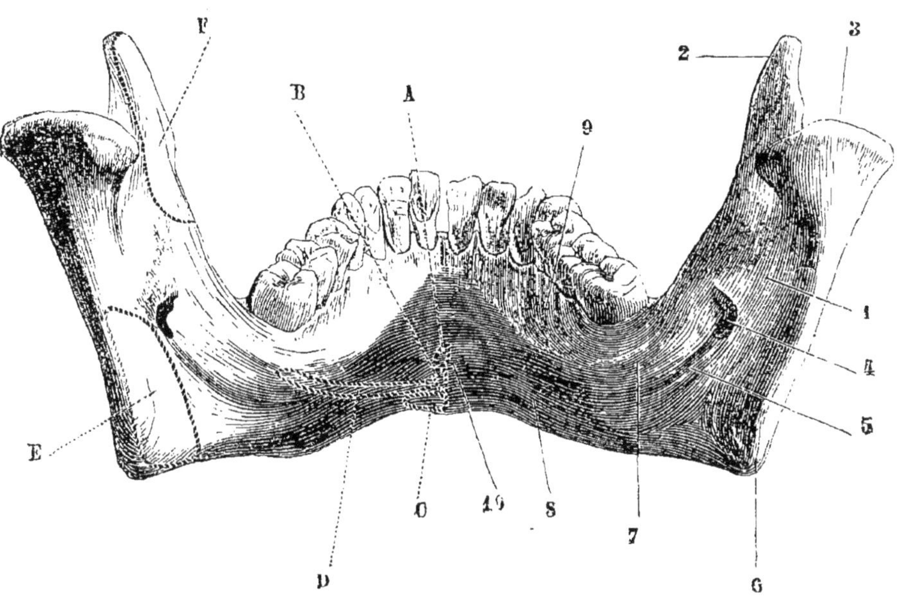

Fig. 46. — Maxillaire inférieur.

cle *digastrique*. Ce muscle s'attache à une de ses extrémités à la base du crâne (apophyse mastoïde), se dirige vers l'os hyoïde, os isolé de la région du cou (un peu au-dessus de la pomme d'Adam), y passe dans un anneau fibreux, s'y réfléchit pour aller s'insérer à la face interne de la partie d'union des deux branches horizontales du maxillaire inférieur (*apophyses geni*). La portion moyenne de ce muscle, celle qui est en relation avec l'os hyoïde, est tendineuse et sépare deux renflements musculaires ou *ventres*. D'où le nom de *digastrique* (deux ventres) donné à ce muscle. La disposition anatomique de ce muscle

* Les lignes pointillées indiquent les insertions des muscles masticateurs. — C, digastrique. — E, ptérygoïdien interne. — F, temporal. — B, géni-hyoïdien. — D, mylo-hyoïdien. — 1, branche montante. — 2, apophyse coronoïde. — 3, condyle. — 10, ap. géni. — 7, ligne myloïde.

montre que l'os hyoïde étant immobile sa contraction abaissera la mâchoire inférieure (17, fig. 47).

Les releveurs principaux sont : 1° le *temporal* (fig. 218, 2) qui

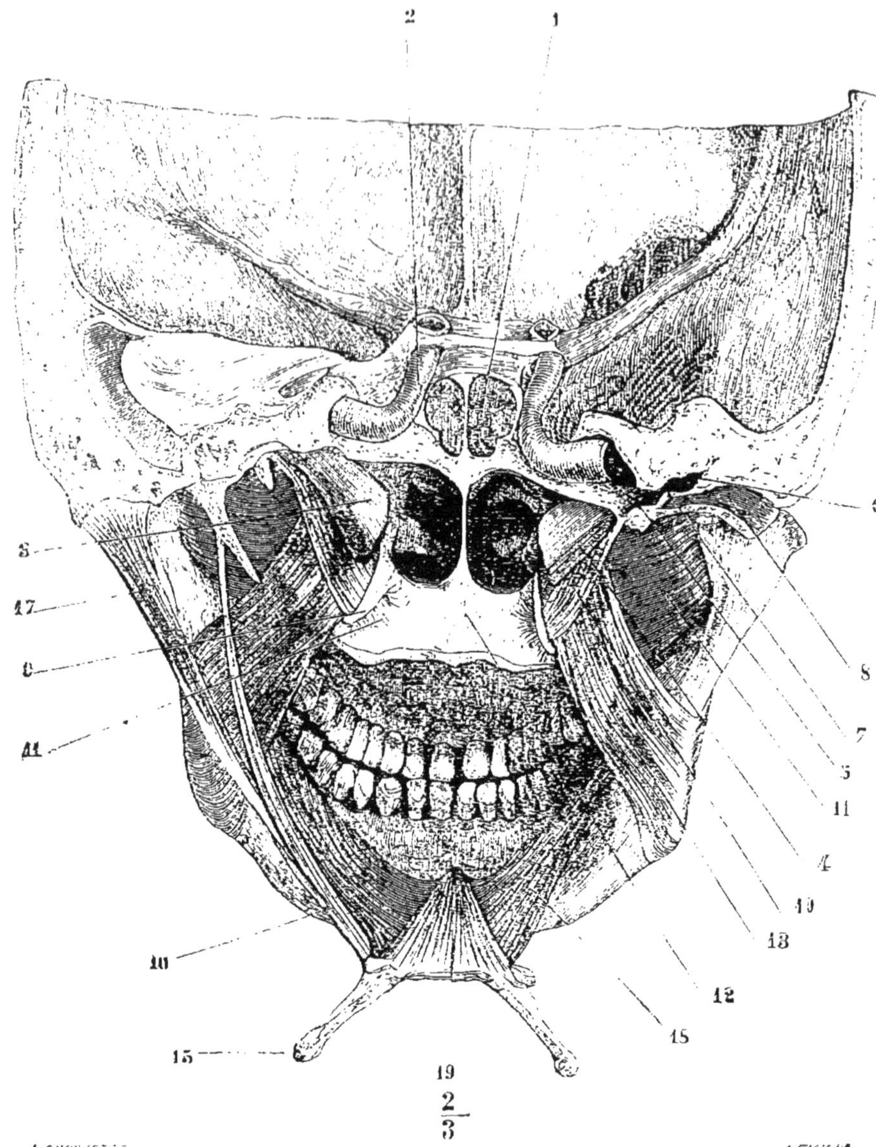

Fig. 47. — Muscles ptérygoïdiens *.

s'insère sur les parois du crâne, sur l'os du même nom (temporal), passant sous l'*arcade zygomatique* (fig. 192, APZ) (ζεύγνυμι,

* 13, ptérygoïdien interne. — 14. ptérygoïdien externe. — 15. os hyoïde. — 17. digastrique. — 18, mylo-hyoïdien. — 19. géni-hyoïdien.

unir), il va s'insérer sur l'apophyse coronoïde. Ce muscle présente une forme d'éventail très prononcée. 2° Le *masséter* s'insère sur l'arcade zygomatique (os de la pommette) d'une part, sur la branche montante du maxillaire inférieur d'autre part. Ces deux muscles par leur contraction relèvent la mâchoire.

Remarquons que les releveurs de la mâchoire sont beaucoup plus puissants que les écarteurs. En effet, la pesanteur agit pour favoriser l'écartement des mâchoires. Au contraire, les releveurs doivent non seulement relever cette mâchoire mais encore vaincre la résistance des aliments à mastiquer.

Citons enfin les *muscles ptérygoïdiens internes* et *externes* qui, s'insérant d'une part à la base du crâne (apophyses ptérygoïdes), se dirigent vers la face interne de la branche montante du maxillaire. Ils président aux mouvements de projection en avant et de latéralité de la mâchoire (fig. 47).

Mouvements de la mâchoire. — La *mâchoire inférieure*, dans ses mouvements d'abaissement et d'élévation, représente un *levier* qui, dans les mouvements peu étendus, se meut autour d'un axe fictif, passant par les deux condyles ; mais lorsque la cavité buccale s'ouvre largement, l'écartement des mâchoires devient plus considérable, les condyles quittent les ca-

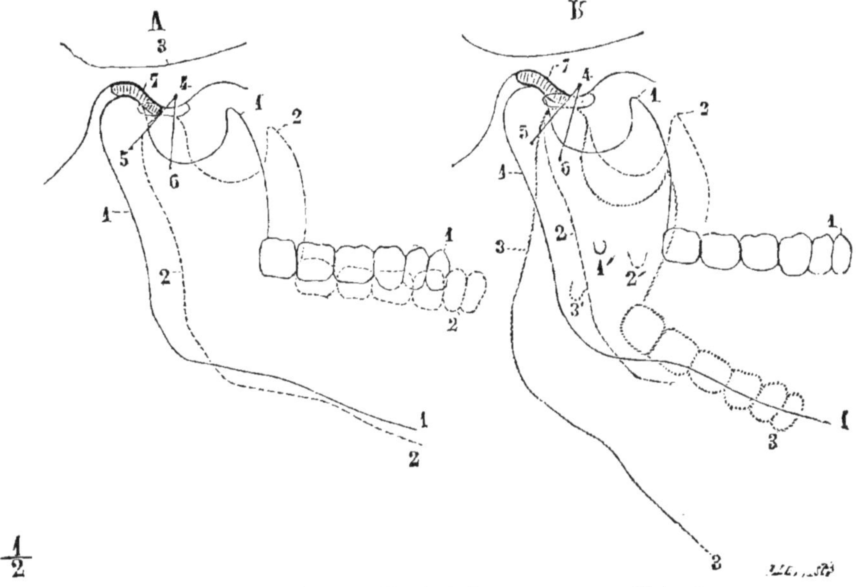

Fig. 48. — Mécanisme de l'articulation temporo-maxillaire *.

vités glénoïdes pour se porter en avant ; dans la mastication ordinaire, les deux mouvements se combinent, comme on peut s'en assurer en plaçant le

* 1, position primitive de l'os. — 2. position intermédiaire (projection en avant). — 3, position finale.

doigt sur l'articulation temporo-maxillaire : il y a à la fois rotation du condyle dans la cavité et projection en avant (fig. 48).

La *mâchoire inférieure* offre à considérer encore un *mouvement de latéralité*, mouvement assez borné chez l'homme, mais très étendu chez les ruminants. Il est dû à la contraction du muscle ptérygoïdien externe, qui fait sortir de la cavité glénoïde, en le tirant en avant, un des condyles, tandis que la mâchoire pivote sur l'autre condyle.

Nous voyons donc que la mastication, chez l'homme, est mixte et participe à la fois de celle des carnivores et de celle des herbivores (ruminants), vu la nature mixte de son alimentation : les *carnivores*, qui ne font que déchirer leur proie, n'ont que des mouvements d'abaissement et d'élévation, et point de mouvement de latéralité, aussi leur condyle ne peut-il tourner que sur son axe transversal. Chez les *ruminants*, les mouvements de latéralité sont très accentués, et, à cet effet, le condyle est plat et mobile en tous sens. Un autre type de condyle est celui des *rongeurs*, condyle à grand diamètre antéro-postérieur, avec une cavité glénoïde creusée dans le même sens. Le condyle de l'homme a une forme intermédiaire entre toutes les précédentes, de même que chez lui les mouvements de mastication sont plus variés et se combinent d'une façon plus complexe que chez aucun animal.

La comparaison du système dentaire de l'homme (omnivore) avec celui de ces animaux (carnivores et herbivores) nous renseigne sur le rôle spécial de chaque sorte de dents. D'après la forme de la couronne, on comprend facilement que les incisives de l'homme lui servent à couper les aliments, les canines à les déchirer, les molaires à les broyer. C'est ce que nous confirmera dans la troisième partie de cet ouvrage l'étude de l'anatomie comparée des dents chez les mammifères. Les carnivores ont surtout des canines développées, et leurs molaires, au lieu d'être tuberculeuses, sont tranchantes. Les rongeurs ont des incisives très puissantes. Chez les ruminants, au contraire, qui se nourrissent de matières sèches qui doivent être broyées, les molaires sont très développées et ont une forme de meule caractéristique.

Langue et joues. — Outre l'action des mâchoires qui déchirent, coupent, écrasent les aliments, la *mastication* est encore aidée par l'action de la *langue*, des *lèvres* et des *joues*, qui poussent et maintiennent les substances alimentaires entre les dents.

La langue est un organe musculeux présentant une portion horizontale libre dans la bouche par sa portion antérieure qui se termine en pointe. A la partie postérieure, elle se recourbe à angle droit en une masse charnue (fig. 52), verticale, qui va s'attacher à l'os hyoïde. Dans la langue, il faut distinguer les muscles propres et les muscles moteurs. La surface en est recouverte par une muqueuse douée de sensibilité tactile et gustative. (Voir *Organes des sens, toucher et goût.*)

IV. Insalivation.

Glandes salivaires. — Les aliments mastiqués sont soumis dans la bouche à l'action de la *salive* sécrétée par les glandes

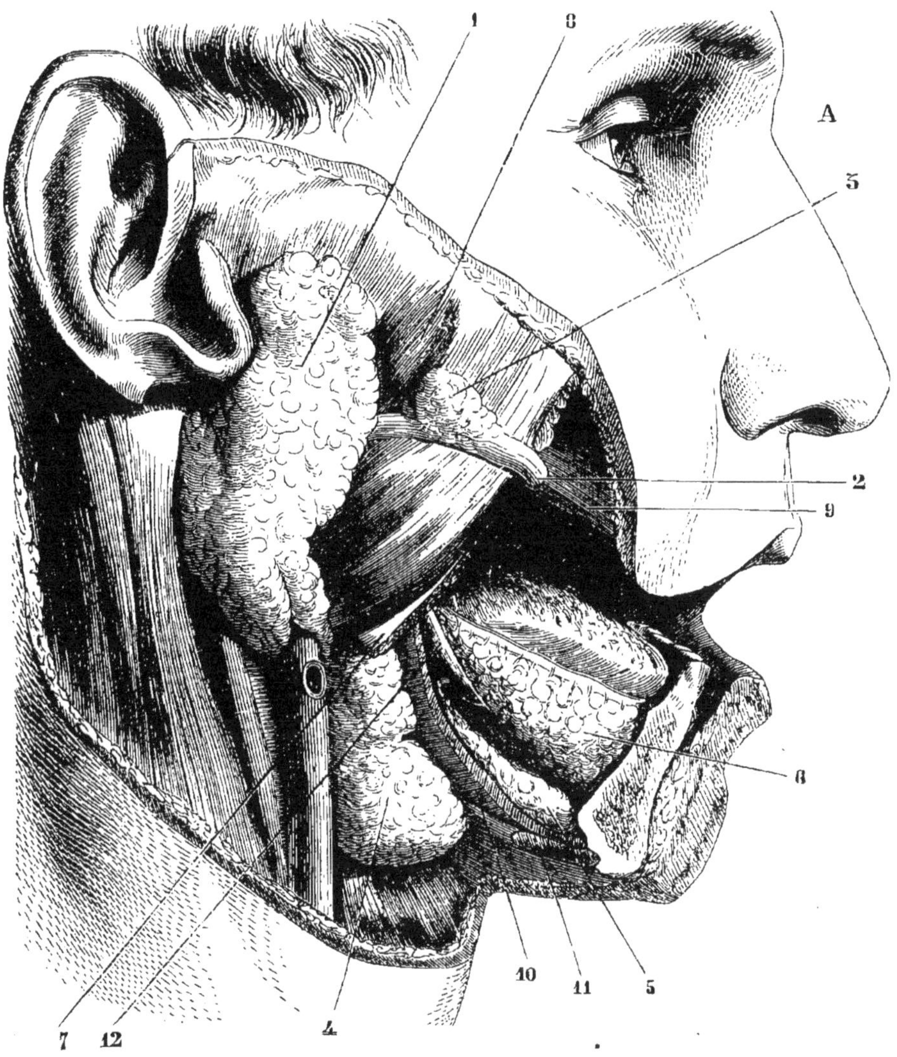

Fig. 49. — Glandes salivaires *.

salivaires. Parmi celles-ci on en distingue trois paires principales. Ce sont des glandes volumineuses présentant la structure des glandes en grappe, c'est-à-dire formées par un canal se

* 1, parotide. — 2, canal de Sténon. — 4, sous-maxillaire. — 6, sublinguale. — 7, maxillaire inférieur coupé en avant du masséter.

dichotomisant régulièrement un certain nombre de fois (fig. 145), chaque ramification ultime se terminant par un petit cul-de-sac sécréteur (*acinus*). Ces trois paires sont (fig. 49) :

1° *Glandes parotides.* — Situées de chaque côté de la tête, au-dessous et en arrière de l'oreille. Leur canal excréteur (*canal de Sténon*) (1) vient déboucher au niveau de la première grosse molaire supérieure.

2° *Glandes sous-maxillaires.* — Situées contre la face interne de la branche horizontale du maxillaire inférieur, elles débouchent par le canal de *Wharton* (2) des deux côtés du frein de la langue.

3° *Glandes sublinguales.* — Situées au-dessous de la langue, un peu plus avant que les précédentes. Elles débouchent également près du frein de la langue, mais chaque glande possède ici plusieurs canaux excréteurs (*canaux de Rivinus* (3) au nombre de cinq ou six).

L'insalivation a pour organes non seulement ces *glandes salivaires* proprement dites, mais encore tout un appareil glandulaire disséminé dans la cavité buccale : telles sont les glandes *molaires* ou glandes des joues, les glandes des lèvres, celles de la face inférieure de la langue, celles de la voûte palatine et celles du voile du palais.

Salive. — Le suc salivaire est un peu différent, suivant qu'il provient de telle ou telle glande ; ces différences portent à la fois sur la composition chimique et sur les usages ; de telle sorte que chacune des salives est associée à l'un des trois phénomènes physiologiques de mastication, déglutition, gustation.

1° La *salive parotidienne* est très liquide : sa densité est de 1006 environ ; elle est toujours alcaline ; elle renferme comme sels du phosphate et du carbonate de chaux. Ce dernier est assez abondant pour que la salive parotidienne fasse effervescence quand on la traite par un acide puissant. Quant au phosphate de chaux, c'est lui qui, se précipitant mêlé à des matières coagulables, forme le *tartre dentaire* déposé entre les dents ou à leur surface ; quant aux usages de cette salive, la parotide est considérée comme la glande de la mastication. Elle n'existe que chez les animaux qui ont des dents pour broyer les aliments : elle est d'autant plus volumineuse que la trituration est plus lente ; enfin la sécrétion parotidienne a lieu spécialement quand

(1) *Sténon* (Nicolas), anatomiste danois (1638-1687), qui découvrit le canal excréteur de la parotide.

(2) *Wharton* (Thomas), anatomiste anglais (1610-1673). C'est dans son *Traité des glandes* que le canal excréteur de la glande sous-maxillaire est signalé pour la première fois.

(3) *Rivinus*, médecin et botaniste allemand (1652-1783).

il se produit des mouvements de mastication ; et quand l'animal mâche alternativement d'un côté et de l'autre, c'est la parotide située du côté où se fait la mastication qui sécrète le plus abondamment.

2° La *salive sous-maxillaire* est filante, visqueuse ; elle est alcaline, sa densité est d'environ 1003. Sa sécrétion semble uniquement liée au phénomène de la gustation ; dans les expériences, le moyen le plus sûr d'amener cette sécrétion est, en effet, de déposer un corps sapide sur la langue : en anatomie comparée, on voit disparaître la glande sous-maxillaire partout où la gustation n'a plus besoin de s'accomplir : chez les animaux carnivores, elle est très développée, tandis que, chez les oiseaux granivores, elle disparait presque complètement.

3° La *salive sublinguale* est très épaisse et très visqueuse. Elle est analogue au produit des différentes glandes buccales et palatines, qu'on a nommées glandes mucipares. La glande sublinguale serait donc, ainsi que ces dernières glandes, plus particulièrement associée à la déglutition. Elle semble, en effet, servir à agglutiner entre elles les parcelles alimentaires en une masse unique (*bol alimentaire*) dont elle favorisera le glissement sur le dos de la langue.

Du mélange normal de toutes ces salives dans la bouche résulte la *salive mixte* ; celle-ci est aussi alcaline. Recueillie chez une personne à jeun, elle est quelquefois légèrement acide ; mais cette acidité est due à des produits de décomposition des matières alimentaires demeurées entre les dents.

Diastase salivaire. — La salive mixte renferme un ferment soluble précipitable par l'alcool, la *ptyaline* (1) ou *diastase salivaire*. Cette substance jouit de la propriété de transformer l'*amidon* en *glycose*. La salive parotidienne, prise isolément, n'a pas le pouvoir de transformer l'empois d'amidon en sucre (cheval, homme) : il en est de même de la sous-maxillaire (chien) : il paraît donc que la puissance saccharifiante appartient surtout au *produit complexe* des diverses glandes salivaires et des autres glandes, dites muqueuses, si répandues dans la cavité buccale.

Cette propriété saccharifiante de la salive n'est pas également prononcée chez tous les animaux ; l'homme est sous ce rapport un des mieux partagés, mais avant lui se trouvent quelques herbivores et surtout le cochon d'Inde : la salive du chien, que l'on utilise souvent pour les expériences, est assez mal choisie, car elle est loin d'occuper les premiers rangs parmi les salives saccharifiantes. Chez l'homme même, la propriété saccharifiante de la salive n'apparaît qu'avec la première dentition. Alors seulement

(1) De πτύαλον, salive.

on peut extraire la ptyaline de la salive en la précipitant par l'alcool, puis en la redissolvant dans l'eau (procédé général d'isolement des albuminoïdes ferments).

Les autres éléments de la salive sont représentés par des sels identiques à ceux du sang; on y trouve de plus du *sulfocyanure de potassium*.

La *quantité* de salive sécrétée dans un jour a été évaluée diversement, à cause de l'intermittence de la sécrétion. D'après des évaluations faites sur des chiens, la quantité de salive qu'ils sécréteraient dans un jour serait de 1,500 grammes. Cette sécrétion, quoique sensible surtout pendant la mastication, est cependant continue. C'est que la salive est nécessaire pour maintenir l'état d'humidité de la bouche, pour favoriser les mouvements de la langue (parole) et, avons-nous déjà dit, pour la déglutition. Or, nous verrons qu'il se produit, grâce à la salive, de temps en temps et à des intervalles très rapprochés, des mouvements de déglutition qui ont pour but d'assurer le fonctionnement de l'appareil de l'audition.

Nous voyons en résumé que les actions qui se sont produites dans la bouche ont eu pour but la constitution du bol alimentaire et que dans celui-ci un commencement de digestion des féculents a commencé à se produire (saccharification de l'amidon, transformation en glycose). Mais cette action de la salive dure peu dans la bouche, les aliments n'y restent que peu de temps. La salive avalée en même temps que ceux-ci continuera à agir dans le tube digestif et principalement dans l'estomac. Nous verrons d'ailleurs se terminer la digestion de l'amidon sous l'action du suc pancréatique.

V. Déglutition.

Définition. — Quand l'aliment a été mêlé assez intimement à la salive pour devenir mobile à la manière des liquides, il est soumis à un appareil qui le fait progresser par pression depuis la cavité buccale jusqu'à l'entrée de l'estomac, c'est-à-dire qu'il quitte alors la cavité buccale pour suivre le canal pharyngien et œsophagien. Le principe qui détermine le mouvement du bol alimentaire est celui qui préside au mouvement des liquides, c'est-à-dire une pression exagérée en un point et nulle dans les autres, d'où absence d'équilibre dans la masse liquide et sa progression dans le sens de la pression la plus faible. Ce principe s'applique à la déglutition des solides, parce que l'état de demi-liquéfaction qu'ils acquièrent leur donne des propriétés mécaniques analogues à celles des liquides.

Arrière-bouche. — L'appareil de la déglutition (fig. 30) se compose d'abord de la cavité buccale limitée supérieurement par la voûte palatine, en bas par la langue, en avant par les dents. Postérieurement la voûte palatine dont les parois osseuses sont formées par les os de la face (maxillaire supérieur, palatin) se continue par une épaisse membrane musculaire qui se réfléchit pour se diriger verticalement (voile du palais). Le bord inférieur de ce voile est libre, sa partie médiane présente un prolongement charnu, la *luette* de chaque côté de laquelle deux piliers musculaires (piliers antérieurs et postérieurs) en forme d'arceau vont se relier aux parois du pharynx. Dans l'angle de séparation des deux piliers se trouvent les *amygdales* (fig. 39).

Après la cavité buccale, on arrive dans le pharynx, au niveau duquel le canal alimentaire communique avec les voies aériennes, ou plutôt les deux voies se croisent (communication en haut et en arrière avec les fosses nasales, première partie du canal aérien; en bas et en avant avec le larynx, suite du canal aérien). Aussi un point très important de la déglutition sera-t-il le mécanisme par lequel se fait l'oblitération de l'orifice supérieur et celle de l'orifice inférieur de communication.

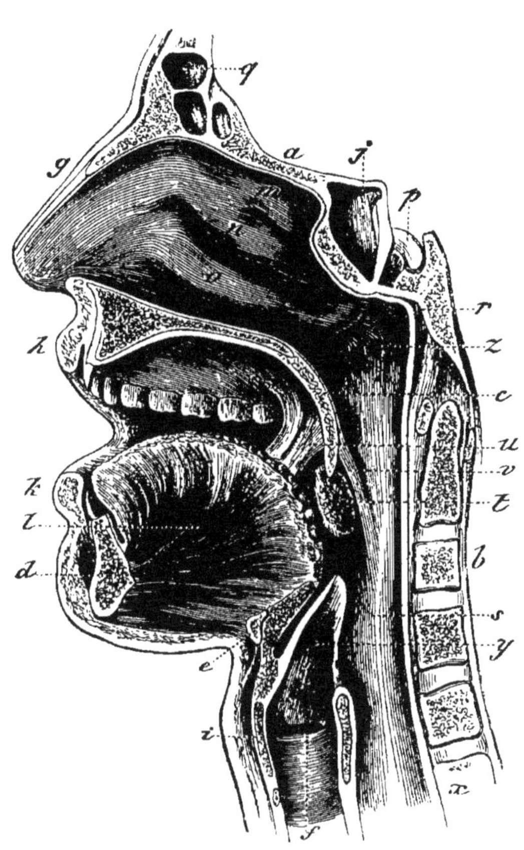

Fig. 50. — Bouche et pharynx *.

L'orifice du larynx dans le pharynx est surmonté par un prolongement cartilagineux (*épiglotte*) dont nous verrons le rôle dans la physiologie de la déglutition (*y*, fig. 50).

Le pharynx se rétrécit à sa partie inférieure et se continue par un tube vertical de 2 ou 3 centimètres de diamètre. Ce tube qui descend verticalement le long de la colonne vertébrale jusqu'au diaphragme qu'il traverse est l'*œsophage*. Ses parois

* *kh*, ouverture buccale. — *l*, langue. — *d*, mâchoire inférieure. — *e*, os hyoïde. — *y*, épiglotte. — *f*, cavité du larynx. — *c*, voile du palais. — *u*, pilier antérieur. — *v*, pilier postérieur. — *t*, amygdale. — *z*, ouverture de la trompe d'Eustache.

(comme celles du pharynx d'ailleurs ainsi que tout le tube digestif comme nous le verrons) se composent de trois couches. Entre une muqueuse interne et une couche conjonctive fibreuse externe se trouve une couche musculaire comprenant à la fois des fibres circulaires et des fibres longitudinales. Ces parois présentent de plus dans leur épaisseur de nombreuses glandes muqueuses qui, ainsi que nous l'avons vu, se répètent tout le long du tube digestif.

Mécanisme de la déglutition. — Lorsque la mastication est complètement opérée, ainsi que l'insalivation, le bol alimentaire se rassemble en une masse unique sur la surface de la langue; la pointe de celle-ci s'applique contre la voûte du palais, et le bol glisse vers sa base (premiers temps de la déglutition). Arrivé entre les piliers antérieurs du voile du palais (isthme du gosier), le bol alimentaire, toujours poussé vers le pharynx par la langue qui s'applique de plus en plus, et jusque par sa base, contre la voûte platine, le bol alimentaire est saisi par le pharynx qui monte au-devant de lui, grâce à la contraction de ses fibres longitudinales. Mais aussitôt les fibres circulaires de ce canal musculeux se contractent successivement, chassent devant elles le bol alimentaire qui est ainsi poussé jusque dans l'œsophage (deuxième temps de la déglutition), où il continue à progresser (troisième temps de la déglutition) par un mouvement analogue, c'est-à-dire une contraction successive des fibres musculaires qui chassent le bol au devant d'elles, en même temps que la contraction des fibres longitudinales amène vers lui les parties du canal où il doit s'engager. On donne à un pareil mouvement le nom de *mouvement péristaltique.*

Pendant que le bol franchit le pharynx, c'est-à-dire pendant le *second temps* de la déglutition, les deux communications de ce canal avec les voies aériennes sont oblitérées.

La communication supérieure (pharynx et fosses nasales) s'oblitère d'une manière toute particulière; le voile du palais se soulève, devient horizontal et agit comme une véritable valvule ou soupape.

Tel est le mode d'action généralement attribué au voile du palais. C'est la théorie dite du *pont-levis.* A nos yeux, le mécanisme de l'oblitération est tout autre; il se fait par le jeu des *piliers postérieurs* du voile du palais. Pour opérer cette oblitération, les piliers se rapprochent : en effet, les fibres musculaires de ces piliers (muscles pharyngo-staphylins) sont dirigées obliquement en bas et en arrière, à travers les parois latérales du pharynx, se rejoignant en grande partie sur la ligne médiane postérieure, de manière à constituer un véritable *sphincter* elliptique, à plan oblique d'avant en arrière et de haut en bas (On donne le nom de sphincter à un anneau musculaire ainsi disposé autour d'un orifice, que la contraction des fibres peut obturer plus ou moins). Les extrémités antérieures et postérieures de ce sphincter elliptique étant à peu près fixes, il en résulte qu'il ne peut oblitérer son orifice qu'en le réduisant à une fente antéro-postérieure. Grâce à ce mouvement, les deux parties latérales du voile du palais ressemblent alors à deux rideaux qu'on aurait rapprochés, car les muscles staphylo-pharyngiens, concaves en dedans à l'état de repos, ont redressé leur courbe, et figurent à l'état de contraction la corde de l'arc qu'ils représentaient à l'état de repos (fig. 51, B, 2) ; mais il reste encore une fente plus ou moins large, qui néanmoins s'oblitère, en bas, par les contractions du sphincter moyen du pharynx. En haut, la luette est destinée à fermer l'ouverture en forme de fente qui pourrait encore rester, mais elle n'est pas indispensable (fig. 51, B, 3, *l*). Par ces mouvements, l'occlusion de l'*isthme naso-pharyngien* est complète, et même hermétique.

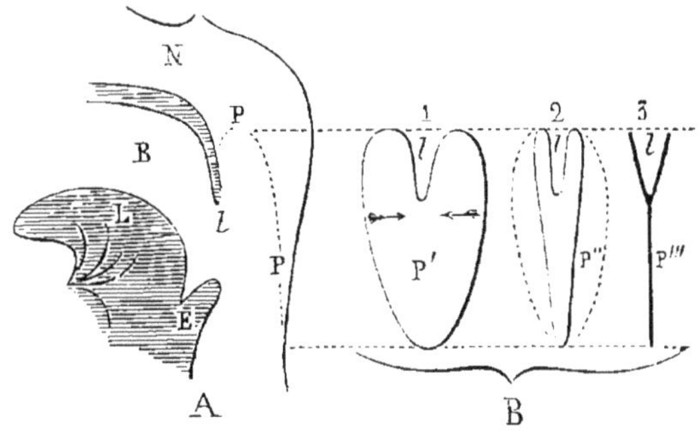

Fig. 51. — Occlusion du détroit naso-pharyngien (schéma) *.

L'occlusion de l'orifice de communication antéro-inférieur, ou orifice du larynx, s'opère au moyen de l'*épiglotte*, voile inerte qui, dans les circonstances où il est libre, laisse découvert l'orifice respiratoire, mais qui, constitué par du tissu élastique, se plie sous le poids du bol alimentaire au moment de son passage. Du reste, la présence de l'épiglotte n'est pas indispensable à cette oblitération. Au moment de l'ascension du pharynx, le larynx, prenant part à ce mouvement, vient butter contre la base de la langue (proéminente en arrière en ce moment) et ce mécanisme suffit pour protéger l'orifice respiratoire, ou en tout cas pour assurer le renversement de l'épiglotte sur cet orifice.

Aussi l'absence de l'épiglotte n'a-t-elle presque aucun inconvénient pour la déglutition des solides : le mouvement de totalité du larynx sous le bourrelet de la base de la langue suffit pour protéger l'orifice respiratoire. Mais il n'en est plus de même pour la déglutition des liquides, et c'est ce qui nous explique la présence de l'épiglotte. En effet, lorsque la déglutition d'une masse liquide est achevée, le larynx reprend sa position normale ; mais il reste toujours sur le dos de la langue quelques gouttes de liquide qui se réunissent, s'écoulent vers l'œsophage et tomberaient fata-

* A. région vue de profil. — N. cavité nasale. — B, bouche. — L. langue. — E. épiglotte. — *l*. luette. — P, P, trajet du muscle staphylo-pharyngien. — B. schéma de l'orifice circonscrit par les deux staphylo-pharyngiens comme par un sphincter. — 1 (P'), à l'état de repos. — 2 (P''), demi-occlusion. — 3 (P'''). occlusion parfaite. — *l*. luette.

lement dans le larynx, si son opercule membraneux (épiglotte) venait à manquer.

Quand même des particules alimentaires solides ou liquides parviennent à s'introduire dans le larynx, elles n'arrivent que bien rarement dans la

3/5

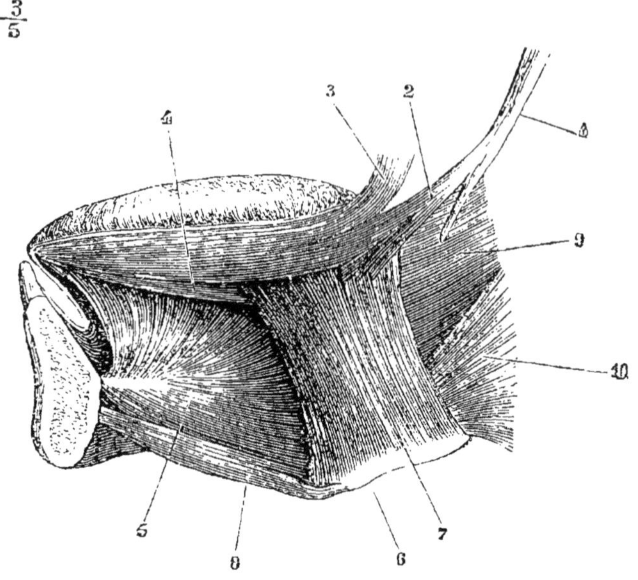

Fig. 52. — Muscles de la langue *.

trachée; dès qu'elles sont au contact de la muqueuse du vestibule du larynx, elles mettent en jeu la sensibilité toute spéciale que cette région reçoit du nerf laryngé supérieur, et provoquent le phénomène de la toux, qui les rejette aussitôt au dehors.

VI. Digestion stomacale.

Estomac. — L'*estomac* est une poche destinée à offrir un asile d'assez longue durée aux aliments qui y arrivent par le fait de la déglutition. Certains aliments ne font que traverser l'estomac : tels sont, chez les chevaux surtout, les liquides, qui vont s'accumuler dans l'intestin. Les autres aliments s'arrêtent en général dans l'estomac, et d'autant plus longtemps qu'ils doivent y subir une élaboration plus importante, c'est-à-dire qu'ils sont plus difficilement attaquables.

A cet effet, l'estomac se présente sous la forme d'un sac ovoïde ayant environ 25 centimètres de diamètre dans le sens du grand axe. Les deux autres axes ont environ une dizaine de centimètres, l'antéro-postérieur un peu plus, le vertical un

* 1, apophyse styloïde. — 2, stylo-glosse. — 3. génio-glosse. — 6, os hyoïde. — 7, hyo-glosse.

peu moins. Ce sac est ouvert à ses deux extrémités. A gauche se trouve le point d'arrivée de l'œsophage (*cardia* ainsi nommé à cause du voisinage du cœur), à droite l'intestin commence au *pylore* (πυλωρός, portier). Autour du pylore la muqueuse stomacale forme un repli circulaire (valvule pylorique). Il n'y a pas de pareille valvule au cardia (fig. 53).

Cardia et pylore ne sont pas tout à fait aux extrémités de l'estomac qui ressemble plutôt alors à une *cornemuse* qu'à un œuf. Tous deux se trouvent sur la face supérieure et sont (fig. 53) réunis par une petite courbure supérieure concave et

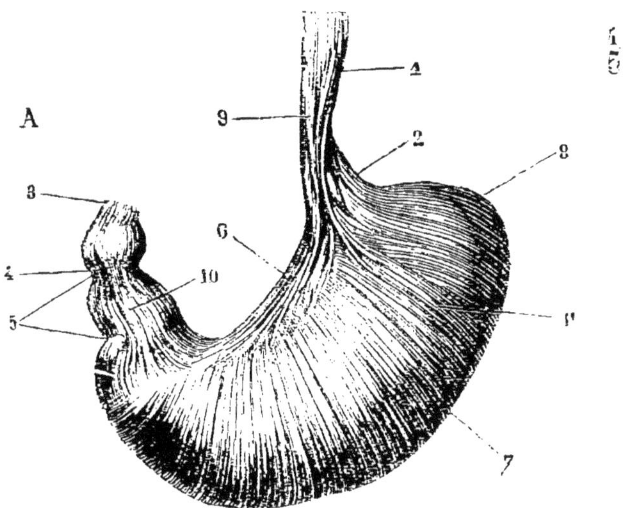

Fig. 53. — Estomac dont on a enlevé la couche externe *.

une grande courbure inférieure convexe. La portion gauche (cardiaque) de l'estomac est beaucoup plus vaste que la droite (pylorique). C'est la *grande tubérosité*.

Comme tous les organes de l'abdomen l'estomac est maintenu en place par des replis du péritoine (fig. 6).

Comme les parois de l'œsophage, comme celles de l'intestin, les parois de l'estomac se composent de trois couches : sous une couche externe fibreuse se trouvent une couche moyenne *musculaire* et une couche interne muqueuse recouverte d'un épithélium et creusée de nombreuses glandes.

Il y a donc à considérer dans l'estomac, d'une part, l'*élément moteur*; d'autre part, l'*élément sécrétoire épithélial*.

Mouvements de l'estomac. — L'*élément moteur* se compose d'une tunique charnue assez faible, à contractions rares et inca-

* 1. œsophage. — 2. cardia. — 3. duodénum. — 4. pylore. — 6. petite courbure. — 7. grande courbure. — 8. grande tubérosité. — 9. 10, fibres longitudinales. — 11. fibres circulaires.

pables de grands efforts, du moins chez l'homme et les mammifères voisins. Cette couche (fig. 53 et 54) est formée de trois sortes de fibres échelonnées de dehors en dedans dans l'ordre suivant : des fibres longitudinales, transversales (circulaires) et obliques. Les deux premières par leurs contractions

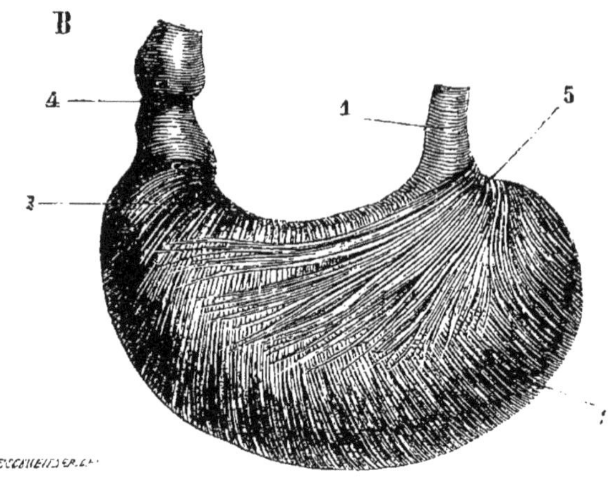

Fig. 54. — Estomac retourné et dont la muqueuse a été enlevée *.

successives, ainsi qu'il a été décrit à propos de l'œsophage, produisent des mouvements péristaltiques de l'estomac. Ces contractions péristaltiques, qui transportent, par une espèce de déglutition, le contenu de l'estomac du cardia au pylore et de là dans l'intestin, sont excessivement douces et lentes, car on a vu se faire sans accidents cette sorte de déglutition de corps très aigus, durs et blessants. Ces contractions résultent de l'impression des matières sur la surface stomacale et paraissent ainsi produire une espèce de triage entre les substances qui doivent séjourner plus ou moins longtemps dans l'estomac. En même temps, ces contractions de l'estomac impriment, aux matières qui y séjournent, une sorte de brassage qui les mêle intimement au suc gastrique, en les ramenant successivement de la

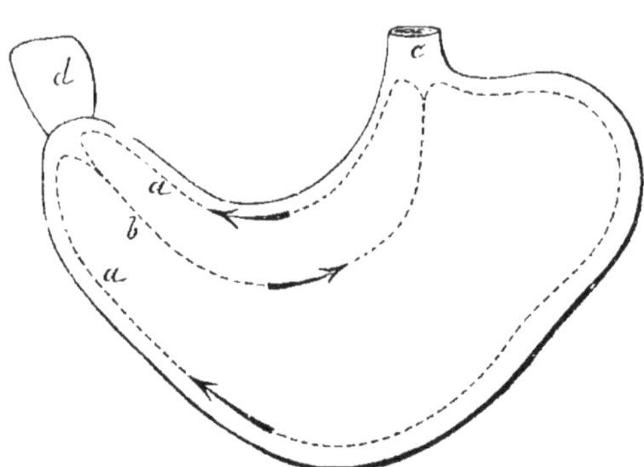

Fig. 55. — Mouvements de l'estomac **.

* 1, 2, 3, fibres circulaires. — 4, sphincter pylorique. — 5, fibres obliques (cravate de Suisse).
** c, cardia. — d, pylore. — a, b, trajet des aliments indiqué par les flèches.

surface vers le centre de la cavité, selon une marche indiquée par les flèches de la figure 55.

Ainsi les liquides ne s'accumulent que peu dans ce réservoir, même pendant le repas, et souvent on ne trouve pas de différence bien considérable du contenu stomacal chez un individu qui a bu ou chez celui qui s'est abstenu de boire en mangeant. C'est qu'en effet il règne sur les faces antérieure et postérieure de l'estomac des fibres parallèles à la petite courbure, situées à quelque distance d'elle, et se continuant d'une face à l'autre au-dessous du cardia et du pylore (fig. 54); ces fibres forment donc une espèce d'anneau elliptique (*cravate de Suisse*), de sphincter, qui, en se contractant, divise l'estomac en deux portions (fig. 56), qui sont : la région de la grande courbure (fig. 56, S), hermétiquement close, et la région de la petite courbure, constituant un canal qui va du cardia au pylore ; ce canal (fig. 56, L) se produit lors de la déglutition des liquides, et ceux-ci le suivent, de sorte qu'on peut dire que leur déglutition se continue depuis le pharynx jusqu'au duodénum, sans qu'ils entrent à proprement parler dans l'estomac.

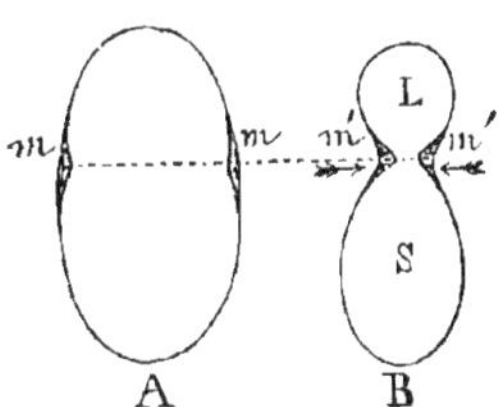

Fig. 56. — Effets de la contraction de la cravate de Suisse *.

Vomissement. — A part ce fonctionnement particulier du collier musculaire placé le long de la petite courbure, le rôle mécanique des parois musculaires de l'estomac est, avons-nous dit, très peu considérable. Aussi dans les mouvements de régurgitation, dans le *vomissement*, l'estomac est-il à peu près passif ; il vide son contenu sous l'influence de la pression exercée par le diaphragme et par les muscles des parois abdominales.

Magendie ayant enlevé l'estomac à un chien et mis à la place une vessie pleine d'eau, en communication avec l'œsophage, put, après avoir recousu les parois abdominales, voir l'animal rejeter par des efforts de vomissements (après injection d'émétine dans les veines) le contenu de cette vessie, par le seul effet de la presse abdominale et diaphragmatique.

Cependant de récentes recherches ont montré que la tunique musculaire de l'estomac, si elle n'agit pas pour produire l'*effort* du vomissement, pour projeter au dehors le contenu du viscère, agirait du moins pour en favoriser la sortie. A cet effet, les fibres longitudinales de la région cardiaque se contractent, et, redressant leur courbure, dilatent l'orifice correspondant. Les efforts de vomissement n'aboutissent que si la *presse abdominale* se produit en même temps que cette dilatation cardiaque.

Sur un berger qui avait été éventré par un taureau, on a pu voir, à chaque effort de vomissement, l'œsophage entrer brusquement et violemment en contraction, et, à chacune de ces contractions, le cardia s'entr'ouvrir et une certaine quantité d'aliments le traverser.

* A, coupe de l'estomac au repos. — *m*, *m*, cravate de Suisse. — B, contraction des fibres *m' m* de la cravate de Suisse, se rapprochant de façon à diviser la cavité de l'estomac en deux loges, S et L.

Glandes gastriques. — La *muqueuse stomacale* est bordée à sa partie interne d'un épithélium cylindrique, et dans son épaisseur sont creusées de nombreuses glandes.

Le rôle principal de l'épithélium stomacal est de donner lieu, par les glandes qu'il forme, à des produits de sécrétion. Les glandes de l'estomac sont dites les unes *glandes pepsiques*, les autres *glandes muqueuses*. Ce sont des *glandes en tubes ramifiés*. Les glandes muqueuses, développées surtout dans la région

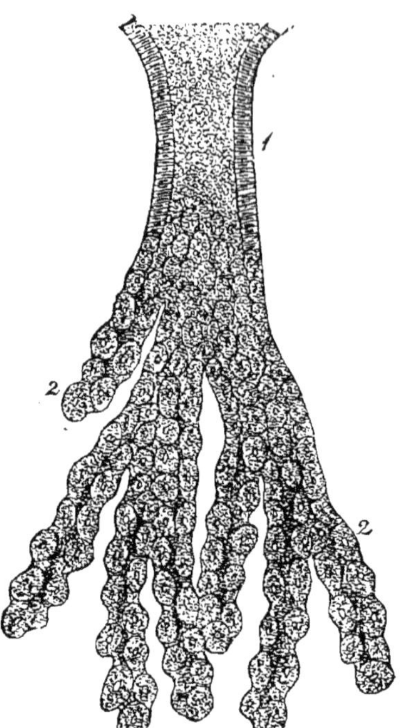

Fig. 57. — Glande pepsique en tube ramifié *.

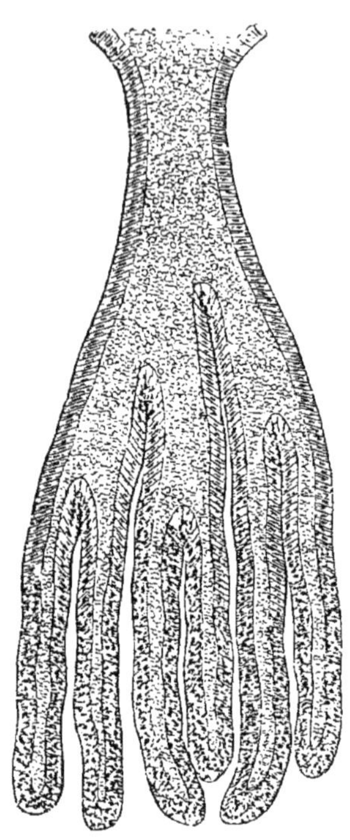

Fig. 58. — Glande muqueuse de l'estomac.

pylorique (fig. 58), sont tapissées par des cellules prismatiques transparentes et ne produisent que du mucus ; les glandes pepsiques, distribuées dans le reste de l'estomac, mais surtout dans la région du grand cul-de-sac, ont leur conduit excréteur tapissé de cellules prismatiques transparentes ; mais leurs culs-de-sac sécréteurs sont revêtus de grosses cellules granuleuses, qui sont l'origine du principe actif (pepsine) du suc gastrique (fig. 57). Ce suc gastrique est un liquide très ténu, contenant à peine 4 p. 100 de matières solides, dont les substances organiques (albuminoïdes) constituent plus des deux tiers. Parmi les

* 1, canal excréteur à épithélium cylindrique. — 2, culs-de-sac sécréteurs tapissés de grosses cellules granuleuses.

sels, c'est surtout le phosphate de soude qui domine, avec le chlorure de sodium.

Fistule stomacale. — Pour étudier les propriétés du suc gastrique on se procure ce liquide au moyen de *fistules stomacales*. D'abord on a fait ces recherches sur l'homme, à la suite d'accidents ou d'opérations chirurgicales ayant produit des ouvertures de l'estomac : les recherches de Beaumont (1) sur un chasseur canadien sont célèbres à cet égard. Mais la physiologie expérimentale a surtout recours à des fistules pratiquées sur le chien, et maintenues permanentes à l'aide de larges canules spéciales.

Le mode opératoire est le suivant. Au niveau de l'estomac on pratique sur la peau du corps une large boutonnière par laquelle on attire la paroi de l'estomac vide au moment de l'opération. On y pratique une deuxième boutonnière et on réunit les bords des deux ouvertures par une suture. L'estomac communique alors directement avec l'extérieur. Dans l'orifice on introduit un tube cylindrique se terminant par un rebord saillant en forme de couronne circulaire à une extrémité et par un pas de vis à l'autre extrémité (fig. 59). Le rebord est à l'intérieur, appuyant sur les parois de l'estomac et les lèvres de la plaie appuient exactement sur le tube de la canule. On adapte à ce premier tube au moyen du pas de vis un autre tube identique dont le rebord sera extérieur et s'appliquera sur la peau du corps. Si on place alors à l'extrémité d'une canule ainsi établie un réservoir de caoutchouc muni d'un robinet il sera loisible d'y recueillir le suc gastrique à mesure qu'il se formera dans l'estomac (fig. 60).

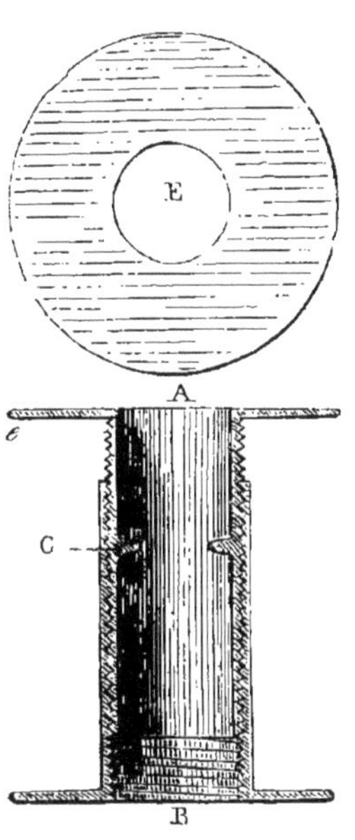

Fig. 59. — Canule à fistule gastrique *.

Suc gastrique. — Le suc gastrique renferme une matière organique (albuminoïde) que l'on nomme la *pepsine* (πέπτω, désagréger par cuisson). Cette substance est de la nature des

(1) *William Beaumont*, médecin américain. Eut la bonne fortune, en 1833, de soigner un jeune chasseur canadien, *Alexis Saint-Martin*, dont un coup de fusil avait perforé l'estomac. La guérison fut complète, mais une ouverture persista mettant l'estomac en communication avec l'extérieur. Beaumont garda à son service Saint-Martin, qui lui permettait ainsi de se procurer du suc gastrique pour ses expériences.

* A, B, coupe de la canule. — E, ouverture de la canule vue par l'extrémité.

ferments solubles, comme celui de la salive (*ptyaline*). On l'obtient en la précipitant du suc gastrique par l'alcool. Aujourd'hui on se la procure d'une manière pour ainsi dire industrielle, en l'extrayant de l'estomac des veaux abattus pour le service des boucheries. C'est ainsi que l'on peut préparer la *pepsine* pure, qui se présente, après dessiccation, sous la forme d'une poudre

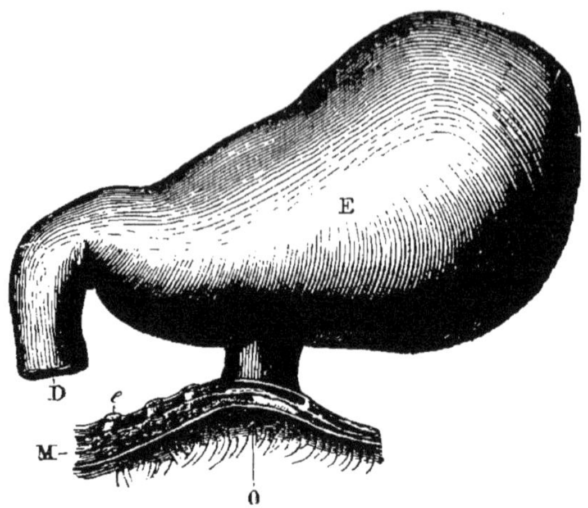

Fig. 60. — Fistule gastrique *.

blanche : dans le commerce on la falsifie souvent en la mêlant à de la fécule. La pepsine agit sur les matières albuminoïdes des aliments en les transformant en *albuminose* ou *peptone*, c'est-à-dire en une forme isomérique d'albumine qui n'est plus précipitable ni par la chaleur, ni par les acides, et qui est facilement absorbable. On évalue à 3 p. 1000 la quantité de pepsine contenue dans le suc gastrique normal.

Mais cette transformation, qui constitue essentiellement la digestion stomacale telle qu'on l'effectue expérimentalement en faisant réagir *in vitro* dans un laboratoire la pepsine sur des albuminoïdes, ne peut avoir lieu qu'en présence d'un acide. Cette condition est naturellement réalisée dans le suc gastrique où la pepsine est associée à un acide libre. On a beaucoup discuté pour préciser la nature de cet acide (1), mais les digestions artificielles ont prouvé que, quel qu'il soit, l'effet est toujours le même. Les recherches les plus récentes semblent montrer que l'acide contenu dans le suc gastrique *pur* est minéral : de l'*acide chlorhydrique* libre ou combiné avec une substance or-

(1) A propos de l'acidité du suc gastrique, signalons ce fait que tous les liquides de l'organisme humain sont alcalins sauf trois : le suc gastrique, l'urine et la sueur.

* E, estomac. — D, duodénum. — M, muscles de l'abdomen. — O. orifice antérieur de la fistule.

ganique telle que la *leucine*. Cependant lorsque le suc gastrique a fermenté il peut contenir des acides organiques analogues à l'*acide lactique*.

Matières peptogènes. — Les conditions dans lesquelles se sécrètent les liquides de l'estomac sont toutes particulières. Ainsi le mucus se produit facilement dans l'estomac à jeun ou fatigué, ou sous l'influence d'un corps étranger non alimentaire ; c'est ainsi qu'une éponge introduite dans l'estomac s'imbibe d'un mucus parfois fortement acide (suc gastrique sans pepsine), qu'il ne faut pas confondre avec le véritable suc gastrique, comme on le faisait autrefois.

Le véritable suc gastrique n'est sécrété que sous l'influence d'un excitant d'une nature particulière, d'une matière alimentaire ; ou, en d'autres termes, cette sécrétion a surtout lieu si l'aliment est un albuminoïde (chair musculaire, fibrine, blanc d'œuf), c'est-à-dire un aliment qui réclame essentiellement l'action du suc gastrique. Dans ces circonstances, la paroi stomacale, dans tous les points touchés par l'irritant approprié, devient rouge, turgescente, et alors commence une sécrétion abondante de suc gastrique, qui a bientôt transformé l'aliment albumineux en albuminose.

Cette particularité si singulière de l'appareil sécréteur de l'estomac, de ne donner du véritable suc gastrique qu'en présence de certaines substances alimentaires, semble tenir à ce que ces substances fournissent un élément indispensable à la sécrétion de la pepsine ; telle est la théorie des *matières peptogènes*.

La pepsine ne se forme pas dans les glandes pepsiques d'une manière continue, en vertu de la simple nutrition des parois stomacales, mais un estomac à jeun et *épuisé* par une copieuse digestion antérieure perd la propriété de donner un suc gastrique vraiment actif, jusqu'à ce que, certaines substances ayant été absorbées par lui, les parois stomacales se trouvent *chargées* de principes capables de se transformer en pepsine : ces substances sont les *peptogènes*. Ainsi, après l'épuisement produit par une digestion copieuse remontant à douze heures, le pouvoir digestif de l'estomac vide, par rapport à l'albumine, est à peu près nul ; mais il augmente en proportion très notable lorsque avec l'albumine on introduit dans l'estomac une quantité modérée de certains autres aliments (*peptogènes*). Dans ce cas, l'estomac sécrète d'abord un liquide purement acide qui sert à dissoudre les éléments peptogènes, et à mesure que ceux-ci sont absorbés, et, se mêlant au sang, le rendent apte à fournir de la pepsine aux glandes stomacales, on constate la sécrétion d'un suc gastrique de plus en plus actif, de plus en plus pepsique en un mot. Ces peptogènes sont essentiellement représentés par les éléments de la viande solubles dans l'eau. Le bouillon, la soupe contiennent donc au plus haut degré les matières peptogènes, et sous ce rapport l'expérience de tous les jours se trouve parfaitement d'accord avec les nouvelles données scientifiques.

Résultats de la digestion gastrique. — Nous savons que les aliments comprennent des matières albuminoïdes, des matières féculentes et sucrées et enfin des matières grasses. On n'a pas constaté d'action du suc gastrique sur ces matières grasses, si ce n'est qu'il désagrège les cellules dans lesquelles elles sont renfermées et met la graisse en liberté. Quant aux matières amylacées, elles sont transformées en dextrine et saccharifiées dans l'estomac, mais seulement sous l'influence de la salive qui est avalée avec le bol alimentaire. La quantité de salive varie selon que la mastication a été plus ou moins longue ; aussi, quand la digestion est embarrassée, avale-t-on ultérieurement une plus ou moins grande quantité de salive qui vient aider l'action de celle que les aliments ont entraînée avec eux. On comprend d'après cela combien, dans les digestions artificielles, il est difficile d'opérer sur le suc gastrique pur, non mélangé de salive. Quant aux aliments albuminoïdes, l'estomac doit être regardé comme l'organe essentiel et principal de la digestion de ces aliments ; là s'achève la *liquéfaction* et la *transformation* de la plus grande partie des matières albuminoïdes. Ce travail s'accomplit en deux temps : un premier temps de dissociation mécanique pour les aliments albuminoïdes solides : puis un temps de transformation chimique (formation des *peptones*).

Les matières albuminoïdes liquides sont directement changées en un autre liquide plus absorbable et non coagulable par les réactifs ordinaires. Ainsi le blanc d'un œuf mêlé à du suc gastrique devient liquide comme de l'eau. Seule la caséine, mise en présence du suc gastrique, est d'abord coagulée avant d'être attaquée par le suc gastrique: c'est cette propriété que l'on utilise pour faire cailler le lait au moyen de la pepsine contenue dans des estomacs conservés (*présure*).

Les matières albuminoïdes solides (soit avant leur ingestion, soit coagulées par la pepsine, comme la caséine) sont liquéfiées par le suc gastrique. Cette action se passe, avons-nous dit, en deux temps. On voit d'abord que la matière albuminoïde, par exemple un petit cube de blanc d'œuf, est gonflée, que ses arêtes s'émoussent, et qu'elle finit par être réduite en une poussière très ténue; dans ce premier état, rien n'est vraiment dissous; il y a une simple porphyrisation comme celle que produirait une action mécanique, et qui, cependant, n'est due qu'à la présence du suc gastrique. Mais à ce premier acte en succède un second qui a pour effet de liquéfier complètement cette bouillie, et c'est seulement sous la forme d'un liquide très fluide que le produit de la digestion gastrique quitte l'estomac pour se rendre dans l'intestin.

Cet acte final de liquéfaction a pour résultat chimique de produire de nouvelles espèces d'albumine, qu'on a nommées *albuminoses*, ou bien encore *peptones*, nom aujourd'hui plus généralement employé. Ce qui caractérise, au point de vue physiologique, ces albuminoses ou peptones, c'est, nous l'avons dit, qu'elles sont éminemment propres à être absorbées. La durée nécessaire pour cette transformation dépend de la nature des aliments. Ainsi le blanc d'œuf cru est plus vite digéré que cuit; en général, les viandes crues, ou du moins saignantes, sont beaucoup plus facilement digérées, et leur usage devrait être préféré s'il ne fallait pas tenir compte de la question des *entozoaires*, parasites qui peuvent s'introduire dans le tube digestif de l'homme, à la suite de l'ingestion de la chair des animaux où sont déposés leurs germes, germes que la cuisson peut détruire.

On a cherché à déterminer quelle est la quantité de suc gastrique nécessaire pour dissoudre un aliment. D'après les digestions artificielles, il en faudrait une grande quantité. Ainsi, pour une partie d'albumine concrète, il faudrait 25 parties de ce suc; aussi cette sécrétion est-elle très abondante, et on l'évalue par litres; pour l'homme, par exemple, elle serait de près de 20 litres par vingt-quatre heures. Chez les animaux, on a trouvé pour formule générale 100 grammes de suc gastrique pour 1 kilogramme de l'animal. A ce compte, l'homme, qui pèse en moyenne 65 kilogrammes, devrait sécréter seulement $6^{kg},500$ de suc gastrique (par vingt-quatre heures).

Le suc gastrique a pour propriété de digérer les matières albuminoïdes. S'il ne digère pas les parois de l'estomac elles-mêmes, c'est que l'*épithélium cylindrique* de l'estomac joue vis-à-vis de ce viscère un rôle protecteur; c'est lui qui empêche que cet organe ne se digère lui-même; mais dès que l'épithélium est entamé en un point quelconque, le suc gastrique agit sur les parties sous-jacentes des parois stomacales et il s'y produit une érosion que l'on connait en pathologie sous le nom d'*ulcère rond*.

On a cru pendant longtemps que l'épithélium de l'estomac comme sur tant d'autres surfaces (vessie, par exemple) était incapable d'absorber. Malgré ses nombreux vaisseaux sanguins et lymphatiques, l'estomac semble ne pas absorber. Un cheval auquel on a lié le pylore n'est pas empoisonné par l'ingestion d'une dose considérable de strychnine. On a observé des cas analogues chez l'homme. Ainsi, chez un homme atteint d'une oblitération du pylore, la sensation de soif persistait malgré la déglutition d'une grande quantité d'eau, et l'autopsie a prouvé que la muqueuse de l'estomac était, du reste, parfaitement normale; par contre, la soif était calmée par l'injection d'eau dans le rectum. Dans un autre cas, nous avons vu un malade ne ressentir aucun des effets calmants de l'opium ingéré, parce qu'une cause inconnue empêchait que le pylore ne fût franchi; mais une grande quantité d'opium ayant été successivement administrée, et une sorte de débâcle pylorique s'étant produite tout à coup, il en résulta des accidents d'empoisonnement, par suite d'une absorption considérable, dans l'intestin, de l'opium accumulé antérieurement dans l'estomac.

Cependant des recherches récentes ont remis en question l'absorption stomacale; dans les expériences précédentes, on a constaté que, chez le cheval, de grandes doses de strychnine, introduites dans l'estomac préalablement lié au pylore, ne produisent pas d'empoisonnement. Mais, observation nouvelle et importante, l'empoisonnement n'a pas lieu non plus si, au bout d'un temps assez long, on enlève la ligature et laisse libre cours aux matières. Cette dernière circonstance indiquerait que la strychnine a été absorbée assez lentement pour être éliminée au fur et à mesure par les urines, sans s'accumuler dans le sang jusqu'au degré nécessaire pour produire l'empoisonnement.

VII. Digestion intestinale.

Intestin. — Le tube digestif au sortir de l'estomac prend le nom *d'intestin*. Nous avons distingué l'intestin grêle et le gros intestin.

L'intestin grêle est un tube étroit de 10 à 12 mètres environ chez l'homme. Cette longueur varie avec le régime des animaux. Chez les herbivores l'intestin atteint dix-huit fois la longueur du corps, alors que chez les carnivores il n'a que quatre à cinq fois cette longueur. Cette variation est en rapport avec la quantité d'aliments ingérés par l'animal devant être digérés dans cette portion du tube digestif. Ce long tube pour pouvoir prendre place dans l'abdomen se replie un grand nombre de fois sur lui-même et présente des circonvolutions. Il est soutenu par un repli du péritoine, le *mésentère* (fig. 5).

Nous avons vu qu'on y distingue trois parties : *duodénum*, *jéjunum*, *iléon*.

Structure des parois intestinales. — Nous retrouvons ici encore les trois couches ordinaires : fibreuse, musculaire, muqueuse. La muqueuse se compose de tissu conjonctif lâche recouvert d'un épithélium cylindrique. Dans son épaisseur sont creusées des glandes (fig. 61).

La surface interne de la muqueuse présente des replis transversaux (*valvules conniventes*) placés de centimètre en centimètre, flottant librement dans la lumière du canal et destinés à augmenter la surface intestinale dont le rôle est si important pour l'absorption.

Perpendiculairement à l'épithélium intestinal la muqueuse présente de petits prolongements de un demi à un millimètre de long, pressés les uns contre les autres de façon à donner à cette muqueuse un aspect velouté. Ce sont les *villosités intestinales* qui seront étudiées plus complètement à propos de l'absorption. Entre ces villosités se trouvent les orifices de *petites glandes en tube simple*, les glandes de *Lieberkühn* (1). Elles ont à peine $0^{mm},1$ de longueur ; localisées dans le duodénum sont quelques glandes en grappe (glandes de *Brunner*) (2) plus volumineuses.

(1) *Lieberkühn* (Jean-Nathaniel), anatomiste prussien du XVIIIe siècle.
(2) *Brunner* (Balthazar), médecin allemand (1533-1604).

Outre les glandes on rencontre dans l'épaisseur de la muqueuse des amas de cellules conjonctives formant un réseau de nombreux vaisseaux sanguins et lymphatiques : ce sont les *follicules clos* qui par leur assemblage donnent les plaques de *Peyer* (1) (fig. 61, 7). Les villosités intestinales existent sur les parois

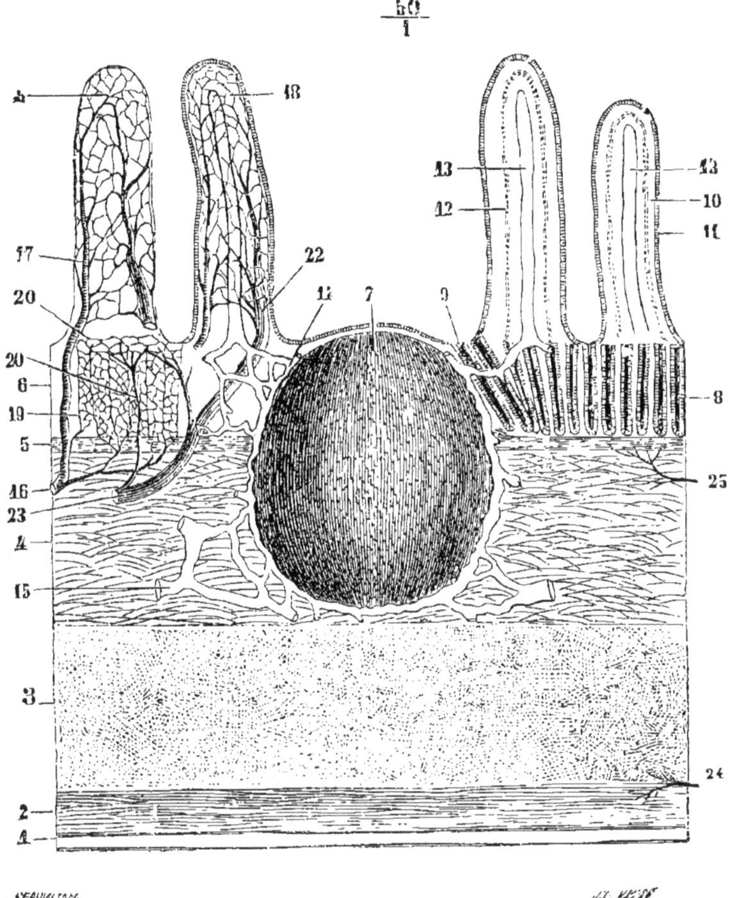

Fig. 61. — Structure de l'intestin grêle *.

intestinales (y compris les valvules conniventes) sauf aux points où l'on rencontre ces follicules (fig. 61).

La muqueuse du duodénum présente sur un point de sa paroi un bourrelet de la muqueuse qui circonscrit une ampoule (*ampoule de Vater*) (2) au fond de laquelle viennent aboutir les deux

(1) *Peyer*, anatomiste suisse (1653-1712).

(2) *Vater* (Abraham), médecin et naturaliste allemand (1684-1751).

* 1, séreuse péritonéale. — 2, fibres musculaires longitudinales. — 3, fibres musculaires circulaires. — 4, tissu conjonctif. — 5, 6, muqueuse. — 7, follicule clos. — 8, glandes de Lieberkühn. — 10, villosité. — 11, épithélium de la villosité. — 13, chylifère central. — 16, 17, artères. — 18, réseau capillaire. — 22, 23, veines.

canaux excréteurs de deux glandes volumineuses, le pancréas et le foie amenant dans l'intestin suc pancréatique et bile (fig. 62 et 63).

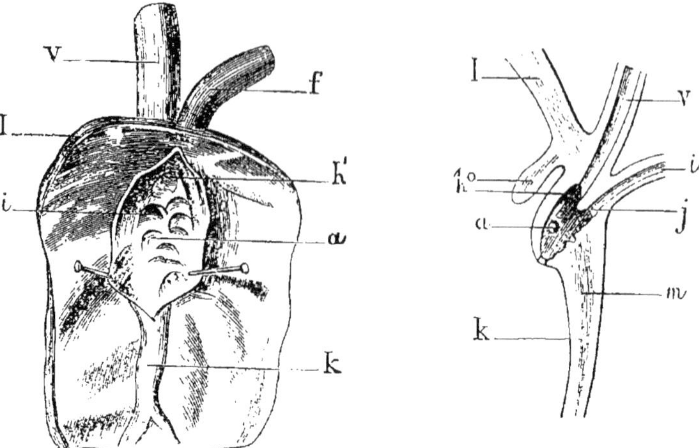

Fig. 62. — Ampoule de Vater ouverte *. Fig. 63. — Coupe des parois de l'intestin au niveau de l'ampoule de Vater **.

La digestion intestinale s'exercera par l'action des sucs sécrétés par les glandes propres et annexes de l'intestin. Il nous faut donc maintenant rechercher la nature des liquides que versent les glandes et qui se trouvent plus ou moins en contact avec le produit de la digestion stomacale.

En effet, le *duodénum* reçoit par ondées le contenu de l'estomac, et ses matières passent dans la partie qui a reçu le nom de *jéjunum*, parce qu'on la trouve d'ordinaire vide, le contenu intestinal allant s'accumuler dans la dernière partie de l'intestin grêle (*iléon*). On a cru généralement que les produits de sécrétion des diverses glandes étaient versés dans l'intestin dans ce même moment et se trouvaient en présence des matières alimentaires; mais ce fait, qui est vrai pour le produit des glandes de Lieberkühn et pour celui du pancréas, ne l'est point pour la bile ; l'étude des fistules biliaires a prouvé que ce liquide n'est versé dans l'intestin qu'après le passage du produit stomacal; cette sécrétion biliaire est adaptée non à la digestion, mais bien plutôt à l'absorption ; nous ne l'étudierons donc qu'avec ce dernier phénomène. Nous exposerons cependant, et seulement alors, les diverses théories émises sur l'*action digestive* de la bile.

Glandes de Lieberkühn. — Le liquide sécrété par les glandes

* V, canal cholédoque. — *k'*, son embouchure. — *f*, canal pancréatique. — *i*, son embouchure.
** V, canal cholédoque. — *i*, canal pancréatique. — *a*, ampoule de Vater.

de Lieberkühn constitue le *suc entérique.* Jusqu'à ces dernières années, on n'avait sur ce liquide que des idées erronées ou au moins très hypothétiques, parce qu'il est très difficile à recueillir. Aujourd'hui, on se le procure en isolant par deux sections une certaine longueur du tube intestinal; on réunit par des sutures les bouts qui appartiennent au canal général, de façon à rétablir le cours des liquides ; quant à la portion isolée, et restée adhérente seulement par son mésentère, on coud une de ses extrémités de manière à la fermer en cul-de-sac, tandis qu'on laisse l'autre ouverte et fixée dans la plaie abdominale béante. On obtient par cet orifice le liquide intestinal pur de tout autre mélange ; on a un suc limpide, un peu jaunâtre, très ténu, alcalin, et à propriétés fort peu prononcées, presque toutes négatives ; il n'agit ni sur l'amidon, ni sur les graisses ; il n'agit pas non plus sur les albumines en général. Mais il transforme le sucre de canne en sucre *interverti* (mélange de glycose et de lévulose), grâce à un *ferment inversif* découvert par Cl. Bernard. Dans les cas pathologiques, il peut être sécrété en très grande abondance, et c'est ainsi que se produisent ces *diarrhées séreuses*, parfois si considérables.

Pancréas. — Le pancréas est une masse pyramidale allongée de couleur rosâtre qui se trouve située horizontalement derrière l'estomac entre celui-ci et le duodénum. La base de cette pyramide (tête) aboutit à gauche au duodénum, le sommet (queue) étant à droite. La partie moyenne du pancréas porte le nom de *corps*. Au point de vue anatomique c'est une glande en grappe analogue comme structure à une glande salivaire, ce qui lui fait quelquefois donner le nom de glande salivaire abdominale. Le canal excréteur (canal de Wirsung) (1) vient aboutir au fond de l'ampoule de Vater (fig. 64) postérieurement au canal du foie (cholédoque). Un canal *accessoire* beaucoup plus petit part du précédent et vient déboucher un peu en avant dans le duodénum (fig. 64).

Le *suc pancréatique* a été aussi appelé *salive abdominale;* en effet, de même que la structure du pancréas rappelle celle des glandes salivaires, son produit de sécrétion est de même très analogue à la salive ; mais il en diffère d'abord par la proportion des matières solides qu'il contient, car l'eau n'en forme que les 90 p. 100, tandis qu'elle entre pour 99 p. 100 dans la composition de la salive. Ce suc pancréatique est donc relativement très épais ; il est très coagulable par la chaleur, il est

(1) *Wirsung* (Christophe), médecin allemand du XVIIe siècle, décrivit le premier le canal excréteur du pancréas chez l'homme.

très riche en albuminoïdes. Il est alcalin comme toutes les salives, et en présence du produit stomacal imprégné de suc gastrique, il neutralise l'acidité de ce dernier, et peut agir à son tour. Par les ferments qu'il contient (*pancréatine*), il peut agir à la fois sur les amylacés et sur les albuminoïdes ; il transforme les premiers en sucre, comme la salive, et les seconds en peptone, comme le suc gastrique. Cette dernière action diffé-

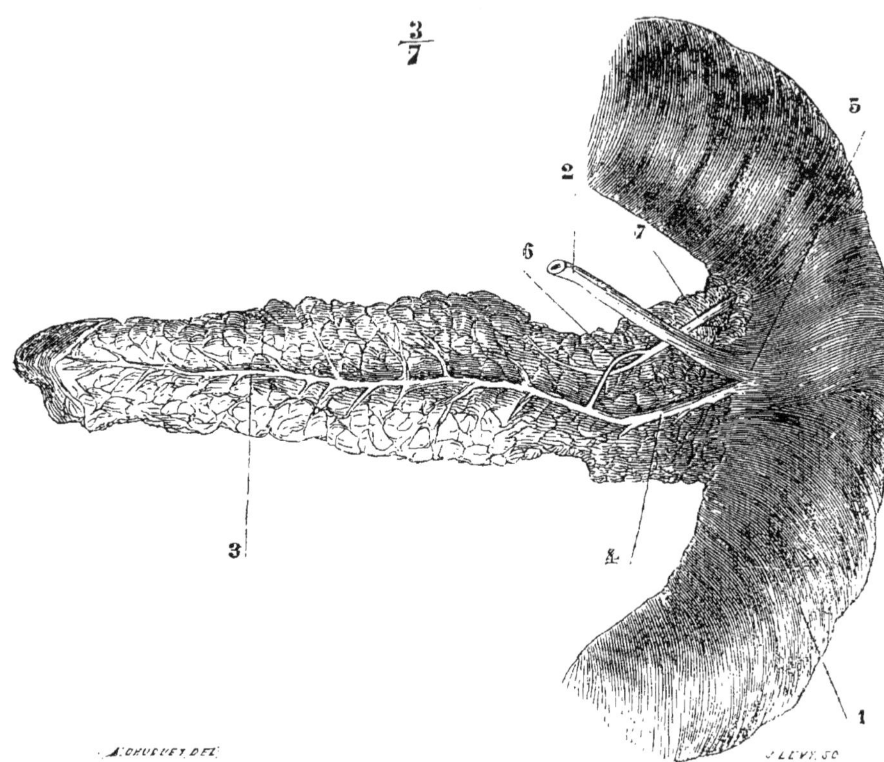

Fig. 64. — Pancréas (face postérieure) *.

rerait de celle de la pepsine en ce qu'elle consiste en une liquéfaction directe, sans passer par le stade de porphyrisation.

De plus, et c'est là l'action la plus importante, il émulsionne les graisses, c'est-à-dire les met dans un tel état de *division* qu'elles restent fort longtemps en suspension et deviennent absorbables par les villosités intestinales. Une partie des corps gras est, en même temps, saponifiée et dédoublée en acide gras et glycérine.

Le principe actif du suc pancréatique, la *pancréatine*, est un mélange de trois ferments particuliers, dont chacun a une ac-

* 1, duodénum. — 2, canal cholédoque. — 3, canal de Wirsung. — 5, réunion des deux canaux. — 7, canal accessoire anastomosé en 6 avec le canal de Wirsung.

tion indépendante ; le premier, précipitable par la magnésie calcinée, agit sur les corps gras ; le second, qu'on sépare en l'entraînant mécaniquement par la précipitation d'une solution de collodion, est le ferment des corps albuminoïdes ; on lui donne le nom de *trypsine ;* enfin le troisième est analogue à la ptyaline, se précipite comme elle par l'alcool concentré, et porte son action spéciale sur les amylacés.

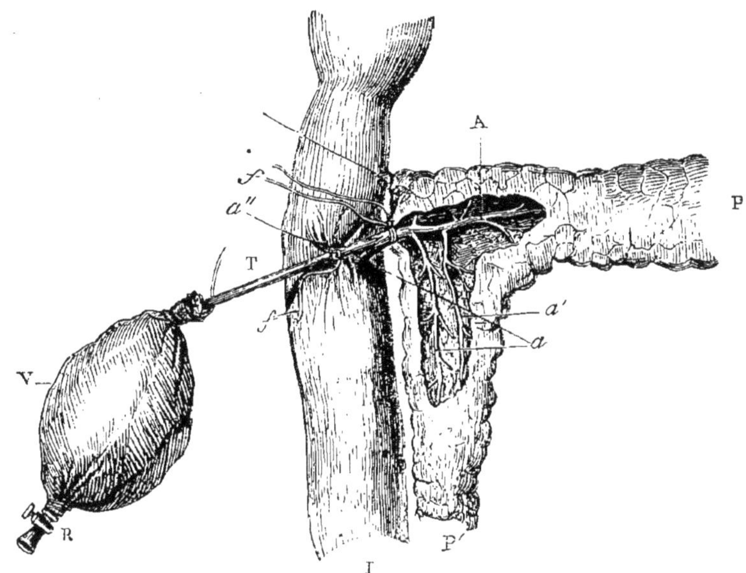

Fig. 65. — Fistule pancréatique.

La sécrétion du pancréas paraît être à peu près continue, comme celle des salives ; mais elle est d'ordinaire très faible, et ne devient considérable qu'au moment où le produit stomacal arrive dans l'intestin.

Les influences qui président à la sécrétion du liquide pancréatique paraissent être de même nature que celles qui président à la sécrétion du suc gastrique. De même que l'estomac a besoin de *peptogènes* (V. plus haut), le pancréas aurait besoin de *pancréatogènes*. La théorie des pancréatogènes a même précédé celle des peptogènes et en a été le point de départ. La formation du suc pancréatique semble exiger l'intervention de la rate. Le pancréas se charge non pas directement du ferment des albuminoïdes (trypsine), mais d'une substance *zymogène* (ζύμη, levure), laquelle se transforme en trypsine au moment de la digestion.

Mouvements de l'intestin. — Les aliments ainsi modifiés par les sucs entérique et pancréatique parcourent le canal de l'intestin grêle sous l'influence de ses mouvements péristaltiques. Ces mouvements, à l'état normal, sont toujours lents, faibles, et s'ils s'exagèrent, ils produisent les douleurs connues sous le nom de *coliques*. Ces contractions sont réflexes ; on les voit s'exagérer surtout dans les cas pathologiques. Ainsi certains purgatifs agissent surtout en exagérant ces mouvements, telles sont les huiles (ricin) et en général les substances végétales; les purgatifs alcalins, au contraire, agissent surtout en amenant l'hypersécrétion des glandes de Lieberkühn, d'où une diarrhée séreuse, sans colique.

La marche des matières paraît être rapide dans les deux premières parties de l'intestin grêle (*duodénum* et *jéjunum*) ; ce n'est que vers l'*iléon* que la marche paraît se retarder et que les aliments se rapprochent, de sorte qu'à la fin de l'intestin grêle on les trouve entassés. Comme pendant ce trajet les matières alimentaires sont soumises à l'*absorption*, on peut dire que leur marche se ralentit à mesure que leur consistance augmente et que leur quantité diminue.

VIII. Absorption.

A. **Mécanisme de l'absorption.** — L'intestin est le siège d'une *absorption* très active, c'est-à-dire que les aliments qui y sont contenus, rendus assimilables par l'action des sucs digestifs, sont susceptibles de traverser la paroi intestinale pour aller se mêler aux liquides nourriciers (sang et lymphe), qui circulent dans le réseau vasculaire contenu dans l'épaisseur de cette paroi.

Villosités intestinales. — La muqueuse intestinale, afin de multiplier les contacts avec les matières alimentaires à absorber, présente de nombreux replis tels que les *valvules conniventes* et des saillies telles que les *villosités*. Ces *villosités* longues d'un millimètre au plus se dressent perpendiculairement à la surface si nombreuses et si serrées que la muqueuse intestinale prend à sa face interne un aspect velouté. Une villosité présente un revêtement de cellules épithéliales cylindriques reposant sur une couche plus profonde de cellules plus petites, polyédriques ou irrégulières et destinées à reproduire les cellules cylindriques à mesure que celles-ci se détruiront dans le mécanisme de l'absorption. C'est la *couche génératrice* de l'épithélium. Sous celui-ci se trouve la partie centrale, ou *corps de la villosité*, formée d'un tissu conjonctif très compliqué. Dans le tissu se trouvent deux systèmes vasculaires : c'est, d'une part, un lacis de vaisseaux sanguins placés dans toute l'épaisseur, et arrivant si près de la superficie qu'il est presque en contact avec l'épithélium. En second lieu, nous trouvons un canal central, auquel on donne le nom de *chylifère* parce qu'il est la voie d'absorption du *chyle*, c'est-à-dire du résultat de la digestion des aliments (fig. 66).

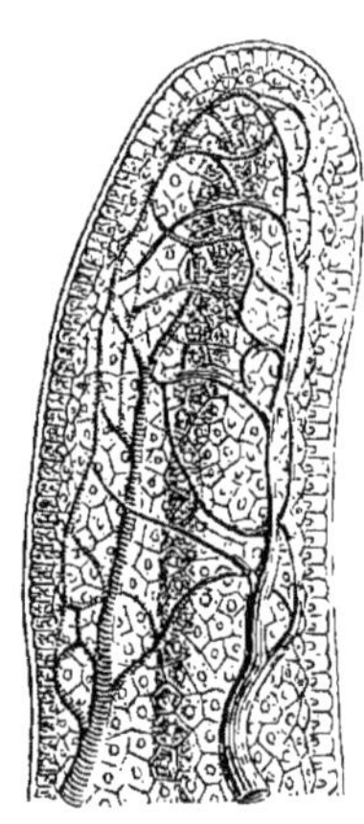

Fig. 66. — Villosité intestinale.

Diffusion et osmose. — On peut considérer d'une façon générale les phénomènes d'*absorption* comme des phénomènes de *diffusion*. Les phénomènes de diffusion sont connus de tout le monde ; chacun a répété cette expérience qui consiste à faire arriver du vin rouge sur l'eau contenue dans un verre, en versant le premier liquide avec assez de lenteur pour qu'il ne se mêle pas au second. On voit alors le vin coloré se maintenir à la surface de l'eau restée incolore, puisque le vin est plus léger que l'eau. Les deux couches sont si distinctes qu'on croirait qu'elles ne se confondront jamais pour former un mélange intime ; cependant au bout de peu de temps, malgré un repos complet, les deux liquides sont confondus en un tout homogène, l'eau est allée vers le vin, elle a *diffusé* avec lui. Cette diffusion peut encore s'effectuer même si les deux liquides sont séparés par une membrane mince poreuse (telle que, par exemple, une vessie de porc). On appelle *osmose* (ὠθισμος, impulsion), cette propriété de passage des liquides à travers les membranes. La quantité de liquide qui traverse dépend de la nature du liquide et de la nature de la membrane (pouvoir osmotique). Certains liquides se mélangent mieux les uns que les autres, ce que l'on peut montrer au moyen de l'*osmomètre* (fig. 67). Un tube de verre fermé à une de ses extrémités par une membrane contient une dissolution concentrée d'une certaine substance, du sucre, par exemple, et est plongé verticalement dans un vase contenant de l'eau pure ou une dissolution saline beaucoup plus faible que la précédente. On voit alors le liquide du vase traverser la membrane et faire monter le niveau dans le tube. Il y a eu, par osmose, passage à travers la membrane du liquide plus di-

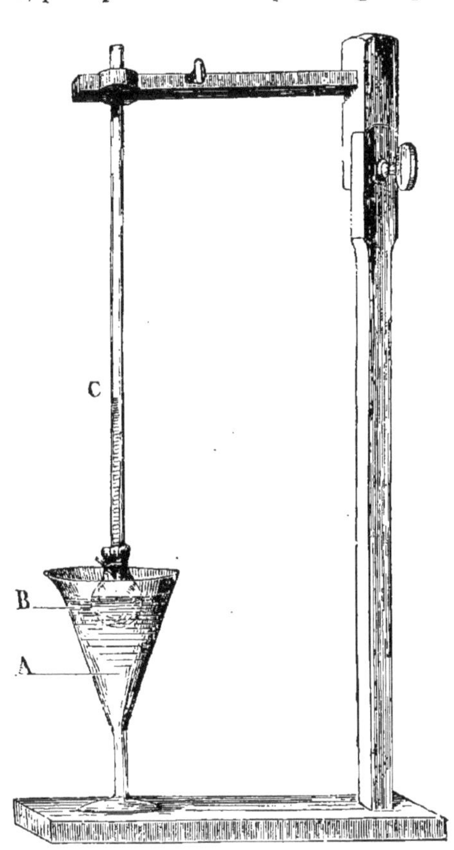

Fig. 67. — Osmomètre.

lué vers le liquide plus concentré. C'est là un phénomène d'*endosmose*; il y a eu, à la vérité, en même temps *exosmose*, c'est-à-dire passage en sens inverse, mais en quantité si faible que le résultat final se traduit par une augmentation de niveau du liquide dans le tube. Le résultat reste le même en faisant varier la substance dissoute et le degré de concentration; seules l'intensité et la rapidité du phénomène varient.

On a expliqué par un mécanisme analogue l'absorption à travers la paroi intestinale. Le passage des matières alimentaires dans le sang serait dû à un phénomène d'osmose. Aussi l'état du sang influe-t-il beaucoup sur l'intensité de l'absorption.

Si le sang est saturé d'eau, comme, par exemple, après une injection aqueuse dans les veines d'un animal, la pénétration d'une nouvelle quantité d'eau deviendra très difficile; aussi l'absorption est-elle très paresseuse chez les sujets où le sang est très riche en eau (hydrémiques). Au contraire, elle sera très active si l'on a diminué la masse du sang (saignées), ou si l'on parvient à l'épaissir, comme, par exemple, par des purgatifs.

Rôle de l'épithélium. — Cependant la simple théorie physique de l'osmose ne suffit pas pour se rendre compte de tous les phénomènes en réalité si complexes de l'absorption, en particulier pour celle des substances grasses. On doit alors admettre que l'*épithélium* de la villosité joue un *rôle actif* et important dans le passage des aliments dans le sang, par suite de sa *nutrition*, de sa *vitalité propre*. Dans ce phénomène de passage tout ce qu'on peut appeler actes de diffusion, d'endosmose est dominé par le mode de fonctionnement propre des cellules épithéliales et des éléments plastiques du corps de la villosité. Cette manière de voir se trouve confirmée par l'observation directe et l'expérimentation sur l'absorption des matières grasses.

Après avoir transmis au tissu de la villosité les liquides absorbés, l'épithélium de la villosité se fane et il tombe en débris que l'on retrouve dans l'intestin (*mue épithéliale*). A la place de l'épithélium tombé en ruines, on trouve de jeunes éléments cellulaires prêts à le remplacer.

B. **Voies de l'absorption.** — Nous avons vu, par suite du travail épithélial, les matériaux de la digestion arriver jusque dans le corps même de la villosité. Tandis que l'épithélium se répare (desquamation, etc.), le corps de la villosité s'éclaircit, se vide; les éléments absorbés ont passé par diffusion dans les vaisseaux.

Mais ces vaisseaux sont de deux espèces : nous avons vu qu'il y a dans chaque villosité un réseau vasculaire sanguin et un chylifère central. Le premier donne naissance aux veines mésentériques origines de la veine porte qui va se jeter dans le *foie*. Le sang qui vient de l'intestin va donc passer par le foie. Nous verrons au chapitre de la circulation ce qu'il devient au sortir de ce viscère. Quant au chylifère, il se réunit à ses voisins, et cette réunion donne lieu à un canal (canal thoracique) qui va déboucher dans le système veineux général (fig. 68).

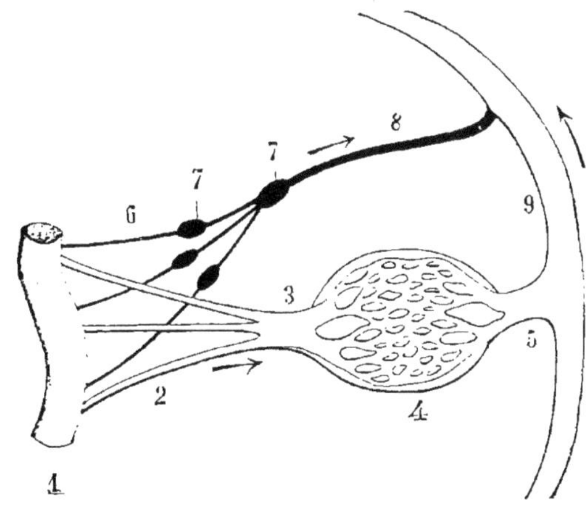

Fig. 68. — Voies de l'absorption digestive *.

On voit donc en somme que quel que soit le chemin suivi (réseau veineux ou chylifère) c'est toujours au système veineux qu'aboutissent les substances absorbées.

C'est par le sang que sont entraînées la plupart des matières absorbées, et c'est, en effet, dans la veine porte que l'on retrouve les peptones et les glycoses. Mais en même temps on voit le chylifère central devenir tout blanc, et on y constate un grand nombre de molécules graisseuses finement émulsionnées : c'est-à-dire que les graisses ne passent pas par les mêmes voies que les substances précédentes et que le chylifère est spécialement préposé à leur absorption.

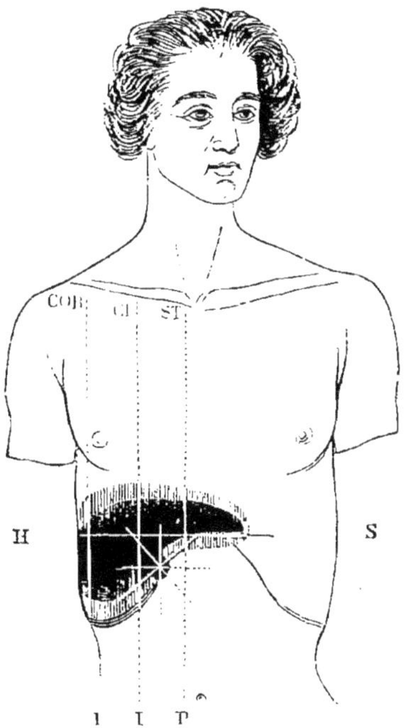

Fig. 69. — Position du foie dans l'abdomen.

C. **Bile**. — Comme la bile est un liquide dont les propriétés digestives sont encore tout à fait hypothétiques, comme ce produit du foie paraît plutôt destiné à

* 1. intestin. — 2. veines. — 3. veine porte. — 4. foie. — 5, veine sus-hépatique. — 6, chylifères. — 7, ganglions. — 8. canal thoracique. — 9. système veineux.

favoriser l'absorption intestinale, nous avons cru devoir en faire l'étude seulement après avoir examiné les actes de cette absorption.

Foie. — La bile est sécrétée par le *foie.* — Le foie est une grosse glande (la plus volumineuse de l'organisme) de couleur brun foncé. Elle est située (fig. 69) immédiatement sous le diaphragme du côté droit de l'abdomen (fig. 1 et 2) ; si on le regarde par la face inférieure (fig. 70), on le voit divisé en quatre lobes

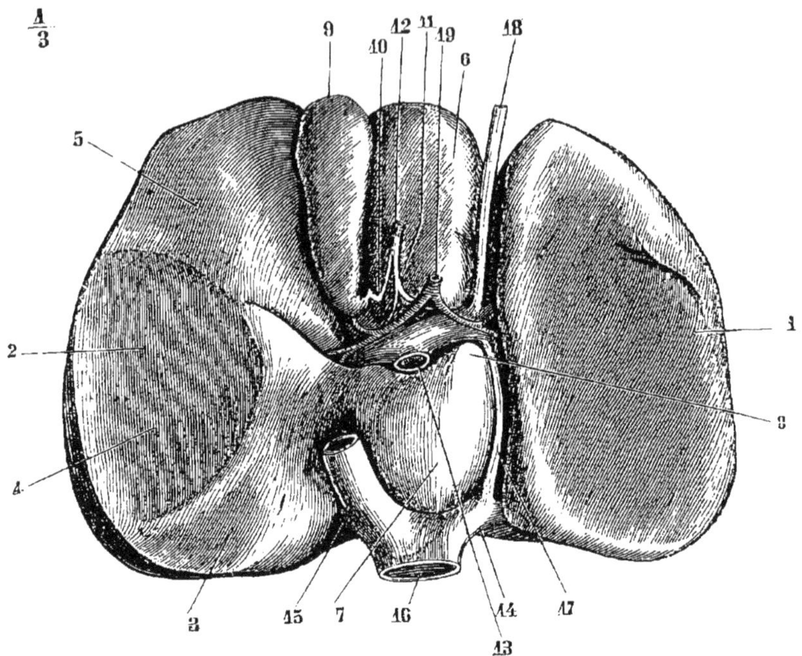

Fig. 70. — Foie de l'homme (face inférieure) *.

séparés par trois sillons, deux longitudinaux et un transversal (l'ensemble forme sensiblement la lettre H). Ces lobes prennent les noms de *lobe droit*, *lobe gauche*, séparés par le *lobe carré* en avant, le *lobule de Spiegel* (1) en arrière du sillon transversal (*hile*) : au *hile* pénètrent et sortent les vaisseaux nourriciers. Ce sont l'*artère hépatique*, et la *veine porte* comme vaisseaux d'entrée. Nous venons de voir plus haut que cette veine porte provenait en partie de la réunion des veines *intestinales*. Le sang sort du foie par la *veine sus-hépatique*. C'est du hile également que

(1) *Spiegel* (Adrien *van den*), anatomiste belge (1578-1625), élève et successeur de Fabrice d'Aquapendente à l'Université de Pavie.

* 1, lobe gauche. — 2, lobe droit. — 6, lobe carré. — 7, lobule de Spiegel. — 9, vésicule biliaire. — 10, canal cystique. — 11, canal hépatique. — 12, canal cholédoque. — 13, veine porte. — 14, 15, veines sus-hépatiques. — 16, veine cave inférieure. — 19, artère hépatique.

sortent les conduits excréteurs de la bile. A l'intérieur de la masse du foie (dont nous verrons la structure intime en étudiant au chapitre IV les autres fonctions du foie), prennent naissance les canaux biliaires, dans l'épaisseur des parois desquels existent de nombreuses petites glandes en grappe (sécrétant du mucus ou de la bile); ces canaux biliaires forment par leur convergence le *canal hépatique* qui émerge au niveau du sillon transverse du foie et se continue d'une part avec le *canal cystique*, allant aboutir à la *vésicule biliaire*, et d'autre part avec le canal *cholédoque*, allant aboutir au duodénum. La bile qui reflue par le canal cystique dans la vésicule biliaire et s'y accumule, en sort à certains moments pour suivre le canal cystique et le canal cholédoque et se déverser dans le duodénum. La vésicule biliaire (fig. 70, 9) ou vésicule du fiel est donc un simple réservoir où s'accumule la bile sécrétée par le foie d'une manière continue avant de se déverser par intermittence dans le duodénum.

Quant au mode de terminaison des canalicules biliaires dans le foie et au mode de sécrétion de la bile, nous étudierons tout ceci en faisant une étude plus complète du foie au chapitre IV.

Composition de la bile. — La *bile* est un liquide qu'il est difficile d'étudier en le prenant dans la vésicule biliaire d'un cadavre, parce qu'elle s'altère rapidement dans ces conditions, surtout au contact du mucus de la vésicule; sa couleur et sa réaction sont alors changées. Pour s'en faire une idée juste, il faut la recueillir par une fistule pratiquée au fond de la vésicule biliaire à travers les parois abdominales, en ayant soin de lier le canal cholédoque, afin que rien ne s'écoule dans le canal intestinal. Le mode opératoire sera le même exactement que pour l'établissement d'une fistule gastrique. Dans ces conditions, on peut constater que la bile normale n'est point verte comme celle que nous montrent les autopsies (altérée par les mucus de la vésicule), ni comme celle que l'on trouve parfois dans les matières vomies (altérée par le suc gastrique). La bile n'est normalement verte que chez les ovipares; chez tous les mammifères, elle est *jaune*, comme on peut, du reste, le constater chez les personnes atteintes de résorption biliaire, et chez lesquelles la coloration normale de ce liquide vient se peindre dans tous les tissus, et premièrement dans la sclérotique de l'œil ; la sclérotique des *ictériques* (malades de la jaunisse) est jaune.

Enfin on peut constater que la bile est *neutre* ou très légèrement alcaline ; c'est son mélange avec le mucus qui lui donne parfois une alcalinité prononcée à laquelle on a voulu faire jouer un grand rôle dans la digestion. Sa saveur est sucrée, puis amère ; son odeur musquée, quand on la chauffe ; son poids spécifique est de 1020 à 1032.

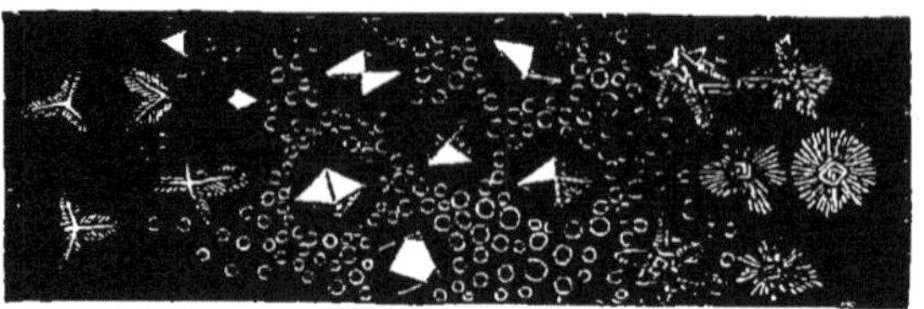

Fig. 71. — Sels de la bile cristallisés.

En vingt-quatre heures, on recueille de 1200 à 1300 grammes de bile ; la sécrétion devient plus abondante vers la fin de la digestion. L'évaporation de la bile fournit une proportion relativement considérable de matières solides (15 0/0).

Quant à sa composition, on peut la résumer en disant qu'elle se compose d'eau, tenant en dissolution trois éléments différents : les sels, la cholestérine et la matière colorante.

Voici le tableau de la composition chimique de la bile.

Eau		85	p. 100
Parties solides.	Matière colorante, bilirubine.	2	15
	Acides biliaires	8	
	Cholestérine	4	
	Sels	1	

1° Les *sels de la bile* sont représentés par une combinaison de soude avec deux acides gras, l'acide cholique et l'acide choléique ; ce sont donc le cholate et le choléate de soude ; on désigne aussi ces acides sous les noms de taurocholique et de glycocholique (taurocholate et glycocholate de soude), parce qu'ils sont constitués tous deux par un acide unique, l'acide cholalique, uni dans un cas au glycocolle, dans l'autre à la taurine (fig. 71 à 73).

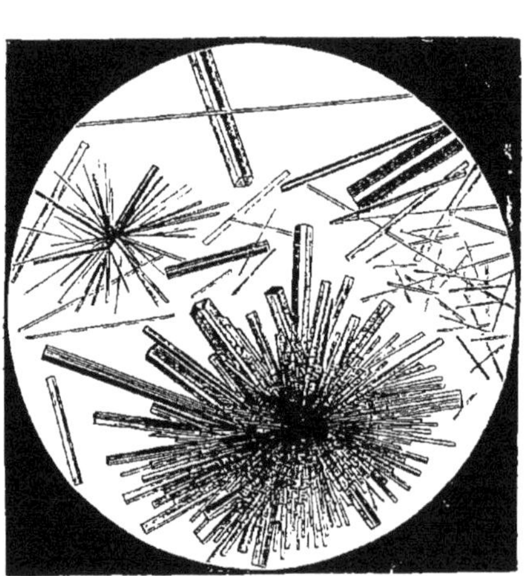

Fig. 72. — Acide glycocholique.

On s'accorde généralement à faire dériver l'acide cholalique des corps gras, et il présente, en effet, de grandes analogies avec l'acide oléique, par exemple ; ce n'est donc pas un corps azoté. Quant au *glycocolle*, c'est un corps azoté présentant une saveur sucrée et dérivant des substances collogènes, d'où le nom de *sucre de gélatine*. La *taurine* est également au principe azoté (fig. 73), mais de plus elle contient du soufre, et en se décomposant dans l'intestin, elle peut prendre part à la production d'hydrogène sulfuré.

2° La *cholestérine* (fig. 74) est rangée par les chimistes dans la classe des *alcools* (parce qu'en se combinant aux acides elle

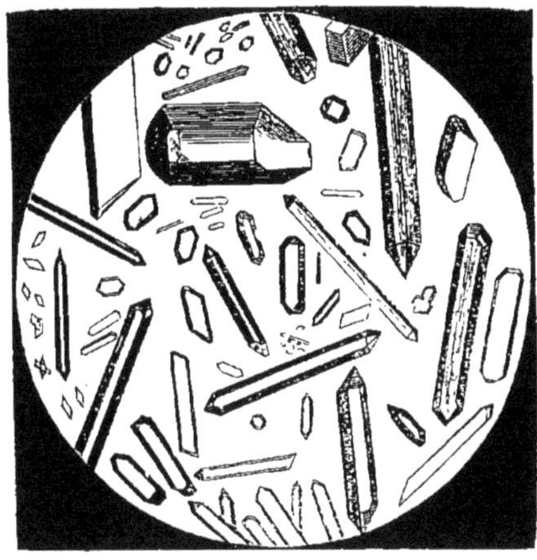

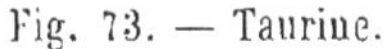

Fig. 73. — Taurine.

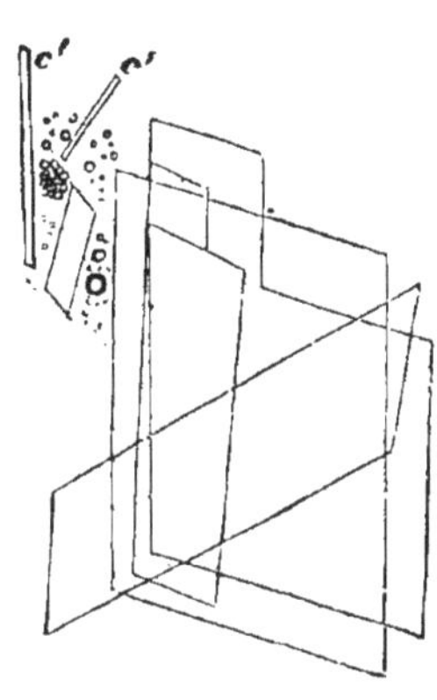

Fig. 74. — Cristaux de cholestérine.

donne des composés analogues aux *éthers*). C'est un corps insoluble dans l'eau, et soluble dans la bile, grâce à la présence du choléate de soude : si ce dernier sel est en quantité insuffisante, la cholestérine se précipite et forme ces calculs qu'il est si fréquent de rencontrer dans la vésicule biliaire. La cholestérine doit être considérée comme un déchet provenant de la vie des éléments nerveux.

3° La matière colorante est essentiellement représentée par la *bilirubine* (dite aussi *bilifulvine*), matière très analogue au pigment sanguin (*hématoïdine*), dont elle dérive ; elle se décompose et se précipite très facilement, et donne alors des matières colorantes diverses, qu'on a désignées sous les noms de *biliverdine*, *biliprasine*, etc. ; c'est surtout la couleur verte que l'on rencontre le plus fréquemment dans la bile altérée.

Rôles de la bile. — 1° Lorsqu'on fait agir de la bile sur des graisses, celles-ci sont émulsionnées et dissoutes. C'est sur ce fait que les teinturiers se basent pour l'emploi du fiel de bœuf dans le dégraissage des habits. Aussi, a-t-on considéré longtemps la bile comme le suc digestif chargé de la digestion des graisses. Claude Bernard, par ses expériences sur le lapin, a montré que ce rôle devait être attribué au suc pancréatique, nécessaire pour la digestion des graisses dans l'intestin.

Le lapin présente, en effet, cette disposition particulière que son conduit pancréatique vient déboucher dans le duodénum plusieurs centimètres plus loin que le canal cholédoque, tandis que chez l'homme les deux conduits aboutissent au même point. Chez un lapin en digestion de matières grasses on constate que les chylifères du mésentère ne prennent la coloration blanche, caractéristique de l'absorption de la graisse, qu'à partir du point d'arrivée du conduit pancréatique. On doit donc en conclure à la nécessité du suc pancréatique pour la digestion des graisses.

2° Cependant lorsqu'on détourne la bile par une fistule et qu'on empèche l'animal de lécher celle-ci, de telle sorte que la bile ne peut plus, par aucune voie, entrer dans le canal intestinal, on constate que l'animal maigrit; l'absorption se fait incomplètement, surtout celle des matières grasses, que l'on retrouve presque en totalité dans les excréments, et l'on ne peut conserver l'animal qu'à condition de lui donner une nourriture double ou triple de l'alimentation normale. La présence de la bile dans l'intestin paraît donc nécessaire à l'accomplissement régulier sinon de la digestion, au moins de l'absorption.

Une expérience due à M. Dastre (1) semble confirmer cette manière de voir. Un chien fut mis physiologiquement dans un état inverse de celui du lapin. Le canal cholédoque ayant été coupé fut soudé de nouveau à la paroi intestinale de façon à venir s'ouvrir plusieurs centimètres plus loin dans le duodénum que le point d'arrivée du canal de Wirsung. Dans ces conditions, le mésentère, observé lorsque l'animal était en digestion de matières grasses, ne présentait de chylifères à coloration lactée qu'à partir du point d'arrivée de la bile. Ce que l'on peut expliquer en disant que si le suc pancréatique est nécessaire à la digestion des graisses, la présence de la bile en favorise l'absorption.

3° On a attribué à la bile la propriété de neutraliser par son *alcalinité* la réaction acide du chyme, due à la présence d'acide gastrique, et de permettre ainsi l'action du suc pancréatique et en particulier de la trypsine qui agit sur les albuminoïdes en milieu alcalin.

Remarquons cependant que la bile normale est neutre ou en tous cas très peu alcaline. De plus la bile n'est versée dans le duodénum que lorsque le contenu de l'intestin est déjà loin dans l'iléon et en partie absorbé : elle ne se trouve donc point en présence du produit stomacal. Ces faits nous amènent à ne pas attacher beaucoup d'importance à l'hypothèse précédente.

4° Lorsque la bile est détournée au dehors, les excréments acquièrent une odeur très fétide, ce qui a conduit à regarder la

(1) *Dastre* (Albert), professeur à la Faculté des sciences de Paris où il a succédé à *Paul Bert* dans la chaire de physiologie.

bile comme un liquide qui s'oppose à la fermentation putride du contenu intestinal.

5° Certaines substances contenues dans la bile sont excrémentitielles et destinées à être expulsées avec les excréments. Telle est par exemple la substance colorante de la bile à laquelle ces excréments doivent leur coloration : il en est de même de la cholestérine.

6° Chez les animaux porteurs d'une fistule biliaire le système pileux est dans un grand état de souffrance. Les poils se sèchent, s'atrophient et tombent ; ce fait est dû à ce que normalement la bile est, en grande partie, résorbée dans le tube intestinal, et que lorsquelle est versée au dehors il en résulte pour l'organisme une grande perte, surtout en soufre (de la taurine), puisque dans la bile de vingt-quatre heures il y a en moyenne 3 grammes de soufre : or, cette substance est d'une grande importance pour tous les éléments de l'épiderme, et notamment pour ses productions cornées (poils, ongles, etc.).

7° Nous avons vu, en étudiant le rôle des cellules épithéliales des villosités dans l'absorption, que l'action de ces cellules est suivie d'une mue très active et que l'épithélium se renouvelle rapidement. Or la plus grande activité de la desquamation épithéliale de l'intestin coïncide avec le contact de la bile. D'autre part la bile dissout très bien tous les éléments cellulaires (comme on peut le constater sur les globules sanguins).

Ces faits semblent nous autoriser à conclure que l'arrivée et l'action de la bile sont en rapport avec cette chute des épithéliums. La bile servirait donc essentiellement à renouveler le revêtement cellulaire, à aider la chute des anciens éléments et la restauration des nouveaux. Cette reconstitution se fait par les jeunes cellules dont nous avons eu occasion de constater la présence dans la partie profonde de l'épithélium. Aussi ne trouve-t-on jamais l'intestin privé de cellules épithéliales : c'est que la nouvelle génération est si rapide, qu'on n'a pas le temps de la constater, voilée encore par les débris en ruine des anciens éléments. Nous avons vu que, lorsque la bile est détournée du canal intestinal, les animaux sont incapables d'absorber, particulièrement les corps gras ; ils se portent bien, mais il leur faut double ou triple ration d'aliments. Donc la digestion proprement dite ne souffre pas, c'est l'absorption seule qui est insuffisante, et particulièrement celle des graisses. Or, cette absorption est la plus laborieuse, c'est celle qui exige le plus d'activité de la part de l'épithélium ; la bile serait donc en rapport avec l'absorption des corps gras, en rendant plus actif l'acte de renouvellement, la desquamation et la végétation de l'épithélium.

IX. Gros intestin.

Gros intestin. — Le gros intestin, comme son nom l'indique, a un diamètre plus considérable que celui de l'intestin grêle. Il est plus court aussi (2 mètres environ). On y distingue quatre parties : *cæcum*, *côlon*, *S iliaque* et *rectum*.

Le cæcum se termine vers le bas en cul-de-sac donnant naissance à un petit appendice très étroit en doigt de gant (*appendice vermiculaire*). Au point où l'iléon débouche latéralement

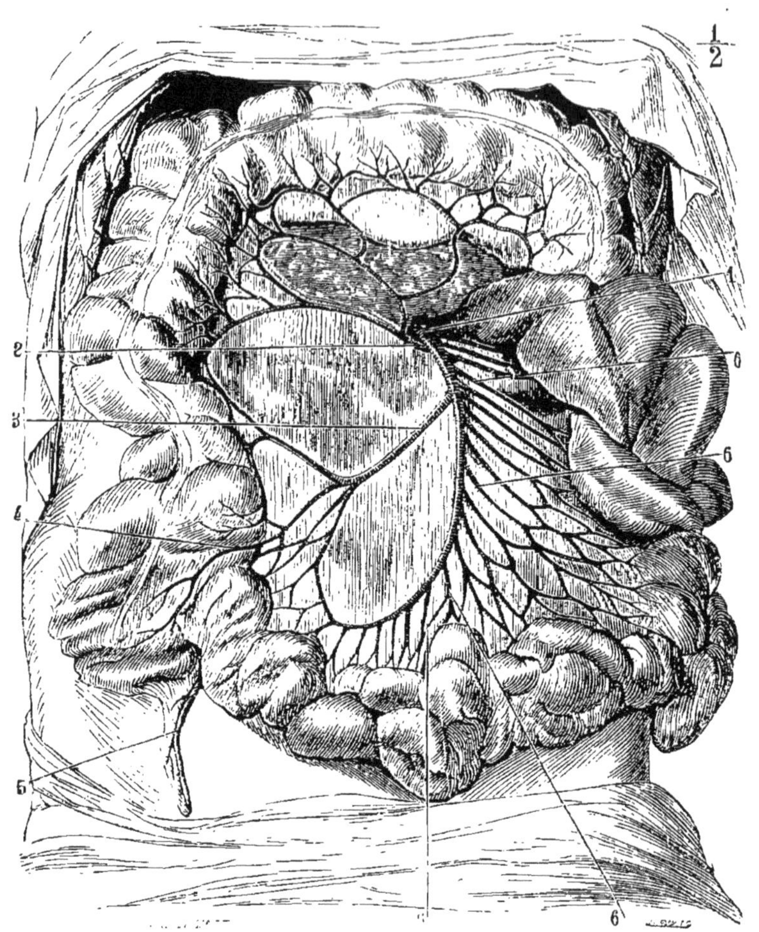

Fig. 75. — Intestins et mésentère *.

dans le cæcum se trouvent deux replis de la muqueuse qui concourent à former la *valvule iléo-cæcale* (fig. 75).

Les aliments livrés par l'estomac forment une masse liquide ; nous avons vu qu'ils devenaient de plus en plus liquides par l'adjonction du suc pancréatique et du suc entérique. Mais à mesure que ces matières parcourent l'intestin grêle, leur consistance augmente, en même temps que leur masse diminue, parce que la plus grande partie en est absorbée. Ce que l'intestin grêle livre au gros intestin n'est donc plus qu'une matière déjà épaisse, qu'un résidu destiné à être expulsé, et qui ne peut plus revenir sur ses pas, vu la présence de la *valvule iléo-cæcale*, qui s'oppose à tout reflux. Chez l'homme il n'y a plus guère d'action digestive dans le gros intestin ;

* 5. appendice iléo-cæcal.

cependant quelques substances qui ont échappé à l'absorption y sont prises par le courant sanguin, et le gros intestin peut même absorber des liquides qui y ont été directement introduits. Après l'injection rectale de substances grasses (surtout de graisses émulsionnées), les lymphatiques qui viennent du gros intestin offrent les mêmes caractères, le même aspect de chylifères que ceux de l'intestin grêle. Ici les villosités manquent, mais elles sont remplacées par les plis nombreux de la muqueuse. La surface interne de l'intestin présente encore des valvules conniventes.

Toujours est-il que, vers le milieu de la longueur du gros intestin, toute digestion et toute absorption sont terminées ; le contenu du canal n'est plus formé que par des matières qui doivent être rejetées, par les *fèces*, en un mot. On considère à tort les fèces comme formées essentiellement par la partie non assimilable des aliments. A ce compte, si tout l'aliment est absorbable, il ne devrait pas y avoir de fèces, et il s'en produit cependant dans ces cas. Ainsi le nouveau-né, qui n'a rien introduit dans son tube digestif, expulse cependant dès la naissance des fèces bien connues sous le nom de *méconium*. Le méconium se compose de débris de cellules épithéliales, colorées en jaune par une bile qui, n'ayant pas été altérée, conserve sa couleur normale. C'est qu'en effet, le principal produit rejeté au dehors, ce qui forme essentiellement les fèces, ce sont les *débris de l'épithélium desquamé*. Parfois, même chez l'adulte, ces débris peuvent former à eux seuls toutes les matières fécales.

Ce n'est qu'au second rang, comme éléments constitutifs des fèces, qu'il faut ranger les parties non assimilables des aliments et des liquides digestifs. Telle est la cholestérine et la matière colorante de la bile, qui se précipitent, dès l'arrivée de ce liquide, dans l'intestin ; telles sont les matières amylacées protégées par des enveloppes de cellulose trop considérables ; telles sont la cellulose en général et ses dérivés. Ce sont, en effet, surtout les aliments végétaux qui présentent le plus de substances réfractaires à la digestion, de sorte que les herbivores produisent des fèces bien plus abondantes que les carnivores. Mais la nourriture animale présente aussi des éléments qui résistent longtemps à l'action des sucs digestifs. Ainsi on retrouve à peu près intactes dans les fèces les productions épidermiques cornées (poils, ongles) et les tissus jaunes ou élastiques (parties de tendons, de tuniques artérielles, etc.). La quantité de ces résidus divers, constituant la somme des matières fécales, s'élève en moyenne à 150 grammes en vingt-quatre heures pour un homme adulte.

Ces matières sont poussées par des contractions lentes péristaltiques jusque vers l'S iliaque. Là elles paraissent s'arrêter. Quant au rectum, les matières ne s'y portent que d'une manière intermittente, sous l'influence de contractions plus vives, et alors elles seront expulsées, par le phénomène de *défécation*. A cet effet, le rectum communique avec l'extérieur par un orifice (anus) entouré d'un puissant muscle circulaire (*sphincter anal*).

CHAPITRE II

Circulation.

I. But de la circulation. — Appareil circulatoire.

Définition. — La *fonction de circulation* a pour but le déplacement continuel à travers l'organisme d'un liquide nommé *sang* qui, cheminant sans cesse de la surface vers la profondeur et de la profondeur vers la surface, sert d'intermédiaire pour les échanges nutritifs entre les parties profondes du corps et l'extérieur.

C'est en effet dans le sang que les cellules de l'organisme puisent les aliments nécessaires à leur nutrition et rejettent les déchets produits par l'accomplissement de leurs fonctions vitales. Le sang est donc le milieu dans lequel vivent les éléments anatomiques; aussi Claude Bernard lui a-t-il donné le nom de *milieu intérieur* (1). Grâce à la circulation, le milieu se renouvelle sans cesse autour des éléments anatomiques, et le sang épuisé, chargé de déchets, va, au contact des cellules épithéliales périphériques, se régénérer pour revenir de nouveau aux cellules profondes purifié et chargé de principes nutritifs.

Le sang circule à travers l'organisme dans l'*appareil circulatoire*. Cet appareil se compose essentiellement chez l'homme de deux sortes d'organes : le *cœur* et les *vaisseaux sanguins*.

Cœur. — Le *cœur* est un organe musculaire creux divisé en quatre cavités : deux supérieures appelées *oreillettes*, deux inférieures appelées *ventricules*. Les deux oreillettes ne communiquent pas entre elles, les deux ventricules non plus, mais chaque oreillette communique avec le ventricule situé au-dessous d'elle. On peut alors, dans le cœur de l'homme, distinguer deux cœurs distincts, composés chacun d'une oreillette et d'un ventricule, accolés l'un à l'autre, oreillette contre oreillette, ventricule, contre ventricule et séparés par une cloison imperforée. On leur donne les noms de *cœur droit* et *cœur gauche*, d'après leur position respective. La figure 76 montre ces deux cœurs écartés légèrement l'un de l'autre.

(1) « On donne le nom de *milieux* à l'ensemble des circonstances qui environnent « l'être vivant et dans lesquelles il trouve les conditions propres à développer, entre- « tenir et manifester la vie qui l'anime. Il faut distinguer les *milieux cosmiques* (air, « eau, aliment, température, lumière, électricité) et les *milieux intérieurs*. Les pre- « miers entourent l'individu tout entier; les seconds sont en contact immédiat avec les « éléments anatomiques qui composent l'être vivant. » (Claude Bernard.)

Chaque ventricule communique avec l'oreillette du cœur voisin par l'intermédiaire d'un système de canaux présentant un grand nombre de circuits dérivés. Ce sont les vaisseaux sanguins qui, on le voit, forment donc deux systèmes distincts : l'un réunit le ventricule gauche à l'oreillette droite, et a reçu le nom de système de la *grande circulation;* l'autre fait communiquer le ventricule droit avec l'oreillette gauche, c'est le système de la *petite circulation.*

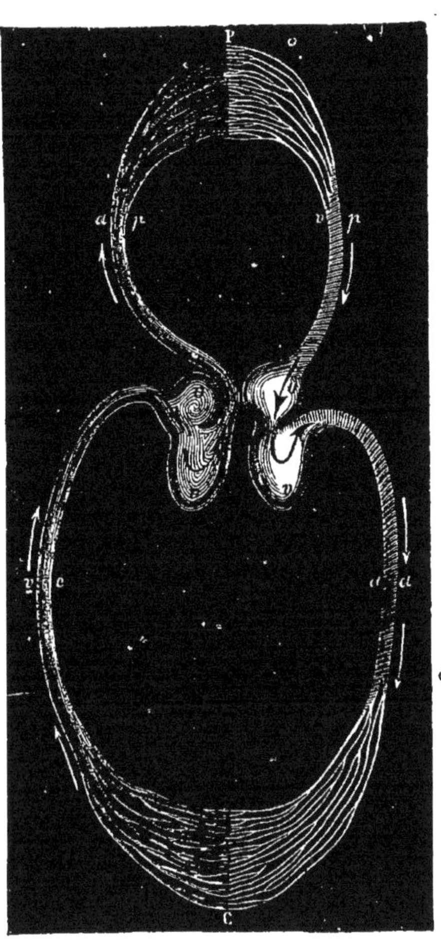

Fig. 76. — Schéma de l'appareil circulatoire *.

Circulation générale. — Le système de la *grande circulation* s'appelle aussi système de la *circulation générale.* C'est en effet par ses canaux que les tissus recevront le sang destiné à leur nutrition. Du ventricule gauche part un réservoir tubulaire appelé *artère aorte* qui se ramifie un très grand nombre de fois en forme d'arbre. On donne le nom général d'*artères* à toutes ces ramifications dont le calibre va en diminuant de plus en plus et dont les dernières (les plus fines) s'enfoncent dans l'intimité de tous les tissus, à travers tous les organes.

Là, les artères se continuent par une série de tubes si fins et si déliés qu'on leur a donné le nom de *capillaires* (*capillus*, cheveu). Ceux-ci forment un réseau excessivement riche dans l'épaisseur de tous les organes. Les éléments anatomiques des tissus ne sont alors séparés du sang que par leur paroi qui est fort mince. Cette disposition est à un haut degré propre à assurer les échanges nutritifs entre sang et cellules du corps.

* *o, o,* oreillettes. — *v, v,* ventricules. — *a, a.* artères. — C, capillaires généraux. — *ve*, veines. — *ap*, artères pulmonaires. — P, capillaires pulmonaires. — *vp.* veines pulmonaires.

Les capillaires se réunissent les uns aux autres de façon à former des vaisseaux de plus en plus gros. Ce sont les *veines* qui, par leur réunion, forment des troncs de diamètre de plus en plus grand et finalement aboutissent à l'oreillette droite par deux gros troncs veineux : les *veines caves*.

Le sang contenu dans le ventricule gauche et dans les artères est de couleur rouge vermeil. A sa sortie des capillaires, dans les veines on constate qu'il a pris une teinte rouge plus foncée assez voisine du noir. Ce changement de coloration correspond à un changement de composition et de propriétés. Lors de son passage par les capillaires, en effet, le sang a cédé aux tissus les matériaux nutritifs qu'il contient, en particulier de l'oxygène, et à sa place a recueilli des substances de déchet, en particulier de l'acide carbonique. On donne le nom de *sang rouge* ou *sang artériel* au sang qui possède des qualités nutritives (oxygène), celui de *sang noir* ou *veineux* à celui qui les a perdues.

Les veines ramènent du sang noir à l'oreillette droite. Ce sang est incapable désormais de servir à la nutrition des tissus, si une disposition particulière de l'appareil circulatoire ne vient le débarrasser de l'acide carbonique qu'il contient et lui restituer l'oxygène qu'il a perdu. Tel est le rôle spécial du système de la *petite circulation*.

Circulation pulmonaire. — De l'oreillette droite le sang passe dans le ventricule droit. De ce ventricule part un système d'artères ramifiées comme celles du système de la grande circulation. Mais au lieu de se ramifier par tout le corps toutes se rendent aux *poumons*; aussi *circulation pulmonaire* est-il synonyme de *petite circulation*. Arrivées dans les poumons, les artères donnent naissance à un système de vaisseaux capillaires disposés en réseau sous l'épithélium qui revêt la cavité interne de ces poumons. Grâce à cette disposition des échanges gazeux peuvent s'établir entre le sang et l'air contenu dans les poumons ; le sang noir se transforme en sang rouge. Celui-ci est ramené par le système des veines pulmonaires jusqu'à l'oreillette gauche d'où il passe dans le ventricule gauche. Le voilà revenu à son point de départ et prêt à accomplir de nouveau le même trajet. La circulation du sang dans le corps est très rapide. On a calculé qu'il fallait environ au sang une demi-minute pour parcourir tout l'appareil circulatoire et revenir à son point de départ.

Sang artériel et sang veineux. — Qu'il s'agisse de la circulation générale ou de la circulation pulmonaire, on voit que les vaisseaux se distinguent toujours en trois catégories : les *artères* qui partent du cœur (ventricules), les *veines* qui y reviennent (oreillettes) et les *capillaires* qui font communiquer les artères et les veines entre elles.

Le cœur *gauche* est dit aussi cœur *artériel*, car il contient du sang *rouge* ou *artériel*. Le cœur *droit* qui contient du sang *noir* ou *veineux* porte aussi le nom de cœur veineux.

Remarquons que si dans le système de la *circulation générale* les artères contiennent du sang artériel (rouge) et les veines du sang veineux (noir), il n'en est plus de même dans le système de la *circulation pulmonaire* où les artères conduisent du sang veineux et les veines du sang artériel. Il y a là un emploi de termes qui peut prêter à la confusion. Cette confusion tient à ce que les *artères* et les *veines* sont définies par leurs rapports avec le cœur *quelle que soit la nature du sang qu'elles contiennent*. Les *artères* sont des vaisseaux *qui s'éloignent du cœur* (ventricules), les *veines* sont des vaisseaux *qui y reviennent*. Or, les mots de sang artériel et sang veineux ont tout d'abord été employés pour désigner le sang rouge et le sang noir, alors qu'on ne soupçonnait pas la circulation pulmonaire. Ces termes, exacts dans un tel état de la science, cessèrent de l'être lorsqu'un peu plus tard on eut acquis la notion de la petite circulation. Néanmoins, on a continué à se servir de ces expressions entrées dans le langage courant, malgré la confusion qu'elles sont susceptibles de produire.

Historique. — Les anciens, en effet, n'avaient que des notions fausses ou incomplètes sur la circulation. Aristote (1), Hippocrate (2), etc., constatant que sur le cadavre les veines seules contiennent du sang alors que les artères en sont vides, attribuaient à ces dernières la propriété de conduire l'air à travers le corps pour le rafraîchir. Galien (3) reconnut que les artères contiennent du sang, mais il faisait du foie l'organe formateur du sang; parti du foie, le sang se répandait par les veines dans tout le corps. Une portion du sang arrivait au cœur, et y filtrant à travers la cloison interventriculaire, y acquérait des propriétés nouvelles pour circuler dans les artères sous le nom d'*esprits vitaux*.

(1) *Aristote*, né à Stagyre (Macédoine) l'an 384 av. J.-C., mort en 322. Le plus vaste génie de l'antiquité. Il étudia la philosophie et les diverses sciences qui à cette époque s'y rattachaient intimement, en particulier les sciences naturelles. On doit le regarder comme le créateur de la zoologie. L'amitié d'Alexandre le Grand, dont il avait été le maître à la cour de Philippe de Macédoine, lui permit de se procurer de nombreux échantillons d'étude provenant de divers pays. Ses observations et les résultats des dissections d'animaux appartenant à tous les groupes zoologiques furent réunis par lui dans son *Histoire des animaux*, qui apparaît encore aujourd'hui comme un chef-d'œuvre de méthode.

(2) *Hippocrate* (460-380 av. J.-C.), célèbre médecin grec.

(3) *Galien* (131-200 ap. J.-C.), célèbre médecin grec. Pendant longtemps ses idées et celles d'Hippocrate firent autorité dans l'étude de l'anatomie et de la physiologie. Ce n'est qu'à l'époque de la Renaissance qu'on cessa de considérer les anciens comme infaillibles et que l'esprit du libre examen reprit ses droits.

En 1553, Michel Servet (1) indiqua pour la première fois la *circulation pulmonaire*, dont la découverte doit être attribuée à *Colombo* (2), qui publia ses recherches à ce sujet en 1559. Fabrice d'Aquapendente (3), en 1576, montra que les veines contiennent des valvules empêchant le sang de s'éloigner du cœur par ces vaisseaux et s'opposant donc à la circulation telle que la voulait Galien. Enfin Harvey (4) (1615-1628) démontra la circulation telle que nous la connaissons aujourd'hui ; c'est-à-dire comme formée d'un double système correspondant au double cœur (droit et gauche) : la circulation pulmonaire et la circulation générale. Ce n'est toutefois qu'en 1661 que Malpighi (5), au moyen du microscope, fit voir la communication des artères aux veines par les capillaires dont Harvey avait seulement supposé l'existence.

II. Sang.

Définition. — Le sang est un liquide qui, circulant dans l'organisme de la périphérie au centre et du centre à la périphérie, transporte dans l'économie les éléments absorbés par certaines cellules de la surface et entraîne les déchets de l'organisme en général vers d'autres cellules de la surface chargées de les rejeter à l'extérieur. Dans ce continuel commerce d'échange, il est impossible qu'il y ait, à chaque instant, compensation parfaite, de sorte que le sang n'a pas une composition fixe, normale, typique, et qu'on peut même, à un moment donné, distinguer plusieurs espèces de sang, notamment le *sang artériel* et le *sang veineux*.

Le sang est d'une couleur rouge vermeil (sang artériel) ou

(1) *Servet* (Michel), né en Espagne en 1509. Exerça la médecine en France. Protestant comme Calvin, il soutint contre ce dernier une ardente polémique sur divers points de théologie, en particulier sur le mystère de la Sainte Trinité. Calvin le fit saisir, juger et brûler vif à Genève comme hérétique (1553). C'est dans un livre de théologie paru l'année de sa mort et brûlé avec lui que Servet en passant indiquait la circulation pulmonaire. Il avait été d'ailleurs l'élève de Colombo.

(2) *Colombo*, célèbre anatomiste qui professait à l'Université de Padoue, où il fut l'élève et le successeur de Vésale. — André Vésale, né à Bruxelles en 1514, étudia en France (Montpellier, Paris), puis vint à Padoue professer l'anatomie. Son œuvre, publiée en 1544, fut illustrée par le Titien. Mort en 1564.

(3) *Fabrice d'Aquapendente*, élève d'André Vésale. Professa à l'Université de Padoue, où il fut le maître de Guillaume Harvey.

(4) *Harvey* (Guillaume), né à Folkestone, en Angleterre, en 1578, étudia successivement en Angleterre, en France, en Italie, où il suivit pendant cinq ans les leçons de Fabrice d'Aquapendente. Il devint le médecin du roi Charles Ier d'Angleterre et se livra à des expériences de physiologie sur des animaux vivants en opérant sur les biches et les daims des parcs royaux. Ses expériences durèrent de 1615 à 1628, où il publia son grand ouvrage : *De motu cordis et sanguinis circulatione*, édité à Francfort. La théorie de la circulation du sang y était démontrée et expliquée telle qu'on l'explique encore aujourd'hui. Ces idées eurent un grand retentissement mais ne furent pas acceptées sans lutte dans le monde savant. (Le bruit de cette lutte a son écho dans le *Malade imaginaire*, de Molière.)

(5) *Malpighi* (Marcello) (1628-1694), né à Bologne. Professa l'anatomie à Bologne puis à Pise. Il appliqua un des premiers le microscope à l'étude de la structure intime des tissus.

rouge pourpre (sang veineux ou sang noir). La densité est de 1045 à 1075. Sa réaction est *toujours alcaline* chez tous les animaux. Sa saveur est légèrement salée. Il a une odeur propre, peu prononcée et différente selon les espèces animales.

Quantité de sang. — L'évaluation de la masse totale du sang paraît, au premier abord, facile à réaliser, mais présente de grandes difficultés pratiques. On admet généralement aujourd'hui que l'organisme humain renferme en moyenne 5 à 6 litres de sang.

Pour évaluer cette masse liquide on a essayé de *saigner un animal à blanc :* mais il reste toujours dans les vaisseaux une quantité de sang difficile à apprécier. Un moyen plus simple et plus ingénieux consiste *à calculer la quantité de sang d'après la dilution que lui fait subir l'injection d'une quantité d'eau déterminée*, étant connue la proportion de solide et de liquide qu'il contenait d'abord. Supposons, pour fixer les termes, qu'on ait constaté que le sang d'un animal contient, à un moment donné, 4 parties de liquide pour 1 de solide, proportion obtenue par l'analyse d'une première saignée. Aussitôt on introduit dans le système vasculaire une quantité d'eau égale à celle du sang qu'on avait retiré, puis on pratique une deuxième saignée, qui naturellement donnera un liquide sanguin plus dilué que celui obtenu par la première. Si, par exemple, la première saignée était de 100 grammes, et qu'après avoir injecté 100 grammes d'eau, la deuxième saignée amène du sang deux fois plus aqueux, il sera facile, par une simple proportion, de calculer le sang que contenait primitivement l'animal.

Il y a encore bien des objections à faire à cette méthode, vu les échanges rapides qui se produisent, dans le court espace de temps qui sépare les deux saignées, entre le sang et les tissus qu'il baigne : en effet, immédiatement après une saignée, la masse du sang tend à se reconstituer aussitôt, en empruntant aux tissus ambiants leurs parties liquides.

Un ingénieux procédé analogue au précédent est basé sur la propriété que possède l'oxyde de carbone de former avec l'*hémoglobine*, principe colorant du sang, une combinaison très fixe. On fait alors respirer à un animal une certaine quantité de gaz contenant des proportions d'oxyde de carbone bien déterminées. Au bout d'un quart d'heure, par exemple, on constate quel est le volume d'oxyde de carbone fixé par une quantité donnée de sang : ces deux volumes étant connus, il suffit d'un simple calcul de proportion pour obtenir le volume du sang total. Cette méthode est d'autant plus précise qu'on peut s'assurer directement que dans du sang pris dans n'importe quel endroit du torrent circulatoire, le même volume de sang absorbe le même volume d'oxyde de carbone ; et que, après avoir déterminé le volume normal de sang, si l'on soustrait par hémorragie une quantité mesurée, on trouve un volume de sang moindre, et la différence est égale au volume enlevé par hémorragie.

Du reste, la *masse du sang* est très variable selon les circonstances ; l'état de jeûne ou d'absorption digestive est ce qui influe le plus sur cette quantité, et dans ces cas il peut y avoir des *variations* assez importantes.

Composition du sang. — Le sang se compose d'une partie solide, les *globules*, et d'une partie liquide, le *plasma*. Ces deux parties sont en quantité à peu près égale, de telle sorte que l'on peut considérer le sang comme une certaine masse de globules en suspension dans une masse égale de plasma.

Cette proportion est d'ailleurs assez variable. Après une saignée abondante, le sang tend à recouvrer sa masse primitive en empruntant leurs liquides aux tissus voisins. C'est donc le plasma qui augmente et la masse des globules ne se reconstitue que lentement.

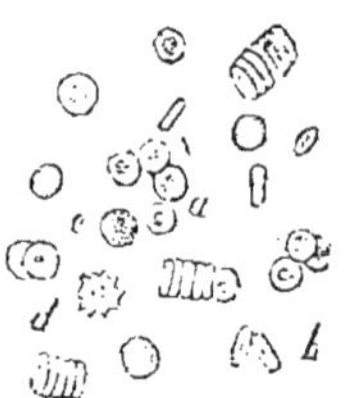

Fig. 77. — Globules sanguins de l'homme *.

Il y a deux espèces de globules sanguins : les blancs et les rouges (fig. 77).

Globules blancs. — Les *globules blancs* ou *leucocytes* (λευκός, blanc ; κύτος, cellule) sont plus gros que les rouges (8 à 9 μ) mais bien moins nombreux : on trouve, en effet, dans le sang 1 globule blanc pour 300 rouges en général.

Dans certaines maladies, la quantité de globules blancs peut augmenter dans le sang où ils peuvent arriver à former jusqu'au tiers de la masse globulaire du sang. Celui-ci paraît alors lie de vin ou même analogue à du pus sanguinolent (leucémie ou leucocythémie). Dans l'état normal, ils augmentent d'ailleurs après les repas, diminuent au contraire par l'abstinence.

Les leucocytes sont de forme sphérique et contiennent en leur centre un noyau parfois double ou multiple. Ils sont susceptibles de se déformer, en émettant des pseudopodes ; en un mot ils présentent des mouvements *amiboïdes* (Voir p. 19). Cette propriété en fait un élément migrateur qui se déplace dans l'organisme. Il n'est d'ailleurs pas caractéristique du tissu sanguin et se trouve dans un grand nombre de tissus conjonctifs.

Le rôle de ces globules blancs dans le sang semble être de donner naissance aux globules rouges en se transformant.

Globules rouges. — Les globules rouges ou hématies (αἷμα, ατος, sang) sont très nombreux dans le sang. On a calculé qu'il y en a 5 trillions par litre de sang, ce qui porte à 25 trillions leur masse totale. Le nombre peut diminuer : il se produit alors la maladie connue sous le nom d'*anémie* (α privatif ; αἷμα, sang). L'anémie commence lorsque le sang contient moins de 4 millions de globules par millimètre cube.

* *a*, globules rouges vus de face. — *b*, vus de profil. — *c*, globule blanc.

La *découverte* des globules du sang appartient à Swammerdam (1) (sur la grenouille), à Malpighi (2) (sur le hérisson). C'est Leuwenhoek (3) qui les a vus le premier chez l'homme (1773). Cette découverte ne fit pas grand bruit, et au commencement de ce siècle, Magendie lui-même ne croyait pas à leur existence, pensant qu'on avait pris de petites bulles d'air pour des globules. En 1835, Giacomini, de Pise, niait encore la présence de globules dans le sang.

Pour arriver à une *numération* exacte des globules rouges du sang, on calcule le nombre qu'en renferme 1 millimètre cube. Un procédé usité à cet effet consiste à diluer une quantité déterminée de sang dans une quantité également déterminée d'eau distillée et à recueillir une portion du mélange dans un tube capillaire, puis à compter à l'aide d'un micromètre gradué, sous le microscope, le contenu d'une portion de ce tube.

Les globules rouges ont la forme de petits disques circulaires excavés sur leurs deux faces et épais sur leurs bords (fig. 77,*b*). On peut donc les comparer à une lentille biconcave. Ils sont très petits, leur diamètre est de 6 à 7μ (1/150 de millimètre) et leur épaisseur environ 2 μ.

Les globules rouges n'ont pas de noyau chez l'homme. Cependant on trouve un noyau dans les globules de l'embryon, mais il disparaît dans le cours du développement. Ce noyau se retrouve d'ailleurs dans les globules sanguins des vertébrés inférieurs. Si l'on compare en effet à ceux de l'homme les hématies des vertébrés on trouve que les globules sanguins des *mammifères adultes* ressemblent à ceux de l'homme comme forme, mais en diffèrent comme dimensions ; ceux du cochon d'Inde, de la chèvre, du mouton, du cheval, du lapin sont plus petits ; ceux du chien, à peu près égaux ; ceux de l'éléphant, beaucoup plus volumineux (9 μ). Seuls parmi les mammifères, les *camélides* (chameau et lama) présentent des globules elliptiques et toujours, du reste, sans noyau. Les oiseaux présentent des globules plus gros que ceux des mammifères, elliptiques, biconvexes, avec des traces de noyau. Les globules des *reptiles* et des *amphibies* (fig. 54) sont volumineux, elliptiques, biconvexes, avec un noyau très visible ; il en est de même pour la généralité des poissons. Pour donner une idée des différences de dimensions, il nous suffira de citer le chiffre suivant : les

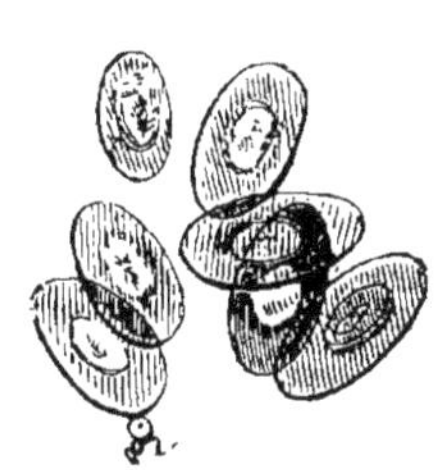

Fig. 78. — Globules rouges de la grenouille.

(1) *Swammerdam* (Jean) (1637-1680), médecin et naturaliste d'Amsterdam.

(2) *Malpighi* (Marcello) (1628-1696), naturaliste italien.

(3) *Leuwenhoek* (1638-1723), né à Delft, naturaliste hollandais. Célèbre ainsi que les deux précédents par l'habileté et l'activité avec lesquelles il employa le microscope à l'étude des sciences naturelles.

globules rouges de l'homme mesurent 1/150 (7 μ) de millimètre, ceux du protée 1/12 (80 μ).

Un globule rouge présente la constitution intime suivante : il est formé de deux substances, un stroma ou *globuline* renfermant une matière colorante dite *hémoglobine*.

Globuline. — La globuline est une matière albuminoïde particulière qui forme un stroma, c'est-à-dire un feutrage très épais dans l'intérieur duquel se trouve l'*hémoglobine*. Celle-ci est d'ailleurs bien plus importante que la globuline qui ne sert que de support et est à l'hémoglobine, dans la constitution du globule, comme 1 est à 13.

Hémoglobine. — L'hémoglobine ou *hémato-cristalline* (ou *hématine*) est une matière albuminoïde cristallisable, chez l'homme et chez certains animaux seulement (rat, chien, cochon d'Inde). On se procure l'hémoglobine cristallisée en ajoutant quelques gouttes d'éther à une petite quantité de sang contenue dans une éprouvette. L'éther détruit les globules et met l'hémoglobine en liberté. Celle-ci, d'abord dissoute dans l'éther, cristallise ensuite, par suite de l'évaporation de ce liquide. Les *cristaux* d'hémoglobine sont rhomboédriques chez l'homme, tétraédriques chez le cochon d'Inde, hexaédriques chez l'écureuil (fig. 79). Indépendamment des parties élémentaires qu'elle renferme, l'hémoglobine contient 0,43 p.100 de fer. Cette présence du fer explique l'emploi de ce métal comme remède chez les sujets dont le sang est pauvre en globules (anémiques), et qui ont besoin d'en reconstituer.

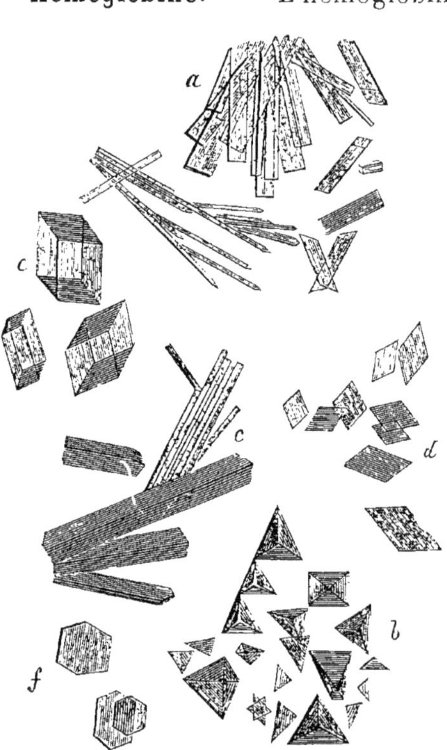

Fig. 79. — Cristaux d'hémoglobine *.

L'hémoglobine doit être regardée comme la partie fondamentale du globule rouge. C'est grâce à elle, en effet, que celui-ci

* *a* et *b*, de l'homme. — *c*, du chat. — *d*, du cochon d'Inde. — *e*, du hamster. — *f*, de l'écureuil.

est susceptible d'absorber au contact de la muqueuse pulmonaire l'oxygène qu'il doit conduire dans l'intimité des tissus jusqu'au contact des éléments anatomiques. L'hémoglobine forme avec l'oxygène un composé défini oxygéné, appelé *oxyhémoglobine*. 100 grammes d'hémoglobine peuvent absorber 130 centimètres cubes d'oxygène. La respiration des tissus comme l'action chimique des agents réducteurs peuvent réduire cet oxyde. Il y a donc lieu de considérer deux variétés d'hémoglobine : l'*oxyhémoglobine* et l'*hémoglobine réduite*, caractéristiques la première du sang artériel, la seconde du sang veineux.

Lorsqu'on regarde à travers un prisme une solution de sang artériel très étendue, éclairée par la lumière solaire ou par la flamme d'une lampe, c'est-à-dire lorsqu'on examine ce sang au *spectroscope* (fig. 80), au lieu

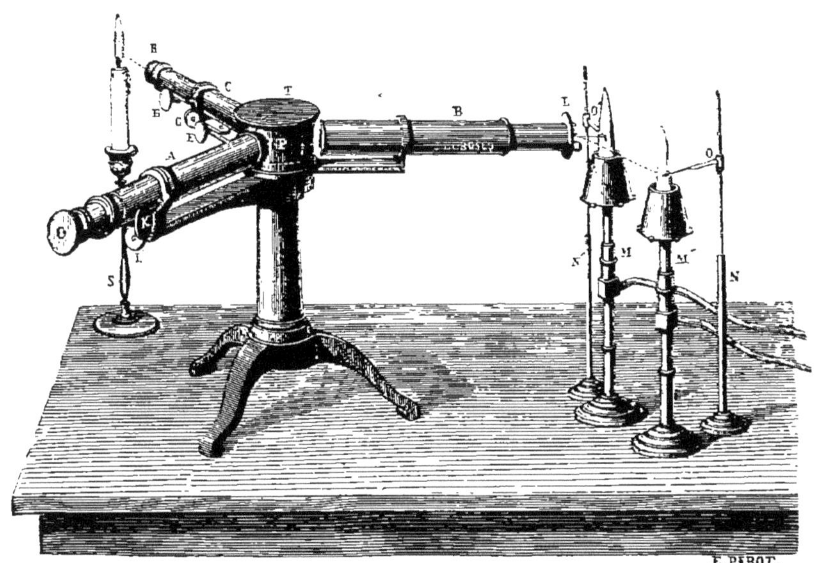

Fig. 80. — Spectroscope.

d'observer le spectre lumineux ordinaire (fig. 81, A), on voit ce spectre interrompu par de larges bandes obscures (fig. 81, B). C'est ce que l'on appelle le *spectre d'absorption du sang* : il est caractérisé essentiellement par deux bandes obscures dans la partie jaune verte (B, fig. 81) et de plus par l'extinction à peu près complète de tous les rayons les plus réfrangibles à partir du bleu ou de l'indigo (C, fig. 81).

Si l'on observe au contraire du sang veineux ou bien une solution d'hémoglobine réduite par un agent réducteur quelconque, on obtient un spectre différent. L'intervalle qui sépare les deux bandes est obscurci, c'est-à-dire que les deux bandes noires se fondent en une seule, dite *bande* ou *raie de réduction*. En même temps l'ombre qui recouvrait la partie la plus réfrangible du spectre a reculé vers le violet, de sorte qu'il y a transparence pour les rayons bleus. L'oxyhémoglobine et l'hémoglobine réduite sont donc caractérisées chacune par un spectre différent d'autant plus que, malgré de nombreux essais, on n'a pu trouver de matière colorante dont le spectre pût être confondu avec celui du sang ni surtout qui pût donner par les agents réducteurs quelque chose de comparable à la raie de réduction.

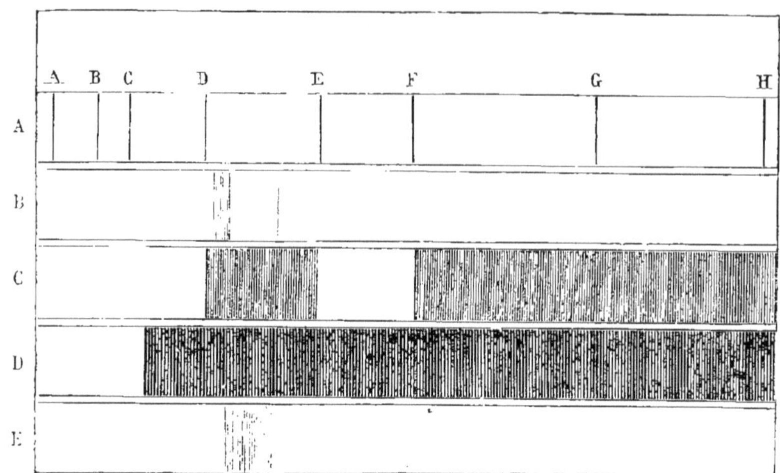

Fig. 81. — Absorption de certaines régions du spectre par des dissolutions sanguines *.

Si l'on traite par l'eau des taches de sang même très anciennes, laissées sur du bois, du fer, du linge, etc., on obtient encore les bandes caractéristiques au moyen du spectroscope. C'est ainsi qu'on a pu très nettement constater la présence du sang sur une ancienne planche de table de dissection qui était restée sans usage depuis trois ans dans un endroit humide, et sur un vieux crochet rouillé de boucherie qui ne servait plus depuis longtemps. On conçoit l'utilité de ce fait en médecine légale pour la détermination de la nature de certaines taches que l'on suppose dues à du sang.

L'oxyde de carbone se combine avec l'hémoglobine du sang pour donner un composé défini très stable qui ne se détruit pas par l'action des agents réducteurs. L'absorption d'oxyde de carbone par le sang altère donc l'hémoglobine du globule rouge qui par suite cesse de jouer le rôle de véhicule de l'oxygène à travers l'organisme. Il y a asphyxie par altération du globule.

Si l'on observe au spectroscope du sang oxycarboné, on obtient un spectre très analogue à celui du sang oxygéné, si ce n'est que les deux bandes noires sont un peu déplacées vers la droite. Mais ce que ce spectre a de caractéristique, c'est qu'il ne subit aucun changement par l'action des agents réducteurs. Il est facile de comprendre l'intérêt de ces recherches et leur application, par exemple, à l'analyse du sang d'une personne asphyxiée par les vapeurs du charbon.

* A, raies du spectre solaire. — B, spectre d'absorption du sang artériel. — C, le même avec une dissolution plus concentrée. — D, dissolution plus concentrée encore. — E, spectre du sang veineux.

Rôle physiologique des globules. — Grâce à la présence de l'hémoglobine qu'il contient, le globule rouge a donc pour rôle essentiel de se charger d'oxygène et de le distribuer ensuite aux tissus. Nous allons voir bientôt que l'acide carbonique rendu par les éléments anatomiques en échange de l'oxygène est recueilli non par le globule mais par le plasma sanguin.

Lorsque la mort survient après une abondante hémorragie (αἷμα, sang; ῥήγνυμι, rompre), c'est uniquement parce que l'organisme ayant perdu une grande quantité de sang et par conséquent de globules, l'oxygène n'est plus distribué en quantité suffisante aux éléments anatomiques. Pour prévenir la mort, on peut remplacer le sang perdu par une nouvelle quantité de liquide sanguin emprunté à un autre individu. C'est en cela que consiste la *transfusion du sang*, qui consiste donc uniquement en un *nouvel* apport de *globules sanguins*. Ainsi cette opération ne répond ni aux espérances exagérées (rajeunissement, guérison de la folie, etc.) ni aux craintes démesurées (interdite par le Parlement en 1668) qu'elle a inspirées à son début. Aujourd'hui on compte par centaines les cas d'hémorragie où le malade exsangue a été rappelé à la vie par la transfusion du sang. L'application de la transfusion a été également employée avec succès dans des cas d'empoisonnement par l'oxyde de carbone, car on remplace alors les globules inutiles par des globules propres aux échanges nutritifs.

Les globules rouges sont donc ce qu'on pourrait appeler l'*organe du sang*. Quand ces globules sont en trop grande proportion, il y a alors une sorte de *pléthore*, la circulation est gênée et les congestions se font facilement; on trouve quelque chose d'analogue dans le choléra, mais par un mécanisme tout autre : la déperdition énorme des liquides par l'intestin rend le sang très épais; les globules s'agglutinent et le rendent *poisseux*. Dans toutes les maladies chroniques et dans la plupart des maladies aiguës, quand la diète dure longtemps, on observe une diminution notable dans l'organe du sang. Cette diminution est proportionnelle à la durée de la maladie. Dans l'anémie, dans la chlorose, elle atteint son maximum, et l'on a vu des cas de chlorose où les globules ne forment plus que le quart de la masse sanguine; il y a alors ce que l'on appelle *hydrémie* (ὕδωρ, eau; αἷμα, sang), vu l'augmentation de la partie aqueuse du sang.

Origine des globules rouges. — Les hématies semblent provenir de la transformation des globules blancs. A l'appui de cette opinion on peut citer comme preuves la constatation directe par un grand nombre d'observateurs des plus habiles, l'étude du sang dans la série animale qui montre toutes les transitions entre les deux espèces de globules et enfin ce fait que le nombre des leucocytes n'augmente pas dans le sang bien que certains organes du corps (rate, appareil lymphatique) en versent continuellement dans le torrent sanguin. Comme on ne connait aucune forme qui nous représente ces globules en voie de destruction, on est conduit à admettre qu'ils disparaissent en se transformant en globules rouges.

Certains auteurs toutefois attribuent aux globules rouges une origine autre que l'évolution des globules blancs. On a reconnu chez les vertébrés supérieurs, outre les hématies et les leucocytes, des éléments particuliers très petits, les *globulins*. Étudiés chez l'homme, ils se présentent avec une taille de 1 à 3 μ et sont très altérables : à peine sortis des vaisseaux, ils se déforment, présentent une surface épineuse, se fusionnent entre eux et se réduisent à des amas en forme de plaque à noyaux multiples. La nature de ces globulins n'est pas encore fixée. Pour les uns, ils sont dus à la simple décomposition d'éléments contenus dans le plasma (fibrine) ; pour les autres, ce serait l'origine des globules du sang qu'ils donneraient par évolution. Aussi appelle-t-on aussi ces globulins des *hématoblastes* (de βλαστάνω, engendrer).

Destruction des globules rouges. — Après avoir rempli leur rôle dans l'économie les globules se détruisent. En se détruisant ils donnent des produits de leur décomposition. Il est vrai qu'il n'y a guère dans le sang d'éléments qu'on puisse considérer comme les déchets du globule, mais il est des organes où il paraît se décomposer. Tel est le cas pour la rate et pour le foie.

Si on examine comparativement le sang qui entre dans la rate et celui qui en sort, on observe, d'après quelques auteurs, une diminution de moitié dans les globules, d'où il faudrait conclure que les globules disparaissent dans cet organe. L'étude de la rate elle-même y montre d'ailleurs beaucoup d'éléments qui paraissent de vieux globules sanguins.

Il en est de même pour le foie. Une preuve directe consiste à chercher le rapport des globules rouges aux globules blancs dans le sang de la veine porte et dans celui des veines hépatiques ; les recherches dans ce sens donnent pour résultat : 1 globule blanc sur 740 rouges dans la veine porte, et 1 globule blanc sur 170 globules rouges dans les veines sus-hépatiques ; cette différence ne peut tenir qu'à une production de globules blancs dans le foie, ou à une destruction de globules rouges.

La première hypothèse est tout à fait en dehors de ce que l'on connaît sur la physiologie du foie ; la seconde, au contraire, est parfaitement en rapport avec les fonctions biliaires de cet organe, puisque la matière colorante de la bile est identique à l'hématoïdine, l'un des dérivés de l'hématine du sang. Nous arrivons donc à conclure que le foie peut être regardé comme un des lieux où les *vieux* globules rouges se détruisent.

Cette conclusion semble au premier abord en contradiction avec ce fait que le même volume de sang contient plus de globules rouges dans la veine sus-hépatique (vaisseau de sortie du foie) que dans la veine porte (vaisseau d'entrée). Mais il ne faudrait pas en conclure à la formation des globules rouges dans le foie. La sécrétion de la bile a eu pour but de concentrer le sang en utilisant une grande quantité de ce sang. Il y a là une simple augmentation du rapport de la partie solide à la partie liquide du sang.

Plasma. — La partie liquide ou *plasma* du sang peut être considérée comme une solution d'albumine renfermant de plus quelques sels, des graisses, des matières extractives, des gaz. — Le plasma est un liquide relativement chargé d'albumine, car il en contient à peu près 1/10, proportion qui se rencontre assez rarement dans les autres liquides de l'économie. De cette albumine, une faible partie (2 à 3 grammes pour un litre de sang) est spontanément coagulable : c'est la *fibrine*. L'autre partie (70 à 75 grammes pour 1 litre de sang) est l'albumine proprement dite, qui ne se coagule que par la chaleur ou les réactifs.

Fibrine. — La *fibrine* est la cause ou, pour mieux dire, le produit de la *coagulation* du sang, c'est-à-dire de ce phénomène par lequel, dès sa sortie des vaisseaux, le liquide sanguin se solidifie en une masse qui présente l'aspect d'une gelée. C'est la fibrine seule qui se coagule dans ce cas et forme une espèce de réseau dans lequel sont emprisonnés les autres éléments du sang et notamment les globules. La figure 82 montre un réticulum fibrineux tel qu'on l'observe au microscope en laissant se coaguler une très mince couche de sang sur une lame de verre et en lavant la tache coagulée de manière à enlever les globules et à ne laisser que le réseau fibrineux. Quand le sang se coagule en masse, la fibrine forme une espèce de masse spongieuse qui contient dans ses mailles toutes les autres parties du sang : puis la coagulation se prononçant de plus en plus la partie liquide se trouve exprimée sous forme de *sérum*, liquide limpide ou un peu opalin qui contient l'albumine et les divers sels du plasma ; la masse coagulée et qui surnage forme le *caillot*.

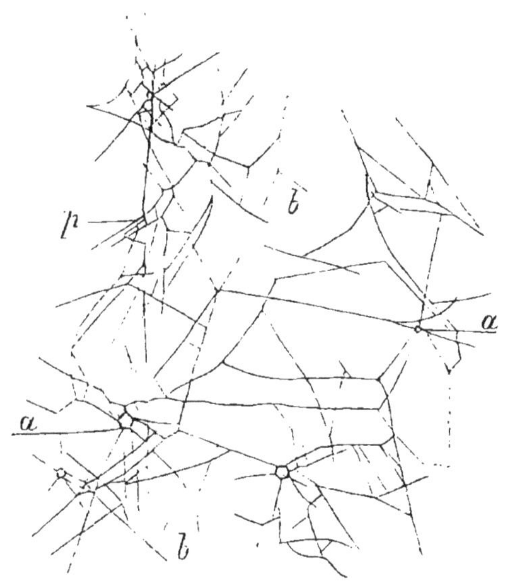

Fig. 82. — Réticulum fibrineux du sang de l'homme.

Le sang coagulé se compose donc comme le sang frais d'une partie solide et d'une partie liquide. Mais il n'y a pas concordance puisque le *caillot* est formé par de la *fibrine englobant les globules*, et le mot *sérum* ne doit pas être considéré comme synonyme de *plasma* puisque c'est du *plasma moins la fibrine*.

On ne connaît guère les causes de la coagulation. Tout au plus connaît-on les circonstances qui la favorisent et la retardent. Le froid la retarde ; le contact de l'air l'accélère. C'est à l'action de l'air qu'il faut attribuer la production rapide du caillot qui vient empêcher le sang de couler d'une coupure. Lorsque, avec un petit balai, on bat le sang qui vient de sortir des vaisseaux, on rend plus intime et plus étendu le contact de l'air et de la fibrine, d'où rapide coagulation de celle-ci, qui s'attache sous forme de filaments à l'instrument employé pour battre le sang.

Lorsque sur un animal vivant (cheval, bœuf) on enlève un segment artériel ou veineux plein de sang et qu'on le conserve à l'air, le sang ne s'y coagule pas, quelle que soit la capacité du segment. Après un temps variable en relation avec le volume du vaisseau et la masse du sang conservé, le segment sèche au point d'offrir la consistance de la corne. Si, à cet état, on reprend le sang ainsi transformé par la dessiccation et qu'on le désagrège dans l'eau, il s'y dissout, et cette solution est susceptible de se coaguler spontanément en masse. On en conclut que la coagulation du sang est causée par le contact des corps étrangers (parois du vase où il est reçu); cette influence coagulatrice du contact des corps étrangers est d'autant moins grande que, par leur structure physique, ces corps étrangers se rapprochent davantage de la structure physique du vaisseau.

Sérum. — Le liquide qui reste après la coagulation de la fibrine constitue le *sérum*. Ce sérum contient des substances albuminoïdes non spontanément coagulables dans une proportion considérable (70 à 75 grammes p. 100). A côté de ces matières albuminoïdes dont la principale a reçu le nom de *sérine*, s'en trouvent d'autres provenant de l'absorption intestinale : ce sont les *peptones*.

De l'absorption intestinale proviennent aussi des sucres (glycose). Ainsi trouve-t-on de la glycose dans le sang, mais en très petite quantité. La proportion quoique très faible (2 à 3 p. 100) est constante et dès que cette quantité se trouve dépassée, l'expulsion de la glycose se fait par les reins (diabète) de façon à rétablir la proportion normale. Nous verrons, en étudiant au chapitre des sécrétions les fonctions du foie, comment cette constance du sucre dans le sang, malgré l'irrégularité et l'intermittence des ingestions, se trouve réalisée.

Le sérum contient des matières grasses, plus dans le sang veineux que dans l'artériel, plus après l'absorption digestive qu'après l'abstinence. En général, le sérum contient de 2 à 4 p. 1000 de graisse, ce qui fait pour 1 litre de sang, moyenne 1,4.

Dans le sérum enfin nous trouvons encore : de la cholestérine, des acides gras volatils, et enfin de l'*urée* et de l'*acide urique*, produits excrémentitiels destinés à être rejetés et dont la rétention dans le sang amène les troubles les plus graves, ainsi que d'autres dérivés azotés tels que créatine, créatinine, xanthine, etc. Nous devons encore citer ici des *matières colorantes* provenant sans doute des globules et destinées à reparaître dans quelques sécrétions et particulièrement dans la bile.

Les *sels* contenus dans le sérum (et, par suite, dans le plasma) sont tout autres que ceux que nous avons signalés dans les globules. Le sérum renferme à peu près 6 à 8 p. 1000 de sels, dont la plus grande partie à bases alcalines. La base qui domine dans le sérum est la soude (chlorure de sodium 3 à 5 grammes p. 1000; carbonate de soude, 1 à 2 grammes p. 1000, etc.). Le sérum est très alcalin, et la nécessité de cette réaction se conçoit facilement si l'on songe à toutes les réductions qui doivent se faire dans ce liquide.

Gaz du sang. — Le sang ne contient pas seulement des solides et des liquides, il contient aussi des gaz. Considéré au point de vue de la respiration, le sang est une véritable solution gazeuse : 1° Nous avons déjà vu qu'une certaine quantité d'*oxygène* avait pour véhicule le globule rouge. Une moins forte proportion de ce même gaz est dissoute dans le plasma. 2° Quant à l'*acide carbonique*, il est tout entier contenu dans le sérum, partie à l'état de dissolution, partie combiné avec les carbonates alcalins qui passent ainsi à l'état de bicarbonates. L'étude complète des gaz du sang sera faite à propos de la respiration ; nous verrons ainsi que le sang est essentiellement le véhicule des gaz qui servent aux combustions intimes des tissus ou qui proviennent de ces combustions. Nous dirons seulement ici qu'en moyenne le sang contient en volume de 40 à 45 pour 100 de gaz qui se répartissent ainsi :

Sang artériel : oxygène = 16	acide carbonique = 28
Sang veineux : oxygène = 8	acide carbonique = 32

III. Mécanisme de la circulation.

Cônes vasculaires. — Le sang circule, avons-nous vu, dans un réservoir circulaire composé d'un cœur et de vaisseaux divisés eux-mêmes en artères, capillaires et veines. Proposons-nous de rechercher le mécanisme de la circulation du sang à travers ce système, c'est-à-dire en vertu de quel principe le sang se déplace le long de ces canaux.

Au point de vue mécanique, on peut faire abstraction de la forme ramifiée de l'arbre artériel (fig. 83, A), c'est-à-dire que, juxtaposant tous les troncs artériels (B), on peut faire abstraction de toutes les cloisons résultant de l'accolement des vaisseaux (C). Or, comme il est prouvé, tout au moins pour les branches terminales des artères, que quand un tronc vasculaire se divise, la somme des lumières des deux branches est toujours plus forte que la lumière du tronc primitif, en sorte que la capacité du système augmente à mesure qu'on s'éloigne du tronc aortique, en faisant l'opération schématique précédente, on obtiendra en somme une *figure conique pour le système artériel* (fig. 83, C). Ce cône sera évasé en pavillon, et cet évasement sera assez considérable vers les extrémités artérielles (base du cône), car l'élargissement du lit dans lequel circule le sang est très rapide à mesure qu'on approche des capillaires (fig. 84). Les mêmes principes étant appliqués au système veineux, *celui-ci pourra être figuré théoriquement par un cône opposé par sa base au cône aortique;* la base commune représentera le système capillaire: ce sera un très court cylindre compris entre deux cônes (fig. 84).

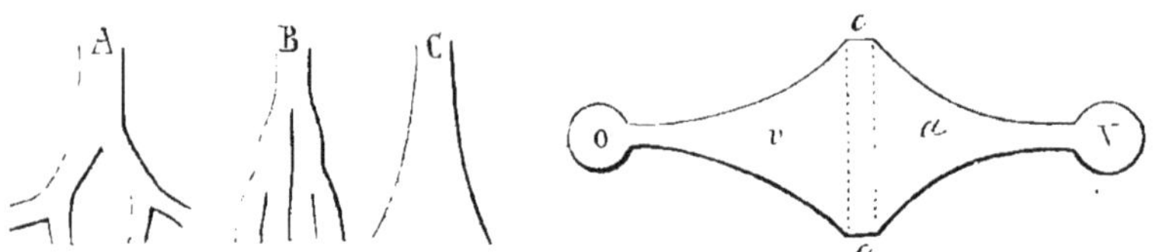

Fig. 83. — Schéma d'un cône vasculaire. Fig. 84. — Schéma d'un cône vasculaire *.

Pour ce qui est des rapports avec le cœur, nous savons déjà qu'au sommet du cône artériel se trouve un réservoir musculeux, le ventricule gauche, au sommet du cône veineux un réservoir analogue, l'oreillette droite. Cet ensemble constitue le système de la circulation générale, *la grande circulation*. A côté de ce double cône représentant la circulation générale, s'en place un autre représentant la circulation pulmonaire : comme pour le premier système, les deux extrémités du double cône aboutissent chacune à un réservoir musculeux : le ventricule droit d'une part, et l'oreillette gauche de l'autre.

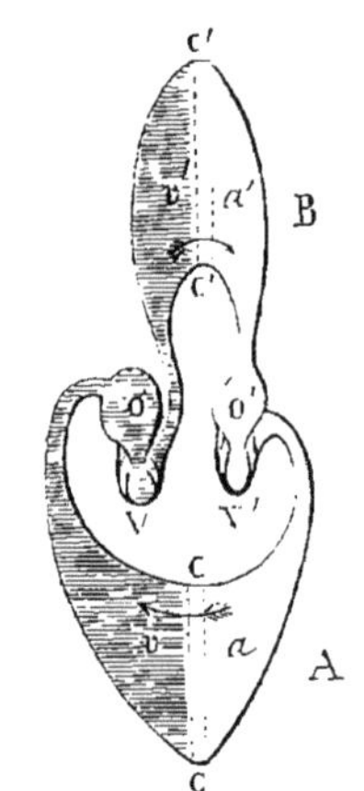

Fig. 85. — Schéma de la grande et de la petite circulation **.

En donnant à ces deux systèmes de cônes la forme courbe, de façon à pouvoir ramener leurs différents sommets au même point central, au cœur, tel qu'il est en réalité disposé, on pourra représenter graphiquement l'ensemble du système circulatoire sous la figure de deux cercles incomplets, se touchant par les deux extrémités où chacun d'eux est ouvert, de façon à former par leur opposition une sorte de 8 de chiffre (fig. 85).

* V, ventricule. — O, oreillette. — *a*, cône artériel. — *v*, cône veineux. — *c*, *c*, capillaires.

** A, grande circulation. — V', ventricule gauche. — *a*, cône artériel. — *c*, *c*, capillaires généraux. — *b*, cône veineux. — *o*, oreillette droite.

B, petite circulation. — V, ventricule droit. — *v'* cône artériel pulmonaire. — *c'*, *c'*, capillaires pulmonaires. — *a'*, cône veineux pulmonaire. — *o'*, oreillette gauche.

La figure 85 montre nettement que les quatre réservoirs musculeux, dont l'ensemble constitue le cœur, sont disposés de manière que le double cône pulmonaire soit en communication avec le double cône de la circulation générale.

Rôle du cœur. — Dans chacun des deux systèmes de vaisseaux le sang circule parce qu'à l'origine de ce système (origine de l'aorte ou de l'artère pulmonaire) se trouve un ventricule, susceptible de se contracter avec énergie et par conséquent destiné à y produire de fortes pressions, tandis qu'à l'autre extrémité les veines débouchent dans une oreillette qui, se laissant facilement distendre, a pour action de diminuer la pression ou tout au moins de laisser libre passage au sang qu'elle reçoit pour le transmettre au ventricule; c'est ce double antagonisme entre ces deux cavités du cœur qui produit la circulation.

En un mot le sang circule par suite de l'*inégalité de pression* dans les différentes parties du conduit vasculaire; et le cœur a pour but de maintenir cette inégalité de pression qui, des artères où la pression est forte, fait passer le sang dans les veines où elle est de plus en plus faible. Il y a donc dans l'appareil hydrostatique formé par les deux cônes (artériel et veineux) un défaut d'équilibre qui fait naître un courant du côté de la pression la plus faible.

Pressions. — Le ventricule lance à chaque contraction 135 à 180 grammes de sang dans le système du cône artériel, ce qui a pour effet d'y maintenir une pression qui s'élève à 1/4 ou 1/5 d'atmosphère (environ 180 millimètres de mercure). Au contraire, l'oreillette, placée au sommet du cône veineux, a pour effet, par son relâchement, de diminuer la pression, de la rendre nulle à l'extrémité de ce cône. Il en résulte donc une diminution graduelle de pression dans l'intérieur de l'appareil hydrostatique formé par les deux cônes, diminution de pression qui fait circuler le sang depuis le ventricule gauche jusque dans l'oreillette droite; en d'autres termes, le défaut d'équilibre fait naître un courant du côté de la pression la plus faible.

La *pression* du sang dans un point quelconque de l'appareil circulatoire est donc en raison de la distance (mesurée sur le trajet vasculaire) à laquelle ce point est placé du sommet ventriculaire et du sommet auriculaire du double cône circulatoire. Au niveau du sommet ventriculaire, c'est-à-dire dans l'aorte, la pression est à son maximum (1/4 ou 25/100 d'atmosphère; au sommet auriculaire, c'est-à-dire dans les veines caves, elle peut être regardée comme à peu près égale à 0 (ou 1/100 d'atmosphère). Dans les capillaires placés à une distance moyenne de ces deux extrémités, elle sera donc de 12/100. Dans un point quelconque des artères elle sera représentée par un nombre intermédiaire entre 25/100 et 12/100, selon la position du point considéré; de même dans un point du cône veineux, par un nombre semblablement intermédiaire entre 12/100 et 1/100. Aussi quand on ouvre un point quelconque du système artériel, et surtout près de son origine, on a un jet de sang qui s'élève très haut (jusqu'à 2 mètres), tandis que d'une ouverture faite sur les veines, le sang sort en bavant, à moins qu'on ne change artificiellement les conditions de pression, comme, par exemple, en plaçant une ligature sur les veines (comme lorsqu'on comprime les veines pour pratiquer la saignée du bras).

Ces différences dans la pression latérale qu'exerce le sang contre les parois le long desquelles il passe peuvent encore mieux s'apprécier en faisant communiquer différents points du système circulatoire avec des appareils manométriques, qui, pour ce cas spécial, prennent le nom d'*hémodynamomètres* (fig. 86).

Les résultats obtenus par l'emploi de ces appareils justifient les considérations théoriques qui précèdent. C'est ainsi, par exemple, qu'on a trouvé chez le chien dans les grosses artères voisines du cœur, comme celle du cou, par exemple (carotide), une pression de 1/4 d'atmosphère; pour les artères plus éloignées, comme celle du bras (humérale), 1/16, et ainsi de suite. Dans les veines, au contraire, on trouve des pressions très faibles.

On n'a pu mesurer directement la pression dans les capillaires; nous savons par le raisonnement qu'elle doit être de 12/100 d'atmosphère. Cependant le sang ne sort pas par jet dans les hémorragies capillaires : c'est qu'ici la marche du sang est très retardée par les frottements considérables que

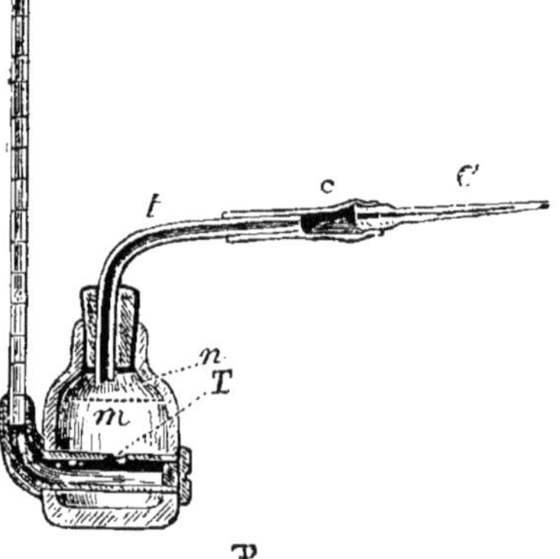
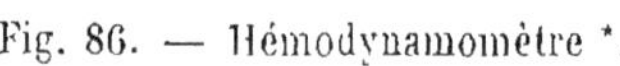

Fig. 86. — Hémodynamomètre *.

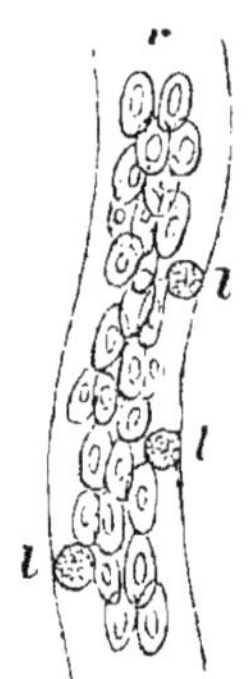

Fig. 87. — Vaisseau capillaire de la membrane natatoire d'une grenouille.

ce liquide éprouve contre les parois de ces petits tubes; en effet, si on examine au microscope la circulation dans les capillaires, on voit que toute la partie périphérique du liquide en mouvement adhère à la paroi et se meut très peu (*couche inerte*), et que la colonne centrale seule se

* Cet instrument se compose d'un flacon en verre épais et solide. En T, se trouve un tube avec une ouverture; l'autre extrémité du tube sort du flacon et se courbe en haut de manière à recevoir en *n'* un tube en verre (T) gradué : le fond du flacon et le commencement du tube gradué sont remplis de mercure.

Par sa partie supérieure le flacon est fermé par un bouchon contenan un tube *t*, qui se continue avec un tube en métal *c*, destiné à entrer dans le vaisseau dans lequel on veut mesurer la pression.

Quand l'instrument est en action, toute la portion supérieure de l'appareil *Cct* est remplie d'une solution de carbonate de soude pour empêcher la coagulation du sang. La pression exercée par le sang sur la surface du mercure se communique par l'ouverture T au mercure du tube gradué, et l'on mesure ainsi la tension du sang.

meut, entraînant avec elle les éléments globulaires du sang et surtout les globules rouges (fig. 87).

Vitesse. — La vitesse et la pression du sang en un point donné ne sont nullement en raison directe l'une de l'autre : nous avons vu qu'en arrêtant la marche du sang dans une veine, on augmente la pression. Si la pression en un point donné dépend de la distance à laquelle ce point est situé des deux extrémités du double cône circulatoire, la vitesse, au contraire, dépend de la largeur, de la forme de la portion des cônes circulatoires à laquelle appartient ce point. En d'autres termes, et cela est facile à concevoir, le mouvement du sang est d'autant plus rapide que la portion du canal considérée présente une moindre lumière. Il est bien évident que nous parlons toujours de l'ensemble des canaux réunis sous la forme de double cône. Ainsi là où l'appareil circulatoire est très large (bases des cônes, région des capillaires), le sang doit circuler lentement; absolument de même que le courant d'une rivière se ralentit beaucoup là où cette rivière s'élargit, par exemple, en un lac ; les *capillaires forment donc le lac du torrent sanguin.* Au contraire, la vitesse doit avoir son maximum vers les orifices étroits d'écoulement, c'est-à-dire vers le sommet des cônes, dans l'aorte et dans les veines caves.

Ces déductions ont été vérifiées par l'expérience directe. Pour les capillaires, on mesure cette vitesse par l'examen microscopique des petits vaisseaux de la grenouille, par exemple, ou bien encore en examinant à l'ophtalmoscope les capillaires rétiniens de l'homme, capillaires dans lesquels on peut parfaitement suivre les globules sanguins et apprécier le temps qui leur est nécessaire pour parcourir une distance déterminée; on s'est ainsi assuré que la vitesse dans les capillaires n'est que de 1/2 à 1 millimètre par seconde : 0,75 de millimètre dans les capillaires de la rétine de l'homme; 0,58 de millimètre dans les capillaires de la queue du têtard. Cette vitesse est très peu considérable par rapport à celle que nous constaterons dans les gros vaisseaux : c'est qu'ici il faut tenir compte non seulement de ce fait que le système capillaire, pris dans son ensemble, représente le *lac du torrent sanguin*, mais encore de ce que ce lac est subdivisé en une masse de réseaux très fins, où le frottement fait perdre au liquide une grande partie de sa force d'impulsion.

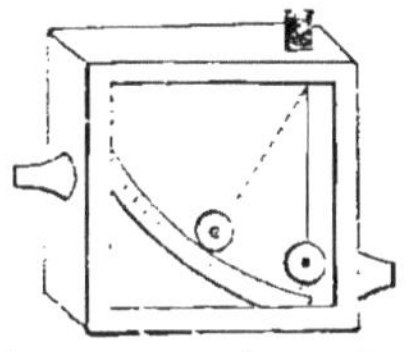

Fig. 88. — Hémotachomètre.

Pour évaluer la vitesse du sang dans les gros vaisseaux, on a recours à des appareils particuliers : par exemple, un appareil ingénieux, nommé *hémotachomètre*, consiste en une petite boîte transparente (fig. 88) que l'on substitue à une partie d'artère; dans cette boîte flotte un pendule que le courant dévie d'autant plus qu'il est plus rapide; on peut, d'après le degré de la déviation, calculer la vitesse du sang.

On peut encore se demander, considérant la circulation dans son ensemble, quelle est la vitesse générale, après avoir vu la vitesse du sang en des points déterminés. En un mot, combien faut-il de temps à un globule sanguin pour aller du ventricule gauche à l'oreillette droite? En moyenne, chaque contraction du cœur lance dans l'aorte 180 grammes de sang. Comme la masse totale du sang s'élève seulement à 5 kilogrammes, il en résulte qu'il faut 25 à 30 pulsations cardiaques pour que tout le sang passe par l'organe central, de sorte qu'il faut un peu plus de trente secondes pour qu'un globule parti du cœur y soit revenu. Ce résultat donné par le calcul ne peut être que très général et très approximatif : ainsi le sang qui va au membre inférieur a un trajet bien plus long à parcourir que celui qui passe dans les artères et veines cardiaques; le temps du voyage complet (aller et retour) d'un globule sanguin doit donc varier selon les régions où il est lancé; mais en tout cas, la circulation générale doit être très rapide.

IV. Cœur.

Forme et situation. — Le cœur est un organe de forme sensiblement conique suspendu la pointe en bas dans la cavité thoracique entre les deux poumons. Son volume est approxi-

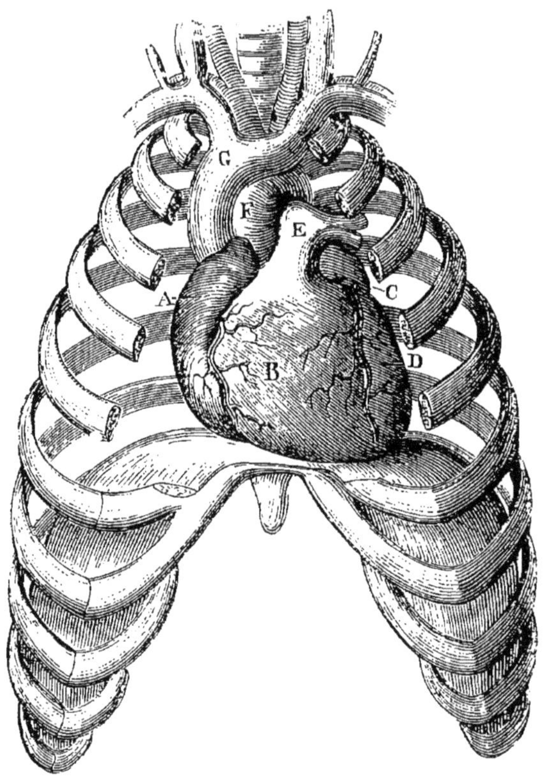

Fig. 89. — Rapports du cœur avec les côtes (celles-ci ont été coupées à leur partie moyenne).

mativement celui du poing. Ses dimensions sont en moyenne les suivantes : 10 centimètres environ en long et en large et 5 centimètres seulement suivant son diamètre antéro-postérieur. Son poids est de 250 grammes, ce poids est un peu plus fort chez l'homme que chez la femme.

Le cœur est soutenu dans la cavité thoracique par les vaisseaux qui en partent et par une *séreuse*, le *péricarde*, dont le feuillet viscéral adhère à la paroi du cœur tandis que le feuillet pariétal s'accole à la *plèvre*, séreuse qui entoure les poumons. L'axe du cœur se dirige de droite à gauche si bien que la pointe de cet organe vient s'appliquer sur la paroi antérieure de la cavité thoracique entre la 5e et la 6e côte en dedans du mamelon.

Examiné à l'extérieur le cœur présente deux sillons, l'un

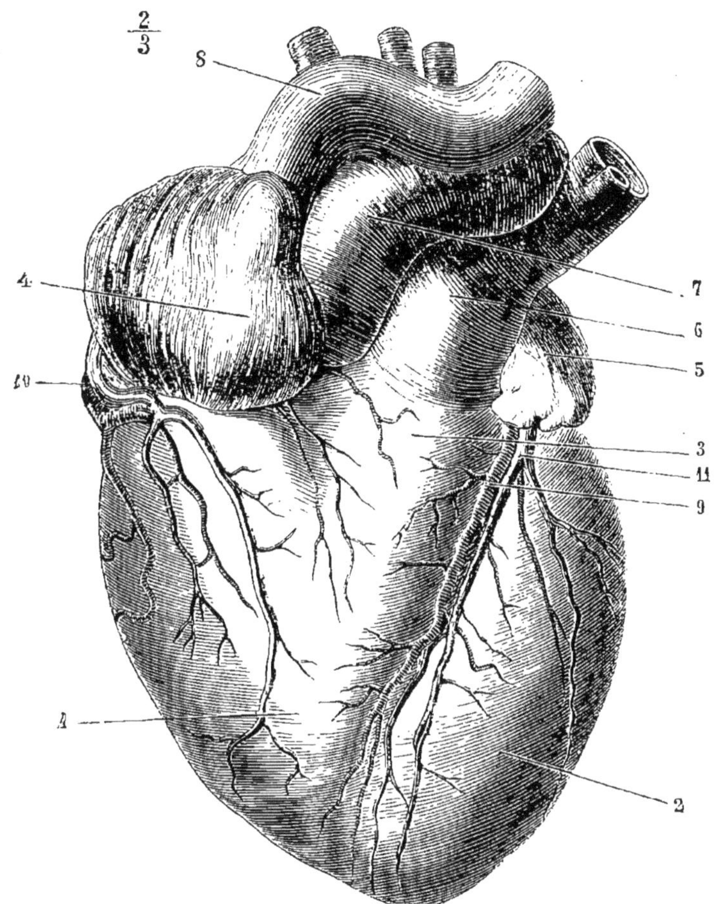

Fig. 90. — Face antérieure du cœur *.

transversal, l'autre longitudinal, dans lesquels sont situés les vaisseaux nourriciers des parois de l'organe (*artères et veines coronaires*) ainsi que des filets nerveux. Ces deux sillons divisent la surface du cœur en quatre parties d'inégale grandeur. Les deux supérieures sont plus petites et plus irrégulières que les

* 1, ventricule droit. — 2, ventricule gauche. — 4, oreillette droite. — 5. oreillette gauche. — 6, artère pulmonaire. — 7, aorte. — 8, veine cave supérieure. — 9, artère coronaire antérieure. — 10, artère coronaire postérieure. — 11, veine coronaire.

deux inférieures dont l'une est droite et antérieure, l'autre gauche et postérieure (fig. 90).

Oreillettes et ventricules. — Ces quatre surfaces correspondent à quatre cavités creusées à l'intérieur du cœur : les deux ventricules (droit et gauche) et les deux oreillettes (droite et gauche) situées au-dessous des précédents. Il n'y a aucune communication entre les deux ventricules, ni entre les deux oreillettes, tandis que chaque oreillette communique avec le ventricule situé en dessous par un orifice (orifice auriculo-ventriculaire) creusé dans la paroi de séparation, si bien qu'ainsi se trouve réalisée la disposition schématique indiquée par la figure 76 de deux cœurs distincts dont l'un (cœur gauche) ne contient que du sang rouge qu'il va envoyer aux organes et l'autre (cœur droit) recevant le sang noir qui revient de ces organes, l'envoie aux poumons y subir l'hématose.

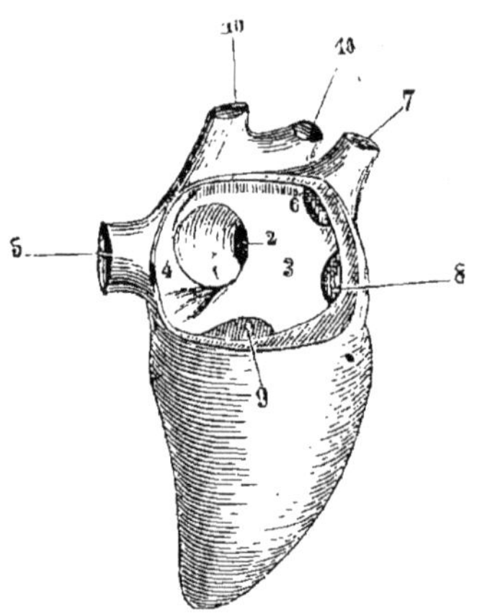

Fig. 91. — Trou de Botal (vu par l'oreillette droite ouverte)*.

Toutefois, pendant la vie fœtale, cette séparation est incomplète et il existe une ouverture appelée *trou de Botal* (1) (fig. 91) qui fait communiquer les deux oreillettes. Par cet orifice, le sang revenu des organes à l'oreillette droite passe directement dans l'oreillette gauche sans passer par le circuit pulmonaire, inutile à cette période de la vie où les poumons ne fonctionnent pas. A la naissance, le trou de Botal s'oblitère et les deux cœurs se trouvent dès lors parfaitement séparés. Chez l'adulte, la présence sur la cloison interauriculaire d'une petite dépression (*fosse ovale*) limitée par un bourrelet circulaire (*anneau de Vieussens*) (2) est le seul vestige de cette disposition embryonnaire.

Les parois des oreillettes sont minces et facilement dilatables, aussi sont-elles flasques sur le cadavre. A la face interne elles présentent des replis longitudinaux séparant un certain nombre d'alvéoles surtout à la partie supérieure où chaque oreillette présente un appendice de forme triangulaire appelé *auricule*

(1) *Botal* (Léonard), médecin piémontais, né à Asti au XVIe siècle. Exerça la médecine à Paris où il fut médecin de Charles IX et de Henri III. Décrivit dans le cœur de l'embryon l'orifice auquel son nom est attaché.

(2) *Vieussens* (Raymond), célèbre anatomiste français, né en 1641, mort dans un âge avancé à Montpellier où il professait la médecine. A publié en 1715 un *Mémoire sur le cœur*, où se trouve décrit l'anneau dit de Vieussens.

* 1, 2, trou de Botal. — 3, cloison. — 4, valvule d'Eustache. — 5, 6, 7, veines caves. — 9, orifice auriculo-ventriculaire. — 10, veines pulmonaires.

(9, fig. 93. — 6, fig. 94). Les ventricules au contraire ont des parois musculaires épaisses ; le ventricule gauche qui se doit contracter avec plus d'énergie que le droit ayant à faire accomplir au sang à travers les organes un trajet plus considérable que celui à accomplir dans la petite circulation, possède des parois de plus grande épaisseur. Aussi occupe-t-il un volume plus grand, si bien que la pointe du cœur appartient tout entière au ventricule gauche.

Fibres musculaires. — Oreillettes et ventricules sont formés de fibres musculaires rouges striées, mais dont la contraction échappe à l'influence de la volonté ; parmi ces fibres il en est de spéciales à chaque ventricule (*fibres propres*) et d'autres communes aux deux cœurs (*fibres unitives*) ; parmi ces dernières les plus importantes partent de la base d'un ventricule, cheminent vers la pointe du cœur, y forment une boucle pour remonter en constituant la paroi de l'autre ventricule (fig 92).

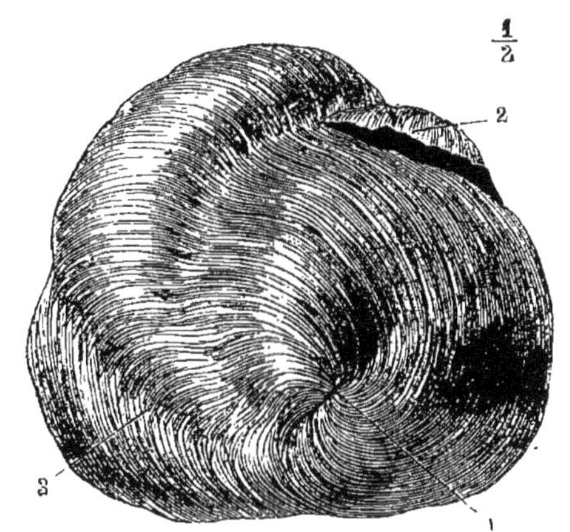

Fig. 92. — Trajet des fibres musculaires à la pointe du cœur.

La surface interne des ventricules est hérissée de piliers musculaires plus ou moins développés. Les uns (p. du 1er ordre) sont des colonnes charnues attachées par la base à la paroi et s'élevant de bas en haut dans la cavité ventriculaire. Il y en a deux dans le ventricule gauche, quatre à cinq dans le ventricule droit. D'autres (2e ordre) sont des languettes qui, comme un pont, réunissent deux points de la paroi. Enfin les piliers du 3e ordre sont de simples saillies de la surface.

Toute la surface interne du cœur est d'ailleurs revêtue par un endothélium (endocarde) (1) qui se continue avec le revêtement interne des vaisseaux.

Vaisseaux qui partent du cœur. — Les vaisseaux qui partent du cœur sont nombreux. Le ventricule gauche donne naissance à un gros tronc (aorte) origine de toutes les artères qui vont

(1) On donne le nom d'endothélium à un revêtement cellulaire présentant l'aspect d'un épithélium, mais en différant parce qu'il est formé d'éléments appartenant au tissu conjonctif et provenant du *mésoderme*. L'épithélium, au contraire, provient du feuillet interne ou du feuillet externe.

irriguer les organes. Le sang qui revient de ceux-ci arrive à l'oreillette droite par deux gros vaisseaux (veines caves supérieure et inférieure). Dans cette oreillette droite débouche directement la veine coronaire qui ramène le sang des parois du cœur. Du ventricule droit part l'artère pulmonaire et l'oreillette gauche reçoit le sang retour des poumons par quatre veines

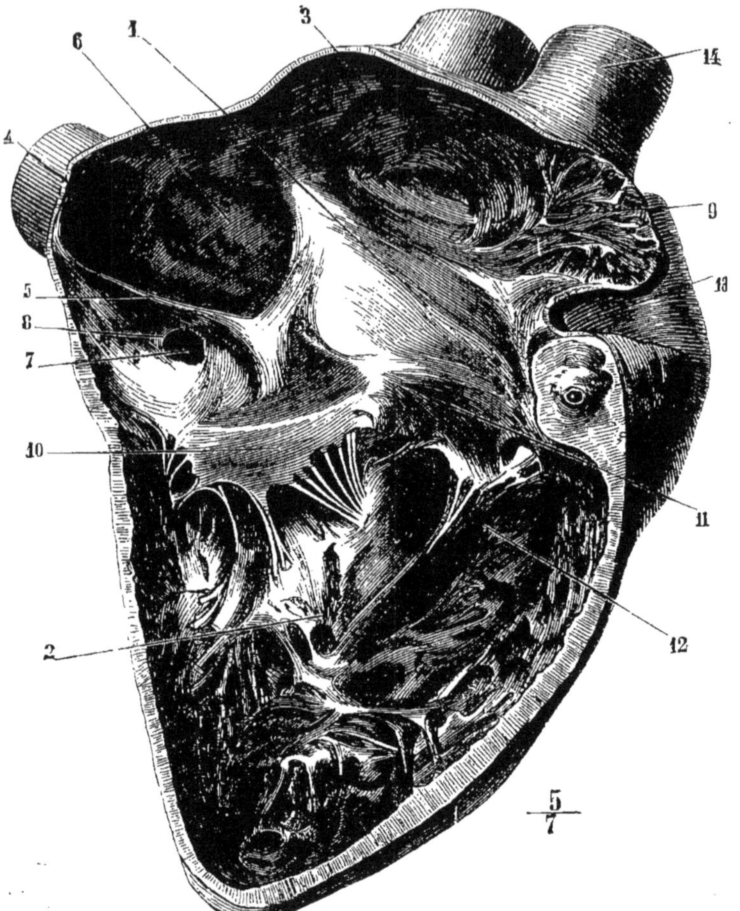

Fig. 93. — Oreillette et ventricule droits *.

pulmonaires. La figure 124 nous montre la disposition respective de ces vaisseaux et leur enchevêtrement.

Les orifices de ces vaisseaux ainsi que les orifices auriculo-ventriculaires sont munis de soupapes ou valvules destinées à assurer au trajet du liquide sanguin un sens constant.

* 1, oreillette droite. — 2, ventricule droit. — 3, ouverture de la veine cave supérieure. — 4, ouverture de la veine cave inférieure. — 5, valvule d'Eustache. — 6, anneau de Vieussens et fosse ovale. — 7, ouverture de la veine coronaire. — 8, valvule de Thebesius. — 10 et 11, valvule tricuspide. — 13, artère pulmonaire. — 14, aorte.

Physiologie du cœur. — Pour comprendre les fonctions du cœur, il ne faut pas se représenter cet organe tel qu'on le trouve sur le cadavre, car là rien ne rappelle l'une des principales propriétés du muscle, l'*élasticité*, propriété aussi importante que la *contractilité* et qui est spécialement utilisée dans l'une des cavités du cœur, dans l'oreillette.

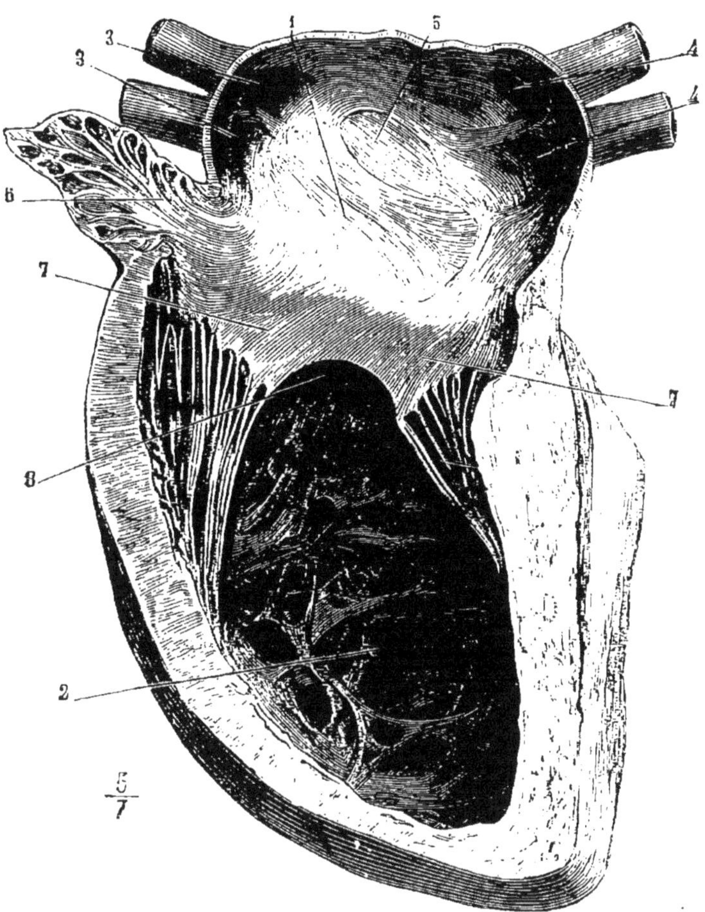

Fig. 94. — Oreillette et ventricule gauches *.

Oreillette. — La principale fonction de l'oreillette est de se prêter, par sa facile dilatabilité, à un facile écoulement du sang veineux, et l'on peut dire qu'*elle agit comme une saignée à l'extrémité centrale de l'arbre veineux*, dans lequel elle diminue par conséquent la pression du liquide. Pendant près des 8/10 du

* 1. oreillette gauche. — 2. ventricule gauche. — 3. 3. 4. 4. ouverture des veines pulmonaires. — 5. empreinte de la fosse ovale. — 7. 7. valvule mitrale. — 8. le ventricule se continue sous la valvule pour aboutir à l'orifice aortique.

temps que dure une révolution cardiaque, l'oreillette est à l'état de repos, et elle se remplit de sang, ou plutôt elle se laisse remplir, car elle n'exerce que peu ou pas d'aspiration active sur le sang veineux. Elle est, pour ainsi dire, comparable en ce moment à une bulle de savon qui se laisse distendre par l'air qu'on y insuffle ; c'est ainsi qu'elle devient le réceptacle du sang, l'antichambre du ventricule, réceptacle où s'accumule une grande quantité de sang.

Quand l'oreillette est pleine de sang, elle se contracte très brusquement et chasse ce liquide vers le ventricule, pour ainsi dire en un clin d'œil. Sa contraction dure à peine 1/5 du cycle total. Lorsque le cœur bat 70 fois par minute (pouls normal), entre le commencement d'une pulsation et celui de la suivante (cycle d'une contraction cardiaque), il s'écoule une fraction de seconde (0,857) qui se partage de la manière suivante : 2/10 pour la systole des oreillettes, 5/10 pour la systole des ventricules et 3/10 pour le repos total du cœur.

Quand cette cavité se contracte, son contenu tend à se précipiter vers le ventricule, ou à retourner dans les veines. Du côté des veines, il n'y a pas de valvules, ou seulement des valvules insuffisantes ou placées très loin, et peu aptes à empêcher le reflux: Les veines pulmonaires à leur arrivée dans l'oreillette gauche sont en effet dépourvues de valvules. Il en est de même de la veine cave supérieure ; on ne trouve dans l'oreillette droite de valvules qu'aux orifices de la veine cave inférieure (valvule d'Eustache) (1) (fig. 93,5) et de la veine coronaire (valvule de Thebesius) (2) (fig. 93, 8).

Pendant la vie fœtale, la valvule d'Eustache, très développée à cette époque, est disposée de telle manière que le sang qui arrive par la veine cave supérieure se trouve presque directement dirigé par cette valvule vers la cloison interauriculaire, de façon à être déversé par le trou de Botal dans l'oreillette gauche. Plus tard cette valvule s'atrophie lors de la fermeture du trou de Botal à la naissance. On voit par là que cette valvule n'est que le reste d'une disposition embryonnaire et n'est point destinée à s'opposer au reflux du sang dans les veines.

Mais les veines sont pleines de sang, sang qui est à une faible pression, il est vrai, mais qui cependant offre une certaine résistance au retour du contenu auriculaire. L'état du ventricule est à ce moment tout différent ; il est vide, dans un état de relâchement complet, et par suite n'oppose aucune résistance ; il joue en ce moment, vis-à-vis de l'oreillette, le rôle que celle-ci

(1) *Eustachi* (Barthélemy), anatomiste italien du XVIe siècle.
(2) *Thebesius* (Adam-Chrétien), médecin allemand du XVIIIe siècle.

jouait précédemment vis-à-vis des veines, et c'est toujours l'*élasticité du muscle à l'état de repos* qui lui permet de se laisser distendre avec aussi peu de résistance qu'en opposerait une bulle de savon. Ainsi le sang de l'oreillette contractée, éprouvant du côté des veines une faible résistance, et du côté du ventricule une résistance nulle, se précipite dans celui-ci et le remplit.

Cependant l'oreillette ne se vide pas complètement et ses parois opposées n'arrivent pas au contact. Sa rapide contraction terminée, l'oreillette reprend son rôle d'organe passif et laisse librement couler dans sa cavité le sang qui gorge le système veineux.

Ventricule. — A peine le ventricule est-il plein, que la présence du sang, par son contact avec les parois, en excite la contraction. La systole ventriculaire succède donc immédiatement à la systole auriculaire ; mais *la systole ventriculaire dure longtemps* (les 5/10 de la durée totale de la révolution cardiaque), parce que ce réservoir est obligé de lancer son contenu dans une cavité déjà pleine de sang, et il éprouve une certaine résistance à le faire pénétrer. Sous l'influence de cette contraction, de cet effort prolongé, le contenu du ventricule passe dans l'artère correspondante, *sans refluer vers l'oreillette.*

Comment est empêché ce reflux vers l'oreillette ? Par le jeu des *valvules auriculo-ventriculaires.*

Valvules mitrale et tricuspide. — Ces valvules sont formées par des lames élastiques sensiblement triangulaires, fixées par leur base au pourtour de l'origine auriculo-ventriculaire et flottant la pointe en bas dans la cavité du ventricule. Des bords libres et de la paroi externe de ces lames partent des prolongements élastiques (cordes tendineuses) qui vont se rattacher à l'extrémité libre des piliers charnus (muscles papillaires) de la paroi du ventricule. La valvule du ventricule gauche est constituée par *deux* de ces lames (fig. 94, 7). On l'appelle valvule *bicuspide* (*cuspis*, pointe) ou encore valvule *mitrale* parce qu'on l'a comparée à une mitre d'évêque renversée. Les lames de la valvule du ventricule droit sont au nombre de trois (valvule *tricuspide* (1) ou *triglochine*) (2) (fig. 93, 10 et 11).

Sous l'influence de l'augmentation de pression produite par la contraction du ventricule, les bords flottants des valvules auriculo-ventriculaires sont projetés les uns contre les autres et ces valvules sont soulevées de manière à oblitérer l'orifice sur

(1) Du latin *tres*, trois ; *cuspis*, pointe.
(2) Du grec τρεῖς, trois ; γλωχίς, pointe.

les bords duquel elles s'insèrent par leurs bases. La traction exercée par les cordes tendineuses et la contraction des muscles papillaires maintiennent en place les bords de ces valvules, c'est-à-dire les empêchent d'être renversées du côté de l'oreillette (fig. 95).

La théorie précédente, admise par tous les auteurs classiques, semble confirmée par l'expérience directe. Néanmoins nous ne saurions passer sous silence une autre théorie qui se recommande par la manière dont elle interprète les dispositions anatomiques si particulières des valvules auriculo-ventriculaires. A l'état de repos, c'est-à-dire pendant la diastole ventriculaire, l'ensemble des valves de chaque valvule forme comme une sorte de manchon, de boyau qui pend des bords de l'orifice dans le ventricule, et représente un ajutage mobile continuant l'oreillette (fig. 96). Or, sur les bords de la face externe de cet appareil si particulier viennent s'insérer un grand nombre de *muscles papillaires* (colonnes charnues du cœur), et, quand le ventricule se contracte, les muscles papillaires entrent aussi en contraction. Ne font-ils qu'empêcher les valvules de se retourner vers l'oreillette? Leur fonctionnement pourrait être tout autre, car d'après quelques expérimentateurs, en introduisant le doigt dans l'oreillette au moment de la systole ventriculaire, on sentirait que l'espèce d'entonnoir qui pend, à l'état de repos, de l'oreillette dans le ventricule, continue à exister pendant la systole, ou au moins au début de la systole ventriculaire. C'est qu'en effet, la contraction des muscles papillaires maintiendrait en place le cône infundibuliforme formé par les valvules et même l'attirerait vers le ventricule. En même temps que ce cône creux descend dans le ventricule, les parois de celui-ci se contractent, se rapprochent de lui, de sorte que l'appareil auriculo-ventriculaire agit comme une sorte de piston creux qui pénètre dans le ventricule, se rapproche de ses parois, en même temps que ces parois se rapprochent de lui, et c'est ainsi que le ventricule (fig. 97) arrive à se vider complètement, le contact devenant parfait entre ses parois et le prolongement auriculaire.

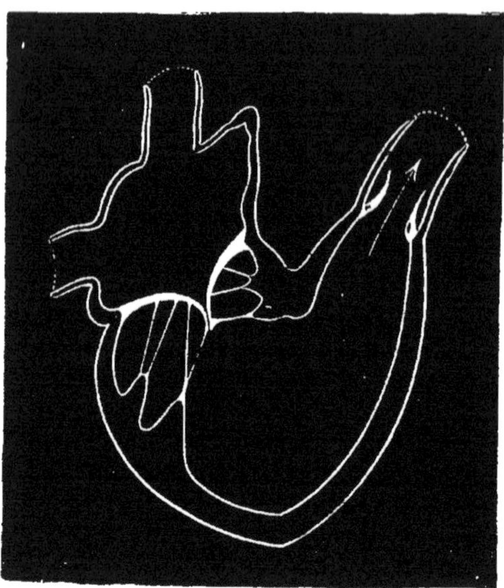

Fig. 95. — Jeu des valvules auriculo-ventriculaires.

Il résulterait de ce mécanisme simple, et cependant si longtemps méconnu, qu'il ne peut se produire aucun reflux de sang vers l'oreillette; bien plus, il y a une sorte d'aspiration que l'oreillette, grâce au mécanisme que nous venons d'étudier, exerce sur le sang veineux, puisque sa cavité se prolonge de plus en plus dans le ventricule. On voit en même temps que, dès la fin de la systole ventriculaire, le canal allongé, le cône plus ou moins creux qui fait communiquer le ventricule avec l'oreille, est déjà plein de

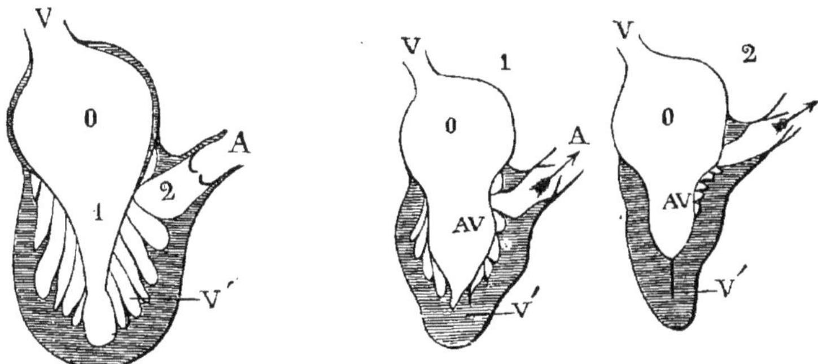

Fig. 96. — Appareil auriculo-ventriculaire pendant le repos du ventricule *.

Fig. 97. — Appareil auriculo-ventriculaire pendant la contraction du ventricule **.

sang, et qu'il suffira de la faible et rapide contraction de l'oreillette pour chasser ce sang dans le ventricule et en amener la réplétion.

Que devient le sang ainsi pressé entre les parois du ventricule? Le sang ne pouvant retourner vers l'oreillette doit s'échapper par l'orifice artériel de cette cavité (artère pulmonaire ou artère aorte). Mais il faut remarquer que les artères aorte ou pulmonaire sont déjà, par la contraction précédente, pleines de sang soumis à une pression considérable et que l'on peut évaluer à 1/4 d'atmosphère (V. plus loin). On conçoit que pour surmonter cette pression il faut une grande énergie de la part du ventricule ; aussi sa contraction se fait-elle lentement et avec force. A l'inverse de ce que nous avons vu pour l'oreillette, la *systole ventriculaire présente une durée très appréciable;* c'est pour cela aussi que les parois des ventricules sont beaucoup plus épaisses que celles des oreillettes, et d'autant plus épaisses que la résistance à vaincre est plus considérable, celles du ventricule gauche plus épaisses que celles du droit.

Ainsi l'artère pulmonaire (ou l'aorte, ventricule gauche) se trouve forcée d'admettre le sang que le ventricule lance dans son intérieur.

Le ventricule se vide complètement; dès lors rien ne sollicite plus sa contraction et il se relâche. C'est à ce moment que le cœur se repose.

* V, veine. — O, oreillette. — V', parois du ventricule avec les muscles papillaires et leurs tendons. — A. artère. — 1, cavité de l'appareil auriculo-ventriculaire flottant dans l'intérieur du ventricule. — 2, infundibulum.

** 1, pendant la première moitié de la systole ventriculaire. — 2, à la fin de cette systole : — AV. le piston creux que forme l'appareil auriculo-ventriculaire. — O, oreillette. — V', parois du ventricule. — A. artère aorte ou pulmonaire.

Valvules sigmoïdes. — Mais pourquoi, lorsque le cœur se repose, le sang qui vient d'être chassé dans l'artère ne revient-il pas dans la cavité ventriculaire? C'est que l'orifice artériel (pulmonaire ou aortique) est garni de trois valvules semi-lunaires ou *sigmoïdes* (1), qui se redressent alors sous la pression rétrograde du sang, et ferment complètement l'orifice correspondant. Ce sont en effet trois simples plis hémisphériques de la paroi artérielle en forme de *gousset* dont l'orifice est tourné vers la cavité de l'artère. Grâce à cette disposition, au moment où le sang tendrait à refluer, la colonne liquide en retour s'engage dans leur intérieur, les refoule et se ferme ainsi elle-même le passage. La partie moyenne du bord libre de chacune de ces valvules porte un petit noyau cartilagineux, appelé *nodule d'Arantius* (2) dont la présence a sans doute pour effet de rendre l'occlusion plus parfaite (fig. 99, 5).

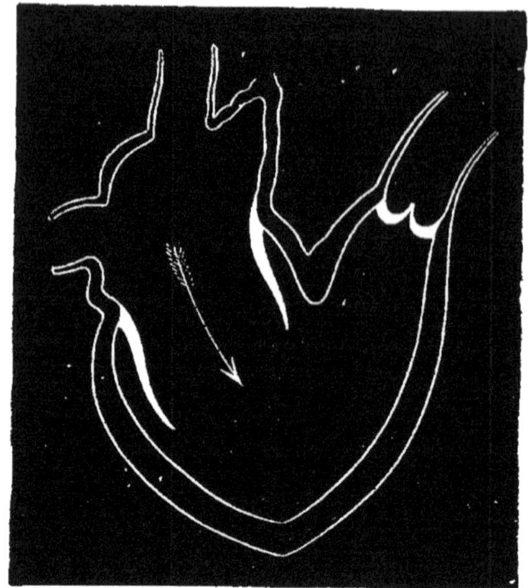

Fig. 98. — Fermeture des valvules sigmoïdes.

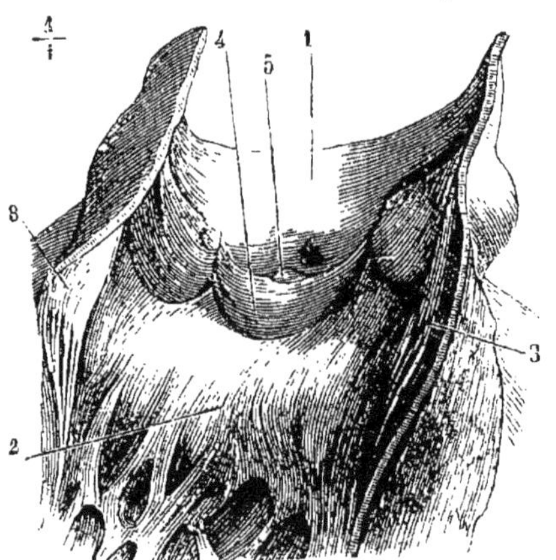

Fig. 99. — Orifice aortique du ventricule gauche *.

Cardiographe. — L'ordre de succession et la durée de chacune des phases de la révolution cardiaque ont été établis d'une manière irréfutable au moyen de la *méthode graphique*, c'est-à-dire de l'emploi d'un appareil enregistreur appelé *cardiographe*.

(1) De σ, *sigma*, lettre grecque dont les valvules rappellent la forme; εἶδος, forme.

(2) *Arantius* (Jules-César), né à Bologne vers 1530. Y fut l'élève de Vésale. Ce savant connaissait parfaitement les valvules sigmoïdes. Il a eu les mêmes idées que Colombo sur la circulation montrant que le sang ne peut sortir du cœur droit que par l'artère pulmonaire et de là ne peut revenir sur ses pas.

* 1, aorte ouverte. — 2. ventricule gauche. — 4, valvule sigmoïde. — 5, nodule d'Arantius.

Des ampoules élastiques sont introduites par les vaisseaux du cou dans les cavités du cœur d'un cheval. Chaque ampoule est conjuguée par l'intermédiaire d'un long tube de caoutchouc avec un *tambour de Marey* (1) (fig. 100), situé à l'extérieur : c'est une sorte de boîte métallique fermée à

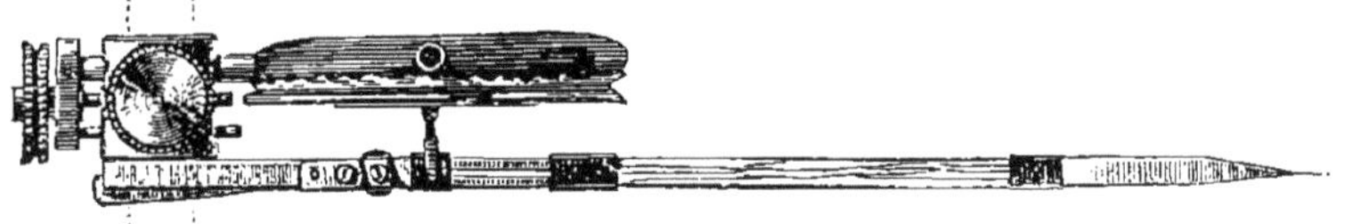

Fig. 100. — Tambour à levier de Marey.

l'une de ses faces, en guise de couvercle, par une membrane de caoutchouc. Sur cette membrane repose un levier destiné à en amplifier les mouvements et muni à son extrémité d'une pointe traçante. La contraction d'une cavité du cœur comprime l'ampoule qu'elle contient, et par suite produit une augmentation de pression à l'intérieur du tambour. La membrane se soulève alors, entraînant avec elle le levier. Si devant l'extrémité de celui-

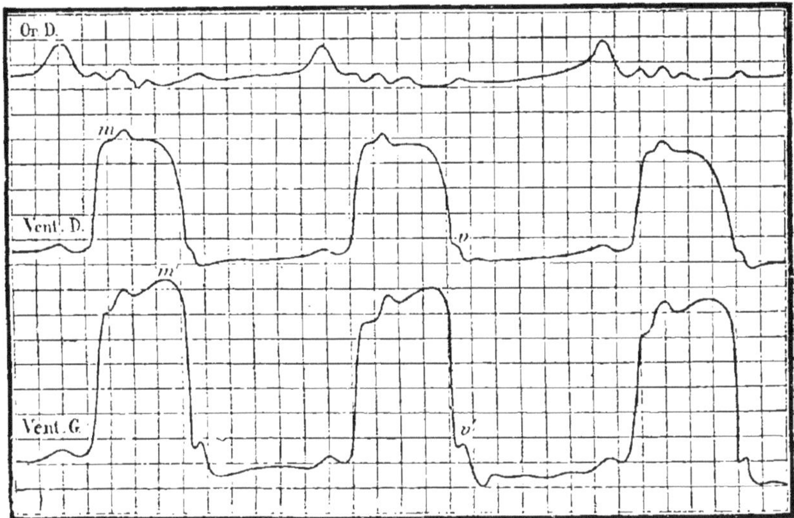

Fig. 101. — Tracés des contractions cardiaques*.

ci on place un cylindre recouvert d'un papier enduit de noir de fumée et animé d'un mouvement de rotation (cylindre enregistreur) (fig. 227), la pointe tracera sur le papier une courbe dont les ondulations correspondent aux contractions de la cavité cardiaque considérée.

En employant trois ampoules introduites, l'une dans l'oreillette droite, l'autre dans le ventricule droit, et la troisième dans le ventricule gauche,

(1) *Marey*, membre de l'Institut, professeur au Collège de France. On lui doit la plupart des méthodes graphiques et appareils enregistreurs employés en physiologie. L'emploi de ces méthodes l'a conduit à d'importantes découvertes sur toutes les questions qui ont rapport au *mouvement*.

* *Or.* D. tracé de la contraction de l'oreillette droite. — *Vent.* D. tracé du ventricule droit. — *Vent.* G, tracé du ventricule gauche.

et en conjuguant ces trois ampoules cardiaques avec trois tambours extérieurs, et par suite trois leviers, on obtient simultanément sur le cylindre enregistreur trois lignes ondulées, c'est-à-dire trois tracés, comme le montre la figure 101 qui représente le papier enfumé qui recouvre le cylindre, fendu suivant une génératrice et déroulé sur un plan. Le tracé supérieur (Or. D) est celui des contractions de l'oreillette droite; le tracé moyen représente celles du ventricule droit. Enfin le tracé inférieur donne les contractions du ventricule gauche.

On voit, en lisant ces tracés de gauche à droite, que l'ordre de succession des systoles auriculaire et ventriculaire est bien tel que nous l'avons indiqué, et qu'il en est de même de leur durée relative. Si, en effet, on compte cette durée en ayant égard au nombre de divisions transversales qu'occupe la base de chaque soulèvement, on voit que le soulèvement de la systole auriculaire correspond à 2 divisions, le soulèvement de la systole ventriculaire à 5 divisions, et le repos total à 3 divisions : le tout représente 10 divisions, correspondant à toute la révolution cardiaque.

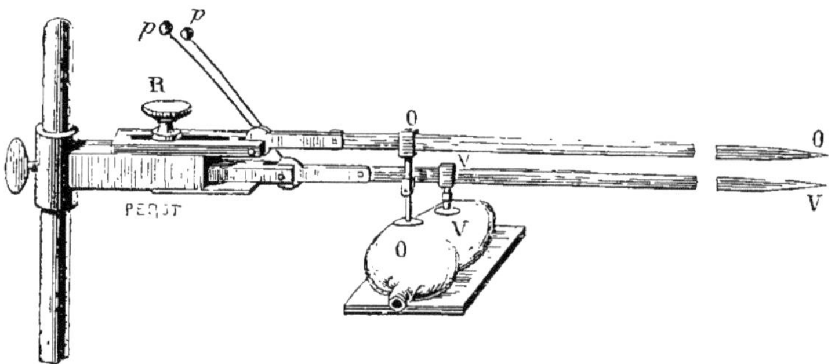

Fig. 102. — Cardiographe-myographe pour le cœur de la grenouille *.

La figure 102 représente une autre disposition d'appareil enregistreur destiné à étudier directement les pulsations du cœur de la grenouille ou de la tortue. On sait que, chez ces animaux, le cœur enlevé de la poitrine bat encore pendant un certain temps. Les mouvements du ventricule et de l'oreillette sont transmis directement aux pointes O et V.

Bruits et choc du cœur. — Les battements du cœur se révèlent à l'extérieur par des signes que nous allons analyser et qui permettent de compter combien de fois le cœur se contracte par minute; ce nombre est de 70 à 75 en moyenne chez l'adulte et varie d'ailleurs avec l'âge et quelques autres conditions que nous étudierons plus loin à propos du *pouls*.

Les mouvements du cœur se traduisent à l'extérieur par des *bruits particuliers* que l'on perçoit en appuyant l'oreille contre la paroi thoracique et un *choc* sensible à la main: il y a *un choc* et *deux bruits* pour chaque révolution cardiaque.

Choc. — Le *choc du cœur* consiste en un ébranlement que l'on sent contre la paroi thoracique : en appliquant la main vers la

* V, ventricule. — O, oreillette. — *p*, *p*, contrepoids.

sixième côte, en dedans du mamelon, il semble que le cœur est lancé à chaque contraction contre cette paroi, comme un marteau sur une enclume. Mais en réalité il n'y a pas de choc dans le sens propre du mot, puisque la pointe du cœur touche en permanence la paroi thoracique, et qu'il n'y a jamais séparation entre ces deux parties. Il n'y a donc, à chaque prétendu choc, qu'un contact plus prononcé entre le cœur et le point correspondant de la paroi. Pour expliquer ce phénomène, on a invoqué un grand nombre de théories, dont la plus généralement admise est celle dite *théorie du recul* ou *choc en retour*. On compare le choc du cœur, au moment où le ventricule expulse son contenu, au recul d'un fusil au moment où le coup part. Mais de quelque côté qu'on touche le cœur, on sent ce choc, même quand on touche sa partie inférieure, à travers le diaphragme. Cette simple expérience réfute la théorie du recul qui ne peut s'exercer dans tous les sens. Elle renverse aussi l'explication basée sur un mouvement de redressement de la crosse de l'aorte, sous l'influence de l'ondée sanguine, d'autant plus que le choc du cœur existe même chez les animaux qui n'ont pas de crosse de l'aorte.

On se rend compte du *choc du cœur* en se rappelant les changements de forme et de consistance que le ventricule subit au moment de la systole : de l'état de relâchement il passe à celui de contraction ; il presse avec force sur son contenu pour le faire pénétrer dans l'arbre artériel qui renferme déjà du sang sous une tension assez forte. Même lorsque la poitrine d'un animal est ouverte, et qu'on saisit son cœur à pleine main, on sent sur toute sa surface se produire ce changement de consistance qui coïncide avec la systole ventriculaire. On sent alors le *choc du cœur*, comme lorsque la main, placée vers la région cardiaque, ne le perçoit qu'à travers la paroi thoracique. Le choc est donc dû essentiellement au changement d'état du ventricule qui, de flasque et mou, se raidit dans sa totalité pour expulser son contenu.

Bruits. — En auscultant le cœur, on entend pendant une de ses contractions deux bruits qui se succèdent à de courts intervalles. Il est démontré par toute une série de vivisections que le *premier bruit* se produit pendant la systole du ventricule, et le *second* immédiatement après cette systole quand le cœur entre dans son repos complet.

On est d'accord sur l'explication du *second bruit*. Comme il se produit pendant le repos du cœur, il est évident qu'il ne tient pas aux mouvements de cet organe. Aussi l'attribue-t-on généralement et avec raison aux mouvements des valvules sigmoïdes aortiques et pulmonaires, qui se redressent brusquement sous l'influence de l'ondée de reflux qu'elles arrêtent. Aussi ce bruit est-il court et sec.

Quant au *premier bruit*, on admet généralement qu'il est dû au jeu des valvules auriculo-ventriculaires ; mais si ces replis membraneux fonctionnent en vraies valvules, ils doivent se redresser brusquement, et comme, d'autre part, le premier bruit présente une certaine durée à peu près égale à celle de la contraction du ventricule, on ne peut expliquer son intensité et sa durée qu'en invoquant encore comme source de ce bruit un bruit de contraction musculaire produit par les parois du ventricule.

Si, au contraire, nous nous rappelons la manière dont nous avons conçu le fonctionnement des appareils auriculo-ventriculaires, l'explication de ce bruit devient toute simple. Il est une manifestation sonore du fonctionnement des voiles membraneuses auriculo-ventriculaires, tendues et tiraillées par les muscles papillaires et leurs tendons aussi longtemps que dure la systole ventriculaire. En effet, nous trouvons là toutes les conditions de tensions saccadées, longues et énergiques, capables de faire naître ce bruit.

Pour résumer en un tableau la durée relative des systoles et diastoles auriculaires et ventriculaires, nous pouvons, étant donnée une ligne divisée en dix parties égales, qui représentera la durée d'une révolution cardiaque, inscrire ainsi qu'il suit le temps de chacun de ces mouvements et des bruits correspondants :

	1 2	3 4 5 6 7	8 9 10
— Oreillette.	Systole	Diastole ou repos	
— Ventricule.	Repos	Systole	Repos
— Bruits.	Silence	1er Bruit	2e Bruit
— Choc.		Choc	

V. Artères.

Distribution des artères. — Les *artères* (1) sont les vaisseaux qui partent du cœur. De chaque ventricule part un système artériel.

Le ventricule droit donne naissance à l'artère pulmonaire. Celle-ci, peu après sa sortie du cœur, se divise en deux branches dont chacune se rend à l'un des deux poumons où elle se ramifie un très grand nombre de fois.

Du ventricule gauche part l'*aorte* (fig. 103), gros tronc artériel

(1) De ἀήρ, air ; τηρέω, conserver. On sait que les anciens (Aristote, Hippocrate) croyaient que ces vaisseaux renfermaient de l'air.

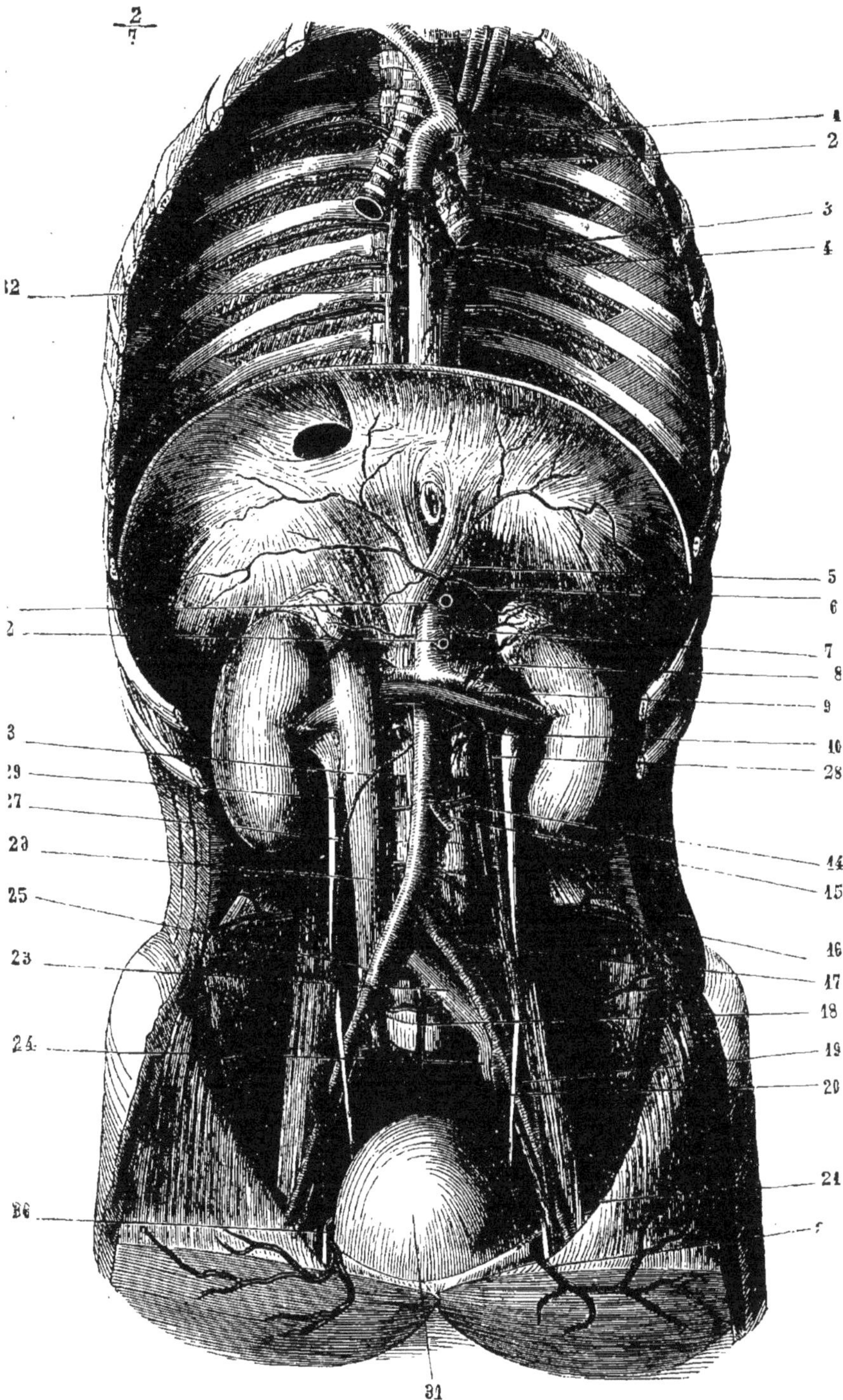

Fig. 103. — Aorte et ses branches *.

* 1, aorte. — 2, artère bronchique. — 3, a. œsophagienne. — 4, a. intercostale. — 5, a. diaphragmatique. — 9. a. rénale. — 11, tronc cœliaque coupé. — 12. a. mésentérique supérieure coupée. — 15, a. mésentérique inférieure coupée. — 17, a. iliaque primitive. — 19, a. iliaque externe. — 20, a. iliaque interne. — 22, a. épigastrique.

à parois très épaisses. L'orifice aortique est situé dans le ventricule à la partie supérieure presque immédiatement sous la cloison de séparation avec l'oreillette : il est garni de trois valvules sigmoïdes. Dès sa sortie du cœur, immédiatement au-dessus de ces valvules l'aorte donne naissance aux deux *artères coronaires* qui vont nourrir les parois musculaires du cœur. L'aorte se dirige d'abord verticalement de bas en haut (*a. ascendante*) puis se recourbe vers la gauche (*crosse aortique*) pour redescendre verticalement de haut en bas (*a. descendante*) le long de la colonne vertébrale en passant derrière le cœur. De la crosse de l'aorte on voit du côté droit sortir un tronc (*tronc brachiocéphalique droit*) qui bientôt se divise en deux branches. L'une (*artère carotide droite*) monte verticalement dans le cou et va porter le sang rouge à la tête où elle se divise en *carotides interne* et *externe*, lesquelles se divisent un très grand nombre de fois. L'autre (*artère sous-clavière* (1) *droite*), se dirige latéralement vers le bras où elle prend le nom d'artère *humérale* et se divise en artère *radiale* et artère *cubitale* dans l'avant-bras. Ces deux vaisseaux donnent naissance aux nombreuses artères de la main.

Du côté gauche de la crosse il n'y a pas de tronc brachiocéphalique. *Artère carotide* et *artère sous-clavière gauches* prennent naissance sur l'aorte par des orifices distincts (fig. 124).

L'aorte descendante donne sur son trajet naissance aux artères qui vont irriguer tous les viscères. Les principales sont : les artères *bronchiques*, vaisseaux nourriciers du tissu pulmonaire, les artères *œsophagiennes*, *intercostales*, *diaphragmatiques* (3, 4, 5, fig. 103), dont les noms indiquent la destination. Le tronc *cœliaque* est un gros tronc qui se sépare un peu au-dessous du diaphragme et se divise en trois branches : ce sont l'*artère hépatique* qui va au foie, l'artère *splénique* à la rate, l'artère *coronaire stomachique* à l'estomac. De l'aorte partent encore l'*artère mésentérique supérieure* qui se ramifie dans le mésentère pour aller irriguer les parois de l'intestin grêle, les artères *rénales* qui vont aux reins, l'*artère mésentérique inférieure* qui est l'artère nourricière de la partie terminale du tube digestif.

Dans le bassin l'aorte se bifurque et donne naissance aux deux *artères iliaques* dont chacune se divise à son tour en *interne* destinée au membre inférieur et *externe* qui se rend aux organes contenus dans le bassin (19, 20, fig. 103).

Toutes ces artères cheminent profondément dans les chairs au contact des os. Ce n'est que par exception et aux points où

(1) De *sub*, sous ; *clavis*, clef. Elle passe sous la clavicule.

l'os est recouvert presque immédiatement par la peau que l'on trouve des artères superficielles. Dans ce cas sont les artères *temporale* (branche de la carotide qui passe à la tempe), *faciale* au niveau du maxillaire inférieur, *radiale* et quelques autres. Il est aussi très rare de voir deux artères distinctes présenter des points de communication (anastomoses). Néanmoins les artères des viscères abdominaux sont reliées entre elles de telle sorte que le sang peut arriver à un organe par plusieurs routes à la fois. Une anastomose artérielle intéressante est celle de l'artère *mammaire* (branche de la sous-clavière) avec l'*épigastrique* (branche de l'iliaque externe). Par cette voie de communication il peut y avoir suppléance de l'aorte et le sang parti du cœur peut arriver directement aux membres inférieurs sans passer par l'aorte descendante.

Parois artérielles. — La paroi des artères se compose de trois membranes : une membrane externe, fibreuse, est formée de fibres conjonctives entrelacées destinées à donner une grande résistance. La membrane moyenne contient des fibres *musculaires* entremêlées à des fibres *élastiques* disposées transversalement. La lumière des canaux est enfin tapissée d'un *endothélium* interne à cellules aplaties et irrégulières (fig. 104).

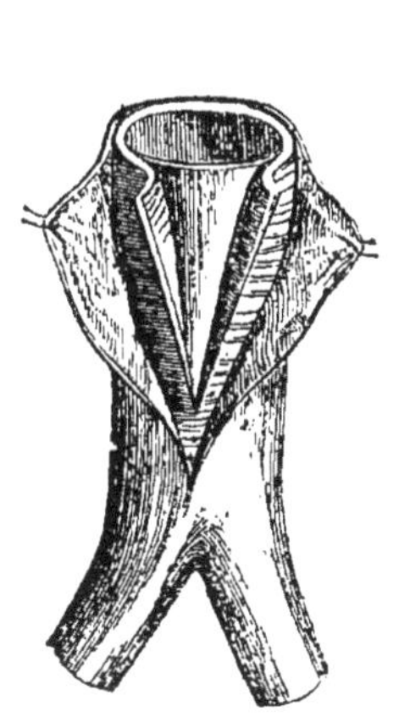

Fig. 104. — Artère avec ses trois tuniques disséquées.

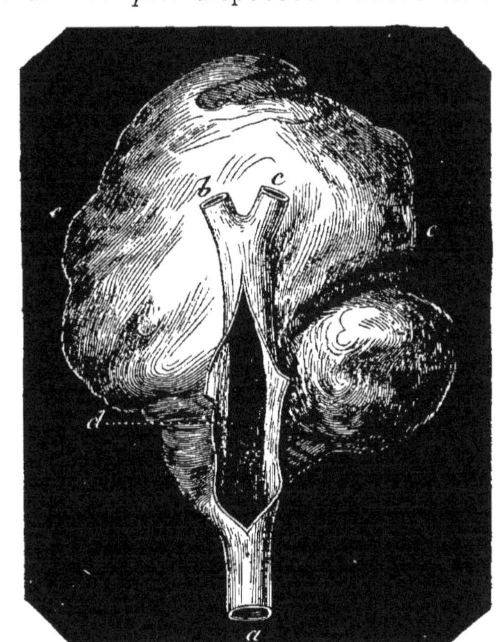

Fig. 105. — Anévrysme *.

* *a*, *b*, *c*, artère ouverte pour montrer l'orifice (*d*) de la poche anévrysmale (*e*, *e*).

Anévrysme. — Les éléments de la tunique moyenne sont en grande partie disposés circulairement autour du conduit artériel. Il peut arriver qu'en un point ces éléments, venant à s'écarter, la pression sanguine refoule la tunique externe, qui se dilate et donne alors naissance à une poche plus ou moins volumineuse appelée *anévrysme* (ἀνεύρυσμα, dilatation), située latéralement (fig. 105), et pleine de sang. Si la circulation vient alors à être activée et la pression accrue (effort, choc, émotion), la paroi amincie de cette poche peut crever : il y a alors rupture de l'anévrysme et mort subite par hémorragie interne. Les anévrysmes se montrent au cou, à l'aisselle, au coude, au jarret, etc., partout où existent de grosses artères, et peuvent quelquefois donner lieu à des tumeurs énormes visibles à l'extérieur (fig. 106). La crosse aortique est le siège fréquent d'anévrysmes que le langage populaire appelle alors improprement *anévrysmes au cœur*.

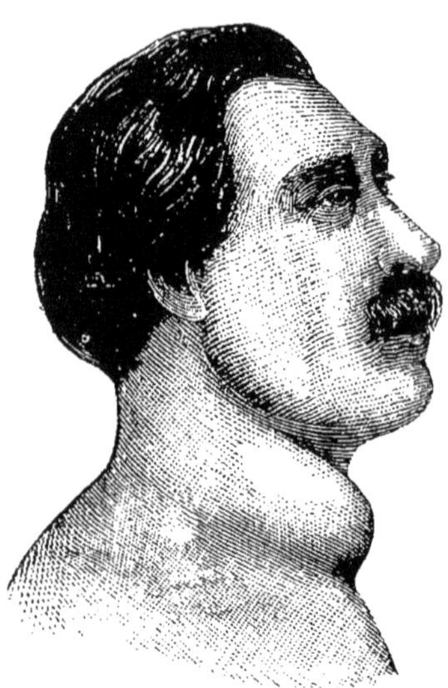

Fig. 106. — Anévrysme au cou.

Rôle des artères. — Des trois membranes de la paroi artérielle, celle qui intéresse le plus le physiologiste, c'est la tunique moyenne ; elle contient deux éléments essentiels : du *tissu élastique* et du *muscle* (muscle lisse, cellules contractiles). Le premier de ces éléments, le tissu élastique, domine presque seul au sommet du cône artériel, et l'aorte est presque uniquement formée de membranes jaunes élastiques ; par contre, c'est l'élément musculaire qui est largement prédominant à la base du cône, c'est-à-dire dans les parois des petites artères qui précèdent les capillaires ; dans les parties intermédiaires, les tissus élastique et musculaire se partagent la composition de la tunique moyenne proportionnellement à la distance à laquelle le point considéré se trouve de la base et du sommet du cône, de sorte qu'une diagonale qui, sur un schéma, partage obliquement l'épaisseur des parois du cône artériel, représente parfaitement la richesse comparée des divers points des parois artérielles en tissus élastique et musculaire (fig. 107).

Les artères sont donc des canaux d'une grande élasticité, grâce à la présence du tissu musculaire et du tissu jaune. Ce seul énoncé nous indique que ces vaisseaux doivent avoir une forme naturelle à laquelle ils tendent à revenir sans cesse, violentés qu'ils sont par la circulation. Aussi les artères ne sont-elles pas, comme on est porté à le croire, des cylindres creux, mais bien des rubans creux à parois aplaties et presque en contact.

En effet, une artère de moyen calibre contient à peu près parties égales de tissu musculaire et de tissu élastique. Si le tissu musculaire était seul, comme il est disposé en couches circulaires, comme un sphincter, il ne laisserait, en réalisant sa forme naturelle de repos, pour toute ouverture centrale de l'artère, qu'un point ou une ligne axiale, indice du canal

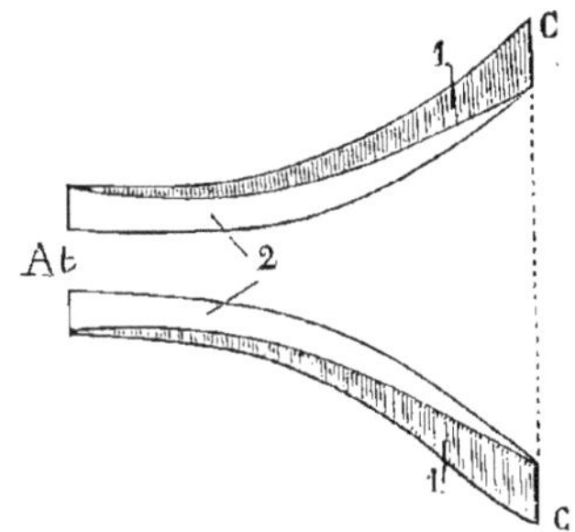

Fig. 107. — Composition des parois du cône artériel *.

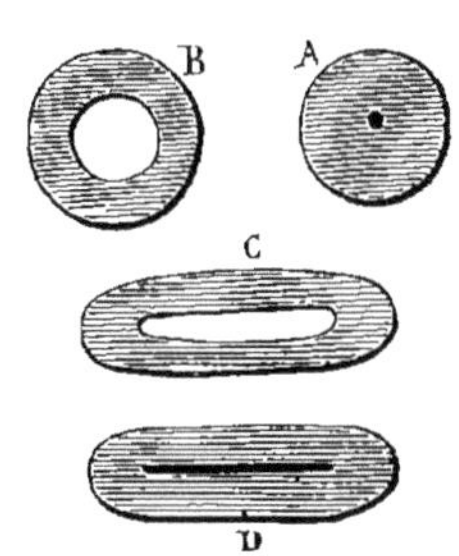

Fig. 108. — Forme naturelle des artères (schéma).

(fig. 108, A). Mais, d'autre part, le tissu élastique tend à maintenir l'artère largement béante, et lui donnerait l'aspect d'un large canal cylindrique, s'il existait seul (B). De cet antagonisme continuel entre l'élasticité du muscle et celle du tissu élastique, résulte, par une espèce de compromis, une forme intermédiaire entre ces deux formes extrêmes, la forme d'un ruban cylindrique aplati (C et mieux encore D), ayant pour lumière une fente transversale. Cette forme naturelle est sans cesse violentée par la masse du sang que le ventricule lance à chaque systole dans l'arbre artériel; aussi les artères pleines de sang ont-elles un canal cylindrique; mais on sait aussi qu'elles peuvent changer de forme selon la plus ou moins grande quantité de sang qui leur est envoyée. Quand une hémorragie considérable a lieu, elles réalisent leur forme naturelle rubanée; après la mort, elles la réalisent aussi, en expulsant tout leur contenu vers les capillaires et les veines; aussi les artères du cadavre sont-elles vides et rubanées.

Ainsi les artères sont pendant la vie dans un état de tension permanente. Grâce à cet état, grâce à l'*élasticité* considérable qui en résulte, les artères ne servent pas simplement à conduire le sang; elles transforment la circulation et changent le jet intermittent du cœur en un jet continu. Dans les artères considérables et voisines du cœur, le jet est encore intermittent; mais à mesure qu'on s'avance dans l'arbre artériel, on le voit devenir continu. En effet, déduisant du débit de l'artère carotide celui de l'origine de l'aorte, on a pu calculer que chaque ondée sanguine est d'environ 180 grammes de sang. Cette quantité est énorme et il doit en résulter une forte dilatation de l'aorte : ses

* 1, élément musculaire. — 2, élastique.

parois réagissent à leur tour sur le sang, le chassent vers le cône artériel, où, par une série de dilatations et de retours successifs de moins en moins sensibles, le *cours saccadé* du sang vers le sommet du cône devient à peu près *régulier* vers la région des capillaires (base du cône).

L'élasticité artérielle, en changeant le mouvement intermittent du sang en un mouvement continu, soulage beaucoup les efforts du cœur, ou, en d'autres termes, rend plus efficaces ses contractions. En effet, Marey a démontré que pour un écoulement constant, produit sous une même pression, les quantités de liquide écoulé dans un temps donné sont les mêmes lorsque le liquide sort par un tube rigide ou par un tube élastique; mais il n'en est plus de même pour un écoulement intermittent : dans ce cas le débit pour une même pression est beaucoup plus considérable par un tube élastique que par un tube rigide. Le cœur, à égalité de force dans ses contractions, produit donc une circulation beaucoup plus active en lançant son contenu dans des vaisseaux élastiques que dans des vaisseaux rigides. En d'autres termes, si les artères cessaient d'être élastiques, le cœur devrait augmenter l'énergie de ses contractions pour produire les mêmes effets de circulation. C'est ce que l'on observe, du reste, dans l'*athérome :* dans cette affection, les artères s'incrustent de sels calcaires et deviennent rigides. Aussi voit-on le cœur s'hypertrophier pour parvenir à produire, sans le secours de l'élasticité artérielle, le même travail que précédemment.

Pouls. — Il y a donc au sommet du cône artériel, à chaque systole du ventricule, une augmentation brusque de pression, un *choc*, et par suite une *onde* très sensible, qui se sent encore dans les artères moyennes et disparaît vers les capillaires. C'est pourquoi, lorsqu'on applique la pulpe d'un doigt au niveau d'une artère superficielle et telle qu'elle puisse être légèrement comprimée contre un plan osseux (*art. radiale* à l'extrémité inférieure du radius ; *faciale* au niveau du maxillaire inférieur ; *pédieuse* au niveau de la partie antérieure du tarse), on constate des changements rythmiques dans la consistance que présente cette artère ; le doigt reçoit l'impression de soulèvements, de battements réguliers, auxquels on a donné le nom de *pulsation artérielle*, de *pouls artériel*, ou simplement de *pouls*. Ces manifestations de la pulsation artérielle résultent des changements qui surviennent dans la *pression* ou *tension* artérielle ; ces changements sont produits par les mouvements du cœur, qui à chaque systole ventriculaire lance dans l'arbre artériel une masse de sang égale à environ 180 ou 200 grammes. C'est cette nouvelle masse de sang qui, venant s'ajouter à celle qui était déjà contenue dans les artères, et la poussant devant elle, augmente la tension vasculaire et produit la *diastole artérielle*, c'est-à-dire que l'artère qui est élastique se laisse dilater par cette augmentation de pression ; mais ce n'est pas à dire qu'en percevant la diastole artérielle le doigt assiste pour ainsi dire au passage dans l'artère en question du sang que vient de lui envoyer le ventricule; il perçoit seulement le choc que le sang sorti du ventricule a transmis successivement aux colonnes de liquide placées au devant de lui; ce n'est pas l'*ondée* ventriculaire qui passe sous le doigt au moment du pouls, c'est l'*onde* qu'elle a produite dans la colonne sanguine, qui soulève la paroi artérielle et devient perceptible.

Il ne faut donc pas confondre la force du *pouls* avec l'*énergie* de la circulation, la *vitesse* du pouls avec la *vitesse* de la circulation : la circulation consiste dans le déplacement du sang ; le pouls, qui se transmet du cœur aux artères, consiste dans la progression d'un choc, d'une oscillation qui se propage d'une tranche de la colonne sanguine à une autre tranche, alors même que cette colonne est immobile, et, en tout cas, indépendamment des mouvements de cette colonne. La comparaison suivante le fera bien comprendre. Quand un corps tombe dans une masse liquide, il détermine des *ondes*, visibles à l'œil sous la forme de *vagues*, qu'on voit progresser en s'éloignant du point où le corps est tombé ; ces vagues ne sont nullement constituées par les portions liquides qui ont été mises en contact avec le corps en question et qui se seraient déplacées ; elles sont constituées non par un déplacement de la matière même, mais par un mouvement se propageant à travers les molécules (*unda non est materia progrediens, sed forma materiæ progrediens*). Si le corps tombe dans un liquide en mouvement, les ondes qu'il y produira se propageront indépendamment du mouvement du liquide ; de même l'onde pulsatile produite dans la colonne sanguine se propage du centre à la périphérie, indépendamment du mouvement du sang.

On peut par l'expérience constater directement les ondes de la colonne sanguine en mettant un manomètre en communication avec le vaisseau; on constate alors facilement des *soulèvements* et des *abaissements successifs*. On a essayé de fixer ces ondulations au moyen du *kymographion* (κῦμα, vague ; γράφω, écrire) (fig. 109): à la surface de la colonne mercurielle d'un manomètre (en *a*, fig. 109) se trouve un petit flotteur portant à sa face supérieure une tige verticale *b* articulée avec une seconde tige horizontale *c*, munie d'une pointe qui touche un cylindre tournant noirci au noir de fumée (*d*, *d'*). Si ce cylindre était immobile, le stylet tracerait des lignes verticales ; mais comme il tourne régulièrement, il en résulte que le stylet trace des ondulations qui, selon qu'elles sont à convexité supérieure ou inférieure, sont dites *positives* ou *négatives*; elles correspon-

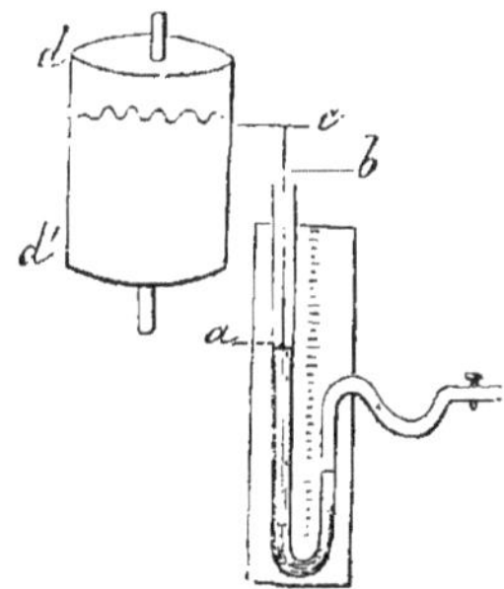

Fig. 109. — Kymographion.

dent, les premières aux systoles ventriculaires, les secondes au repos du cœur.

Le *sphygmographe* (σφυγμός, pulsation), applicable à l'artere radiale de l'homme, donne des résultats semblables ; c'est un *appareil enregistreur* (fig. 110 et 111 et leur explication), qui note

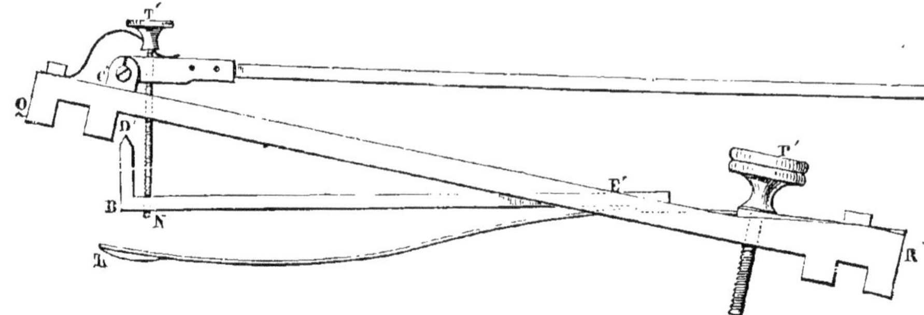

Fig. 110. — Schéma d'un sphygmographe.

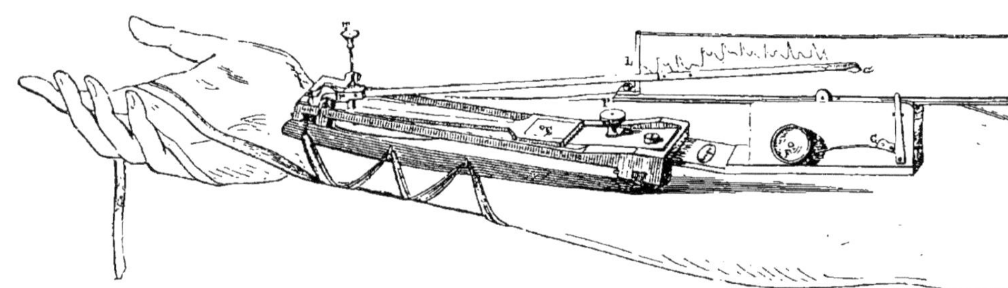

Fig. 111. — Sphygmographe en expérience*.

les impulsions que lui imprime l'artère, grâce à un petit levier qui appuie sur cette artère, comme y appuie le doigt du médecin qui explore le pouls. D'après la longueur de chacune de ces ondes on peut établir la durée comparative de la systole et de la diastole. On constate ainsi toutes les modifications de la circulation (fig. 112).

La fréquence du pouls (nombre des battements du cœur) varie avec l'âge : on en compte par minute 140 à 180 chez le nou-

* L'instrument est appliqué sur le poignet, autour duquel il est fixé par un lacet ; dans l'intérieur du cadre de l'instrument est l'ensemble constitué par le ressort et le levier, ensemble dont la figure 110 montre le profil ; c'est un ressort (K) très flexible, fixé par une de ses extrémités et portant à l'autre extrémité (en K) une petite plaque d'ivoire qui doit reposer sur l'artère et la déprimer. Chaque pulsation de l'artère imprimera donc à la plaque K des mouvements très petits, mais qui seront amplifiés par le levier qui est à la partie supérieure de la figure 110 (représenté seulement en partie ; sa pointe libre, terminée par un bec rempli d'encre, et frottant contre une plaque recouverte de papier, dépasserait les limites de la figure ; mais on peut la voir, avec le tracé qu'elle écrit, dans la figure 111) ; ce levier très léger (bois ou aluminium) pivote autour du point C, et reçoit l'impulsion très près de son centre de mouvement par la vis TN et par la pièce intermédiaire BE : celle-ci est une pièce de cuivre mobile autour du point E, et la vis TN est placée là pour assurer les contacts dans toutes les circonstances, et, par exemple, notamment lorsque l'artère est très profondément située.

veau-né ; 100 à 115 chez l'enfant d'un an ; 90 à 100, puis 80 à 85 dans l'enfance et jusqu'à l'âge de quatorze ans ; 70 à 75 chez

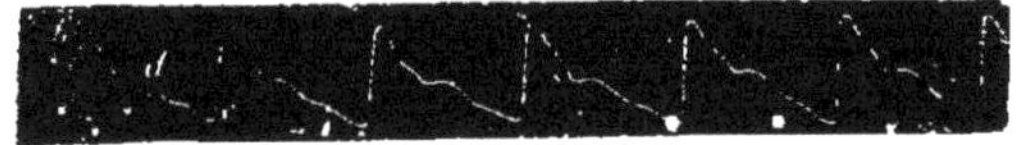

Fig. 112. — Tracé du pouls normal.

l'adulte ; chez le vieillard, le pouls, loin de se ralentir, prend de la fréquence. Le nombre des battements est plus grand après le repas et surtout après les exercices corporels, plus grand chez les femmes que chez les hommes.

Contractilité des artères. — Outre ces propriétés élastiques dues au muscle et au tissu jaune, et grâce auxquelles les artères régularisent la circulation générale, ces vaisseaux peuvent encore, par la contraction de leurs muscles lisses, modifier activement leur calibre et par cela même la circulation. Comme le muscle abonde vers les petits vaisseaux (V. fig. 107 schématique), ce sont surtout les circulations locales qui sont ainsi modifiées. Ces variations de diamètre sont peu sensibles sur les artères volumineuses. Ces propriétés contractiles sont utilisées en chirurgie, et les hémostatiques que l'on emploie sont utiles non seulement parce qu'ils coagulent le sang, mais encore qu'ils excitent la contraction des artérioles et diminuent ainsi leur calibre A l'état normal, le muscle artériel est tantôt contracté, tantôt relâché ; mais, tout en tenant compte des variations de calibre et des modifications de la circulation qui en résultent, on ne peut y voir, du moins chez les animaux supérieurs, des contractions rythmiques capables d'aider celles du cœur. Le muscle artériel ne prend aucune part aux pulsations ; il est purement passif dans ce phénomène.

VI. Capillaires.

Les capillaires (*capillus*, cheveu) sont des vaisseaux très étroits : leur diamètre mesure environ de 6 à 10 μ, c'est-à-dire que la lumière est parfois à peine suffisante pour laisser passer les globules sanguins. Ceux-ci sont alors forcés de se déformer afin de forcer le passage, ce qu'ils peuvent très bien faire grâce à leur élasticité.

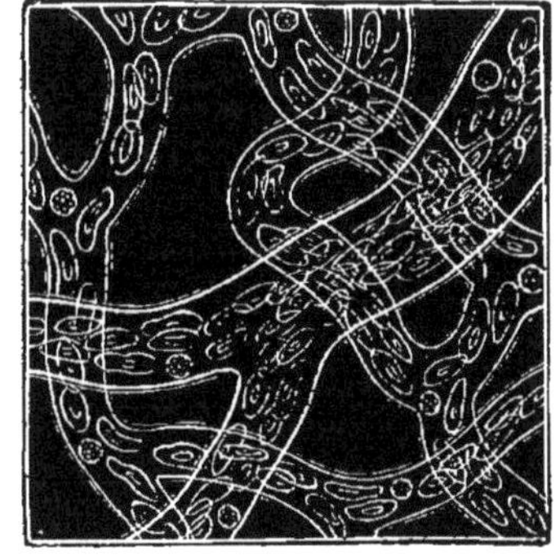

Fig. 113. — Circulation capillaire dans la membrane de la patte de grenouille.

C'est ce qu'on observe en portant sous le microscope une membrane vivante très mince et richement vasculaire : par exemple la langue, la membrane interdigitale ou le mésentère d'une grenouille (fig. 113).

Les parois propres des capillaires ont une structure très simple. C'est une couche de cellules aplaties, à protoplasma plus ou moins granuleux et réunies par un ciment intercellulaire amorphe. Cette couche unique de cellules est en continuité avec celle qui tapisse la surface interne des artères et des veines (endothélium vasculaire).

La vitesse du courant sanguin est très faible dans les capillaires où le sang circule d'ailleurs d'une manière continue. La faiblesse de la vitesse du courant est une condition qui favorise les échanges qui se produisent à ce niveau entre le sang et les tissus.

Les capillaires représentent la partie de l'appareil de la circulation dans laquelle a lieu l'échange des matériaux, soit avec les organes, soit aussi (dans les poumons, par exemple) avec les milieux ambiants. C'est au niveau des capillaires que le physiologiste, dans ses expériences, doit porter toute son attention, car, parmi les diverses parties de l'appareil circulatoire, le système capillaire seul présente des rapports immédiats avec les éléments des tissus, seul il nous amène à assister aux phénomènes intimes de la vie des cellules : « Les gros vaisseaux, les artères, les veines ne sont que les rues qui nous permettent de parcourir une ville ; mais avec les capillaires, nous pénétrons dans les maisons, où nous pouvons observer directement la vie, les occupations, les mœurs des habitants » (Cl. Bernard).

VII. Veines.

Distribution des veines. — Les *veines* ramènent le sang aux oreillettes. Dans les organes, à la suite des capillaires, se trouvent de minuscules troncs veineux, qui se réunissant les uns aux autres successivement forment des troncs de plus en plus gros qui viennent en petit nombre se jeter dans les oreillettes du cœur.

Les veines de la circulation pulmonaire font suite aux capillaires du poumon. Elles aboutissent à l'oreillette gauche par quatre troncs (veines pulmonaires) ramenant deux par deux le sang rouge revivifié dans chaque poumon.

Le sang noir de tous les organes du corps aboutit au cœur (oreillette droite) par deux gros troncs : les *veines caves supérieure et inférieure*. Néanmoins, le sang qui a circulé dans les parois musculaires du cœur et a servi à sa nutrition revient directement à l'oreillette droite par un vaisseau qui y aboutit sans passer par une veine cave. C'est la veine *coronaire*.

La veine cave supérieure provient de la réunion des deux *troncs brachiocéphaliques* formés chacun par la réunion d'une veine ramenant le sang de la tête (*jugulaire*) et d'une veine ramenant le sang du bras (*v. sous-clavière*).

La veine cave inférieure est formée par la réunion des *iliaques*, veines des membres inférieurs. Elle remonte verticalement le long de la colonne vertébrale, passe entre celle-ci et le diaphragme et va se jeter dans l'oreillette droite après avoir reçu le sang revenant des organes situés dans l'abdomen : veines *rénales*, *sushépatique*, etc.

Les veines, dans les organes, portent en général le même nom que les artères qu'elles accompagnent, mais elles sont en nombre double le plus souvent. C'est ainsi que dans le bras, pour une artère humérale, on compte deux veines humérales, etc. Ces veines, d'ailleurs, sont situées un peu moins profondément que les artères correspondantes. En outre, sous la peau, on trouve de nombreuses veines anastomosées entre elles, formant un réseau (*plexus*) bleuâtre que l'on aperçoit bien par transparence sur le dos de la main par exemple. C'est le *réseau veineux sous-cutané*.

Ces veines superficielles sont donc disposées en réseau, étant largement anastomosées. Il existe également des communications entre les deux systèmes veineux profond et superficiel.

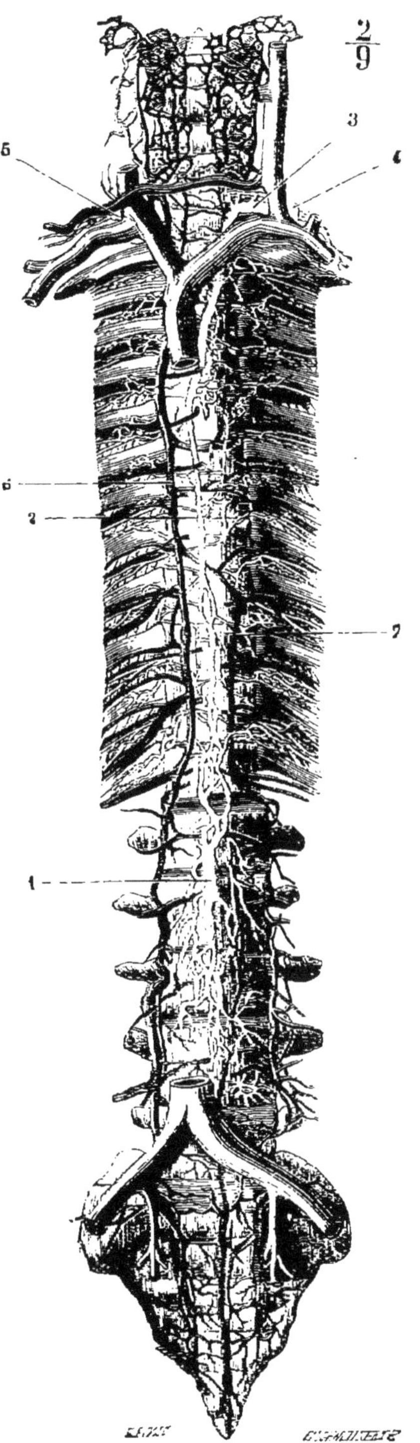

Fig. 114. — Veine azygos et canal thoracique *.

* 1, réservoir de Pecquet. — 2, canal thoracique. — 4, ouverture du canal thoracique dans le confluent des veines jugulaire et sous-clavière gauche. — 5, grande veine lymphatique. — 6, veine azygos. — 7, veine demi-azygos.

Entre les deux veines caves se trouve un vaisseau important de communication, la *veine azygos*. Comme son nom l'indique, c'est une veine impaire située du côté droit de la colonne vertébrale. Partie du confluent des deux veines iliaques, elle remonte à droite de la colonne vertébrale et vient se jeter dans la veine cave supérieure à son entrée dans le péricarde (6, fig. 114). Sur son trajet, la veine azygos reçoit de nombreuses veines provenant de la région lombaire et de la région des côtes. (En particulier *v. intercostales.*)

De l'autre côté de la colonne vertébrale, on trouve la veine *demi-azygos* qui, ayant à la partie inférieure une origine symétrique, remonte à gauche, mais va se jeter vers le milieu de la région dorsale dans la veine azygos droite (fig. 114).

Cette disposition des veines azygos et demi-azygos s'explique facilement comme un reste de ce qui se passe dans la circulation de l'embryon.

Parois des veines. — Les veines ont à peu près la même structure que les artères; elles s'en distinguent cependant en ce que leurs parois ont une moindre épaisseur et que c'est ici la couche externe conjonctive qui prédomine de beaucoup. La couche moyenne étant peu développée, les veines contiennent donc peu de tissu élastique, de sorte qu'elles n'ont aucune tendance à rester béantes, même sur le cadavre, lorsque le sang s'en est écoulé.

Par contre, ces vaisseaux sont très contractiles; mais l'élément musculaire y est irrégulièrement distribué. Leurs contractions sont très faciles à constater; on peut, par exemple, voir les veines de la main se contracter et se dégonfler sous l'influence de l'immersion dans l'eau froide : un choc brusque, une légère percussion sur une veine sous-cutanée, y produisent aussitôt une contraction à laquelle succède bientôt une paralysie amenant la dilatation du vaisseau, et l'on voit parfois ces deux phénomènes se reproduire par saccades successives et irrégulières. Ces contractions des veines favorisent la circulation, mais elles n'ont jamais un rythme intermittent et régulier; il n'y a pas réellement systole et diastole proprement dites. La contraction a pour effet de diminuer le calibre du vaisseau et de chasser le liquide sanguin toujours dans le même sens, vu la présence de *valvules* (fig. 115).

Valvules. — Les parois des veines présentent en effet de place en place des replis ou *valvules* (que l'on ne rencontre jamais dans les artères), ce sont en général deux replis de la muqueuse en forme de nids de pigeon et à concavité tournée du côté du cœur. Ces valvules sont donc disposées de telle manière que, quand une pression anormale se produit en un point, elles se redressent sous l'influence du courant sanguin qui tendrait à refluer, elles obturent la lumière du vaisseau et empêchent le sang de retourner vers les capillaires. Ces valvules servent donc à neutraliser et même à utiliser, dans le sens de la circulation, l'action du choc, des pressions irrégulières (de la

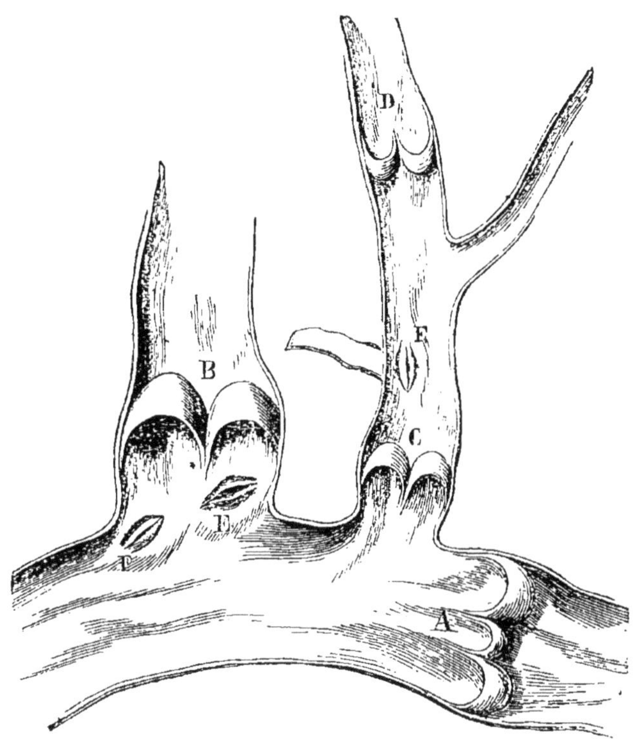

Fig. 115. — Valvules des veines du cou.

part des muscles voisins en contraction, par exemple); elles servent aussi à soutenir, en les divisant, les longues colonnes sanguines, comme, par exemple, la colonne veineuse du membre inférieur. Les veines qui ont à supporter de longues colonnes de ce genre présentent des parois singulièrement épaisses. Là où les pressions locales sont rares, les valvules n'existent pas dans les veines; tels sont les appareils veineux du cerveau, du poumon.

La principale cause de la circulation dans les veines est donc la *vis à tergo* (réplétion continue par le sang que chassent les artères à travers les capillaires) et l'utilisation, grâce à la présence des valvules, de toutes les causes de compression des veines. Parmi ces causes, nous venons de signaler les effets de contraction des muscles voisins. Il faut encore tenir compte de l'influence qu'exerce sur toute veine satellite l'artère qui lui est conjuguée. La plupart des grosses veines étant unies aux artères correspondantes par un tissu connectif serré, ou même étant renfermées dans une gaine celluleuse commune, la paroi veineuse doit forcément ressentir le contre-coup des mouvements artériels ; et on constate, en effet, avec les sphygmographes que tout mouvement diastolique artériel donne lieu à une ondulation veineuse.

Varices. — Les veines présentent parfois des dilatations appelées varices, fréquentes surtout sur les veines des membres inférieurs chez les personnes que leur profession force à demeurer longtemps debout, les jambes exposées à l'humidité ou à la chaleur (portefaix, blanchisseuses, fondeurs, etc.) ou qui, dans les mêmes conditions, font un usage excessif de certains exercices où les jambes travaillent (vélocipède). L'hémorragie qui se détermine à la suite de ruptures de varices pouvant avoir des suites funestes, on y remédie par l'emploi de *bas à varices* faits d'un tissu élastique qui presse légèrement sur les veines pour en empêcher la dilatation.

Veine porte. — Nous avons vu jusqu'à présent les veines provenant d'un organe ramener leur sang au cœur en se jetant directement dans une des deux veines caves. Il peut arriver que parfois un système capillaire particulier se trouve interposé sur ce trajet de retour entre les capillaires d'origine de la veine et la veine cave. C'est ce qui par exemple se présente dans le système de la veine porte : le sang fourni par le tronc cœliaque et mésentérique aux organes de la digestion est ramené par un grand nombre de veines dans un tronc commun, la *veine porte*. C'est ainsi que les veines *intestinales*, la veine *coronaire stomachique*, la veine *splénique* venant des villosités intestinales de l'estomac, de la rate, se réunissent pour former cette veine porte. Mais celle-ci, au lieu d'aller se jeter immédiatement dans la veine cave, se ramifie d'abord dans le foie, à la manière d'une artère, en formant les vaisseaux afférents du foie, les capillaires hépatiques, et enfin les vaisseaux efférents ou veines sushépatiques, qui vont se jeter dans la veine cave. Tout ce système peut être théo-

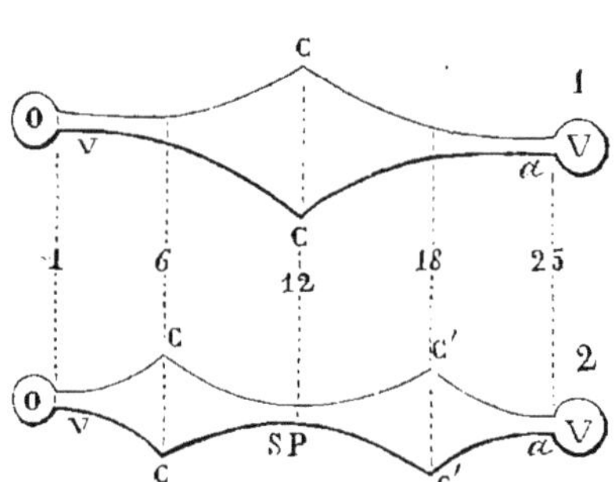

Fig. 116. — Schéma d'un système porte *.

* La superposition des deux schémas montre que les pressions ne sont pas les mêmes dans les capillaires d'un système porte et dans ceux de la circulation générale.

1. *Circulation générale.* — V. ventricule. — O, oreillette. — *a.* artères. — *v.* veines. — C. capillaires (pression = 12).

2. *Un système porte.* — V. ventricule. — O. oreillette. — *a.* artères. — *c'. c'.* premier système de capillaires (pression = 18). — SP. tronc porte. — *c. c.* deuxième système de capillaires (pression = 6). — *v.* veine.

riquement représenté par un cône (fig. 116) partant du tronc aortique (*a*) et figurant les artères intestinales et leurs capillaires (*c'c'*) ; à ce cône artériel succède un cône veineux représentant les origines et le tronc de la veine porte (*sp*); mais ce deuxième cône se continue avec un troisième disposé comme un cône artériel (où la circulation se fait du sommet vers la base) et figurant les ramifications de la veine porte dans le foie (*cc*). Par sa base (capillaires hépatiques), ce cône s'adosse à un quatrième cône représentant les veines sus-hépatiques. Dans quelque région que ces dispositions se produisent, on donne toujours le nom de *vaisseau porte* à toute partie de l'appareil circulatoire dans laquelle le sang marche des capillaires d'un organe vers les capillaires d'un autre organe.

Nous verrons, en étudiant le rein, un système porte rénal analogue.

VIII. Influence du système nerveux sur la circulation du sang.

Nous avons constaté dans le cœur et dans les vaisseaux (artères et veines) un grand nombre de phénomènes musculaires; il est donc probable *a priori* que les contractions de ces muscles sont sous la dépendance du système nerveux (1).

Cœur. — Cependant on a cru longtemps que le cœur était indépendant du système nerveux et que l'afflux du sang amenait la contraction de ce muscle creux en excitant directement par sa présence la fibre musculaire des parois cardiaques. Aujourd'hui il est bien démontré que les mouvements du cœur sont régis par le système nerveux, comme les autres mouvements. Celui-ci envoie au cœur deux sortes de filets nerveux : les uns (rameaux du grand sympathique) ont pour effet d'accélérer les battements, les autres (pneumogastrique) ont pour effet de les ralentir. Il y a donc des nerfs *modérateurs* et des nerfs *accélérateurs* du cœur.

Nerfs modérateurs du cœur. — Lorsqu'on excite le pneumogastrique, les mouvements du cœur se ralentissent. Il en est de même si, après avoir coupé ce nerf, on en excite le bout périphérique. Ainsi chez le chien, dont le cœur bat normalement d'une façon désordonnée et très rapide, cette excitation a pour but de régulariser les mouvements. On admet alors que le pneumogastrique est un nerf modérateur du cœur. Sa section supprime cette action modératrice et par suite accélère les battements; son excitation exagère cette action modératrice et par suite ralentit les battements.

Nerfs accélérateurs du cœur. — Ce sont les nerfs qui appartiennent au système du grand sympathique. L'excitation des nerfs cardiaques de ce système amène une accélération des battements du cœur.

Le cœur est donc bien sous la dépendance du système nerveux central. Cependant le cœur arraché de la poitrine peut continuer à battre ; c'est ce

(1) Pour l'étude de ce qui suit, le lecteur devra se reporter au chapitre de ce livre qui traite du *système nerveux*. Il y trouvera la description anatomique des parties de ce système dont il est question ici et la définition du *réflexe*.

qu'on observe facilement sur les animaux à sang froid ; c'est ce qu'on a pu vérifier chez l'homme, et nous avons vu, une heure après la mort, le cœur d'un supplicié présenter encore des contractions rythmiques. Cela tient à ce que le cœur possède tout ce qu'il lui faut pour battre, et un système nerveux contenant nerfs et centres à la fois. Il se produit ici un phénomène réflexe, dont le centre se trouve dans de petits ganglions disséminés dans la trame des parois du cœur, principalement vers les oreillettes et les zones ventriculaires, en tous cas vers la base du cœur. En effet, si l'on coupe un cœur de grenouille en tronçons, on voit que les parties seules du

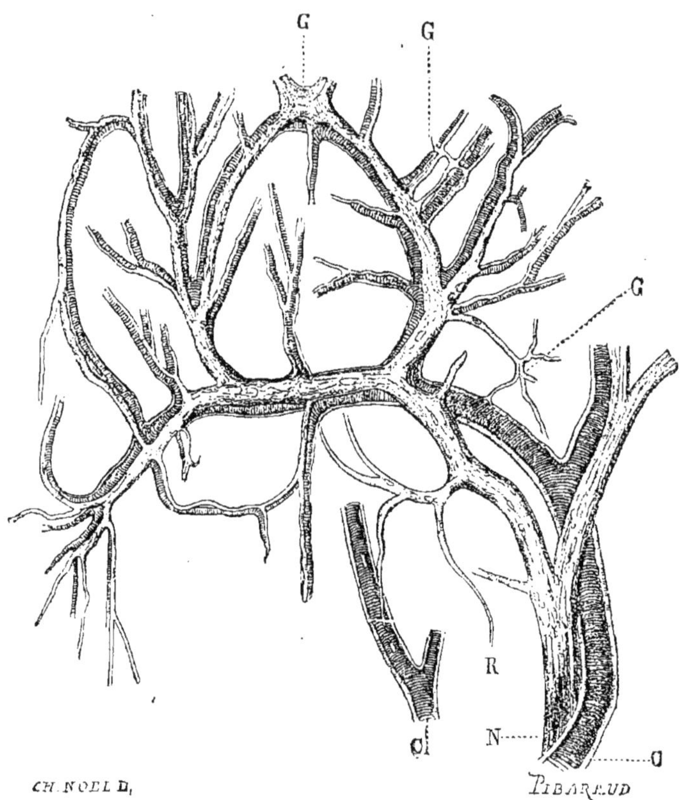

Fig. 117. — Nerfs vaso-moteurs *.

ventricule ou des oreillettes adhérentes encore à la base continuent à battre.

La position des ganglions, de ces petits centres réflexes que le cœur possède en lui-même, a pu être jusqu'à un certain point précisée ; ils sont au nombre de trois principaux : le *ganglion de Remak*, à l'embouchure de la veine cave inférieure ou sinus de l'oreillette droite ; le *ganglion de Bidder*, placé dans la cloison auriculo-ventriculaire gauche ; le *ganglion de Ludwig*, placé dans la cloison interauriculaire.

Ces ganglions paraîtraient même n'avoir pas tous trois les mêmes fonctions : les deux premiers seraient des centres excitateurs, le dernier un

* C. capillaires artériels. — G.N.G.R. nerfs.

centre modérateur. En effet, si l'on coupe le cœur en deux parties inégales, telles que l'une ne renferme que le ganglion de Remak, et l'autre les ganglions de Bidder et de Ludwig, la première partie continue à battre, tandis que la seconde demeure immobile. Si maintenant, dans cette seconde portion, on sépare les oreillettes du ventricule, celles-là restent en repos pendant que celui-ci recommence à battre. On voit donc que chacun des ganglions extrêmes (de Remak et de Bidder), pris isolément, préside à des mouvements que paralyse le ganglion moyen (de Ludwig), quand il est associé à un seul des deux premiers; mais quand le cœur est intact, le ganglion de Ludwig ne peut contre-balancer la somme des forces motrices des deux autres.

Vaisseaux. — Dans les parois musculaires des vaisseaux (fig. 117) aboutissent les extrémités périphériques des nerfs du grand sympathique. Cette disposition anatomique leur fit donner, lors de leur découverte, le nom de *vaso-moteurs*. L'hypothèse contenue dans ce nom fut démontrée exacte par *Cl. Bernard*. Les travaux de ce savant et des expérimentateurs qui ont repris depuis la question (en particulier Dastre et Morat) ont montré qu'il y a deux sortes de *vaso-moteurs* : les *vaso-dilatateurs* agissent sur les muscles pour dilater la paroi et élargir le calibre des artérioles. Leur section aura pour but de faire cesser cette dilatation, leur excitation de l'exagérer; les *vaso-constricteurs*, au contraire, resserrent par leur action la paroi du vaisseau et en diminuent le calibre, d'où ralentissement de la circulation. L'excitation de ces filets nerveux aura pour but d'exagérer cette constriction, la section, au contraire, de la faire cesser et par conséquent d'élargir la voie d'écoulement du sang.

C'est ce que prouve l'expérience mémorable suivante, exécutée en 1851 par Cl. Bernard. Ayant coupé chez un lapin le cordon sympathique cervical, il constata que la section de ce cordon produit dans l'oreille du côté correspondant une augmentation considérable de la température, accompagnée d'une dilatation paralytique des vaisseaux sanguins, et d'un afflux plus considérable de sang; le sang passe alors avec une telle facilité par les artérioles et les capillaires, que les intermittences des impulsions cardiaques se font sentir jusque dans les veines (il y a *pouls veineux* directs), et alors le sang des veines, au lieu d'être sombre et violacé, apparaît presque aussi rouge que du sang artériel. Ces vaso-moteurs, émanant du cordon cervical, sont donc des vaso-constricteurs des vaisseaux de l'oreille, puisque leur suppression entraîne la dilatation des vaisseaux de l'oreille, qu'à l'état normal ils resserrent.

IX. Lymphe et système lymphatique.

Système lymphatique. — Le sang n'est pas le seul liquide nourricier qui circule dans l'économie. Il existe dans l'organisme, en plus des artères, des veines et des capillaires sanguins, un réseau vasculaire formé de petits canaux fins et délicats à l'intérieur desquels se déplace un liquide incolore appelé *lymphe*. On les appelle des vaisseaux *lymphatiques*. Presque tous les vaisseaux lymphatiques du corps, après s'être réunis les uns aux autres pour former des troncs de plus en plus gros, viennent aboutir à un canal vertical situé dans la cavité générale du corps le long de la colonne vertébrale (*canal thoracique*). A son extrémité inférieure le canal thoracique se termine au niveau de la deuxième vertèbre lombaire, en cul-de-sac par un réservoir dilaté en ampoule et appelé *réservoir* ou *citerne de Pecquet*. A sa partie supérieure ce canal passe derrière le tronc brachio-céphalique gauche et après avoir décrit un coude vient aboutir dans cette veine au confluent de la jugulaire et de la sous-clavière gauches (fig. 114). Les vaisseaux lymphatiques venant de la partie droite de la tête, du bras droit et de la région supérieure droite du thorax n'aboutissent pas au canal thoracique, mais par leur réunion forment la *grande veine lymphatique*, qui vient s'ouvrir dans le confluent des veines jugulaire et sous-clavière droites (fig. 114, 5).

Le système lymphatique se compose donc d'une manière générale d'un ensemble de vaisseaux qui, ramenés à un schéma général semblable à celui des vaisseaux sanguins, se présentent sous la forme d'un cône dont le sommet vient déboucher dans le système veineux (canal thoracique et grande veine lymphatique se jetant dans les sous-clavières), tandis que la base (capillaires) se trouve en rapport avec différents tissus, notamment avec la peau et les muqueuses ; dans ces membranes l'origine des lymphatiques forme un réseau capillaire si superficiel qu'on peut regarder la base du cône lymphatique comme formée par les membranes épithéliales (fig. 119). Ainsi quand on dépose une substance dans la peau, c'est comme si elle était déposée dans l'origine des lymphatiques : de là sa rapide absorption : elle s'est *inoculée* en un mot et se mêle à la lymphe pour se déverser avec elle dans le torrent circulatoire. Les fonctions de la lymphe et du système lymphatique sont donc d'être en rapport avec l'*absorption*.

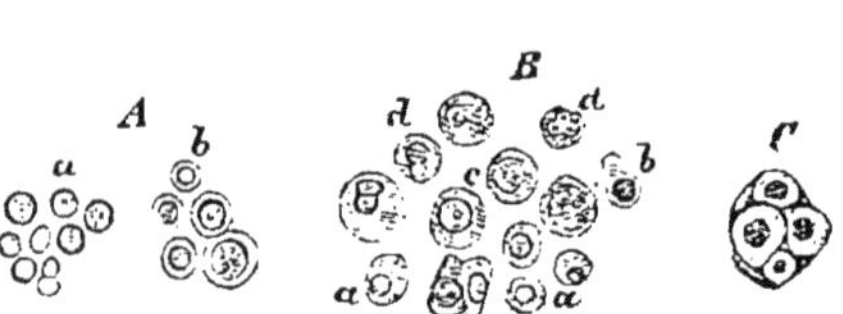

Fig. 118. — Globules blancs de la lymphe.

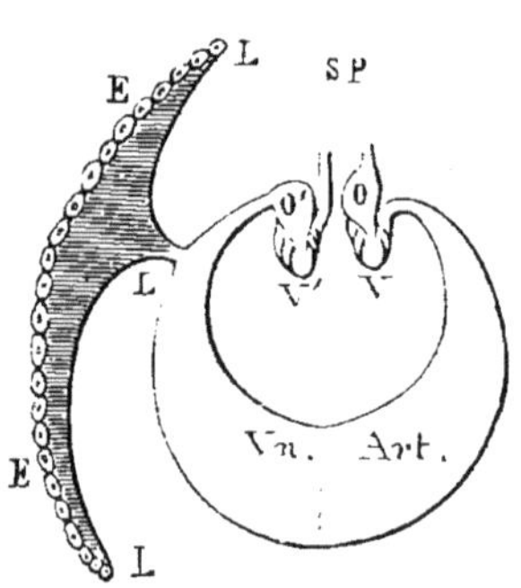

Fig. 119. — Schéma du système lymphatique *.

Lymphe. — La lymphe présente à peu près la composition du sang, moins les globules rouges, c'est-à-dire qu'elle se com-

* E. E. surfaces épithéliales, base du cône lymphatique L. L. L ; ce cône est en rapport par son sommet avec le cône veineux *Vn*. — *Art.* cône artériel. — V. ventricule gauche. — V'. ventricule droit. — O, oreillette gauche. — O', oreillette droite. — SP, système pulmonaire.

pose d'un plasma incolore tenant en suspension des globules blancs identiques à ceux du sang et doués comme eux de mouvements amiboïdes. Le plasma contient les mêmes éléments que le plasma sanguin, en particulier de la *fibrine* (ou une variété de cette substance). La lymphe extraite des vaisseaux se coagule au bout d'un quart d'heure environ en donnant un caillot incolore. Le liquide qui reste après coagulation contient comme le serum sanguin des sels, des matières extractives et des gaz. Ce sont les mêmes d'ailleurs, mais l'*urée* y est en plus grande quantité : de plus la lymphe contient moins d'acide carbonique que le sang veineux.

Chylifères. — Les vaisseaux lymphatiques qui, prenant naissance à la surface de l'intestin, se ramifient à travers le mésentère contiennent de la lymphe qui, dans certaines conditions, change de nature et cesse d'être incolore. Après la digestion des matières grasses, cette lymphe prend un aspect blanc et gras assez analogue à celui du lait. Lorsque la digestion est terminée la lymphe reprend sa transparence normale. Cet aspect est dû à la présence au sein du liquide de nombreuses petites gouttelettes de graisse très fines provenant de l'absorption des aliments gras introduits dans l'intestin. On donne le nom de *chyle* à la lymphe ainsi chargée de graisses émulsionnées et celui de *chylifères* aux lymphatiques de la région mésentérique qui servent ainsi au transport du chyle après digestion de corps gras. Nous connaissons déjà l'origine de ces chylifères : c'est le vaisseau qui occupe la partie centrale de chacune des villosités qui hérissent la paroi intestinale et dont nous avons déjà parlé en étudiant le rôle de ces villosités dans l'absorption. Les chylifères se ramifient à la surface du mésentère, en présentant un grand nombre de renflements ganglionnaires et viennent

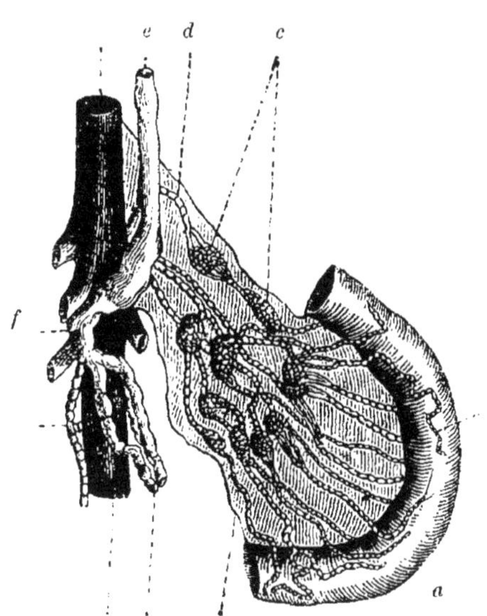

Fig. 120. — Vaisseaux chylifères *.

* *a*, portion de l'intestin grêle. — *b*, *d*, vaisseaux chylifères. — *c*, ganglions. — *e*, canal thoracique. — *f*, citerne de Pecquet.

aboutir au bas du canal thoracique dans la citerne de Pecquet (fig. 120).

Origine des lymphatiques. — Les lymphatiques, avons-nous dit, prennent naissance par un réseau de capillaires situé dans l'intimité des tissus, principalement en rapport avec la peau et les muqueuses. On n'est pas encore exactement renseigné sur le mode de terminaison de ces capillaires et sur leurs rapports avec les capillaires sanguins. Pour les uns, ces deux systèmes sont tout à fait distincts, les capillaires lymphatiques se terminant en culs-de-sac ou, d'après une autre opinion, se continuant par les espaces lacuneux intercellulaires du tissu conjonctif. D'autres, au contraire, admettent une communication directe entre les capillaires sanguins et lymphatiques par l'intermédiaire de *capillicules* de 2 µ de diamètre au plus, laissant passer le plasma, mais arrêtant au passage les globules rouges trop gros pour s'y engager. La lymphe ne serait alors autre chose que du plasma sanguin, hypothèse justifiée par sa composition.

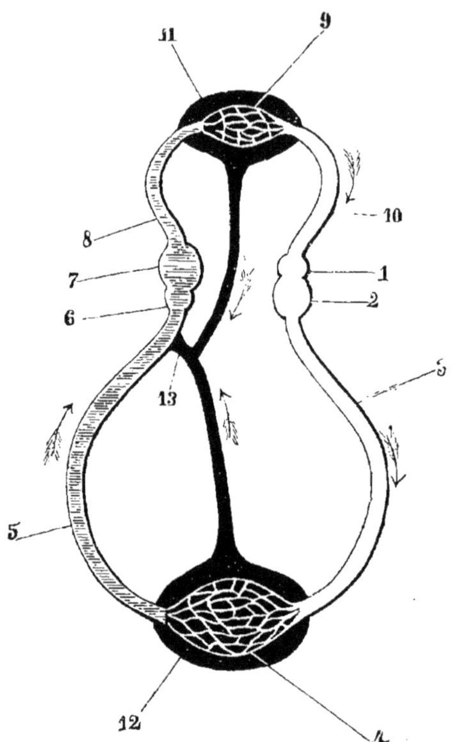

Fig. 121. — Rapports de l'appareil sanguin et de l'appareil lymphatique *.

Au point de vue physiologique, quelle que soit l'opinion que l'on se fasse sur l'origine des lymphatiques, que l'on admette ou non l'existence des capillicules, on doit considérer les vaisseaux lymphatiques comme faisant suite au système artériel aussi bien que les vaisseaux veineux. Que le passage de la partie liquide du sang se fasse directement au moyen de capillicules ou à la suite d'une extravasation du plasma à travers les parois des capillaires sanguins, dans les lacunes intercellulaires des tissus, il n'en est pas moins vrai que la circulation veineuse et la circulation lymphatique sont dans un rapport intime : que les deux systèmes communiquent ensemble (fonctionnellement) et succèdent également, à peu près au même titre, au système artériel. Ces rapports sont si intimes que si la circulation veineuse varie dans un sens, la circulation lymphatique variera dans le sens opposé, et *vice versa ;* ainsi lorsqu'on met à nu, sur un cheval, un lymphatique et une veine provenant de la même région, toutes les fois qu'on gêne le retour du sang veineux, on voit augmenter l'écoulement de la lymphe ; dès qu'on laisse abondamment couler le sang veineux, on voit diminuer la lymphe. La figure 121 représente d'une façon schématique les

* 1, oreillette gauche. — 2, ventricule gauche. — 4, capillaires généraux. — 6, oreillette droite. — 7, ventricule droit. — 9, capillaires pulmonaires. — 11, 12, espaces lymphatiques.

rapports du système lymphatique avec le système sanguin et réalise ainsi le schéma de l'appareil circulatoire complet (sang et lymphe).

Valvules. — Les lymphatiques sont caractérisés par leur finesse extrême et leur faible diamètre. Les parois en sont formées de trois tuniques superposées analogues à celles des veines, dont les lymphatiques rappellent la structure par la présence à leur

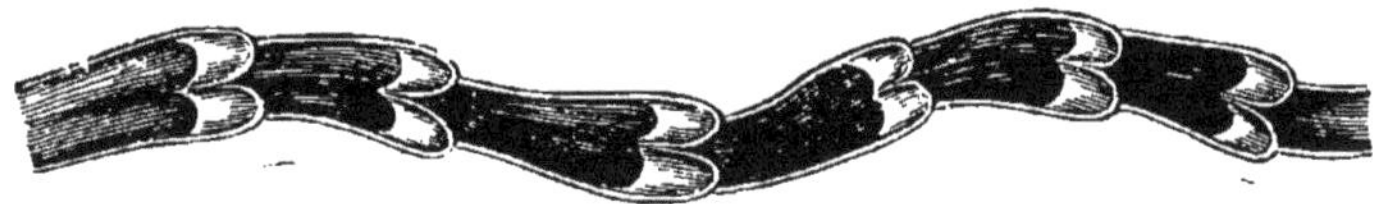

Fig. 122. — Valvules des vaisseaux lymphatiques.

intérieur de valvules (fig. 122) disposées de façon à assurer une direction constante à l'écoulement de la lymphe déterminé par une production continue à l'origine des capillaires (*vis a tergo*).

Ganglions. — Sur leur trajet les lymphatiques présentent des ganglions (fig. 123), renflements appelés aussi improprement

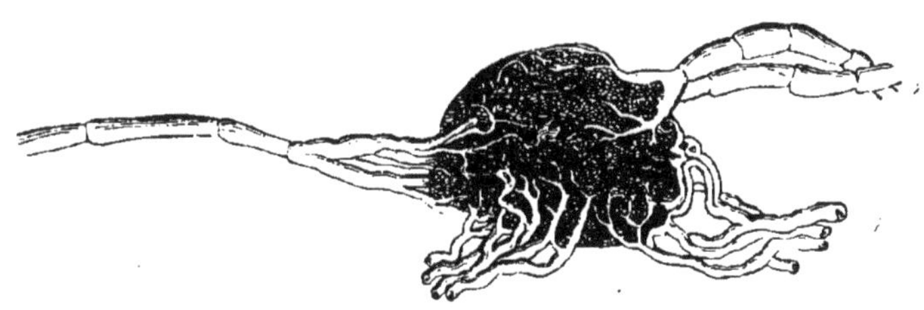

Fig. 123. — Ganglion lymphatique.

glandes. Par suite de la proximité du réseau capillaire lymphatique et des épithéliums, la moindre blessure produite à la surface de l'organisme peut amener la pénétration dans le système lymphatique de germes microbiens qui, transportés par la lymphe dans les ganglions, en déterminent l'inflammation. Les ganglions sont situés surtout au niveau des articulations. Les plus importants sont ceux du coude, de l'aisselle, de l'aine, et du bord du maxillaire inférieur. La structure en est assez compliquée, mais l'étude de leur développement montre que ce sont primitivement des plexus de capillaires lymphatiques ramifiés, anastomosés et pelotonnés ; le parenchyme ainsi constitué retarde le cours de la lymphe qui le traverse.

Historique. — Jusqu'au dix-septième siècle, on ne connut que le sang comme liquide circulant dans l'organisme. C'est en 1622 que *Gaspard Aselli*, ouvrant l'abdomen d'un chien en digestion de matières grasses, montra l'existence des vaisseaux chylifères, qu'il croyait d'ailleurs se rendre au foie. En 1649, *Jean Pecquet*, médecin de Louis XIV, rectifia cette erreur et décrivit le réservoir qui termine le canal thoracique et qui a gardé son nom (citerne de Pecquet). Enfin, en 1652, un anatomiste suédois, *Olaüs Rudbeck* (1), montra que tous les organes contiennent des vaisseaux lymphatiques dont les chylifères de l'intestin ne sont qu'un cas particulier.

CHAPITRE III

Respiration.

I. But de la respiration. — Appareil respiratoire.

Définition. — La *fonction de respiration* a pour but l'accomplissement, entre l'organisme et le milieu où il vit, d'échanges gazeux indispensables pour la nutrition. Tout être vivant en effet, pour l'entretien de ses fonctions vitales et la réparation de ses pertes, a besoin non seulement d'aliments solides et liquides, mais aussi d'un aliment gazeux, l'*oxygène*, en même temps il doit se débarrasser d'un gaz, produit de déchet, l'*acide carbonique* dont la présence au sein des tissus est inutile et même nuisible et qui par conséquent doit être rejeté au dehors. La respiration préside à la fois à l'entrée de l'oxygène et à la sortie de l'acide carbonique.

Nous savons déjà que le sang en circulant à travers l'organisme apporte sans cesse aux parties profondes les aliments qu'il contient, en particulier de l'oxygène, et qu'après avoir ainsi formé autour des éléments anatomiques un milieu favorable aux échanges nutritifs il retourne vers la surface se purifier des déchets qu'il a reçus et puiser de nouveaux aliments. C'est donc entre le sang et le milieu extérieur que s'accomplissent les échanges respiratoires et l'on conçoit que ces échanges doivent se produire toutes les fois que dans l'organisme une membrane épithéliale forme la seule séparation entre l'extérieur et la nappe sanguine d'un réseau de capillaires.

Respiration cutanée. — C'est ainsi que le tégument tout entier peut servir à la respiration, s'il présente des conditions favorables comme épaisseur et comme richesse vasculaire. Il y a alors *respiration cutanée*, mode respiratoire seul réalisé chez

(1) *Rudbeck* (Olaüs), savant suédois du XVIIe siècle, avait 21 ans quand il découvrit les vaisseaux lymphatiques chez l'homme. La gloire de cette découverte lui fut contestée par l'anatomiste danois Thomas *Bartholin* (1616-1680), et une vive polémique s'engagea à ce sujet entre les deux savants.

les animaux inférieurs et qui persiste souvent chez les animaux supérieurs, par exemple chez la grenouille, où elle suffit parfois en dehors de tout autre procédé à assurer la respiration de l'animal. Chez les mammifères et même chez l'homme, la respiration cutanée existe et sa présence est facile à mettre en évidence, mais elle est faible par suite de l'épaisseur de la peau et insuffisante à fournir à elle seule l'organisme de l'oxygène qui lui est nécessaire.

Appareil pulmonaire. — Chez l'homme, comme chez les animaux supérieurs qui vivent à l'air libre, les phénomènes respi-

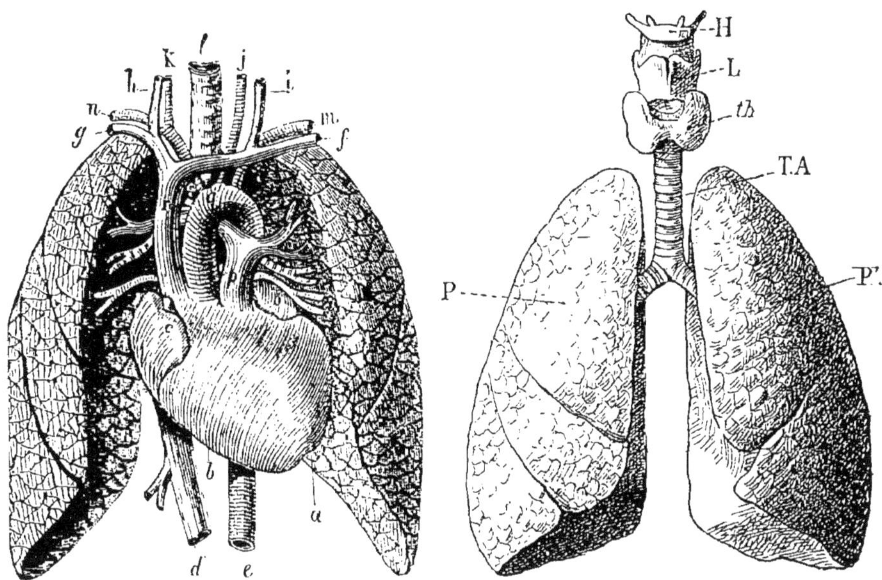

Fig. 124. — Poumons et cœur de l'homme *.

Fig. 125. — Appareil respiratoire de l'homme **.

ratoires se localisent en un point spécial du corps, dans un ensemble d'organes qui forment l'*appareil respiratoire*. Cet appareil se compose essentiellement d'une cavité *pulmonaire* mise en communication directe avec l'extérieur par un canal resserré et tapissée intérieurement d'une membrane épithéliale sous laquelle le sang circule en grande abondance dans un réseau de capillaires. Grâce à un mécanisme particulier, l'air est sans cesse renouvelé à l'intérieur de cette cavité et les

* *a*. ventricule gauche. — *b*. ventricule droit. — *c*, oreillette droite. — *d*, veine cave inférieure. — *f* et *g*. veines sous-clavières. — *h* et *i*, veines jugulaires. — *j* et *k*, artères carotides. — *l*, trachée artère. — *m* et *n*. artères sous-clavières. — *p*, artère pulmonaire. — *q*, tronc de l'aorte. — *r*. veine cave supérieure.

** TA, trachée artère. — P'. poumon gauche. — P. poumon droit. — L. larynx. — H, os hyoïde. — *th*, corps thyroïde.

échanges gazeux se font à travers l'épithélium entre l'air et le sang qui sont ainsi en présence.

Pour augmenter la surface respiratoire sans augmenter le volume occupé dans le corps par l'organe qu'elle recouvre, la paroi de la cavité pulmonaire présente un grand nombre de plissements. L'appareil respiratoire de l'homme se trouve alors constitué par un ensemble d'organes logés tous dans la cavité générale du corps au-dessus du diaphragme. C'est un tube vertical (*trachée artère*) ouvert à son extrémité supérieure dans l'ar-

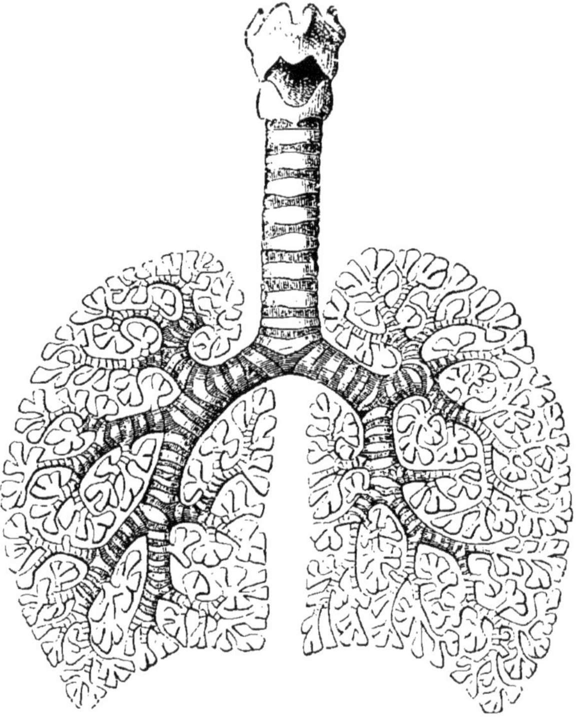

Fig. 126. — Appareil respiratoire de l'homme *.

rière-bouche et communiquant à son extrémité inférieure avec deux organes creux, les deux *poumons* suspendus dans la cavité thoracique à droite et à gauche du cœur (fig. 124 et 125).

Les cavités creusées dans les deux poumons sont en continuation directe avec celle de la trachée. Celle-ci en effet se divise à sa base en deux gros canaux ou *bronches* qui à leur tour se ramifient un grand nombre de fois de façon à donner naissance à un ensemble de conduits aériens en forme d'arbre, où il faut distinguer d'après leur position des *bronches secondaires*.

* Figure schématique montrant la ramification des bronches à l'intérieur des poumons, et la division de ceux-ci en lobules.

tertiaires, etc., jusqu'aux plus fines qui portent le nom de *bronchioles* (fig. 126). Les ramifications ultimes de cet arbre se terminent chacune en cul-de-sac dans une ampoule ou *alvéole pulmonaire* d'environ 1/8 de millimètre de diamètre, et que la paroi interne fortement plissée divise elle-même en un certain nombre de cavités secondaires ou *vésicules pulmonaires* (fig. 127). Le nombre de ces alvéoles est très grand; on a calculé approximativement qu'il s'élève à 1700 ou 1800 millions.

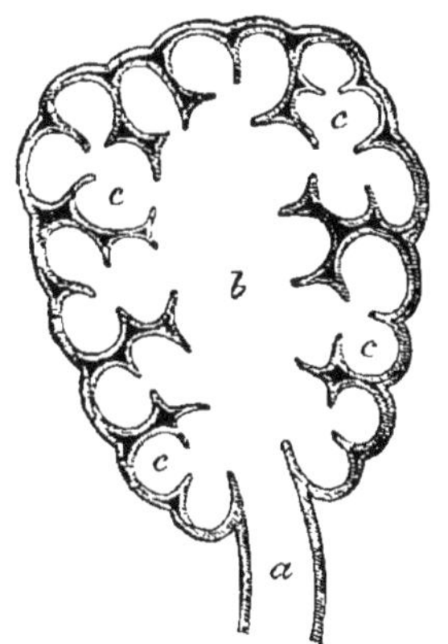

Fig. 127. — Alvéole pulmonaire *.

Entre toutes ces ramifications de l'arbre aérien, bronches secondaires, tertiaires, etc., alvéoles, se trouve du tissu conjonctif, de telle sorte qu'en définitive l'appareil respiratoire de l'homme se compose d'une trachée artère et de deux grosses bronches dont chacune pénètre dans une masse de tissu mou et spongieux (*poumon*) creusé d'une cavité en forme de canaux ramifiés. Nous allons à présent étudier en détail chacune des parties de cet appareil respiratoire.

II. Voies respiratoires.

Les voies respiratoires se composent de la trachée artère et des bronches; elles ont pour rôle d'amener l'air depuis l'extérieur jusqu'au contact des alvéoles.

Trachée artère. — La *trachée artère* est un tube vertical de 12 centimètres de long, deux de diamètre environ, situé dans la cavité thoracique en avant de l'œsophage. A la partie supérieure ce tube s'élargit pour former le *larynx*, portion modifiée pour servir à la production des sons et que nous étudierons dans un chapitre à part (après les organes des sens). Qu'il nous suffise de dire ici que le larynx présente une structure identique à celle de la trachée, avec quelques modifications de forme et de disposition dans les parties. Le larynx vient aboutir dans le pharynx. Nous avons vu en étudiant la déglutition que celui-ci communique avec l'extérieur par la bouche et les fosses nasales : il y a donc deux voies d'introduction de l'air dans l'appareil respiratoire. A sa partie inférieure, au niveau de la quatrième ver-

* *a*. terminaison d'une dernière ramification des bronches. — *b*. cavité de l'alvéole. — *c*. vésicules aériennes.

tèbre dorsale, la trachée artère se bifurque pour former les bronches. Les parois de la trachée artère se composent de deux couches superposées.

1° Une couche externe *fibro-cartilagineuse* présentant, au milieu de fibres élastiques, des arceaux cartilagineux disposés parallèlement les uns aux autres dans des plans perpendiculaires à l'axe de la trachée. La section de ces arceaux a la forme d'une demi-circonférence interrompue en arrière. La présence de ces cartilages a pour résultat de permettre à la trachée de rester béante malgré l'élasticité des fibres. Leur forme entraîne la forme de la trachée qui est celle d'un *demi-cylindre* à paroi plane postérieure. Cette paroi plane se trouve située au contact

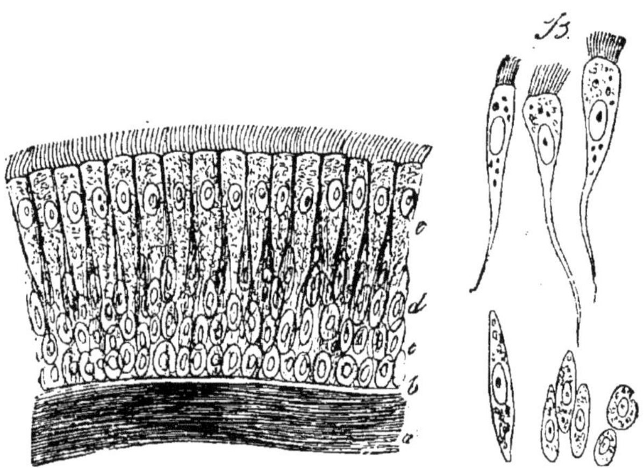

Fig. 128. — Epithélium vibratile de la trachée *.

de la paroi œsophagienne, et comme elle se laisse facilement distendre, la présence d'un corps trop volumineux dans l'œsophage amène la dépression de la paroi postérieure trachéenne et par suite l'étouffement qui suit habituellement la déglutition d'un bol alimentaire trop gros et trop dur.

2° Intérieurement, cette couche est tapissée d'une muqueuse dans l'épaisseur de laquelle se trouvent de nombreuses glandes à mucus et revêtue du côté de la lumière du canal d'un épithélium cylindrique (fig. 128) vibratile, dont les cils se meuvent de bas en haut de façon à faire remonter jusqu'à l'œsophage le mucus sécrété par les glandes et les corps étrangers qui pénétreraient à tort dans les voies respiratoires; de cette façon celles-ci tout en étant maintenues béantes sont toujours libres.

Bronches. — Les bronches primaires ont environ 2 à 3 centi-

* *a*, fibres élastiques longitudinales. — *b*, couche de soutien de la muqueuse. — *c*, *d*, cellules moyennes. — *d*, cellules superficielles vibratiles. — B, cellules isolées.

mètres de long en moyenne, celle de droite étant un peu plus courte que celle de gauche. Elles sont cylindriques, la paroi cartilagineuse étant formée non plus d'arceaux mais d'anneaux presque complets à peine interrompus à l'arrière.

III. Poumons.

Forme et situation. — Les *poumons* sont situés dans la cavité thoracique, à droite et à gauche du cœur. Celui de gauche est moins développé que celui de droite à cause de la position du cœur qui dirige sa pointe vers la gauche et refoule ainsi devant lui le poumon situé de ce côté.

Chaque poumon se termine en pointe à sa partie supérieure et est limité par trois surfaces courbes : une face externe *convexe* qui peut se mouler sur la paroi thoracique ; une face interne *concave* de façon à laisser la place du cœur entre les deux poumons ; une face inférieure également concave en rapport avec le diaphragme. Les deux bronches pénètrent dans les poumons au *hile* situé sur chacun d'eux au tiers environ à partir du sommet sur la face interne.

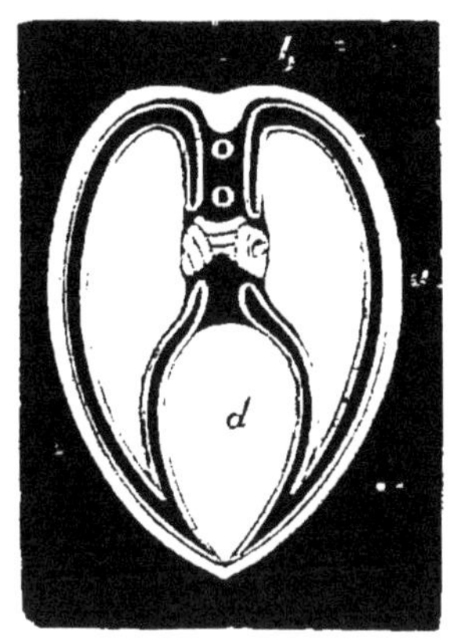

Fig. 129. — Coupe théorique transversale de la cavité thoracique au niveau du hile et destinée à montrer la disposition de la plèvre *.

Un profond sillon divise la masse du poumon gauche en deux *lobes* ; le poumon droit est formé de trois lobes séparés par deux sillons. De plus la surface pulmonaire est parcourue par un réseau de lignes qui s'entrecoupent de façon à y figurer un carrelage polygonal irrégulier. Ce sont les lignes de séparation de *lobules*, formés par la réunion au moyen de tissu conjonctif d'un certain nombre d'alvéoles pulmonaires. Chaque lobe est formé par la juxtaposition de lobules (fig. 128).

Plèvre. — Les poumons sont suspendus dans la cavité thoracique tout d'abord par la trachée artère et les deux bronches. De plus une membrane séreuse, la *plèvre* (fig. 129), contribue à maintenir les poumons, le feuillet viscéral s'en accolant à ces organes, tandis que le feuillet pariétal s'accole à l'extérieur sur les parois du thorax, et d'autre part au péricarde, séreuse que nous avons vue entourer le cœur. La cavité de cette séreuse est

* [illegible]

remplie d'un liquide qui facilite les glissements des deux feuillets l'un sur l'autre. En cas d'inflammation de la plèvre le liquide augmente et par son accumulation entre les deux feuillets refoule les poumons en s'opposant à l'accomplissement du mécanisme respiratoire (*pleurésie*). Nous verrons en effet bientôt que c'est grâce à cette disposition de la plèvre que peut s'accomplir le mécanisme par lequel l'air se renouvelle dans les poumons.

Vaisseaux sanguins. — Au hile pénètrent dans le poumon, en

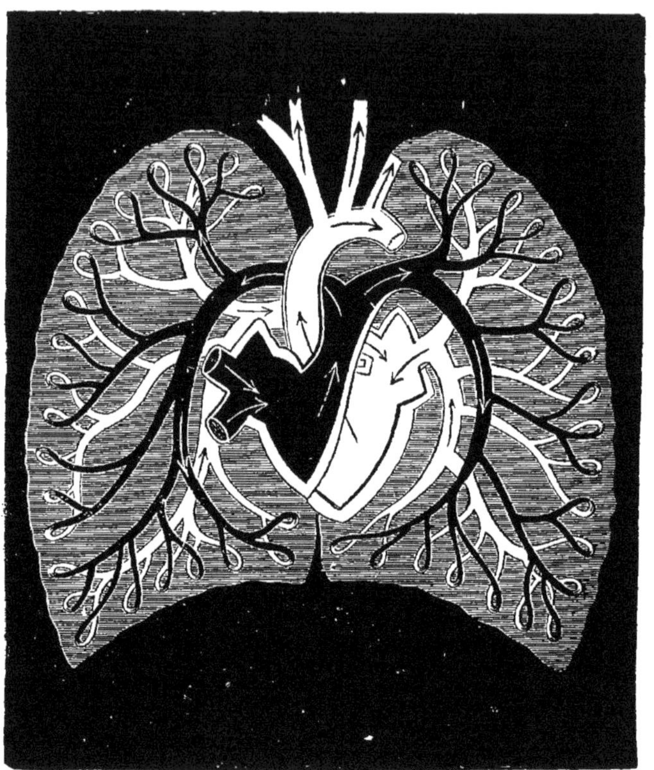

Fig. 130. — Circulation à travers les poumons (schéma) *.

même temps que les bronches, des vaisseaux sanguins. Ce sont d'abord les *artères bronchiques*, branches de l'aorte qui mènent au tissu pulmonaire le sang qui doit nourrir cet organe au même titre que tous les organes de l'être. Le sang qui a servi à cette nutrition et est devenu veineux est emmené par les *veines bronchiques*.

D'autre part on voit pénétrer au hile et se ramifier dans le

* 1, oreillette droite. — 2, ventricule droit. — 3, artère pulmonaire et ses branches. — 4, veines pulmonaires. — 5, oreillette gauche.

poumon les vaisseaux sanguins du système de la petite circulation. Les artères pulmonaires amènent le sang *veineux* du ventricule droit. Les ramifications en suivent les bronches et viennent former un système de capillaires dans l'épaisseur des parois des alvéoles. A travers la muqueuse pulmonaire, le sang se charge d'oxygène, évacue son acide carbonique et les *veines pulmonaires*, suivant en sens inverse le même chemin que les artères, viennent en se jetant les unes dans les autres et en formant des troncs de plus en plus gros, ramener le sang *artériel* à l'oreillette gauche (fig. 130).

Alvéole pulmonaire. — A travers le tissu conjonctif du poumon se ramifient les bronches de plus en plus petites dont les plus fines atteignent à peine un dixième de millimètre de diamètre. Elles sont cylindriques et les anneaux cartilagineux, qui déjà sur les bronches primaires tendent à se confondre, deviennent de plus en plus irréguliers et se réduisent à de simples incrustations cartilagineuses qui disparaissent même complètement dans les ramifications ultimes au voisinage des ampoules.

L'alvéole pulmonaire constitue essentiellement la surface respiratoire. Il se compose d'un épithélium et d'un substratum de tissu connectif.

L'épithélium, de cylindrique vibratile qu'il est dans les voies respiratoires, devient pavimenteux dans les ampoules. Cet épithélium pulmonaire

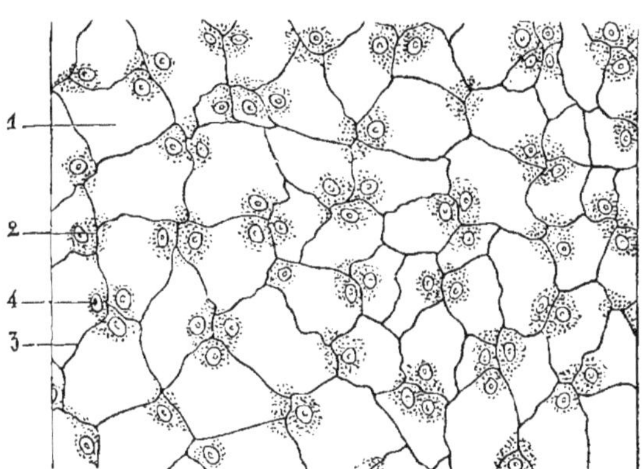

Fig. 131. — Épithélium pulmonaire *.

(fig. 131) est formé de plaques épithéliales *très minces*, très difficiles à constater. Dans certains cas pathologiques, cet épithélium s'hypertrophie et prolifère; c'est lui qui produit alors les fausses membranes du croup et les éléments caractéristiques de la pneumonie; il oblitère alors complète-

* 1, réseau capillaire (tout ce qui est en blanc fait partie de ce réseau, les espaces ponctués (2) représentent les mailles ou interstices de ce réseau). — 3, contour des cellules épithéliales. — 4, noyaux des cellules placés ordinairement dans une maille.

ment les alvéoles, qu'il transforme en un tissu compact et résistant, ce qui a valu à cet état le nom d'*hépatisation*. C'est lui encore qui joue le principal rôle dans la production du *tubercule*, et dans celle de quelques transformations plus rares, comme le *cancer du poumon*.

Cet épithélium est supporté par une membrane qui forme comme la coque de l'alvéole. Elle est constituée par un tissu connectif presque amorphe, parsemé de cellules et très riche en fibres élastiques. Mais ce que cette membrane présente de plus important, c'est sa richesse en vaisseaux sanguins. Ce sont des réseaux de capillaires très petits, car ils ont une lumière juste assez grande pour le passage d'un globule sanguin, et très serrés les uns contre les autres, de sorte que les mailles qui les séparent sont très étroites. On trouve, par exemple, que sur une surface donnée d'alvéoles pulmonaires, l'étendue occupée par les capillaires équivaut aux trois quarts, et les intervalles qu'ils laissent entre eux seulement à un quart de la surface. Or la surface totale de l'ensemble des alvéoles équivalant à 200 mètres carrés, il en résulte que les capillaires forment une nappe de 150 mètres carrés. Cette nappe est très mince, et n'a guère que l'épaisseur d'un globule sanguin. Il n'en résulte pas moins qu'elle représente un volume de sang à peu près égal à 2 litres. On a de plus calculé qu'en vingt-quatre heures il y passe au moins 20,000 litres de sang; cette nappe de sang se renouvelle donc sans cesse. Ces chiffres sont importants, car ils nous font déjà prévoir la grandeur des échanges gazeux qui s'opéreront entre le sang et les masses d'air mises presque en contact avec lui, puisqu'elles n'en sont séparées que par la mince paroi des capillaires et un épithélium d'une très faible épaisseur.

Il nous faut donc étudier le mécanisme par lequel l'air extérieur est amené au contact de la surface respiratoire, et comment il est renouvelé après que la diffusion gazeuse s'est accomplie entre lui et le sang.

Ces phénomènes sont en tout comparables à ceux de la digestion ; mais tandis que les aliments introduits dans le tube digestif doivent, avant d'être assimilables, subir un grand nombre de métamorphoses, les éléments respiratoires de l'air sont directement assimilables. Ce gaz ne subit qu'une légère action préparatoire, destinée à le mettre dans le même état de température et d'humidité que la surface pulmonaire avec laquelle il va se trouver en contact. L'origine même de l'arbre aérien est disposée de façon à faire subir à l'air cette légère modification. Les fosses nasales sont, en effet, tapissées par une muqueuse très humide, très riche en sang et par suite très chaude ; elle recouvre une infinité de replis (*cornets*) circonscrivant des canaux étroits (*méats*), par lesquels l'air est obligé de filtrer ; il se charge de vapeur d'eau à ce passage et se met à la température du corps. Ces seules considérations prouvent que c'est par le nez et non par la bouche que doit se faire la respiration normale, et font comprendre le danger qu'il y a de respirer par ce dernier orifice quand on se trouve dans un milieu très froid et très sec.

IV. Inspiration et Expiration.

Cône pulmonaire. — Les avantages que nous avons trouvés à représenter par un graphique schématique la disposition du réservoir circulatoire se reproduiront ici encore si nous cherchons une expression graphique de la forme de l'appareil respiratoire. On trouve ainsi, par le même raisonnement que pour les vaisseaux, que l'ensemble des canaux aérifères, abstraction faite des cloisons, représente un cône très évasé, ayant pour base la surface alvéolaire précédemment étudiée, et pour sommet l'ouverture des fosses nasales (fig. 132).

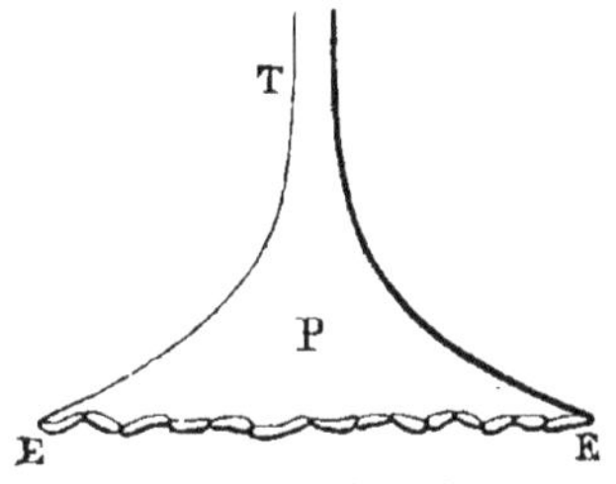

Fig. 132. — Schéma du cône pulmonaire *.

Cette disposition nous fait déjà comprendre que lorsque l'air, par quelque mécanisme que ce soit, entrera ou sortira de ce réservoir, la vitesse de son courant devra être différente dans les différentes zones du cône, d'autant plus rapide que la zone est plus étroite (plus élevée), d'autant plus lente que la zone est plus large (plus rapprochée de la base), et que, par exemple, vers la base du cône, vers la surface des alvéoles, il doit y avoir une stagnation relative de l'air. Aussi, malgré le nombre de nos mouvements respiratoires, jamais on ne trouve l'air pur au niveau de la surface respirante (alvéolaire), mais un air contenant jusqu'à 8 0/0 d'acide carbonique provenant des échanges gazeux antérieurs; la partie toute supérieure du cône contient à peu près l'air atmosphérique; dans les zones moyennes se trouve un air moins pur que celui-ci, moins altéré que le premier, car il contient seulement 4/100 d'acide carbonique. Il s'en faut de beaucoup que la nappe sanguine respirante se trouve en contact avec de l'air atmosphérique ordinaire.

L'introduction de l'air dans le cône respiratoire et son expulsion se font par les mouvements de l'inspiration et de l'expiration.

A. **Inspiration**. — Le mouvement inspiratoire a pour action d'allonger le cône (fig. 132) en éloignant davantage la base du sommet, et d'augmenter ses autres dimensions en écartant les parois latérales et déplissant la surface de la base. Il en résulte une différence de pression entre l'air extérieur et celui du cône respiratoire, et aussi entre les différentes couches d'air de celui-ci, d'où un échange et un mélange plus intime des gaz intérieurs et extérieurs. Cette dilatation du cône pulmonaire se

* T, trachée. — P, cavité du poumon. — E, E, surface respiratoire (épithélium des alvéoles).

fait par l'intermédiaire de la *cavité thoracique*, dont tous les diamètres augmentent, grâce à la contraction des muscles et au jeu des leviers osseux qui la constituent.

Cage thoracique. — La cavité thoracique se compose en effet d'une charpente osseuse, la *cage thoracique*, dont les os laissent entre eux des vides comblés par des masses musculaires. Cette cage (fig. 133) est principalement formée par les douze paires de côtes, articulées à la partie postérieure avec les douze *vertèbres* de la *région dorsale* de la colonne vertébrale et en avant avec le *sternum* par l'intermédiaire de cartilages. Les côtes sont des os plats en forme d'arc et, à l'état de repos, elles sont inclinées de haut en bas, d'arrière en avant, leur extrémité antérieure se trouvant plus bas que leur insertion postérieure sur les vertèbres dorsales. De plus le plat de la côte n'est point vertical mais incliné de haut en bas de dedans en dehors.

Les douze côtes ne sont pas toutes de la même longueur. Les plus longues sont les moyennes, les premières sont au contraire très courtes. Seules les sept premières paires (*vraies côtes*) viennent s'articuler directement par un cartilage sur le *sternum*, os impair médian, légèrement incliné de haut en bas d'arrière en avant et dont la pointe (*appendice xiphoïde*) ne dépasse pas la septième paire de côtes, des cinq dernières côtes; trois (*fausses côtes*) vont se relier par un cartilage commun au cartilage de la septième paire, et les deux dernières (*côtes flottantes*) sont indépendantes du sternum auquel rien ne les rattache ni directement ni indirectement.

D'après cette disposition la cage thoracique présente la forme d'un cône tronqué à sommet supérieur et à base elliptique inclinée d'arrière en avant de bas en haut.

Les vides laissés entre les os de cette cage sont comblés par des muscles de la manière suivante. Ce sont d'abord (5, fig. 220) les muscles *intercostaux* disposés obliquement d'une côte à la suivante de haut en bas. Ils forment deux couches qui se croisent en sautoir : les intercostaux *externes* dirigés d'arrière en avant, les *internes* d'avant en arrière. La partie postérieure de la cage thoracique est recouverte à l'extérieur par les douze paires de *muscles surcostaux*, à l'intérieur par les muscles *souscostaux*.

L'orifice supérieur de la cage est comblé par les nombreux organes de cette région du cou (trachée artère, œsophage, etc.) et de nombreux muscles (peaucier, omohyoïdien, etc.). La base est close par le *diaphragme* qui sépare ainsi le thorax de l'abdomen. C'est un muscle en forme de voûte à convexité supérieure. Postérieurement il s'insère sur la colonne vertébrale au niveau des premières vertèbres lombaires. Sur son pourtour il se relie aux bords de la cage s'insérant sur les côtes. La partie supérieure de la voûte est occupée par une large aponévrose trilobée (centre phrénique) à laquelle viennent aboutir les fibres musculaires qui viennent en rayonnant de la périphérie.

Cette disposition des os et des muscles du thorax nous fait comprendre comment, par le jeu de certains muscles, la cavité du thorax peut augmenter suivant ses trois diamètres. Les côtes sont, avons-nous vu, des arcs obliques de haut en bas, d'arrière en avant, de dedans en dehors, de sorte que lorsqu'elles s'élèvent en ayant pour point fixe leur extrémité postérieure (articulation costo-vertébrale), leur extrémité antérieure se porte en avant, et leur convexité externe se porte en dehors, d'où agrandissement des diamètres antéro-postérieur et transversal du poumon ; la figure 133 fait mieux comprendre ce mécanisme qu'aucune explication. On voit notamment que le sternum doit s'éloigner de la colonne vertébrale ; le sternum et la colonne vertébrale, réunis par les côtes, forment comme les montants d'une échelle à échelons obliques, et lorsque ces échelons se rapprochent de l'horizontale, les deux montants s'éloignent l'un de l'autre. Enfin le plan incliné de dedans au dehors et de haut en bas que forme la côte se relève en tournant autour d'un axe oblique qui va du sternum à la colonne vertébrale, et qui représente la corde de l'arc formé par la côte; la convexité de celle-ci se porte donc en dehors, d'où dilatation transverse du thorax.

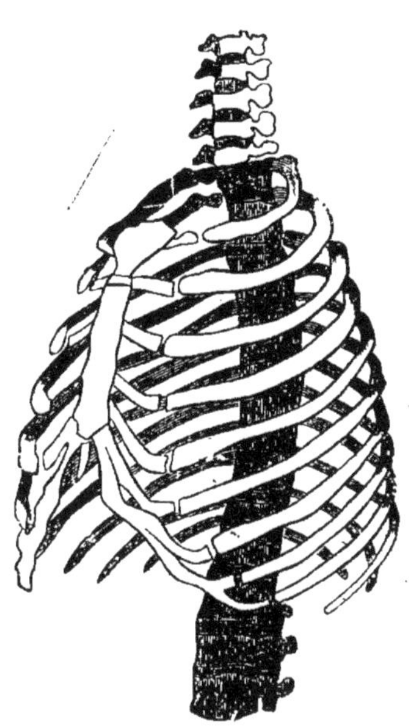

Fig. 133. — Cage thoracique.

Muscles inspirateurs. — Les *muscles* qui impriment aux côtes ces mouvements sont ceux des parois thoraciques, et la simple étude de la direction de leurs fibres suffit pour démontrer leur action. Ils n'agissent cependant pas toujours tous et peuvent, à ce point de vue, être divisés en deux groupes : ceux qui agissent dans l'inspiration ordinaire, calme; et ceux qui agissent dans l'inspiration forcée. Les inspirateurs ordinaires sont : les *surcostaux*, qui, descendant, sous forme de triangle allongé, d'une apophyse transverse à la côte située au-dessous, sont élévateurs de cette côte ; les *scalènes,* qui prennent de même leurs insertions fixes sur les apophyses transverses cervicales pour agir sur les deux premières côtes; le *petit dentelé postérieur et supérieur* qui prend son point fixe sur les apophyses épineuses de la dernière cervicale et des trois premières dorsales et élève les deuxième, troisième, quatrième et cinquième côtes ; tous ces muscles, comme on le voit, ont pour insertions fixes diverses parties de la colonne vertébrale. Au contraire, les muscles qui interviennent dans l'inspiration forcée n'ont pas d'insertions fixes sur la colonne vertébrale. Ils vont du thorax à la tête ou à la racine du membre supérieur, et ce n'est que dans des cas exceptionnels, la tête ou le membre supérieur étant fixés, qu'ils agissent sur les côtes, leur fonction plus ordinaire étant de prendre leur point fixe sur le thorax pour mouvoir l'épaule ou la tête ; tels sont : le *sterno-cleido-mastoïdien*, qui s'insérant comme son nom l'indique d'une part à la base du crâne (apophyse mastoïde) et d'autre part au point de jonction du sternum avec la clavicule, peut élever le sternum, et, par suite, l'ensemble des côtes ; le *grand dentelé*, uniquement par ses digitations inférieures qui sont obliques de haut en bas et d'arrière en avant, du bord spinal de l'omoplate à la face externe des sixième, septième, huitième et neuvième côtes ; le *grand pectoral*, seulement par ses faisceaux les plus inférieurs, à moins que le bras ne soit élevé et fixé dans cette attitude, qui permet au muscle d'agir en élevant le thorax en masse, puisque alors toutes ses insertions thoraciques sont plus basses que ses insertions humérales ; le *petit pectoral*, qui élève les troisième, quatrième et cinquième côtes ; enfin le *grand dorsal*, par les digitations qui prennent naissance sur la face externe des trois ou quatre dernières côtes. (Pour tous les muscles voir fig. 219, 220 et 221.)

Muscles intercostaux. — Le jeu de tous ces muscles est, disons-nous, facile à déterminer d'après la seule inspection anatomique : mais il n'en est pas de même pour les *intercostaux* qui ont constitué de tout temps un sujet de vives discussions entre les physiologistes. Ces muscles se divisent en *intercostaux internes* et *intercostaux externes*, qui se croisent en sautoir. Il n'est pas une manière de voir qui n'ait été émise sur le mode d'action de ces muscles, dans lesquels on a cru trouver des puissances uniquement inspiratrices ou expiratrices. A nos yeux, les intercostaux ne jouent peut-être aucun de ces deux rôles, ils servent surtout à compléter la paroi thoracique en remplissant les espaces intercostaux. Mais alors on peut se demander si du tissu fibreux n'aurait pas tout aussi bien rempli ce rôle. La présence du tissu musculaire nous est expliquée si nous considérons que le muscle est le tissu le plus élastique de l'économie; or, il fallait ici un tissu d'une élasticité exceptionnelle, puisque dans les mouvements du thorax les dimensions des espaces intercostaux changent sans cesse; il fallait un tissu qui se maintînt toujours tendu entre les côtes, de manière à ne pouvoir être déprimé de dehors en dedans par la pression extérieure pendant l'inspiration, ou de dedans en dehors par la pression intrapulmonaire pendant l'expiration. Cette fonction est si importante, que pour l'accomplir le tissu musculaire des intercostaux a besoin que son élasticité soit parfaitement entretenue par la nutrition; si, par exemple dans une *pleurite*, l'inflammation s'est étendue jusqu'à eux, ils sont alors impuissants à remplir la fonction assignée, et dans ces cas on trouve, à l'autopsie, des poumons cannelés en travers, parce qu'ils ont pu se mouler sur les espaces intercostaux devenus déprimables.

Enfin la nécessité de cette constante élasticité des espaces intercostaux nous explique la présence de deux couches musculaires, les intercostaux externes et les internes. En effet, un schéma bien simple de la direction des muscles (fig. 134) nous montre que les points d'insertion des intercostaux externes s'éloignent quand les côtes s'abaissent (expiration), se rapprochent quand elles s'élèvent (inspiration), et que l'inverse a lieu pour les intercostaux internes. On en a d'ordinaire tiré des conclusions relatives à l'effet de leur contraction, considérant les externes comme élévateurs ou inspirateurs, les internes comme abaisseurs ou élévateurs. Mais ce schéma est encore plus facile à interpréter dans notre manière de voir, si nous disons que l'élasticité des intercostaux externes est mise en jeu pendant l'expiration, et celle des internes pendant l'inspiration, et il fallait, en effet, ces deux jeux alternatifs d'élasticité dans la paroi, puisqu'elle tend alternativement à se déprimer en sens inverse, de dehors en dedans dans l'inspiration, de dedans en dehors dans l'expiration. Nous pouvons encore concevoir que lors des violents efforts de respiration, ces muscles se contractent, mais alors ce n'est pas davantage pour mouvoir les côtes, mais toujours pour maintenir la paroi, que leur simple élasticité devenait impuissante à tenir tendue entre les arcs osseux. D'après ce schéma, et à notre point de vue, nous avons donc contraction des intercostaux externes pendant l'inspiration, et des internes pendant l'expiration.

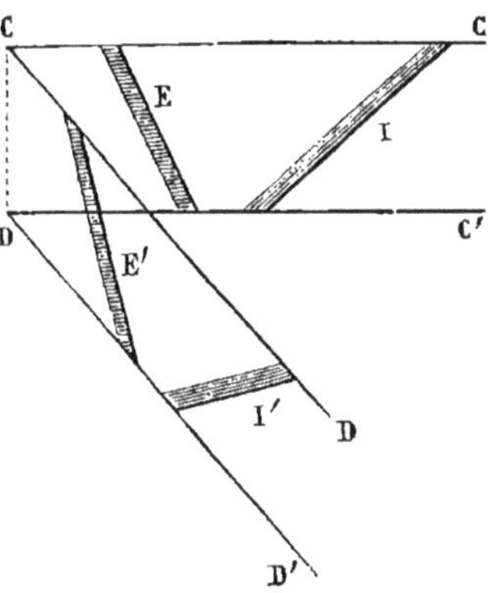

Fig. 134. — Schéma des muscles intercostaux *.

Les espaces intercostaux ne sont pas le seul point de la paroi thoracique où des éléments musculaires soient disposés de façon à lutter contre les changements de forme imprimés par les variations de la pression. Vers le sommet de la cage thoracique, à la racine du cou, lors des inspirations énergiques il tend à produire des dépressions, des *fossettes sus-sternale* ets *sus-claviculaire*. Or, en ces points nous trouvons précisément les couches musculaires (peaucier), ou des bandes musculaires (omo-hyoïdien) tendant

* CC, DC', côtes élevées. — CD, DD', côtes abaissées. — I, I', intercostaux internes. — E, E, intercostaux externes.

des aponévroses, et luttant ainsi contre la pression de dehors en dedans, notamment dans le bâillement, dans le sanglot, etc.

Rôle du diaphragme. — L'agrandissement du diamètre vertical se produit par le jeu du *diaphragme*. Ce muscle constitue la base du cône thoracique de sorte qu'en s'abaissant il modifie considérablement la capacité de ce cône. On peut comparer jusqu'à un certain point son action à celle d'un *piston* dans un *corps de pompe*. Mais il faut aussi tenir compte de ce que ce muscle a la forme d'une voûte, et que, par conséquent, on peut supposer qu'en se contractant, il redresse sa courbure, et qu'ainsi seulement il augmente le diamètre vertical de la cavité dont il forme la base, base qui serait convexe vers le haut pendant le repos du muscle, et presque plane pendant sa contraction. Il est cependant à remarquer que la courbure du diaphragme est moulée exactement sur celle des viscères abdominaux, et, par exemple, à droite, sur celle du foie; donc, quand le muscle se contracte, il ne peut que faiblement modifier cette convexité, cette courbure, qu'il déplace plutôt de haut en bas, en refoulant les viscères devant lui dans le même sens ; aussi voyons-nous les parois abdominales se soulever d'une manière synchrone à chaque dilatation inspiratrice du thorax. Le diaphragme forme donc en somme un *piston de forme convexe* qui se meut dans le corps de pompe constitué par la cage thoracique ; mais en s'abaissant, il n'agit pas seulement sur le diamètre vertical du thorax. Rappelons-nous que sa périphérie s'insère sur les côtes, que celles-ci sont mobiles, et que, par suite, *en même temps que le centre voûté du diaphragme se porte en bas, sa périphérie doit sensiblement monter*. En d'autres termes, ce muscle, comme un grand nombre d'autres, n'a pas de points d'insertions réellement fixes, et ses fibres, en se contractant, prennent en même temps un point relativement fixe sur les côtes pour abaisser le centre phrénique et les viscères, et en même temps un point relativement fixe sur les viscères (centre phrénique) pour élever les côtes et le sternum (fig. 135).

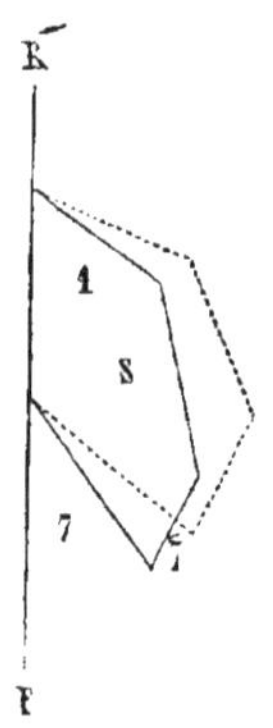

Fig. 135. — Mouvements du sternum pendant l'inspiration (schéma) *.

Par cette action, le diaphragme porte donc les côtes en avant et en dehors, et il dilate en même temps le thorax dans ses dia-

* R, R', rachis. — 1, première côte. — 7, septième côte. — 7', son cartilage costal. — S, sternum.
* La ligne ponctuée indique la position nouvelle dans l'inspiration.

mètres antéro-postérieur et transversal. On peut donc dire qu'il agit à la fois sur les *trois diamètres* de la poitrine. Aussi faut-il attribuer au diaphragme la plus grande part dans les mouvements de l'inspiration, surtout chez les jeunes sujets et chez l'homme : d'ailleurs la paralysie du diaphragme apporte les plus grands troubles dans toutes les fonctions qui ont pour conditions le jeu complet de la cage thoracique. La phonation n'est pas perdue, mais la voix est très faible ; la toux, l'éternuement, provoquent une grande gêne dans la respiration.

En résumé, dans l'inspiration, la dilatation thoracique a lieu dans tous les sens, et l'action du diaphragme est prédominante pour produire cet effet ; une inspiration complète, nécessitée par un effort à accomplir, utilisera toutes les puissances inspiratrices, et mettra en jeu toute la mobilité dont les côtes sont susceptibles ; le sternum aussi pourra être élevé par les muscles qui s'insèrent à son extrémité supérieure. Mais dans les circonstances ordinaires, dans la respiration tranquille, spontanée, on peut observer que sur le même individu certaines côtes jouissent d'une amplitude de mouvement remarquable, alors que d'autres se meuvent à peine, et que d'un sujet à l'autre, dans les mêmes conditions, ce ne sont point toujours les mêmes côtes qui sont affectées des mouvements les plus étendus ; dans certains cas aussi, toute la cage thoracique paraît presque immobile, et aucune côte ne semble se mouvoir. Cette observation a donné lieu à la création des trois types respiratoires : type abdominal, type costo-inférieur, type costo-supérieur. La respiration est *abdominale* chez l'enfant de l'un et de l'autre sexe ; elle est *costo-inférieure* chez l'homme ; elle est, chez la femme, le plus souvent *costo-supérieure*. Mais il faut reconnaître que cette distinction ne peut être considérée comme absolue. Le diaphragme, même lorsqu'il agit seul, élève manifestement les côtes inférieures ; d'autre part, dans le type costo-supérieur, les côtes inférieures sont aussi élevées dans une certaine mesure, car le sternum ne saurait se mouvoir sans les entraîner dans son ascension.

Dilatation du poumon. — Que devient le poumon pendant ces mouvements du thorax? Nous avons vu que le cône pulmonaire communique avec l'air extérieur. D'autre part, entre la surface externe du poumon et la face interne de la cavité thoracique, se trouve une cavité close, la cavité pleurale. Le poumon adhère donc, par suite de ce vide, à la cage thoracique, et doit en suivre chaque mouvement absolument comme un caillou, sur lequel on applique exactement un morceau de cuir mouillé, suit ce morceau de cuir, quand on le soulève. Ce jouet, bien connu des enfants, nous représente le mécanisme par lequel le cône thoracique, activement amplifié, force le cône pulmonaire à suivre toutes ses variations de volume, à se dilater, en un mot. Tel est le mécanisme de l'inspiration. Le *poumon est entièrement passif* ; la cage thoracique se dilate activement, et le poumon est forcé de suivre (fig. 136).

Ce phénomène mécanique a pour effet l'introduction d'une certaine quantité d'air dans le poumon. En effet le principe qui préside aux mouvements des gaz dans la respiration est le même qui préside à ceux des liquides dans la circulation : c'est le résultat de l'*inégalité des pressions*. Du moment que par l'effet de l'ampliation du cône pulmonaire ou thoracique (nous pouvons désormais regarder les deux mots comme synonymes), les gaz sont raréfiés dans le réservoir pulmonaire, il devra se produire

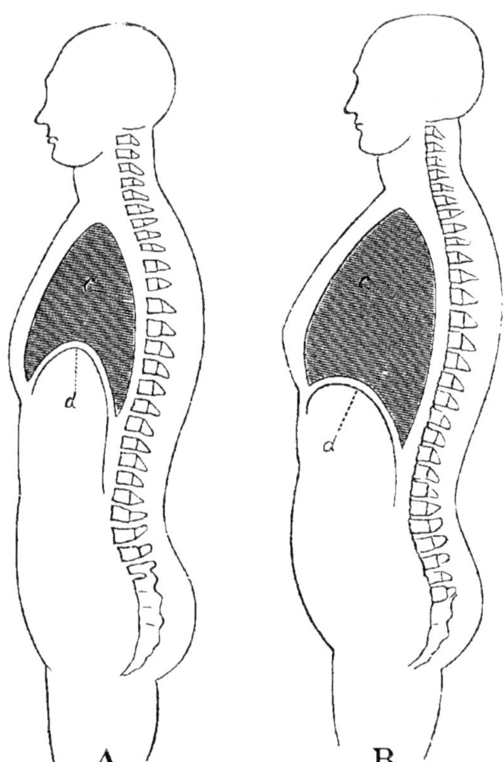

Fig. 136. — Poitrine en repos et en mouvement *.

une irruption de l'air extérieur puisque le poumon est en libre communication avec lui, et par suite un courant de dehors en dedans.

B. **Expiration**. — Mais ce n'est là qu'une moitié de l'acte respiratoire. A l'introduction de l'air, à l'inspiration succède bientôt l'*expiration*, l'expulsion de l'air par un courant en sens inverse.

Ce dernier mouvement se produit par un mécanisme tout différent du précédent, et ne demande à l'état normal l'intervention d'aucune puissance

* A, poitrine en repos. — B, poitrine dilatée. — C, cavité de la poitrine. — *d*, diaphragme.

musculaire. Pour s'en faire une juste idée, il faut avoir bien présentes à l'esprit la structure du parenchyme pulmonaire et les propriétés de son tissu. La coque des alvéoles se compose de tissu élastique; il y a peut-être du tissu musculaire, mais en tous cas, ce tissu musculaire ne donne que rarement lieu à des phénomènes de contraction, et encore dans certains cas pathologiques seulement (asthme, crampes pulmonaires, etc.). Ce n'est pas à dire que ce tissu musculaire n'ait pour cela aucune utilité. N'oublions pas que l'*élasticité* du muscle constitue pour ce tissu une propriété aussi importante que la contractilité et aussi utilisée dans l'économie; nous avons déjà vu, du reste, que les muscles intercostaux, par exemple, étaient des agents plus utiles par leur élasticité que par leur contraction. Donc, à nos yeux, le tissu musculaire qui peut entrer dans la structure du poumon représente un élément élastique qu'il faut physiologiquement rapprocher du tissu élastique proprement dit.

Le poumon est un tissu éminemment élastique ; il doit donc, comme les artères, avoir une forme naturelle à laquelle il tend sans cesse à revenir. Si l'on ouvre la cage thoracique d'un animal mort, le poumon se présente sous la forme d'une masse spongieuse assez fortement rétractée vers la colonne vertébrale, mais ce n'est pas encore là la forme naturelle du poumon. Ouvrons, en effet, la cage thoracique d'un lapin vivant. Aussitôt le poumon fuit et se rétracte vers la colonne vertébrale à un degré bien plus considérable que nous ne l'avions constaté antérieurement sur le cadavre ; il s'est réduit à une petite masse ne contenant plus ou presque plus ni air ni sang ; c'est un parenchyme compact, hépatisé, pourrait-on dire.

La *forme naturelle* du poumon est donc celle d'une éponge, d'une vessie à cloisons multiples, étroitement rétractée contre la colonne vertébrale ; mais dès la première inspiration à la naissance, *cette forme est violentée*. Le thorax se dilate, et, vu le vide pleural, force, comme nous l'avons vu plus haut, le poumon à se développer en une cavité que notre schéma nous a représentée comme un cône. Dès lors, vu la rigidité des côtes, le poumon ne peut plus jamais (à moins de perforation ou d'épanchement dans les plèvres) réaliser sa forme naturelle, mais il tend toujours à le faire.

L'*inspiration*, telle que nous l'avons étudiée, peut être considérée comme *une nouvelle violence* faite au poumon, l'éloignant de plus en plus de sa forme naturelle.

Dès lors, il nous sera très facile de comprendre le *mécanisme de l'expiration*. Dès que les contractions des muscles inspirateurs s'arrêtent, l'*élasticité pulmonaire*, jusque-là violentée, *tend à reprendre ses droits;* le poumon revient sur lui-même, et, vu le vide pleural, entraine avec lui la paroi thoracique. Il semble donc que le poumon est actif, inversement à ce qui se passe dans l'inspiration, et que la paroi thoracique est passive; mais on voit qu'en réalité les deux organes sont passifs. Il en est de même pour le diaphragme, que l'on peut, dans ce cas, voir remonter comme automatiquement, en observant sa face inférieure, par l'abdomen ouvert et vidé; c'est que le poumon tend à remonter très haut et entraîne puissamment le diaphragme, grâce au vide pleural, vide qui est tel qu'ici le diaphragme doit suivre le poumon, comme le poumon suivait tantôt le diaphragme. Aussi sur le cadavre trouve-t-on le diaphragme très bombé vers le haut et très tendu.

Ainsi, à l'état normal, l'inspiration et l'expiration diffèrent complètement de mécanisme; la première est *active* et due à des contractions musculaires; la seconde, *passive*, est due à des phénomènes d'élasticité de la part des organes violentés par l'inspiration; car il n'y a pas que l'élasticité du poumon qui produise cette réaction, il faut encore tenir compte de celle des parois de la cage thoracique, parois qui ont été également violentées, comme, par exemple, les cartilages costaux, qui ont subi un mouvement de torsion assez notable selon leur axe pendant l'inspiration. Enfin les viscères et les parois abdominales, déplacés pendant l'inspiration, tendent à reprendre leurs dispositions normales, et repoussent ainsi le diaphragme vers le haut.

L'expiration peut cependant devenir active dans des cas particuliers. De même que nous avons vu une *inspiration ordinaire* et une *inspiration forcée*, nous trouvons aussi une *expiration ordinaire* et une *expiration forcée*. C'est dans cette dernière seulement que le phénomène devient actif et que l'on voit intervenir des puissances musculaires, telles que les muscles de l'abdomen, le petit dentelé inférieur, et en général tous les muscles capables d'abaisser les côtes. Cette *expiration active* se produit surtout dans la toux; alors les parois thoraciques ne se contentent plus de suivre le mouvement de retrait du poumon, elles le compriment pour augmenter la vitesse et l'énergie du courant d'air expiré.

Rôle de la cavité pleurale. — Nous ne saurions trop insister sur le rôle tout particulier que joue la cavité pleurale, qui, tout en permettant aux poumons de glisser et de se déplacer le long de la face interne de la paroi thoracique, lie ces deux surfaces solidairement l'une à l'autre, de sorte qu'il ne peut y avoir dilatation du thorax, sans qu'il s'ensuive dilatation du poumon, ni rétrécissement de celui-ci sans rétrécissement de celui-là. Les feuillets pleuraux, qui tapissent les deux organes en contact, agissent par adhésion, par le vide, en un mot par une espèce de succion à la manière des ventouses.

La figure 137 fait comprendre les conditions mécaniques dans lesquelles le poumon est placé relativement à la cavité thoracique. La cloche 1 (fig. 137) représente la cage thoracique; la membrane de caoutchouc 4, le diaphragme; la membrane 6, les parties molles d'un espace intercostal; le tube 2, figurant la trachée, traverse le bouchon du goulot de la cloche et se bifurque pour aboutir aux deux vessies minces qui représentent les

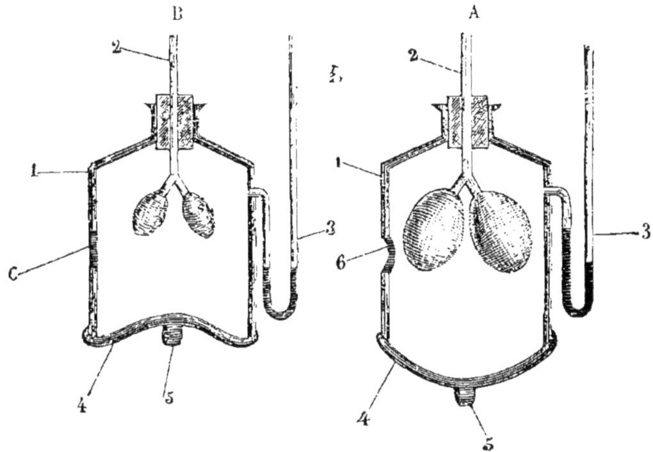

Fig. 137. — Rapports du poumon et de la cavité thoracique.

poumons; un manomètre, 3, donne la mesure de la pression dans l'intérieur de la cloche. Si on tire en bas le bouton 5, on augmente la cavité de la cloche (dilatation du thorax en inspiration), on diminue la pression dans son intérieur, et on voit les deux vessies se dilater (fig. A); si on parvient à faire le vide absolu dans la cloche, les vessies se dilatent au point que leurs parois viennent s'accoler intimement à la face interne des parois de la cloche.

C. **Rôle des voies aériennes dans la respiration.** — L'air, que les mouvements respiratoires amènent et chassent du poumon, passe par la partie étroite de notre cône pulmonaire, c'est-à-dire par les narines, les fosses nasales, le pharynx et la trachée (avec le larynx). Tous ces canaux présentent des phénomènes mécaniques accessoires à ceux que nous venons d'étudier dans le poumon.

Les narines se dilatent activement, mais seulement dans les grandes inspirations. Les fosses nasales ne présentent pas de phénomènes mécaniques particuliers; nous savons déjà qu'elles jouent un rôle capital comme lieu de préparation de l'air respiré, qu'elles chargent de chaleur et de vapeur d'eau.

La trachée est soumise, par l'action des muscles du cou (sous et sus-hyoïdiens), à des mouvements d'ascencion et de descente qui correspondent aux mouvements de la respiration. *Pendant l'inspiration, la trachée descend;* par suite, son calibre deviive plus large, et le courant d'air d'inspiration s'y fait facilement et sans frottements. *Pendant l'expiration, elle monte*, elle s'allonge, donc elle se rétrécit : il s'ensuit que l'air de l'expiration, sortant par un canal plus étroit, doit circuler plus vite et avec plus de frottement contre la paroi.

Le larynx contribue aussi puissamment à produire cette différence entre le courant de l'air de l'inspiration et celui de l'expiration. En étudiant cet organe comme appareil vocal, nous verrons qu'il se compose essentiellement d'une fente antéro-postérieure (glotte) capable de s'élargir ou de se rétrécir; *elle s'élargit dans l'inspiration et se rétrécit dans l'expiration*. Ce rétrécissement peut aller plus ou moins loin; dans le phénomène de l'*effort*, il est complet, et le thorax, comprimant l'air qui ne peut s'échapper, forme un solide point d'appui aux muscles qui doivent être le siège de la manifestation de l'effort.

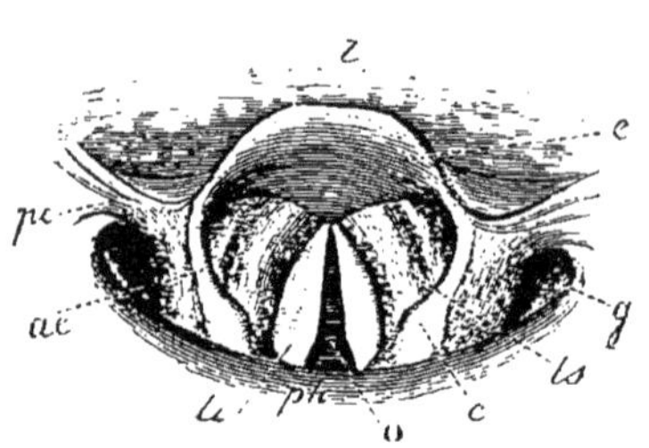

Fig. 138. — Glotte dans l'inspiration *.

Cette différence dans la vitesse du courant de l'air de l'inspiration et de l'expiration, différence due aux mouvements respiratoires du larynx et de la trachée, a pour but l'expulsion des corps étrangers ou plutôt des mucosités qui peuvent se trouver dans l'arbre aérien. En effet, le courant d'air d'inspiration, par sa lenteur et son peu de frottements, n'aura nulle tendance à entraîner plus profondément ces mucosités adhérentes à la paroi; au contraire, le courant d'air d'expiration, présentant des conditions opposées, entraînera vivement ces petites masses vers l'orifice supérieur des voies aériennes.

Toux, etc. — La *toux* n'est qu'une expiration encore plus brusque, précédée d'une inspiration encore plus lente, que l'expiration et l'inspiration normales; aussi la toux a-t-elle essentiellement pour effet de rejeter au dehors les mucosités qui encombrent l'arbre aérien.

Cette expulsion continue et inconsciente des mucosités est encore opérée par le jeu des cils vibratiles qui garnissent l'épithélium cylindrique de toute l'étendue du tube bronchial et trachéen (excepté au niveau des cordes vocales); les mouvements de ces cils sont tels qu'ils portent vers l'extérieur tous les corpuscules déposés à leur surface, et les font arriver jusque dans la cavité laryngienne. Ce n'est qu'à ce niveau que l'expulsion devient volontaire, parce que ce n'est qu'au niveau du larynx que les corps étrangers ou mucosités sont senties; plus bas, leur présence ne donne lieu qu'à des sensations très obtuses et incapables d'amener des réflexes énergiques. Mais au niveau du larynx, elle est le point de départ de réflexes ou de phénomènes volontaires qui produisent l'expulsion, toujours par ce mécanisme des courants d'air inégaux, mais avec une énergie bien plus considérable; c'est précisément alors que se produit la *toux*, et plus haut (vers le pharynx et les fosses nasales) l'*éternuement*, et plus haut enfin (vers les narines) l'*action de se moucher*, actions qui consistent toutes en une inspiration lente par un orifice dilaté, et une expiration brusque par un orifice

* *e*, épiglotte. — *o*, orifice glottique.

resserré, soit par la contraction de ses propres muscles, soit par un mécanisme plus ou moins éloigné.

D. **Quantité d'air inspirée et expirée.** — Le cône pulmonaire réprésente un réservoir dont la capacité totale s'élève en moyenne à 4 ou 5 litres, quand ce réservoir est rempli au maximum, c'est-à-dire quand on fait la plus grande inspiration possible; quand on fait la plus grande expiration possible, il reste toujours dans les poumons 1 à 1 1/2 litre qu'on ne peut en chasser d'aucune manière, puisque nous avons vu que le poumon ne peut jamais réaliser complètement sa forme naturelle. La différence entre ce second nombre et le premier constitue la quantité d'air que l'on peut successivement introduire dans le poumon et en chasser ensuite en faisant les mouvements les plus énergiques de respiration; c'est ce qu'on appelle la *capacité vitale* (ou *capacité pulmonaire*, ou mieux encore *capacité respiratoire*) ; elle est égale à 3 1/2 litres. Ce nombre est assez important ; il indique la grandeur des conditions physiques de nos échanges respiratoires et, par suite, il constitue comme une mesure de notre vie; car respirer c'est vivre. On l'évalue au moyen d'appareils dont l'un, appelé, *spiromètre* est représenté par la figure 140. Il consiste en un gazomètre C qui plonge dans une cuve à eau V et qui est mis en rapport avec la bouche du

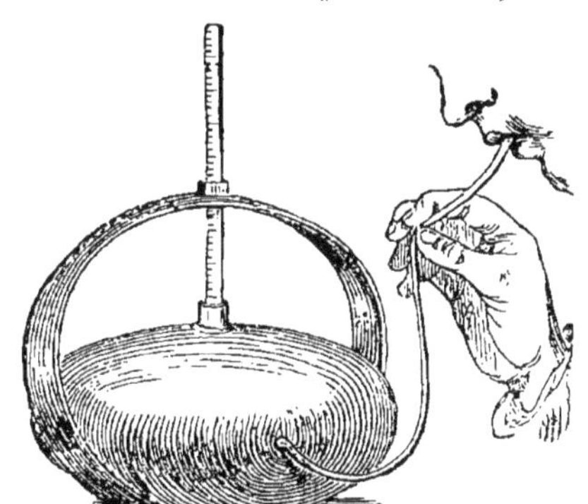

Fig. 139. — Spiromètre.

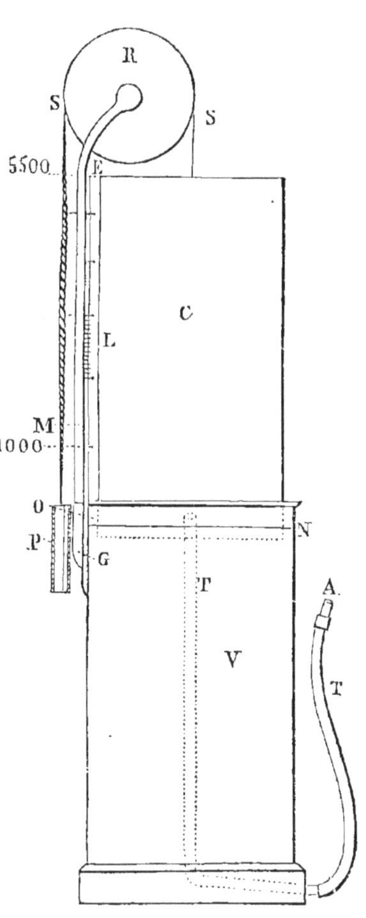

Fig. 140. — Spiromètre.

sujet en expérience à l'aide d'un tube en caoutchouc (TT). Un indicateur mobile et une échelle graduée et fixe permettent d'apprécier les mouvements du récipient à air. On fait faire d'abord une grande inspiration, puis on fait souffler dans le tube, et on a ainsi le volume maximum de l'air inspiré. En opérant ainsi sur environ deux mille personnes, on a pu formuler cette loi que le volume d'air expiré maximum à l'état normal serait en proportion régulière, sinon mathématique, avec la stature. Chez un Américain athlétique, le volume expiré maximum était de 7 litres (ce qui n'empêcha pas cet homme de mourir phtisique quelques années après). La figure 139 représente un spiromètre un peu plus simple que le précédent.

Ce n'est qu'à la suite d'une inspiration forcée que le poumon reçoit 3 litres 1/2 d'air. Lorsque la respiration est calme et ordinaire, chaque inspiration n'introduit et chaque expiration ne chasse que 1/2 litre d'air. On pourrait appeler ce nombre le *chiffre de la respiration ordinaire*.

Pour apprécier exactement la capacité des poumons et les quantités d'air introduites, il faut d'abord dénommer exactement les diverses parties qui constituent successivement ces quantités d'air. On nomme *air résidual* (a) la quantité d'air qui ne peut être chassé du poumon même pendant l'expiration la plus énergique; *air de réserve* (b), l'air qui peut être encore chassé après une expiration ordinaire (c'est-à-dire la différence entre une expiration modérée et une expiration forcée); *air de la respiration* (c), la quantité d'air que nous inspirons et expirons à chaque mouvement de la respiration ordinaire; enfin, *air complémentaire* (d), la quantité d'air que nous pouvons inspirer en plus par une inspiration énergique (c'est-à-dire la différence entre l'inspiration normale et l'inspiration forcée).

Cela étant posé, on conçoit que rien n'est plus facile que d'évaluer expérimentalement cette dernière quantité (d); la valeur numérique de cet air complémentaire est essentiellement variable avec les individus, et ces variétés se montrent subordonnées moins à la taille des individus qu'au mode de conformation de la poitrine. Cette quantité est d'autant plus considérable que le diamètre de la cavité thoracique est plus étendu dans le sens transverse.

Il est également facile de mesurer la quantité c ou l'*air de la respiration* (ordinaire); il n'y a qu'à recueillir le gaz qui sort des poumons par un certain nombre d'expirations, à le mesurer, et à diviser la quantité ainsi obtenue par le nombre des expirations. C'est ainsi qu'on a trouvé pour la quantité c la valeur 1/2 litre que nous indiquions tout à l'heure.

Les deux autres quantités, l'*air de réserve* (b) et l'*air résidual* (a), sont beaucoup plus difficiles à évaluer; on n'y peut parvenir que par un détour. On mesure d'abord la somme de ces deux quantités ($a+b$), et puis ensuite l'une d'elles (a). On obtient alors par une soustraction la valeur de la troisième inconnue (b).

Pour mesurer le volume d'air qui reste dans les poumons après une expiration ordinaire ($a+b$), on mélange exactement les gaz qui sont contenus alors dans l'arbre aérien avec un volume connu d'hydrogène, puis on fait l'analyse du mélange avec l'eudiomètre. Ainsi, à la fin d'une expiration à l'air libre, l'expérimentateur se met à respirer dans une cloche contenant 500 centimètres cubes d'hydrogène pur. Après le cinquième mouvement respiratoire, le mélange est complet, c'est-à-dire identique dans la cloche et dans le poumon. Représentons par H la pression des 500 centimètres cubes d'hydrogène dans la cloche au début de l'expérience. A la fin de l'expérience, qui se termine sur une expiration ordinaire, on note la pression h de l'hydrogène dans la cloche. L'hydrogène occupe alors le volume de la cloche (500 c. cubes) plus le volume $(a+b)$ des poumons après expiration simple. L'application de la loi de Mariotte donne l'équation

$$500.H=(500+a+b)h$$

d'où on peut tirer la valeur $(a+b)$. On trouve ainsi des valeurs comprises entre 2 et 3 litres.

La quantité a est égale à 1 litre environ. Pour la mesurer, on introduit dans une cloche à robinet un volume V d'air. Après une expiration faite dans l'air, on inspire ce gaz et fait ensuite dans la cloche une expiration prolongée autant qu'il est possible. En mesurant le volume des gaz expirés, on le trouve égal à $V+v$. Il suffira donc de retrancher cette quantité v de la capacité pulmonaire déterminée à l'avance du sujet en expérience pour avoir le nombre a, c'est-à-dire la quantité d'air restée dans les poumons après expiration forcée.

Telles sont les valeurs des quantités d'air introduites dans le poumon. Quant à la fréquence des mouvements qui produisent ce renouvellement, il est facile de constater que nous respirons de quatorze à seize fois par minute, ce qui porte à 20,000 le nombre des inspirations par vingt-quatre heures : et comme chaque inspiration introduit 1/2 litre, nous respirons en somme 10,000 litres d'air en une journée. Le chiffre du sang mis au contact de cet air est avec celui-ci dans un rapport numérique très simple, puisqu'il s'élève à 20 000 litres, ou mieux encore à 10 000 litres de globules (1 litre de sang = 1/2 litre de globules + 1/2 litre de plasma).

V. Phénomènes chimiques de la respiration.

Nous connaissons les masses d'air et de sang mises en présence, ainsi que le mécanisme qui les renouvelle ; il nous faut donc étudier les échanges qui se produisent à ce contact au niveau du poumon ; ils nous seront rendus évidents par la constatation des changements qu'ont subis l'air et le sang à leur passage dans le poumon.

A. **Modifications de l'air.** — Nous savons que nous introduisons par jour dans notre poumon 10 mètres cubes d'air (10000 litres). Nous expulsons une quantité d'air à peu près égale à celle que nous inspirons, mais cependant un peu moins forte :

ainsi nous retenons environ 1/40 ou 1/50 de l'air inspiré ; mais au premier examen, le volume de gaz expiré n'est pas diminué, car il contient de la vapeur d'eau qui occupe un volume considérable, et, d'autre part, il est dilaté par le fait de l'élévation de sa température (la température de l'aisselle étant de 37°,40, celle de l'air expiré est en moyenne de 36°.35). Mais un changement bien plus important qu'a subi l'air, c'est une perte d'*oxygène* qui a été remplacé en grande partie par de l'*acide carbonique*. En effet, dans les 10 mètres cubes d'air inspiré, il y a 1/5 d'oxygène (21 d'O pour 79 d'Az), ce qui donne en poids 2 k. 1/2 d'oxygène environ (puisque 1 litre d'oxygène pèse 1gr,4). Or, dans l'air expiré des vingt-quatre heures, il n'en reste plus que 1kg,750 ; c'est-à-dire que 750 grammes d'O ont été retenus par le poumon (2500 — 1750 = 750). Nous voyons donc qu'en somme, nous retenons 3/4 de kilogramme d'oxygène en vingt-quatre heures (750 grammes, ou en volume 530 litres).

D'autre part, on sait que l'acide carbonique ne se trouve représenté que par millièmes dans l'air atmosphérique, dans l'air inspiré (1/2500, c'est-à-dire 4 dix-millièmes). Or, dans l'air expiré, il est dans une proportion très considérable. Il suffit, pour le démontrer, d'expirer par un tube de verre dans une solution de chaux ou de baryte et on voit aussitôt se former un précipité qui n'est autre chose qu'un carbonate (de chaux ou de baryte). La quantité en est variable suivant les circonstances, mais on peut dire qu'en moyenne nous expirons en vingt-quatre heures 850 grammes d'acide carbonique (en volume 400 litres : à rapprocher des 500 litres d'O absorbé pour se rendre compte de la diminution de volume que nous avons signalée entre l'air inspiré et expiré.

Tels sont les faits principaux relatifs à l'air : les autres modifications sont insignifiantes. Ainsi l'air contient 4/5 d'azote (21 d'O, 79 d'Az) ; selon les uns, la quantité inspirée et la quantité expirée de ce gaz sont égales ; selon d'autres, ces quantités pourraient varier, et parfois il y en aurait un peu plus de rendu, par suite une certaine quantité en serait excrétée par le poumon. En effet, on trouve assez souvent dans le poumon des traces d'ammoniaque et diverses exhalations provenant de substances azotées, ainsi que des vapeurs de toutes les substances volatiles accidentellement contenues dans le sang, comme l'alcool, l'éther, des produits phosphorés, des gaz paludéens.

B. **Modifications du sang.** — Que se passe-t-il du côté du sang ? Comme la simple induction pouvait le faire prévoir et comme l'expérience l'a démontré, l'acide carbonique expiré provient du sang veineux qui se débarrasse de ce produit d'excrétion, et se charge d'oxygène, de façon à passer à l'état de sang artériel. En effet, nous avons déjà étudié les gaz du sang, et nous avons vu qu'au point de vue de la respiration le sang peut être considéré comme une véritable solution gazeuse, dans laquelle le globule sanguin est le véhicule de l'oxygène, et le sérum celui de l'acide carbonique, et nous avons vu que la différence essentielle entre le sang artériel et le sang veineux est précisément la prédominance de l'oxygène dans le premier, de l'acide carbonique dans le second.

Les analyses des gaz contenus dans le sang artériel et le sang veineux donnent :

Pour 100 volumes de sang artériel (chien) :

Oxygène — 20; acide carbonique — 34,8.

Pour 100 volumes de sang veineux :

Oxygène — 12; acide carbonique — 47.

Il y a donc eu au niveau du poumon un échange gazeux entre le sang et l'air introduit par l'inspiration : le sang a abandonné une partie de son acide carbonique et est devenu plus riche en oxygène.

De plus, en passant par le poumon, le sang dégage, comme nous l'avons vu, une certaine quantité de vapeur d'eau (très variable, mais que l'on peut représenter en moyenne par 300 grammes en vingt-quatre heures). En effet, l'air de l'expiration sort du poumon presque saturé de vapeur d'eau, à une température très voisine de celle du corps. Nous avons déjà vu que si l'on inspire 1/2 litre d'air atmosphérique, on rejette par l'expiration qui suit un tiers de ce volume d'air pur mélangé à deux tiers d'air vicié. Or, l'air vicié, qui a séjourné un certain temps au contact des bronches, possède la température des poumons et se trouve saturé d'humidité ; le tiers d'air pur qui est rejeté aussitôt n'a pas eu le temps de prendre exactement la température des parois de l'arbre aérien, de sorte que la totalité de l'air expiré ne peut avoir une température égale à celle du corps.

Ainsi le sang doit se rafraîchir au contact de l'air pulmonaire, puisqu'il lui abandonne une certaine quantité de chaleur.

C. **Théorie de la respiration.** — La respiration, considérée au point de vue, non des échanges gazeux, mais des phénomènes chimiques de combustion, de décomposition et de dédoublement, la respiration dans son essence intime, en un mot, se passe non au niveau du poumon, mais dans l'intimité des tissus ; c'est ainsi que le foie, où s'accomplissent des phénomènes chimiques très importants, utilise jusqu'aux derniers restes d'oxygène que contient le sang de la veine porte, et que le sang qui sort du foie est celui qui présente en même temps et la température la plus élevée et les caractères les plus accentués du sang veineux typique. Ce qui prouve que, dans le sens chimique, ce sont bien les tissus qui respirent eux-mêmes, c'est que l'on peut observer directement leur respiration, en les plaçant dans un milieu gazeux oxygéné. Ainsi un muscle, isolé d'un organisme et suspendu dans une atmosphère d'oxygène, y consomme de ce gaz et y exhale de l'acide carbonique; cette combustion est encore plus intense si l'on excite la contraction du muscle, ce que l'on comprendra facilement si l'on se reporte à l'étude physiologique du muscle. Dans sa situation normale, dans l'organisme, les phénomènes ne se passent pas autrement pour le muscle et pour les autres tissus, seulement c'est le sang qui joue ici le rôle de milieu auquel l'élément vivant emprunte l'oxygène (sang artériel) et auquel il rend de l'acide carbonique (sang veineux). Aussi le sang de la veine d'un muscle est-il bien plus noir, bien plus veineux, en un mot, quand ce muscle se contracte que lorsqu'il reste dans un repos complet.

La respiration, chez l'homme et les animaux supérieurs, considérée à un point de vue d'ensemble, se compose donc de trois grands actes, de trois phénomènes intimement enchaînés et solidaires les uns les autres : 1° respiration des tissus; 2° fonctions du sang comme véhicule des agents et des produits gazeux de la respiration des tissus; 3° échanges gazeux du sang au niveau de la surface pulmonaire.

1° **Respiration des tissus.** — De même que les éléments anatomiques peuvent respirer isolément, de même nous voyons des organismes inférieurs, des animaux mono-cellulaires, respirer directement dans les milieux où ils sont plongés, comme les tissus respirent dans le sang. Mais, chose remarquable, il est des animaux à structure déjà très complexe dont les éléments histologiques respirent directement dans l'air, tels sont les *insectes* et les articulés en général. Chez ces animaux, l'air extérieur est amené par une multitude de petits canaux très finement ramifiés (*trachées*) jusqu'au contact de chaque élément histologique, de sorte qu'il n'y a aucun intermédiaire entre les tissus et le milieu gazeux respirable, et chez ces animaux, le sang n'a pas besoin de circuler bien activement; ce n'est plus un milieu affecté à la respiration, c'est simplement un liquide nutritif qui baigne les tissus (fig. 141).

Quant au phénomène intime qui constitue la respiration des tissus, c'est une *oxydation*, une *combustion*, en un mot. Il nous faut d'abord indiquer sous ce rapport la différence fonctionnelle qui semble exister entre la respiration des animaux et celle des végétaux.

La respiration des tissus végétaux consiste en une réduction (du moins pendant le jour et sous l'influence de la lumière solaire); les végétaux absorbent de l'acide carbonique qu'ils réduisent, pour former avec de l'eau des hydrocarbures; en réduisant de plus l'eau absorbée, ils forment des substances grasses; ils absorbent de plus des composés oxygénés du soufre, qu'ils réduisent pour former, par exemple, les sulfures d'allyle (dans l'ail); ils absorbent des composés oxygénés de l'azote (AzO^5) qu'ils réduisent pour former des albuminoïdes. Tous ces phénomènes de réduction donnent lieu à un dégagement d'oxygène, et accumulent dans les tissus végétaux ce qu'on appelle des *forces de tension*, c'est-à-dire que ces tissus *emmagasinent la chaleur solaire* qu'ils emploient à produire les réductions précédemment énumérées, chaleur qui pourra se dégager sous la forme de *forces vives* lors de la combustion des tissus végétaux.

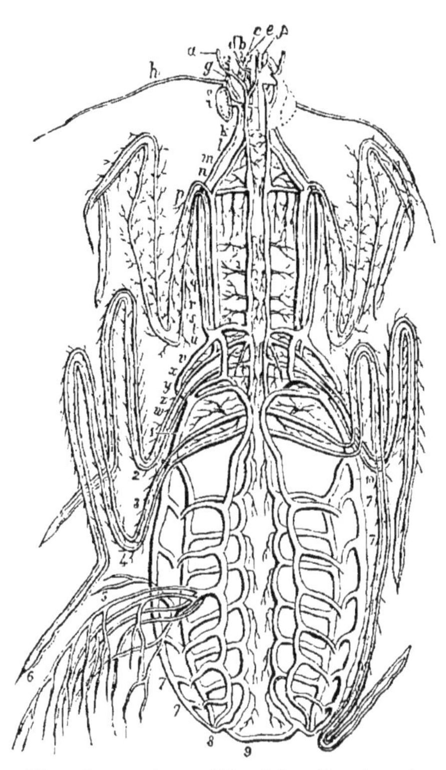

Fig. 141. — Appareil trachéen d'un insecte (Mante religieuse).

C'est précisément là le rôle des animaux (1). Les tissus de ceux-ci brûlent les éléments fournis par le règne végétal, ils les oxydent et les décomposent en acide carbonique et en eau, et produisent ainsi de la chaleur et des forces (deux mots synonymes ou équivalents). Nos phénomènes intimes de nutrition oxydent le carbone, l'hydrogène, le soufre; l'azote paraît résister davantage à ces oxydations organiques, et l'urée, qui représente le produit ultime de la combustion des albuminoïdes, paraît renfermer de l'azote, sinon libre, du moins non combiné à l'oxygène, car l'on dose l'urée en la décomposant en acide carbonique et en azote.

2° Rôle du sang dans la respiration. — Chez les animaux placés au-dessus des articulés, le sang sert d'intermédiaire entre les tissus et les milieux respirables. Mais on ne peut pas dire que le sang va respirer pour les tissus; il ne consomme pas d'oxygène, il ne produit pas l'acide carbonique; il se charge seulement de ces deux gaz, pour apporter le premier aux tissus, pour emporter le second vers les surfaces où il pourra être dégagé. Quant au mode par lequel les éléments du sang servent de véhicule à l'oxygène et à l'acide carbonique, il a été suffisamment indiqué par toutes nos études précédentes, par celles des globules

(1) Il ne faut pas croire cependant qu'il y ait entre le règne végétal et le règne animal un antagonisme si absolu en principe. L'on observe des *réductions* dans les organismes animaux, et des *oxydations* dans les organismes végétaux; les uns et les autres *respirent*, *vivent* en oxydant (les plantes dégagent CO^2 dans l'obscurité). Mais, au point de vue fonctionnel, les animaux dégagent de la force *par oxydation*, tandis que les végétaux emmagasinent de la force *par réduction* grâce à la *fonction chlorophyllienne;* cette dernière fonction ne s'exerce que sous l'influence de la lumière solaire.

rouges du sang et de leur hémato-cristalline, par celle du sérum et de ses sels (Voir page 99 et suivantes).

Le sang étant le véhicule de l'oxygène, plus un animal possédera de sang, plus il contiendra d'oxygène en provision dans son réservoir circulatoire, et, par suite, plus il pourra résister à la privation d'air : inversement un animal ayant perdu beaucoup de sang résistera très peu de temps à la privation d'oxygène, parce qu'il manque de globules sanguins dans lesquels une certaine quantité de ce gaz aurait pu s'accumuler. On a cherché depuis longtemps à expliquer la résistance de certains animaux à l'asphyxie ; pour les animaux plongeurs, cette résistance est due tout simplement à une plus grande quantité de sang. Ainsi, à poids égal, un canard renferme environ 1/3 ou même 1/2 de plus de sang qu'un poulet ; aussi ce dernier animal immergé dans l'eau (ou étranglé) périt au bout de deux à trois minutes, tandis que le premier résiste sept ou huit minutes. Cette résistance à la privation d'air s'explique par la grande quantité de sang qui constitue comme un *magasin d'oxygène combiné.*

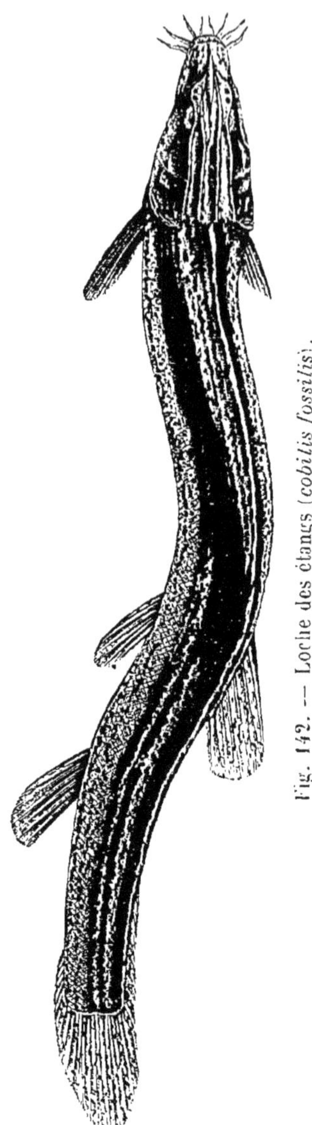

Fig. 142. — Loche des étangs (*cobitis fossilis*).

3° **Rôle de la surface pulmonaire.** — Le sang, intermédiaire entre les tissus et le milieu respirable, peut aller accomplir les échanges gazeux au niveau de toute surface qui se trouve en contact avec ce milieu. C'est ainsi que les échanges de la respiration se font chez la grenouille aussi bien par la surface cutanée que par la muqueuse pulmonaire. Quand on étale le mésentère d'un batracien pour en examiner la circulation, on remarque bientôt que le contenu des veines mésentériques, noir au début de l'opération, ne tarde pas à devenir rutilant comme du sang artériel ; c'est que, en effet, la surface mésentérique et la surface de l'intestin sont alors devenues expérimentalement un lieu où se fait l'hématose, et la grenouille ainsi préparée respire (dans le sens *pulmonaire* du mot) et par le poumon, et par la peau, et par le mésentère. La muqueuse intestinale peut quelquefois aussi être un point du corps où s'accomplit l'échange gazeux. C'est ainsi qu'il existe un poisson bizarre, la *loche d'étang* (*cobitis fossilis*), qui avale l'air par la bouche et après avoir absorbé une partie de l'oxygène, rend de l'acide carbonique par l'anus (fig. 142).

Mais, en général, ces échanges se localisent au niveau d'une surface particulière, qui, chez les animaux placés dans l'air, nous est représentée par le poumon. Les poumons sont l'organe de la respiration en tant que lieu d'échanges entre le sang et l'air extérieur; c'est à ce point de vue que l'on étudie en général la *respiration;* mais on voit, en somme, que nos connaissances actuelles nous permettent de regarder la *fonction pulmonaire* non comme le lieu unique de la respiration, mais comme représentant seulement l'un des chaînons, et l'un des chaînons les moins essentiels, parmi les chaînons de cette longue série d'actes qui commencent dans l'intimité des éléments histologiques pour venir se terminer au niveau des surfaces en contact avec le milieu extérieur.

Historique. — Le rôle de la surface pulmonaire ne pouvait donc être exactement apprécié qu'avec les conquêtes modernes de la physiologie; aussi l'histoire de la respiration nous présente-t-elle à ce sujet les hypothèses les plus curieuses émises par les physiologistes et les médecins. Pour les uns, la respiration pulmonaire n'avait qu'un rôle *mécanique* destiné à permettre le passage du sang à travers les vaisseaux du poumon, grâce au déplissement de celui-ci; pour d'autres, ce rôle était purement physique, et consistait à *rafraîchir* le sang par le contact de l'air; cette action rafraîchissante se produit, en effet, nous l'avons déjà dit (p. 170), mais elle est secondaire et presque insignifiante. C'est à Lavoisier (1) que nous devons les premières connaissances exactes sur la respiration; confirmant les idées que, un siècle auparavant, J. Mayow (2) avait émises à propos de son *esprit igno-aérien*, Lavoisier identifia la respiration à une *combustion*, mais il resta indécis sur le *siège* précis de cette combustion. Lagrange (3), Spallanzani (4), William Edwards (5) montrèrent que ces oxydations se font au niveau des tissus, et que le poumon n'est que le lieu où s'exhalent les produits gazeux de ces combustions intimes.

Cependant ce n'est pas tout encore que de savoir que le sang vient simplement dégager de l'acide carbonique et puiser de l'oxygène au niveau du poumon; il est encore dans cet échange des conditions qu'il faut préciser.

Absorption de l'oxygène. — D'abord pour l'oxygène, nous savons qu'il ne s'agit pas là d'une simple dissolution de ce gaz dans le sang, mais bien de son absorption par le globule, et que, dans cette absorption, c'est un fait chimique, la combinaison oxyhémoglobique, qui joue le principal rôle. Ce qui le prouve, c'est l'énergie avec laquelle le sang d'un animal respirant enlève l'oxygène à l'air ambiant. Dans les conditions ordinaires, nous respirons dans un milieu (air atmosphérique) où l'oxygène possède une tension de 1/5 d'atmosphère (puisqu'il y a 21 d'oxygène pour 79 d'azote);

(1) *Lavoisier*, chimiste français (1743-1794). Établit le premier que la respiration doit être assimilée à une combustion, mais il laissa indécis le point où aurait lieu cette combustion, aux poumons ou dans l'intimité des tissus (Voir page 12, note 1).

(2) *Mayow* (Jean), médecin et chimiste anglais (1645-1679). Fit voir que l'air n'est pas un corps simple, mais contient un *esprit igno-aérien* qui se fixe sur un métal chauffé à l'air et le fait augmenter de poids.

(3) *Lagrange* (1736-1813), célèbre géomètre né à Turin, qui, après avoir professé en Italie et à Berlin, se fixa à Paris et devint Français à l'annexion du Piémont à la France. Montra par le calcul que le poumon ne résisterait pas à une combustion telle que celle qui s'effectue dans la respiration et serait détruit s'il en était le siège.

(4) *Spallanzani*, naturaliste italien (V. page 38, note 3). Montra qu'en plongeant un colimaçon dans un gaz inerte, il se dégage encore de l'acide carbonique. C'est donc dans l'intimité des tissus que se fait la combustion, et le sang est le véhicule des gaz.

(5) *Edwards* (William), physiologiste français d'origine anglaise (1776-1842). Répéta sur un vertébré l'expérience de Spallanzani; il vida par pression les poumons d'une grenouille (animal sans côtes) et la plaça dans un gaz inerte; il y eut dégagement de CO^2.

on pourrait penser que dans un milieu plus pauvre en oxygène, ou dans un espace clos où l'oxygène devient de plus en plus rare à mesure qu'il est pris par l'animal, il arriverait très vite un moment où la tension de ce gaz serait trop faible pour que le sang continuât à s'en charger. Or, on peut dire qu'il n'en est rien, car si l'on fait respirer un animal en espace clos, en ayant soin de soustraire l'acide carbonique exhalé, on constate que les mammifères continuent à vivre jusqu'à ce que l'oxygène que contient cet espace soit réduit à 2, à 1 et même à 0,5 p. 100. L'absorption de l'oxygène par le sang du poumon se fait donc, alors même que la pression de ce gaz est presque nulle.

Exhalation de l'acide carbonique. — Quant à l'exhalation de l'acide carbonique, elle ne se produit pas d'une manière aussi simple qu'on pourrait le croire *a priori* par une simple *diffusion* gazeuse, ou par un phénomène de *dégagement d'un gaz dissous* en présence d'une atmosphère qui contient très peu de ce gaz. En effet, l'air des vésicules pulmonaires contient 8 p. 100 de CO^2, ce qui est une condition peu favorable au dégagement de l'acide carbonique du sang, et, d'autre part, une partie de ce dernier est non dissoute mais combinée avec les sels du sérum (carbonates et phosphates). Il est donc probable qu'il se passe au niveau du poumon une action qui a pour but de *chasser* vivement l'acide carbonique. Cette action est sans doute de nature chimique. On est porté aujourd'hui à admettre que la combinaison de l'oxygène avec le globule (oxyhémoglobuline) joue un rôle analogue à celui d'un *acide* et amène par cela même le dégagement de l'acide carbonique du sang veineux. L'absorption de l'oxygène est donc doublement importante dans la respiration, et comme source d'oxygène et comme cause du départ de l'acide carbonique antérieurement formé.

VI. Asphyxie.

Les études précédentes nous permettent d'indiquer en quelques mots les divers modes selon lesquels peut se produire l'*asphyxie*. Il peut y avoir asphyxie par *privation d'air respirable*, ou par *intoxication*, c'est-à-dire par absorption de gaz pernicieux.

L'asphyxie par *défaut d'air respirable* peut se produire de deux manières : ou bien parce qu'il n'y a plus d'oxygène à absorber, ou bien parce que l'acide carbonique ne peut plus se dégager.

Défaut d'oxygène. — Dans une atmosphère qui ne se renouvelle pas, *les animaux ne meurent que quand ils ont épuisé la plus grande partie de l'oxygène*, pourvu que l'on enlève tout l'acide carbonique formé, afin d'éviter les troubles dus à son accumulation ; on voit alors que les reptiles meurent après avoir utilisé tout l'oxygène, les mammifères quand il ne reste plus que 2 p. 100 d'oxygène, les oiseaux déjà quand il n'en reste plus que 4 à 3 p. 100. Ces faits nous rendent compte des troubles éprouvés par les aéronautes ou par les voyageurs dans l'ascension des hautes montagnes ; la diminution de pression extérieure équivaut à une raréfaction de l'oxygène; par suite la respiration se fait mal, l'oxygène manque pour entretenir les combustions, produire de la chaleur et des forces; de là la fatigue, le refroidissement, la tendance au sommeil. Ces troubles sont surtout prononcés pendant les ascensions des montagnes (*mal des montagnes*) et dans les ascensions en ballon. Paul Bert a montré que les modifications de la pression barométrique agissent sur l'organisme par les changements qu'elles apportent dans la tension de l'oxygène ambiant.

La catastrophe du *Zénith* a rendu cruellement évidente l'influence funeste exercée sur l'organisme humain par la diminution excessive de la pression atmosphérique. Dans cette ascension, Crocé-Spinelli, Sivel et Gaston Tissandier s'élevèrent à une altitude de plus de 8,000 mètres, où les deux premiers trouvèrent la mort (1875).

Les expériences de Paul Bert ont parfaitement montré que le moyen de combattre les effets de la diminution de pression consiste à respirer de l'oxygène pur; c'est la précaution que prennent aujourd'hui ceux qui s'élèvent en ballon à une grande hauteur. « J'ai la conviction, dit Paul Bert, que Crocé-Spinelli et Sivel vivraient encore, malgré leur séjour si prolongé dans les hautes régions, s'ils avaient pu respirer l'oxygène. Ils auront malheureusement perdu brusquement la faculté de se mouvoir; les tubes adducteurs de l'air vital auront subitement échappé de leurs mains paralysées. »

Excès d'acide carbonique. — Si l'on fournit à l'animal enfermé dans un espace clos une quantité toujours suffisante d'oxygène, mais qu'on laisse s'accumuler dans cet espace l'acide carbonique produit par la respiration, on voit les *animaux périr quand la proportion de ce gaz est devenue trop considérable*, dans une mesure très variable selon les espèces. Ce n'est pas que l'acide carbonique soit un *poison*, mais la trop grande quantité de ce gaz (sa trop grande pression) dans le milieu ambiant s'oppose à la sortie de celui qui est dans le sang; par suite, le sang ne peut plus recueillir celui que dégagent les combustions des tissus, et la respiration de ceux-ci se trouve entravée.

Dans l'asphyxie dans une atmosphère confinée, les deux causes précédentes se trouvent réunies. Diminution de l'oxygène, augmentation de l'acide carbonique. Aussi l'arrêt mécanique de la respiration produit-il, comme tout le monde le sait, la mort très rapidement. Les plus habiles plongeurs de perles ne peuvent rester plus de deux minutes sous l'eau, et les noyés ne peuvent généralement, après six ou huit minutes de submersion totale, être rappelés à la vie.

Gaz toxiques. — *L'asphyxie par intoxication* a pour type l'asphyxie par l'*oxyde de carbone;* c'est ce gaz qui joue le rôle toxique essentiel dans les asphyxies par la *vapeur de charbon*. Dans ce cas, c'est le globule rouge qui est primitivement atteint; nous avons déjà vu, en étudiant les caractères spectroscopiques du sang (p. 100), comment l'oxyde de carbone venait prendre la place de l'oxygène dans l'hémoglobine, et l'on conçoit facilement que cette hémoglobine oxycarbonée devienne impropre à entretenir la combustion des tissus. On voit qu'en somme cette asphyxie se réduit à une privation d'oxygène; mais cette privation a un autre mécanisme que précédemment, elle est due uniquement à ce que le globule sanguin ne peut plus être le véhicule de ce gaz.

L'oxyde de carbone n'est pas un agent qui porte directement une action toxique sur les tissus, car la présence de ce gaz ne modifie en rien les échanges gazeux qui constituent la respiration élémentaire des tissus au contact de l'oxygène.

Il est des gaz qui vont agir directement comme principes toxiques sur les éléments anatomiques; ces faits ne sont plus des cas d'*asphyxie* proprement dite, au point de vue de la *respiration;* ce sont des empoisonnements produits par un agent gazeux : tels sont, par exemple, les composés du cyanogène (acide prussique).

Action toxique de l'oxygène en excès. — Les recherches de P. Bert sur l'influence de l'air comprimé l'ont amené à la découverte de ce fait bien singulier et bien inattendu, que l'oxygène suffisamment condensé exerce une action toxique. Lorsqu'on place un animal, un chien, par exemple, dans de l'oxygène pur à la pression de 5 ou 6 atmosphères, ou, ce qui revient au même, dans de l'air ordinaire à la pression de 20 atmosphères, l'animal présente des symptômes véritablement effrayants, consistant en des attaques de convulsions analogues à celles que produit la strychnine. Ces accidents débutent dès que le sang artériel du chien, au lieu de la proportion normale de 18 à 20 centimètres cubes d'oxygène par 100 centimètres cubes, en contient 28 ou 30. Si la proportion atteint 35 centimètres cubes, la mort est la règle. Chose remarquable, les accidents convulsifs continuent alors que l'animal est ramené à l'air libre et que son sang ne renferme plus que la quantité normale d'oxygène. L'oxygène est donc un poison du système nerveux qui amène un abaissement notable de température, indice d'un trouble profond dans les phénomènes généraux de la nutrition. Le sang ici joue seulement le rôle d'un véhicule allant porter le poison aux tissus.

Cette action sur le système nerveux, exercée par l'oxygène en excès, se produit non seulement chez les vertébrés aériens, mais aussi chez les poissons qu'on voit périr quand l'eau renferme plus de 10 volumes d'oxygène. Les invertébrés eux-mêmes ne jouissent d'aucune immunité relativement à l'action toxique de l'air comprimé. M. P. Bert a été amené à cette conclusion générale que l'air comprimé à un certain degré tue rapidement tous les êtres vivants, et que cette action redoutable est due non à la *pression* de l'air considéré comme agent physico-mécanique, mais à la *tension* de l'oxygène comprimé. En effet, il a démontré que sous l'influence de l'oxygène à forte tension, les combustions corrélatives au mouvement vital sont diminuées ou même supprimées; qu'en un mot une oxygénation trop forte des tissus en empêche l'oxydation.

VII. Résultats généraux de la respiration.

L'échange gazeux au niveau des poumons n'est que la résultante des produits des respirations (combustions) partielles qui se passent au niveau des différents départements de l'organisme. Or, comme respirer c'est vivre, c'est fonctionner, la grandeur des échanges gazeux pulmonaires nous donne la mesure de la vie, de l'énergie du fonctionnement de l'organisme en général. Aussi remarque-t-on, selon les circonstances, des variations assez considérables dans les quantités d'oxygène absorbé et d'acide carbonique exhalé; ainsi on a pu établir que ces échanges sont en raison directe de l'activité des organes; qu'ils sont plus considérables dans la veille que dans le sommeil; qu'après le repas on absorbe plus d'oxygène et exhale plus d'acide carbonique; que le mouvement et en général le travail musculaire amènent ces échanges à leur plus haut degré; que le travail intellectuel les augmente aussi, puisque les éléments nerveux consomment de l'oxygène comme tous les autres éléments et surtout au moment de leur fonctionnement.

On dirait même que, de tous les tissus, celui qui a le plus besoin de l'oxygène, c'est-à-dire du sang artériel, c'est le tissu nerveux; les premiers symptômes de l'*asphyxie* sont des troubles nerveux, tintements des oreilles, obscurcissement de la vue, troubles intellectuels, perte de la connaissance, troubles qui siègent d'abord dans la partie céphalique du système céphalo-rachidien, les réflexes de nature médullaire se produisent encore quelque temps (mouvements de défense, de fuite, de natation, etc.), mais ne tardent pas à disparaître aussi. Il semble qu'au moment de l'asphyxie, l'acide carbonique accumulé dans le sang agit par sa présence sur les centres nerveux et les excite. C'est ainsi qu'alors on voit certaines facultés psychiques portées au plus haut degré, par exemple, la mémoire, et l'on sait, par des noyés revenus à la vie, qu'au moment de l'asphyxie cette faculté atteint son maximum, et qu'en pareil cas, on voit repasser devant ses yeux, en moins de quelques secondes, et avec une prodigieuse netteté, toute la série des événements qui se sont passés dans la vie et dont on croirait souvent toute trace éteinte dans les organes de la pensée et du souvenir.

Comme résultat moyen de la respiration, on admet que l'homme adulte excrète par vingt-quatre heures 850 grammes d'acide carbonique (V. p. 170), ce qui fait en volume à peu près 400 litres. La connaissance de ce chiffre a un résultat pratique qui sera de nous enseigner combien il faut d'air pur pour suffire à la consommation d'un homme adulte de vigueur moyenne. On admet qu'une proportion d'acide carbonique de 4/1000 dans l'air respiré est déjà nuisible. Or si nous rendons en vingt-quatre heures 400 litres d'acide carbonique, cela fait par heure 16 litres, c'est-à-dire précisément de quoi vicier 4 mètres cubes ($\frac{16}{400} = \frac{4}{1000}$). Il faut donc au moins 4 mètres cubes d'air par heure pour suffire à notre respiration. Mais tenant compte des diverses combustions et décompositions qui se produisent autour de nous et qui contribuent largement à vicier l'air, les hygiénistes ont plus que doublé ce nombre, et il est généralement

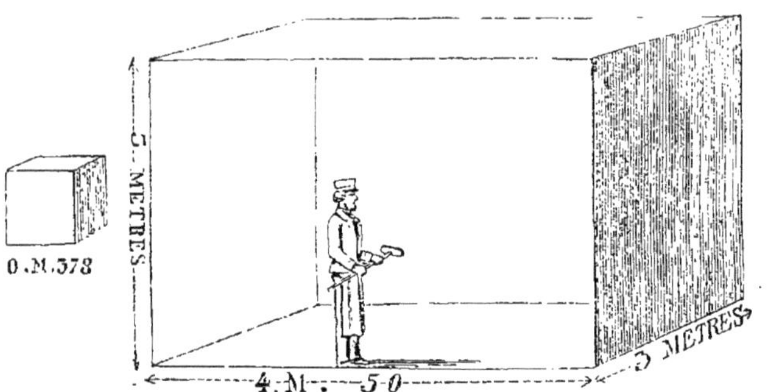

Fig. 143. — Proportion entre le volume d'air qui traverse les poumons en une heure et le cube d'un appartement où peuvent dormir au maximum cinq personnes.

admis que, pour que toutes les conditions de l'hygiène soient remplies, un *homme doit disposer de* 10 *mètres cubes d'air pur par heure* (fig. 143).

VIII. Chaleur animale.

Température du corps. — Il est un fait connu depuis longtemps, c'est que la température des animaux supérieurs est indépendante jusqu'à un certain point de la température ambiante ; on appelle ces animaux des animaux à *température constante;* ce sont les mammifères et les oiseaux. Dans les autres groupes du règne animal, la température du corps suit plus ou moins les variations de température extérieure ; ce sont des animaux à *température variable.* On a encore appelé, mais moins heureusement, les premiers, *animaux à sang chaud;* les seconds, *animaux à sang froid.*

Certains mammifères (marmotte, loir, etc.) sont dits animaux *hibernants.* Pendant la mauvaise saison ils s'engourdissent et la vie chez eux semble ralentie. Pendant ce long sommeil ils se comportent comme des animaux à sang froid (température variable); pendant la veille au contraire ils conservent leurs caractères d'animaux à température constante.

Chez l'homme, la température est constante ; un thermomètre, placé dans l'aisselle, donne constamment la température de 37° environ; si on pénètre plus profondément dans l'économie, on trouve que la température augmente légèrement; dans les extrémités exposées à des déperditions considérables, la température est un peu plus basse.

Pour maintenir ainsi la température du corps et résister aux influences de la température ambiante, l'économie produit de la chaleur, d'une part, et, d'autre part, possède des moyens énergiques pour éliminer la chaleur en excès.

Sources de chaleur. — Aujourd'hui il est bien démontré que les sources de la chaleur animale sont les combustions qui se produisent dans l'organisme : nous brûlons, au moyen de l'oxygène fourni par la respiration, le carbone et l'hydrogène des aliments ou de nos propres tissus (inanition). On sait que la capacité calorifique du carbone est de 8000 calories, celle de l'hydrogène de 34,000, c'est-à-dire que, pour passer à l'état d'acide carbonique ou d'eau, une unité de chacun de ces corps produit une quantité de chaleur capable d'élever de 0° à 100° le premier 80 kilogrammes, le second 340 kilogrammes d'eau.

La chaleur produite par l'organisme humain en vingt-quatre heures peut être évaluée de 2700 à 3250 calories en moyenne (on appelle calorie ou unité de chaleur la quantité de chaleur nécessaire pour élever la température de 1 kilogramme d'eau de 0° à 1°), ce qui donne 112 calories par heure.

L'organisme humain produit environ 112 calories par heure pendant le repos, et 221 pendant le mouvement ; le chiffre de calories formées par heure pendant le sommeil tombe à 36 environ.

On voit que nous pouvons produire des quantités considérables de chaleur en vingt-quatre heures, et que ces quantités seront d'autant plus élevées que la nutrition sera plus active, les aliments plus abondants et plus riches en carbone et en hydrogène.

Topographie. — Quant aux lieux précis où se produisent ces combustions, nous avons vu, à propos de la respiration, que ce n'est point au niveau du poumon, mais bien au niveau des capillaires, dans l'intimité des tissus.

Cl. Bernard s'est attaché à déterminer la *topographie* de la chaleur dans les différents troncs de l'arbre artério-veineux. Pour cette recherche, il s'est servi d'appareils thermo-électriques sensibles à 1/50 de degré, et formés d'aiguilles soudées, placées dans une bougie de gomme élastique (fig. 144). L'expérience se fait avec ces appareils de la manière suivante. Sur un chien, l'artère et la veine crurale étant découvertes, dans la région inguinale, on introduit dans chaque vaisseau une bougie munie de l'aiguille thermo-électrique. A quelque profondeur que l'on pousse la sonde introduite dans l'artère, on trouve que la température est constante dans ce vaisseau aussi bien que dans l'iliaque, dans l'aorte abdominale, thoracique jusqu'au ventricule gauche. Au contraire, à mesure qu'on enfonce a sonde qui est placée dans la veine, on voit la température s'élever peu à peu, à mesure que l'extrémité de la sonde arrive dans les parties de la veine cave plus rapprochées du diaphragme. C'est lorsque cette extrémité est arrivée au niveau du diaphragme que l'on constate la température la plus élevée. En ce point, les veines sus-hépatiques viennent se jeter dans la veine cave inférieure. Cette expérience, modifiée de diverses manières, donne toujours des résultats concordant avec la théorie qui place dans le système capillaire la production de la chaleur animale. Si le sang des veines périphériques (surtout des veines superficielles des membres) est plus froid que le sang artériel, c'est qu'il y a une déperdition de calorique qui en diminue la température; lorsqu'on examine, au contraire, comme dans les expériences types que nous venons de rappeler, le sang des veines sus-hépatiques, qui n'a point subi cette perte de chaleur, on y trouve l'excès de température que la théorie devait faire admettre.

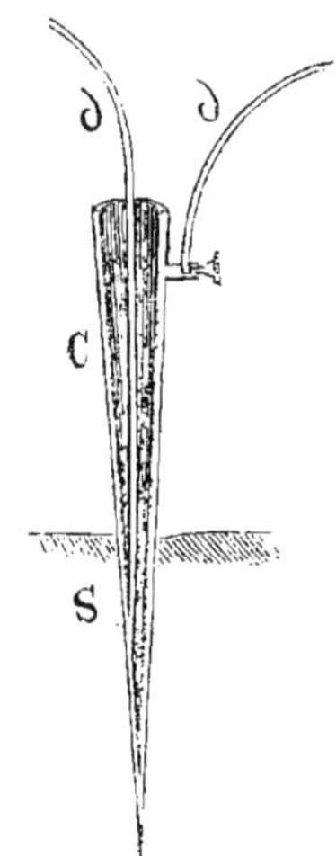

Fig. 144. — Aiguille thermo-électrique.

La chaleur ainsi produite dans toutes les parties de l'économie, et plus spécialement dans quelques foyers internes (foie), est régulièrement répartie dans le corps par la circulation du sang. Ainsi plus une partie est vasculaire, plus la circulation y est active, et plus la température de cette partie se rapproche du maximum qu'elle puisse atteindre; en plusieurs régions (choroïde, articulations, etc.), la richesse vasculaire n'a pas d'autre but à remplir que la caléfaction.

Lutte contre le froid. — Des déperditions de chaleur se font par la surface du corps quand le milieu ambiant est d'une température inférieure à la nôtre; mais l'économie présente plusieurs dispositions éminemment aptes à diminuer les fâcheux résultats de ce rayonnement. Le corps tout entier est revêtu par une enveloppe cornée constituée par les couches superficielles de l'épiderme. De plus, la plupart des régions du corps sont couvertes de duvet, de poils, qui tiennent emprisonnée une couche d'air formant un revêtement aussi mauvais conducteur du calorique que les couches épidermiques. Enfin, dans le derme, on trouve une couche spéciale nommée *panicule adi-*

peux, formée de cellules pleines de graisse, et qui constituent une enveloppe protectrice au point de vue calorifique, d'autant plus développée que la perte de chaleur serait plus facile (par exemple, chez le nouveau-né, chez les animaux des contrées glaciales). Nous avons, de plus, des courants sanguins nombreux et considérables qui circulent avec beaucoup plus d'activité que ne le nécessite la nutrition, dans les parties particulièrement exposées au refroidissement, comme le pavillon de l'oreille, la face (le nez en particulier), la main et l'extrémité des doigts, et qui augmentent considérablement la chaleur de ces parties.

Lutte contre la chaleur. — Il est plus difficile à l'organisme de lutter contre les élévations exagérees de la température extérieure. Nous retrouvons utilisés dans ce même but les organes cités précédemment et doués d'un faible pouvoir conducteur, comme les couches épidermiques, l'air emprisonné par les revêtements pileux, le panicule adipeux lui-même. Mais ce qui agit surtout pour lutter contre une trop grande élévation de température, ce sont les phénomènes d'évaporation qui se produisent au niveau du poumon et de la surface cutanée.

Pour ce qui est du poumon, nous savons qu'en général, tandis que les dix mètres cubes d'air inspirés par vingt-quatre heures ne contiennent que 50 à 60 grammes de vapeur d'eau, l'air expiré en renferme en moyenne 300 à 400 grammes et souvent plus ; or le calcul démontre que nous perdons facilement deux cents à trois cents calories employées à mettre cette eau à l'état de vapeur à 35° ou 36° (température de l'air expiré) ; cette déperdition de calorique peut être portée beaucoup plus loin, et, par exemple, chez les animaux qui, comme le chien, ne jouissent guère que de la transpiration pulmonaire, elle peut représenter le principal moyen d'équilibre de la chaleur intérieure, quand celle-ci tendrait à s'élever trop haut, comme dans les exercices violents, dans la course, etc.

Mais, chez l'homme c'est surtout l'évaporation au niveau de la surface cutanée, l'évaporation de la sueur qui nous permet de lutter contre l'excès de chaleur. Nous traiterons plus longuement ce sujet en étudiant les fonctions de la peau et principalement la sécrétion des *glandes sudoripares* ; qu'il nous suffise de signaler ici que cette fonction de l'exhalaison cutanée nous permet seule d'expliquer la plus facile résistance aux chaleurs sèches qu'aux chaleurs humides ; contre ces dernières nous pouvons à peine lutter par l'évaporation, puisque le milieu ambiant est déjà presque saturé de vapeur d'eau. On connaît des exemples étonnants de neutralisation d'une chaleur extérieure énorme grâce à une sudation violente et à une évaporation considérable de la sueur. C'est ainsi qu'on cite des exemples d'individus ayant résisté pendant dix-neuf minutes et plus à une température de 130°. Dans ce cas la sécrétion sudorale peut devenir cent fois plus considérable qu'à l'état normal et produire par suite une grande perte de chaleur puisque la chaleur latente de vaporisation de l'eau est égale à 540.

Variations de la température du corps avec l'âge, etc. — L'homme, à tous les âges, a une température en rapport avec les combustions qui se produisent dans les tissus. L'enfant qui vient de naître a déjà une température presque égale à notre température normale quoique un peu inférieure; mais il est très sensible aux variations extérieures et très peu apte à maintenir sa température propre. Au fur et à mesure que la respiration s'active la chaleur produite augmente et au bout de quelques mois d'existence la résistance de l'enfant au refroidissement est déjà très prononcée. Plus tard, la respiration de l'adolescent doit être considérée comme supérieure à celle de l'adulte; si l'adulte consomme 100, l'adolescent consomme 150.

Mais à partir de l'époque où la croissance est achevée, on constate une diminution dans la production de l'acide carbonique et dans la quantité de chaleur animale; cela ne veut pas dire que la température doive s'abaisser sensiblement, car, plus le corps est volumineux, moins les causes de déperdition par rayonnement sont prononcées. En effet, le refroidissement par rayonnement agit d'autant plus énergiquement sur un animal que sa taille, son volume sont moindres, les surfaces par lesquelles s'opère la déperdition ne variant entre les individus de forme semblable que comme les carrés, tandis que les volumes varient comme les cubes des diamètres, par conséquent un individu adulte qui pèserait, par exemple, huit fois plus qu'un autre (enfant) n'a cependant qu'une surface quadruple et se trouve proportionnellement deux fois moins refroidi par le fait du rayonnement. Ceci nous explique pourquoi les animaux de petite taille produisent (relativement à leur poids, à leur volume) plus de chaleur que les grands animaux, car ils en perdent plus par rayonnement et par contact, vu leur plus grande surface (toujours relativement à leur volume).

Chez les vieillards, où les phénomènes de nutrition et de combustion diminuent, la chaleur animale est plus faible que chez l'adulte. Ainsi il y a toujours rapport entre la consommation de l'oxygène, la production d'acide carbonique et la production de chaleur (V. *Physiologie du muscle*).

Ces faits présentent de nombreuses applications à la pathologie ; dans le choléra, par exemple, où la respiration n'est plus une fonction proprement dite, mais semble, vu l'état du sang, réduite à l'entrée et à la sortie de l'air, il y a refroidissement complet. Dans les affections fébriles, il y a une augmentation de calorique, et nous savons, en effet, qu'il y a dans ce cas une grande activité dans la circulation, dans la respiration, et dans les combustions qui se passent au niveau des tissus.

Influence du système nerveux. — Le système nerveux exerce une influence évidente sur la production de la chaleur animale, influence complexe et qu'il est encore fort difficile d'analyser à certains points de vue. Puisque la chaleur produite par les organes (muscle, glandes, centres nerveux) est en raison directe de l'activité de leur fonctionnement (c'est-à-dire des oxydations qui s'y produisent), il est évident que les nerfs qui amènent ce fonctionnement amènent par cela même une augmentation dans la production de la chaleur. Aussi avait-on remarqué depuis longtemps que les membres paralysés sont d'ordinaire plus froids que les membres sains. C'est en agissant sur les tissus et en amenant les processus chimiques d'oxydation ou de dédoublement, qui accompagnent leurs manifestations vitales, que le système nerveux céphalo-rachidien modifie en même temps la production de chaleur animale.

Mais l'influence du *grand sympathique* sur la calorification est encore aujourd'hui difficile à préciser. On sait que la section du grand sympathique ou sa paralysie amène une hypérémie dans les parties correspondantes du corps ; cette hypérémie est accompagnée d'une élévation de température. Par contre, la galvanisation du bout périphérique du grand sympathique amène une anémie des parties correspondantes, anémie qui est accompagnée d'un abaissement de température Les variations locales de température sont-elles dues uniquement à un afflux plus ou moins considérable de sang, qui est le véhicule de la chaleur produite dans les principaux foyers internes de la combustion (foie, rate, viscères en général), ou bien le grand sympathique, en dehors de ses filets vaso-moteurs, exerce-t-il une influence directe sur la calorification ? Nous avons vu précédemment qu'il faut reconnaître, d'après les recherches de Cl. Bernard, deux ordres de nerfs vaso-moteurs : les *vaso-constricteurs* et les *vaso-dilatateurs*. Or, l'expérience montre qu'il y a deux ordres de phénomènes de température en rapport avec les deux actions vaso-motrices, c'est-à-dire que les nerfs dilatateurs sont en même temps *calorifiques*, tandis que les constricteurs sont *frigorifiques*. Le système nerveux semblerait donc, au premier abord, n'atteindre la calorification, comme la nutrition, que par l'intermédiaire de la circulation. Mais les expériences les plus récentes de Cl. Bernard l'ont amené à admettre une action du grand sympathique différente de l'action vaso-motrice et qui aurait pour conséquence une suractivité dans les échanges chimiques avec production de calorique. Inversement, ce n'est pas seulement parce qu'ils rétrécissent les vaisseaux que les nerfs vaso-constricteurs produisent le froid; c'est parce qu'ils réfrènent et ralentissent en même temps le mouvement chimique de nutrition.

La fièvre, caractérisée essentiellement par une élévation de la température normale, est le résultat, au point de vue de la physiologie pathologique, d'une suractivité des nerfs calorifiques.

Rôle des vaso-moteurs. — Si le rôle du système nerveux sur la *production locale* de chaleur est une question encore délicate à résoudre, il n'en est plus de même de son rôle sur la *répartition de la chaleur;* ici il est facile de comprendre comment les vaso-moteurs fonctionnent pour répartir différemment le sang, c'est-à-dire la chaleur, selon les circonstances, dans les parties profondes ou dans les parties superficielles et régler ainsi la déperdition de calorique.

L'appareil vasculaire représente un système de canaux dans lesquels circule un liquide chauffé, le sang; et si les organes internes produisent constamment de la chaleur, et que cependant leur température reste constante, c'est que le sang réparti dans les vaisseaux de la surface du corps est soumis, par rayonnement, à une déperdition de calorique, déperdition variable selon les conditions de milieu. C'est là une donnée qui peut paraître assez difficile à comprendre au premier abord, parce qu'elle semble présenter quelque chose de contradictoire, quand on ne considère pas les rapports qui lient entre elles les diverses parties de l'organisme : on peut hésiter à comprendre comment une circulation cutanée plus active, qui produit une augmentation de température de la peau, détermine un abaissement de la température centrale; mais il est bien évident que plus la peau est chaude, plus elle perd de calorique par rayonnement, ou, en d'autres termes, que plus est considérable la quantité de sang qui passe par les vaisseaux de la peau, plus est considérable le refroidissement de la masse du sang total de l'organisme. De même, si l'on hésite d'abord en face de la donnée d'après laquelle une circulation cutanée plus restreinte, qui ne lutte que d'une façon tout à fait insuffisante contre les causes de refroidissement du tégument, et engendre les sensations subjectives de froid, peut avoir pour conséquence une élévation de la température centrale, il est bien évident qu'ici les effets sont inverses des précédents, c'est-à-dire que la peau froide rayonne moins de calorique et que l'anémie des vaisseaux cutanés a pour conséquence un moindre refroidissement de la masse du sang.

1° L'expérience montre que *lorsque la température extérieure s'abaisse*, la peau pâlit, ses vaisseaux se resserrent et opposent un obstacle énergique à la circulation cutanée. Les veines ne ramènent donc alors de la surface du corps qu'une faible proportion de sang refroidi. Ce sang, se mélangeant ensuite avec celui des organes internes, n'y détermine, en raison de sa faible quantité, qu'un abaissement de température insignifiant, comparé à celui produit dans les conditions ordinaires par le sang qui revient des mêmes vaisseaux cutanés.

2° La *lutte contre la chaleur exagérée* doit se faire par un mécanisme inverse : Si le milieu intérieur tend à trop s'échauffer, la dilatation des vaisseaux cutanés amènera une grande masse de sang à la surface, sang qui, refroidi au contact du milieu extérieur, retournera se mélanger au sang des organes internes et concourra à y faire baisser la température. L'organisme sera alors comparable à un appartement chauffé dont on aurait ouvert les fenêtres : l'air chaud de l'intérieur y est remplacé par l'air froid venu du dehors ; l'intérieur de l'appartement se refroidit au profit du dehors.

CHAPITRE IV

Sécrétion.

1. But de la sécrétion. — Glandes.

Définition. — Nous avons vu, en étudiant les phénomènes intimes de la respiration élémentaire des tissus, la production d'acide carbonique et son rejet dans le sang. Dans le travail d'échanges nutritifs accompli entre les cellules et le sang l'acide carbonique n'est pas le seul produit de désassimilation, le seul déchet formé. Les réactions chimiques (oxydations, etc.) qui se passent au niveau des tissus donnent naissance à de nombreux produits de désassimilation non gazeux qui sont recueillis par le sang, et de même que le poumon élimine l'acide carbonique du sang, de même ce liquide est purifié par l'action d'organes spéciaux, les *glandes*.

La *sécrétion* est le mode d'activité des glandes qui ont pour but d'extraire du sang les substances nuisibles ou tout au moins inutiles qui s'y trouvent. A ce compte le poumon peut être considéré comme une glande dont le produit de sécrétion, l'acide carbonique, est gazeux. Mais nous savons déjà que les glandes peuvent jouer un autre rôle et nous avons décrit les glandes digestives qui élaborent aux dépens des matériaux sanguins des liquides (sucs digestifs) qui n'y préexistent pas tout formés et destinés à jouer un rôle utile pour l'accomplissement des phénomènes vitaux. Le rôle des glandes est donc double et nous pouvons les distinguer en deux catégories : les glandes *excrémentitielles* et les glandes *récrémentitielles*. Pour les premières on emploie plus particulièrement le mot d'*excrétion* pour exprimer leur mode d'activité qui est la purification du sang ; on réserve le nom de *sécrétion* pour désigner la fabrication de liquides utiles par les secondes.

Une telle distinction est d'ailleurs quelque peu artificielle. C'est ainsi que la bile, comme nous l'avons vu, peut être considérée à la fois comme liquide d'excrétion par ses déchets (cholestérine, etc.) et comme secrétion utile, indispensable même à l'absorption des graisses.

D'après la définition qui précède de la sécrétion, il est clair que les éléments anatomiques glandulaires doivent appartenir, comme les éléments qui président à l'absorption, au tissu épithélial. Une glande se composera donc essentiellement d'une surface épithéliale séparant une nappe sanguine de l'extérieur ou de la cavité du corps où doit être déversé le liquide sécrété, Cet épithélium recevra de plus des filets nerveux sous l'action desquels se produira l'activité sécrétoire.

Diverses sortes de glandes. — Au point de vue anatomique on distingue plusieurs catégories de glandes. Ce sont d'abord des *glandes en tubes*, c'est-à-dire ayant la forme d'une simple invagination en doigt de gant, tapissée de cellules reposant sur une membrane propre. Ce sont les cellules profondes du tube qui manifestent l'activité sécrétrice. Ces glandes en tube peuvent être *simples* (gl. de Lieberkuhn) ou *ramifiées* (glandes gastriques). Les glandes sudoripares nous présenteront un exemple de glandes en tube simple particulières. Le tube se pelotonne sur lui-même à son extrémité. Une autre variété de glande est la *glande en grappe* (fig. 145) que nous avons déjà eu l'occasion de décrire à propos des *glandes salivaires* du *pancréas*. Un canal excréteur revêtu d'un épithélium ordinaire se divise dichotomiquement un certain nombre de fois d'une façon régulière. Les ramifications ultimes se renflent en un cul-de-sac (acinus) revêtu de l'épithélium sécréteur. Le poumon peut être considéré comme une glande en grappe (fig. 126).

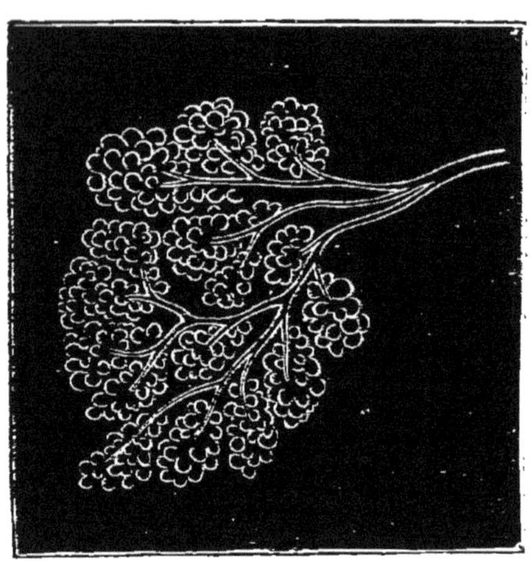

Fig. 145. — Glande en grappe.

Dans sa conception la plus générale, la sécrétion est caractérisée en ce que l'activité de l'élément anatomique sécrétoire n'est pas mise en jeu pour servir à cet élément, soit par un accroissement, soit par un dégagement de force répondant à une fonction spéciale, mais seulement pour préparer des matériaux accessoires à des fonctions qui se passent ailleurs ou pour éliminer les divers déchets qui proviennent de ces fonctions.

Mécanisme de la sécrétion. — La sécrétion résulte de phénomènes intimes de nutrition, dans lesquels les cellules sécrétantes empruntent au sang des matériaux qu'elles accumulent et élaborent en elles, pour les laisser ensuite échapper dans la cavité centrale du cul-de-sac glandulaire. Il faut donc étudier séparément les phénomènes d'élaboration cellulaire, et l'acte par lequel les principes contenus dans la cellule passent dans la cavité des culs-de-sac glandulaires pour former le produit sécrété.

a) Quant à la nature intime des phénomènes d'élaboration cellulaire, elle n'échappe sans doute pas aux lois physico-chimiques, mais ces actes sont pour le moment aussi impénétrables à l'observation directe que le sont la plupart des phénomènes intimes de nutrition et d'activité cellulaire. Comme notions indirectes à leur égard, nous savons que la glande en activité est une source de chaleur. Il y a donc dans les cellules glandulaires des phénomènes de combustion, d'oxygénation, ou en tout cas de dédoublement.

b) Le passage, dans la cavité des culs-de-sac glandulaires, des matériaux élaborés par l'épithélium de ces culs-de-sac est aujourd'hui expliqué par deux processus bien différents, c'est-à-dire soit par la déhiscence et la fonte des cellules, soit par la simple exosmose d'une partie de leur contenu.

1° Dans les glandes *albumineuses* (exemple parotide), il se forme pendant le repos, aux dépens du protoplasma des cellules sécrétrices, une substance transparente (paraplasma) qui paraît être un degré déjà avancé de transformation de l'albumine du sang en les divers dérivés albuminoïdes caractéristiques du produit des glandes telles que les parotides, le pancréas, les glandes pepsiques, etc. ; pendant la période d'activité, ce paraplasma, en même temps qu'il achève son évolution, quitte la cellule et va prendre part à la composition du liquide sécrété. Le sérum abondamment emprunté au sang, à ce moment de la sécrétion, fournit à la fois et l'eau pour le liquide sécrété, et les matières albuminoïdes nécessaires à la reconstitution du protoplasma proprement dit, lequel pendant le repos, formera le paraplasma destiné à une nouvelle phase de sécrétion.

2° Dans les glandes à mucus (glandes sous-maxillaires et sublinguales), il y a fonte et déhiscence cellulaires. Les cellules, en effet, se détruisent pour mettre leur contenu en liberté. Elles tombent même dans la cavité de la glande où elles se détruisent, et l'on voit souvent dans le produit de sécrétion d'une telle glande nager des débris de cellules et même des cellules entières. A la place des cellules disparues, on trouve un jeune épithélium de remplacement tapissant le cul-de-sac.

En définitive, qu'il s'agisse de glandes albumineuses ou de glandes muqueuses, on voit qu'il y a donc dans les cellules glandulaires deux actes correspondant à ce qu'on peut concevoir en général pour les phénomènes de nutrition de tous les éléments anatomiques. Dans le premier acte, qu'on pourrait dire d'*assimilation*, le protoplasma de la cellule élabore de nouveaux composés ; dans le second, qu'on pourrait dire de *désassimilation*, il cède ces nouveaux composés, et le liquide sécrété prend ainsi naissance. Cette double série de phénomènes se conçoit très bien pour les glandes à sécrétion intermittente, comme le sont celles de l'estomac; pour les glandes à sécrétion plus ou moins continue, il est fort probable que les mêmes modes d'activité ne règnent pas simultanément dans toutes les parties de la glande, c'est-à-dire que, grâce à une certaine alternance dans les fonctions des culs-de-sac voisins, l'épithélium des uns est en travail d'assimilation, tandis que celui des autres est en travail de désassimilation, en donnant à ces deux expressions appliquées aux glandes le sens ci-dessus indiqué.

La sécrétion se fait sous la dépendance directe du système nerveux. Dans les filets qui se rendent à la glande, il existe des vaso-moteurs destinés à produire une hyperémie en rapport avec la nécessité d'apporter une plus grande abondance de matériaux aux cellules sécrétrices. Mais indépendamment de ces filets vaso-moteurs, il existe des filets excito-sécrétoires qui agissent sur les éléments cellulaires pour leur faire accomplir le double travail dont nous parlons plus haut.

Principales glandes. — Nous avons étudié, dans le chapitre consacré à la digestion, les glandes du tube digestif. Nous étudierons seulement ici l'appareil urinaire, puis les glandes de la peau, ce qui nous conduira à faire l'étude du tégument externe. Enfin, nous terminerons par l'étude du foie qui formera une préface à l'étude des phénomènes intimes de la nutrition (assimilation et désassimilation).

II. Reins. — Excrétion urinaire.

L'excrétion urinaire a pour but le rejet au dehors par l'*urine* de déchets contenus dans le sang, principalement de l'*urée*, produit de désassimilation des albuminoïdes. L'appareil urinaire se compose des deux *reins*, formés chacun par un amas de glandes en tube productrices de l'urine, et des voies d'élimination de celle-ci au dehors (fig. 146).

Reins. — Les *reins* sont deux grosses glandes rouge lie de vin, en forme de haricot, placées verticalement à la face postérieure de la cavité abdominale, de chaque côté de la colonne vertébrale, au niveau des vertèbres lombaires, la face concave étant tournée à la partie interne. Le rein gauche est un peu plus haut que le droit. Chacun est recouvert à la partie supérieure par une substance spongieuse (*capsule surrénale*) qui n'a d'autres rapports avec le rein que celui du voisinage.

A l'inverse des autres organes de l'abdomen, le rein n'est pas entouré par un repli du péritoine. Il est situé entre la colonne vertébrale et celui-ci, qui ne s'appuie donc que sur sa face antérieure.

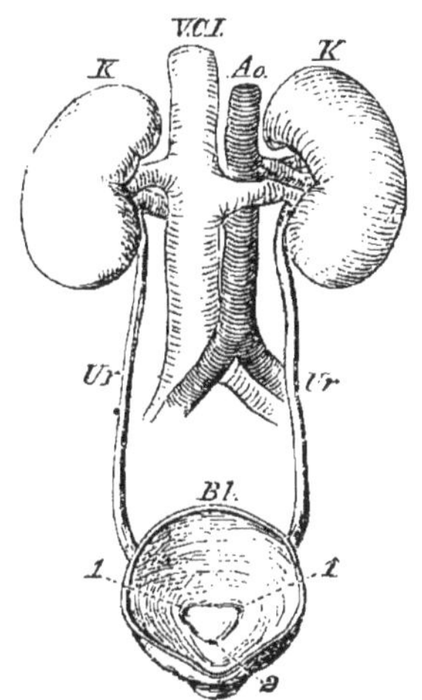

Fig. 146. — Appareil urinaire de l'homme *.

Du côté interne se trouve le *hile*, point de pénétration des vaisseaux sanguins afférents (artères rénales) et efférents (veines rénales). Du hile, part aussi le canal excréteur du rein (uretère).

Si nous faisons une coupe longitudinale médiane du rein (fig. 147), nous voyons la structure suivante. Du côté du hile se trouve au centre du rein une cavité (*bassinet*), dont l'uretère n'est que la continuation. Cette cavité est entourée par la masse du rein (parenchyme). A la périphérie, le bassinet présente des enfoncements coniques (calices) dans le parenchyme, au fond de chacun desquels on trouve une ou quelquefois plusieurs éminences en forme de mamelon (*papilles*) percées de nombreux orifices.

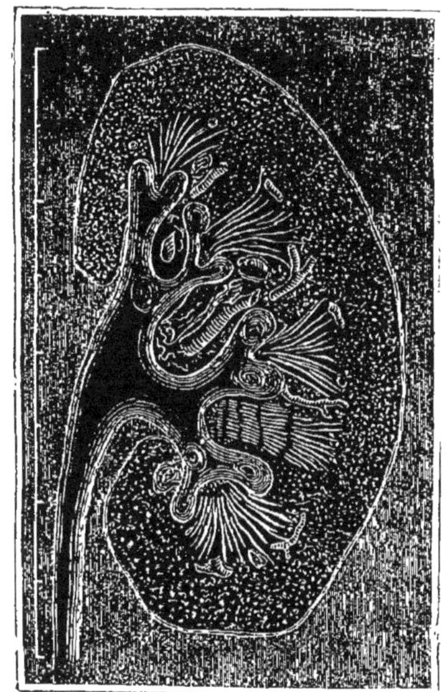

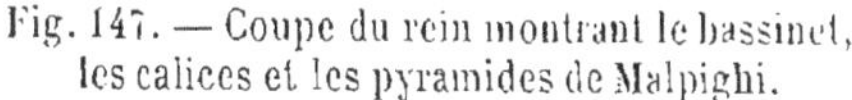

Fig. 147. — Coupe du rein montrant le bassinet, les calices et les pyramides de Malpighi.

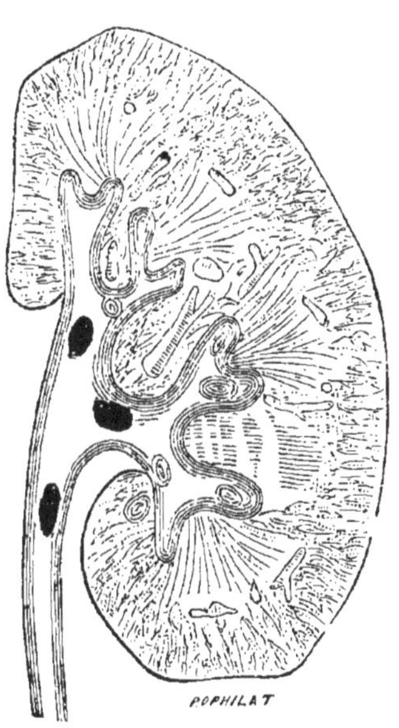

Fig. 148. — Rein avec calculs.

Le parenchyme se divise nettement en deux zones concentri-

* *k*, reins. — *Ur*, uretères. — *Bl*, vessie ouverte pour montrer les ouvertures des uretères (1, 1), — *Ao*, aorte. — VCI, veine cave inférieure.

ques : 1° une externe (zone corticale), ponctuée de petits grains rouges; 2° une interne bordant le bassinet (zone médullaire). Dans cette zone, on remarque au milieu d'un tissu richement vasculaire 12 à 15 *pyramides de Malpighi* s'appuyant par la base sur la zone corticale et venant aboutir par le sommet à une papille au fond des calices. Ces pyramides présentent des stries rayonnantes qui partent des orifices décrits sur les papilles. Ces stries sont dues à la présence des *tubes urinifères*, partie vraiment sécrétrice du rein et qui cheminent dans les pyramides et la zone corticale.

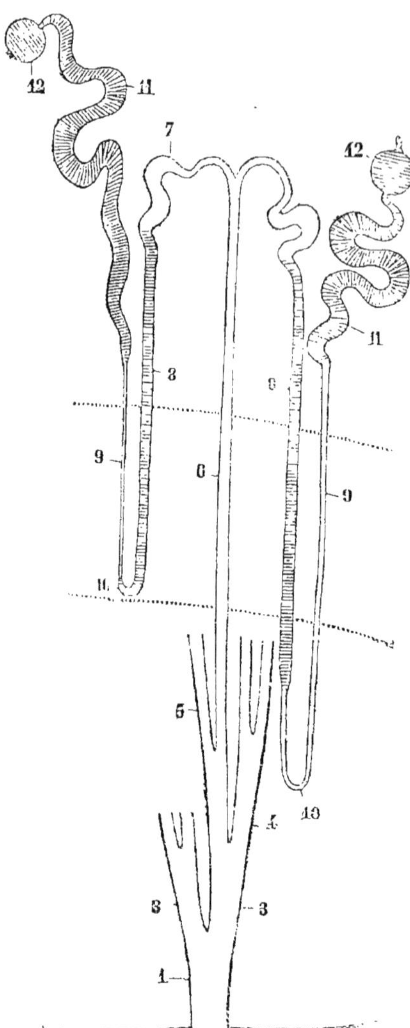

Fig. 149. — Tubes urinifères *.

Les tubes urinifères partent en rayonnant du sommet de la papille, sous forme de tubes à direction rectiligne (fig. 149) (*tubes de Bellini*) (1). Arrivé dans la zone corticale, le tube devient sinueux mais bientôt redescend verticalement dans la pyramide à côté des tubes de Bellini pour se recourber et remonter parallèlement à lui-même jusqu'à la substance corticale, après avoir décrit ainsi un chemin qui rappelle la lettre U (*anse de Henle*) (2). Le tube, de nouveau dans la substance corticale, redevient sinueux (*tubes de Ferrein*) (3) et se termine par une dilatation ampullaire (*capsule*

(1) *Bellini* (Laurent), né en 1643 à Florence, mort en 1705. Professa la philosophie à Pise, puis la médecine à Florence. Son *Mémoire sur le rein* date de 1662.

(2) *Henle* (Frédéric), physiologiste et anatomiste allemand (1809-1885).

(3) *Ferrein* (Antoine), médecin et anatomiste français (1693-1768).

* 1, canal terminal débouchant en (2) sur la papille. — 3, 4, 5, branches de bifurcation. — 6, tube de Bellini. — 7, canal d'union. — 8, branche ascendante et 9, branche descendante de l'anse de Henle (10). — 11, tube de Ferrein. — 12, capsule de Bowmann.

de Bowmann) (1) dans laquelle fait hernie un peloton de vaisseaux sanguins (*glomérule de Malpighi*). Ce sont ces glomérules qui forment les points rouges décrits dans la substance corticale. Tout ce système tubulaire est très étroit; cependant, le diamètre augmente dans les tubes de Ferrein et dans la branche de l'anse de Henle qui aboutit au tube de Bellini. C'est la branche *montante* si l'on suit le tube urinifère en sens inverse de celui de notre description, c'est-à-dire dans le sens où l'urine le parcourt.

Circulation porte rénale. — Chaque glomérule de Malpighi est formé par la capillarisation d'une artériole (*vaisseau afférent*)

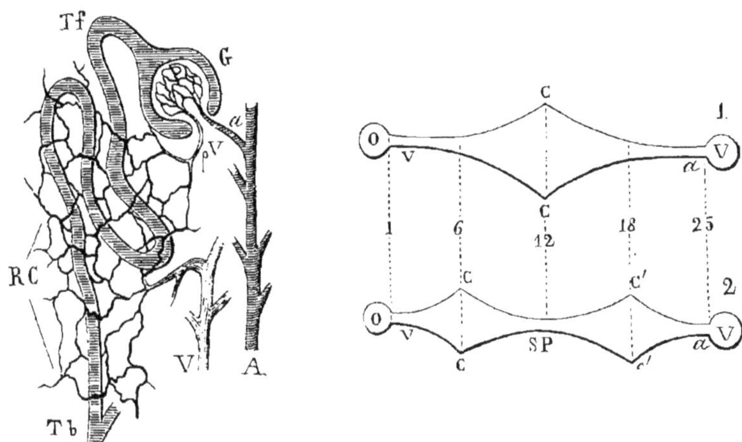

Fig. 150. — Schéma d'un tube urinaire *. Fig. 151. — Système porte rénal **.

(fig. 150, *a*). Ces capillaires pelotonnés se réunissent en un petit *tronc efférent* qui sort du glomérule par le même point ou par un point voisin de celui par où est entré l'afférent (fig. 150, *p* V). Mais ce qu'il y a de remarquable, c'est que le vaisseau efférent ne va pas de suite se réunir à ses congénères pour constituer la veine rénale. Presque immédiatement après sa sortie du glomérule, il se divise de nouveau, se capillarise et forme dans le

(1) *Bowmann* (William), médecin anglais, né en 1816.

* *Tb*. tube droit ou de Bellini. — *Tf*. tube contourné ou de Ferrein (on n'a pas représenté les canaux à anse de Henle). — G, glomérule avec son peloton vasculaire. — *a*, artériole afférente aux capillaires du glomérule. — *p*V, vaisseau efférent qui se capillarise de nouveau au milieu des tubes rénaux (en RC) avant d'aboutir dans le véritable vaisseau veineux (V).

** La superposition des figures montre que les *pressions* ne sont pas les mêmes dans les capillaires de la circulation générale, et dans chacun des systèmes capillaires du rein (au niveau du glomérule et dans les interstices des tubes).

(1) Circulation générale : V, ventricule. — O. oreillette. — *a*. artère. — V. veines. — C, capillaires (pression = 12).

(2) Circulation rénale : V, ventricule. — O. oreillette. — *a*. artère rénale et vaisseaux afférents du glomérule. — *c'*. *c'*, capillaires du glomérule (pression = 18). — SP. vaisseaux efférents du glomérule (représentant le tronc d'une veine porte, le vaisseau *p*V. de la figure 150). — *c.c.* capillaires résultant de la dichotomie de ce tronc efférent au milieu des tubes rénaux (pression = 6) — V. veine rénale proprement dite, succédant à ce second système de capillaires.

parenchyme rénal un réseau capillaire (RC, fig. 150) dont les mailles s'entrelacent avec les canaux urinifères. Ce tronc efférent (p V) ne mérite donc pas le nom de veine pure et simple ; c'est un système à part qu'on peut considérer comme une *veine porte rénale*, puisqu'il est intermédiaire entre deux systèmes capillaires, celui des glomérules et celui du parenchyme rénal ; c'est à ces derniers capillaires que succèdent les vraies origines de la veine rénale (fig. 150, V).

Cette disposition du système vasculaire dans le rein forme la base de toutes les théories modernes sur la *sécrétion urinaire*.

Sécrétion de l'urine. — Si, en effet, nous nous rappelons que les différences de pression existant dans les diverses parties du système circulatoire tiennent non seulement à la forme de ces parties (troncs, petits vaisseaux, ou capillaires), mais encore à leur distance des deux points extrêmes (ventricule gauche et oreillette droite) d'origine et de terminaison de l'appareil vasculaire (Voy. p. 107), il nous sera facile de voir que, dans les deux systèmes de capillaires rénaux, les pressions ne seront nullement ce qu'est la pression normale dans les capillaires ordinaires (les membres, par exemple). Il suffit pour s'en rendre compte de regarder la figure schématique 151 et, d'une manière générale, on peut dire que le *sang des capillaires du glomérule est soumis à une pression plus considérable, celui des capillaires interstitiels ou parenchymateux à une pression moins considérable* que le sang des capillaires ordinaires.

L'intensité de la pression dans le premier système a attiré l'attention de tous les physiologistes et tous admettent qu'à ce niveau doit se produire une *filtration* toute mécanique, qui sera la source de la première phase de la sécrétion urinaire ; mais on n'est pas d'accord sur la nature du liquide filtré. Pour les uns, ce n'est que de l'eau ; pour les autres, c'est de l'urine complète, mais trop diluée, et n'ayant qu'à perdre une partie de son eau pour devenir l'urine telle qu'elle est versée dans la vessie.

Première théorie. — Aujourd'hui la plupart des auteurs se rattachent à la théorie de Bowman et invoquent en sa faveur les expériences de Heidenhain (1). Cet auteur, ayant observé que le rein vivant est le lieu particulier d'élimination de l'indigo injecté dans le sang, a pensé que cette élimination devait se faire de la même manière et par les mêmes éléments anatomiques que celle des principes spécifiques de l'urine. Dans la pensée que le glomérule laisse passer seulement de l'eau, et qu'à cette eau, pendant qu'elle parcourt les tubes du rein, viennent s'ajouter les principes

(1) *Heidenhain*, physiologiste allemand, né en 1834. Professeur de physiologie et d'histologie à Berlin.

constitutifs de l'urine (urée, sels, matières colorantes), lesquels seraient fournis par l'épithélium des tubes, Heidenhain a recherché comment se faisait l'élimination de l'indigo chez les animaux chez lesquels (par une saignée très abondante) on diminue et rend presque nulle la pression du sang dans le rein, ce qui supprime la production de la partie aqueuse de l'urine. On voit alors les canalicules contournés de Ferrein et les branches montantes des anses de Henle se gorger d'indigo, tandis que les glomérules restent incolores, ainsi que les tubes grêles de l'anse de Henle. Ces canalicules contournés et les branches montantes ou larges de l'anse ont donc fonctionné d'une manière indépendante pour éliminer l'indigo. Or ces parties sont revêtues seules d'un épithélium granuleux rappelant l'aspect des cellules des glandes. On en conclut donc que les glomérules président à la filtration de l'eau, et que cette eau devient urine en recevant de l'épithélium de certaines parties des tubes urinifères les principes caractéristiques de l'urine.

Deuxième théorie. — Pour Ludwig (1), Kuss (2), etc., au contraire, il se produit normalement au niveau du glomérule, par suite de l'excès de pression, ce qui se produit anormalement dans toute autre région lorsque la pression sanguine est exagérée. Or, toutes les fois que la pression augmente dans des capillaires, ceux-ci laissent filtrer à travers leurs parois la partie liquide du sang, le sérum avec tous ses principes constitutifs, eau, albumine, etc. Nous sommes donc autorisés à penser qu'il en est de même normalement au niveau du glomérule, et que celui-ci laisse passer dans le tube urinifère, non de l'eau pure, mais le sérum du sang, sans distinction de ses éléments.

Le premier phénomène de la sécrétion de l'urine serait donc *filtration du sérum sanguin.* Or l'étude comparée de la composition du sérum et de l'urine montre que, d'une manière générale, le premier liquide ne diffère du second que par de l'albumine en plus. On conçoit donc que la transformation du sérum en urine se fera par *résorption aqueuse* et *résorption de l'albumine* dans le long circuit des tubes urinifères.

Cette résorption se ferait plus particulièrement dans les portions étroites où le cours du liquide est ralenti et où l'épithélium clair et transparent ne ressemble en rien à un épithélium glandulaire et semble plutôt devoir présider à une absorption. La faible pression des capillaires interstitiels semble d'ailleurs devoir aider ce travail d'élimination et le passage de l'albumine de l'urine au sang.

D'ailleurs la pathologie montre que lorsque l'épithélium est attaqué (maladie de Bright), l'albumine paraît dans les urines du malade : il y a albuminurie. Avec la théorie de Kuss, ce fait s'explique facilement en disant que l'épithélium ne peut plus résorber l'albumine.

Avec la théorie de Bowmann, au contraire, il faudrait conclure que la maladie de l'épithélium a pour but de faire passer *anormalement* l'albumine du sérum dans le sang.

Quelle que soit la théorie admise pour le mécanisme de la sécrétion de l'urine, il est en tout cas démontré que le rein ne

(1) *Ludwig*, physiologiste allemand, né en 1816. Professeur à Leipzig.

(2) *Kuss* (1815-1871), professa la physiologie à la Faculté de Strasbourg. Fut, en même temps qu'un grand savant, un ardent patriote, et le prouva en 1870. Fut délégué par les électeurs du Bas-Rhin à l'Assemblée nationale. Il mourut à Bordeaux le 1er mars, jour de la séance qui consacrait la perte de l'Alsace pour la France.

forme pas, n'élabore pas les principes contenus dans l'urine, mais ne fait que les séparer du sang. On a longtemps cru que le rein formerait l'urée, comme les glandes salivaires forment la ptyaline, l'estomac la pepsine, etc. ; mais il est prouvé aujourd'hui que toute l'urée que l'on trouve dans les urines était primitivement contenue dans le sang. Par des procédés de dosages très précis on a démontré que l'accumulation de l'urée dans le sang après l'ablation des reins (néphrotomie) se fait d'une manière continue, et que dans ce cas le poids d'urée qui s'accumule dans le sang est égal à celui que les reins auraient excrété ; qu'après la ligature des uretères, le sang qui sort du rein contient exactement la même quantité d'urée que celui qui entre dans cet organe; qu'à l'état normal, le sang de la veine rénale contient moins d'urée que celui de l'artère, et que ce déficit correspond précisément à la quantité d'urée qui est rejetée pendant ce temps par les urines. On est donc en droit de conclure aujourd'hui d'une manière incontestable que le rein n'est, relativement à l'urée, qu'un *organe d'excrétion* où ce produit s'élimine après s'être formé dans toute l'économie.

Composition de l'urine. — L'urine est sécrétée dans les vingt-quatre heures en quantités variables, qui oscillent à l'état normal entre 1,200 et 1,500 grammes. Cette urine est une solution acide de divers principes dans l'eau; les principes dissous varient fort peu en quantité ; toutes les variations sont dues à la proportion d'eau; en un mot, les urines sont à l'état normal plus ou moins *abondantes*, parce qu'elles sont plus ou moins *diluées*.

La densité de l'urine est de 1015 à 1030 (la densité de l'eau distillée, prise pour unité, étant représentée par 1000); sa couleur normale est jaune ambrée ou rougeâtre; son odeur spéciale, dite urineuse, est due à des acides volatils (phénique, taurilique, damalurique); sa saveur est amère et légèrement salée. Sa réaction est acide et est due à la présence de l'acide urique et du phosphate acide de soude; un temps variable après son émission, elle tend à devenir alcaline, par décomposition de l'urée qui donne naissance à de l'ammoniaque.

La *quantité d'eau* contenue dans l'urine varie d'après l'état de la circulation et l'état du sang; la sécrétion urinaire se composant de deux actes, dont l'un est une filtration par pression, plus la tension artérielle sera grande, plus il y aura d'urine, c'est-à-dire d'eau éliminée; en un sens inverse, toutes les fois que la tension artérielle est faible, les urines sont rares. Sous ce rapport, la sécrétion urinaire est très importante; elle constitue une espèce de soupape de sûreté par laquelle le sang se débarrasse de son excès d'eau. Après les repas, il y a une sorte de pléthore générale, une augmentation dans la tension du sang, et, par suite, filtration d'une urine abondante et très diluée. Le matin, au contraire, l'urine, sécrétée pendant le repos de la nuit, est plus concentrée et plus rare, parce qu'aucune cause n'est venue augmenter ni la quantité du liquide sanguin, ni sa pression.

Les substances dissoutes dans l'eau de l'urine sont représentées par une quantité à peu près constante pour les vingt-quatre heures. On peut établir une véritable proportion entre le poids de l'organisme et la quantité de résidu solide contenu dans l'urine d'un jour. Chaque kilogramme de l'animal sécrète 1 gramme d'urine anhydre ; donc l'urine de l'homme, dont le poids est en moyenne de 65 *kilogrammes*, contiendra en moyenne 60 à 65 *grammes de matériaux solides*. Mais cette quantité peut varier selon les saisons, et surtout l'alimentation, de sorte qu'en général les physiologistes français ont trouvé un chiffre inférieur à celui constaté par les Allemands ou les Anglais (40 grammes en France, 67 à 71 grammes en Allemagne et en Angleterre). La différence de ces résultats tient surtout à la différence de l'alimentation, de même que la quantité d'eau de l'urine tient à la différence des boissons ; dans les pays où la bière forme la boisson ordinaire, les urines sont beaucoup plus abondantes.

Urée. — Les 65 *grammes d'urine anhydre* (des vingt-quatre heures) se répartissent d'une façon assez régulière entre divers matériaux constants ; et qui proviennent du sang, puisque d'après la théorie, confirmée par les expériences, il ne doit rien se trouver dans l'urine qui ne préexiste dans le sang. Près de la moitié (30 grammes en vingt-quatre heures, environ 15 à 20 grammes par litre) est représentée par l'*urée*, substance cristallisable (fig. 152) et dont la formule chimique est $C^2H^4Az^2O^2$. L'urée est un principe azoté ; c'est, de tous les produits excrémentitiels de l'organisme, celui qui élimine le plus d'azote. Il est démontré que l'urée excrétée est presque toute l'urée à laquelle pouvaient donner naissance les aliments, ce sont les 4/5 ; on se rend compte du dernier 1/5 en se rappelant que la respiration en excrète un peu, ainsi que l'exfoliation épidermique et la sécrétion de la sueur. On trouve encore dans l'urée à peu près 1/5 de carbone qu'il faudrait ajouter à l'acide carbonique que nous excrétons en un jour par le poumon.

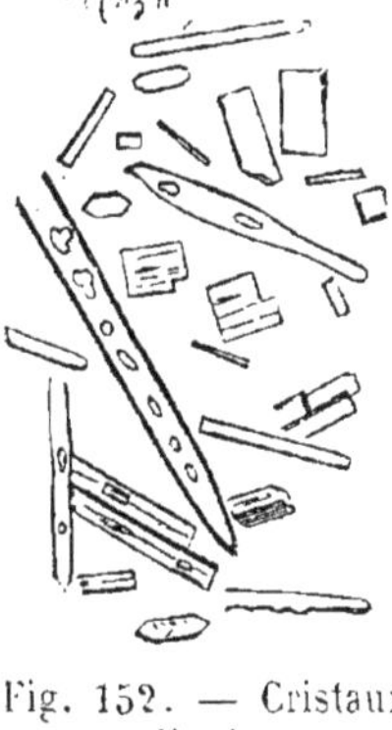

Fig. 152. — Cristaux d'urée.

La quantité d'urée peut varier sous l'influence de conditions bien déterminées ; comme elle est le résidu de la combustion des albuminoïdes dans l'organisme, elle sera d'autant plus abondante que la nourriture sera plus animale. En Angleterre, où la nourriture est très abondante et surtout très animale, on cite comme normaux des chiffres relativement très élevés. Dans l'abstinence complète, l'urée arrive à son minimum (17 grammes par vingt-quatre heures), mais il y en a toujours dans l'urine, parce que dans ces conditions l'animal se nourrit aux dépens de sa propre substance, et que, par suite, son régime est azoté.

Acides urique et hippurique. — Les 30 à 35 autres grammes d'urine anhydre se répartissent de la manière suivante :

Il y a 10 à 15 grammes de matières qu'on désignait autrefois sous le nom de *matières extractives* et qui sont aujourd'hui bien caractérisées par la chimie comme des produits incomplets de la combustion des albuminoïdes : ce sont la *créatine*, la *créatinine*, etc. ; mais le plus intéressant est l'*acide urique* (fig. 153), peu abondant, il est vrai, mais qui, dans certaines circonstances, peut s'accumuler en grande quantité dans l'urine ou être retenu dans les tissus (diathèse urique ; goutte). Dans l'état normal, ce corps est à l'urée comme 1 est à 30, c'est-à-dire qu'on n'en trouve que 1 gramme dans les urines de vingt-quatre heures. Il est surtout remarquable par son peu de solubilité. L'eau n'en dissout que 1/200 de son poids. Cette solubilité est trop faible pour expliquer comment l'acide urique de l'urine est dissous ; il est, il est vrai, à l'état d'urates (fig. 154), mais ceux-ci étant presque aussi insolubles que lui (1/1500), on admet que l'acide urique ou les urates sont dissous à la faveur du phosphate acide de soude ou bien à la faveur de la matière colorante. Il est de fait que l'urine évacuée et abandonnée à elle-même subit une espèce de fermentation lactique, à laquelle semblent prendre une grande part les matières colorantes, qui se détruisent ; et dès lors l'acide urique se précipite.

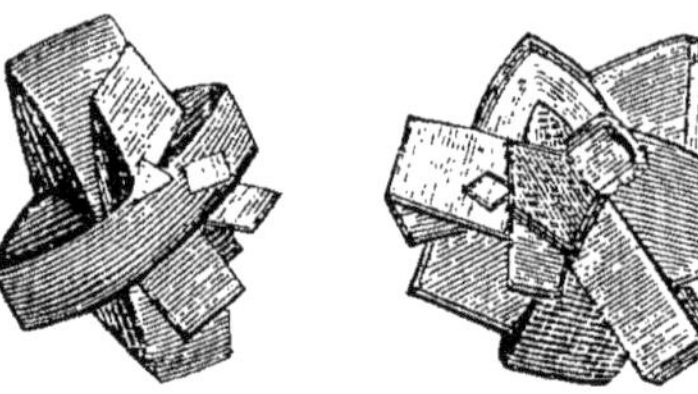

Fig. 153. — Cristaux d'acide urique.

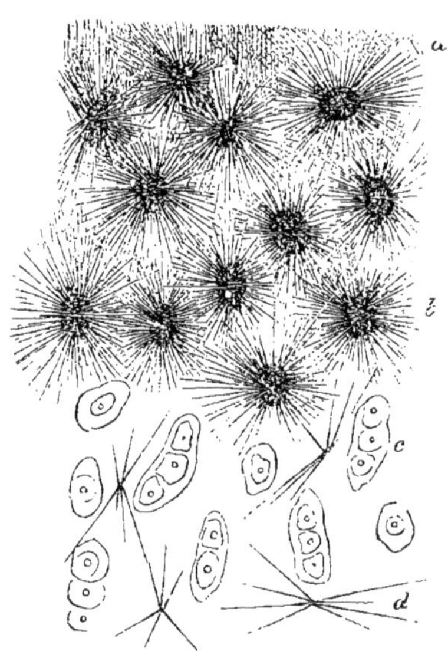

Fig. 154. — Urate de calcium.

Chez un grand nombre d'animaux, chez les herbivores, l'acide urique est remplacé par un acide analogue, l'*acide hippurique*.

Il ne reste donc plus que 20 grammes d'urine anhydre dont nous ayons à indiquer la composition : ces 20 grammes sont représentés par des sels, dont 8 à 10 de chlorure de sodium et 12 de sels divers (sulfates, phosphates, lactates, etc.). Ces sels sont la plupart à base de soude; il y a aussi quelques sels de chaux, tenus en dissolution à la faveur d'un excès d'acide. Aussi les urines alcalines, celles des herbivores, par exemple, sont-elles très troubles, et l'urine du cheval a servi de type pour désigner les urines

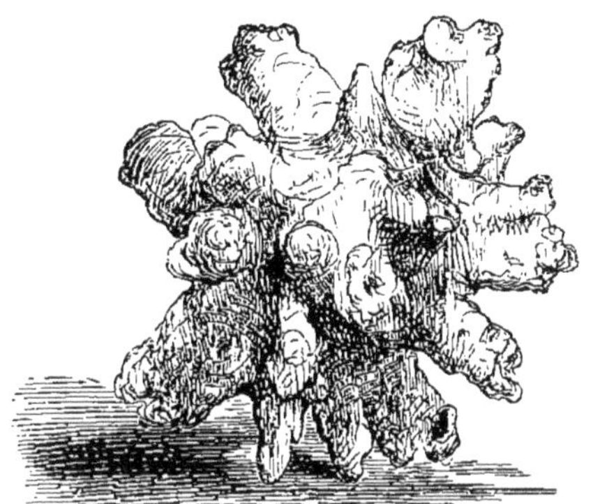

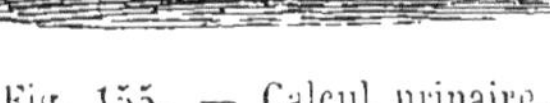

Fig. 155. — Calcul urinaire.

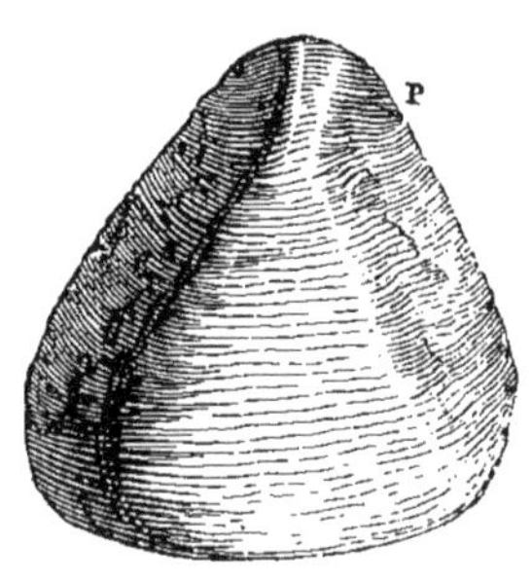

Fig. 156. — Calcul de la vessie triangulaire comme ce réservoir.

pathologiquement alcalines et très troubles, d'où le nom d'*urines jumenteuses*.

Les urines de l'homme et de tous les *carnivores* sont *acides* : cette acidité est due à un phosphate urico-sodique. L'acide hippurique contribue aussi à donner à l'urine son acidité.

Les herbivores ont l'urine alcaline; mais dans l'état d'abstinence, réduits à brûler leur propre substance, c'est-à-dire devenus carnivores, ils produisent également une urine acide. Inversement l'urine de l'homme peut devenir alcaline sous l'influence d'une alimentation exclusivement herbacée, ou après l'ingestion de substances médicamenteuses possédant une réaction alcaline.

Excrétion de l'urine. — Dans chaque rein le bassinet se continue par un tube étroit (uretère) qui descend dans l'abdomen le long de la colonne vertébrale. Ces deux uretères viennent se jeter à leur partie inférieure dans un réservoir commun (*vessie*). C'est une sorte de sac clos situé en avant de l'abdomen, contre la symphyse pubienne, entouré par le *péritoine* et communiquant avec l'extérieur par l'*urèthre*.

La pression qui a fait filtrer l'urine continue à la faire marcher dans les tubes urinifères, et c'est cette espèce de *vis a tergo* qui amène le liquide jusqu'au sommet des *papilles rénales*, d'où il suinte par un grand nombre de petites fossettes (*lacunes papillaires*) dans les calices et le bassinet ; c'est toujours cette même force (*vis a tergo*) qui lui fait parcourir le trajet des uretères jusqu'à la vessie. Cependant il est probable que la contraction des uretères doit jouer un rôle important dans certaines circonstances (fig. 157). Les uretères s'ouvrent dans la vessie en traversant très obliquement les parois de ce réservoir ; il en résulte que lorsque la vessie est très distendue, la pression exercée sur ces orifices est très considérable, et la résistance à l'arrivée d'une nouvelle quantité de liquide doit être grande. C'est dans ces cas que la contractilité des uretères doit être mise à contribution, afin d'y faire progresser l'urine par une espèce de mouvement péristaltique qui lui donne assez de force pour vaincre la résistance qu'elle trouve à son passage à travers les parois vésicales.

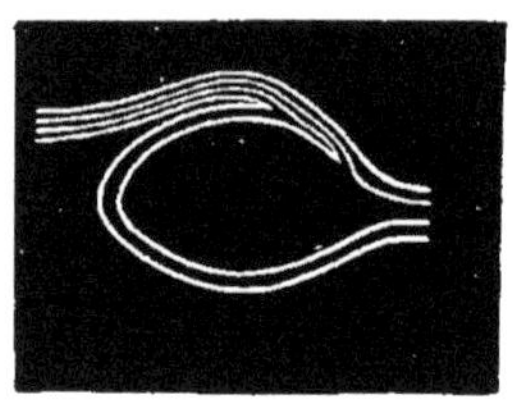

Fig. 157. — Coupe théorique de la vessie, destinée à montrer le mode de terminaison de l'uretère.

La *vessie* est tapissée d'un *épithélium* et formée de *couches musculaires* plus ou moins régulières.

L'*épithélium vésical* est pavimenteux et stratifié, mais ses éléments cellulaires superficiels sont remarquables par l'irrégularité et la bizarrerie de leurs formes (fig. 158). Au point de vue physiologique, cet épithélium est

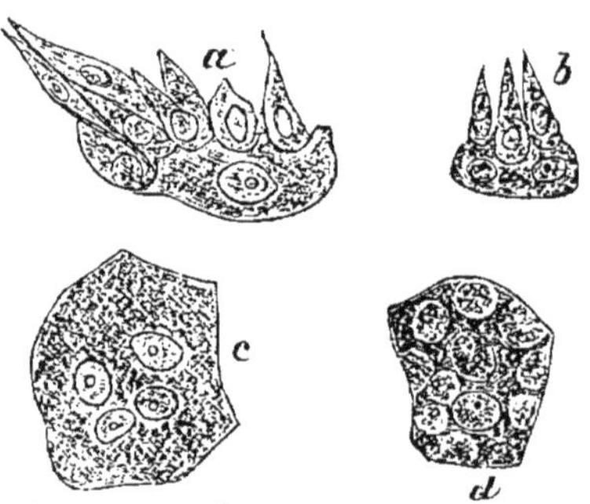

Fig. 158. — Épithélium de la vessie.

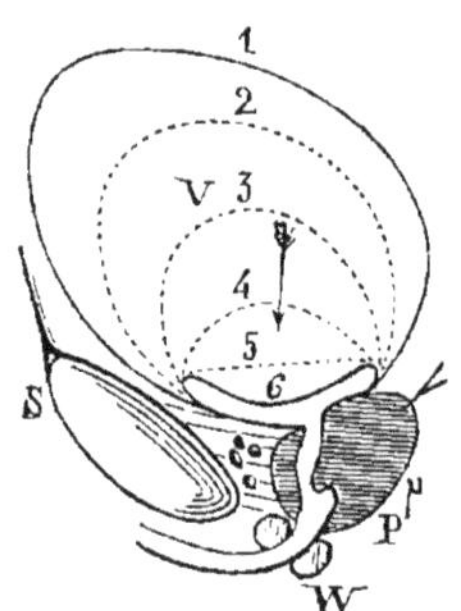

Fig. 159. — Schéma de la miction*.

remarquable par son imperméabilité; il s'oppose absolument aux passages : ainsi on a pu maintenir longtemps dans une vessie parfaitement saine une solution de belladone sans constater l'empoisonnement par l'atropine : de même avec des solutions opiacées. Mais si l'épithélium est altéré, il y a aussitôt absorption, et, par exemple, de l'eau alcoolisée, injectée dans une vessie atteinte de catarrhe, a donné lieu rapidement aux accidents de l'ivresse.

Les *muscles* des parois vésicales sont lisses, et, par suite, à contractions

* 1, contour de la vessie distendue de liquide : par leur propre contraction, les parois prennent successivement les positions 2, 3, 4, 5, mais ne peuvent se rapprocher davantage du bas-fond que par la contraction des muscles abdominaux, par l'effort qui les pousse dans le sens de la flèche et les amène dans la position 6.

lentes et paresseuses ; mais ils sont aussi très élastiques, aussi la vessie est-elle très dilatable, et l'urine peut-elle s'y accumuler en quantité considérable. Quand cette distension du réservoir est poussée à l'extrême, elle devient une cause d'irritation pour la fibre musculaire, qui alors se contracte, et la vessie tend à expulser son contenu. C'est cette réaction de la vessie contre son contenu qui amène le *besoin d'uriner*.

Lorsque ce besoin est écouté, le liquide sort au dehors par l'urèthre. Il n'y a pas reflux dans les uretères, parce que celles-ci arrivent très obliquement dans la paroi vésicale et que, par conséquent, la réplétion de la vessie, la pression de l'urine y contenue ont pour but de comprimer les orifices des uretères et d'empêcher ainsi tout retour.

III. Peau. — Sécrétions cutanées.

La peau constitue l'une des principales surfaces par lesquelles l'organisme se trouve en rapport avec les milieux ambiants. Nous aurons donc à étudier sa structure, puis ses fonctions relativement aux échanges soit de dedans en dehors, soit de dehors en dedans.

Structure de la peau. — **Derme.** — La peau (fig. 160) se compose d'une couche profonde (*derme*) recouverte par une couche superficielle (*épiderme*) beaucoup plus mince. La surface de séparation de ces deux couches n'est pas plane mais hérissée de *papilles dermiques*, végétations du derme qui s'enfoncent dans l'épiderme. On y distingue des *papilles vasculaires* riches en canaux sanguins, et des *papilles nerveuses* qui contiennent en outre des terminaisons nerveuses (voir *Organes du toucher*). Sous la couche des papilles le derme se compose d'un tissu conjonctif très lâche (*couche réticulaire*) et plus profondément encore est l'*hypoderme*, couche de tissu adipeux souvent très épaisse (lard de certains animaux).

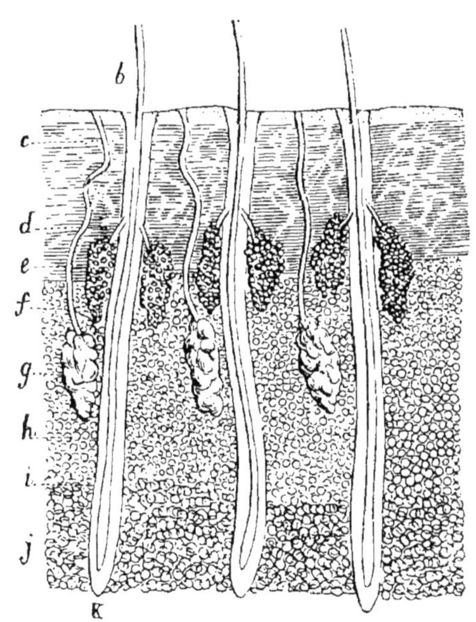

Fig. 160. — Coupe schématique de la peau *.

Épiderme. — L'*épiderme* est la partie essentielle de la peau.

* *a*. épiderme. — *b*. tige d'un poil. — *c*. *f*. *g*. glande sudoripare. — *e*. *d*. glande sébacée. — *h*. *i*. tissu adipeux. — *j*. bulbe du poil.

Ce revêtement cellulaire se compose de plusieurs couches de cellules dont les plus profondes sont cylindriques comme celles des muqueuses intestinales, puis viennent des cellules polyédriques, à peu près de même dimension dans tous les sens ; toutes ces premières couches sont formées de cellules à protoplasma granuleux, avec noyaux : c'est ce qu'on nomme la *couche de Malpighi ;* plus superficiellement est une couche, plus ou moins épaisse selon les régions, de cellules plus larges que hautes, et enfin entièrement aplaties et réduites à une simple plaque, c'est-à-dire ne renfermant plus de noyaux ; c'est la *couche cornée* de l'épiderme ; et en effet ces cellules superficielles sont transformées en matière cornée, en *kératine* (κέρας, corne). Ces modifications successives de forme des cellules des couches de l'épiderme sont assez bien représentées par les figures que donnent des lignes paraboliques juxtaposées et formant deux séries inverses qui se coupent plus ou moins obliquement selon le niveau des couches cellulaires auxquelles correspondent leurs points d'intersection (fig. 161).

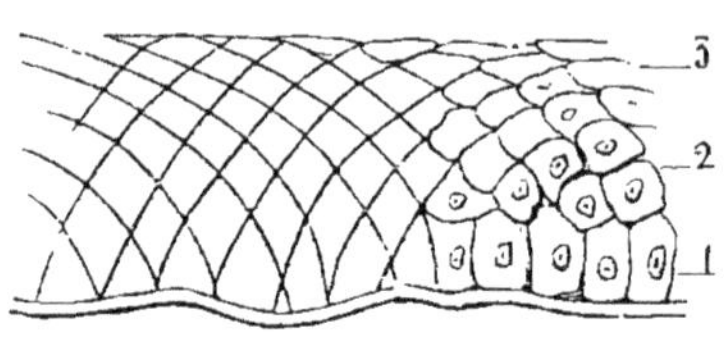

Fig. 161. — Schéma des couches épidermiques *.

Vie des éléments cellulaires de l'épiderme. — Mais, outre le changement de *forme*, une particularité importante qui différencie les couches, c'est le changement de *structure*, de *composition*. La couche de Malpighi est formée de masses protoplasmiques présentant tous les caractères des éléments anatomiques vivants ; au contraire, au-dessus de cette couche, la structure change brusquement, et nous trouvons seulement des cellules desséchées, ratatinées ou aplaties, ayant perdu en grande partie leur albumine, en un mot des *cellules cornées* (couches cornées), dont l'albumine s'est oxydée pour se transformer en *kératine*.

Il est facile de prévoir que, parallèlement à ces différences de structure et de composition, nous trouvons entre ces deux parties de l'épiderme des différences tout aussi accentuées dans le fonctionnement physiologique. Les cellules superficielles cornées ne sont plus vivantes ; celles des couches profondes sont essentiellement vivantes, c'est-à-dire qu'elles réagissent à l'action des excitants et donnent lieu, par exemple, à de véritables phénomènes inflammatoires ; c'est ainsi que sous l'influence d'une pression forte et longtemps soutenue, la couche profonde se métamorphose, se liquéfie, et donne soit un simple liquide avec quelques noyaux (ampoules), soit un véritable produit purulent ; le froid, la chaleur trop vive produisent le même effet, de même que quelques irritants chimiques (tels que la *cantharidine*) connus sous le nom général de *vésicants*. C'est alors la couche moyenne de l'épiderme qui se liquéfie et forme une masse liquide qui soulève la couche cornée. Si on enlève cette calotte cornée, la sérosité s'é-

* 1 et 2. couche de Malpighi. — 3. couche cornée.

coule et l'on aperçoit sur le derme un voile blanc qui n'est autre chose qu'un reste de la couche de Malpighi, prêt à reconstituer successivement par sa prolifération les diverses couches de l'épiderme normal.

C'est dans la couche de Malpighi que se trouvent les granules de pigment qui produisent la coloration de la peau dans les races de couleur, et dans quelques régions de nos téguments. Ce pigment du réseau de Malpighi ne se montre qu'après la naissance. Du reste, les couches profondes de l'épiderme renferment toujours un peu de pigment; les différences que l'on observe selon les races ne sont que des différences de plus ou moins ; sous diverses influences, le pigment peut prendre un plus grand développement dans les races blanches. Tel est l'effet de l'action prolongée de la lumière ; ici les rayons solaires n'ont pas pour résultat de faire naître des granulations pigmentaires comme un élément nouveau, elles déterminent simplement l'hypertrophie de celles qui existent.

La couche de Malpighi est la couche génératrice de toutes les autres. Ses cellules se multiplient incessamment, et, grâce à cette prolifération physiologique, les éléments cellulaires qui ont fait partie de la couche primitive s'éloignent de plus en plus du derme pour former successivement des couches de plus en plus vieilles et par suite de plus en plus superficielles. Quand ces globules arrivent à une certaine distance du derme, ils paraissent éprouver une modification graduelle dans leur composition chimique. Finalement il y a mort des cellules épidermiques à mesure qu'elles arrivent à constituer la couche cornée. Cette mort est le sort de toutes les cellules épidermiques, et, d'après ce que nous avons vu, de toutes les cellules épithéliales (intestin).

Ces couches cornées ainsi produites sont destinées à être séparées de l'épiderme et à tomber en se détachant, absolument comme nous avons vu l'épithélium de l'intestin tomber en ruine. Ici la chute se produit sous forme de petites écailles, de pellicules, de débris de cellules desséchées. La partie toute superficielle de l'épiderme est constituée par ces couches de débris prêts à se détacher. C'est ce qu'on appelle le *furfur*, la *couche furfuracée*, qui s'enlève au moindre frottement. Cette desquamation furfuracée peut, sous l'influence de causes pathologiques, devenir plus abondante, et comme ces débris épithéliaux renferment de l'albumine transformée (kératine), du soufre, du fer, etc., il en résulte une perte réelle pour l'organisme, d'où la gravité des maladies dites *squameuses*, et leur effet épuisant.

Productions épidermiques. — Outre cette végétation desquamative, l'épiderme est encore le siège de végétations particulières, destinées à produire des organes plus ou moins permanents. Ce sont les *poils*, les *ongles*, les *plumes* et autres produits cornés. La formation du poil est le type de toutes les autres. Le point de départ de cette production est un bourgeon épidermique de la couche de Malpighi, qui s'enfonce dans le derme et y forme un sac en doigt de gant (A, fig. 162), ou rappelant plus ou moins la forme d'une bouteille (*follicule pileux*) ; au fond de ce cul-de-sac qui a végété vers la profondeur, se forme un bourgeon épidermique (bulbe pileux) (fig. 162), qui cette fois végète vers la superficie, s'allonge de plus en plus, traverse toute la longueur du follicule (*racine* du poil, puis en sort (C) et vient proéminer plus ou moins au dehors. Dans un poil arrivé à complet développement, il faut donc considérer : 1° la tige du poil formée de trois couches de cellules (*épidermicule, écorce, moelle*) : c'est dans la couche externe que se trouve le pigment qui donne au poil sa coloration propre et la couleur blanche est due à la mort des cellules qui ne contiennent plus que de l'air ; 2° le follicule, cavité où se trouve implantée le poil dans laquelle des glandes (*gl. sébacées*) viennent déverser une matière grasse destinée à lubréfier le poil : 3° le *bulbe pileux*, partie génératrice du poil.

Dans la chair de poule des éléments musculaires lisses (*muscles horripilateurs*) contenus dans le derme s'insérant d'une

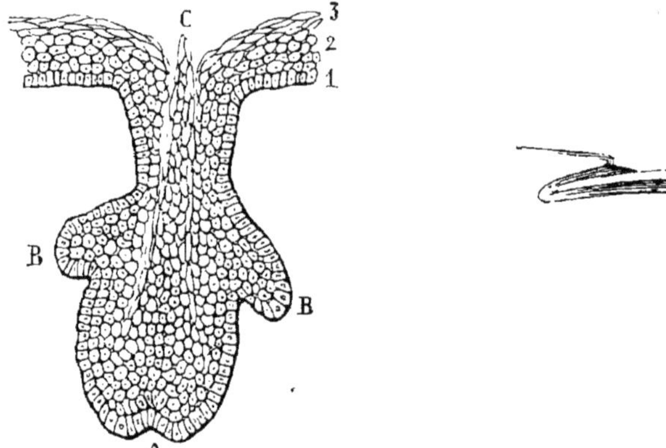

Fig. 162. — Développement des poils *.

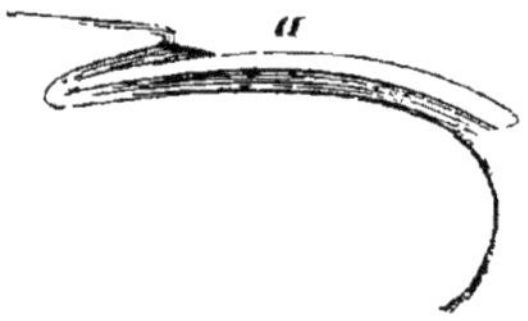

Fig. 163. — Coupe longitudinale d'un ongle.

part à la base de l'épiderme, d'autre part sur la gaine du follicule font par leur contraction saillir le bulbe pileux à l'extérieur. Les poils sont en effet répartis sur la totalité du tégument de l'homme (comme des mammifères). Mais de ces poils la plupart ont une tige à peine saillante hors du follicule (poil follet), et ce n'est qu'en certaines régions du corps qu'on rencontre des poils proprement dits dont la tige est bien développée à l'extérieur (cheveux, barbe).

Les *ongles* sont des lames cornées provenant du durcissement des cellules de la couche externe de l'épiderme de la partie supérieure terminale des doigts et des orteils. La croissance s'en fait à partir de la *lunule*, portion blanche située à la base de l'ongle et par où celui-ci se rattache à la peau au fond d'un bourgeon épidermique analogue au follicule pileux (fig. 163).

* A. fond du bourgeon (follicule) où se forme le bulbe pileux. — B. B. origine des glandes sébacées. — C. tige du jeune poil. — 1, 2, couche de Malpighi. — 3, couche cornée.

Absorption cutanée. — Les phénomènes d'absorption par la peau sont à peu près nuls sauf pour les substances gazeuses. L'eau n'est pas absorbable par la peau. C'est ainsi qu'on peut constater qu'il n'y a rien d'absorbé après un long séjour dans un bain, et à Vienne, dans des essais d'un traitement nouveau des maladies cutanées par une longue immersion, on a conservé des malades plongés dans le bain pendant des semaines et des mois, sans qu'il y ait eu d'absorption sensible, car les malades éprouvaient le sentiment de la soif et étaient obligés d'ingérer autant de liquide que s'ils avaient vécu entièrement à l'air libre.

Du reste, la structure de l'épiderme est très peu favorable à la pénétration des liquides déposés à sa surface, et l'on se demande comment un tel passage pourrait se faire à travers ces couches cornées enduites de matières grasses. Aussi ne peut-on arriver à produire artificiellement quelque absorption que par des détours : on emploie comme véhicule des corps gras (pommades), qui alors se mêlent facilement aux corps gras de l'épiderme ; ou bien, pour faire pénétrer des liquides aqueux, on savonne soigneusement la peau de façon à la dégraisser aussi complètement que possible ; encore, malgré cette dernière précaution, n'obtient-on que des absorptions presque nulles. Nous arriverons donc à dénier à peu près complètement à la peau le pouvoir d'absorber. Quand on veut faire pénétrer par cette surface une substance dans l'organisme, il faut la déposer dans les couches profondes de l'épiderme, dans la couche de Malpighi, qu'il n'est pas nécessaire de dépasser ; il suffit, par exemple, pour la vaccine, que la substance (lymphe vaccinale) soit déposée au contact de ces couches cellulaires éminemment vivantes et impressionnables.

La peau est perméable aux gaz. Si l'on plonge le bras dans un manchon parfaitement clos contenant des gaz putrides, ceux-ci sont absorbés par la surface cutanée, pénètrent dans l'organisme d'où ils sont ensuite éliminés par la partie inférieure du tube digestif.

Sécrétions. — La peau est admirablement disposée pour les *sécrétions*, puisqu'elle est le siège de constantes végétations et chutes cellulaires, et que c'est là ce qui constitue le mécanisme des sécrétions. La desquamation furfuracée peut déjà être considérée comme une sécrétion diffuse ; mais le phénomène sécrétoire se localise d'une manière plus nette sur les *glandes sudoripares* et les *glandes sébacées*, dont la *sécrétion mammaire* est une forme très exagérée.

Ces organes sécréteurs se forment, selon le mode ordinaire, par végétation, vers la profondeur des éléments cellulaires de la couche de Malpighi (fig. 164). Tantôt cette végétation se fait sous la forme d'un tube qui s'enfonce profondément, traverse tout le derme, et, arrivé au niveau du panicule adipeux, ne pouvant aller plus loin, s'enroule sur lui-même et continue ainsi à végéter jusqu'à ce qu'il ait produit un petit glomérule : c'est le *peloton de la glande sudoripare* (V. fig. 166). D'autres fois et surtout aux dépens du follicule pileux, il se produit une végétation plus large, mais moins profonde, et qui se termine par des culs-de-sac courts et arrondis : ce sont les glandes sébacées (fig. 160) ; une végétation semblable, mais bien plus considérable, produit les éléments sécréteurs de la glande mammaire.

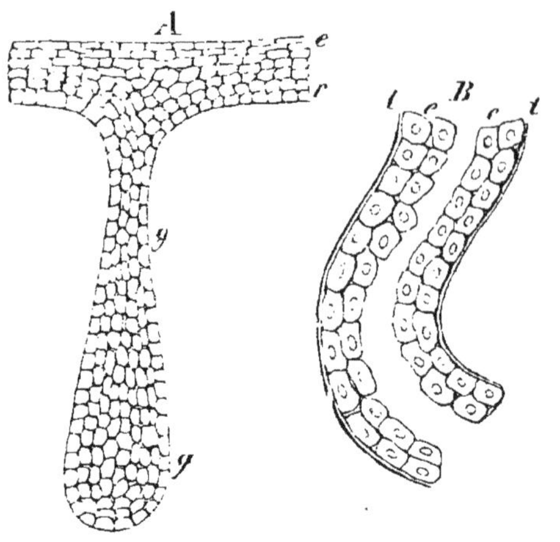

Fig. 164. — Développement des glandes sudoripares *.

Glandes sudoripares. — Les glandes sudoripares sont très nombreuses : d'après certaines appréciations, il n'y en aurait pas moins de *deux à trois millions* de répandues à la surface du corps ; elles y sont irrégulièrement disséminées, s'accumulant surtout vers les plis de la surface cutanée ; à la région de l'aisselle, par exemple, elles forment comme une couche rougeâtre continue : mais elles manquent totalement sur la surface interne du pavillon de l'oreille, tandis que dans le conduit auditif externe elles constituent un anneau de glandes grosses et serrées (*glandes cérumineuses*).

Le tube qui compose ces glandes a à peu près le diamètre d'un très fin cheveu : d'abord pelotonné (*glomérule*) dans la profondeur du derme, il se redresse, traverse le derme et se continue par un canal, simple lacune intercellulaire, qui se termine en tire-bouchon à travers l'épiderme (fig. 165 et 166). En moyenne la longueur totale d'un de ces tubes est de 2 millimètres, ce qui donne pour l'ensemble de tous les tubes sudoripares supposés mis bout à bout une longueur totale de 4 kilomètres: on a pu ainsi évaluer que la masse totale de l'appareil sudoripare équivaut à 1/2 rein ou au quart de la masse de l'appareil rénal.

Le liquide sécrété par les glandes sudoripares n'a jamais pu être recueilli à l'état de pureté, parce que, en s'étalant sur l'épiderme, il se mêle à d'autres produits venant de cet organe. De même, il est très difficile de doser la quantité de sueur, d'autant plus que cette quantité est très variable, et peut être représentée, selon les circonstances, par des nombres qui seront dans les rapports de 1 à 100. Cependant on évalue en moyenne la sueur de vingt-quatre heures à $1^{kg},300$, contenant 15 à

* A. e. épiderme. — r. couche de Malpighi. — B. portion d'un canal sudoripare. — C. épithélium.

20 grammes de parties solides; cela fait 40 à 50 grammes de sueur par heure; mais la sécrétion peut s'élever à 400 grammes par heure sous l'influence d'un exercice violent. Dans ce cas, la quantité d'excreta solides peut aussi augmenter et l'on s'explique ainsi l'affaiblissement qui résulte de sueurs prolongées. Le produit solide normal de la sueur (15 à 20 grammes) représente à peu près un quart du produit solide de l'urine (60 à 70 grammes) ; ce rapport est précisément le même que nous avons indiqué entre les masses des deux appareils (on remarque en général que les parties solides du produit des glandes

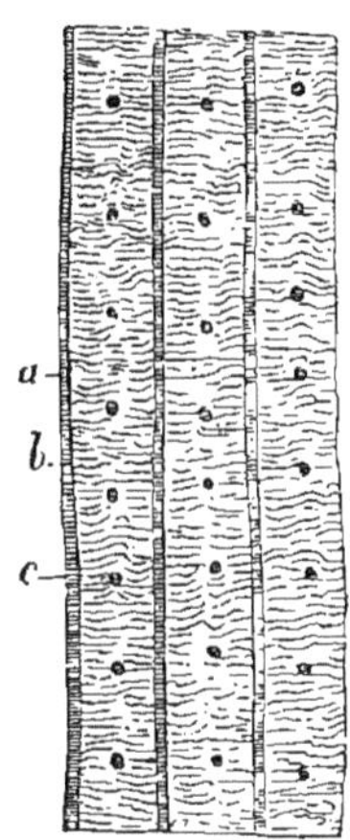

Fig. 165. — Peau de la main. Région palmaire *.

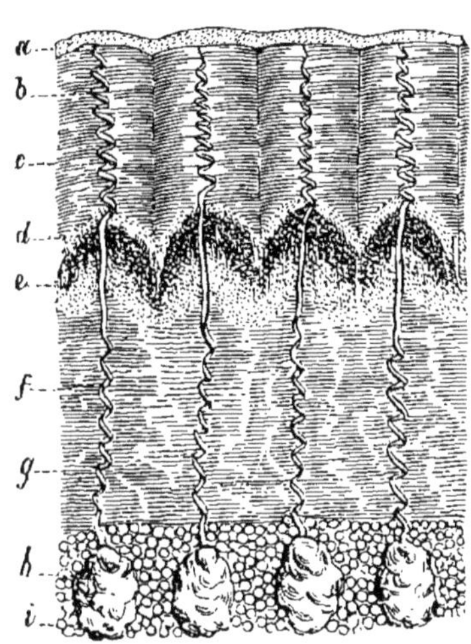

Fig. 166. — Coupe de la peau de la main **.

sont en rapport avec la masse de celles-ci et qu'il n'y a que la quantité d'eau qui varie).

Sueur. — La *sueur* se compose d'eau, des sels ordinaires du sang (le chlorure de sodium domine), de principes gras et d'un grand nombre d'acides, tels que l'acide formique, butyrique, propionique et même un acide qui lui serait particulier, l'*acide sudorique*. Aussi la réaction de la sueur est-elle généralement acide; elle peut le devenir encore plus si les corps gras qu'elle contient se dédoublent et laissent dégager leurs acides. Ce sont ces acides gras et volatils qui donnent à la sueur son odeur acide, parfois très variable selon les personnes, et même selon les races humaines. La sueur contient toujours un peu de graisse par elle-même; ainsi à la paume de la main il n'y a pas

* *c*. orifices des glandes sudoripares.

** *a*. *c*. couche cornée. — *d*, couche de Malpighi. — *e*, papille. — *f*, derme. — *h*, tissu adipeux. — *i*, glomérule d'une glande sudoripare. — *g*. *b*. canal excréteur.

de glandes sébacées, mais d'abondantes glandes sudoripares, dont le produit est toujours chargé d'une certaine proportion de corps gras. Certaines sueurs (*glandes de l'aisselle*) contiennent une proportion beaucoup plus considérable de corps gras.

Enfin on trouve aussi dans la sueur des éléments azotés, et entre autres de l'urée ; si la décomposition de ces produits prédomine sur celle des graisses, il peut se produire de l'ammoniaque et alors la sueur devient alcaline. L'élimination de l'urée, et en général celle des produits de combustion des albuminoïdes, est assez importante pour faire de la peau un émonctoire analogue au rein et qui peut le suppléer dans certains cas. Nous savons qu'à l'état normal les deux tiers de l'azote introduit dans l'organisme s'éliminent par l'urine; l'autre tiers peut en partie s'échapper par le poumon, ou par les matières fécales, ou bien encore par la peau.

Quant au mécanisme intime de la sécrétion de ces glandes, nous devons, pour le comprendre, l'étudier d'abord dans les glandes cérumineuses; nous voyons que le produit épais et graisseux, le cérumen, se fait par une *fonte incomplète* des cellules de la glande ; dans l'aisselle la sueur est encore remarquable par la proportion de ses matériaux solides, qui proviennent évidemment des végétations et des chutes épithéliales. Nous sommes ainsi portés à admettre que dans la sécrétion de la sueur, en même temps qu'il y a exosmose des produits formés dans les cellules sécrétantes (V. ci-dessus, p. 189), il y a peut-être aussi déhiscence et fonte de quelques éléments cellulaires.

Cette fonte cellulaire, cette sécrétion, se fait surtout sous l'influence du système nerveux, qui agit non seulement sur les vaisseaux de la peau, mais encore directement sur les éléments glandulaires; sans doute l'hyperémie de la peau (comme la produit une forte chaleur), la grande tension du sang (comme celle qui résulte de l'absorption d'une grande quantité d'eau) peuvent exagérer la production de sueur, mais le système nerveux peut amener des sécrétions réflexes tout aussi énergiques et nullement en rapport avec l'injection sanguine de la peau : c'est ainsi que certaines sueurs émotives, loin de s'accompagner de rougeur de la peau, coïncident, au contraire, avec une pâleur prononcée des téguments (sueur froide) ; la sueur de certaines intoxications (nicotine) présente les mêmes caractères.

La sueur, ainsi sécrétée par le peloton sudoripare, suit le canal excréteur et arrive jusqu'au niveau de l'épiderme, dont elle traverse les différentes couches par le canal creusé au milieu d'elles. La couche de Malpighi étant très riche en liquide, la couche cornée proprement dite étant très cohérente, aucune de ces couches n'empruntera rien à la sueur ; mais la couche la plus superficielle, la couche cornée pulvérulente, furfuracée, poreuse, en absorbera une grande quantité dans ses interstices. La sueur, en arrivant à ce niveau, est comparable à un fleuve qui se perd dans les sables ; presque tout le liquide disparait. Aussi quand on touche la peau d'un homme en bonne santé, on la trouve légèrement humide et donnant une sensation indéfinissable, mais qu'on ne retrouve plus sur la peau en cas de èvre, dans la période où la sueur est totalement supprimée. Ce n'est que ans les cas où la sueur est très abondante, qu'après s'être infiltrée dans la ouche pulvérulente, elle déborde et apparaît sous la forme de gouttelettes u niveau des canaux excréteurs. Mais, dans les conditions les plus ordinaires, la sueur s'arrête dans les couches furfuracées, produit ainsi la *moiteur* de la peau, et, s'échappant à l'état de vapeur, constitue ce qu'on omme l'*exhalation cutanée insensible*.

Cet état d'humidité d'une couche superficielle met la peau et l'organisme entier dans des conditions toutes particulières; il se fait là une évaoration continue, par suite une perte de chaleur, qui est en raison diecte de l'abondance de la sueur. Sous ce rapport, le corps humain est omparable à ces vases poreux, à ces *alcarazas* qui servent à rafraîchir eau par l'évaporation produite à leur surface : or, comme la sudation est n général augmentée par l'élévation de la température extérieure, ou par oute action (travail musculaire) qui tend à produire de la chaleur en nous, ous possédons par cela même un moyen de nous défendre contre une ccumulation trop considérable de calorique. Mais en même temps que la ueur constitue pour nous un précieux moyen de lutter contre la chaleur, lle offre par suite un grand danger; elle peut, en fonctionnant trop ou mal propos, amener un *refroidissement*.

Quand un semblable refroidissement se produit, la sécrétion de sueur 'arrête tout à coup, mais le plus souvent il est déjà trop tard, et le mal st fait; en effet, ces refroidissements ont des retentissements singulièreent graves et variés sur toutes les parties de l'organisme.

Glandes sébacées. — Les glandes sébacées se trouvent sur resque tous les points des téguments; en général elles sont nnexées aux poils (Voy. fig. 160), comme nous l'avons dit préédemment; mais en quelques régions où il n'y a pas de poils, lles peuvent se trouver isolées, enfin quelques points du tégument, comme la paume de la main, n'offrent ni poils ni glandes ébacées (mais seulement des glandes sudoripares). Autour des oils, les glandes sébacées forment des culs-de-sac multiples, u'on peut considérer comme des bourgeons du follicule pileux fig. 160 et 162). Ces glandes sont le type le plus simple des landes en grappe et leur mode de sécrétion est le type le plus imple de la fonte cellulaire.

Le *sébum* ainsi produit est formé de 2/3 d'eau: le reste se ompose surtout de matières grasses, de quelques matières xtractives et albumineuses, et de quelques sels. Les matières rasses sont les plus importantes au point de vue physiologique. C'est grâce à elles que le sébum jouit de la propriété 'imbiber les poils d'une certaine quantité de graisse, et d'huiler ensiblement toute la surface de l'épiderme, de manière à augmenter son imperméabilité. Quelles que soient les variétés de orme et de disposition des glandes sébacées, leur usage est oujours le même. C'est ainsi que les cheveux conservent leur ouplesse, et que notre peau ne peut être réellement mouillée ni imbibée par l'eau; et en effet, à la paume des mains et à la plante des pieds, où il n'y a pas de glandes sébacées, et où l'épiderme ne reçoit d'autre principe gras que la très faible proportion qu'en contient la sueur, le séjour prolongé dans un bain a pour effet d'imbiber et de gonfler la surface de la peau.

Souvent les cellules sécrétrices des glandes sébacées n'atteignent pas régulièrement leur maturité : leur fonte se fait mal, le sébum, au lieu d'arriver à l'état d'huile ou de graisse à demi liquide, s'arrête à l'état d'épithélium desquamé : il ne s'écoule plus que difficilement au dehors, et son accumulation dans le cæcum glandulaire qu'il dilate produit les kystes sébacés, les *tannes*, qui peuvent parfois acquérir des dimensions prodigieuses. On trouve dans ces cavités de grandes quantités de matières grasses et une proportion étonnante de cholestérine cristallisée.

Glande mammaire. — La glande mammaire (fig. 167) est une réunion de 15 à 20 lobes glandulaires, que l'on peut considérer comme des analogues de glandes sébacées énormément développées, car on trouve toutes les formes de transition entre ces deux ordres de glandes.

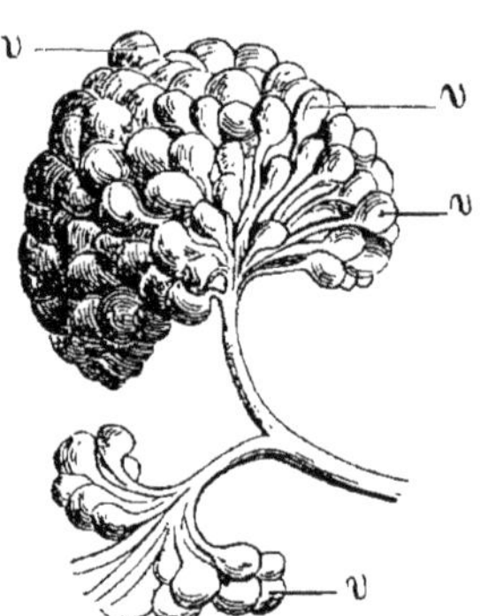

Fig. 167. — Lobule de la glande mammaire.

Les nombreux culs-de-sac des glandes lactées viennent se réunir en 15 ou 20 canaux qui montent vers le mamelon, où ils s'ouvrent par autant d'orifices indépendants. La structure de cet appareil est analogue à celle des glandes en général : les culs-de-sac glandulaires sont remplis de cellules analogues à celles des glandes sébacées ; mais le revêtement épithélial des *canaux galactophores* tend à devenir cylindrique.

La *sécrétion du lait* se fait d'après le même type que celle des glandes sébacées, c'est-à-dire par fonte cellulaire. Dans les premiers temps de la sécrétion, ce mode de production est très facile à constater, car on trouve encore des globules qui, après avoir subi la dégénérescence graisseuse, ne se sont pas complètement fondus et se présentent sous la forme de cellules contenant de nombreuses gouttes de graisse. Ce sont les *globules du colostrum* (fig. 168).

Lait. — Quand la sécrétion est parfaitement établie, la fonte cellulaire est complète, et on aurait peine alors à reconnaître dans le lait son origine cellulaire. Le lait, dont les caractères physiques (couleur) et organoleptiques (odeur, goût) sont connus de tout le monde, présente, à l'examen microscopique, de petites sphères réfringentes, les *globules du lait* (B, fig. 168) :

s dimensions de ces globules varient de 1 à 20 μ. Ils repré-ntent des gouttelettes de graisse, lesquelles donnent au [uide sa couleur blanche, car à ce point de vue le lait n'est itre chose qu'une nulsion, comme celle i'on prépare en phar-acie sous le nom de it d'amandes. Ces pe-es sphères graisseu-s contiennent de l'o-ine, de la margarine de la stéarine.

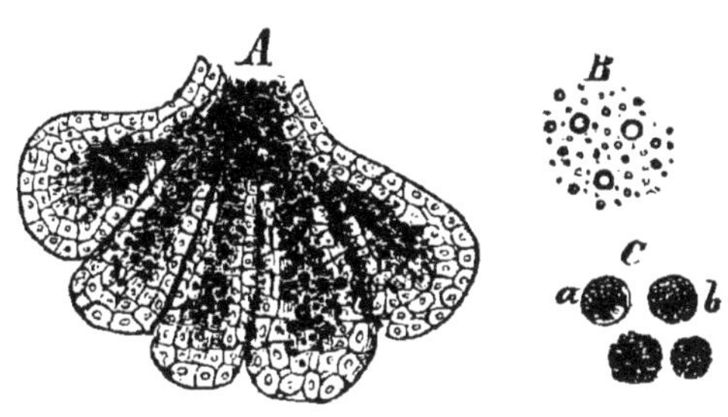

Fig. 168. — Glande mammaire en lactation *.

Par le repos, les glo-les viennent à la surface, où ils forment la *crème*, crème nt on fait le *beurre* par battage qui agglutine les globules. partie transparente qui reste au fond du vase est un liquide iche qui représente le *plasma* du lait, c'est-à-dire le lait sans ; globules. (Nous employons ici le mot de *plasma* pour établir parallèle entre l'analyse du lait et celle du sang.)

Le *lait écrémé* correspond au plasma du sang ; il renferme une itière albuminoïde, la *caséine*. Les acides la coagulent. La ésure, le suc gastrique et la muqueuse de l'estomac possè-nt aussi la propriété de coaguler la caséine. La chaleur ne agule pas la caséine, c'est pourquoi le lait, en bouillant, ne coagule pas. Lorsqu'on a mis dans le lait une substance qui agule la caséine, on a le *fromage du lait*, dans lequel la séine, en se coagulant, emprisonne les globules, comme us l'avons vu pour la coagulation du caillot sanguin. Le uide qui reste après la formation du fromage est le *sérum du t*. Le sérum contient du *sucre de lait* ou *lactine* et des *phos-ates* (2 p. 100 de matériaux solides).

Le lait est alcalin, comme tous les liquides du corps (excepté suc gastrique, la sueur et l'urine, qui sont acides).

La glande mammaire paraît prendre la *graisse* toute formée ns le sang. Il est possible que la *caséine* soit la matière albu-noïde du sang transformée, et ce qui le prouverait, c'est e le premier lait, ou colostrum, ne présente pas encore la séine toute formée. Le *sucre de lait* n'est pas dans le sang, il t formé par la glande mammaire.

L'analyse du lait de femme fournit les proportions suivantes, ur 1 litre ou 1000 grammes :

* A, lobule glandulaire. — B, globules du lait. — C, colostrum.

Eau	900 grammes.
Beurre	30 —
Caséine	28 —
Sucre de lait	45 —
Phosphates	2,50

Dans le lait de vache il y a 40 ou 50 grammes de beurre, 48 de caséine et 52 de sucre de lait. En somme, le lait de vache est plus riche en matériaux nutritifs. Conclusion pratique : étendre d'eau le lait de vache pour nourrir les enfants dans l'allaitement artificiel, allaitement déplorable, mais quelquefois nécessaire.

Le lait nous représente le type d'un *aliment complet*, car, pendant une période de temps considérable, il forme la seule nourriture de l'enfant; il en est de même de l'*œuf*, qui pour l'oiseau constitue une provision alimentaire analogue au lait. Aussi l'analyse a-t-elle montré dans le lait, comme dans l'œuf, tous les éléments nécessaires à la nutrition, sels, hydrocarbures, albuminoïdes. Cependant les proportions de ces diverses substances ne sont pas dans le lait exactement les mêmes que celles que l'on considère généralement comme constituant une nourriture bien *mélangée*. On admet en général qu'un adulte doit consommer par jour 320 grammes de carbone et 21 grammes d'azote, ou, en d'autres termes, 130 grammes d'éléments albuminoïdes, et 488 grammes d'hydrocarbures et de graisses (graisse 84, hydrocarbures 404); il en résulte que dans ce cas le rapport normal, dans l'alimentation mélangée, des aliments azotés aux aliments non azotés est de 1 à 3,7. Or, dans le lait comme dans l'œuf, ce rapport est de 1 à 3 et de même de 1 à 2, c'est-à-dire qu'il y a beaucoup plus d'albuminates (azote) et moins d'hydrocarbures (moins de carbone). L'explication de ce fait est facile, quand on pense à l'importance des hydrocarbures au point de vue de la production des forces, et particulièrement de la force musculaire. En effet, l'adulte puise ses forces dans la combustion des substances non azotées, les albuminates servant fort peu à cet usage. Dans les organismes en voie de développement, les substances azotées sont, au contraire, indispensables à l'accroissement des différents tissus. Il est probable que les différences dans la composition du lait des divers mammifères sont en rapport avec la plus ou moins grande quantité de forces vives que les jeunes animaux peuvent déjà produire dès leur naissance : ainsi les jeunes veaux et poulains marchent et courent presque aussitôt; ils produisent une dépense déjà considérable de force, et nous avons vu, en effet, que le lait de la vache et de la jument sont riches en hydrocarbures (beaucoup de graisse chez la vache, beaucoup de sucre chez la jument et l'ânesse). On trouverait sans doute des différences analogues dans la composition des œufs des divers oiseaux.

IV. Foie. — Fonction glycogénique.

Nous avons déjà étudié le foie comme glande biliaire, et nous avons vu que par certaines parties de la bile (cholestérine, etc.) cette glande peut être considérée comme excrémentitielle.

Mais nous savons de plus le rôle important que nous avons dû reconnaître à cet organe dans l'absorption, ainsi que l'action destructive sur les vieux globules sanguins que nous avons vue s'y produire. Depuis les travaux de Claude Bernard on connaît au foie de nouvelles fonctions (*glycogénie*) de sorte qu'il aurait pour le moins autant d'importance sur la constitution du sérum que sur celle des éléments figurés du sang.

Historique. — Cl. Bernard établit le premier que les organismes animaux peuvent former du sucre comme les organismes végétaux. Magendie avait déjà trouvé du sucre dans le sang, mais seulement chez les herbivores; Cl. Bernard montra qu'il y en a aussi dans le sang des carnivores, mais qu'on en trouve à peine des traces dans la veine porte, tandis que dans les veines sus-hépatiques il y en a une quantité relativement considérable. Il montra en même temps que ce sucre ne peut provenir uniquement d'une alimentation antérieure dont les éléments sucrés se seraient emmagasinés dans le foie, comme le font certains poisons; que le sucre existe dans le foie en dehors de toute alimentation. Le foie est donc le lieu de production de ce sucre (1840).

Bientôt (1855) Claude Bernard reconnut que les éléments cellulaires du foie ne forment pas directement du sucre mais bien une substance capable de se transformer en sucre, une matière *glycogène* qu'il isole (1857) et à laquelle il reconnaît la composition chimique et toutes les propriétés de l'amidon végétal. (Notons toutefois que ce glycogène brunit alors que l'amidon bleuit par l'iode.) Cette matière glycogène se rencontre dans les cellules hépatiques à l'état amorphe, et peut-être de granulations.

Ce n'est que par l'action d'un ferment diastasique qui se produit dans le foie ou y est amené par le sang que cette matière glycogène est transformée en sucre dans l'organisme. Claude Bernard fut amené à ce nouveau point de vue en observant que la quantité de sucre variait suivant le moment où l'on examinait le foie; que constamment, quand le foie était examiné au moment de la mort de l'animal, il contenait moins de sucre que quand il était examiné le lendemain. C'est que la matière glycogène s'est changée en sucre après la mort. Enfin, en 1877, Claude Bernard indique la manière d'isoler le *ferment diastasique* qui, dans le foie, transforme la matière glycogène en glycose. A cet effet, on agit sur un foie lavé par une injection intravasculaire jusqu'à ce qu'il ne reste plus ni sucre ni glycogène dans le tissu hépatique. Le ferment, qui est toujours en excès, se trouve alors seul ; on l'extrait en broyant le tissu du foie et en délayant la bouillie hépatique avec quatre ou cinq fois son poids de glycérine pure ; on laisse macérer pendant deux ou trois jours et on filtre. Le liquide qui passe contient le ferment hépatique dissous dans la glycérine et rendu par cela même inaltérable. Si maintenant on veut isoler et extraire de la glycérine le ferment hépatique, il suffit de le précipiter par l'alcool.

Glycogénie. — Ainsi le foie forme de la matière glycogène ; cette matière glycogène se transforme en sucre par l'action d'un ferment. Le sucre ainsi formé est versé dans le sang, et, entraîné par le torrent de la circulation, ne tarde pas à disparaître, soit brûlé dans le poumon, soit détruit par oxydation ou par tout autre mode dans un point quelconque de l'économie. Aussi n'en reste-t-il, en définitive, que peu dans le sang ; mais toutes les fois que la quantité de sucre formé est trop considérable et n'est pas entièrement détruite, il y a *glycémie* ; et si cette quantité est supérieure à 3 p. 100 du résidu solide du sang, ou s'il y en a plus de 2 à 3 grammes par kilogramme de l'animal, alors le sucre est excrété par les reins, la glycémie se relève par la *glycosurie*, par le *diabète* (fig. 169).

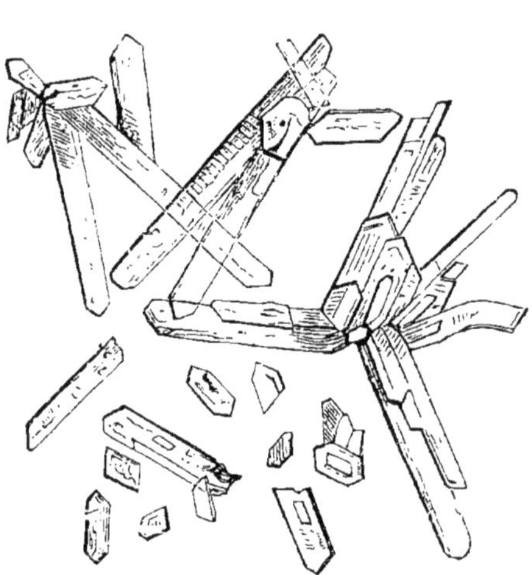

Fig. 169. — Sucre de diabète cristallisé.

Non seulement le foie produit du sucre, mais il est encore l'organe régulateur de la distribution, dans le sang, du sucre absorbé par l'intestin : il l'emmagasine, le transforme, puis le restitue sous forme de glycose. En effet, les dernières expériences de Cl. Bernard ont mis hors de doute le rôle actif du foie qui consisterait à retenir le sucre, à empêcher qu'il se montre dans les veines sus-hépatiques en aussi forte proportion que dans les vaisseaux afférents. La démonstration est établie par la ligature de la veine porte. A la suite de cette oblitération, la circulation complémentaire s'organise par les anastomoses qui relient les branches de la veine porte aux veines des parois abdominales, aux diaphragmatiques, de sorte que le sang venant de l'intestin ne passe plus par le foie, mais est versé par ces anastomoses dans la circulation générale. Si, dans ces circonstances, on fait ingérer à l'animal 10 à 12 grammes de sucre, on constate bientôt la présence du sucre dans les urines, tandis que chez un chien de même taille, mais n'ayant pas la veine oblitérée, il faut 50 ou 80 grammes de sucre ingéré pour qu'il apparaisse dans les urines. Cette expérience de la ligature de de la veine porte se trouve parfois réalisée dans les cas cliniques d'obstruction de ce vaisseau. Dans ces cas, on a observé l'absence complète de glycose dans les urines lorsque le malade était à jeun, tandis que les urines de la digestion, après un repas composé de matières amylacées ou sucrées, en renfermaient des quantités notables. (V. ci-après le chapitre NUTRITION.)

Cette exagération de la production du sucre et toutes les conséquences qui en résultent peuvent être produites expérimentalement par plusieurs procédés qui confirment la théorie de la glycogénie hépatique, car tous portent leur action d'une façon plus ou moins directe sur le foie.

Nous voyons donc que le foie, au point de vue physiologique, se comporte comme deux glandes distinctes : une glande biliaire et une glande ayant pour fonction de régulariser la quantité de sucre contenue dans le sang. L'étude de la structure intime du foie montre que, au point de vue anatomique, le foie ne forme qu'une glande et que les mêmes cellules président à la fois à la sécrétion biliaire et à la fonction glycogénique.

Structure du foie. — Si l'on déchire le foie, on voit que la surface de la déchirure offre un aspect granuleux : on y distingue en effet, à l'œil nu, des grains saillants, gros comme des grains de millet, et séparés par des sillons plus ou moins irréguliers. Ces grains constituent les lobules du foie; ils ont 1 millimètre environ. Le foie est donc constitué par la juxtaposition de tous ces lobules. Le foie, sous son enveloppe péritonéale, est revêtu par une membrane propre fibreuse (*capsule de Glisson*) (1). Cette tunique pénètre au hile à l'intérieur du foie, formant ainsi une tunique autour des ramifications vasculaires. De plus cette capsule de Glisson envoie par sa face interne de nombreuses ramifications qui viennent isoler tous ces lobules les uns des autres. Les lobules sont très rapprochés chez l'homme. Avec un instrument grossissant de 50 diamètres environ, on aperçoit au centre l'orifice béant (VH, fig. 170) d'un vaisseau coupé (veine sus-hépatique, *veine intra-lobulaire*). A la surface du lobule on aperçoit les ramifications de la veine porte (VP, fig. 170) qui sont contenues, depuis le hile jusqu'aux lobules, dans la capsule de Glisson. Les ramifications de la veine porte entre les lobules ont été comparées aux racines d'un arbre qui pénètrent entre les pierres d'un sol pierreux. Elles portent le nom de *veines inter-lobulaires*. De ces veines partent des capillaires (R, fig. 170) qui

(1) *Glisson* (François), anatomiste anglais (1596-1677).

sillonnent le lobule, sous forme de réseau, pour aller se jeter dans l'origine des veines sus-hépatiques. Les capillaires du lobule sont petits, 10 μ en moyenne; les mailles sont étroites.

Avec un grossissement de 300 à 350 diamètres, on verra, entre les capillaires, c'est-à-dire remplissant les mailles du réseau, les cellules hépati-

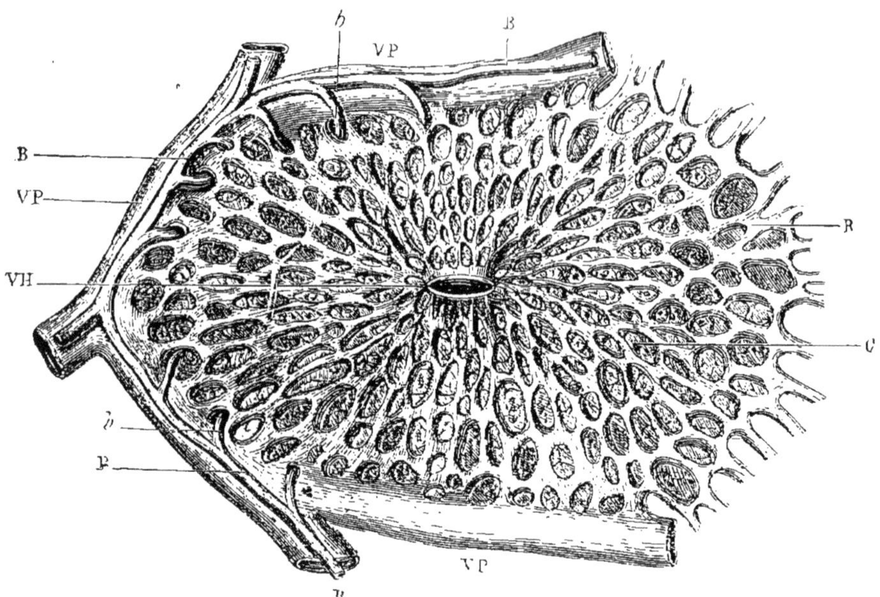

Fig. 170. — Lobule hépatique *.

ques (2 ou 3 en moyenne par maille : en G, fig. 170). Ces cellules sont l'élément sécréteur du foie. Les cellules hépatiques sont polyédriques, tantôt cubiques, tantôt prismatiques, d'un diamètre de 16 μ en moyenne. Elles n'ont pas d'enveloppe et elles offrent tous les caractères des jeunes cellules. Elles possèdent un ou deux noyaux, tous caractères qui prouvent une grande activité dans ces cellules. Les granulations sont nombreuses dans le protoplasma de ces cellules : granulations protéiques, graisseuses et biliaires (pigments biliaires). Ces cellules renferment aussi de la matière glycogène, que quelques auteurs ont décrite comme étant aussi à l'état de granulations; mais en réalité cette matière glycogène, véritable amidon animal, qui se colore en rouge brun par l'action de la teinture d'iode, est à l'état amorphe. Il suffit de traiter par la teinture d'iode la surface d'une coupe de foie pour obtenir la coloration rouge brun ou acajou.

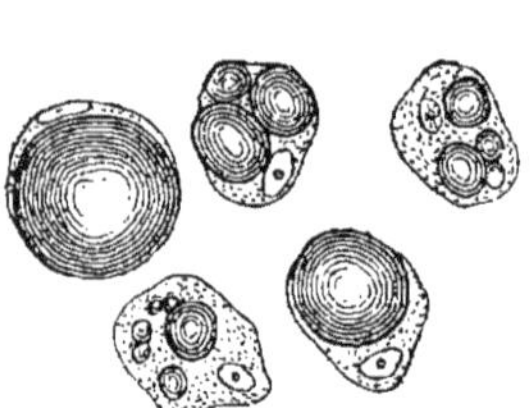

Fig. 171. — Cellules hépatiques infiltrées de graisse.

Les granulations graisseuses existent de tout temps dans les cellules hé-

* VH, veine hépatique prenant naissance au milieu du lobule hépatique. — VP, VP, VP, terminaison de la veine porte autour du lobule hépatique : de ces divisions de la veine porte part un système de vaisseaux capillaires (*a*) intermédiaires entre la veine porte et la veine hépatique. C'est dans les mailles de ce réseau capillaire que se trouvent situées les cellules hépatiques, G, qui sont immédiatement en contact avec le sang de la veine porte. — B, B, B et *b*, terminaison de ces conduits biliaires, ou plutôt origine de ces canaux autour des lobules hépatiques.

patiques, elles sont plus nombreuses après le repas. On ne les rencontre pas, dit-on, chez les animaux qui vivent à l'état sauvage. L'accumulation de ces granulations finit par transformer les cellules en véritables vésicules graisseuses, phénomène qui s'observe pathologiquement dans le foie gras et physiologiquement dans le foie des animaux qu'on engraisse (pour la confection des pâtés de foie) (fig. 171).

Les cellules hépatiques, avec les capillaires sanguins dans les mailles desquels elles sont disposées, représentent évidemment le *foie glycogénique*, c'est-à-dire président à la fonction glycogénique. Quant au *foie biliaire*, c'est-à-dire présidant à la formation de la bile, on l'a longtemps considéré comme devant être complètement distinct du précédent, c'est-à-dire que le foie aurait été formé de deux glandes se pénétrant réciproquement. D'après cette conception, à l'appui de laquelle on invoquait de nombreuses raisons théoriques, la bile n'aurait pas été sécrétée par les cellules hépatiques que nous venons de décrire, mais par les cellules qui tapissent les canalicules biliaires, lesquels se termineraient en cul-de-sac à la périphérie du lobule ou pénétreraient plus ou moins dans son intérieur, mais sans jamais affecter de connexions directes, de rapports anatomiques avec les cellules hépatiques.

Cependant les recherches histologiques récentes et multipliées, qui ont eu pour objet l'origine des canalicules hépatiques, ont montré entre les grandes cellules hépatiques et l'appareil biliaire des rapports bien plus intimes qu'on ne l'avait cru tout d'abord.

Terminaisons des canalicules biliaires. — Il est aujourd'hui démontré, en effet, que les canalicules biliaires pénètrent à l'intérieur des lobules où ils forment entre les cellules un réseau de *canalicules biliaires intra-lobulaires*. Ceux-ci sont creusés chez l'homme entre deux cellules hépatiques et correspondent toujours, sur chaque cellule, à une face qui n'est pas en

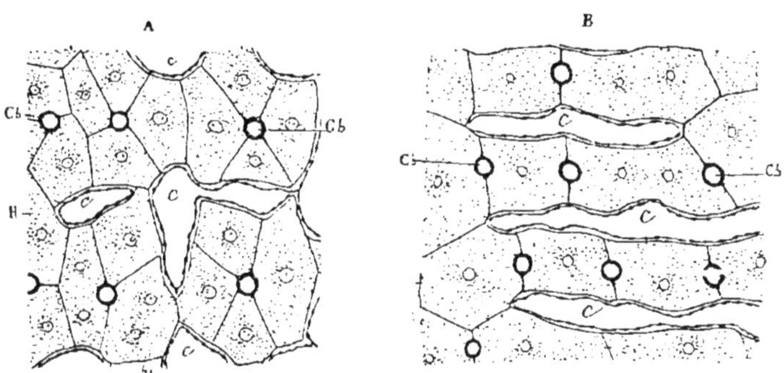

Fig. 172. — Coupes dans le foie*.

rapport avec les capillaires sanguins (fig. 172, B). Ces canalicules n'ont comme parois qu'une *cuticule* qu'on doit considérer comme la *membrane des cellules hépatiques correspondantes*, plus développée en ce point que dans les autres. Ce sont donc bien les cellules hépatiques qui sécrètent la bile, ces cellules étant d'un côté en rapport avec les capillaires sanguins, et d'un autre côté avec la cavité du canalicule biliaire dans lequel elles versent la bile. A cet égard, il est facile de comparer le foie à une glande en

* Coupes dans le foie : A, de la grenouille ; B, de l'homme. — C, C, C, capillaires sanguins. — H, cellules hépatiques. — *Cb*, *Cb*, canalicules biliaires intralobulaires.

tube, dont la lumière serait très étroite et creusée seulement entre deux cellules. Du reste, le foie des vertébrés inférieurs, celui de la grenouille, par exemple, nous présente une disposition qui est une forme de transition entre le type ordinaire des glandes et le foie de l'homme. On y voit, en effet, des îlots de quatre à cinq cellules hépatiques de forme plus ou moins pyramidale qui reposent par leurs bases sur les capillaires sanguins, représentant la périphérie du tube glandulaire (V. fig. 172, A), et qui laissent entre elles, au niveau de leur sommet, un petit pertuis qui n'est autre chose qu'un canalicule hépatique, représentant la lumière centrale du tube glandulaire. Du reste, à la périphérie du lobule, on voit l'épithélium cubique des canalicules biliaires inter-lobulaires, au moment où ceux-ci deviennent intra-lobulaires, se transformer graduellement en cellules plus volumineuses, irrégulièrement polyédriques, qui font saillie dans la lumière du canal, et l'oblitèrent graduellement, de façon à le réduire bientôt à la simple lacune intercellulaire qui représente le canalicule intra-lobulaire; c'est-à-dire que les cellules hépatiques sont des cellules épithéliales transformées.

L'embryologie parle dans le même sens, en nous montrant que le foie est primitivement une glande en tube dérivée de l'épithélium de l'intestin. Par les progrès du développement ce tube se ramifie, et ses ramifications s'anastomosent, et ainsi se trouve formée la masse du foie, dans laquelle on voit graduellement les cellules épithéliales des tubes glandulaires prendre les caractères des cellules hépatiques.

Il n'est donc plus possible aujourd'hui de distinguer dans le foie une glande glycogénique et une glande biliaire; la cellule hépatique est le siège de ces deux fonctions à la fois.

V. Rate.

Rate. — La rate est un organe rouge situé à la partie supérieure et gauche de l'abdomen, derrière l'estomac (fig. 173). Au point de vue de sa structure interne, on doit considérer la rate comme un ganglion lymphatique disposé d'une façon particulière, c'est-à-dire que le tissu n'en est plus sillonné par des lacunes ou sinus lymphatiques : ici c'est le sang lui-même qui se répand dans les mailles du tissu. Aussi a-t-on souvent appelé la rate une *glande lymphatique sanguine.*

Lorsque la rate est détruite ou enlevée, l'organisme peut continuer à vivre sans qu'il se produise de modifications sensibles dans l'accomplissement des fonctions. On constate seulement une hypertrophie générale des ganglions lymphatiques. On en a conclu que la rate servirait à la formation des globules blancs comme ceux-ci qui se mettent en état de la suppléer après sa dégénérescence ou sa destruction.

On constate d'ailleurs que le sang veineux qui sort de la rate est singulièrement riche en globules blancs. Il en contient en effet 1 pour 60 globules rouges, tandis que le sang artériel qui se rend à la rate n'en contient que 1 pour 200 hématies.

Rôles de la rate. — La rate a une action sur les globules rouges du sang, mais cette action est encore difficile à déterminer : pour les uns la rate est un lieu de destruction de ces éléments, tandis que pour les autres elle serait un atelier de formation des globules rouges.

Il est évident que des globules rouges doivent se détruire dans la rate comme dans tout organe, dans tout tissu où se produisent des transformations très actives, et, du reste, ces destructions d'éléments colorés deviennent très évidentes dans certains cas pathologiques où l'on voit la rate produire en abondance des débris de la nature des matières pigmentaires du sang (hémoglobine) ; mais il est encore plus probable que la rate voit se former un grand nombre de globules rouges, en ce sens que les globules blancs qui y ont pris naissance commencent déjà à s'y transformer en hématies. En effet, on trouve en abondance dans le sang des veines spléniques des globules intermédiaires entre les globules blancs et les rouges, et des globules rouges qui ont tous les caractères de jeunes éléments. D'ailleurs, à la suite d'une période d'activité de la rate (produite par l'excitation des nerfs qui s'y rendent), on a pu constater que la proportion du fer contenue dans la pulpe de cet organe a considérablement diminué, et l'on sait que le fer est un des éléments caractéristiques du globule rouge.

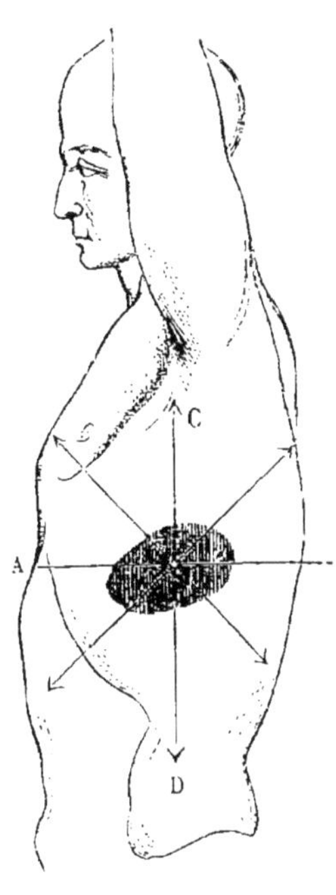

Fig. 173. — Situation de la rate dans le corps humain.

Thymus, corps thyroïde, capsules surrénales. — Il est encore quelques appareils d'apparence glandulaire qu'il faut sans doute rapprocher des ganglions lymphatiques et de la rate : tels sont le *corps thyroïde*, le *thymus* et les capsules *surrénales*, sur l'anatomie et la physiologie desquels nous ne possédons d'ailleurs que des renseignements peu précis ; nous nous contenterons donc d'en indiquer la place dans l'organisme.

Le *corps thyroïde* est un organe bilobé situé dans le cou en avant du larynx. Son hypertrophie produit la maladie connue sous le nom de goitre (fig. 1 et 2, *th*). Le *thymus* est situé au-dessous du précédent : chez l'homme il n'existe que dans le bas âge. C'est lui qui forme le ris de veau. Les capsules surrénales recouvrent la partie supérieure des reins avec lesquels elles n'ont d'ailleurs d'autre rapport que celui de voisinage.

CHAPITRE V

Nutrition en général.

I. Définition de la nutrition. — Bilan organique.

Définition. — D'une manière générale, on désigne sous le nom de *nutrition*, l'ensemble des échanges qui se font entre l'organisme vivant et le milieu qui l'entoure.

La *nutrition*, chez les animaux, comprend à la fois des actes préparatoires et des actes intimes qui se passent au niveau des tissus, des éléments anatomiques. Mais ces actes préparatoires sont tellement distincts, qu'ils sont aujourd'hui classés en physiologie comme des fonctions particulières : *digestion*, ou actes de transformation des substances alimentaires ; *absorption*, ou pénétration des substances transformées dans le sang ; *circulation*, ou transport du sang et de ces substances jusqu'au niveau de tous les tissus, de tous les éléments anatomiques. Au niveau des éléments anatomiques se produisent, au contact du sang, les phénomènes auxquels on réserve spécialement aujourd'hui le nom de *nutrition* : ce sont les échanges qui s'établissent plus ou moins directement entre le sang et les tissus.

Rôle du sang. — Le sang est le milieu intérieur dans lequel vivent les éléments anatomiques ; il leur apporte les matériaux à assimiler, il entraîne loin d'eux les substances résultant de la désassimilation.

Pour que cette nutrition des éléments anatomiques s'effectue normalement, la composition de ce milieu intérieur ne doit pas subir des oscillations trop considérables : si les substances qui y sont normalement contenues s'y trouvent dans des proportions exagérées, les éléments de tissus subissent des modifications fonctionnelles qui se traduisent souvent par des altérations matérielles faciles à constater. Ainsi, par exemple, il est un tissu, celui du cristallin, qui nous donne une mesure de l'influence que peut exercer l'état de plus ou moins grande richesse du sang en eau, c'est-à dire la concentration du milieu intérieur (par perte d'eau ou bien par excès de substances salines ou autres en dissolution dans le plasma). Lorsque, sur une grenouille, on introduit dans le tube digestif une forte dose de sel marin ou de sucre, telle que son absorption amène le sang à un haut degré de concentration, on voit bientôt le cristallin devenir opaque, parce qu'il cède une partie de son eau au sérum sanguin. Dès que l'on remet l'animal dans les conditions nécessaires pour que le sang reprenne son eau normale de constitution et rende au cristallin celle qu'il lui avait empruntée, l'opacité de la lentille disparaît aussi rapidement qu'elle s'était montrée.

Si, malgré l'intermittence des ingestions, la composition du milieu intérieur (sang artériel général reste relativement constante, c'est que la masse sanguine établit des rapports complexes entre les différents départements de l'organisme ; en tel lieu, certaines substances sont emmagasinées, mises comme en réserve, et ne reparaissent dans le sang qu'au fur et à mesure des besoins des autres tissus ; ce sont des phénomènes intermédiaires à l'absorption d'une part, d'autre part à la nutrition proprement dite. De plus, quand les tissus ont rejeté dans le sang leurs produits de désassimilation, ce milieu intérieur peut servir semblablement à établir des rapports divers entre ces tissus et des organes où s'achèvent les métamorphoses chimiques des produits de désassimilation ; ce sont là des phénomènes intermédiaires entre la désassimilation au niveau des tissus d'une part, et d'autre part par les actes de sécrétion excrémentitielle ou de rejet au dehors de l'organisme.

On voit donc que l'étude de la *nutrition*, en ne comprenant sous ce nom que les métamorphoses que subissent les substances nutritives depuis leur arrivée dans le sang jusqu'à leur départ, sous forme de produits excrémentitiels, dans les sécrétions, doit passer en revue une série d'actes très complexes et dont, il faut bien le reconnaître, la plupart sont peu connus dans leur nature, à peine soupçonnés dans leur mécanisme.

Phases de la nutrition. — Les considérations qui précèdent indiquent assez l'ordre que nous suivrons dans cet exposé. Nous étudierons : 1° les fonctions par lesquelles des substances introduites dans le milieu intérieur sont mises en réserve dans des organes plus ou moins nettement déterminés : ce sont là des actes que nous pouvons considérer comme *préparatoires* de la nutrition proprement dite ; 2° les actes de nutrition proprement dite, c'est-à dire d'assimilation et de désassimilation au niveau des éléments anatomiques en général ; 3° les actes complémentaires ou d'achèvement de la désassimilation.

Cette triple série de phénomènes renferme le cycle complet de l'évolution assimilatrice et désassimilatrice des matériaux nutritifs au sein de l'organisme.

Mais nous ne devons pas perdre de vue ce fait, que des trois phases susindiquées, c'est la phase moyenne, celle qui se passe au niveau des éléments anatomiques, qui est la plus importante. La nutrition proprement dite ne commence, nous le répétons, qu'au moment où les éléments anatomiques divers interviennent par leur activité propre, puisent dans le sang qui les baigne, pour emprunter à ce milieu intérieur les substances dont ils ont besoin (*assimilation*), et pour rejeter dans ce même milieu les matériaux qui ne leur sont plus utiles (*désassimilation*). Mais c'est à tort que, même en réduisant le mot *nutrition* à son sens propre, quelques auteurs paraissent regarder le sang comme étant essentiellement le siège de ce phénomène, les éléments anatomiques n'ayant pour ainsi dire qu'à saisir au passage les matériaux tout prêts que charrie le liquide sanguin. Les phénomènes sont plus complexes; entre le sang et les éléments du tissu, les échanges sont plus compliqués; il est probable qu'ils se font par l'intermédiaire du plasma, de la lymphe, qui, issue des vaisseaux sanguins, baigne seule les tissus dont elle constitue le liquide interstitiel. Il en est ainsi et pour les phénomènes d'assimilation et pour ceux de désassimilation. Il se produit donc entre le moment où le nutriment passe du sang dans l'élément anatomique et celui où il retourne dans le sang sous forme de déchets organiques, il se produit des actes complexes d'élaboration, qui, joints aux phénomènes antérieurs d'emmagasinement, font qu'il est à peu près impossible de faire le bilan immédiat de la nutrition d'un animal.

Bilan organique. — Ce n'est pas à dire cependant qu'il faille négliger ces recherches sur ce qu'on a appelé le *bilan nutritif de l'organisme* : Carl Vogt (1), pour montrer ce qu'aurait d'exagéré toute opinion exclusive dans un sens ou dans l'autre, se sert d'une ingénieuse comparaison : « On a fait remarquer, dit-il, qu'on ne pourrait déterminer les travaux faits dans un laboratoire de chimie, si l'on se borne à examiner combien d'eau, d'acide sulfurique, de potasse et de chaux y ont été introduits, et combien d'acide carbonique et d'eau s'en vont par la cheminée ou sont emmenés par les canaux. Cela est parfaitement vrai, mais il est vrai aussi que des observations de ce genre ont cependant une certaine valeur quand elles se rapportent à un laboratoire qui, comme le corps animal, ne produit et n'absorbe que certaines substances. Un chimiste qui serait préposé à une fabrique d'acide sulfurique peut parfaitement se rendre compte de sa fabrication quand il sait combien on a employé de soufre, de salpêtre et de combustible. » On appelle donc *bilan de l'organisme* l'équilibre entre les recettes (aliments) et les dépenses (produits excrétés). Si l'on tient compte de tous les produits excrétés par les glandes, par les reins, par le poumon, etc., on trouve qu'en moyenne un homme adulte perd en vingt-quatre heures 310 grammes de carbone, 21 grammes d'azote et 2000 grammes d'eau. Il faut donc, pour que ces pertes soient exactement compensées par ce qu'on appelle la *ration d'entretien*, que chaque jour les aliments rendent à l'organisme ces mêmes quantités de carbone, d'azote et d'eau (mais cette dernière est trop variable selon la température extérieure pour qu'il y ait à la faire entrer en ligne de compte). Le calcul montre que cette ration d'entretien est réalisée par 1000 grammes de pain et 286 grammes de viande. Mais quand la machine animale travaille, la ration d'entretien n'est plus suffisante, puisque alors les aliments doivent être la source des forces produites. C'est pourquoi, d'après les calculs de Moleschott (2), la

(1) *Vogt* (Carl), naturaliste allemand, né en 1817. Un des plus ardents défenseurs du transformisme.

(2) *Moleschott* (Jacob), naturaliste hollandais, né en 1822, a successivement exercé

ration d'un ouvrier doit renfermer : 130 grammes de substances albuminoïdes, 488 grammes d'hydrocarbures (dont 24 de graisse). On comprend, du reste, que ces proportions doivent varier selon les conditions, et notamment selon la nécessité de produire beaucoup de chaleur ; ainsi les Esquimaux et les Lapons se gorgent de graisses et d'huiles de mammifères marins : ils chauffent leur organisme avec un combustible d'élite.

II. Réserves nutritives.

Définition. — Le sang reçoit du milieu extérieur et apporte aux tissus, d'une part, les substances que ceux-ci s'assimileront, et, d'autre part, le gaz oxygène, dont la combinaison avec ces substances sera la source de toutes les activités nutritives et fonctionnelles : il apporte, en un mot, les combustibles et le gaz comburant, puisque, d'une manière générale, les phénomènes d'oxydation ou de combustion sont l'origine des différentes forces dégagées par les éléments anatomiques (contraction musculaire ; courant nerveux ; décharge des organes électriques, etc.). Or, le fait d'emmagasinement, d'état de réserve, s'observe aussi bien pour les matériaux combustibles que pour le gaz comburant (l'oxygène).

C'est à Cl. Bernard que nous devons la connaissance générale de cet état de réserve auquel les matériaux nutritifs peuvent être conservés dans l'organisme (glycogène, sucre) : c'est lui qui a localisé cet emmagasinement dans un viscère important (le foie). Nous prendrons donc, comme type des fonctions et des matériaux de réserve, la fonction du foie et l'évolution organique de la matière glycogène.

Réserve de sucre. — Les aliments digérés et absorbés n'arrivent dans le milieu interstitiel, dans les capillaires généraux, qu'après avoir traversé le foie : cela est vrai surtout pour les albuminoïdes et les hydrocarbures, dont la principale voie d'absorption est la veine porte, sur le trajet de laquelle est interposée la masse hépatique. Or, pour ces aliments, il ne suffit pas qu'ils aient pénétré dans le torrent circulatoire : l'absorption une fois faite, leur évolution n'est pas terminée, et il peut s'écouler bien du temps, se produire bien des modifications entre le moment où une matière alibile est absorbée et celui où elle sert à la nutrition de l'élément anatomique. En découvrant la matière glycogène du foie et les phénomènes de la digestion des matières sucrées, Cl. Bernard a jeté les premières clartés

la médecine et professé la physiologie à Heidelberg, Zurich, Turin et Rome. Ses recherches et découvertes en physiologie (en particulier sur tout ce qui a trait à la nutrition) sont nombreuses et du plus haut intérêt.

sur ces phases préliminaires de la nutrition. Il a démontré que les matières sucrées pénètrent dans le sang de la veine porte à l'état de glycose, qu'une faible partie de cette glycose traverse directement le foie pour aller immédiatement servir aux combustions organiques, tandis que la plus grande partie s'arrête au niveau du foie, s'y déshydrate et s'y entrepose à l'état de matiere glycogène, pour être ensuite distribuée, après une nouvelle transformation en glycose, au fur et à mesure des besoins de l'organisme. Le foie, dit-il, est donc une sorte de grenier d'abondance où vient s'accumuler l'exces de la matière sucrée fournie par l'alimentation.

Aussi qu'arrive-t-il lorsqu'on supprime cette action du foie, c'est-à-dire lorsque, par des procédés expérimentaux dans le détail desquels nous ne saurions entrer ici, on empêche le sang veineux intestinal de traverser le parenchyme hépatique? Dans ce cas, la glycose, n'étant plus retenue, se trouve en excès dans le milieu intérieur à la suite de chaque digestion; il y a une *glycémie anormale* et par suite *glycosurie*, c'est-à-dire présence du sucre dans les urines, puisque nous savons que le sucre passe dans ce produit excrémentitiel dès que sa quantité dépasse la proportion normale.

Nous avons dit que la glycose provenant de la digestion intestinale se déshydrate pour se fixer dans le foie à l'état de matière glycogène. Dans le fait de cet emmagasinement il y a donc non seulement acte de dépôt, mais encore acte chimique, acte de réduction. Bien plus, Cl. Bernard a démontré qu'il peut y avoir acte de réduction chimique plus complexe, c'est-à-dire formation de sucre aux dépens des aliments albuminoïdes, si l'organisme ne peut puiser à l'extérieur les quantités de sucre nécessaires à son fonctionnement. C'est ce que l'on démontre facilement en supprimant de l'alimentation d'un animal tout sucre ainsi que toute matière capable d'en produire. On constate alors qu'à condition d'augmenter considérablement la ration de viande, le foie est capable de fabriquer du glycogène aux dépens des albuminoïdes. Nous voyons donc que nous pouvons considérer le foie comme le type d'un *organe de réserve*, non seulement faisant provision de matériaux qu'il trouve tout faits dans le sang, mais fabriquant lui-même sa réserve.

Réserves de sels calcaires. — Les cas de mise en réserve connus dans l'organisme sont très nombreux. C'est ainsi que pendant la vie embryonnaire se forment des amas de réserve de certains sels calcaires. Il existe dans les enveloppes de l'œuf des ruminants, des *plaques choriales* (Dastre) que l'analyse chimique montre formées de sels calcaires identiques à ceux des os, sauf le carbonate de chaux, qui n'y existe qu'en faible proportion; ces plaques choriales s'atrophient et disparaissent à mesure que se fait l'ossification des pièces du squelette; elles constituent donc une véritable réserve où s'accumulent les substances phosphatées, en attendant le moment de leur utilisation dans l'organisme fœtal. Le fait de la faible proportion de carbonate de chaux ne vient pas à l'encontre de cette manière de voir, si l'on a égard à ce que H. Milne Edwards (1) a fait observer à propos de la constitution des os. « Le carbonate de chaux, dit-il, ne paraît remplir qu'un rôle très secondaire dans la constitution des os. Il est en faible proportion chez les jeunes individus, ainsi que dans les parties osseuses de nouvelle formation, et il devient plus abondant avec les progrès de l'âge. » Ce phénomène de réserve des sels calcaires chez l'embryon peut être rapproché de celui qui s'observe chez les écrevisses au moment de la mue. On trouve, à cette époque, d'abord dans les parois, puis dans la cavité de l'estomac de ces animaux, des masses dures improprement appelées *yeux d'écrevisse;* ces masses sont de nature calcaire (carbonate et phosphate); elles disparaissent rapidement à mesure que la nouvelle carapace se consolide et se calcifie.

Graisse. — Il en est de même pour la graisse, qui s'accumule dans les cellules adipeuses du tissu conjonctif interstitiel et sous-cutané, et y reste comme une réserve pour fournir aux besoins de la combustion respiratoire. Ici encore ce dépôt de réserve ne représente pas uniquement un simple emmagasinement des substances grasses, telles qu'elles ont été fournies par l'absorption intestinale, un dépôt pur et simple dans les cellules adipeuses de la graisse toute formée que fournissent les aliments. Il y a, au niveau des cellules qui ont pour fonction de fixer et de retenir les graisses, un travail d'assimilation et de constitution chimique en tout semblable à celui qu'accomplissent les cellules hépatiques relativement aux matières glycogènes et sucrées; ce qui prouve ce rôle spécial des cellules adipeuses, c'est que la composition de la graisse varie avec les diverses parties du corps d'un animal; c'est que, pour une même espèce nourrie très différemment, les corps gras d'un même tissu paraissent à peine varier. Il est établi aujourd'hui que l'on peut engraisser un animal en le nourrissant exclusivement de viande exempte de corps gras. Dans ce cas, l'organisme forme les graisses aux dépens des matières albuminoïdes; mais par quel mécanisme, par quel dédoublement? C'est ce qu'il est encore difficile de préciser d'une manière certaine. D'autre part, l'observation la plus vulgaire montre que les féculents sont de toutes les substances alimentaires les plus aptes à l'engraissement, ce qui indique que les hydrates de carbone sont très propres à four-

(1) *Milne Edwards* (Henri), né à Bruges en 1800, mort à Paris en 1885. Doyen et professeur d'anatomie et physiologie à la Faculté des sciences de Paris, professeur au Muséum d'histoire naturelle, membre de l'Académie des sciences.

nir les matériaux avec lesquels l'organisme peut former de la graisse ; mais l'ingestion directe de ces hydrates de carbone n'est pas indispensable à la formation des graisses des cellules adipeuses ; il suffit, pour cela, que des hydrates de carbone soient formés dans l'organisme, et nous avons vu qu'ils pouvaient, en effet, y prendre naissance aux dépens des aliments albuminoïdes, puisque Cl. Bernard a montré que du glycogène se produit dans le foie avec une alimentation entièrement exempte de graisses et d'hydrates de carbone.

Réserves d'oxygène. — Parallèlement aux réserves des matériaux combustibles, il y a lieu de signaler la production de réserves pour le gaz comburant, pour l'oxygène. L'acide carbonique exhalé pendant une certaine période ne correspond pas toujours à l'oxygène absorbé dans cette même période ou dans celle qui l'a immédiatement précédée ; il y a, dans certains états de l'organisme, absorption en excès d'oxygène et emmagasinement de ce gaz, et ce dépôt est ultérieurement employé lorsque l'acide carbonique est exhalé relativement en excès, Regnault et Reiset avaient déjà très nettement indiqué ces faits lorsque, étudiant les animaux en hibernation, ils avaient observé que ces animaux augmentent de poids pendant leur engourdissement, et que cette augmentation de poids provient d'une accumulation d'oxygène sans exhalation proportionnellement d'acide carbonique. Depuis lors, on a observé des phénomènes semblables chez l'homme lui-même, en comparant les absorptions et les exhalations gazeuses qu'il produit pendant la période de sommeil et pendant celle de veille et d'activité. En général, chez l'animal soumis à un violent travail musculaire, il y a excès d'acide carbonique expiré. « En calculant pour 100, dit Gautier (1), d'acide carbonique et d'oxygène les quantités exhalées ou absorbées pendant la veille et le sommeil, on a pour les jours de repos et de travail les nombres suivants :

	Pour 100 CO^2 exhalé.		Pour 100 O absorbé.	
	Jour.	Nuit.	Jour.	Nuit.
Repos	58	42	33	67
Travail	69	31	31	69

« Ainsi, par le travail musculaire et pendant le jour, il y a non seulement exhalation plus abondante d'acide carbonique, mais l'oxygène paraît être emprunté aux matières animales elles-mêmes, et n'être ensuite activement absorbé que pendant la nuit suivante. »

Est-il nécessaire d'insister, en présence de ces faits, sur ce que nous avons dit précédemment, à savoir que la nutrition n'est pas directe, c'est-à-dire qu'on ne peut établir, pour un moment donné, un bilan exact de l'organisme, avec parallélisme parfait des recettes et des dépenses ?

(1) *Gautier* (Armand), né à Narbonne en 1837. Professeur de chimie organique et médicale à la Faculté de médecine de Paris, membre de l'Académie de médecine et de l'Académie des sciences.

III. Assimilation et désassimilation.

Tourbillon vital. — La faculté que possède tout élément anatomique vivant d'être en relation d'échange continu avec le milieu qui le baigne, d'attirer les principes qu'il renferme, de se les incorporer pour un temps, puis de les rejeter après leur avoir fait subir certaines modifications, cette faculté est la propriété commune la plus générale, la plus essentielle de toute partie vivante. Grâce à ce double mouvement continu de combinaison et de décombinaison, que présentent les éléments anatomiques sans se détruire, ces éléments, et, par suite, l'édifice organique tout entier, sont le siège d'une perpétuelle circulation de matière ; c'est ce mouvement d'assimilation et de désassimilation que Cuvier (1) désignait par le nom de *tourbillon vital.*

Cette succession incessante d'assimilation et de désassimilation, ce mouvement nutritif, en un mot, est, disons-nous, la propriété la plus générale des éléments anatomiques vivants ; elle est, en effet, la condition indispensable de la manifestation de toutes les autres propriétés, sensibilité, contractilité, etc.

Les deux actes d'entrée et de sortie des matières qui prennent part, pour un temps plus ou moins long, à la composition des éléments anatomiques vivants, ces deux actes sont entièrement mêlés l'un à l'autre et s'accomplissent le plus souvent simultanément; cependant il est certaines périodes où les phénomènes de sortie sont plus accentués. Il est donc permis, pour la commodité de l'analyse physiologique, d'étudier séparément les premiers actes sous le nom d'*assimilation* parce que par ces actes des substances plus ou moins différentes de celles de l'élément vivant deviennent semblables à elles ou tout au moins leur sont incorporées ; et les seconds actes sous le nom de *désassimilation*, parce qu'alors les principes qui faisaient partie de la substance des éléments cessent d'être semblables à celle-ci, et s'en séparent en prenant un état qui, sans être absolument celui des corps d'origine minérale, s'en rapproche par la propriété de cristalliser (acide urique, urée, etc.).

Assimilation. — L'acte d'assimilation est un de ces phénomènes élémentaires que la physiologie n'a pu encore analyser,

(1) *Cuvier* (Georges), illustre naturaliste, une des gloires de la Zoologie française (1769-1832). Les remarquables travaux exposés dans ses ouvrages et dans ses leçons du Muséum et du Collège de France ont contribué pour une très large part aux progrès de l'*Anatomie comparée*, enrichie par Cuvier non-seulement de faits, mais aussi de lois générales si importantes pour les classifications (corrélation des formes, etc.). On doit aussi regarder Cuvier comme le créateur de la *Paléontologie*.

et dont elle ne saurait espérer découvrir de sitôt le mécanisme intime ; c'est ce qu'on peut, à ce point de vue, appeler un acte *vital*. Il est, en effet, évident que les simples lois de la physique sont impuissantes à expliquer comment la cellule vivante, l'élément anatomique, attire à lui telle substance du milieu ambiant: ici les lois de l'endosmose ne sauraient être invoquées, car le plus souvent les choses se passent à l'inverse de ce que pourrait faire supposer *a priori* la réalisation d'un simple phénomène d'endosmose. Ainsi, le globule sanguin nage dans un liquide, le sérum sanguin, riche en sels de soude, et relativement pauvre en sels de potasse; cependant ce sont surtout les sels de potasse que le globule sanguin attire à lui et qu'il s'assimile. Chaque élément anatomique choisit pour ainsi dire dans le milieu intérieur les substances qu'il s'incorpore; c'est ainsi que les sels du tissu musculaire ne sont pas les mêmes que ceux du cartilage. Le peu que nous enseigne la chimie sur l'assimilation des substances azotées et des hydrocarbures nous montre que pour ces substances, comme pour les sels, il ne saurait être question d'expliquer leur entrée dans les éléments anatomiques par le fait d'un simple acte d'endosmose ; il y a, en effet, au moment de l'assimilation de ces substances, des actes qui les modifient en combinant des éléments empruntés aux unes et aux autres ; c'est pourquoi l'assimilation des matières protéiques est aidée par la présence des subtances hydrocarbonées ; c'est pourquoi on a reconnu depuis longtemps la nécessité d'une alimentation mixte.

Ce n'est pas non plus simplement par un acte d'endosmose ou de diffusion gazeuse que l'oxygène du sang vient dans les éléments anatomiques pour y donner lieu à la combustion des substances ternaires et quaternaires. L'oxygène est, dans le sang, combiné avec l'hémoglobine des globules sanguins; il faut donc une action particulière des éléments anatomiques pour s'emparer du gaz vital qui leur est nécessaire, en désoxydant l'hémoglobine ; il est impossible de définir entièrement cette action, mais la réalité de son existence est rendue bien évidente par l'étude des actes semblables ou même beaucoup plus énergiques que nous voyons accomplis par des organismes élémentaires, monocellulaires. Ainsi, certains ferments, qui ont besoin d'oxygène pour se développer et vivre, s'ils ne trouvent pas dans le milieu ambiant ce gaz libre ou en solution, mais seulement à l'état de combinaisons, sont capables de défaire ces combinaisons pour se procurer le gaz comburant ; c'est le cas de ces vibrioniens qu'a étudiés Pasteur (1), qui décomposent le tartrate de chaux ou qui transforment l'acide lactique en acide butyrique : « Chez l'homme et

(1) *Pasteur*, né à Dôle (Jura) en 1822. Célèbre dans le monde entier par ses travaux sur les maladies contagieuses et les moyens de les guérir ou prévenir (charbon, choléra des poules, rage, etc.).

les animaux supérieurs, dit Cl. Bernard, les éléments anatomiques se comportent comme ces animalcules vibrioniens : ils désoxydent l'hématine. »

Désassimilation. — L'acte complexe de désassimilation représente, dans son ensemble le plus général, un phénomène chimique d'oxydation par lequel les substances faisant partie de l'élément anatomique sont transformées en produits qui doivent être rejetés; le but de ces oxydations, pour ne parler ici que de la forme générale du phénomène, est de produire, par la chaleur développée, les différentes forces qui sont le résultat du fonctionnement des éléments anatomiques (chaleur, travail mécanique du muscle, phénomène de conduction nerveuse, etc.).

Il est difficile de dire exactement quand finit l'assimilation et quand commence la désassimilation. En effet, il faut distinguer, dans les substances assimilées et désassimilées, celles qui peuvent être considérées comme servant spécialement à la réparation des tissus, et celles qui sont employées par ces tissus pour produire les combustions fonctionnelles auxquelles nous avons fait précédemment allusion.

Une comparaison classique fera bien comprendre cette distinction : l'organisme, qui produit du travail (contraction musculaire, etc.) en brûlant les substances alimentaires, a été souvent, par une comparaison dont on a abusé, identifié au fourneau d'une machine à vapeur, qui produit de la chaleur, et, par suite, le travail de la vapeur, en brûlant du charbon. En adoptant cette comparaison nous devons remarquer que non seulement le fourneau brûle du combustible, mais que la machine elle-même s'use; il faut non seulement lui fournir du charbon, mais il faut la réparer; de même l'organisme brûle les substances alimentaires, mais en même temps les éléments anatomiques, sièges de ces combustions, perdent de leur propre substance; il faut qu'ils s'assimilent des substances réparatrices, en même temps que les matériaux nécessaires à de nouvelles combustions.

En poussant plus loin cette comparaison, on peut concevoir, sous une forme pour ainsi dire idéale, les divers actes successifs de l'assimilation et de la désassimilation des substances purement réparatrices. On peut construire le schéma suivant que nous empruntons à Beaunis (1). « Soit, par exemple, pour fixer les idées, l'assimilation d'une substance albuminoïde par une fibre musculaire. Dans un premier stade, *stade de fixation*, la fibre musculaire s'empare de l'albumine qui lui est offerte par le sang et la lymphe à l'état d'albumine du sérum ; mais à cet état, l'albumine ne peut entrer dans la constitution de la fibre, il faut qu'elle soit transformée,

(1) *Beaunis* (Henri), né à Amboise en 1830, professeur de physiologie à la Faculté de médecine de Nancy.

stade de transformation; elle devient alors de la myosine; mais elle a encore une étape à franchir pour devenir partie intégrante de la fibre musculaire, c'est le stade d'*intégration* ou de *vivification;* elle n'était jusqu'ici que substance organique, elle devient *organisée*, vivante, elle devient substance contractile. » Quant aux substances qui seraient regardées comme représentant simplement la combustion de la machine animale, on pourrait dire que pour elles il y a à peine assimilation; elles ne font que traverser l'élément anatomique sans entrer dans sa constitution propre, de même que le charbon ne fait réellement pas partie de la machine dans laquelle il est brûlé. Pour ces substances, on arriverait à formuler ce paradoxe, qu'elles sont désassimilées, c'est-à-dire brûlées, etc., sans avoir été réellement assimilées.

Mais, en réalité, les choses ne sauraient être conçues sous cette forme schématique. Une même substance, par son dédoublement, peut fournir à la fois des matériaux réparateurs et des matériaux combustibles; elle est donc assimilée pour une partie de ses principes composants, alors que la désassimilation commence déjà pour l'autre partie. C'est pourquoi nous disions qu'on ne peut préciser à quel moment cesse l'assimilation et à quel moment commence la désassimilation.

On voit combien il s'en faut que nous soyons fixés sur le siège réel de certains actes de désassimilation. On se ferait également illusion en croyant résolues toutes les questions qui se rapportent à la nature du phénomène chimique correspondant. On considère ce phénomène comme une combustion, une oxydation; cette vue n'est juste que comme résumant les résultats généraux. Mais une semblable formule ne peut rendre compte de tous les actes par lesquels les tissus produisent de l'acide carbonique, ni de ceux par lesquels ils sont le lieu de dégagement de forces vives (de chaleur, etc.), c'est-à-dire que le fait de dégagement de chaleur n'implique pas nécessairement le fait de combustion produisant de l'acide carbonique, pas plus que le dégagement d'acide carbonique n'implique celui de la production de chaleur.

En effet, d'une part, les données nouvelles de la thermochimie montrent que les phénomènes autres que les combustions ou oxydations peuvent être la source de chaleur. Berthelot (1), qui a fait de ce sujet une étude approfondie, ramène les sources de la chaleur animale à cinq espèces de métamorphoses : ce sont d'abord les effets qui résultent de la fixation de l'oxygène sur divers principes organiques, puis la production d'acide carbonique par oxydation, ensuite la production d'eau, en quatrième lieu la formation d'acide carbonique par dédoublement, enfin les *hydratations* et les *déshydratations*. D'autre part, Berthelot a également montré que l'acide carbonique de l'économie ne se forme pas toujours par oxydation du carbone, et provient quelquefois d'un dédoublement qui absorbe de la chaleur. Ces faits doivent intervenir dans le calcul exact et détaillé, évidemment prématuré aujourd'hui, de la chaleur et du travail produits par les animaux aux dépens des diverses substances nutritives qu'ils utilisent.

IV. Actes complémentaires de la désassimilation.

Production de l'urée. — Nous avons vu que l'assimilation

(1) *Berthelot* (Marcellin), célèbre chimiste français, né à Paris en 1827. Professeur au Collège de France, secrétaire perpétuel de l'Académie des sciences (Sciences physiques).

qui se produit au niveau des éléments anatomiques peut être précédée de certains actes d'emmagasinement et de formation qu'on peut considérer comme des actes préliminaires. De même, la désassimilation est achevée par certains actes complémentaires, c'est-à-dire que les produits de désintégration formés au niveau des tissus ne sont pas toujours rejetés au dehors sous la forme où ils ont pris naissance dans l'intimité des divers éléments anatomiques, mais peuvent subir, dans des organes particuliers, une transformation plus complète leur donnant le caractère définitif de produits excrémentitiels. Ces actes complémentaires de la désassimilation ont été nettement étudiés pour les produits de désintégration des substances albuminoïdes, dont la transformation définitive en urée semble s'accomplir dans le parenchyme hépatique. L'urée, en effet, ne se produit pas d'emblée dans l'économie par l'oxydation des matières azotées ; les dédoublements auxquels sont soumises ces matières donnent des produits riches en azote, qui sont soumis à des oxydations successives et se retrouvent dans les muscles, le sang, le cerveau (créatinine, xanthine, sarcine, acide urique).

Où donc s'achèvent ces actes de combustion et de dédoublement? Nous avons vu, en étudiant la physiologie de la *sécrétion urinaire*, qu'au point de vue de l'urée le rein est un appareil purement éliminateur et non formateur. Ce n'est donc pas dans le rein qu'il faut chercher le siège de ces actes complémentaires de la désassimilalion. On admet que c'est dans le foie que s'accomplit la transformation en urée des produits de désassimilation incomplète des albuminoïdes. Le foie, en effet, contient une proportion relativement forte d'urée. De plus, sous l'influence des lésions du foie, l'urée varie suivant des lois déterminables.

Cette dernière étude nous montre le foie comme un organe à fonctions multiples puisque nous avons pu le considérer successivement : 1° comme glande biliaire (V. p. 82 à 87); 2° comme atelier de destruction des globules rouges (V. p. 102); 3° comme organe de réserve, régularisant la proportion de sucre par la fonction glycogénique (V. p. 212 et 223) ; 4° enfin comme organe où s'achève la combustion des albuminoïdes (V. p. 231). Toutes ces fonctions s'accomplissent dans une seule et même glande dont nous avons étudié la structure (V. p. 215), et si au point de vue physiologique on peut considérer le foie comme multiple, nous savons que, anatomiquement parlant, cet organe est formé par une glande unique.

DEUXIÈME SECTION

FONCTIONS DE RELATION

CHAPITRE PREMIER

Squelette

I. Utilité du squelette.

Définitions. — On appelle *squelette* l'ensemble des parties dures, solides et résistantes du corps d'un animal, ayant pour rôle de constituer la charpente de ce corps de façon à en déterminer la forme générale, et de servir de point d'appui aux parties molles et en particulier aux muscles dont la contraction peut alors produire des mouvements. Chez l'homme (fig. 174) et chez les vertébrés le squelette est interne, c'est-à-dire situé dans la profondeur des tissus. Il se compose de pièces séparées dures, les *os*, qui, mobiles autour de leurs *articulations*, permettent le déplacement de diverses parties du corps à l'intérieur desquelles ils se trouvent. Nous étudierons d'abord les os en général dans leur forme et leur structure ; nous passerons alors à la description du squelette et de ses diverses régions, et nous terminerons par l'étude des divers modes d'articulations.

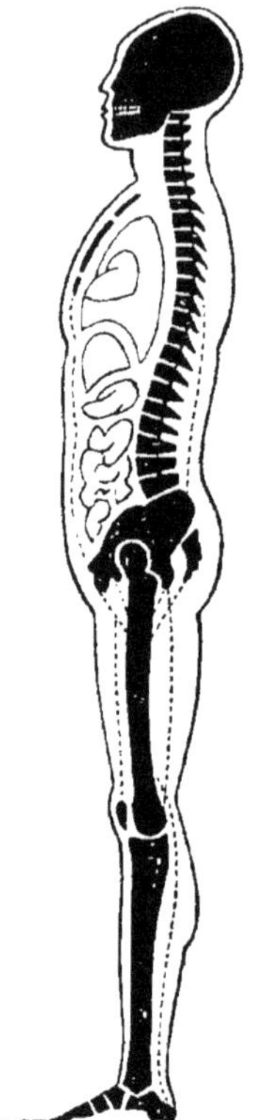

Fig. 174. — Diagramme du squelette de l'homme vu de profil*.

II. Des os en général.

Forme des os. — Les os au premier abord présentent des configurations variées à l'infini, néanmoins, quelque compliquée que soit leur forme, on peut toujours les faire rentrer dans une des trois catégories suivantes : les *os longs*, les *os plats* (ou larges) et les *os courts*.

* Les lignes pointillées montrent la direction des principaux muscles.

Les *os longs* se rencontrent en général dans les membres (*humérus*, *fémur*, etc). On y distingue (fig. 175) une partie moyenne allongée cylindrique ou prismatique (*corps* ou *diaphyse*) et deux extrémités (*épiphyses*) renflées et présentant des surfaces articulaires. L'os formé d'une substance blanche, dure, solide et résistante est creusé (fig. 176), suivant l'axe de son corps, d'une cavité remplie d'un tissu mou, gras, la *moelle*, cette *cavité médullaire* n'existe que sur la longueur du corps. Aux extrémités de l'os (épiphyses) le centre des parties renflées est occupé par un *tissu spongieux*, c'est-à-dire que la moelle occupe un grand nombre de toutes petites loges séparées les

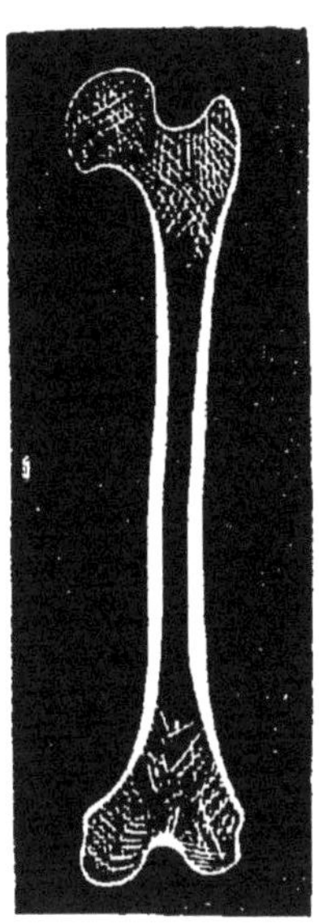

Fig. 175. — Os long (fémur) scié dans le sens de sa longueur.

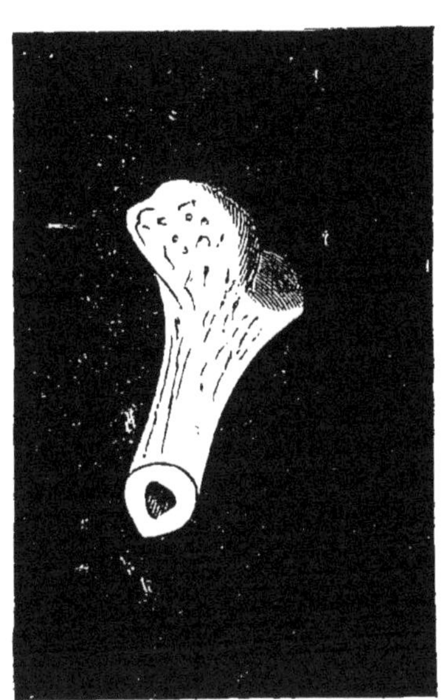

Fig. 176. — Os long (fémur) coupé transversalement, pour montrer la cavité médullaire.

unes des autres par de très minces cloisons osseuses (fig. 175).

Les *os larges* ou *plats* (omoplate, os du bassin, voûte du crâne) ont la forme de lames osseuses aplaties composées de trois couches : deux couches de substance osseuse compacte entre lesquelles se trouve une couche moyenne de *substance spongieuse*.

Les *os courts* que l'on rencontre dans les extrémités des membres (main, pied) et aussi dans l'axe du tronc (vertèbres) ont sensiblement les mêmes dimensions en longueur, largeur ou épaisseur. Ils sont plus ou moins cuboïdes et au centre de la masse compacte osseuse se trouve du *tissu spongieux*.

La surface des os, qu'ils soient longs, larges ou courts, n'est pas lisse mais plus ou moins rugueuse. Elle présente des parties saillantes et des parties rentrantes. Les parties saillantes portent en général le nom d'*apophyses* (apophyses mastoïde, apophyses transverses, etc.). Suivant leur forme on donne aussi à ces saillies le nom de *tubérosités*, *crêtes*, *épines*. Les parties rentrantes ou dépressions portent le nom de *cavité*, *fosse*, *gouttière*, *tronc*, etc. Tantôt elles servent dans les articulations à loger les parties saillantes d'un autre os (*cavités glénoïdes*), tantôt à donner insertion à un muscle (*gouttière bicipitale*, marque de l'insertion sur l'humérus du tendon du biceps).

Structure et composition chimique des os. — La masse compacte qui forme l'os, qui dans les os longs sert de parois à la cavité médullaire, est formée pour 30 à 40 p. 100 environ d'une substance organique albuminoïde, l'*osséine*, imprégnée de *sels calcaires et magnésiens* (70 à 60 p. 100).

En traitant les os par un acide (HCl) on détruit ces sels et on obtient l'osséine dont on a pu déterminer la composition par analyse élémentaire :

Carbone	50
Hydrogène	7
Azote	18
Oxygène	24
Soufre	0,2

Cette substance est insoluble dans l'eau froide. Dans l'eau bouillante elle se transforme en *gélatine*.

La calcination à l'air libre d'un os détruit cette matière organique et isole la substance minérale de l'os. Les sels qui la constituent sont surtout des *phosphates* (et principalement du phosphate de chaux, environ 90 p. 100). Il y a environ 5 p. 100 de carbonates et un peu de chlorure et fluorure de calcium.

On a pu montrer que les sels de chaux peuvent être remplacés dans les os par une plus ou moins grande quantité de sels de magnésie. Par exemple en nourrissant des oiseaux de façon à ne pas recevoir de chaux mais de la magnésie. L'osséine au contraire a toujours la même composition (même dans les os fossiles).

La substance osseuse est creusée de petits canaux parallèles qui courent tout le long de l'os parallèlement à sa surface (*canaux de Havers*) (1). Ils présentent çà et là des branches transversales qui les font communiquer soit entre eux, soit avec l'extérieur, soit avec la cavité médullaire. Dans l'os comme

(1) *Havers* (Clopton), anatomiste anglais de la fin du XVIIe siècle et du commencement du XVIIIe.

dans tous les tissus doivent se passer des phénomènes de nutrition et par conséquent l'os doit être muni d'un système vasculaire. C'est dans ces canaux de Havers que cheminent les vaisseaux sanguins. A la surface de l'os on aperçoit des trous extrêmement fins, orifices des canaux de Havers. Les orifices de pénétration de troncs volumineux sont visibles à l'œil nu. On les appelle *trous nourriciers*. Leur disposition est caractéristique : dans les os du membre supérieur le trou est dirigé en avant du côté de l'articulation du coude, dans les os du membre supérieur en arrière, s'éloignant du genou.

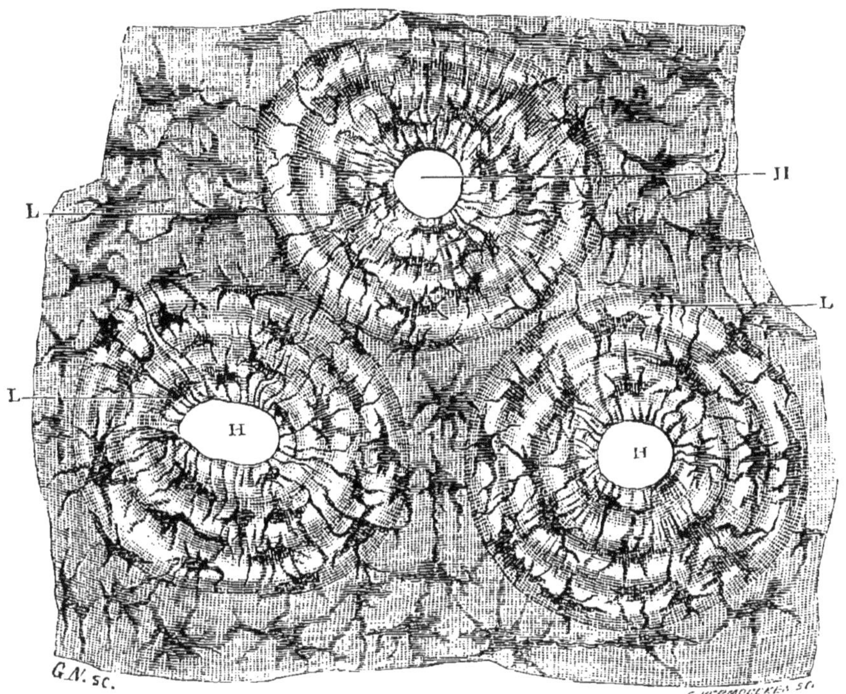

Fig. 177. — Tissu osseux *.

La substance de l'os doit être considérée comme un tissu (*tissu osseux*) que l'on peut regarder jusqu'à un certain point comme une variété du tissu conjonctif. Les éléments anatomiques (ostéoblastes, cellules osseuses) sont composés de petites masses de protoplasma avec un noyau présentant des prolongements étoilés s'anastomosant les uns avec les autres. Ces cellules (seule partie vivante du tissu osseux) sont logées dans de petites cavités (ostéoplastes, corpuscules osseux) creusées

* H, canaux de Havers. — L, lamelles osseuses et ostéoblastes disposées en zones concentriques autour des canaux de Havers.

dans une substance intercellulaire solide formée d'osséine incrustée de sels calcaires. Ces cavités sont également de forme étoilée comme les éléments qu'elles renferment et communiquent entre elles par de fins canaux (canalicules osseux) par lesquels passent les prolongements anastomotiques des ostéoblastes (fig. 177).

Ces éléments s'aperçoivent en examinant au microscope une section transversale mince d'un fragment d'os : une pareille section montre également que le tissu osseux est disposé en lamelles circulaires emboîtées les unes dans les autres et disposées autour des *canaux de Havers* (fig. 177). Tous ces cylindres de lamelles concentriques propres à chaque canal sont eux-mêmes entourés vers les bords internes et externes de l'os par un système de lamelles concentriques parallèles à la surface libre de l'os en dehors, et en dedans à la surface limitante de la cavité médullaire.

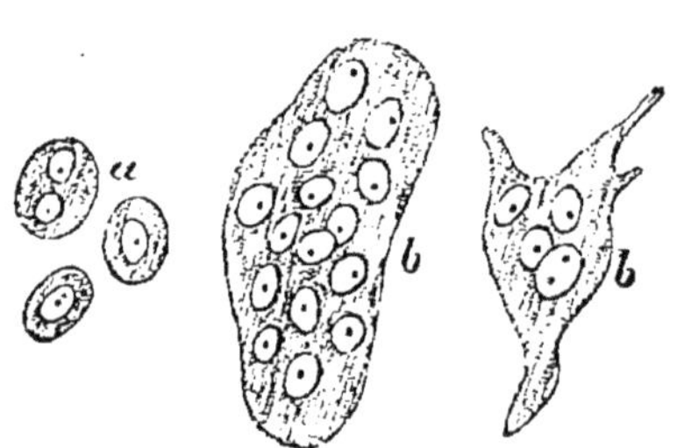

Fig. 178. — Cellules de la moelle des os *.

La moelle qui occupe la cavité centrale des os longs est une substance semi-liquide, grasse, formée par une variété du tissu conjonctif. Elle contient des cellules particulières assez grandes à plusieurs noyaux. C'est un tissu richement vascularisé où il se passe des phénomènes de nutrition très actifs (fig. 178).

Périoste. — Sur son pourtour externe l'os est entouré par une membrane de tissu conjonctif fibreux et élastique intimement uni au tissu de l'os. Cette membrane (*périoste*) richement vascularisée sert à favoriser la distribution des vaisseaux sanguins dans l'os. Mais ce périoste a encore un autre rôle bien plus important. Il sert à régénérer l'os. Dans une opération chirurgicale on peut en effet enlever l'os en respectant le *périoste*. l'os peut alors être renouvelé. Enlevant en un point un morceau de périoste, si on le transporte en un autre point de l'organisme, ou même d'un autre organisme, il fonctionnera comme couche génératrice et y produira du tissu osseux, si toutefois les conditions nutritives sont convenables. Déjà en 1763, sans rien connaître de ce qui précède, Duhamel (1) avait attribué

(1) *Duhamel-Dumonceau* (Henri), inspecteur général de la marine, qui entra comme botaniste à l'Académie des sciences (1700-1782).

* *a*. petites cellules à noyaux simples et divisés. — *b*. éléments volumineux à plusieurs noyaux.

l'accroissement du diamètre des os au périoste. Ayant nourri des moutons avec de la garance il vit que les os se coloraient en rouge à la périphérie. En faisant alterner le régime de la garance avec le régime ordinaire Duhamel obtint des os formés de couches alternativement blanches et rouges partant de la périphérie de l'os et dont le nombre concordait avec celui des changements de nourriture. En 1845 Flourens (1) confirma l'idée de Duhamel en répétant une expérience déjà faite d'ailleurs par celui-ci. Ayant entouré l'os d'un animal vivant d'une lame de platine, il put constater quelque temps après que l'anneau avait pénétré plus ou moins profondément dans l'os et même était tombé dans la cavité médullaire.

De tout ce qui précède il faut conclure que l'os s'accroît par sa périphérie, le périoste fonctionnant à sa face interne comme couche génératrice, tandis que la résorption des éléments anciens se fait par la cavité médullaire.

Flourens montra en même temps comment se fait l'accroissement en longueur des os. Pour cela il plantait deux clous d'argent dans un os mesurant la distance qui séparait ces deux clous aux diverses époques. On constate ainsi que l'accroissement ne se fait qu'aux environs des points de réunion de la diaphyse aux épiphyses. Nous comprendrons facilement pourquoi par la suite.

Cartilages. — Dans certaines parties du squelette l'os proprement dit, caractérisé par sa couleur blanche et sa résistance, se continue par une substance peu dure, élastique, jaunâtre, plus ou moins transparente. Cette substance est du *cartilage*. Nous savons déjà (Voy. *Mécanisme respiratoire*) que des cartilages costaux servent d'intermédiaire entre les côtes et le sternum. Dans l'examen comparatif du squelette chez divers animaux on constate que tel os, l'omoplate de l'homme par exemple, peut être en totalité ou en partie remplacé par du cartilage (partie postérieure de l'omoplate du bélier). Ce fait s'explique facilement quand on sait que tous les os au début de leur formation sont constitués simplement par de la substance cartilagineuse, qui par les progrès de l'âge disparaît pour faire place à du tissu osseux.

Le tissu cartilagineux est formé comme le tissu osseux de cellules vivantes et d'une substance intercellulaire très développée. Les cellules (chondroblastes) (fig. 179) sont ovoïdes, (et non étoilées comme les ostéoblastes) et logées dans des

(1) *Flourens* (Pierre-Jean-Marie), physiologiste et académicien français (1794-1867).

cavités (chondroplastes) creusées dans une substance intercellulaire albuminoïde, la *chondrine*, différente comme composition de l'osséine et ne présentant pas d'incrustations calcaires. La chondrine n'est pas vascularisée. Autour du cartilage se trouve une membrane dite *périchondre*.

Lorsque l'ossification se produit, le cartilage ne se transforme pas en os. Il y a résorption du cartilage, et l'os prend sa place : l'ossification se produit sur un cartilage en divers points à la fois (points d'ossification). Des canaux sanguins venus du périchondre viennent vasculariser le tissu et les ostéoblastes formés directement aux dépens de cellules embryonnaires viennent se disposer dans les vides formés par la résorption

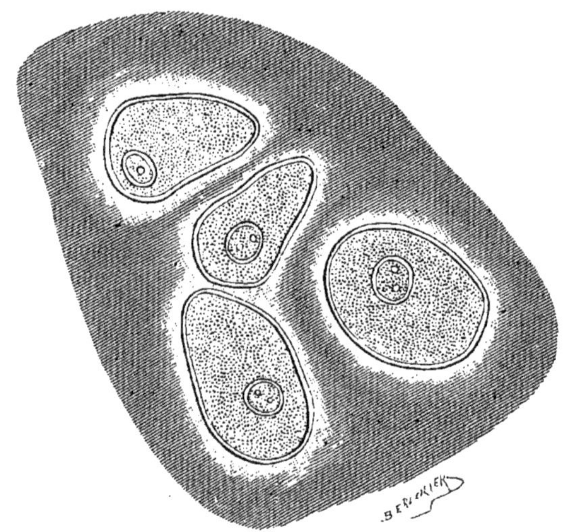

Fig. 179. — Cellules cartilagineuses.

du cartilage. Les cellules osseuses sécrètent osséine et calcaire.

Il ne faut donc pas attacher trop d'importance à ce fait que telle partie sera tantôt osseuse, tantôt cartilagineuse ; avec les progrès de l'âge l'envahissement osseux tend à se généraliser ; c'est ainsi que chez des vieillards on trouve des cartilages plus ou moins ossifiés.

Dans les os longs il y a trois points d'ossification au centre du corps et sur chacune des apophyses. L'ossification va en gagnant d'un point vers l'autre, mais il reste, tant que la croissance n'est pas terminée, une zone cartilagineuse séparant diaphyse et épiphyses. C'est par là que l'os croît en longueur, ce qui explique l'expérience des clous d'argent citée plus haut.

Position relative des os dans le squelette. — On distingue dans l'étude du squelette les os en *os impairs* ou *médians* disposés de telle sorte que le plan de symétrie du corps soit égale-

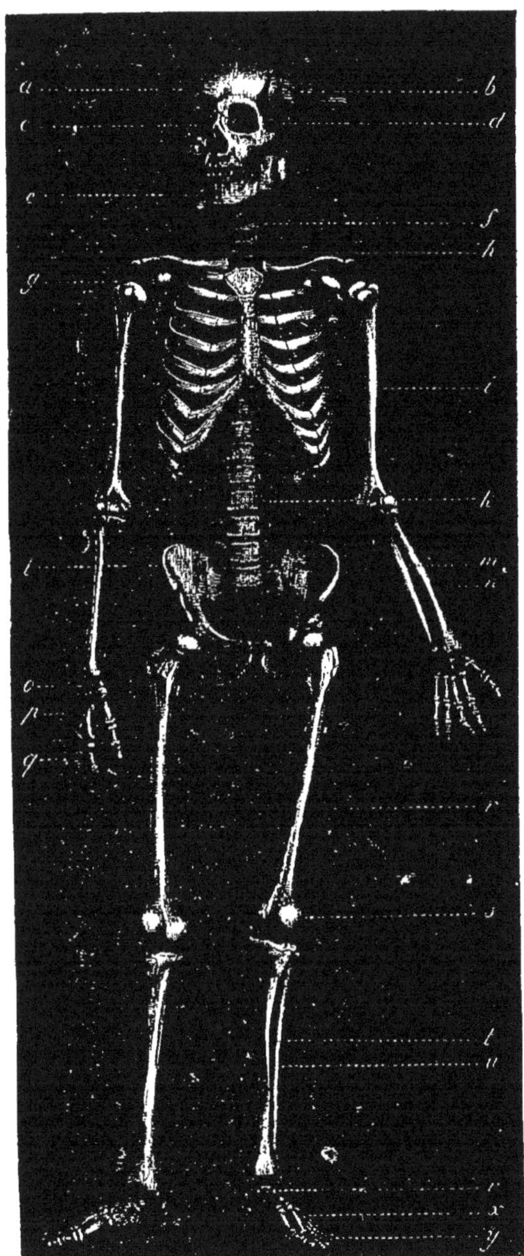

Fig. 180. — Squelette humain *.

* *a*, frontal. — *b*, pariétal. — *c*, orbite. — *d*, temporal. — *e*, mâchoire inférieure. — *f*, vertèbres cervicales. — *g*, omoplate. — *h*, clavicule. — *i*, humérus. — *k*, vertèbres lombaires. — *l*, os iliaque. — *m*, cubitus. — *n*, radius. — *o*, carpe. — *p*, métacarpe. — *q*, phalanges. — *r*, fémur. — *s*, rotule. — *t*, tibia. — *u*, péroné. — *v*, tarse. — *x*, métatarse. — *y*, phalanges.

ment plan de symétrie pour cet os : tel est le cas du *sternum* ; et en os *pairs* ou *latéraux* situés deux par deux, l'un à droite, l'autre à gauche du plan médian et tels que l'un est symétrique de l'autre par rapport à ce plan : tels sont les deux *humérus*.

Le squelette de l'homme (fig. 180) se compose essentiellement d'un axe vertical, la *colonne vertébrale* supportant la *tête* à son extrémité supérieure et donnant insertion par l'intermédiaire de *ceintures osseuses* aux os des deux paires de membres. A la partie supérieure de la colonne vertébrale se rattache la cage thoracique qui compose avec elle le squelette du tronc.

III. Colonne vertébrale.

Vertèbres. — La *colonne vertébrale* ou *rachis* (fig. 184) est

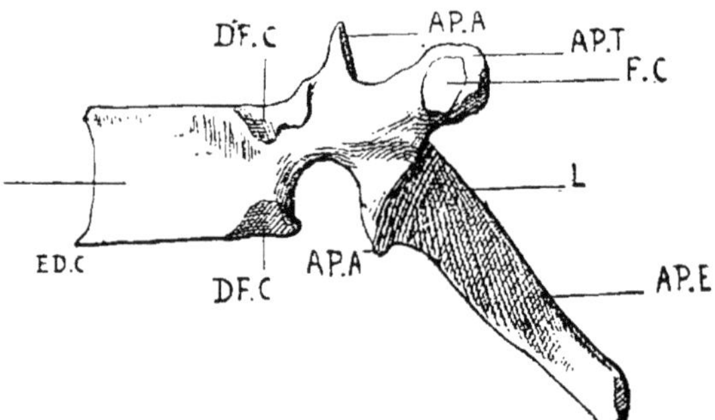

Fig. 181. — Vertèbre dorsale, face latérale gauche *.

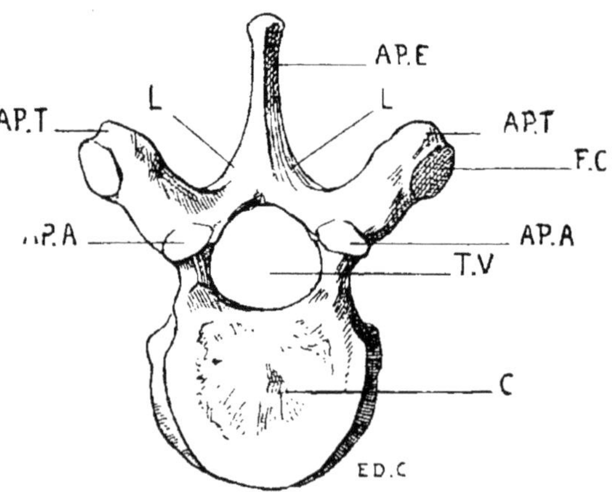

Fig. 182. — Vertèbre dorsale, face supérieure **.

formée par la superposition de trente-trois os appelés *vertèbres*

* C, corps ou centrum. — L, lames. — AP. T, apophyses transverses. — AP. A, apophyses articulaires. — AP. E. apophyse épineuse. — F. C, facette pour la tubérosité de la côte. — DF. C, demi-facettes pour les têtes des côtes.

** C, corps ou centrum. — L, lames. — AP. T, apophyses transverses. — AP. A, apophyses articulaires. — AP. E, apophyse épineuse. — TV, trou vertébral.

construits tous sur le même type et ne différant que par des modifications de détail. Une vertèbre (fig. 181 et 182) est com-

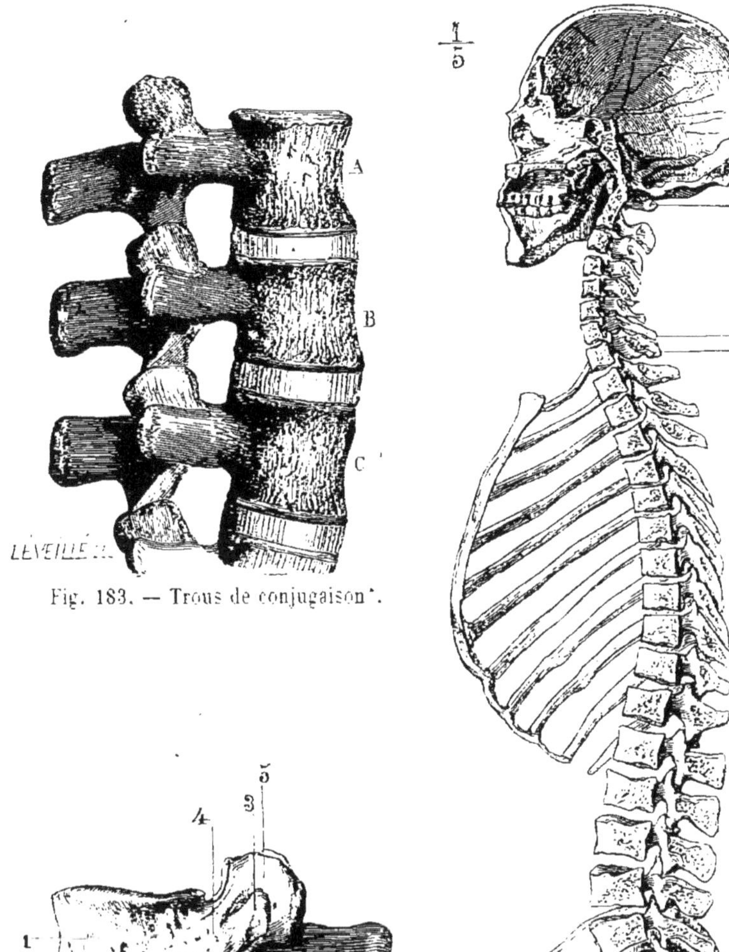

Fig. 183. — Trous de conjugaison *.

Fig. 185. — Vertèbre lombaire ***.

Fig. 184. — Colonne vertébrale **.

* A. B. C. 1re 2e et 3e vertèbres lombaires.

** 1 à 2, vertèbres cervicales. — 3 à 4, vertèbres dorsales. — 5, vertèbres lombaires. — 6, sacrum. — 7, coccyx.

*** 1, corps. — 2, apophyse épineuse. — 3, apophyse transverse. — 5-6, apophyses articulaires.

parable à un anneau osseux. La partie antérieure de cet anneau est très épaisse (chaton de l'anneau), et représente un segment de cylindre (ou plutôt de demi-cylindre à face plane postérieure). C'est le *corps* ou *centrum* de la vertèbre. C'est la superposition des corps vertébraux qui constitue la portion de la colonne vertébrale qui sert d'axe et de support au tronc. — La partie latérale de l'anneau (*lame*) est relativement mince, mais elle donne naissance à trois apophyses de chaque côté. L'une se dirige transversalement en dehors, c'est l'*apophyse transverse;* les deux autres (*apophyses articulaires*) se dirigent verticalement l'une vers le haut, l'autre vers le bas et servent à l'union des vertèbres superposées. Enfin la partie postérieure de l'anneau vertébral se prolonge en arrière par une saillie plus ou moins aiguë (*ap. épineuse*) (APE) (fig. 181 et 182).

L'anneau vertébral limite un espace vide, le *trou vertébral.* La superposition des trous vertébraux donne le *canal rachidien* dans lequel est logée la moelle épinière. Ce canal communique au niveau de chaque espace intervertébral de chaque côté par les *trous de conjugaison* limités par les apophyses articulaires par où passent les paires de nerfs qui partent de la moelle (fig. 183).

Régions de la colonne vertébrale. — On distingue dans la colonne vertébrale cinq régions (fig. 184) : la région du cou ou *cervicale* (7 vertèbres), la région du dos ou *dorsale* (12), la région *lombaire* (5), la région sacrée formée de 5 vertèbres soudées en un seul os (*sacrum*) et enfin la région *coccygienne* ou *coccyx* (1) comprenant quatre vertèbres très réduites et plus ou moins soudées. Les caractères des vertèbres diffèrent quelque peu dans ces différentes régions ; ce qu'il y a de plus important à signaler est :

1° Les corps vertébraux présentent leur maximum de développement dans la région lombaire (fig. 185), c'est-à-dire au point qui doit présenter le plus de solidité. Au contraire dans la région cervicale le corps devient très court suivant le diamètre antéro-postérieur, ce qui est en rapport avec la mobilité de cette région de la colonne vertébrale.

2° Les apophyses épineuses, courtes et bifurquées dans la région cervicale (sauf la 7e), horizontales dans la région lombaire, sont surtout remarquables dans la région dorsale. Elles sont très développées et dirigées de haut en bas. Leur superposition forme l'*épine dorsale* (fig. 184, 3 à 4).

Les apophyses transverses des vertèbres cervicales sont percées d'un orifice qui donne passage à l'*artère vertébrale.* Dans

(1) On a comparé la forme de cet os à celle du bec d'un coucou (κόκκυξ), d'où son nom.

la région dorsale, ces apophyses portent une facette articulaire destinée à recevoir la *tubérosité* de la côte (fig. 181, FC).

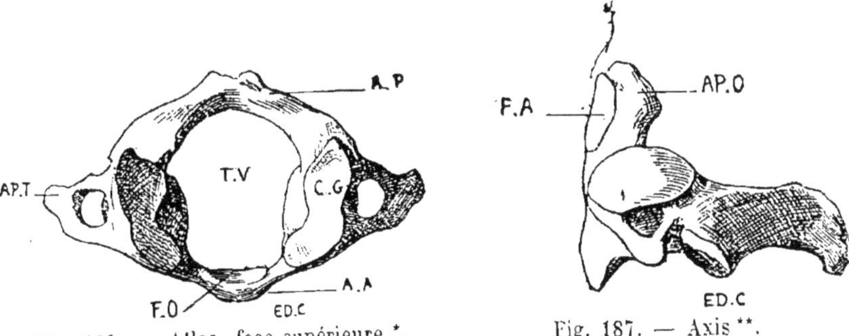

Fig. 186. — Atlas, face supérieure *.

Fig. 187. — Axis **.

Les deux premières vertèbres cervicales sont très intéressantes à considérer. La première (dite *atlas*, car elle porte la tête et Atlas portait le monde) n'a ni corps ni apophyse épineuse. C'est un simple anneau osseux (fig. 186) portant sur la face supérieure de chacune de ses parties latérales une large surface articulaire destinée à recevoir les condyles articulaires de la base du crâne. C'est grâce à cette articulation que s'accomplissent les mouvements de la tête dans un plan antéro-postérieur (mouvement de l'affirmation).

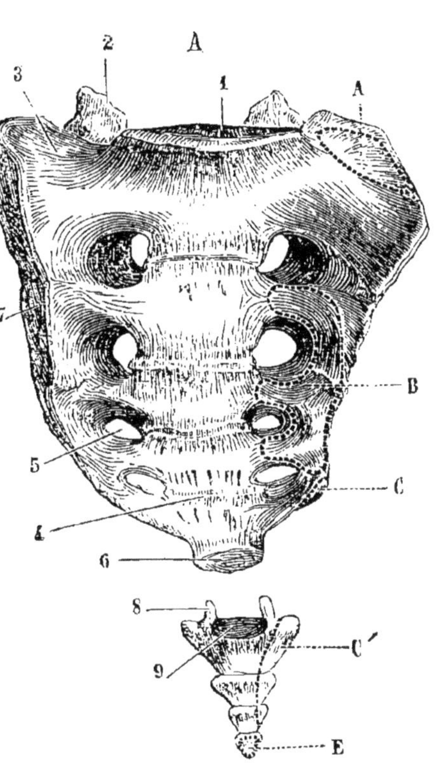

Fig. 188. — Sacrum et coccyx.

La seconde vertèbre (*axis*) a le corps surmonté (fig. 187) par une apophyse volumineuse (ap. *odontoïde*) (ὀδούς, dent; εἶδος, forme) dirigée verticalement vers le haut. Elle vient se loger dans le trou circulaire de l'atlas à la place du corps absent. C'est par la rotation de l'atlas autour de cette apophyse que la tête accomplit le mouvement de laté-

* A. A. corps très réduit. — FO, facette pour l'apophyse odontoïde de l'axis. — CG, cavités glénoïdes, — AP. T. apophyses transverses percées d'un orifice comme chez toutes les vertèbres cervicales.

** AP. O, apophyse odontoïde. — FA, facette articulaire.

ralité (mouvement de la négation). Elle sert donc d'*axe* pour la tête (d'où son nom).

Le *sacrum* ou os *sacré* est constitué par la soudure de cinq vertèbres. L'ensemble forme une pyramide dirigée obliquement. Sur la face antérieure on reconnaît cinq corps vertébraux soudés, sur la face postérieure cinq apophyses épineuses rudimentaires. Les quatre trous de conjugaison persistent entre les vertèbres soudées (fig. 188). Le sacrum s'unit latéralement aux os du bassin (fig. 204).

Le coccyx représente un appendice caudal rudimentaire. Il est formé de quatre vertèbres tellement soudées et atrophiées que chacune est réduite à un simple corps et que le coccyx représente un chapelet de tubercules osseux (fig. 188).

La colonne vertébrale n'est pas rectiligne. Elle présente quatre courbures. Ce sont de haut en bas : la *courbure cervicale* à convexité antérieure ; la *courbure dorsale*, convexe en arrière : la *courbure lombaire*, convexe en avant : et enfin la *courbure sacrée* à concavité antérieure (fig. 184).

IV. Sternum et côtes.

La région cervicale de la colonne vertébrale est libre : il en est de même de la région lombaire, mais à la région dorsale viennent se rattacher les côtes qui constituent avec elle le squelette du thorax. Aussi les corps des douze vertèbres dorsales sont-ils caractérisés par la présence de facettes articulaires destinées à l'articulation des côtes (fig. 181, DFC).

Sternum. — A la partie antérieure du thorax se trouve un os médian impair et symétrique : le *sternum* (fig. 189). Formé de plusieurs pièces à l'état embryonnaire, il forme à l'état adulte un seul os dans lequel on peut distinguer trois régions. La forme générale du sternum rappelant celle d'un glaive (fig. 189), on a donné à ces trois régions les noms de : *manubrium* ou *poignée*, *corps* ou *lame* et enfin de *pointe* ou *appendice xiphoïde* (ξίφος, épée) en allant de haut en bas. La poignée échancrée en son centre forme la *fourchette* sternale. Les bords latéraux du sternum sont creusés d'échancrures destinées à recevoir la tête des deux clavicules et les cartilages d'insertion des sept premières paires de côtes. Le sternum n'est pas vertical mais oblique d'arrière en avant de haut en bas. Il fait avec la verticale un angle d'environ 15 à 20 degrés.

Côtes. — Les côtes sont au nombre de douze paires. Les sept premières paires (vraies côtes) se relient directement au sternum par un *cartilage costal.* Les trois suivantes (fausses côtes) se relient à la septième paire par un cartilage commun. Les deux dernières sont libres (côtes flottantes) (fig. 191).

Les côtes sont courbées en forme de cerceau (fig. 190) à con-

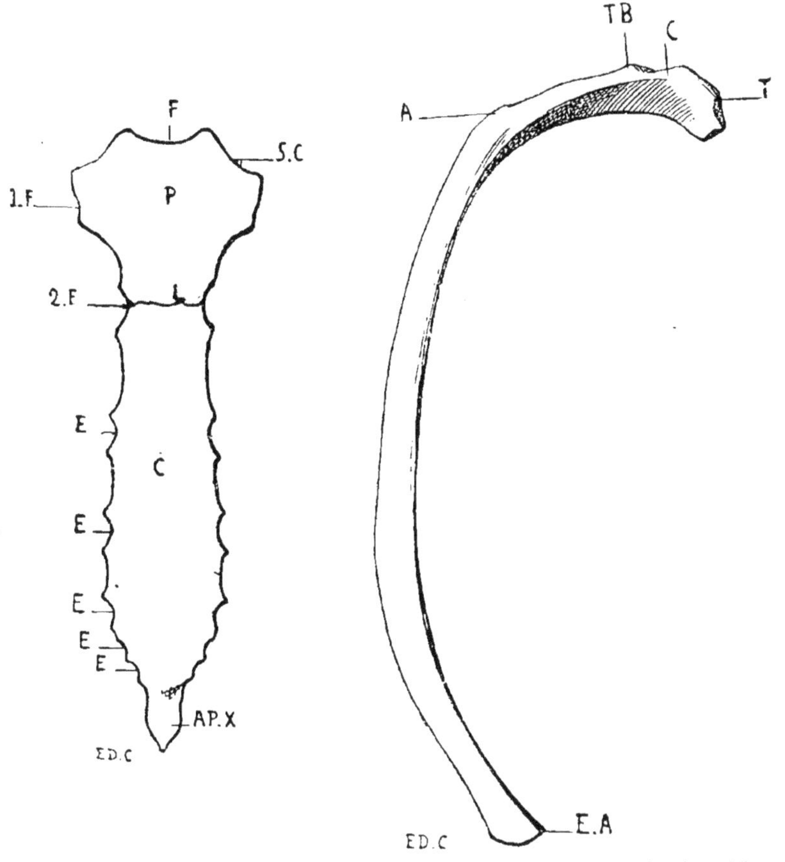

Fig. 189. — Sternum *.

Fig. 190. — Côte vue par son bord supérieur **.

cavité interne. Ce sont des os longs, aplatis transversalement et dirigés obliquement de haut en bas, d'arrière en avant, l'extrémité antérieure étant toujours plus basse que l'articulation costo-vertébrale. De plus les côtes sont tordues sur elles-mêmes, comme si leur extrémité antérieure avait été fortement portée en dedans par un mouvement de rotation externe. Cette *courbure de torsion* ramène la face externe à la partie supérieure, en même temps que la face interne devient inférieure. Grâce à sa double courbure une côte posée

* P. poignée. — C, corps ou lame. — AP. X. apophyse xiphoïde. — SC, surface pour la tête de la clavicule. — EE. échancrures pour les côtes (il y en a sept).

** T, tête. — C, col. — TB, tubérosité. — A, angle. — EA, extrémité antérieure.

sur un plan horizontal n'y touchera jamais par plus de deux points.

Dans une côte on distingue l'extrémité ou *tête* légèrement renflée (T, fig. 190) qui vient se placer entre les corps de deux vertèbres dorsales consécutives, par l'intermédiaire des facettes articulaires que nous avons déjà signalées. A la suite de cette tête la côte présente un rétrécissement (*col*) puis une *tubérosité* qui s'appuie sur la facette articulaire de l'apophyse transverse de la vertèbre dorsale corsespondante. Vient ensuite le corps aplati de la côte dont le bord inférieur est longé à la face interne par une gouttière destinée à loger des vaisseaux et des nerfs.

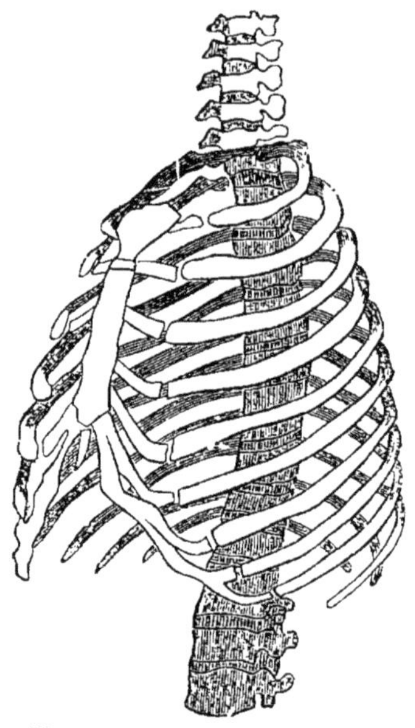

Fig. 191. — Cage thoracique.

V. Tête.

La tête se divise en deux parties : l'une supérieure et postérieure (*crâne* ou *boîte cranienne*) est formée par des os plats dentelés sur les bords, fortement engrenés les uns avec les autres et circonscrivant une sorte de boite où sont logés les organes nerveux centraux de l'intelligence et de la volonté (*encéphale*); l'autre, inférieure et antérieure (*face*), se compose de nombreux os de formes compliquées circonscrivant plusieurs cavités où se logent les organes des sens et les appareils de la mastication (fig. 192).

Crâne. — Huit os forment la boîte cranienne dans laquelle on peut distinguer une base sensiblement plane et une voûte à grand diamètre antéro-postérieur. Quatre de ces os sont situés sur la ligne médiane (os impairs), et concourent à former la base du crâne. Ce sont en allant d'avant en arrière : le *frontal*, l'*ethmoïde*, le *sphénoïde* et l'*occipital*.

Le *frontal* contribue à la fois à former la voûte du crâne dans sa partie antérieure et la base du crâne. Il présente en effet à considérer une *écaille*, partie verticale bombée, à convexité antérieure et à bord supérieur arrondi, et une partie horizontale dirigée d'avant en arrière, séparée en deux sur la ligne médiane par une large échancrure. De chaque côté de cette *échancrure nasale* la paroi osseuse est courbe à convexité supérieure (arcades orbitaires) et forme le plancher supérieur de la fosse de l'orbite, cavité de la face où se loge l'œil.

Dans l'échancrure nasale se place une lame osseuse percée de nombreux petits orifices destinés à laisser passer les nerfs olfactifs. C'est la *lame criblée* de l'*ethmoïde* (ἠθμὸς, crible) qui vient ici compléter la base du crâne. Sur la partie médiane de cette lame horizontale se dresse verticalement une apophyse volumineuse, l'apophyse *crista-galli*. Le reste de l'ethmoïde situé à la partie supérieure de la lame criblée appartient à la face.

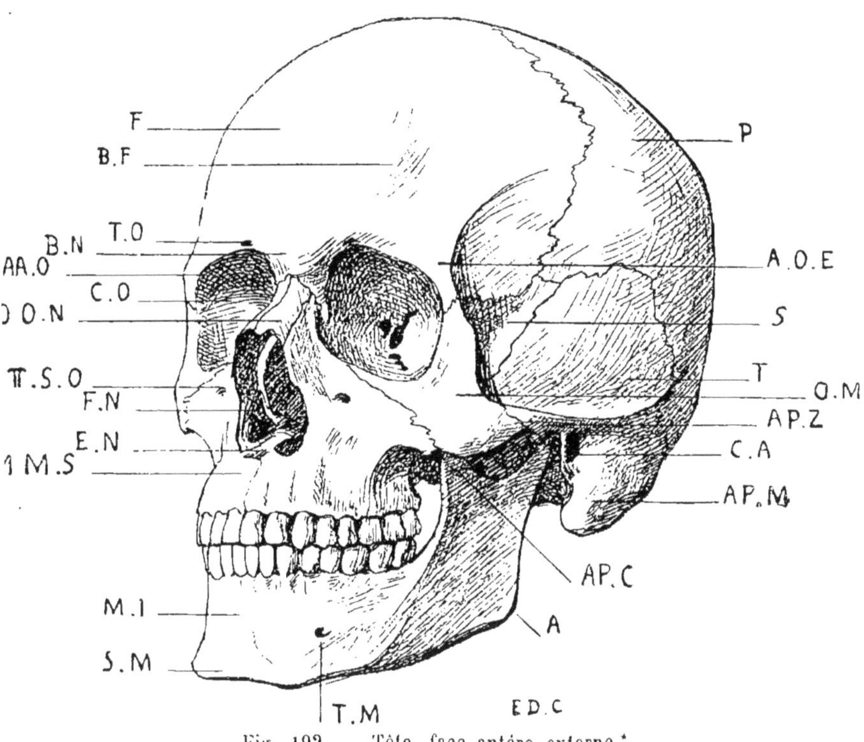

Fig. 192. — Tête, face antéro-externe *.

C'est une lame verticale située dans le plan médian (*lame perpendiculaire*) et, de chaque côté de celle-ci, deux *masses latérales* creusées de cavités irrégulières et hérissées de saillies non moins irrégulières (*cornets supérieurs et moyens* du nez).

Le *sphénoïde* (σφὴν, coin; εἶδος, forme) se compose d'un corps sensiblement cubique creusé à sa face supérieure d'une cavité (selle turcique) et articulé par sa face antérieure à la lame criblée de l'ethmoïde, par sa face postérieure à l'occipital. De ce

* A, angle de la mâchoire. — AP. C, apophyse coronoïde. — AO, arcade orbitaire. — AP. M, apophyse mastoïde. — AP. Z, apophyse zygomatique. — CO, cavité orbitaire. — F, frontal. — FN, fosses nasales. — MI, maxillaire inférieur. — OM. os malaire. — ON, os du nez. — P, pariétal. — S, sphénoïde. — T, temporal.

corps partent trois paires d'apophyses : les *grandes* et les *petites ailes* très développées latéralement et les *apophyses ptérygoïdes* en forme de dièdre à arête verticale dirigée de haut en bas. Cet os excessivement compliqué forme la portion centrale de la base du crâne.

L'*occipital* forme la partie postérieure de la base et en même temps de la voûte du crâne. On y distingue donc deux portions : 1° une partie inférieure horizontale percée d'un large trou (trou occipital) faisant communiquer la boîte avec le canal rachidien, et de chaque côté duquel sont les *condyles occipitaux* par lesquels la tête repose sur les facettes articulaires de l'*atlas;* 2° une *écaille* postérieure bombée verticale à convexité postérieure et présentant la forme d'un triangle à sommet supérieur.

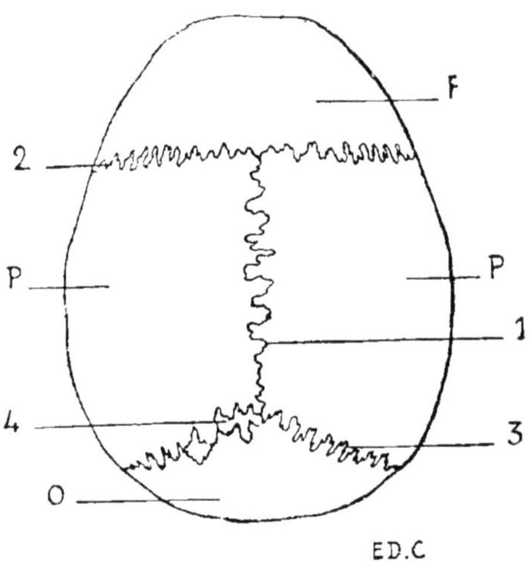

Fig. 193. — Crâne vu par la face supérieure *.

Base et voûte du crâne sont complétées par l'adjonction de deux paires d'os latéraux, les *temporaux* et les *pariétaux* (P, P, fig. 193).

Les temporaux sont de configuration très complète. Une des parties de l'os temporal, le *rocher* ou *os pétreux*, en forme de pyramide horizontale, pénètre comme un coin dans l'intervalle laissé libre de chaque côté de la base du crâne entre le sphénoïde et l'occipital et complète ainsi cette base. Le reste de l'os temporal appartient à la voûte. C'est un disque irrégulier reposant sur la base du rocher; aussi trouve-t-on vers sa partie moyenne l'orifice du *conduit auditif* qui pénètre dans l'intérieur du rocher. Sur la face externe du temporal on trouve : 1° derrière cet orifice la partie mastoïdienne qui se prolonge vers le bas par une sorte de mamelon osseux, l'*apophyse* mastoïde (μαστὸς, mamelon) ; 2° au-dessus du conduit auditif l'*écaille* du temporal à bord supérieur arrondi ; 3° en avant une apophyse qui se dirige d'arrière en avant pour s'unir à l'os des pommettes de la face formant ainsi l'*arcade zygomatique* (1), sous

(1) De ζύγομα, tout corps transversal servant à en joindre deux autres.

* F, frontal. — P, P, pariétaux. — O, occipital. — 1, 2, 3, sutures.

laquelle passe, avons-nous vu, le *muscle temporal* de la mastication ; 4° à la partie inférieure le temporal donne naissance à l'apophyse *styloïde*, longue et grêle, qui se dirige verticalement vers le bas (στῦλος, stylet).

Les deux pariétaux complètent la voûte du crâne supérieurement et latéralement. Ils s'articulent entre eux sur la ligne moyenne, en avant avec le frontal, en arrière avec l'occipital, sur les côtés avec les temporaux.

Face. — Les os en sont au nombre de quatorze dont treize soudés et un libre, celui de la mâchoire inférieure (fig. 192).

Les treize os soudés, qui par leur ensemble forment la mâchoire supérieure, circonscrivent les cavités des *orbites*, des *fosses*

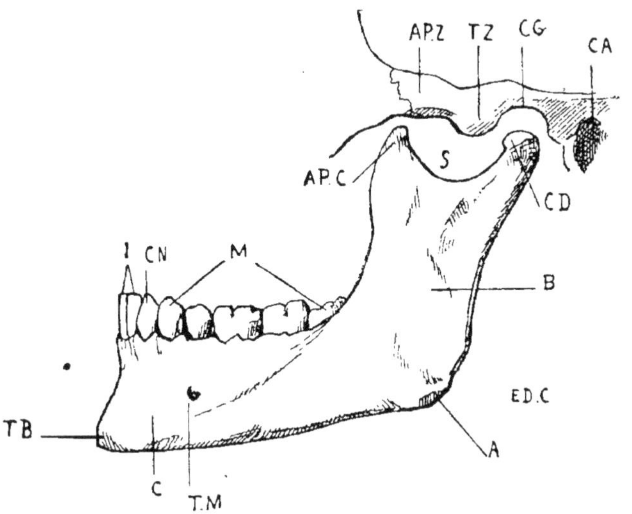

Fig. 194. — Maxillaire inférieur *.

nasales et constituent les deux saillies des *pommettes* de chaque côté de la face, comprennent un os médian, le *vomer*, qui sépare à la partie inférieure et postérieure les deux fosses nasales, et six paires d'os latéraux : les *nasaux* et les *lacrymaux* (ou *unguis*) qui forment les os propres du nez ; les *cornets inférieurs* situés en continuation des cornets de l'ethmoïde ; les *malaires* ou os des pommettes qui se relient aux apophyses zygomatiques ; les *maxillaires supérieurs* formant la mâchoire supérieure ainsi que le plafond de la cavité buccale (palais) complété à la partie postérieure par les deux *palatins*.

La mâchoire inférieure comprend un seul os (fig. 194), le

* A, angle. — AP.C, apophyse coronoïde. — AP.Z, arcade zygomatique. — CG, cavité glénoïde. — CD, condyle. — B, branche montante. — C, corps.

maxillaire inférieur. On y distingue une partie horizontale en fer à cheval terminée postérieurement par deux branches montantes verticales dont chacune se bifurque pour donner en avant l'*apophyse coronoïde*, en arrière le *condyle*, qui s'articule dans une *cavité glénoïde* (γλήνη, cavité) située à la base du crâne dans l'os temporal correspondant.

VI. Squelette des membres.

Les membres sont au nombre de deux paires construites sur le même plan. Chacune se relie au tronc par une ceinture osseuse ; le membre supérieur par l'*épaule*, le membre inférieur par le *bassin*.

Épaule. — L'ensemble de l'épaule est formé par deux os, l'un situé en avant, la *clavicule*, et l'autre en arrière, l'*omoplate* (ὦμος, épaule).

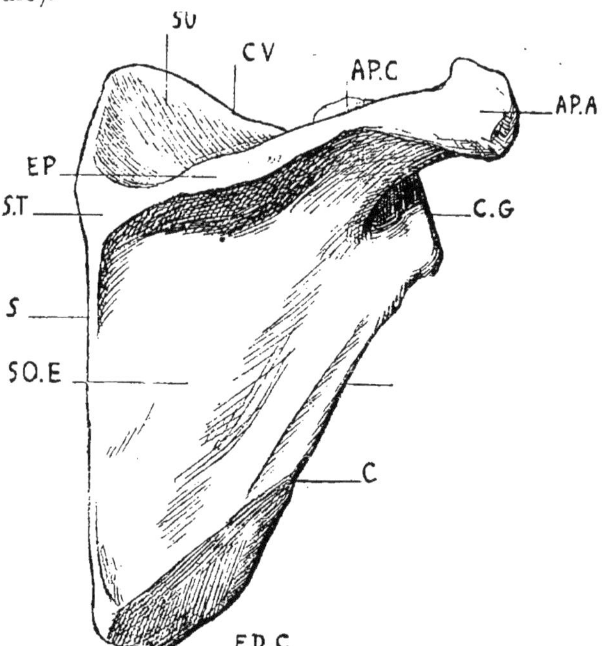

Fig. 195. — Omoplate droite, face postérieure *.

L'*omoplate* ou *scapulum* est un os large (fig. 195) de forme triangulaire placé verticalement, à plat sur la région dorsale des côtes de chaque côté du thorax. Ce triangle a une base supérieure horizontale (au niveau de la 2e côte), un sommet inférieur (au niveau de la 8e).

* AP. A, acromion. — AP. C, apophyse coracoïde. — CG, cavité glénoïde. — EP, épine de l'omoplate. — SO. E, fosse sous-épineuse. — SU. E, fosse sus-épineuse.

La face postérieure de l'omoplate présente une crête sail-

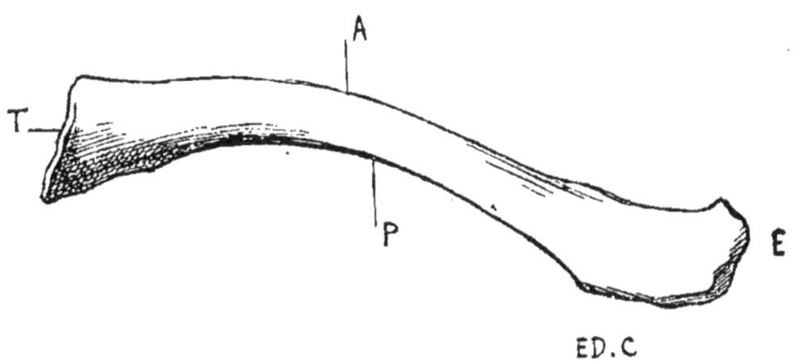

Fig. 196. — Clavicule droite, face supérieure *.

lante, l'*acromion* (ἄκρος, sommet), dirigée obliquement de dehors en dedans et de haut en bas, divisant cette face en deux parties

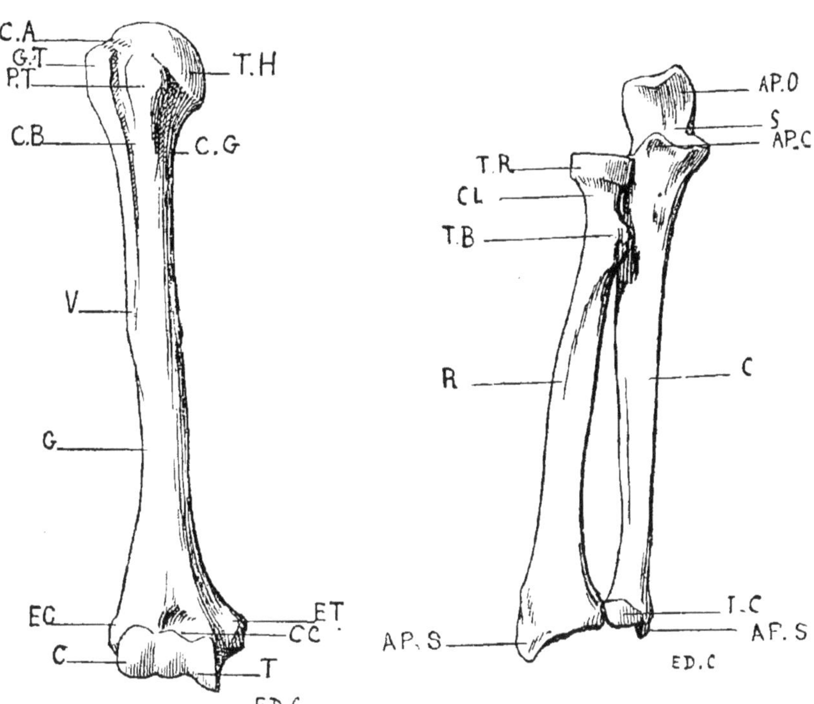

Fig. 197. — Humérus droit, face antérieure **.

Fig. 198. — Os de l'avant-bras droit, face antérieure ***.

inégales, la *fosse sus-épineuse* étant plus petite que la *sous-épineuse*. A l'extrémité externe de la base supérieure du triangle

* T, tête. — E, extrémité interne. — A, bord antérieur. — P, bord postérieur.

** C, condyle. — CA, col anatomique. — CG, col chirurgical. — CB, coulisse bicipitale. — GT, grosse tubérosité. — PT, petite tubérosité. — T, trochlée. — TH, tête de l'humérus.

*** AP. O. apophyse olécrâne. — C, cubitus. — R, radius. — TR, tête du radius, — TB, tubérosité bicipitale (où s'insère le biceps).

que représente l'omoplate, se trouve une apophyse qui s'en détache pour s'élever verticalement, puis se recourbe en crochet et qui, ayant été comparée à un bec de corbeau (κοραξ, corbeau), a reçu le nom d'*apophyse coracoïde*. Elle est placée en avant et en dedans de l'acromion et leur ensemble forme dans l'épaule la voûte *acromio-coracoïdienne*. Au fond de la voûte

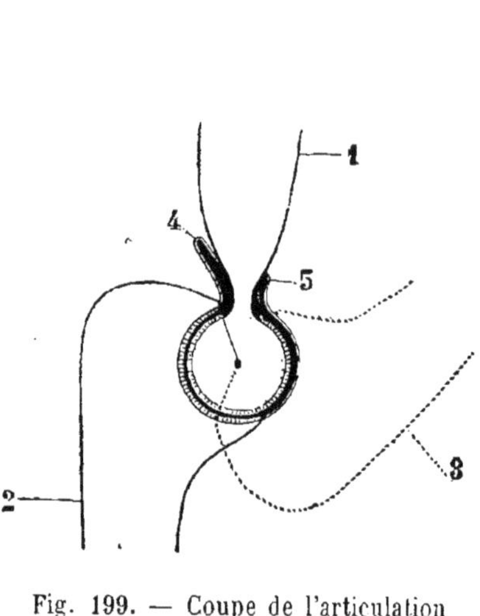

Fig. 199. — Coupe de l'articulation du coude *.

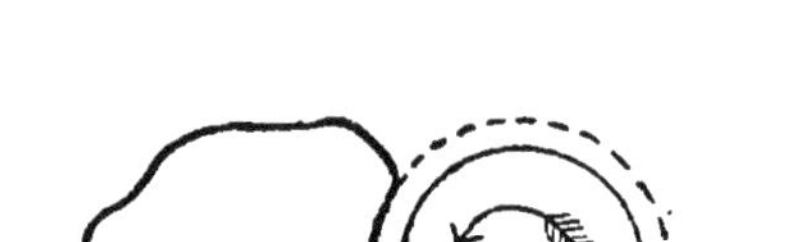
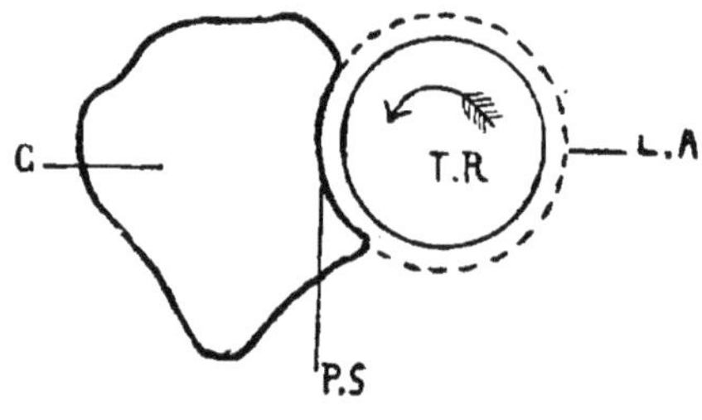

Fig. 200. — Articulation du radius avec le cubitus **.

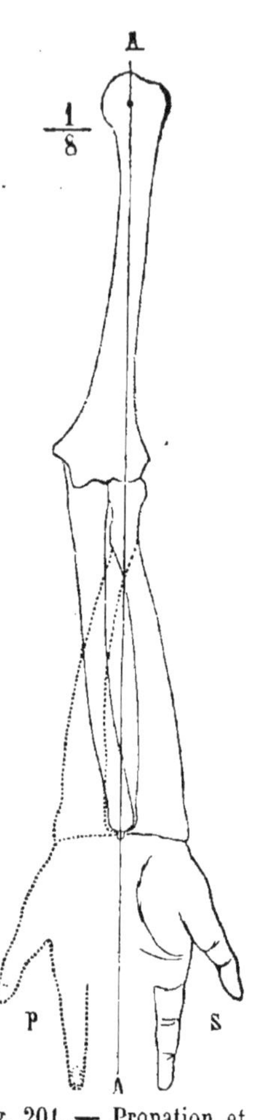

Fig. 201. — Pronation et supination ***.

l'angle supéro-externe s'épaissit et se dilate en une cavité articulaire (*cavité glénoïde*), destinée à loger la tête de l'*humérus* (fig. 195).

La clavicule est un os long, présentant deux courbures, ce qui lui donne la forme d'une S italique. Elle est placée transversale-

* 1, humérus. — 2, cubitus dans l'extension. — 3, cubitus dans la flexion.
** TR, tête du radius. — C, cubitus. — PS, cavité d'articulation.
*** S, supination. — P, pronation.

ment à la partie antérieure et supérieure du thorax, s'articulant d'une part à la poignée du sternum, d'autre part avec l'*acromion* de l'omoplate (fig. 196).

Membre supérieur. — On y distingue plusieurs régions : bras, avant-bras, poignet, main, doigts.

L'os du bras est l'*humérus*. C'est un os long à corps cylindrique terminé par deux extrémités renflées, la tête d'articulation supérieure est sensiblement sphérique et s'engage dans la cavité glénoïde de l'épaule. La tête inférieure (*trochlée*) a sensiblement la forme d'une poulie, et est creusée à sa face postérieure de la *cavité olécrânienne* (fig. 197).

L'avant-bras contient deux os :

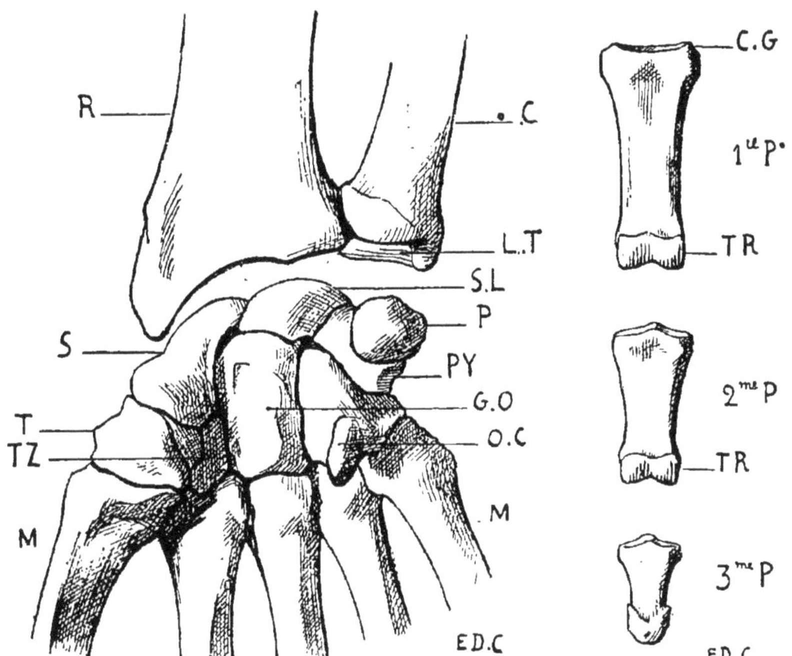

Fig. 202. — Os du carpe droit, face antérieure *.

Fig. 203. — Métacarpien et phalanges de l'index, face antérieure **.

1° Le *cubitus* (fig. 198), os long qui par sa tête supérieure s'articule avec la trochlée. Cette tête présente à la partie posté-

* R, radius. — C, cubitus. — S, scaphoïde. — SL, semi-lunaire. — Py, pyramidal. — P, pisiforme. — T, trapèze. — TZ, trapézoïde. — GO, grand os. — OC, os crochu.

** M, métacarpien. — 1ère P, phalange. — 2me P, phalangine. — 3me P, phalangette.

rieure l'*apophyse olécrâne*, qui dans le mouvement d'extension du bras vient se loger dans la cavité olécranienne. Cette disposition a pour but d'empêcher la flexion du bras en arrière (fig. 199).

2° Le *radius*, os long, s'articule à la partie inférieure avec les os du poignet. La tête supérieure qui présente la forme d'une tête de cachet cylindrique peut tourner sur elle-même en s'appuyant sur une facette articulaire placée sur la face externe du cubitus. Par cette rotation le radius tourne autour du cubitus (fig. 200) et de parallèle se met en croix avec lui en passant par

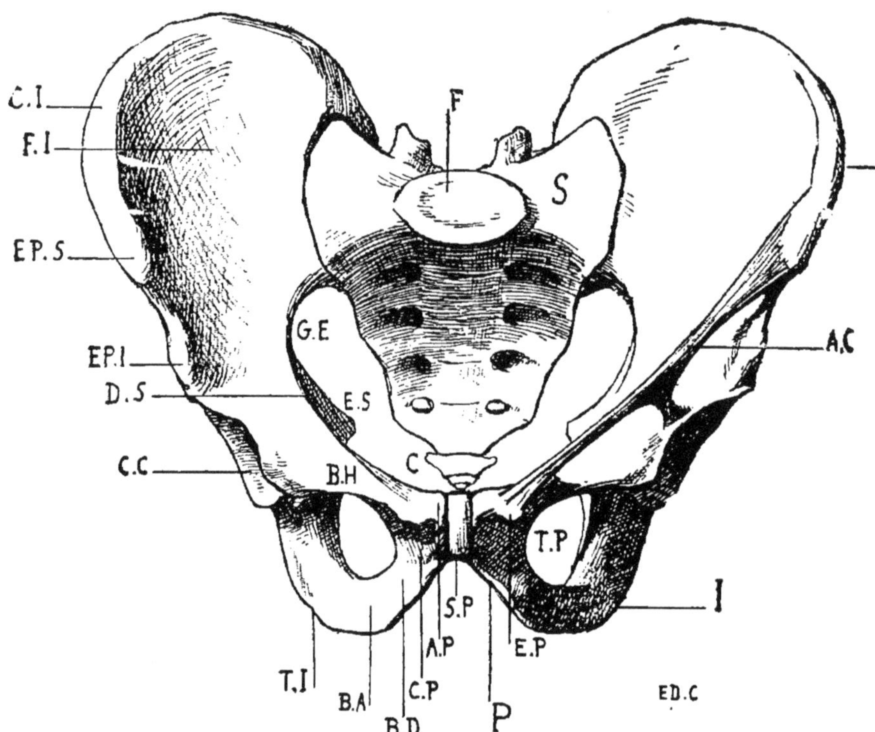

Fig. 204. — Bassin, face antérieure *.

devant. La main articulée avec le radius (et non avec le cubitus) se déplace alors, en même temps que cet os, aux deux positions duquel correspondent les deux positions de la main en *supination* (paume tournée en avant) et en *pronation* (paume postérieure) (fig. 201).

Le *carpe* se compose de huit os courts disposés quatre par quatre sur deux rangs. Ils ont pour nom, en allant de dehors en dedans (la main étant en supination) pour la première rangée.

* S. sacrum. — C. coccyx. — IL. ilion. — I, ischion. — P. pubis. — SP, symphyse du pubis. — CC. cavité cotyloïde. — TP, trou obturateur.

scaphoïde, semi-lunaire, pyramidal pisiforme; pour la seconde : *trapèze, trapézoïde, grand os, os crochu* (fig. 202).

Le squelette de la main (*métacarpe*) est formé des cinq os métacarpiens, auxquels font suite les os des doigts ou *phalanges*. Chaque doigt se compose de 3 phalanges placées bout à bout et de taille décroissante. On appelle quelquefois la première *phalange*, la deuxième *phalangine*, la troisième, qui porte l'ongle,

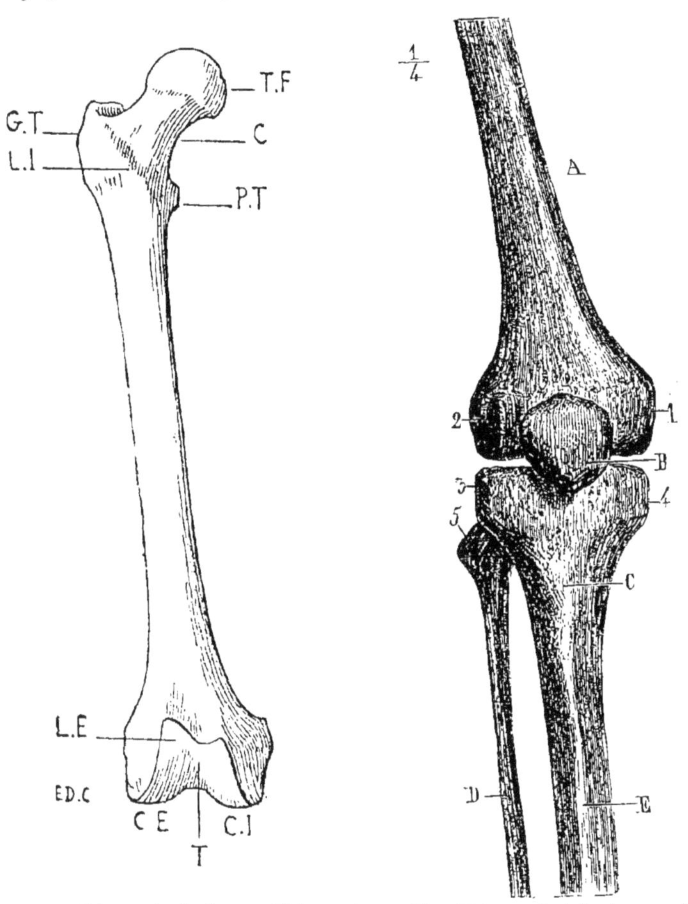

Fig. 205. — Fémur droit, face antérieure *.

Fig. 206. — Rotule (genou) **.

phalangette (fig. 203). Le doigt externe de chaque main (pouce) n'a que deux phalanges.

Bassin. — Le *bassin* ou ceinture osseuse de la région des hanches est formé de deux larges os (*os iliaques* ou *coxaux*), qui, soudés en arrière au sacrum, viennent se réunir en avant à la partie médiane (*symphyse pubienne*). Chacun de ces deux os,

* C, col. — GT. grand trochanter. — PT, petit trochanter. — T, trochlée. — TF, tête du fémur.

** A, fémur. — B, rotule. — C, tibia. — D, péroné. — 1, 2, condyles du fémur. — 3, 4, condyles du tibia.

unique chez l'adulte, est formé par la soudure de trois os distincts chez le jeune, d'où sa division en trois pièces : l'une supérieure (*ilion*) et deux autres inférieures, le *pubis* en avant, l'*ischion* en arrière. Au point de réunion de ces trois pièces à la partie médiane de l'os iliaque se trouve une *cavité cotyloïde* (κοτύλη, chose creuse) creusée en sphère pour recevoir la tête du fémur. Entre le pubis et l'ischion se trouve le trou obturateur (fig. 204).

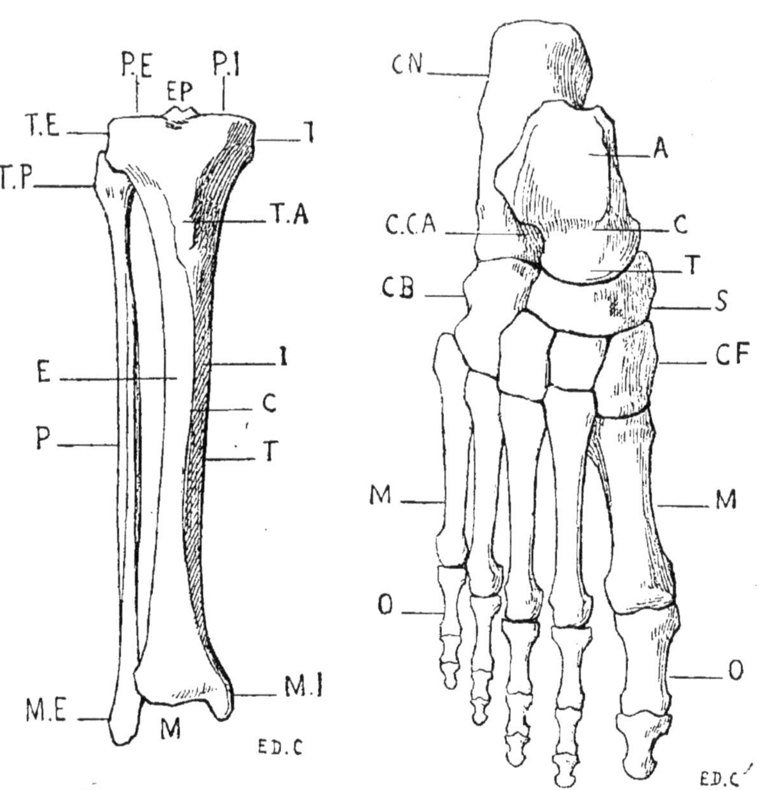

Fig. 207. — Os de la jambe droite, face antérieure *.

Fig. 208. — Pied droit, face supérieure **.

Membre inférieur. — On le divise en cuisse, jambe, pied, orteils.

Le *fémur* ou os de la cuisse (fig. 205) est un os long, le plus volumineux de tout le squelette. L'extrémité supérieure se compose d'une tête sphérique articulaire séparée du corps par une partie rétrécie (*col*). A la jonction du col avec le corps se trouvent deux tubérosités : l'une en haut et en dehors (*grand tro-*

* T, tibia. — P, péroné.

** A, astragale. — CN, calcaneum. — CB, cuboïde. — S, scaphoïde. — CF, cunéiformes. — M, métatarsiens. — O, orteils.

chanter), l'autre en bas et en dedans (*petit trochanter*). A son extrémité inférieure, le fémur présente un double condyle s'articulant au *tibia* pour former le *genou*. En avant de l'articulation du genou se trouve, dans l'épaisseur des ligaments articulaires, la *rotule* (fig. 206), os arrondi qui ne s'ossifie que vers la troisième année.

Dans la jambe, le *tibia* s'articule en haut avec le *fémur*, en bas avec le *tarse*. Parallèlement à lui et en dehors est un os long, mince et grêle, le *péroné* (fig. 207).

Dans le pied, le *tarse* est formé par sept os (fig. 208) : l'*astragale* qui s'articule avec le tibia et le péroné, en arrière le *calcaneum* (os du talon), en avant le *cuboïde* et les *trois cunéiformes* disposés de dehors en dedans sur un seul rang; entre l'astragale et les cunéiformes est interposé le *scaphoïde*.

Sur la dernière rangée du tarse s'articulent les cinq os du métatarse auxquels font suite les os des orteils, au nombre de trois par orteil (*phalange*, *phalangine*, *phalangette*), sauf pour l'interne (gros orteil) qui n'en possède que deux.

Os sésamoïdes. — Dans la main et le pied et principalement dans le pouce et le gros orteil se rencontrent des os supplémentaires dits *os sésamoïdes*.

VII. Articulations.

Diverses sortes d'articulations. — Les parties par lesquelles les pièces du squelette s'unissent les unes aux autres constituent les articulations. Ces articulations peuvent d'ailleurs affecter des dispositions variables suivant les rôles qu'elles sont appelées à jouer.

Lorsqu'il s'agit d'unir fortement deux os entre eux de façon à assurer une grande solidité comme cela a lieu pour les os qui forment la boîte du crâne, il y a articulation immobile : *suture* ou *synarthrose*. Les surfaces des deux os plus ou moins découpées et taillées en biseau s'appliquent intimement l'une sur l'autre.

D'autres os tout en ayant besoin d'une attache solide doivent pouvoir, dans certains cas, jouir d'une certaine mobilité l'un par rapport à l'autre. Entre les deux os s'interpose alors une masse ligamenteuse en forme de coussinet et l'articulation prend le nom de *symphyse* ou *amphiarthrose*. Telle est par exemple la symphyse pubienne.

Mais la plupart du temps les articulations sont mobiles. On les appelle *diarthroses*. Ce sont des centres de mouvements, aussi sont-elles disposées de manière à éviter autant que possible les frottements. Les surfaces articulaires de forme inverse, l'une par rapport à l'autre, sont revêtues de *cartilages* compressibles et élastiques qui forment ainsi des coussinets protecteurs qui modèrent les chocs, diminuent les frottements et résistent aux pressions, dans les divers mouvements de la locomotion et dans l'équilibre de la station. De plus, une lame fibreuse en forme de manchon (*capsule articulaire*) entoure l'articulation tout entière de façon à délimiter une *cavité articulaire* comprise entre les surfaces des deux os et cette capsule. Cette cavité close présente un revêtement épithélial pavimenteux composé de plusieurs couches et présentant des lacunes là où les cartilages sont en contact. Cet épithélium *synovial* sécrète une substance liquide, filante, onctueuse, la *synovie*, destinée à lubrifier les cartilages.

Synovie. — La *synovie* présente une viscosité caractéristique due à une grande quantité de *mucosine*. Elle est d'ordinaire d'une coloration jaunâtre, ou simplement citrine, ou même parfois tout à fait incolore. Les mouvements et les frottements des surfaces articulaires les unes contre les autres influent beaucoup sur la composition de la synovie; chez un animal au repos, ce liquide est très aqueux, peu gluant et pauvre en débris cellulaires. A la suite d'un exercice long et énergique, le liquide devient épais, gluant, plus riche en *synovine* ou *mucosine* et en débris épithéliaux. La synovie, ainsi formée, jouit d'une grande force de cohésion et adhère très énergiquement aux surfaces qu'elle enduit. Il en résulte qu'à la rigueur ce ne sont pas les cartilages, mais ces couches liquides qui se meuvent les unes sur les autres, de sorte que le frottement est à peu près nul. Ce n'est que dans certains cas de maladies que la synovie disparaît et que le frottement, commençant alors à se produire, amène rapidement l'usure et la déformation des couches cartilagineuses et osseuses sous-jacentes.

Ligaments. — Autour des articulations, se trouvent, outre la capsule articulaire et son *épithélium synovial*, des pièces formées de tissu fibreux (fig. 209) résistant, appelées *ligaments articulaires*. Plus en dehors de l'articulation et autour des muscles, se trouvent d'autres appareils fibreux membraniformes, les aponévroses; l'ensemble de ces appareils sert à limiter les mouvements, et non à maintenir les os en contact.

Les *ligaments* ne servent à maintenir les os en contact que lorsqu'ils sont situés entre les deux os, comme dans les *symphyses*, réunissant alors deux pièces du squelette peu mobiles l'une sur l'autre. Mais, dans les articulations mobiles (*diarthroses*), les ligaments, situés surtout à la périphérie, ne peuvent empêcher la disjonction des surfaces articulaires, comme on peut facilement le vérifier sur les articulations des bras et de l'épaule (scapulo-humérales) ou celles de la cuisse et du bassin (coxo-fémorales) (fig. 209) où les têtes osseuses peuvent être considérablement écartées des cavités correspondantes, malgré l'intégrité de l'appareil ligamenteux. Dans les articulations de ce genre, c'est simplement la *pression atmosphérique* qui détermine l'adhérence des surfaces articulaires.

On peut, en effet, sur un cadavre dont on laisse pendre librement le membre inférieur, enlever toutes les parties molles, peau et muscles, qui entourent l'articulation coxo-fémorale ; on peut couper enfin la capsule articulaire, sans que le membre cesse d'être suspendu dans la cavité cotyloïde ; un poids additionnel peut même être surajouté sans que l'adhérence soit détruite ; mais si, par un trou pratiqué dans l'arrière-fond de la cavité cotyloïde, on laisse pénétrer l'air entre les surfaces articulaires, l'adhérence cesse aussitôt et la tête fémorale quitte sa cavité. Si alors, remettant les os en contact, on opère quelques mouvements en différents sens pour expulser les bulles d'air qui peuvent être interposées, et qu'on bouche ensuite avec le doigt le trou artificiellement pratiqué, le membre restera de nouveau suspendu, tant qu'on empêchera ainsi l'accès de l'air (expériences des frères Weber) (1). C'est donc le vide, le contact intime des surfaces, qui permet à la pression atmosphérique de faire contrepoids aux membres, lesquels se trouvent ainsi supportés sans que les puissances musculaires aient besoin d'être mises en jeu.

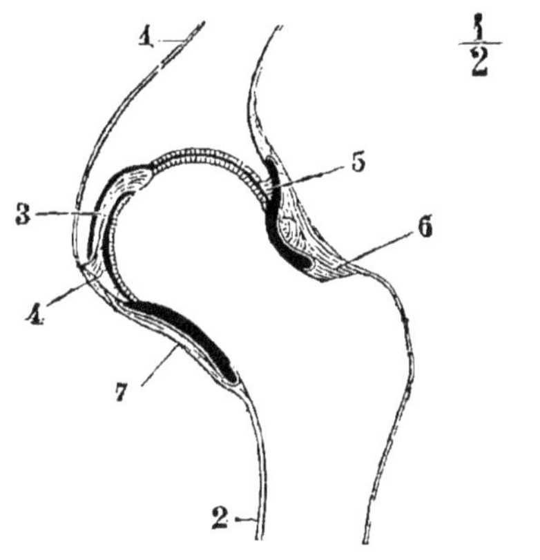

Fig. 209. — Coupe transversale et verticale de l'articulation coxo-fémorale *.

Lorsque, en tirant fortement sur les doigts, on parvient à en écarter légèrement les phalanges, il se produit un craquement bien connu, dont l'étude précédente nous fournit l'explication ; la force de traction exercée sur les articulations phalangiennes parvient à vaincre la pression atmosphérique et à écarter les surfaces articulaires qu'elle maintenait en contact ; mais au moment de la séparation, les parties molles périphériques sont précipitées par cette même pression dans l'intervalle des deux os ; ces phénomènes sont très brusques et déterminent des vibrations sonores, d'où le bruit de craquement.

(1) Les frères *Weber*, physiologistes allemands de ce siècle. Ce sont les deux plus jeunes : Guillaume-Édouard (né en 1804) et Édouard-Frédéric (né en 1806) qui collaborèrent pour une étude du fonctionnement des membres inférieurs (marche). L'aîné, Ernest-Henri, est né en 1795.

* 1, os iliaque. — 2, fémur. — 3, 4, ligaments. — 6, 7, capsule articulaire.

CHAPITRE II

Muscles.

I. Utilité et structure des muscles.

Définitions. — Les *muscles* sont les organes actifs du mouvement. Ce sont eux qui par leur ensemble forment la chair des animaux. Ils se présentent sous la forme de masses rouges, généralement allongées en fuseau, plus rarement aplaties, se terminant à leurs extrémités par des prolongements durs et blanchâtres, les *tendons*.

Chaque muscle est isolé par une lame de tissu conjonctif : l'*aponévrose d'enveloppe;* à l'intérieur de la masse musculaire d'autres lames de tissu conjonctif (*perimysium*) se ramifient un grand nombre de fois, formant des cloisons d'ordre primaire, secondaire, tertiaire, etc., et délimitant un grand nombre de petits cylindres ou *fibres*. Un muscle n'est donc autre chose qu'un faisceau de fibres (fig. 21, page 26) unies entre elles par du tissu conjonctif. Ce fait est mis en évidence sur de la viande bouillie, parce que l'ébullition transforme en gélatine la substance conjonctive fondamentale du périmysium et met en liberté les *fibres primitives.* Ces fibres sont remarquables par de fines stries transversales, d'où le nom de *fibres striées* (fig. 210) qu'on leur donne. Chacune d'elles est formée d'une membrane propre, le *myolemme* ou *sarcolemme* entourant la substance musculaire proprement dite (fig. 211).

Fibres striées. — Les muscles se présentent comme formés de faisceaux de fibres remarquables par la *striation transversale*. Mais cette fibre n'est pas l'élément le plus simple auquel conduise l'analyse histologique; elle se compose elle-même de *fibrilles longitudinales* (fig. 212). Ces fibrilles présentent de petites nodosités échelonnées les unes au-dessus des autres, et c'est la juxtaposition régulière en séries transversales des nodosités des fibrilles voisines qui produit l'aspect strié de l'ensemble de la fibre.

L'étude de la fibrille musculaire avec de forts grossissements (600 diamètres au moins) montre que cet aspect est dû à ce que la fibrille, dont les bords sont sensiblement parallèles, présente une série de bandes alternativement obscures et claires, c'est-à-dire qu'elle est formée d'une série de petits fragments cuboïdes alternativement clairs et foncés. De plus, aux milieu de l'espace clair, on aperçoit une strie noire transversale dite *disque mince*, par opposition à la bande obscure dite ***disque épais*** (fig. 213).

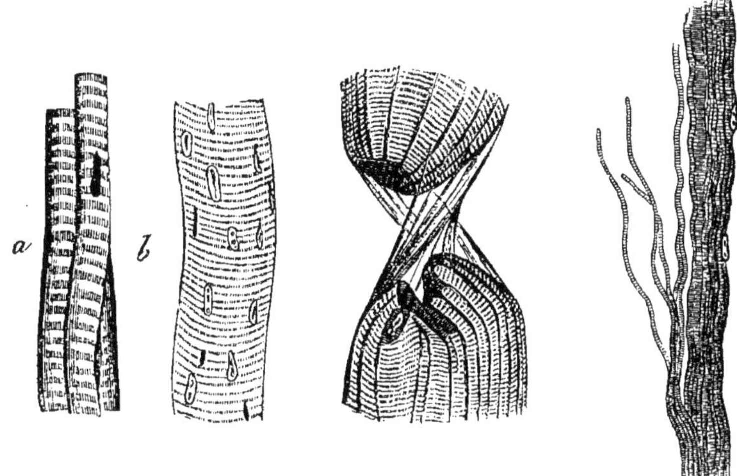

Fig. 210. — Fibre musculaire striée *.

Fig. 211. — Sarcolemme visible par rupture du contenu.

Fig. 212. — Fibre musculaire divisée partiellement en fibrilles.

Tous les muscles de l'organisme ne sont pas ainsi formés de fibres striées. Cette disposition ne se rencontre que chez les

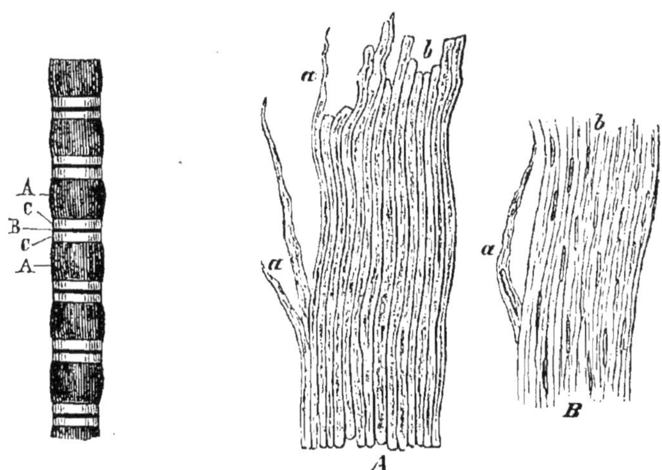

Fig. 213. — Fibrille musculaire d'insecte **.

Fig. 214. — Muscles lisses.

muscles tendus d'un os à l'autre et capables de faire jouer ceux-ci autour de leurs articulations en se contractant sous

* *a*. fibre normale. — *b*. fibre traitée par un acide et grossie.

** A, bande obscure (disque épais). — B. disque mince. — CC, bandes claires.

l'influence de la volonté. Ces *muscles striés* sont donc des muscles *volontaires* de la *vie de relation*.

Fibres lisses. — Il existe d'autres muscles dans l'organisme. En étudiant les organes de la *vie de nutrition* (estomac, vessie, artères, veines, etc.), nous avons signalé dans les parois de ceux-ci l'existence de fibres musculaires. Celles-ci, disposées en membranes autour des organes viscéraux, sont généralement blanches et non d'un rouge foncé. *Leur contraction échappe à l'influence de la volonté*. Examinées au microscope, ces fibres ne présentent point de sarcolemme (fig. 214). L'absence de striation a fait donner le nom de *muscles lisses* aux muscles de la *vie de nutrition*. La longueur de ces fibres lisses

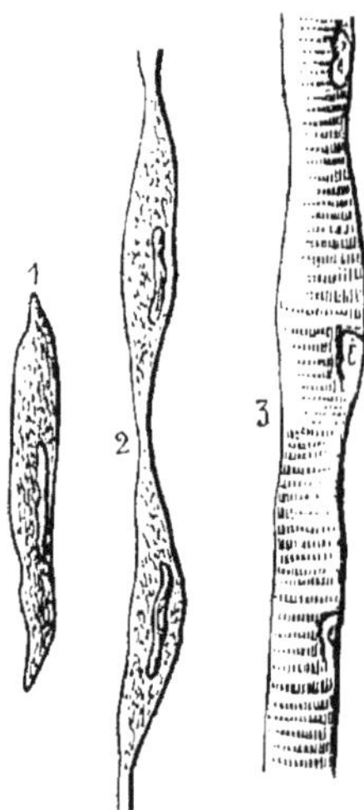

Fig. 215. — Schéma des trois formes de l'élément contractile *.

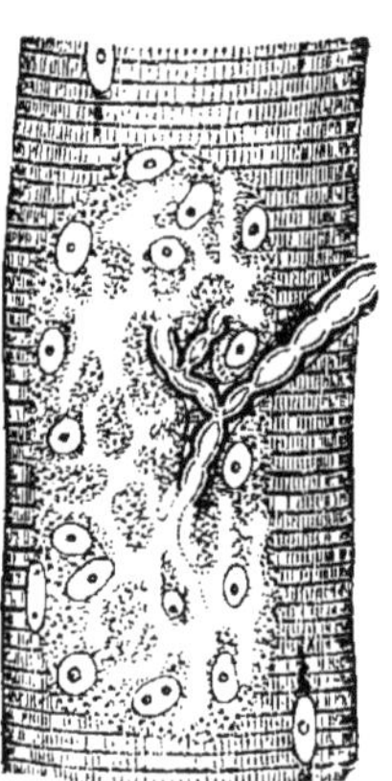

Fig. 216. — Plaque motrice.

est très variable selon l'organe où on les examine. Dans la tunique moyenne, cet élément contractile se réduit à une simple *cellule fusiforme*.

Cette distinction en muscles *striés rouges et volontaires* et muscles *lisses pâles et involontaires* n'a d'ailleurs rien d'absolu. Les fibres musculaires du cœur, fibres de la vie de nutrition, et qui échappent à la volonté, sont striées et rouges. L'étude de la contraction musculaire, que nous ferons un peu plus loin, nous montrera d'autres différences que celles déjà indiquées entre la fibre lisse et la fibre striée.

Structure cellulaire des muscles. — Les éléments musculaires dérivent par métamorphose des cellules de l'embryon; c'est en étudiant leur

* 1, cellule contractile. — 2, muscle lisse. — 3, muscle strié.

formation qu'on se rend le mieux compte de la nature cellulaire des *trois*

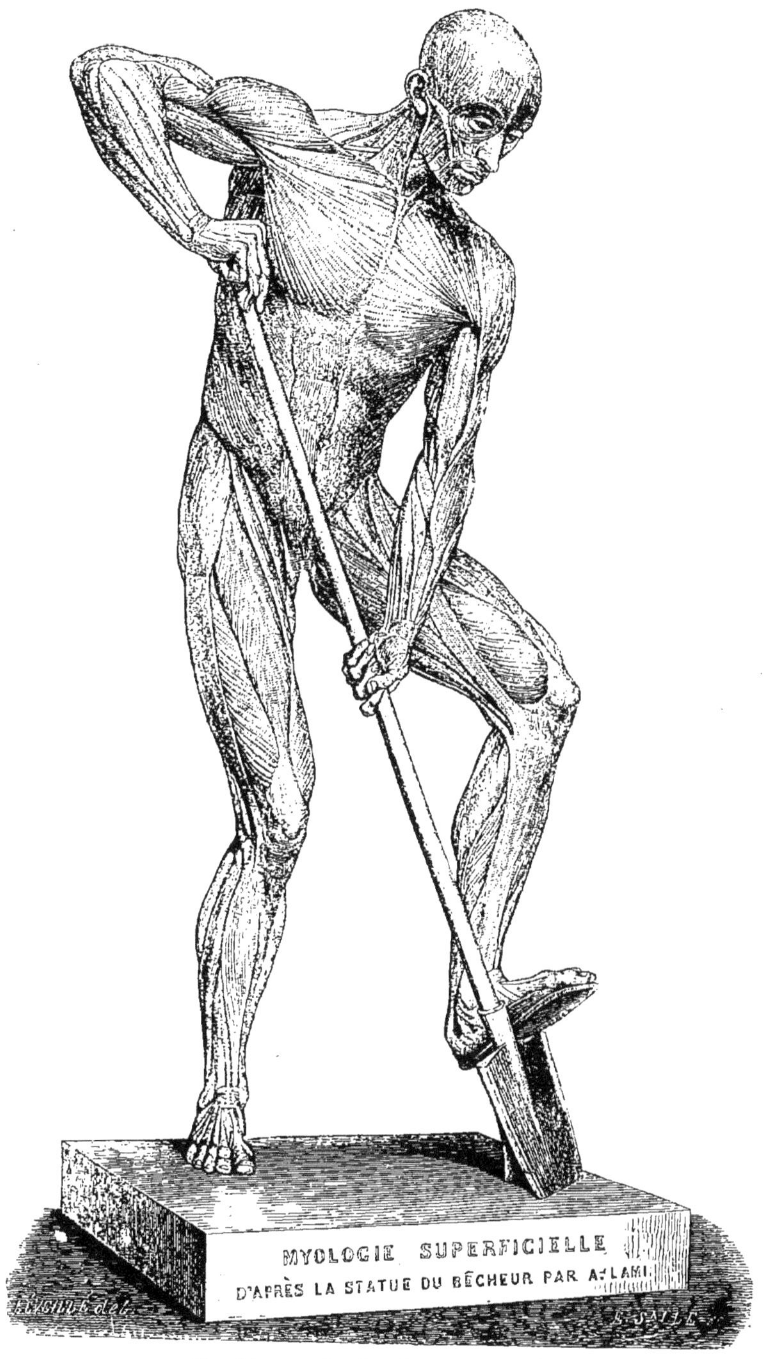

Fig. 217. — Muscles du corps humain.

types que présente le système musculaire : *cellule centractile*, *fibre lisse*, *fibre striée*. On voit en même temps que la propriété de changer de forme (ou *contractilité*), qui caractérise ces différentes espèces de muscles, n'est que l'exagération de la propriété semblable que nous avons constatée dans les cellules en général.

Qu'une cellule embryonnaire s'allonge légèrement, que son noyau s'accuse davantage, etc., et nous aurons la *cellule contractile* (fig. 215, 1) telle qu'on la rencontre, par exemple, dans les petites artères.

Que ces cellules se soudent bout à bout de façon à former une fibre variqueuse, avec noyaux allongés de place en place et contenu granuleux, et

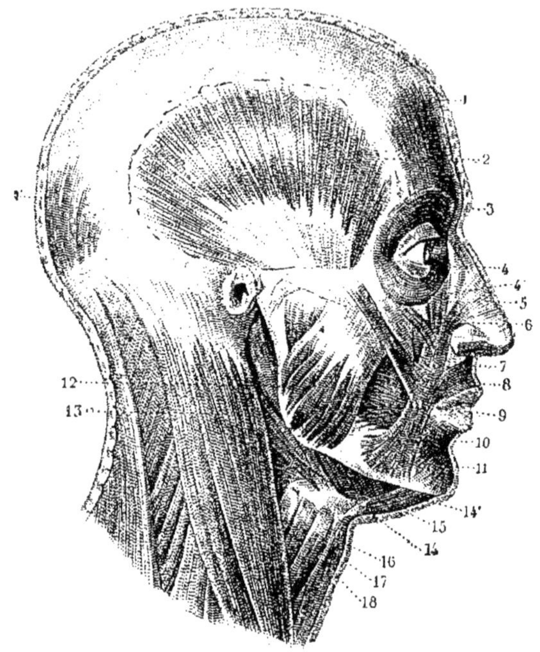

Fig. 218. — Muscles de la tête *.

nous aurons la *fibre lisse*, dans laquelle on distingue encore tous les éléments de la cellule (fig. 215, 2).

Enfin, si cette fibre se régularise, si la fusion des cellules devient complète, nous aurons la *fibre striée* (fig. 215, 3), dans laquelle les membranes des cellules primitives sont représentées par l'enveloppe de la fibre ou myolemme, les noyaux cellulaires par des corpuscules placés d'espace en espace sur la face interne de cette enveloppe, et le contenu cellulaire par le contenu granuleux de la fibre.

Plaques motrices; terminaisons nerveuses. — Les fibres musculaires et les fibres nerveuses sont dans les plus intimes rapports, ces dernières venant se terminer dans celles-là par l'intermédiaire des *plaques motrices* (fig. 216). Lorsqu'un tronc nerveux arrive au contact d'un muscle, il se divise en branches qui cheminent à travers le tissu conjonctif d'union des fibres musculaires; puis la gaine d'enveloppe de la fibre nerveuse se réu-

* 1, muscle frontal. — 1', occipital. — 2, temporal. — 3, orbiculaire des paupières. — 4, 4, élévateurs de la lèvre supérieure et de l'aile du nez. — 6, 7, petit et grand zygomatique. — 8, orbiculaire des lèvres. — 9, buccinateur. — 10, triangulaire des lèvres. — 12, masséter. — 13, sterno-cléido-mastoïdien. — 14, 14, digastrique. — 15, mylo-hyoïdien. — 17, omo-hyoïdien.

unit au sarcolemme en formant à la surface de la fibre musculaire une plaque d'aspect granuleux à nombreux noyaux.

II. Disposition anatomique des principaux muscles.

Forme des muscles. — Les muscles de la vie de relation s'insèrent sur les os par l'intermédiaire de *tendons*. Ils se présentent

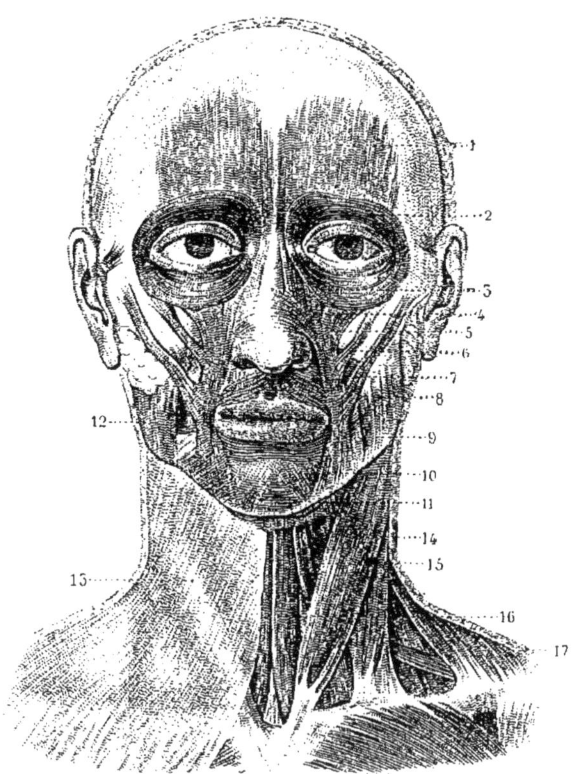

Fig. 219. — Muscles de la tête et du cou *.

alors sous la forme d'un fuseau dont la partie élargie prend le nom de ventre. Le *digastrique*, muscle abaisseur de la mâchoire, doit son nom à ce qu'il présente deux ventres séparés par une masse conjonctive. Il peut arriver chez certains muscles fusiformes qu'une extrémité se bifurque et présente deux tendons d'insertion (biceps), quelquefois trois (triceps). Ailleurs, au contraire, deux muscles parallèles s'insèreront par un tendon com-

* 1, frontal. — 2, orbiculaire des paupières. — 3. 5, élévateurs de la lèvre supérieure et de l'aile du nez. — 6. 7. petit et grand zygomatique. — 8. orbiculaire des lèvres. — 11, houppe du menton. — 12. masséter. — 13. peaussier. — 14. sterno-cléido-mastoïdien. — 15, omo-hyoïdien. — 17. trapèze.

mun sur le même os. Tels sont les muscles du mollet (les

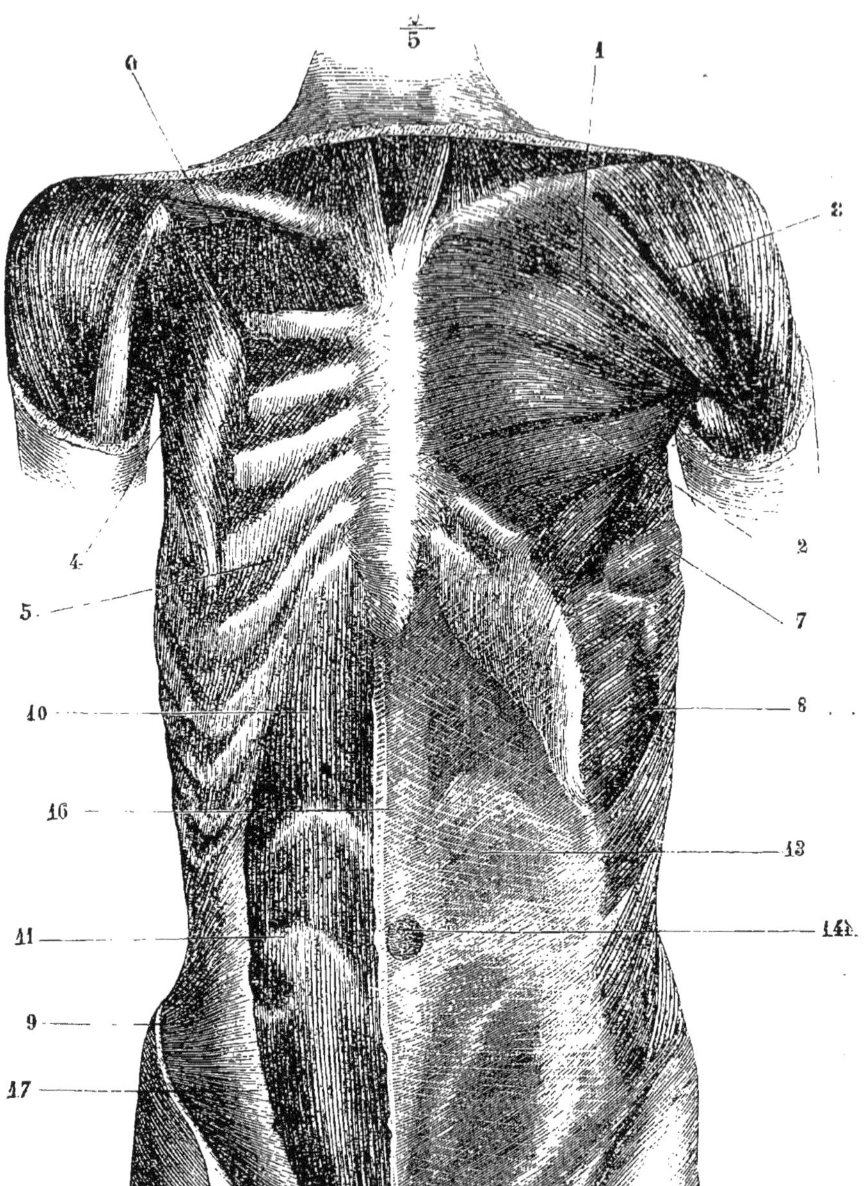

Fig. 220. — Muscles du tronc, face antérieure *.

deux jumeaux) attachés au calcanéum par le *tendon* d'Achille.

Les muscles fusiformes s'insèrent en général sur les os longs.

* 1, 2, grand pectoral. — 3, deltoïde. — 4, petit pectoral. — 5, intercostaux. — 6, premier intercostal. — 7, grand dentelé. — 8, grand oblique de l'abdomen. — 10, grand droit antérieur de l'abdomen. — 16, ligne blanche. — 14, ombilic.

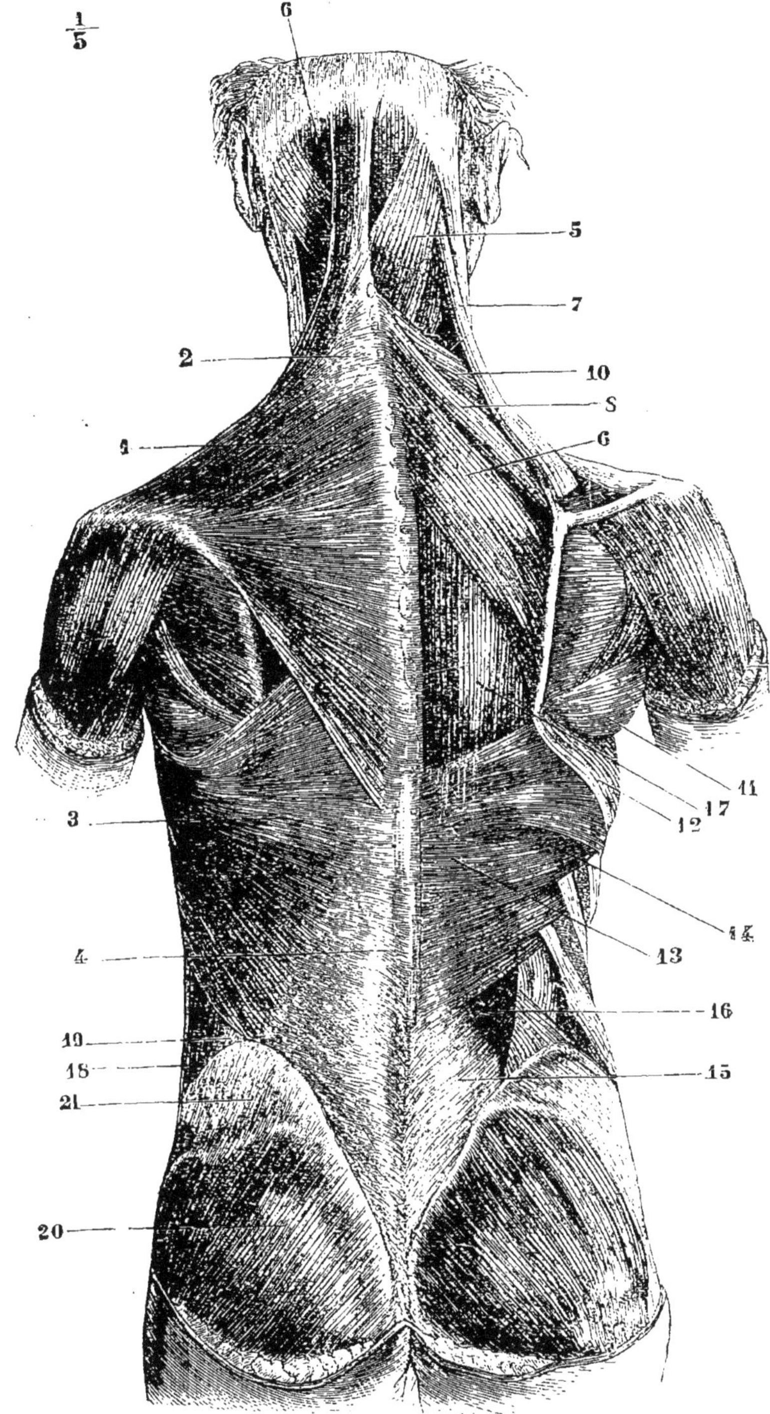

Fig. 221. — Muscles superficiels du dos et de la nuque *.

* 1, trapèze. — 3. grand dorsal. — 8. 9. rhomboïde. — 10. petit dentelé postérieur et supérieur. — 11. grand rond. — 12, grand dentelé. — 14. petit dentelé postérieur et inférieur. — 20. grand fessier.

Pour s'insérer sur les os plats, les muscles prennent la forme de lames aplaties ainsi que leurs attaches conjonctives nommées alors *aponévroses d'insertion* (temporal). Ce sont des muscles aplatis qui forment les parois du corps. Les muscles fusiformes, au contraire, dominent dans les membres.

Lorsque un ou plusieurs muscles réunissent deux parties du corps mobiles autour d'une articulation et sont disposés de façon telle qu'en se contractant ils les rapprochent en les faisant tourner autour de celle-ci, on trouve toujours dans la même région du corps d'autres muscles, antagonistes des précédents, tendant par leur contraction à écarter les deux parties mobiles et à les mettre dans le prolongement l'une de l'autre, si possible est. C'est ainsi que dans l'étude de la mastication nous avons vu l'antagonisme des *écarteurs* (digastrique) et *releveurs* (temporal, masséter) de la mâchoire inférieure. De même dans les membres, il y a antagonisme entre les *fléchisseurs* et les *extenseurs*. C'est ainsi que le biceps fléchisseur de l'avant-bras sur le bras, autour de l'articulation du coude, a pour antagoniste le triceps qui, par sa contraction, tend à mettre l'avant-bras dans le prolongement du bras.

Myologie. — La *myologie* (μυών, muscle; λόγος, traité) étudie la disposition anatomique des muscles dans le corps. Nous renverrons, pour cette étude, aux figures 217 à 225. Nous avons d'ailleurs étudié un certain nombre de muscles en étudiant les muscles masticateurs, inspirateurs et expirateurs. Nous nous contenterons d'énumérer ici les principaux muscles des membres qui sont les plus importants pour l'étude de la locomotion.

Dans le membre supérieur le *deltoïde* (de l'épaule à l'humérus) élève le bras, le *biceps* s'insère à sa partie supérieure par deux tendons sur l'humérus et sur l'apophyse coracoïde. A son extrémité inférieure, il s'insère sur le *radius*. Le *triceps*, son antagoniste, s'attache à l'omoplate et l'humérus d'une part, à l'apophyse olécrâne d'autre part (fig. 223).

Le membre inférieur présente comme muscles importants : le *fessier* (des os iliaques au fémur), le *biceps* et le *triceps* fémoraux dont le premier fléchit la jambe sur la cuisse alors que le second est extenseur. Le *couturier* fléchit la jambe sur la cuisse en la portant vers le dedans. Enfin, le muscle *soléaire* (*solea*, semelle) et les deux jumeaux forment la masse musculaire du mollet (fig. 225).

III. Physiologie du muscle.

L'étude de la physiologie du muscle doit être dominée par ce fait capital que le muscle peut changer de forme, se présenter sous deux états différents : ainsi un muscle fusiforme devient dans certaines conditions globuleux, si rien ne s'oppose à ce qu'il réalise cette nouvelle forme (fig. 222). On désigne le premier état sous le nom d'*état de repos*, le second sous celui d'*état actif*.

Nous allons étudier les propriétés que le muscle présente dans chacun de ces états, sous chacune de ces formes ; nous étudierons ensuite comment le muscle passe d'une forme à l'autre (phénomène de la *contraction*).

A. Du muscle à l'état de repos. — Élasticité. — Une des propriétés les plus remarquables du muscle est l'*élasticité*.

Par *élasticité* on entend la propriété qu'ont les corps de se laisser écarter de leur forme primitive et d'y revenir dès que la cause qui les distendait cesse d'agir. A ce point de vue, les corps présentent des différences notables, des propriétés élastiques diverses, selon que l'écartement se fait avec plus ou moins de facilité et que le retour à la forme primitive est plus ou moins complet. Nous dirons que l'*élasticité* est *parfaite* lorsque ce retour est parfait (ex. : balle d'ivoire) ; qu'*elle est imparfaite* lorsque ce retour n'est pas complet (ex. : un morceau de pâte) ; que l'*élasticité est forte* lorsque l'écartement est difficile et le retour très prompt (ex. : lame d'acier) ; qu'elle *est faible* lorsque l'écartement est facile et la tendance au retour peu énergique (ex. : lame d'osier).

On peut dire que le muscle à l'état de repos est *faiblement* et *parfaitement* élastique : ainsi les muscles sont très mous et se laissent si facilement allonger que le bras dépouillé de son enveloppe musculaire (immédiatement après la mort) n'oscille pas plus facilement que quand les muscles étaient en place, ce qui prouve qu'en cet état ceux-ci se laissent facilement distendre (*élasticité faible*) et qu'ils reviennent parfaitement ensuite à leur état primitif (*élasticité parfaite*). De même les sacs musculeux (oreillettes, ventricules, estomac) se laissent si facilement distendre par tout ce qui tend à dilater leur cavité, qu'on ne

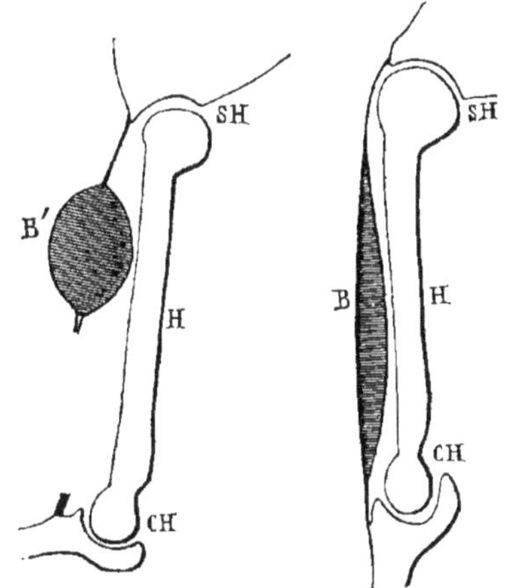

Fig. 222. — Muscle sous ses deux formes (repos, activité) *.

* SH, articulation scapulo-humérale. — CH, articulation du coude. — H, humérus. — B, biceps à l'état du repos. — B', biceps réalisant la forme d'état actif, grâce à la section de son tendon. (En réalité le tendon du biceps s'insère au radius, mais celui-ci faisant corps pendant la flexion avec le cubitus, on a pu représenter schématiquement l'avant-bras par un seul os, cubitus, auquel le biceps semble s'insérer).

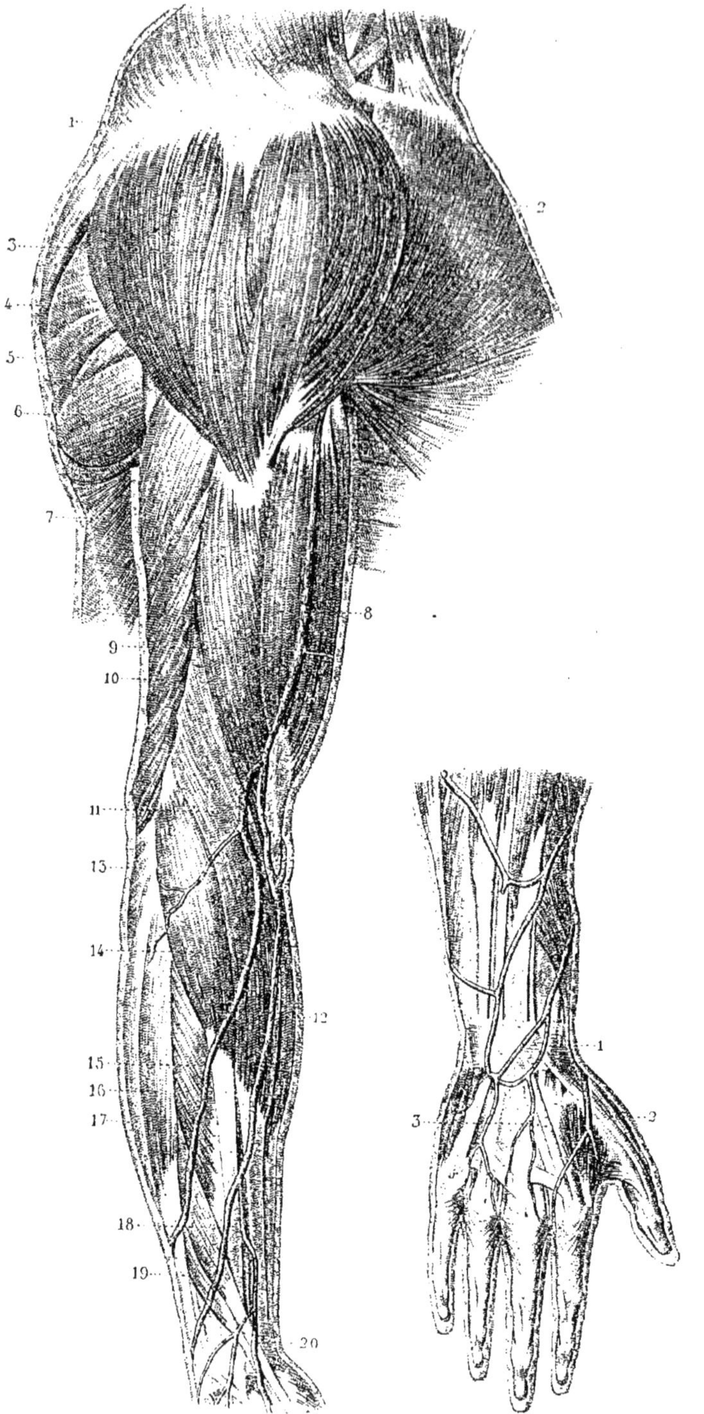

Fig. 223. — Muscles du bras *.

Fig. 224. — Muscles de la main **.

* 1, trapèze, — 2, grand pectoral. — 3, deltoïde. — 4, sous-épineux. — 5, petit rond. — 6, grand rond. — 7, grand dorsal. — 8, biceps. — 9, brachial antérieur. — 10, triceps. — 11, long supinateur. — 12, grand palmaire. — 14, 15, radiaux externes. — 16, extenseur commun des doigts. — 17, extenseur propre du petit doigt. — 18, 19, abducteur et extenseur du pouce.

** 1, ligament annulaire du carpe. — 2, tendon de l'extenseur du pouce. — 3, tendon de l'extenseur commun des doigts.

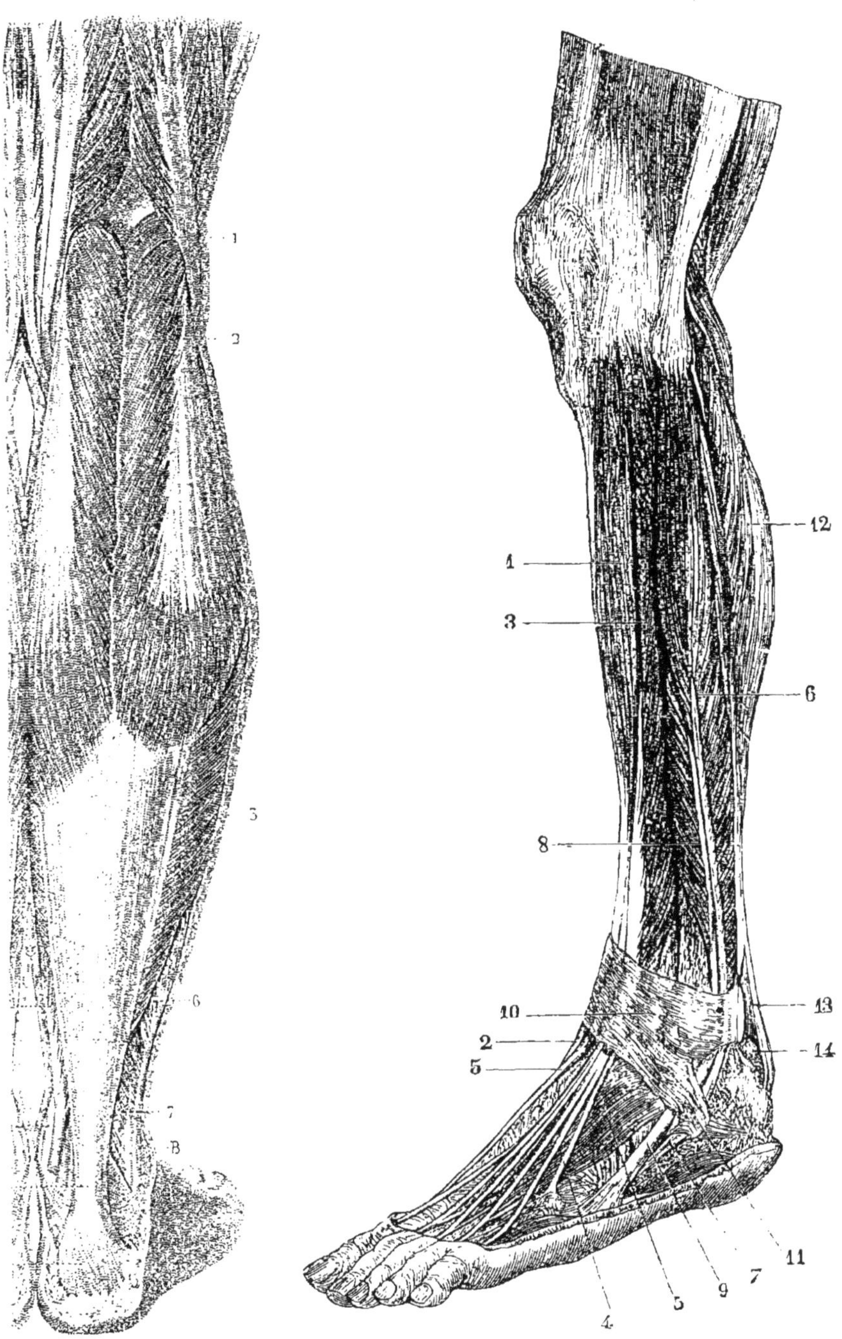

.g.g. 225. — Muscles de la jambe*.

Fig. 225 *bis.* — Muscles de la jambe**.

* ** 1. plantaire grêle. — 2. jumeaux. — 2' tendon d'Achille. — 3. soléaire.

**** 1, jambier antérieur. — 3. extenseur des orteils. — 12, jumeaux et soléaire. — 13, tendon d'Achille. — 15. pédieux.

peut comparer cette élasticité qu'à celle d'une bulle de savon. (page 116).

Cette *élasticité faible* et *parfaite* n'est pas une propriété *purement physique* du muscle, car elle dépend de la vie, de la nutrition, ou tout au moins de la composition chimique du muscle, composition qui est immédiatement sous l'influence de la vie de cet élément (circulation et innervation). Aussi des muscles tenus longtemps au repos, et qui par suite se sont mal nourris, n'ont-ils plus le même degré d'élasticité, et c'est ainsi que l'extension devient difficile et douloureuse dans un avant-bras longtemps tenu en écharpe.

Les muscles du cadavre sont d'abord flasques, extensibles, et gardent la forme qu'on leur donne; ils sont donc alors faiblement, mais *imparfaitement* élastiques; plus tard, ils entrent dans une période dite de *rigidité cadavérique;* une fois allongés, ils ne reprennent nullement leur forme première, de sorte qu'ils sont devenus *fortement* et *imparfaitement élastiques* (V. plus loin l'étude de la *rigidité cadavérique*).

On voit donc que l'*élasticité faible* et *parfaite* est jusqu'à un certain point caractéristique de la vie du muscle, et qu'elle diffère complètement sous ce rapport de l'élasticité des ligaments, des os, et surtout du tissu élastique, élasticité qui reste toujours la même puisqu'elle ne tient qu'à l'arrangement mécanique des fibres qui constituent ces tissus : cette dernière élasticité est purement physique. On n'en peut dire autant de celle du muscle; sans vouloir cependant en faire une propriété essentiellement vitale, on doit remarquer qu'elle paraît tenir surtout à la composition chimique du muscle, à sa nutrition. En effet, en injectant du sang chaud ou du sang défibriné, ou du sérum, ou même simplement un liquide alcalin, dans les artères d'un animal récemment tué, on a pu le soustraire un certain temps à la raideur cadavérique; l'acidité du muscle amène cette raideur, l'alcalinité s'y oppose.

Tonicité. — Cette élasticité du muscle est toujours sollicitée sur le vivant par les rapports que le muscle présente avec le point d'attache; il est toujours tendu au delà de sa longueur naturelle de repos complet. Si, en effet, le bras, par exemple, étant au repos, on coupe le tendon du biceps, on voit immédiatement celui-ci se raccourcir d'une petite quantité : c'est ainsi seulement qu'il réalise sa forme naturelle, et il exerçait par suite sur ceux-ci une petite traction : c'est ce qu'on a désigné sous le nom de *tonicité* des muscles; mais si l'on peut dire que ce n'est là que le résultat de l'élasticité du muscle mise en jeu par l'éloignement de ses points d'insertion, il faut cependant remarquer que cette *tonicité* ou *élasticité parfaite du muscle vivant* est sous la dépendance du système nerveux. Quand on coupe les nerfs qui se rendent à ces muscles, cette tonicité disparaît, les muscles deviennent flasques, les sphincters se relâchent complètement; de plus, le muscle ne présente plus des phénomènes d'échange aussi actifs, une nutrition aussi vive.

Phénomènes chimiques. — Le muscle, à l'état inactif, vit et se nourrit, c'est-à-dire que sa composition chimique change incessamment; il respire. Ainsi un muscle, même détaché du corps, tant qu'il vit encore, absorbe de l'oxygène et dégage de l'acide carbonique, et sa vie se prolonge d'autant plus qu'il peut plus longtemps respirer, c'est-à-dire qu'il est placé, par exemple, dans une atmosphère d'oxygène. Sur l'animal vivant, le sang veineux qui sort du muscle diffère essentiellement du sang artériel qui y entre, par moins d'oxygène et plus d'acide carbonique.

Il faut ajouter que le muscle à l'état de repos est alcalin; sans doute que dans cet état ses phénomènes chimiques (l'oxydation dont il est le siège) ne sont pas assez énergiques pour produire des acides capables de neutraliser l'alcalinité du sang dont il est imbibé.

B. **Du muscle sous la forme active.** — Le muscle à cet état semble ne différer de ce qu'il était à l'état précédent que par un changement de forme (fig. 222): il est plus court et plus épais ; un muscle fusiforme devient globulaire. En général, la différence peut être évaluée à près des 5/6, c'est-à-dire que, sous la forme active, le muscle s'est raccourci des 5/6 de sa longueur primitive (sous la forme passive). Mais ses dimensions transversales augmentent en raison directe de la diminution de ses dimensions longitudinales, de telle façon que rien n'est changé dans son volume. En effet, si on met dans un vase gradué et plein d'eau un muscle en repos, et que par une excitation on le fasse passer à la forme active, on n'observe aucun changement dans le niveau du liquide.

Le volume restant le même, nous n'avons donc, pour faire l'étude comparée du muscle sous sa forme active, qu'à le considérer au point de vue des propriétés déjà étudiées pour le muscle en repos : élasticité, phénomènes chimiques.

Élasticité. — Dans la forme active, le muscle, si rien ne l'empêche de réaliser complètement cette forme (fig. 222), est aussi mou et aussi élastique que dans son état de repos. Si on le palpe alors, on le trouve très mou ; c'est un phénomène que les chirurgiens ont parfois constaté, lorsque, dans un membre amputé, surtout dans la cuisse, les muscles coupés, pris de tétanos, se contractent. Rien ne les empêchant de réaliser complètement leur forme d'état actif, puisqu'ils n'ont plus d'insertions inférieures, ils se retirent vers la racine du membre et y forment une masse globuleuse, molle, fluctuante, qu'on a comparée à une collection liquide. Il semble même, et cela est vrai, que le muscle, sous la forme active, est plus mou que sous la forme de repos. Si l'on cherche à allonger un muscle libre et contracté on voit qu'il se laisse étendre facilement, et qu'après avoir été étiré, il revient d'une manière parfaite à la forme dont on l'a écarté : il est donc, absolument comme dans la forme du repos, *faiblement* et *parfaitement* élastique. Bien plus, de même que nous avons vu qu'il est plus mou, on peut constater qu'il est plus faiblement élastique sous sa forme active qu'il se laisse plus facilement écarter de cette forme que de la forme du repos.

Ces résultats paraissent singulièrement en contradiction avec ce qu'on observe sur un muscle contracté sur le vivant, c'est-à-dire sur un muscle *tendant à réaliser sa forme active.* En effet, tout le monde a pu constater sur soi-même que le biceps, par exemple, contracté, est singulièrement dur et paraît fortement élastique, c'est-à-dire très résistant à la traction, et, dans ce cas on a peine à croire à la mollesse que nous venons d'assigner au muscle dans sa forme active ; c'est que, vu leurs dispositions relativement au squelette, les muscles sur le vivant ne peuvent presque jamais réaliser cette forme. Quand, en effet, le biceps passe de la forme de repos à la forme active, il tend à se raccourcir de près des 5/6 de sa longueur ; mais le déplacement qu'il peut faire subir aux os lui permet tout au plus de se raccourcir de 1/6 ou 2/6 ; nous avons donc alors un muscle sous la forme active qui est fortement violenté, étiré, qui est, en un mot, une bande de caoutchouc violemment tendue ; il est donc forcément très dur et résistant au toucher. Mais cette dureté provient, non de la contraction du muscle, mais de la tension qu'il éprouve pendant cette contraction.

Pour qu'un muscle pût réaliser parfaitement la forme qu'il affecte à l'état actif, il faudrait désarticuler les os, ou couper le muscle à l'une de ses insertions. On le verrait alors se raccourcir considérablement en s'élargissant (V. fig. 222). Soumis alors à une traction, le muscle se durcira, et plus l'allongement forcé augmentera, plus augmentera la résistance, absolument comme pour une bande de caoutchouc. Que cet allongement soit le résultat des rapports du muscle avec le squelette résistant, et dans ce cas même le durcissement du biceps, pris pour exemple, sera caractéristique, non de la forme active, mais de l'élongation qui l'empêche de réaliser cette forme.

Phénomènes chimiques. — Nous avons vu que le muscle sous la forme de repos absorbe de l'oxygène et dégage de l'acide carbonique, en un mot, qu'il est le siège d'une combustion dont le sang fournit les matériaux. Il en est de même sous la forme active, seulement *cette combustion est beaucoup plus active.* Ainsi, en analysant les produits dégagés par un muscle isolé que l'on fait passer à la forme active, ou en examinant les dépenses d'un organisme entier au moment d'un travail musculaire considérable, on observe une plus grande absorption d'oxygène et un grand dégagement d'acide carbonique.

C'est l'ensemble de ces phénomènes chimiques qui, même en dehors de tout travail mécanique accompli, nous autorise à employer l'expression de *forme active*.

Les résultats de ces combustions sont, d'une part, les dérivés azotés (créatine, créatinine, acide urique); d'autre part, et dans une proportion bien plus considérable, les dérivés hydrocarbonés (acide lactique) et comme produit ultime, l'acide carbonique. On voit donc que ces combustions forment des acides, de sorte que dans un muscle qui se fatigue, c'est-à-dire qui reste longtemps dans la forme active, le suc musculaire est de moins en moins alcalin et même finit par devenir acide.

La combustion qui se passe dans le muscle se traduit immédiatement par l'aspect du sang qui en sort, et qui prend d'autant plus les caractères du sang veineux, du *sang noir* (riche en CO^2 et pauvre en O), que le muscle fonctionne avec plus d'énergie. Aussi, lorsque toute contraction musculaire est supprimée, comme dans une syncope, la veinosité du sang diminue, au point qu'une veine incisée laisse échapper un sang qui a presque les caractères du sang artériel.

Ces combustions sont accompagnées d'un certain dégagement de chaleur.

On voit alors que la contraction musculaire (ou le passage du muscle de la forme du repos à la forme active) doit être mise en première ligne parmi les sources de la chaleur animale, grâce à l'active combustion qui se produit alors. En effet, si un muscle passe à la forme active sans produire aucun travail (comme dans le cas où son tendon serait coupé), la combustion dont il est alors le siège ne donne que de la chaleur; mais si, comme c'est le cas normal, il ne peut réaliser parfaitement cette forme, s'il a des résistances à vaincre, s'il déplace ces résistances, en un mot, s'il produit un *travail*, on observe qu'en même temps qu'il se durcit, il ne dégage qu'une partie de la chaleur résultant des combustions dont il est le siège, l'autre partie se transformant en travail mécanique.

L'étude du travail mécanique et de ses rapports avec la chaleur montre en effet que chaleur et travail mécanique ne sont qu'une seule et même chose, ou du moins que ce sont deux forces équivalentes (1); que l'une se transforme en l'autre d'après la loi de *l'équivalence et la constance des forces*, et que, par exemple, une calorie peut être utilisée pour produire 425 kilogrammètres, c'est-à-dire que la force chaleur qui élève de 1 degré 1 kilogramme d'eau, peut aussi bien, sous une autre forme (travail), élever un poids de 1 kilogramme à 425 mètres de hauteur : le nombre de 425 exprime donc *l'équivalent mécanique de la chaleur*.

Il n'est pas toujours facile à l'homme d'utiliser complètement le rendement de son appareil musculaire, c'est-à-dire de transformer en travail utile la plus grande partie possible de la chaleur musculaire. C'est ce qu'il fait dans les exercices qui lui sont habituels (marche, par exemple), parce qu'il ne contracte que les muscles dont le jeu est directement utile à l'action. Dans le cas contraire, il contracte des groupes de muscles inutiles aux mouvements à accomplir, et cette contraction, ne pouvant produire un travail utile, ne donne lieu qu'à un dégagement de chaleur; aussi voit-on le corps se baigner de sueur chez les sujets qui se livrent à un exercice même peu énergique, mais nouveau pour eux.

Aliments dynamogènes. — Les matériaux des combustions intra-musculaires sont surtout les hydrocarbures, c'est-à-dire les substances grasses et amyloïdes apportées par le sang.

Liebig (1) avait divisé les aliments en *aliments respiratoires* et *plastiques:* les premiers par leur combustion produisaient la chaleur animale: c'étaient les substances grasses et les sucres, les hydrocarbures, en un mot; les seconds, représentés par les albuminoïdes, étaient destinés à réparer les tissus, et surtout les muscles. Quant au travail musculaire, il était produit par le muscle aux dépens de sa propre substance : c'étaient donc les aliments albuminoïdes qui servaient uniquement au travail musculaire.

Or, le muscle n'est qu'une machine comme les autres; il transforme de la chaleur en travail mécanique; seulement c'est une machine plus parfaite que celle que construit l'industrie, une machine qui, présentant un poids bien moindre, transforme en travail une bien plus grande partie de la chaleur produite (1/5 au lieu de 1/10 que donnent les meilleures machines à vapeur).

Si donc le travail musculaire peut être considéré comme de la chaleur transformée, il doit avoir pour source les combustions qui produisent de la chaleur, et le muscle ne doit plus être considéré que comme un appareil qui brûle non pas sa propre substance, mais qui sert de lieu de combustion aux matériaux qui produisent chaleur ou travail.

Dès lors la division, telle que l'avait donnée Liebig, des aliments en res-

(1) *Liebig* (Justus, baron de), célèbre chimiste allemand (1803-1873). S'est occupé en particulier de l'alimentation et des aliments. Son nom est resté attaché à divers produits alimentaires.

piratoires et plastiques, en attribuant à ces derniers (albuminoïdes) la source du travail musculaire, ne pouvait plus être admise qu'après vérification directe. D'abord le raisonnement portait à croire que le travail musculaire, étant une forme de la chaleur, devait trouver son origine dans les aliments dont la combustion est capable de fournir le plus de chaleur, c'est-à-dire dans les graisses et les hydrocarbures. En effet, on a pu calculer que s'il était vrai que le muscle brûle sa propre substance ou brûle des albuminoïdes (ce qui revient au même), la chaleur développée par l'oxydation de ces substances est si peu considérable qu'un homme brûlerait toute sa masse musculaire après quelques jours de travail.

Mais l'expérience directe devait trancher la question; il s'agissait d'une constatation assez simple à faire : nous savons que les résidus de la combustion des albuminoïdes sont constitués essentiellement par l'urée éliminée par les reins; si pendant le travail mécanique il y a beaucoup d'albuminoïdes de brûlés, il doit y avoir alors une grande augmentation d'urée dans les urines.

Après quelques expériences peu concluantes, Fick et Wislicenus résolurent le problème par une expérience demeurée mémorable : les deux physiologistes firent à jeun l'ascension d'une haute montagne des Alpes bernoises, en ayant soin de déterminer la quantité d'urée éliminée par les reins pendant et après l'ascension : le travail développé par cette ascension pouvait être représenté pour l'un des expérimentateurs par 184-287 kilogrammètres; cependant on n'observa aucune augmentation d'urée pendant et après cet exercice musculaire considérable. Le muscle brûle donc uniquement des hydrocarbures et des graisses, et non des albuminoïdes, pour donner naissance au travail ou à la chaleur.

A cette expérience si démonstrative on peut joindre quelques considérations de physiologie comparée : les animaux herbivores, c'est-à-dire qui se nourrissent surtout d'hydrocarbures, sont capables de développer bien plus de force que les carnivores nourris d'albuminoïdes : ainsi l'homme n'utilise comme source de grands travaux mécaniques que des herbivores (cheval, bœuf). Enfin l'expérience relative à la nourriture a été faite chez l'homme, et l'Anglais Harting, après s'être mis au régime de 1500 grammes de viande par jour, presque sans hydrocarbures, était arrivé à un degré extrême de faiblesse musculaire.

C. **Rôle du muscle dans l'économie. — Son fonctionnement.** — Connaissant les deux formes du muscle et les propriétés dont il jouit sous chacune d'elles, nous pouvons déjà nous faire une idée de la manière dont l'élément musculaire fonctionne dans l'organisme. Des diverses propriétés du muscle, on peut dire que celles qui sont les plus utiles à l'économie sont :

1° *L'élasticité.* — Nous savons, en effet, que nombre de cavités à parois musculaires mettent plus particulièrement à profit l'élasticité si parfaite, et la facilité vraiment merveilleuse du muscle à se laisser distendre; nous avons vu notamment, à propos de l'*estomac* et des *oreillettes du cœur*, que le muscle placé dans les parois de ces sacs membraneux est surtout utile par la grande facilité qu'il prête à ces cavités de se laisser dilater.

2° *La propriété de passer de la forme de repos à la forme active* (ou *contractilité* du muscle) constitue pour l'élément musculaire la véritable *activité vitale*, la propriété physiologique essentielle ; c'est là la forme essentielle de son *irritabilité*. Il nous reste donc à étudier cette irritabilité ; à voir si elle est bien une propriété du muscle, analogue à celle que nous avons signalée pour les cellules en général ; à voir quels sont les agents qui la modifient, les irritants qui la mettent en jeu ; comment le muscle répond à ces irritants, et enfin comment on a essayé d'expliquer les phénomènes qui se passent alors en lui.

Irritabilité ou contractilité du muscle. — Ayant fait dériver de la cellule, forme première de tous les tissus, la forme anatomique et les propriétés physiologiques de l'élément musculaire, puisque nous savons que la cellule possède la propriété de changer de forme, et que c'est là l'un des modes de son irritabilité, nous concevons facilement que le muscle ait conservé essentiellement ce mode d'irritabilité de la cellule, et que la propriété de réagir ainsi sous l'action des excitants lui soit absolument propre.

Le fait suivant prouve que le muscle est *directement* irritable et non pas seulement, comme on l'a quelquefois prétendu, par l'intermédiaire des terminaisons des nerfs moteurs qu'il contient.

Certains poisons (curare) rendent les nerfs moteurs complètement incapables d'action, par suite, incapables de transmettre une irritation aux muscles ; cependant, dans ce cas, les muscles excités directement peuvent passer de la forme de repos à la forme active ; les dernières et fines ramifications nerveuses qu'ils contiennent ne prennent aucune part à cette irritabilité, puisque les poisons en question tuent surtout les terminaisons intra-musculaires des nerfs.

Variations de l'irritabilité. — L'*irritabilité* appartient donc bien au muscle lui-même ; mais elle peut être modifiée par diverses circonstances, qui toutes peuvent être considérées comme modifiant la nutrition du muscle, ou sa constitution chimique. C'est ainsi qu'agît le repos trop prolongé, car un exercice modéré, amenant un plus grand échange entre le muscle et le sang, entretient la nutrition du muscle ; c'est ainsi qu'en sens inverse agit la fatigue ou la contraction permanente, qui accumulent des acides dans le muscle et lui font perdre l'alcalinité nécessaire au maintien de ses propriétés ; c'est ainsi que, peu de temps après la mort, la circulation ne lui fournissant plus les matériaux nécessaires à son entretien, le muscle n'est plus irritable, et le temps après lequel disparaît son irritabilité varie selon les animaux, et paraît être d'autant plus court que ceux-ci ont une nutrition plus active, c'est-à-dire que le muscle brûle plus vite les matériaux que lui a laissés la circulation : aussi ce temps est-il assez long pour les animaux à sang froid. Cependant il varie chez un même animal selon les muscles, et même selon les parties d'un même organe musculeux ; ainsi le ventricule gauche du cœur est un des premiers qui meurent tandis que l'oreillette, qui conserve son irritabilité plus longtemps que tous les autres muscles du corps, a mérité ainsi le nom d'*ultimum moriens*.

Nous voyons donc que la *contractilité* du muscle est une propriété qu'on a pu dire *vitale*, en ce sens qu'elle n'existe qu'avec la vie, la nutrition du muscle. Les muscles du cadavre ont perdu leur contractilité.

Rigidité cadavérique. — Dans ce cas, le muscle, après avoir perdu son irritabilité, passe à l'état de *rigidité cadavérique*, rigidité qui est due à la coagulation de la substance albumineuse du muscle (myosine) par les acides qu'il a formés. Aussi le muscle peut-il passer à la *rigidité spontanée*, après une activité persistante qui produit un énorme excès d'acide. L'espèce de rétraction que présentent les muscles pendant cette rigidité est due à ce que la myosine coagulée se rétracte et se solidifie ; aussi le muscle est-il alors très fragile, et cet état ne cesse-t-il que lorsque la putréfaction vient liquéfier ce coagulum ; il va sans dire qu'alors le muscle est de nouveau alcalin, vu la présence de l'ammoniaque résultant de sa décomposition.

D'après ces quelques données théoriques, il est facile de comprendre les résultats précis que l'observation a constatés relativement à la rigidité cadavérique, et qui peuvent se résumer ainsi : La rigidité cadavérique se manifeste en général au plus tôt dix minutes et au plus tard sept heures après la mort ; elle envahit les muscles du corps dans l'ordre invariable suivant : d'abord les muscles de la mâchoire inférieure, puis les muscles du cou et des membres inférieurs ; enfin les muscles des membres thoraciques. Cette rigidité dure plusieurs heures, et, d'une manière générale, d'autant plus longtemps qu'elle commence plus tard. Pour chaque muscle en particulier on observe que ceux qui se sont raidis les premiers (ceux de la mâchoire inférieure) demeurent les derniers en rigidité. Les muscles qui ont été fatigués fortement avant la mort perdent rapidement leur excitabilité et deviennent plus vite rigides. Il est d'expérience vulgaire que les animaux tués, après avoir été longtemps chassés ou surmenés, sont pris de raideur cadavérique presque aussitôt après la mort, et qu'alors la rigidité dure peu. On a constaté le même phénomène sur les soldats tués à la fin d'une longue bataille, et c'est ainsi qu'on a pu observer des cadavres immobilisés par la rigidité dans l'attitude même de la lutte.

Irritants. — Les agents qui peuvent solliciter l'irritabilité du muscle sont très nombreux. Ne sachant pas exactement le mode d'action de ces excitants, on les a divisés et classés simplement en chimiques, physiques et physiologiques.

Les *excitants chimiques* sont très nombreux ; presque tous les agents chimiques peuvent faire passer un muscle de la forme de repos à la forme active; notons seulement que ces agents doivent être très dilués en général, et quelques-uns, par exemple l'ammoniaque, n'ont, à cet état de dilution, aucune action sur les nerfs moteurs, nouvelle preuve que l'irritabilité musculaire appartient bien aux muscles et non aux nerfs.

Parmi les *excitants physiques*, il faut placer en première ligne l'électricité; un autre excitant physique souvent employé dans les expériences, c'est le pincement, le choc, la piqûre; enfin, sous l'influence d'un courant d'air, d'un souffle de vent, il a été donné à tout le monde de voir la viande fraîche palpiter sur l'étal d'un boucher. Il faut encore citer les changements de température et surtout le froid : le froid est souvent employé en chirurgie pour amener la contraction des éléments musculaires lisses des artères.

Enfin, l'*excitant physiologique* nous est représenté par l'action des nerfs moteurs.

Analyse de la contraction. — Le muscle, après avoir obéi à ces irritants, après avoir passé de la forme de repos à la forme active, revient à la première forme: c'est cet ensemble de changements qu'on a appelé *contraction* du muscle. La contraction se compose donc de plusieurs temps : celui pendant lequel le muscle passe à la deuxième forme; celui pendant lequel il s'y maintient, et enfin celui pendant lequel il revient à la première. De plus, on a reconnu que lorsqu'un excitant agit sur un muscle, celui-ci reste un très court espace de temps avant d'obéir à cette excitation ; c'est donc là un premier temps qui précède les trois autres et qu'on a appelé l'*excitation latente*. Si un muscle, suspendu verticalement par une extrémité, porte à l'autre un crayon qui puisse imprimer sa pointe sur un cylindre vertical tournant avec régularité, tant que le muscle sera sous la forme de repos il tracera une ligne horizontale sur le cylindre ; lorsqu'une excitation brusque (un choc) agira sur lui, il continuera encore un certain temps à tracer cette ligne droite, et la longueur tracée alors représentera graphiquement l'*excitation latente* (fig. 226 en 1, A, B) ; puis le muscle passant à la forme active, son extrémité inférieure tracera une ligne ascendante (fig. 226, B, C), qui représente le passage d'une forme à l'autre; ensuite, au niveau qu'atteint cette ligne, nous pourrons obtenir une nouvelle ligne horizontale (D, E). C'est sur ce principe qu'on a construit les divers appareils appelés *myographes* et c'est ainsi qu'on obtient des *graphiques de la contraction musculaire* avec analyse de ces différents temps. Marey a réalisé les dispositions myographiques de manière à pouvoir opérer sur le muscle sans le détacher de l'animal : tel est l'appareil et l'installation représentés figure 227. La grenouille en expérience est fixée sur une planchette de liège au moyen d'épingles. Le cerveau et la moelle épinière de l'animal ont été préalablement détruits, afin de supprimer tout mouvement volontaire ou réflexe. Le tendon du muscle gastro-cnémien a été coupé et lié par un fil à un levier qui peut se mouvoir dans un plan horizontal : ce levier est attiré vers la grenouille dès que la contraction cesse, il est ramené dans sa position primitive à l'aide d'un ressort. Enfin ce levier se termine, à son extrémité libre, par une pointe qui trace, sur un cylindre tournant recouvert de noir de fumée, des lignes brisées ou des ondulations correspondant au mouvement de va-et-vient du levier, c'est-à-dire aux alternatives de raccourcissement et de relâchement du muscle.

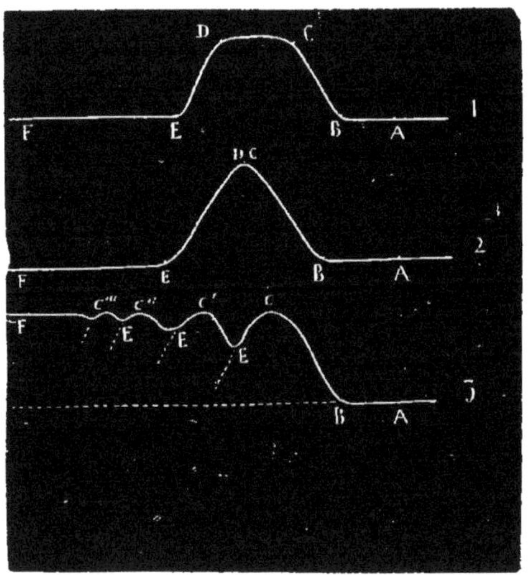

Fig. 226. — Tracé graphique de la contraction musculaire *.

Par cette étude, à l'aide du myographe de Marey, on voit qu'en général l'*excitation latente* dure 1/60 de seconde; que le raccourcissement atteint son summum au bout d'environ 1/6 de seconde, et passe progressivement, au bout d'un temps à peu près égal, à l'état de repos. (Il est bien entendu que cette description est celle de ce qui se passe lorsqu'une excitation brusque, sans durée notable, un choc, par exemple, atteint le muscle. Voyez plus loin l'étude de cette *secousse* musculaire.) Au lieu de mesurer le raccourcissement du muscle, on peut

* 1. Analyse d'un tracé de la contraction musculaire. — A, B, excitation latente. — B, C, ligne d'ascension. — C, D, ligne tracée pendant que dure la forme dite active. — D, E, ligne de descente et retour à la forme de repos (E, F).

2. Forme ordinaire d'une secousse. — A, B, excitation latente. — de B, en C, D, ascension ou passage de la forme de repos à la forme active. — Celle-ci ne se maintient qu'un instant en C, D, et aussitôt se produit la ligne de descente D, E, ou retour à la forme de repos (E, F).

3. Tétanos physiologique. — A, B, excitation latente. — B, C, ascension. — E, C, descente interrompue par une nouvelle ascension ; les secousses ainsi produites successivement (c, c'', c''') se succèdent ensuite assez rapidement pour se fusionner, de sorte que le muscle se maintient sous la forme active et trace la ligne F. — Les lignes ponctuées indiquent les descentes, ou retours à la forme de repos, qui se seraient produites si de nouvelles excitations n'avaient forcé le muscle à tracer une nouvelle ligne d'ascension, avant même d'avoir achevé la ligne de descente de la secousse précédente.

mesurer son épaississement; c'est dans ce but que Marey a construit ses *pinces myographiques* dans le détail desquelles

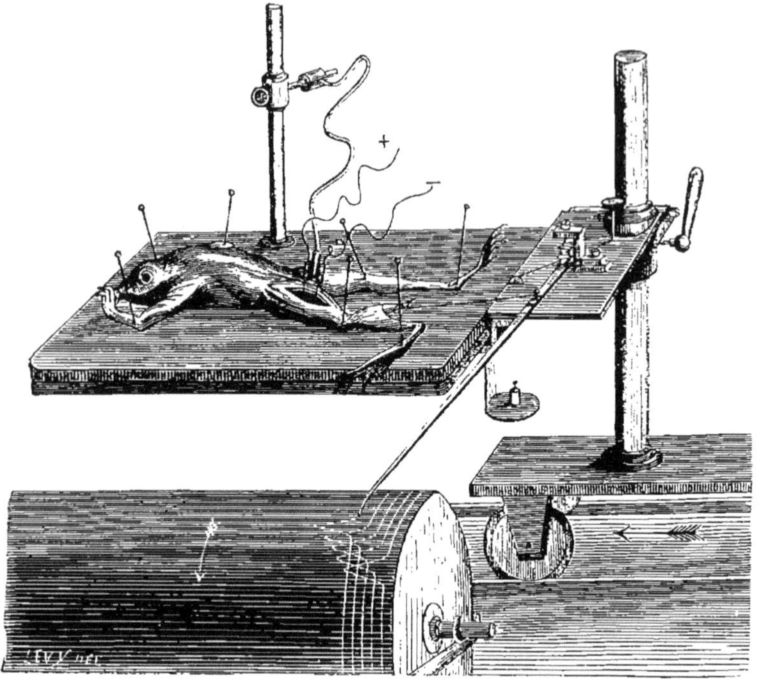

Fig. 227. — Myographe de Marey.

nous ne pouvons entrer ici; il nous suffira de dire qu'avec ces instruments on obtient le graphique du *gonflement*, et, par suite, de la contraction musculaire (fig. 228).

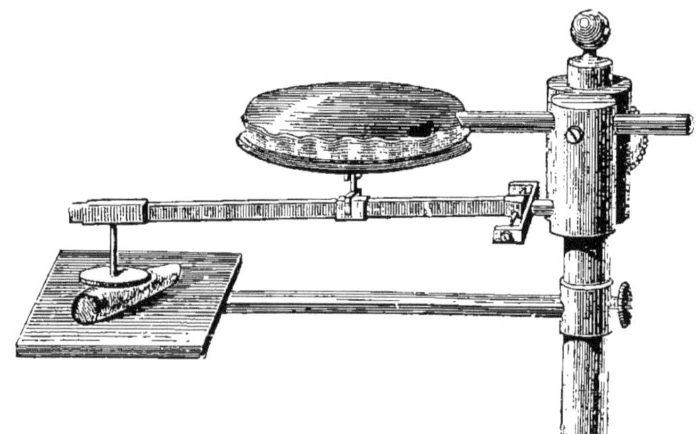

Fig. 228. — Figure théorique du myographe inscrivant le gonflement des muscles.

Fibres striées. — Si par ces moyens on étudie la contraction d'un muscle, succédant à une irritation brusque et courte (à un choc, par exemple), on voit sur le graphique la descente succéder immédiatement à l'ascension (fig. 226 en 2; C D), ce qui montre que la forme active n'a existé à son summum que fort peu de temps, puisqu'elle n'est pas représentée par une ligne, mais par un simple point de passage entre l'ascension et la descente. C'est ce qu'on a appelé la *secousse* ou la *convulsion musculaire*. Mais si des excitations courtes et brusques se succèdent rapidement, on voit sur le graphique qu'une nouvelle contraction commence avant que la descente de la précédente soit achevée (fig. 226 en 3; c, c' c'' c'''), c'est-à-dire que le muscle, au moment où il commençait à revenir vers la forme de repos, a de nouveau été sollicité à prendre la forme active; aussi ces demi-descentes, interrompues par une nouvelle ascension, sont-elles marquées sur le graphique par une série d'ondulations qui se rapprochent d'autant plus du niveau correspondant du summum de la forme active, que les excitations se sont succédé plus rapidement (fig. 226 en 3; ligne en F). Il est facile de concevoir que si les excitations sont de plus en plus rapprochées, les ondulations précédentes seront de plus en plus petites, et finiront par former une ligne droite, qui se produira tout le temps que ces excitations se succéderont avec la rapidité voulue : c'est que pendant tont ce temps le muscle se sera maintenu sous la forme active.

C'est ce maintien de la forme active, considéré comme le résultat d'une série de *secousses* ou convulsions fusionnées, qu'on a appelé le *tétanos physiologique*. Pour produire ce *tétanos physiologique*, il faut, en général, *une trentaine d'excitations par seconde*. Cette étude porte à croire que le muscle contracté, tel qu'on l'observe, en général, sur l'animal vivant, ne se maintient ainsi un certain temps sous la forme active que par une série de secousses fusionnées ; et, en effet, si l'on ausculte un muscle dans cet état on entend un bruit, le *bruit* ou *ton musculaire*, dont la hauteur correspond à peu près à trente vibrations par seconde, et c'est précisément, on le voit, le nombre des excitations et, par suite, des secousses musculaires nécessaires pour le maintien de la forme active, ou tétanos physiologique expérimental.

Fibres lisses. — Les résultats précédents, fournis par l'analyse de la contraction musculaire, s'appliquent uniquement aux muscles striés. Tout autres seront les résultats de la même étude sur les muscles lisses. Chez ceux-ci le passage de l'état de repos à l'état actif se fait avec une lenteur relativement très grande ; après l'application d'un excitant qui met en jeu la contractilité, il s'écoule un temps considérable avant que le muscle se contracte. En un mot, l'*excitation latente* est de longue durée. La contraction, une fois établie, présente aussi une longue durée : sur un graphique elle donne un tracé analogue à celui que nous avons vu se produire dans le tétanos physiologique. l'analyse myographique de cette contraction montre que c'est une simple secousse unique, très lente à se produire et qui ne présente pas les caractères d'une contraction dans le sens de tétanos physiologique (fusion de secousses plus ou moins nombreuses); il n'y a donc pas à parler de tétanos physiologique pour les muscles lisses.

Nous voyons donc un nouveau caractère distinctif basé sur la physiologie de la contraction à ajouter à ceux indiqués entre les fibres striées et les fibres lisses. Les muscles striés sont caractérisés par une contraction brusque et rapide, une contraction lente caractérise les muscles lisses.

Fibres cardiaques. — Certains muscles striés présentent cette propriété particulière que leur secousse se fait très lentement; en d'autres termes, leur courbe de contraction est très allongée : tels sont les muscles du cœur (Marey). Ce dernier forme donc à ce point de vue comme aux autres une transition entre les fibres striées et les fibres lisses, puisque, quoique striés les muscles du cœur sont involontaires et se contractent comme les muscles lisses.

D'autre part les muscles lisses de l'appareil de la vie de relation chez les invertébrés présentent des propriétés bien différentes de celles classiquement connues pour les muscles lisses de vertébrés. D'abord ils sont soumis à l'influence de la volonté ; puis leur irritabilité est aussi grande que celle des muscles striés. Ainsi les muscles lisses du Poulpe réagissent aux mêmes excitants et leur contraction est plus rapide et plus brève que celle des muscles rouges du lapin. De même pour la période latente. On peut donc dire qu'il n'existe pas de différence essentielle entre la physiologie des muscles lisses et celle des muscles striés, les muscles lisses arrivant, dans certaines conditions, à égaler les muscles striés et même à les surpasser quant à leurs propriétés contractiles.

Force musculaire. — Si un poids est attaché à l'extrémité d'un muscle au moment de la secousse ou pendant le tétanos physiologique, ce poids est soulevé, à moins qu'il ne soit trop considérable ; c'est là ce qui constitue le travail du muscle ; c'est ainsi qu'on mesure sa force.

La *hauteur* à laquelle un muscle peut élever un poids dépend de la longueur de ses fibres ; mais ce qu'on doit entendre par sa *force de contraction* (*force musculaire absolue*) se mesure par le poids nécessaire à la neutralisation du mouvement, et ne dépend que de l'étendue de la section transversale des muscles, ou du nombre des fibres qui le composent. En expérimentant sur les muscles de la grenouille, on a trouvé que la force de contraction des muscles adducteurs de la cuisse de cet animal varie (pour l'unité de section transversale, c'est-à-dire pour 1 centimètre carré) entre

2 et 3 kilogrammes. Pour les jumeaux et soléaires de l'homme, elle serait de 8 kilogrammes pour chaque centimètre carré. L'expérience est très simple à faire sur l'homme. Une personne en expérience se tenant debout, on charge son corps de poids, jusqu'à ce que ceux-ci soient suffisants pour lui rendre impossible l'action de s'élever sur les orteils, en un mot, jusqu'à ce qu'il soit impossible au talon de quitter le sol. Il est évident qu'en cet instant le poids du corps, plus les poids additionnels, représentent la force, le poids nécessaire à la neutralisation du mouvement que tendent à produire les muscles du mollet quand on s'élève sur les orteils, ou mieux sur les extrémités des métatarsiens. La force absolue des muscles du mollet est donc égale à la valeur de ce poids divisée par la longueur de leur bras de levier (V. plus loin), étant donnée ensuite la section transverse moyenne de la masse musculaire du mollet (jumeaux et soléaires), il est facile d'en déduire la force absolue de l'unité de surface de ces muscles.

Le chiffre de 8 kilogrammes pour les muscles de l'homme nous montre que ces organes constituent, au point de vue mécanique, des machines aussi puissantes que parfaites, et qui, en proportion de leur poids, relativement très faible, développent une force bien plus considérable qu'aucune des machines que nous pouvons construire.

Il faut ajouter que la force musculaire présente des différences selon : 1° l'*énergie de l'excitant ;* c'est ce qu'on observe en ayant égard même seulement à l'excitant *volonté*. Que notre volonté atteigne momentanément au degré le plus intense, sous l'influence d'une passion forte, et elle pourra communiquer aux muscles une augmentation de force considérable ; 2° l'*état du muscle*. Un muscle longtemps en travail se fatigue ; d'après ce que nous avons vu plus haut, on peut définir le plus haut degré de *fatigue* la perte passagère de l'excitabilité, par l'effet de la présence des produits de combustion (acide lactique, etc.) que le muscle a formés dans ses contractions précédentes. Et on a démontré, en effet, que certaines matières *fatiguent* les muscles quand elles sont mises artificiellement en contact avec eux ; ce sont l'acide lactique et le phosphate acide de potasse. L'arrivée d'un alcalin neutralise ces effets et *rétablit* le muscle ; c'est ce que fait normalement le sang (qui est alcalin).

Analyse intime du phénomène de la contraction. — On est allé plus loin dans l'analyse intime du phénomène du passage de la forme de repos à la forme active, et on a cherché les modifications moléculaires de la fibre musculaire pendant ce phénomène.

Au moyen d'injections interstitielles d'un liquide fixateur, Ranvier (1) a pu constater que dans un muscle tétanisé tendu, les *disques épais* (V. fig. 213) sont diminués, tandis que les espaces clairs et les disques minces ont acquis une plus grande longueur, d'où il conclut que les disques épais sont les parties contractiles de la fibre musculaire, tandis que les disques minces et les espaces clairs jouent le rôle de corps élastiques.

IV. Tendons et Ligaments.

Les tendons et ligaments se composent essentiellement de fibres ondulées, et parfois enchevêtrées et anastomosées (fig. 25) ; leur rôle est purement mécanique et résulte de leur résistance

(1) *Ranvier* (Louis), né à Lyon en 1835. Membre de l'Institut et de l'Académie de médecine. Auteur de nombreux et importants travaux d'*anatomie générale*.

et de leur *élasticité*. Cette dernière propriété se trouve développée au plus haut degré dans le *tissu jaune élastique*, variété du tissu connectif; la fibre élastique exerce, quand on l'a allongée de fortes tractions pour reprendre sa forme naturelle; aussi les *ligaments jaunes* ou *élastiques* servent-ils à ramener les pièces du squelette dans leurs positions primitives, quand elles en ont été écartées par l'action musculaire, d'où le nom de *muscles passifs* qu'on leur a donné parfois.

Notons avec soin ce fait important, à savoir que l'élasticité des fibres élastiques est une propriété purement physique, qui ne dépend nullement, comme celle des muscles, des actes de nutrition; il faut donc bien distinguer l'*élasticité* du muscle de l'*élasticité* du tissu élastique; il faut distinguer surtout la *contractilité* du muscle de l'*élasticité* du tissu jaune; en effet, la *contractilité* est une propriété qu'on peut appeler *vitale*, en ce sens qu'elle n'existe que sur le muscle qui se nourrit, qui vit, et qu'elle disparaît sur le cadavre; au contraire, les tissus élastiques conservent leur propriété après la mort; bien plus, un fragment de ligament jaune, par exemple, étant enlevé sur le cadavre, puis entièrement desséché, reprendra, lorsqu'on le replongera dans l'eau, toute l'élasticité qu'il présentait sur le sujet vivant ou sur le cadavre frais; c'est que l'*élasticité*, propriété physique des tissus élastiques, est due uniquement à la disposition physique des éléments constituants, disposition qui subsiste indéfiniment, tant que la composition chimique n'est pas modifiée (par la dessiccation, par exemple).

Aussi comprenons-nous facilement que, partout où cela est possible, le muscle est remplacé par du tissu jaune, car cet élément, agissant comme un ressort, ne consomme pas comme le muscle, et il en résulte une grande économie pour l'organisme; tel est le cas pour le grand *ligament cervical* des quadrupèdes à tête lourde, ligament qui va des apophyses épineuses du dos aux apophyses épineuses du cou et à l'occiput, et soutient ainsi la tête dont le poids fatiguerait trop les muscles (c'est avec ce ligament cervical qu'on fait ce qu'on appelle le *nerf de bœuf*); tel est le cas des ligaments jaunes des lames vertébrales; des ligaments jaunes de l'aile des oiseaux, de l'aile de la chauve-souris, etc.

Les tendons ne sont, au point de vue mécanique, que des *apophyses* molles et flexibles. Les apophyses osseuses ont pour but de multiplier la surface des os, afin de permettre à un grand nombre de fibres de s'y insérer. Là où une apophyse serait devenue trop longue et aurait, par sa consistance et sa position, compromis le mécanisme d'un membre, elle est devenue un *tendon*. Nous voyons certaines apophyses, l'apophyse styloïde par exemple, être tantôt osseuses et tantôt tendineuses; d'ailleurs ce qui est tendineux chez l'homme est souvent osseux chez certains animaux. Chez les oiseaux, les tendons sont représentés en certains points par des tiges osseuses placées le long des portions étendues des os principaux. L'existence et la longueur des tendons dépendent de la nature et de l'étendue du mouvement; là où le mouvement doit être étendu et puissant, le tissu musculaire règne seul dans toute la longueur de l'appareil musculaire et va directement s'insérer sur l'os. Là où les mouvements des parties osseuses sont peu étendus, là où il suffit, pour les produire, de légers raccourcissements du muscle, nous voyons les fibres de celui-ci être courtes et venir aboutir à un véritable tendon.

Aussi reconnaît-on, en général, la force d'un muscle au nombre de ses fibres, c'est-à-dire à son épaisseur, à son diamètre; la longueur du muscle, au contraire, est en rapport avec le déplacement des os. Nous trouvons des muscles courts placés entre des points très éloignés et cependant très peu mobiles l'un par rapport à l'autre. Aussi, dans ces cas, une grande partie du muscle est-elle remplacée par un tendon; tel est le cas des nombreux muscles de l'avant-bras, dont les corps musculaires sont relativement courts et les tendons très longs; et, en effet, une longueur plus considérable de la fibre musculaire eût été ici superflue pour produire un déplacement aussi peu considérable que la flexion de la main sur l'avant-bras et des phalanges les unes sur les autres.

CHAPITRE III

Locomotion.

Définition. — La *locomotion* est la fonction par laquelle l'animal réagit sur le monde extérieur au moyen de mouvements de toutes sortes dont les muscles sont les agents actifs par suite de leur contraction, c'est-à-dire de leur changement de forme.

La fibre musculaire, comme source de travail et de mouvement, peut opérer de deux façons différentes : par *pression* ou par *traction*.

Dans le premier cas (*pression*), les éléments musculaires sont disposés sous forme d'anses ou d'anneaux, ou même de poches membraneuses, de façon à comprimer dans tous les sens les organes qu'ils circonscrivent. Sur ce type sont construits les sphincters, les canaux musculaires (pharynx, œsophage), le cœur, ainsi que tous les *organes creux contractiles*. La presque totalité des muscles de la *vie organique* (muscles lisses) présente cette disposition. Ils sont chargés le plus souvent de faire progresser, dans l'intérieur des réservoirs et des canaux dont ils constituent les parois, des matières liquides ou du moins ramollies, et c'est en produisant dans ces réservoirs des inégalités de pression qu'ils atteignent leur but, les liquides tendant toujours à se déplacer dans le sens de la plus faible pression.

Dans le second cas, la fibre musculaire va s'insérer sur les organes qu'elle doit attirer, sur les leviers qu'elle doit mouvoir (os), par l'intermédiaire de cordes résistantes (tendons).

Mécanique des os considérés comme leviers. — Dans le jeu des muscles, des tendons et des os, nous trouvons des appareils mécaniques identiques aux *leviers*, dont ils présentent les trois variétés que l'on distingue en mécanique.

Le *levier du premier genre* se rencontre assez souvent dans l'économie. On pourrait chez l'homme l'appeler le *levier de la station*, car c'est dans l'équilibre de la station qu'on en rencontre les plus nombreux exemples, et il est assez rare de le voir employé dans les mouvements du corps. Lorsque la tête est en équilibre sur la colonne vertébrale, dans l'articulation occipito-atloïdienne (fig. 229), elle représente un levier du premier genre, dont le *point d'appui* est au niveau de son union avec la colonne vertébrale (en A); la *résistance* (poids de la tête) siège au centre de gravité de la tête, c'est-à-dire au-dessus et un peu en avant du centre des mouvements (en R); la *puissance* est représentée par les muscles de la nuque s'insérant à la moitié inférieure de l'occipital (en P). En réunissant ces divers points, on obtient un *levier coudé du premier genre* qu'on peut facilement transformer en un levier droit. Il en est de même pour le maintien en équilibre du tronc sur les têtes des deux fémurs; les articulations coxo-fémorales forment le point d'appui d'un levier du premier genre dont la résistance

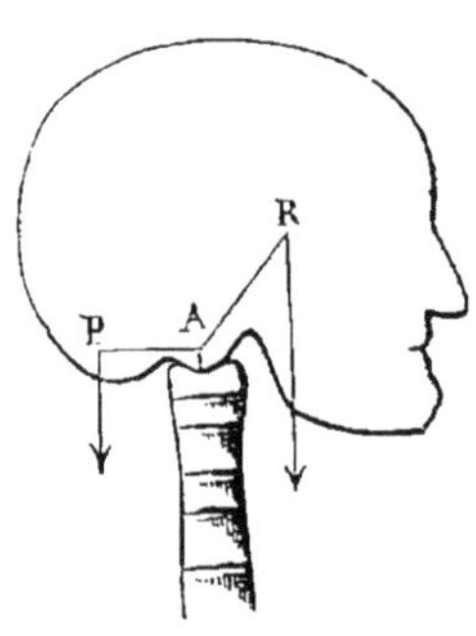

Fig. 229. — Equilibre de la tête sur la colonne vertébrale (levier du 1er genre) *.

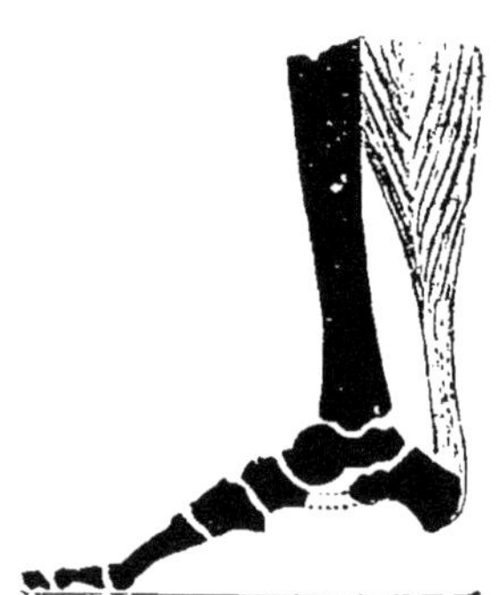

Fig. 230. — Mouvement du pied dans la marche (levier du 2e genre).

(centre de gravité du tronc) est placée en arrière, et la puissance (muscles antérieurs de la cuisse) en avant. Semblable levier se trouve dans l'articulation de la cuisse avec la jambe, et de la jambe avec le pied (dans les mouvements d'*équilibre de la station verticale*).

Les deux autres genres de leviers se trouvent surtout réalisés, non dans l'équilibre de station, mais dans les mouvements de locomotion.

Le *levier du deuxième genre*, ou *interrésistant*, dans lequel, par conséquent, le bras de levier de la puissance est plus long que celui de la résistance, et où dès lors la vitesse est sacrifiée à la force, ne se rencontre guère chez l'homme que lorsqu'on soulève le poids total du corps en s'élevant sur la pointe des pieds, ce qui a lieu dans le mouvement de la marche, à chaque pas, dans le pied qui se détache du sol pour osciller et se porter au-devant de l'autre. Dans ce cas (fig. 230, 231), le point d'appui est sur l'axe du cylindre transversal que forme la série des têtes métatarsiennes au niveau de leur jonction avec les phalanges. La puissance est représentée par les muscles du tendon d'Achille, et son point d'application se trouve à l'extrémité postérieure du calcanéum; la résistance, c'est-à-dire le poids

* A. point fixe. — R. résistance (centre de gravité de la tête). — P. puissance (muscles de la nuque).

du corps transmis par le tibia, se trouve à la face supérieure du calcanéum et de l'astragale (ne formant qu'un seul et même os dans les mouvements de ce genre), au niveau de l'articulation tibio-tarsienne, et par conséquent entre le point fixe et le point d'application de la puissance. Le bras de levier de la puissance est donc plus long que celui de la résistance, et, par suite, la puissance déployée par les muscles du mollet pour soulever le corps peut être inférieure au poids du corps lui-même, ainsi que nous l'indique la loi des leviers du deuxième genre (fig. 231).

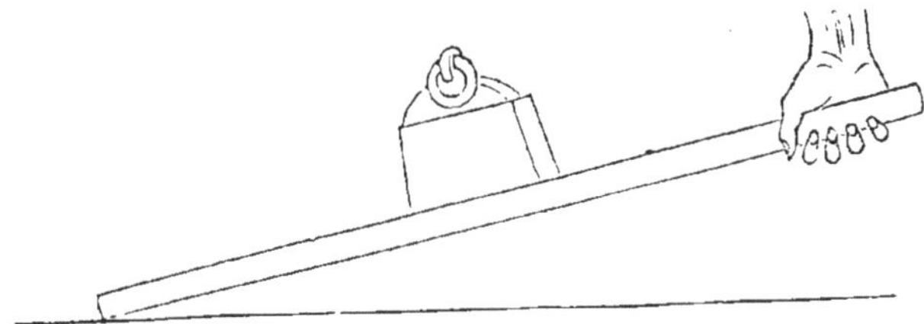

Fig. 231. — Type du levier du 2e genre.

Le *levier du troisième genre* ou *interpuissant* est de beaucoup le plus répandu dans l'économie; c'est par excellence le *levier de la locomotion;* on le trouve dans la plupart des mouvements partiels ou d'ensemble, et spécialement dans les mouvements de flexion et d'extension. Inutile d'analyser, par exemple, les articulations de l'épaule ou du coude (fig. 232 et 233)

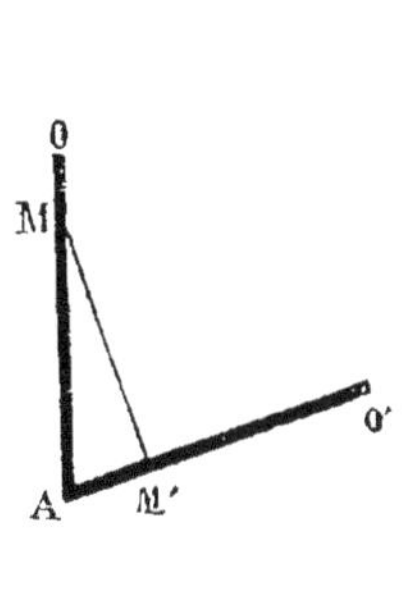

Fig. 232. — Flexion de l'avant-bras sur le bras (levier du 3e genre)*.

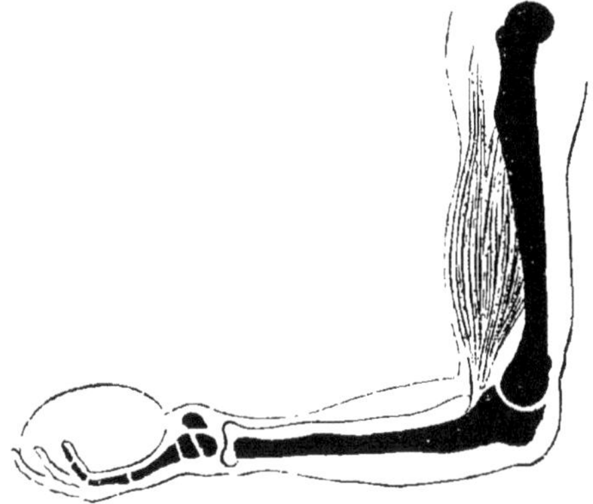

Fig. 233. — Schéma de l'action du coude (levier du 3e genre).

dans la préhension, pour y constater le type de ce levier, dans lequel le bras de la puissance est plus court que celui de la résistance, de sorte que l'énergie de la contraction musculaire doit toujours être supérieure à la résistance à vaincre. Mais, en compensation, le chemin parcouru par l'extrémité résistante du levier (main, par exemple, dans la flexion de l'avant-bras) est plus grand que celui parcouru par le point d'application de la force (insertion du biceps à la partie supérieure de l'avant-bras) : ce qui est perdu en force est donc gagné en étendue.

Le jeu de ces divers leviers est facilité par la disposition des os ; ceux-ci

* OA, humérus. — AO', avant-bras. — MM', biceps. — A, point fixe. — O', point d'application de la résistance (main). — M', point d'application de la puissance (biceps).

sont creusés d'une vaste cavité (médullaire) remplie de matières molles et presque liquides (moelle). Grâce à cette disposition, le poids des leviers osseux est diminué, en même temps que l'os présente une surface suffisante pour donner insertion aux nombreux muscles qui doivent le mouvoir. La substance qui remplit ces cavités est la substance la plus légère de l'économie. Enfin cette disposition de la substance osseuse favorise aussi le rôle des os comme supports, car la mécanique nous apprend que de deux colonnes de même hauteur et *formées d'une même quantité de matière*, si l'une est pleine, et l'autre creusée d'un canal central, c'est cette dernière qui sera la plus résistante. Ce principe est applicable aux colonnes creuses que représentent les os des membres, c'est-à-dire qu'à égale quantité de substance osseuse, ces organes offrent plus de résistance avec la forme canaliculée qu'avec la forme pleine; ils réunissent donc ainsi la force à la légèreté.

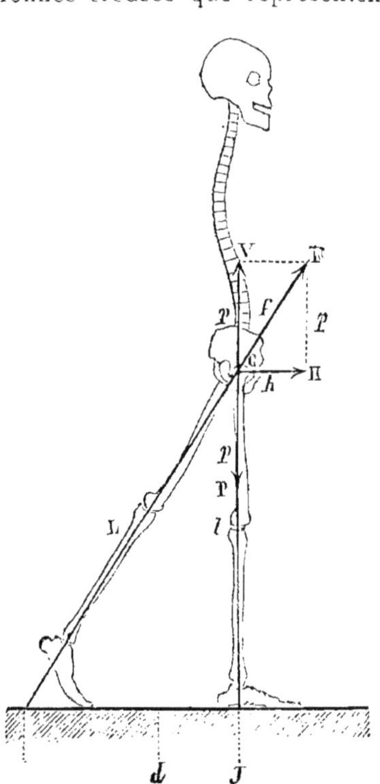

Fig. 234. — Marche.

Marche. — On a longtemps supposé que dans la marche chacune des deux jambes est alternativement poussée en avant par un mouvement d'oscillation identique à celui d'un pendule (1). Considérons un homme pris au milieu de la marche : il vient d'achever un pas, il repose sur les deux jambes; la gauche, par exemple, en avant, la droite en arrière. La jambe gauche, que nous appellerons *jambe active*, est posée perpendiculairement sur le sol, et forme le côté droit d'un triangle rectangle (fig. 234) dont l'hypoténuse est formée par la jambe droite étendue en arrière; nous allons voir que cette jambe droite peut être dite *jambe passive*. La jambe gauche ou active, d'abord légèrement fléchie, s'étend alors et pousse en avant et en haut le bassin; à cet effet, le talon de la jambe gauche se détache du sol, et le membre n'appuie plus que sur l'extrémité du métatarse. Pendant ce mouvement, la jambe droite ou passive, forcée de suivre le mouvement de projection en avant du bassin, se détacherait passivement du sol, et ferait autour de son point de suspension au bassin un mouvement de pendule en avant, par lequel le pied droit est porté aussi loin devant le pied actif (gauche) qu'il était précédemment loin en arrière de lui; il est alors placé sur le sol, et le mouvement de projection du bassin en avant par la jambe active (gauche) se continuant et s'achevant, le pied droit se trouve finalement placé perpendiculairement sur le col, comme l'était la jambe gauche au commencement du pas. Le pas considéré est fini, et dans le nouveau pas qui va se produire, les choses se passeront de

(1) Théorie des frères Weber, naturalistes allemands de ce siècle (Guillaume-Édouard et Édouard-Frédéric). (Voir page 259, note 1.)

même que précédemment, seulement les rôles seront inverses : la jambe droite va devenir active, la jambe gauche passive.

En somme, la marche peut être considérée comme une *série de chutes en avant*, arrêtées par l'appui d'un pied jusque-là resté en arrière.

Une étude expérimentale basée sur l'emploi de la méthode graphique a montré qu'en fait, la théorie précédente n'est pas tout à fait exacte et que les phénomènes sont un peu plus compliqués : le membre qui oscille ne se meut pas comme un pendule inerte, mais est soumis à l'action musculaire. Le droit antérieur de la cuisse se contracte au début de la période d'oscillation ; puis entrent en jeu les muscles de la région postérieure.

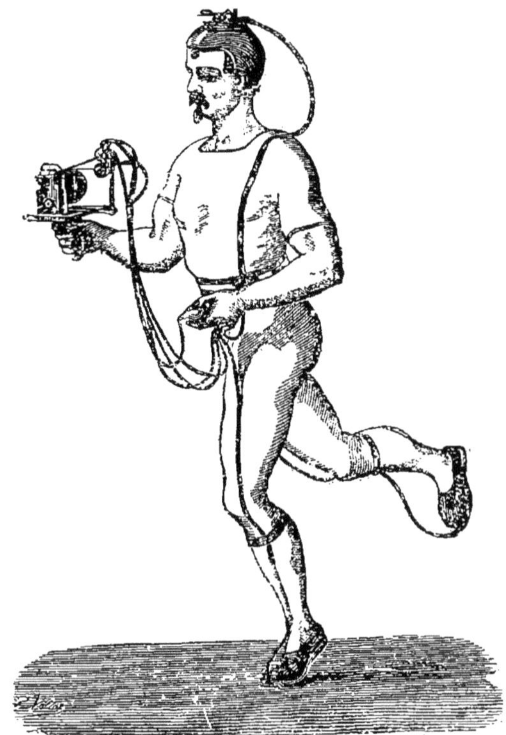

Fig. 235. — Coureur muni de chaussures exploratrices et portant l'appareil inscripteur du rythme de son allure (Marey).

Pendant la marche le tronc présente des mouvements d'oscillation ; c'est ainsi que le grand trochanter décrit dans l'espace une courbe en oscillant à la fois dans le plan vertical et dans le plan horizontal.

Les appareils représentés par les figures 235, 236 et 237 peuvent permettre d'étudier le mécanisme de la marche (Marey).

Une chaussure exploratrice (fig. 236) contient dans sa semelle une chambre à air dont les variations intérieures de pression causées par les foulées sur le sol sont transmises à un appareil enregistreur tenu à la main de l'opérateur (fig. 235), et composé d'un tambour, d'un levier et d'un cylindre. Devant le même cylindre se trouvent un autre levier et un autre tambour reliés cette fois à un tambour à contrepoids (fig. 237) placé sur la tête du marcheur. A chaque ascension de la tête il se produit une augmentation de pression dans cet appareil explorateur, augmentation qui se traduit par une ascension du levier devant le cylindre. On obtient alors un tracé graphique analogue à celui de la figure 238. L'ascension des courbes D (pied

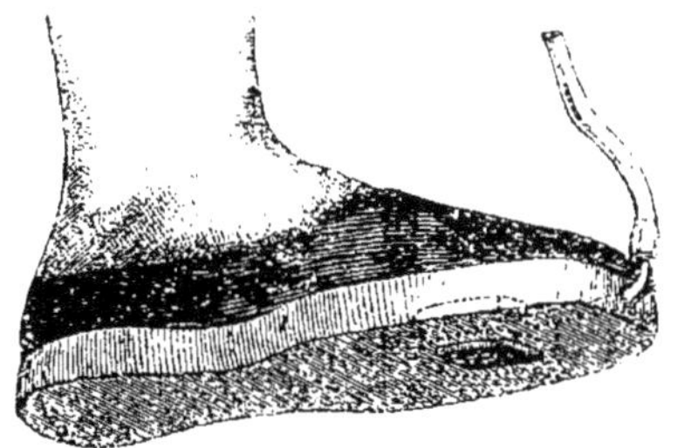

Fig. 236. — Chaussure exploratrice des appuis du pied sur le sol.

droit) et G (pied gauche) indique l'appui du pied sur le sol ; la courbe O, par son ascension, indique l'ascension de la tête. On voit alors que dans la marche il faut distinguer le temps où les deux pieds sont posés sur le sol

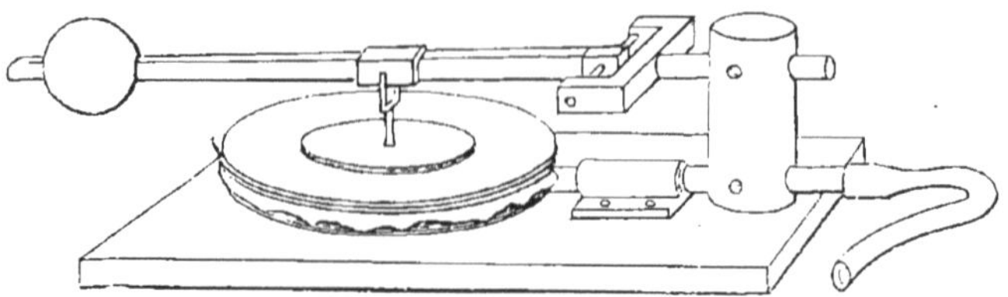

Fig. 237. — Explorateur des réactions dans la marche et la course.

l'un en avant, l'autre en arrière (*temps du double appui*), et celui où le pied postérieur oscille pour devenir antérieur (*temps de l'appui unilatéral*).

Course. — Dans la course il n'y a plus de *double appui ;* au contraire il y a un *temps de suspension* pendant lequel, entre deux appuis des pieds,

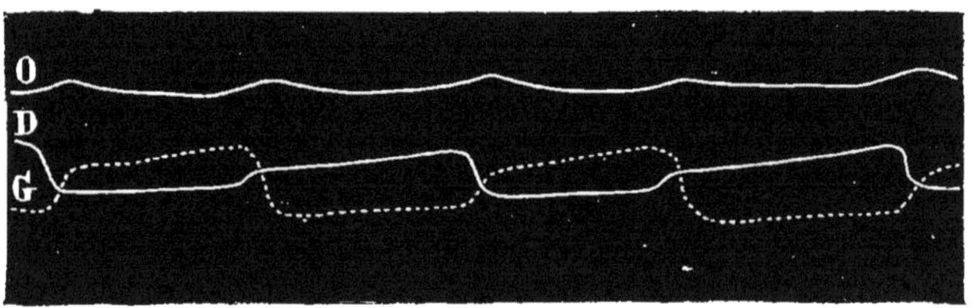

Fig. 238. — Graphique de la marche.

le corps reste en l'air un instant. On pourrait croire, au premier abord, que c'est l'effet d'une sorte de saut, dans lequel le corps serait projeté en haut, de manière à décrire en l'air une courbe au milieu de laquelle il serait à son maximum d'éloignement du sol. Il n'en est rien ; le temps de suspension correspond au moment où le corps est à son minimum d'élévation ; ce temps de suspension ne tient donc pas à ce que le corps est projeté en l'air, mais à ce que les *jambes se sont retirées du sol par l'effet de leur flexion.*

CHAPITRE IV

Organes des sens.

I. Utilité des organes des sens. — Sensibilité

Nos surfaces, tant internes qu'externes, sont soumises aux actions des agents extérieurs : parmi ces actions, le plus grand nombre, sous la forme d'excitants mécaniques, physiques ou chimiques, impressionnent les origines périphériques du système nerveux centripète ou sensitif et donnent lieu à des phénomènes nerveux dont les uns sont conscients, les autres inconscients. L'étude de la physiologie du système nerveux nous apprendra qu'il y a des impressions, dont nous n'avons pas conscience et qui néanmoins amènent des réactions fonctionnelles (mise en activité de muscles ou de glandes) en se réfléchissant au niveau de la moelle épinière (*phénomènes réflexes*). Telle est par exemple la sensation qui fait que la salive est sécrétée ; tels sont encore les phénomènes qui amènent les battements du cœur, cet organe entrant en contraction sous l'influence excito-réflexe du sang qui impressionne ses parois.

Sensibilité. — Il n'y a *sensibilité* que lorsque l'impression perçue à l'origine périphérique des filets nerveux est transmise au *cerveau* par les nerfs *sensitifs* qui y aboutissent. Le cerveau est donc l'organe sensible de l'organisme. C'est là seulement que l'impression, perçue par la terminaison nerveuse, apportée par le nerf, est transformée en sensation, et grâce à ce phénomène de sensibilité il y a pour l'organisme *conscience* de l'impression.

Les phénomènes de sensibilité peuvent se diviser en phénomènes de *sensibilité générale* comprenant ceux qui nous avertissent d'une façon vague (*sentiment*) ou plus ou moins localisée (*sensation*) des modifications qui se passent dans notre corps : et en phénomènes de *sensibilité spéciale* qui se produisent dans des organes particuliers (*organes des sens*) nous renseignant, par les modifications de ceux-ci, sur certaines qualités spéciales des objets qui nous environnent.

Mais il ne faudrait pas croire qu'il y a une limite bien tranchée entre chaque classe de ces sensations : il existe, au contraire, une certaine confusion, due à une foule de sensations de transition. C'est ainsi, par exemple, que telle impression passera, pour être perçue, par deux ou trois phénomènes réflexes inaperçus ; c'est ainsi, d'autre part, que l'estomac, qui en général ne nous donne que peu de sensations, peut, dans l'état pathologique, devenir très sensible pour notre conscience à la présence des aliments ou des corps étrangers.

Sensations générales. — Les sensations générales sont très répandues. Un grand nombre de surfaces ne donnent lieu qu'à ce genre de sensations, qui ne nous révèlent nullement les qualités des corps impressionnants, mais ne manifestent leur action que par des impressions difficiles à définir, telles que le *plaisir*, la *douleur*, ou même des effets encore plus difficiles à préciser et qui rentrent en grande partie dans les phénomènes réflexes, comme par exemple le *chatouillement*.

Ainsi les *surfaces muqueuses* en général ne nous donnent que des sensations très vagues. La *muqueuse digestive* ne nous avertit que peu, ou pas du tout, de la forme, de la température et des autres propriétés des corps mis en contact avec elle, excepté vers sa partie supérieure (bouche), où elle présente une disposition toute particulière, de façon à devenir le siège d'une sensation spéciale, à constituer un organe des sens (*goût*) que nous étudierons bientôt. Mais dans les cas de fistule de l'estomac ou des intestins, on a pu introduire dans ces canaux divers corps, toucher leur surface interne avec divers excitants, sans que le sujet ait éprouvé aucune perception nette, aucune sensation, par exemple, de la nature de celles que nous étudierons sous le nom de *tact*.

La sensation vague qui nous avertit du besoin de nourriture semble être une sensation gastrique. On croit pouvoir localiser la *faim* dans la partie supérieure du tube digestif; néanmoins on doit reconnaître que cette sensation tient à un malaise général; que c'est un appel fait par le sang devenu trop pauvre. La localisation de cette sensation tient peut-être simplement à cette connaissance que nous possédons, à savoir qu'elle cesse quand nous introduisons des aliments dans l'estomac. Il en est de même de la *soif*. Le sentiment de sécheresse de la gorge tient à une diminution de sécrétion dans ces parties et en général dans tout l'organisme, car la diminution de la sueur et celle de l'urine coïncident avec cette sécheresse dans la majorité des cas.

Sur la *muqueuse des voies pulmonaires*, un corps étranger ne fait éprouver aucune sensation nette; ses aspérités, sa forme, sa température, ne sont que peu ou pas senties; mais le corps étranger produit un sentiment très vague de douleur, de gêne, et amène aussitôt un réflexe qui nous force à tousser même malgré nous, pour en produire l'expulsion. Souvent des corps introduits dans ces voies n'ont révélé leur présence qu'à l'autopsie. La surface pulmonaire proprement dite semble être le siège de sensations agréables (respirer l'air pur) ou désagréables (l'air vicié et confiné), qui ont en réalité un siège plus général, et qui, de plus, comme la faim et la soif, sont en rapport avec le besoin qu'éprouve l'organisme entier d'une plus ou moins grande quantité d'oxygène.

Sensibilité musculaire. — A la suite de ces exemples de sensibilité générale il convient de dire encore un mot de la sensibilité des divers tissus annexés aux surfaces, ou placés entre elles dans la profondeur de l'organisme. Comme il était facile de le prévoir, les *tissus musculaire*, *connectif*, *osseux*, *glandulaire*, *ne sont que peu ou pas sensibles*. On peut couper et brûler le muscle sans provoquer de vives douleurs; mais s'il est très distendu, ou fortement contracté, il est le siège de sensations vagues particulières et douloureuses, telles que les *crampes*, fréquentes surtout pour les muscles lisses (coliques intestinales, vésicales, etc.). Dans les cas d'inflammation, ce tissu devient très sensible, et il en est de même pour les os, les tendons, les ligaments articulaires et le tissu des glandes elles-mêmes.

Le muscle paraît posséder une sensibilité particulière, qui forme comme une transition des sensations générales aux sensations spéciales, c'est ce qu'on appelle le *sens de la contraction*, le *sens musculaire*, auquel nous devons la *notion des mouvements exécutés*. On n'est pas encore fixé sur le mécanisme et sur les organes de cette sensation, mais le *sens musculaire* n'en est pas moins incontestable. Cette sensibilité, ou pour mieux dire ce *sens musculaire*, nous permet de juger de la *force* et de l'*étendue* de nos mouvements. Nous jugeons de la force de nos mouvements, puisque nous distinguons les uns des autres des poids soulevés successivement, pourvu qu'ils diffèrent au moins de 1/17 de leur poids, et, chose remarquable, cette sensibilité pour soulever les poids est bien plus fine que celle pour la pression déterminée par ces poids (V. plus loin : *Sens du toucher*), ce qui prouve encore une fois que la sensibilité musculaire est bien distincte de la sensibilité de la peau.

Sensations spéciales. — Les *sensations spéciales* nous révèlent les corps extérieurs et nous font apprécier leurs propriétés. Elles nous sont fournies par les *organes des sens*, dont chacun suppose : 1° un *organe récepteur* de l'impression ; 2° un *nerf* qui transmet cette impression ; 3° une *partie centrale* du cerveau qui la reçoit et l'apprécie.

L'organe périphérique qui reçoit en premier lieu l'impression est toujours un appareil provenant d'une partie plus ou moins modifiée de l'écorce externe (épiderme), ou des parties les plus initiales de l'écorce interne (épithélium). Ainsi nous avons comme organes des sens provenant de la peau : les *organes* du *tact*, de la *vision*, de l'*audition ;* comme provenant des parties initiales des muqueuses digestives et respiratoires, nous avons les organes du *goût* et de l'*odorat*.

II. Toucher.

Ce sens est un sens complexe, car il nous apprend à connaître : 1° la *pression* que les corps exercent sur nos téguments, et qui se traduit, si elle est faible, par les sensations de *contact* (*tact* et *toucher* proprement dit), et, si elle est forte, par les sensations de *pression*, de *poids ;* 2° la *température* de ces corps.

Terminaisons épidermiques. — L'organe du toucher comprend tout le tégument externe et une partie des muqueuses, surtout la portion initiale de la muqueuse digestive (langue, dents). Ces organes se composent des deux parties essentielles de tout tégument, l'*épiderme* ou *épithélium*, et le *derme ;* en effet, le revêtement épithélial est indispensable pour le toucher, et, si ces éléments cellulaires sont altérés ou détruits, ce sens disparait en même temps. Certaines végétations épidermiques très considérables semblent essentiellement liées à l'exercice du tact : les dents, organes très durs, et recouverts d'une épaisse couche d'épithélium modifié (*émail*), sont cependant le siège d'un tact très délicat ; les chats touchent avec les longs poils de leur museau (*poils tactiles*) ; les insectes ont des tentacules cornés ; la plante du pied est couverte d'un puissante couche d'épiderme corné, et cependant sa sensibilité est exquise à certains égards. Du reste les histologistes ont décrit dans l'épaisseur même de l'épiderme des terminaisons nerveuses, se faisant par de fins réseaux de cylindres-axes ramifiés entre les cellules épidermiques. Nous verrons dans un instant que la peau est sensible aux variations de température; or, ce sont encore probablement ces terminaisons nerveuses intra-épidermiques qui sont plus spécialement le siège des impressions thermiques.

Corpuscules tactiles. — Mais outre ces terminaisons intra-épidermiques, qui paraissent se faire par des extrémités libres, les nerfs de sensibilité de la peau présentent de véritables *organes terminaux*. Ce sont les papilles du derme qui contiennent ces terminaisons nerveuses : cependant toutes les papilles ne renferment pas des éléments nerveux, il en est un grand nombre

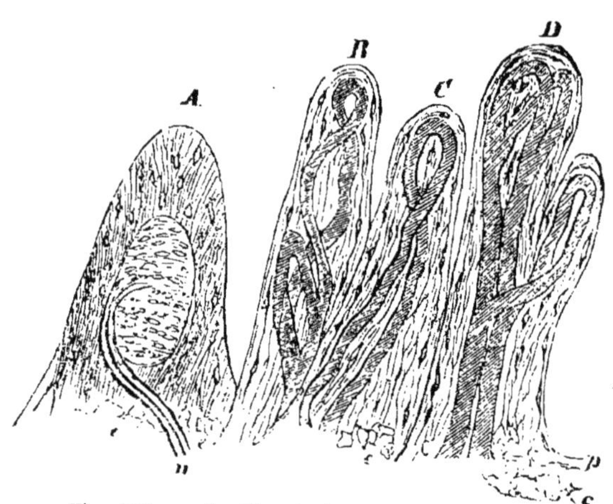

Fig. 239. — Papilles de la pulpe des doigts *.

qui ne renferment que des réseaux vasculaires (fig. 239, B, C, D). Les papilles du derme sont elles-mêmes d'autant plus développées que la sensibilité de la région est plus exquise, et à la langue, par exemple, elles deviennent digitiformes ou présentent des divisions très nombreuses.

Ces organes terminaux sont constitués par de petits corpuscules formés par une membrane limitante entourant des cellules empilées comme des pièces de monnaie (dites *cellules de soutien*) entre lesquelles les fibres nerveuses au nombre de une à quatre réduites à leur partie centrale (cylindre-axe) viennent se ramifier, se décomposant en nombreuses fibrilles dont chacune présente un renflement terminal. Les *corpuscules tactiles* du bec du canard domestique présentent cette disposition sous sa

* L'épiderme (couches cornée et de Malpighi) a été enlevé. — A, papille nerveuse. — B, C, D, papilles vasculaires.

forme la plus simple, car chacun d'eux est formé seulement (fig. 240) de deux cellules de soutien, superposées, et entre les-

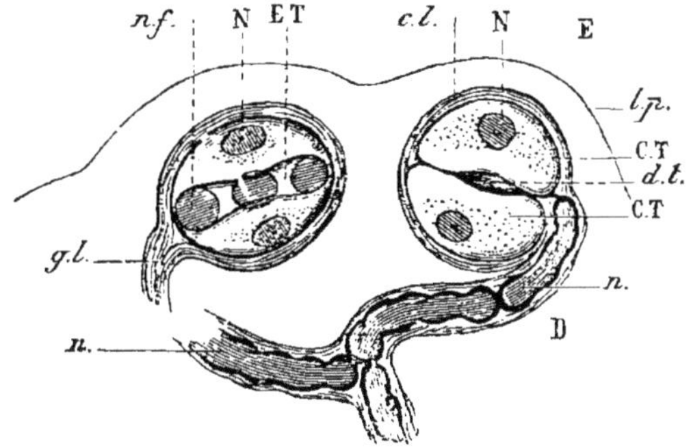

Fig 240. — Corpuscules tactiles du bec du canard *.

quelles est disposé le disque tactile ou renflement terminal du cylindre-axe de la fibre nerveuse appartenant au corpuscule.

Chez l'homme la disposition des cellules de soutien peut être plus ou moins compliquée. Aussi distingue-t-on deux sortes principales de terminaisons dans les papilles dermiques : 1° les corpuscules de *Meissner* mesurant environ $\frac{1}{10}$ de millimètre, où les cellules de soutien sont très nombreuses mais fusionnées par leur protoplasma ; 2° les *corpuscules de Krause* (1) beaucoup plus petits (20 à 80 μ) et chez lesquels les cellules de soutien ne sont plus distinctes, formant une masse unique, molle, gélatineuse. D'après leur distribution dans les parties de la peau qui servent essentiellement au toucher, on peut considérer ces diverses espèces de corpuscules comme les organes terminaux spécialement affectés à la sensibilité tactile.

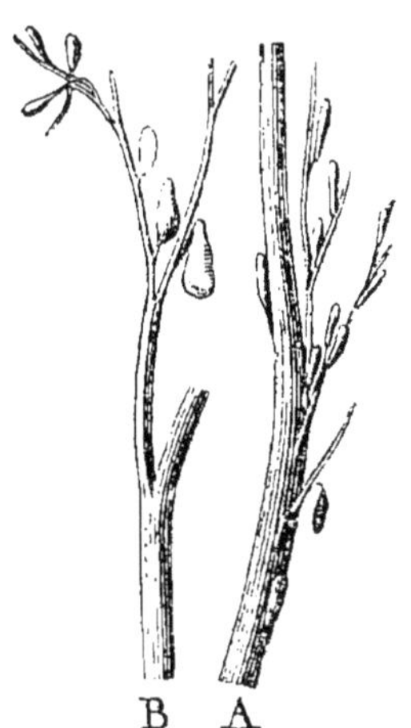

Fig. 241. — Corpuscules de Pacini **.

On observe, en outre, dans la profondeur du tissu connectif sous-cutané et du derme, des corpuscules plus volumineux, appendus aux filets nerveux comme des fruits aux branches de l'arbre (fig. 241) et visibles à l'œil nu. Ce sont les *corpuscules de*

(1) *Krause* (Rodolphe-Guillaume), médecin allemand (1642-1718). Professa successivement la philosophie, la médecine et la chimie à Iéna.

* *n.* fibre nerveuse. — C.T. cellules de soutien. — N. leur noyau. — *dt.* disque tactile. — *gl.* gaine du corpuscule — (E). épiderme et (D) derme séparés par la ligne *l. p.*

** A. nerf du doigt montrant la disposition des corpuscules de Pacini. — B. le même, grossi.

Pacini (1) ou *de Vater;* ils sont entourés de plusieurs enveloppes fibreuses (fig. 242), et renferment une cavité allongée dans laquelle un ou plusieurs filets nerveux viennent se terminer. On les rencontre surtout à la paume de la main, sur le trajet des nerfs collatéraux des doigts ; mais on les trouve aussi, quoique moins nombreux, sur les nerfs du mésentère, sur les nerfs articulaires, les nerfs des os, et dans l'intérieur même des muscles. Ils paraissent très sensibles à la compression, et c'est sans doute à ce mode de sensibilité que se rapporte leur fonction.

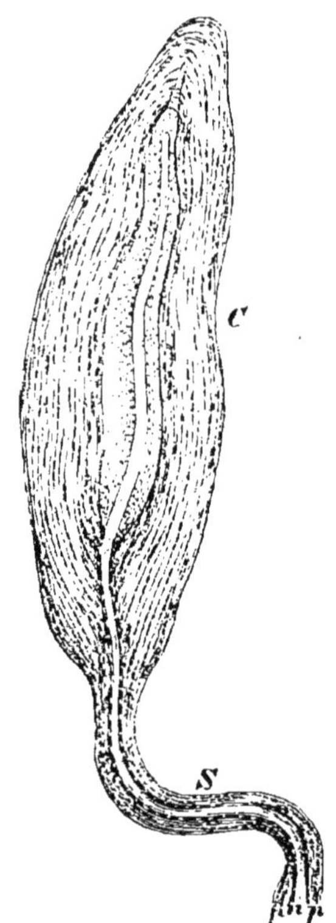

Fig. 242. — Corpuscule de Pacini (ou de Vater) *.

Les fonctions du toucher sont d'autant plus développées que les régions considérées sont plus riches en nerfs et en corpuscules tactiles. Ainsi les organes dont nous nous servons de préférence sont les mains, la langue, les dents. Cependant, pour la sensation de la *pression*, et pour la sensation de la *température*, les lieux d'élection ne sont pas exactement les mêmes.

Sensation de température. — La *sensation de température* se fait en général et presque indifféremment par toute la surface du corps, et il semblerait *a priori* qu'il n'y a pas de région privilégiée sous ce rapport ; cependant il est d'observation vulgaire que l'on juge mieux de la chaleur par les lèvres, les joues, le dos de la main ; le médecin qui veut apprécier la température de la peau d'un malade applique sur lui le dos de la main et non la paume ; c'est pour la même raison que si nous voulons juger de la chute de quelques gouttes de pluie imperceptible, c'est le dos et non la paume de la main que nous exposons du côté du ciel. Ce sens de température n'agit que par comparaison ; il ne nous indique pas la température de la peau, mais l'augmentation ou l'abaissement de celle-ci ; nous ne ressentons, par exemple, que notre main ou notre front sont plus chauds

(1) *Pacini* (Philippe), anatomiste italien (1812-1883), découvrit à vingt-trois ans ces terminaisons nerveuses que Vater, médecin allemand (1684-1751), avait déjà connues, mais qui étaient tombées dans l'oubli. A professé à Florence.

* S, fibre nerveuse. — C, le corpuscule à gaine formée de couches concentriques.

l'un que l'autre qu'au moment où nous mettons notre main sur le front.

Pour que cette sensibilité thermique soit mise en jeu, il faut que les températures appréciées soient entre 0° et 70° ; en dehors de ces extrêmes, nous n'éprouvons que des impressions douloureuses de froid ou de chaud, et nous ne pouvons plus juger d'une différence de quelques degrés : c'est entre 30° et 50° que nous jugeons le mieux d'une faible variation dans la température d'un corps ; en d'autres termes, la température est d'autant mieux appréciée qu'elle se rapproche davantage de notre température propre. Elle l'est aussi d'autant mieux que nous observons à la fois une surface plus considérable de ce corps. En effet, un doigt plongé dans un liquide à 37° donne une idée de moins forte chaleur qu'une main entière dans un liquide à 30° seulement.

La muqueuse buccale supporte sans douleur des températures supérieures à celle que peut endurer la peau. Ainsi on ne pourrait laisser son doigt dans du bouillon ou du café, qu'on boit facilement ; c'est qu'en effet, la température normale de la bouche est de 35°, tandis que celle du doigt atteint en général à peine 25°.

Sensation de contact et de pression. — La *sensation de contact et de pression* que peuvent nous donner les corps est très inégalement développée selon les régions ; elle est le plus exquise à la pointe de la langue et au bout des doigts ; aussi les *extrémités digitales* deviennent-elles pour nous le véritable organe où se localise le sens du tact. Pour reconnaître expérimentalement et d'une manière exacte quelle est l'excellence du toucher sur les diverses parties du corps, on se sert d'un compas (compas de Weber) (1) et on constate quel écartement il faut donner à ses deux pointes pour que, appliquées en même temps sur la peau, elles soient senties séparément ; plus cet écartement est petit, plus la sensibilité est grande. Ainsi à la pointe de la langue, il suffit de 1 millimètre d'écartement, 2 millimètres sur la paume et 12 millimètres sur le dos de la main ; sur la peau du tronc, particulièrement vers la partie dorsale, il faut 5 ou 6 centimètres.

Chose remarquable, mais qui s'explique facilement si l'on se reporte à l'étude du système nerveux, les sensations de pression qui se prolongent, persistent encore un certain temps, même après que le corps qui les a produites a cessé d'agir ; les personnes qui portent des lunettes les sentent encore après qu'elles les ont ôtées ; on se figure parfois encore entre ses doigts un objet que l'on a lâché depuis longtemps. Ce sont là des espèces d'écho des sensations, ce sont des sensations purement subjectives.

La sensation de pression, selon la manière et la forme dont elle est exercée par les corps, nous donne sur ces derniers et sur leur nature une foule de renseignements précis, que l'on pourrait, sans une analyse exacte,

(1) *Weber* (Ernest-Henri), physiologiste allemand (1795-1878), l'aîné des trois frères Weber. Voir page 259, note 1.

prendre pour les produits de sensations spéciales. Ainsi, d'après la manière plus ou moins régulière dont un corps presse sur nos extrémités digitales, nous jugeons si sa surface est lisse ou rugueuse, s'il présente des anfractuosités; en promenant nos doigts sur ces surfaces, nous jugeons de leur forme. Les variations de pression et les réactions d'un corps contre nos propres efforts nous font juger s'il est dur ou mou; par des effets semblables, nous jugeons s'il est en gros fragments ou en poussière, s'il est solide ou liquide; en un mot, nous acquérons des notions précises sur l'état, la forme et l'étendue du corps.

Par l'effet de l'*habitude*, nous localisons ces sensations dans les points où elles se produisent d'ordinaire. Cette localisation nous rend compte d'illusions tactiles très singulières, dont l'une, très connue, nommée *expérience d'Aristote* (fig. 243), est due à l'habitude que nous avons de percevoir la sensation de deux corps différents, lorsque les bords radial de l'index et cubital du médius sont impressionnés. Or, si, après avoir senti entre l'index et le médius une petite boule unique, nous croisons ces deux doigts, comme le montre la figure 243, et roulons la boule unique entre le côté radial de l'index et le côté cubital du medius, nous éprouvons une sensation double, ou plutôt dédoublée par l'habitude, et nous croyons (en fermant les yeux) toucher deux boules distinctes, l'une en dehors de l'index, l'autre en dedans du médius.

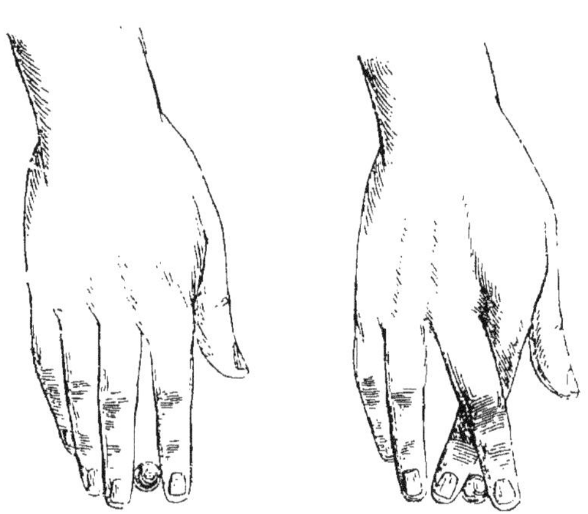

Fig. 243. — Expérience d'Aristote.

Les différences de pression nous font même juger du poids d'un corps; mais dans cette appréciation, lorsque nous voulons la rendre aussi exacte que possible, nous faisons jouer un rôle important à l'appréciation de la force musculaire pour contre-balancer le poids du corps.

Enfin les sensations de pression, de forme, de poids et de température sont souvent liées entre elles ; de deux poids égaux, le plus froid paraît le plus lourd; en plaçant sur le front deux pièces de 5 francs de température inégale, on trouve que la plus chaude paraît plus légère. D'autre part, les corps lisses nous semblent plus froids que les corps rugueux, et, subjectivement parlant, ils le sont, en effet, puisque, présentant des surfaces de contact plus complètes, ils nous soutirent plus de calorique.

L'exemple le plus frappant de la perfection que peut atteindre le sens du tact est celui des aveugles qui parviennent à reconnaître au toucher les couleurs, grâce seulement à leurs divers degrés de rugosité; aussi ne peuvent-ils jamais apprécier les couleurs naturelles lisses.

III. Goût.

Le *sens du goût* nous transmet les impressions spéciales produites par certaines substances *sapides*, mais il est difficile de définir exactement ce que c'est qu'une substance sapide, et d'analyser le phénomène intime de l'impression qu'elle produit; on n'est même pas parfaitement d'accord pour distinguer les substances vraiment sapides de celles qui ne font qu'exciter la sensibilité générale ou tactile de l'organe du goût.

La *gustation* a son siège exclusif dans la *bouche*. On parle vulgairement du *palais* comme siège de cette fonction, mais les expériences physiologiques ont montré que le siège du goût par excellence est très restreint, qu'il ne se trouve que sur la *langue*, et même que sur certaines parties de cet organe. En général, quand nous voulons goûter une substance, nous la plaçons sur la langue et nous appliquons celle-ci contre le palais, afin d'écraser la substance sapide et d'augmenter ainsi ses points de contact avec les éléments gustatifs; de là l'erreur qui attribue au palais un rôle autre qu'un rôle mécanique dans la gustation.

Saveurs. — Ce qui a souvent induit en erreur, c'est qu'on a pris pour des *saveurs* des sensations qui n'en sont pas, et résultent simplement de la *sensibilité tactile* ou *générale* de la langue. Nous avons vu, en effet, que cet organe, et principalement sa pointe, doit être placé au premier rang parmi les appareils du tact; c'est à cette sensibilité que sont dues certaines sensations décorées du nom de saveurs, comme la *saveur farineuse*, qui résulte de l'impression mécanique produite par un corps très divisé; de même les *saveurs gommeuses*, qui résultent d'un état plus ou moins pâteux de la substance. Ce qu'on désigne sous le nom de *saveur fraîche* n'est autre chose qu'une impression thermique due à l'absorption de calorique que produit un corps en se dissolvant (telle est la saveur du nitre), ou en s'évaporant (saveur des huiles essentielles). On parle aussi de *saveurs âcres*; mais c'est là un fait de sensibilité générale; un corps de saveur âcre tend à attaquer la surface muqueuse, aussi appelons-nous âcres des saveurs qui modifient l'épithélium, l'attaquent, le dissolvent, ou le corrodent.

D'autre part, on prend souvent pour des impressions gustatives des sensations qui proviennent d'une impression faite sur l'organe de l'odorat, organe placé si près de celui du goût, que normalement leurs sensations semblent devoir s'associer. Les *saveurs aromatiques*, *nauséabondes*, etc., sont dans ce cas; ainsi les viandes rôties, le fromage, certaines boissons vineuses et autres, doivent leurs propriétés sapides en partie au développement d'acides gras ou d'éthers particuliers qui sont odorants. Si on se bouche les narines en mangeant, ou bien sous l'influence d'un simple coryza, on s'aperçoit que beaucoup de substances alimentaires ne sont plus sapides.

En éliminant toutes les prétendues saveurs qui tiennent à des impressions du genre de celles que nous venons d'énumérer, on arrive, en définitive, à établir qu'il n'y a que deux saveurs véritables et bien distinctes, celles du *doux* et de l'*amer*, et qu'il n'y a que deux espèces de corps vraiment sapides, les corps *amers* et les corps *sucrés*. Encore ne peut-on rien dire de général sur ces corps, et ne les voyons-nous liés par aucun rapport chimique, car, par exemple, nous trouvons dans la classe des substances sucrées les corps les plus disparates au point de vue chimique, tels que les sels de plomb, les sucres proprement dits, un grand nombre d'alcools (glycérine).

Papilles linguales. — La partie antérieure du dos de la langue, toute sa surface inférieure et le filet ne donnent lieu à aucune sensation gustative; ces sensations ne se produisent que sur ses bords, et surtout vers sa base. Nous savons que la langue est un organe musculaire recouvert d'une muqueuse. En examinant cette muqueuse sur la surface supérieure on la voit hérissée de papilles très nombreuses, très petites, disséminées irrégulièrement. Ce sont les *papilles filiformes*, simple saillie prolongée par de nombreux filaments (fig. 244 A). Ces papilles ne nous intéressent pas ici. Elles sont purement tactiles. Ce sont elles qui donnent à la langue la sensibilité tactile dont nous avons parlé. Mais, outre les papilles filiformes, nous en trouvons d'autres de deux sortes : les *fongiformes* et les *caliciformes* (fig. 244). Les papilles *fongiformes* représentent assez bien un champignon, avec un pédicule court et une tête globuleuse, dans laquelle le derme forme une multitude de papilles secondaires plongées dans une masse épithéliale, qui recouvre uniformément l'organe (fig. 244, B). Les papilles *caliciformes* sont semblables aux précédentes, mais plus volumineuses, plus larges, plus aplaties, et plongées dans une excavation de la muqueuse (*calices*) qu'elles débordent à peine; elles présentent aussi un grand nombre de papilles secondaires que l'épithélium recouvre (fig. 244, C). Un grand nombre de filets nerveux viennent se terminer dans ces papilles, en se mettant en connexion avec les petits organes spéciaux (bourgeons gustatifs).

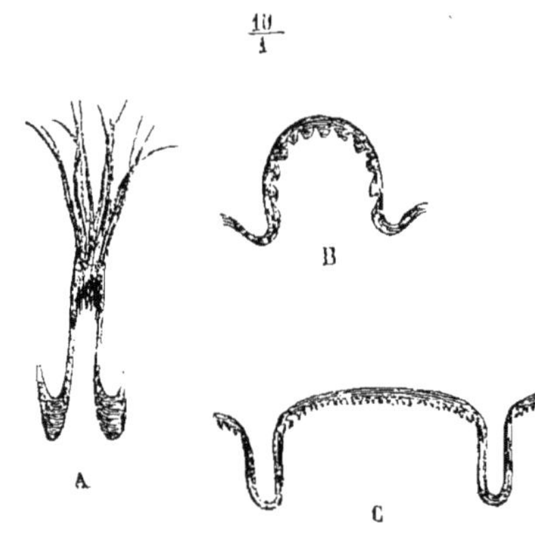

Fig. 244. — Papilles linguales *.

Corpuscules gustatifs. — Si nous faisons, en effet, une coupe verticale dans une papille caliciforme, nous voyons dans l'épithélium qui borde le fossé circulaire qui l'entoure, se différencier certaines cellules qui se réunissent par groupes (*bourgeons* ou *corpuscules gustatifs*) disposés régulièrement. Ces corpuscules sont sensiblement sphériques et ont quelques dixièmes de millimètres de diamètre. Ils sont formés par des cellules allongées disposées perpendiculairement à la surface épithéliale libre. Ces

* A. papille filiforme. — B. fongiforme. — C. caliciforme.

cellules, renflées dans leur partie moyenne (fig. 245), se terminent extérieurement par un prolongement en forme de bâtonnet qui plonge dans le sillon circulaire, intérieurement par un prolongement en rapport avec les ramifications ultimes du nerf gustatif. Un corpuscule gustatif est formé par la réunion de plusieurs de ces cellules protégées par une enveloppe de *cellules de soutien*. Ce sont les *cellules gustatives* de ces corpuscules qui sont les éléments sensibles aux impressions des corps sapides.

V lingual. — Les papilles sont rangées sur le dos de la langue. Les *fongiformes* sont plantées comme en quinconce sur les côtés de l'organe ; elles sont plus ou moins abondantes selon les individus. Les *caliciformes* sont plus régulières et constituent à la base de la langue la figure connue sous le nom de V lingual. Au nombre de dix ou douze elles sont disposées suivant deux lignes obliques formant un angle à sommet postérieur.

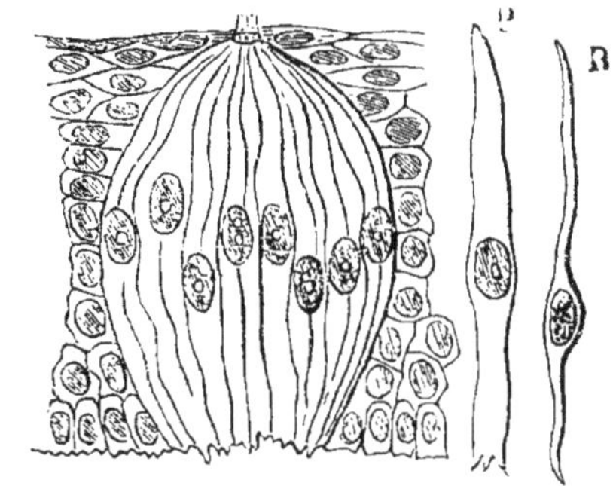

Fig. 245. — Corpuscule gustatif (lapin) *.

Nous avons déjà dit que le sens du goût ne siège que dans les points où sont ces papilles, et particulièrement les *caliciformes*, c'est-à-dire la base de la langue ; aussi les saveurs sont-elles perçues avec le plus d'intensité et de la manière la plus agréable au commencement de la déglutition, lorsque les substances alimentaires frôlent le

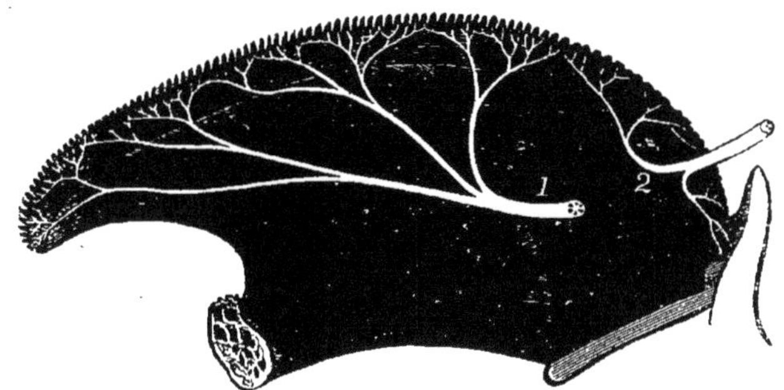

Fig. 246. — Schéma de la langue avec ses papilles et ses nerfs **

V lingual. *Cette traînée de grosses papilles* semble être le lieu particulier de l'impression produite surtout par les substances amères ; car si l'on détruit leur innervation, les animaux avalent dès lors les corps amers sans manifester la moindre répugnance.

* P, cellule de soutien isolée. — B, cellule gustative.
** 1, lingual (5e paire). — 2, glosso-pharyngien.

Pour que les corps sapides soient appréciés, il faut qu'ils soient dissous ; la sécrétion salivaire est donc nécessaire à la gustation, et une bouche sèche apprécie fort mal les saveurs. Aussi les impressions des corps sapides sont-elles éminemment propres à produire le réflexe de la sécrétion salivaire, surtout de la sécrétion sous-maxillaire, et l'on sait que la vue ou le souvenir d'un mets particulièrement agréable suffit pour *faire venir l'eau à la bouche;* dans ces circonstances, c'est-à-dire en montrant à un chien un morceau de viande, on voit la salive couler avec abondance des conduits de la sous-maxillaire; aussi avons-nous considéré la glande sous-maxillaire comme associée essentiellement aux fonctions de gustation.

Nerfs du goût. — Les nerfs du goût sont le *lingual* et le *glosso-pharyngien.* Le lingual, branche du trijumeau, se distribue à la partie antérieure de la langue, à laquelle il donne, avec le goût, la sensibilité générale et la sensibilité tactile. Le glosso-pharyngien se distribue à la base, et préside

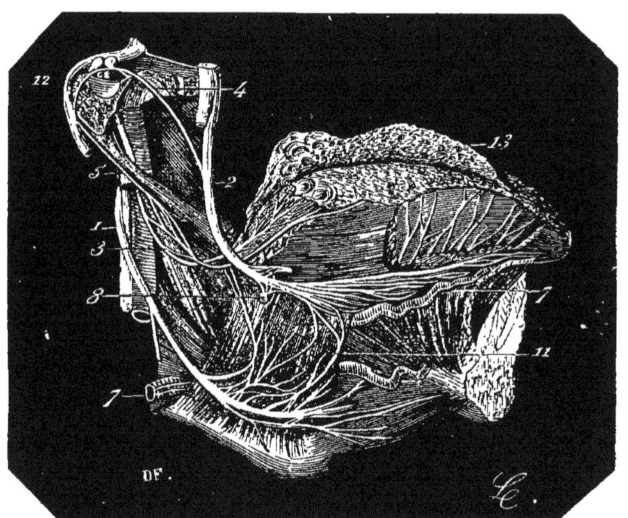

Fig. 247. — Langue avec ses papilles et ses nerfs *.

spécialement à la sensibilité du V lingual. C'est le *nerf gustatif* par excellence (fig. 246 et 247).

La langue reçoit encore deux autres nerfs : le *grand hypoglosse*, filet moteur, préside aux mouvements de la langue dans la mastication, la déglutition, la parole; la *corde du tympan* qui peut être considérée comme un filet erratique du glosso-pharyngien apportant, au moyen de fibres indirectes venant de ce dernier nerf, la sensibilité gustative aux deux tiers an-

* 1. grand hypoglosse. — 2, branche linguale du trijumeau. — 3, branche linguale du glosso-pharyngien. — 4. corde du tympan. — 8, ganglion sous-maxillaire. — 11, anastomose du nerf lingual avec le grand hypoglosse. — 12, nerf facial. — 13, muqueuse linguale détachée et rejetée au haut : on voit en arrière les papilles caliciformes.

térieurs de la langue. D'autre part le lingual, empruntant sa sensibilité gustative à cette corde du tympan à laquelle il s'accole sur son parcours, n'apporte comme filets propres à la langue que des filets tactiles. Le glosso-pharyngien doit donc, en résumé, être considéré comme le seul nerf de la sensibilité spéciale réveillée par les corps sapides.

IV. Olfaction.

L'*olfaction* est un sens qui donne lieu à certaines perceptions connues sous le nom d'*odeurs;* mais ici, encore moins que pour le goût, il n'est possible de définir exactement ce que c'est qu'un *corps odorant*, et quelle est la nature des impressions qu'il provoque. Les *odeurs* ne peuvent pas même être classées, et à part les noms arbitraires et individuels d'*odeurs agréables* ou *désagréables*, nous n'avons pour les désigner que les noms des corps auxquels elles sont propres.

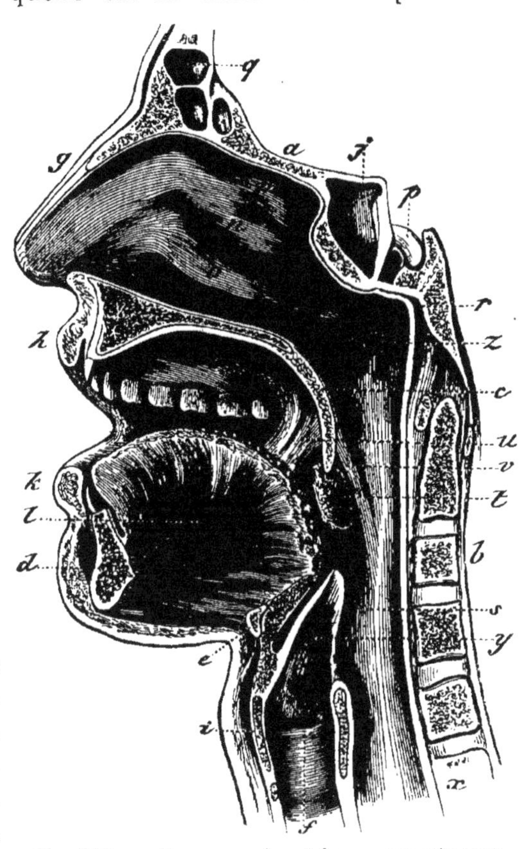

Fig. 248. — Fosses nasales et leurs rapports avec le pharynx *.

Fosses nasales. — La muqueuse dans laquelle viennent se terminer les ramifications du *nerf olfactif* et qui constitue la partie essentielle de l'organe de l'odorat tapisse une partie de la surface des *fosses nasales*, vastes cavités placées à l'intérieur de la face, au début des voies respiratoires, ce qui assure l'arrivée avec l'air, jusqu'à la membrane sensible, des particules ou vapeurs émises par les corps odorants.

Les fosses nasales communiquent avec l'extérieur par les

* *a*, lame criblée de l'ethmoïde. — *c*, voile du palais. — *g*, nez. — *j*, sinus sphénoïdal. — *m*, cornet supérieur. — *n*, cornet moyen. — *o*, cornet inférieur. — *q*, sinus frontaux. — *z*, ouverture des trompes d'Eustache.

narines. Postérieurement et inférieurement elles communiquent avec le pharynx par les arrière-narines qui viennent y déboucher au dessus et en arrière du voile du palais (fig. 248).

Les narines (vestibules nasaux) sont creusées dans l'intérieur du nez, appendice proéminent au milieu de la face. Sa charpente est formée de cinq cartilages, un médian et impair et quatre, deux à deux symétriques. Le tout est recouvert par des parties molles (muscles, tissu conjonctif, peau). La muqueuse interne présente des poils (*vibrisses*) très développés à l'entrée.

Les fosses nasales sont symétriques par rapport à une cloison verticale qui les sépare sur le plan médian. La paroi supérieure est formée par la lame criblée de l'ethmoïde, la cloison médiane de séparation par la lame verticale de cet os et par le *vomer* à la partie inférieure. Les lames horizontales des maxillaires supérieurs et les deux palatins forment le plancher inférieur de ces fosses. Enfin les parois latérales sont constituées (fig. 249) par les masses latérales de l'ethmoïde et les deux cornets inférieurs. Ces parois latérales présentent des saillies plus ou moins irrégulières (cornets supérieur et moyen dépendant de l'ethmoïde, cornet inférieur os indépendant) circonscrivant des cavités (méats) au nombre de trois (méats inférieur, moyen et supérieur). Le rôle de ces parties est d'augmenter la surface de contact avec l'air.

La capacité des fosses nasales est augmentée par diverses cavités (sinus) creusées dans l'épaisseur même des os de la tête (sinus frontal, ethmoïdal, sphénoïdal, maxillaires) et qui viennent y déboucher par de petits orifices.

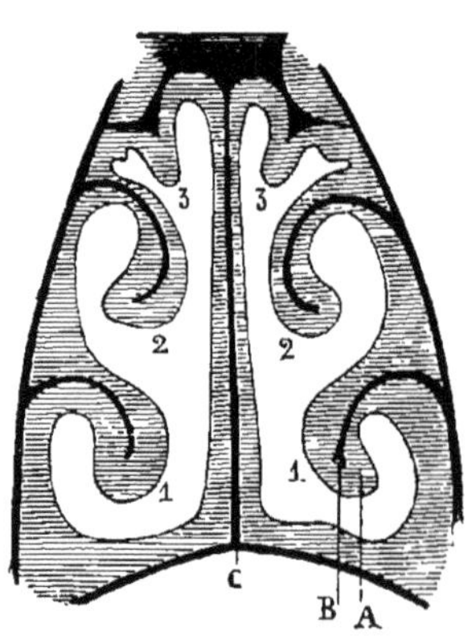

Fig. 249. — Coupe transversale schématique des fosses nasales *.

L'*olfaction* a pour siège les *fosses nasales* (fig. 249), mais il n'y a qu'une faible partie de ces cavités (leurs régions supérieures) qui serve à cette fonction; le reste est utilisé soit à produire la résonnance de la voix (surtout les cavités annexes; sinus maxillaires, frontaux, etc.), soit à préparer l'air de la respiration, en le portant au degré de chaleur et d'humidité nécessaires à l'intégrité de la muqueuse respiratoire, comme nous l'avons vu en étudiant cette surface. Ces régions,

* 1. cornet inférieur. — 2, cornet moyen. — 3, cornet supérieur. — A, parties molles. — B. squelette (os, cartilages).

formées de *cornets* enroulés sur eux-mêmes et circonscrivant des *méats* plus ou moins étroits, sont tapissées par une *muqueuse* très molle, très vasculaire, très épaisse, vu les riches plexus veineux qu'elle contient, et recouverte par un *épithélium cylindrique à cils vibratiles* (fig. 250) comme on le trouve, du reste, dans tout le tube conducteur de l'arbre aérien, dont cette partie des fosses nasales est le commencement. Dans cette muqueuse (*membrane de Schneider*) se trouvent de nombreuses glandes qui contribuent à maintenir humide la surface que le passage de l'air tend sans cesse à dessécher. Ces glandes ont la forme de grappes allongées.

L'*olfaction* elle-même semble destinée à veiller sur la pureté de l'air de la respiration : la plupart des substances qui pourraient le corrompre, étant odorantes, sont naturellement soumises au contrôle de ce sens.

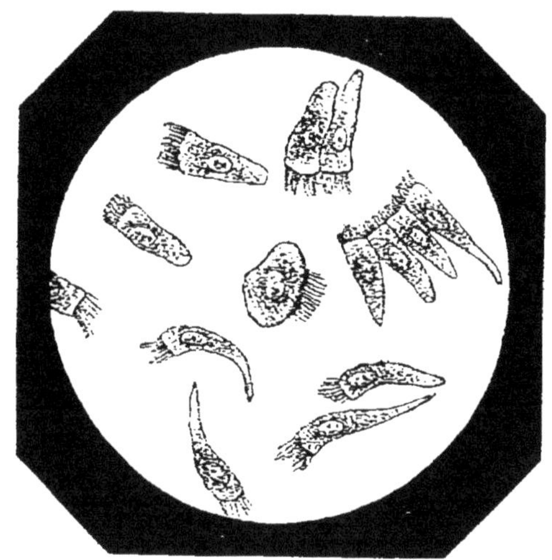

Fig. 250. — Cellules cylindriques vibratiles de l'épithélium pituitaire détachées et vues au microscope.

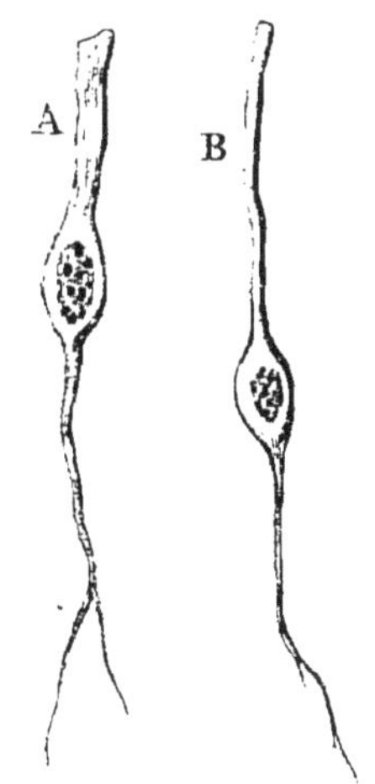

Fig. 251. — Cellules de la muqueuse olfactive (mouton)*.

Terminaisons olfactives. — L'olfaction ne siège que dans la partie supérieure des fosses nasales, dans les zones où se distribue le *nerf olfactif*, nerf de la sensibilité spéciale, tandis que les parties inférieures ne reçoivent que des rameaux du nerf trijumeau, c'est-à-dire des nerfs de sensibilité générale. Au niveau de cette région, dite région olfactive ou *région jaune* (elle présente cette couleur chez les animaux), la muqueuse change de nature : en ces points (partie supérieure de la cloison en dedans, les deux cornets supérieurs en dehors), cette membrane est beaucoup moins vasculaire, moins riche en glandes, et enfin elle ne possède plus de cils vibratiles, mais un simple épithélium cylindrique : son élément caractéristique

* A. cellule de soutien. — B. cellule olfactive.

est représenté par les rameaux terminaux des nerfs olfactifs, rameaux fins et nombreux. Ces rameaux nerveux viennent se terminer vers la surface en se mettant en connexion avec l'extrémité profonde, effilée de certaines cellules cylindriques épithéliales,c'est-à-dire qu'entre les cellules épithéliales de cette région se trouvent des cellules spéciales (*cellules olfactives*), éléments fusiformes, allongés, présentant à leur partie moyenne un renflement arrondi avec noyau, et se prolongeant en fibrille à chacune de leurs extrémités (fig. 251). Le prolongement externe, plus épais, passe entre les cellules épithéliales, jusqu'à la surface libre ; le prolongement interne se continue avec les fibres du nerf olfactif.

Olfaction. — L'olfaction s'exerce uniquement sur des *corps gazeux* suspendus dans l'air, ou des molécules solides insaisissables que l'air emporte ; aussi les corps volatils sont-ils pour la plupart odorants. On peut remarquer que la présence de la vapeur d'eau aide à l'olfaction ; les fleurs sont plus odorantes par un temps humide que par un temps sec. Mais, d'autre part, une trop grande quantité de vapeur d'eau, ou l'eau en substance introduite dans les fosses nasales, arrête l'olfaction et la suspend même pour quelque temps, jusqu'à ce que les choses soient revenues à leur état normal (olfaction peu développée par les temps de brouillard).

Les conditions dans lesquelles les vapeurs ou particules odorantes doivent être mises en contact avec la surface olfactive pour que la sensation se produise sont assez particulières et fort précises. Il faut qu'elles y soient amenées par un *courant d'air*, et elles n'agissent que tant que cet air est en *mouvement;* ainsi quand on place un morceau de camphre dans le nez, et qu'on y laisse l'air immobile, il ne se produit aucune sensation ; il ne s'en produit pas plus si on remplit les fosses nasales d'un liquide volatil très odorant. Aussi, pour sentir parfaitement, pour *flairer*, aspirons-nous l'air par petites inspirations successives. C'est qu'en effet, il faut en second lieu que le *courant d'air* soit *lent* et *faible*. Mais, chose plus particulière, ce courant d'air doit être un *courant d'air d'inspiration :* il doit se produire d'avant en arrière, sans doute parce qu'alors il se brise contre l'éperon que forme la partie antérieure du cornet inférieur, et monte ainsi facilement en partie vers la région olfactive. L'air expiré par l'arrière-cavité des fosses nasales, quelle que puisse être sa richesse en particules odorantes, ne produit presque aucune impression en traversant les fosses nasales. Les gourmets connaissent bien ces particularités, et pour apprécier le fumet d'un vin introduit dans la cavité buccale, ils n'expirent pas dans les fosses nasales par leurs orifices postérieurs, mais ils expirent doucement en avant et en haut

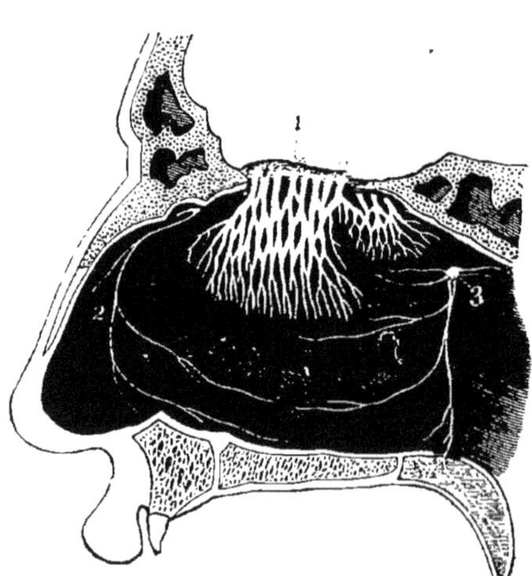

Fig. 252. — Distribution des nerfs dans les fosses nasales *.

* 1, nerf olfactif. — 2. nasal (ophtalmique du trijumeau). — 3, nerfs palatins (branche maxillaire supérieure du trijumeau).

par l'orifice buccal, et aspirent doucement et par petites saccades l'air mis en contact avec leurs narines.

Nerf olfactif. — Le nerf dont les terminaisons viennent se mettre en relation avec les cellules olfactives est le *nerf olfactif*. Ce nerf, gros et court, part de la partie antérieure de la base du cerveau et se divise presque immédiatement en de nombreux filets passant par les orifices de la lame criblée. Ceux-ci viennent se terminer dans la *muqueuse jaune* des fosses nasales.

La muqueuse qui tapisse les régions inférieures de ces fosses est innervée par des branches du *trijumeau*. Ces filets nerveux donnent à la muqueuse seulement la *sensibilité générale*. Ils président aussi à sa nutrition. Ils sont donc indispensables à l'intégrité de l'olfaction, mais n'y servent que d'une manière indirecte (fig. 252).

Le sens de l'odorat est beaucoup plus délicat chez les animaux que chez l'homme ; il est pour eux un guide précieux et le point de départ d'un grand nombre de déterminations instinctives ou réfléchies. C'est ainsi, par exemple, qu'il se lie au sens du goût pour faire reconnaître les aliments qui conviennent à chaque espèce.

V. Audition.

Le *sens de l'audition* a pour effet de nous faire percevoir les ondes sonores, que les corps en vibration produisent dans le milieu ambiant (air ou eau).

Schéma de l'oreille. — L'*appareil de l'audition* est très compliqué ; pour le comprendre, il faut d'abord voir ce qu'il est chez les animaux où il présente le plus de simplicité, chez les animaux qui vivent dans l'eau. La partie essentielle et fondamentale de l'organe de l'ouïe, tel qu'on le trouve constitué chez les animaux inférieurs, se compose d'un *petit sac plein de liquide*, dans lequel des fibres nerveuses viennent se terminer en se mettant en rapport avec un épithélium particulier, muni de prolongements analogues à de grands *cils*, ou à de petites *verges* susceptibles de vibrer par les mouvements du liquide (fig. 253).

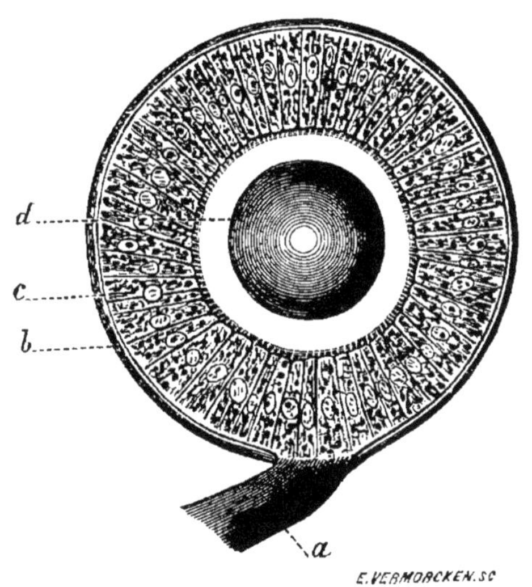

Fig. 253. — Organe auditif de l'Unio *.

* *a*, nerf auditif. — *b*, tunique conjonctive. — *c*, cellules vibratiles. — *d*, otolithe (petite sphère calcaire susceptible de renforcer les mouvements du liquide interne).

Ainsi les ondes du milieu ambiant (liquide) se transmettent presque directement aux terminaisons nerveuses qu'elles ébranlent. Chez tous les animaux supérieurs, cet organe se retrouve; c'est le *saccule* et l'*utricule*. A ceux-ci viennent s'ajouter des diverticules analogues, représentant des *poches* de formes diverses, mais toujours pleines de liquide; ce sont, d'abord, chez les poissons supérieurs, les *canaux semi-circulaires;* puis, chez les reptiles et surtout chez les oiseaux, un canal circulaire tout particulier, très long et très compliqué, qui se contourne sur lui-même en s'enroulant comme un escalier en *spirale*, le *limaçon* en un mot (fig. 254, C).

Cet ensemble des *sacs membraneux* (utricule et saccule), des *canaux semi-circulaires* et du *limaçon* forme l'*oreille interne* des vertébrés supérieurs. Le *nerf auditif*, ou nerf de la huitième paire, vient s'y terminer par des organes de formes diverses en apparence, mais qui se ramènent tous au même type, celui d'appareils susceptibles d'être ébranlés par les vibrations du liquide dans lequel ils baignent. Toute cette oreille interne ou labyrinthe provient d'une végétation profonde des téguments de la partie latérale de la tête de l'embryon, végétation qui s'isole ensuite plus ou moins de la surface qui lui a donné naissance. Il en est donc de l'oreille comme des autres organes sensoriels et les terminaisons nerveuses viennent s'y faire dans l'épithélium d'un organe qui quoique interne n'en est pas moins une production épidermique.

A l'oreille interne s'ajoute, chez les animaux à vie aérienne, un appareil de perfectionnement : c'est l'*oreille moyenne* ou *caisse du tympan*. Cette nouvelle partie, inutile chez les animaux aquatiques où les ondes sonores se transmettent facilement du liquide ambiant au liquide labyrinthique, est nécessaire pour faciliter le passage des ondes d'un milieu gazeux dans le milieu liquide de l'organe; on sait, en effet, que le son éprouve une grande difficulté à passer de l'air dans l'eau. L'*oreille moyenne* est une *caisse* creusée dans le *rocher*, et contenant un appareil de conduction destiné à faciliter cette transmission (fig. 254, B); c'est une tige osseuse plus ou moins régulière, qui s'appuie à son extrémité interne sur une membrane (fenêtre ovale) placée sur la paroi de séparation entre l'oreille interne et l'oreille moyenne, et à son extrémité sur la membrane du *tympan* placée directement en contact avec l'extérieur. Chez les Batraciens, les Reptiles et les Oiseaux, cette membrane du tympan est tendue à fleur de peau. Chez les Mammifères, ce tympan est toujours en contact direct avec l'extérieur, mais se trouve placé au fond d'un appareil collecteur appelé *oreille externe*. Celle-ci est constituée par un repli de la peau, soutenu par des cartilages, plus ou moins développé en forme de cornet destiné à faire converger les sons (*pavillon*), auquel fait suite le conduit auditif externe qui amène les vibrations jusqu'au tympan (fig. 254, A).

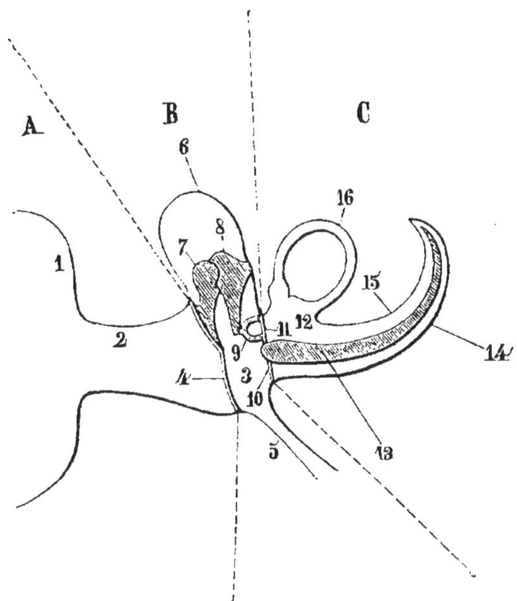

Fig. 254. — Schéma de l'appareil auditif *.

C'est chez l'homme que l'appareil auditif (surtout l'oreille interne) présente le maximum de complication. Connaissant les trois parties qui le composent nous allons les étudier dans l'ordre inverse de celui dans lequel nous les avons énumérées, c'est-à-dire de dehors en dedans, dans le sens que parcourt la progression des ondes sonores elles-mêmes (fig. 255).

A. — Oreille externe.

Pavillon. — Le *pavillon de l'oreille* ou *conque* est un organe assez peu sensible par lui-même, et ne jouissant que d'une sensibilité générale et tactile assez obtuse; les ornements dont on le charge souvent, même chez les peuples civilisés, mettent à peine en jeu sa sensibilité. Il est essentiellement composé d'un cartilage à renversements et courtournements particuliers, qui

* A. oreille externe. — B. oreille moyenne. — C. oreille interne. — 1. pavillon. — 2, conduit auditif externe. — 3. caisse du tympan. — 4, membrane du tympan. — 5. trompe d'Eustache. — 6. cellules mastoïdiennes. — 7, marteau. — 8. enclume. — 9. étrier. — 10, fenêtre ronde. — 11, fenêtre ovale. — 12, vestibule. — 13. limaçon. — 14. rampe tympanique. — 15, rampe vestibulaire. — 16, canal demi-circulaire.

semblent devoir en faire un organe de *collection;* et en effet, chez les animaux, sa direction et sa forme peuvent être changées par l'action des muscles intrinsèques et extrinsèques, qui les mettent en rapport avec l'attention que les animaux prêtent à tel ou tel bruit. Chez l'homme, ces muscles sont rudimentaires, et tout au plus les extrinsèques se contractent-ils en même temps que l'appareil fronto-occipital dans les plus hauts degrés de l'attention (fig. 256).

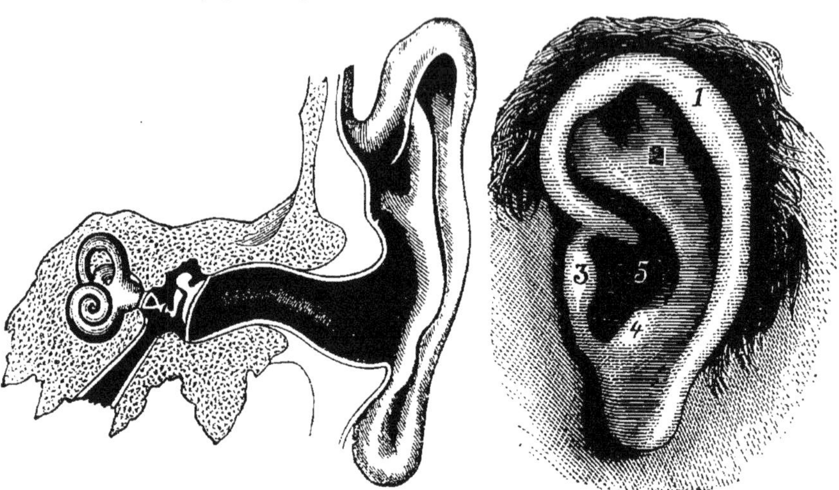

Fig. 255. — Appareil auditif de l'homme (schéma). Fig. 256. — Oreille externe *.

Ce pavillon ne sert que peu à renforcer les sons, car ceux qui en sont privés n'éprouvent guère de modification sensible dans la finesse de l'ouïe. Mais le pavillon paraît être utile pour juger de la *direction* des sons ; une personne qui en est privée, ou un expérimentateur qui le supprime momentanément, soit en l'aplatissant fortement contre la tête, soit en remplissant ses circonvolutions de cire, se trouvent relativement désorientés, quant à la direction dans laquelle viennent les sons ; c'est sans doute par de légères modifications de l'intensité du son, produite par la manière dont les ondes sonores viennent frapper et se réfléchir sur le pavillon, que nous jugeons de leur direction, de leur origine. Nous jugeons aussi de cette *direction*, grâce à la *perception inégale* par les deux oreilles; aussi ne pouvons-nous que rarement distinguer si le son arrive droit devant nous ou droit derrière nous ; dans ce cas, nous tournons légèrement la tête, et inclinons l'une des oreilles dans la direction de l'origine présumée du son.

Conduit auditif externe. — Le conduit auditif, qui prend naissance vers la partie centrale de la conque, est un court canal (2 à 3 centimètres) qui s'enfonce dans l'os temporal et est fermé à son extrémité interne par la membrane du tympan. Au point de vue physiologique, le conduit auditif externe est important,

* 1, helix. — 2, anthelix. — 3, tragus. — 4, antitragus. — L'orifice du conduit auditif est derrière le tragus.

car s'il est obstrué, l'audition est diminuée. Il offre *deux moyens de transmission* du son : la *colonne d'air* qui est dans son intérieur, et les *parois cartilagineuses et osseuses* qui le forment; ces parois, entrant en vibration, peuvent transmettre directement leurs ondes aux os de la tête, et de là au liquide labyrinthique, et on conçoit qu'alors la transmission est beaucoup plus facile, puisque les vibrations se propagent dans des milieux solides. Ce conduit auditif est encore très remarquable par sa sensibilité toute spéciale; à son entrée sont des poils de fortes dimensions, et dès que ces poils sont touchés, ou dès qu'une excitation se porte un peu plus profondément, il survient soit des réflexes singuliers et inattendus, comme l'envie de vomir, soit un sentiment de malaise et de trouble général, qui nous avertit du danger que court l'appareil de l'audition; en un mot, ces phénomènes rentrent dans ceux de la sensibilité générale et nullement dans ceux du toucher. C'est dans ce canal (portion cartilagineuse et fibreuse) que se trouvent les glandes *cérumineuses*, dont nous avons étudié la sécrétion en faisant l'étude des fonctions de la peau; ce *cérumen* a pour effet de fixer les corps qui pourraient s'introduire dans le fond du conduit auditif externe, et nuire aux fonctions de la membrane du tympan.

B. — Oreille moyenne.

Caisse du tympan. — L'oreille moyenne ou *caisse du tympan* est une petite cavité lenticulaire creusée dans l'épaisseur du *rocher* de l'os temporal et disposée dans un plan sensiblement parallèle au plan de symétrie du corps. Sur son pourtour cette caisse communique avec des cavités irrégulières, creusées dans l'épaisseur de l'apophyse mastoïde du temporal, et qu'on appelle *cellules mastoïdiennes*. A sa partie inférieure, l'oreille moyenne se continue par un canal rectiligne (*trompe d'Eustache*) (1) qui va déboucher dans l'arrière-bouche ou pharynx, mettant ainsi la caisse du tympan en communication directe avec l'extérieur par l'intermédiaire de la bouche.

Trompe d'Eustache et caisse du tympan sont recouvertes d'un épithélium vibratile sauf en trois points de la caisse, où la paroi osseuse présente un orifice sur lequel est tendue une membrane.

Une de ces membranes est située sur la paroi externe de la caisse tympanique. C'est la *membrane du tympan* qui ferme l'ouverture du conduit auditif externe. Les deux autres sont sur la

(1) Voir la note 1 de la page 116.

face interne. Ce sont, en allant de haut en bas, la *fenêtre ovale* et la *fenêtre ronde*, orifices dont les noms indiquent suffisamment la forme et sur chacun desquels est tendue une membrane. Entre ces deux fenêtres la paroi osseuse forme une saillie (*promontoire*); entre la membrane du tympan et la fenêtre ovale est tendue une chaîne de quatre os (chaîne des osselets) dont le premier (marteau) s'insère sur le tympan, le dernier (étrier) s'insère sur la fenêtre ovale (fig. 257). Ces deux os donnent insertions à des muscles qui d'autre part s'attachent sur les parois de la caisse (fig. 257).

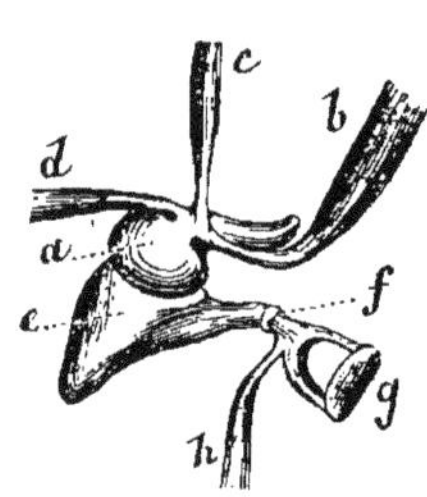

Fig. 257. — Osselets et leurs muscles *.

Membrane du tympan. — La *membrane du tympan* est composée de fibres connectives et élastiques, et possède un grand nombre de vaisseaux; cette richesse vasculaire paraît destinée, comme celle du pavillon de l'oreille, à maintenir la température de ces parties, qui doivent toujours rester découvertes et exposées à l'air dont elles reçoivent les vibrations. En effet, la membrane du tympan est essentiellement un appareil collecteur; elle est placée au fond du conduit auditif externe, mais ne jouit plus comme lui d'une sensibilité remarquable; un insecte qui pénètre jusqu'à elle et qui la touche ne provoque plus de réflexe, mais une sensation trompeuse de son, vu les vibrations qu'il lui communique. C'est donc uniquement un appareil de physique destiné à recevoir de l'air, ou des parois du conduit, les vibrations sonores.

Cette membrane est *oblique* de haut en bas et d'arrière en avant. Cette obliquité est d'autant plus prononcée que le sujet est plus jeune. De plus, cette membrane n'est pas plane ; elle représente un *cône* très bas, à sommet interne un peu émoussé et à bords attachés à l'embouchure profonde du conduit externe, dans une sorte de cadre qui est distinct chez les jeunes sujets. Cette membrane est donc *convexe vers l'intérieur*, et cette convexité est maintenue par la présence de la chaîne des osselets, dont une partie (*manche* du marteau) est contenue dans l'épaisseur de la membrane et la tend vers l'intérieur (fig. 258) ; cette convexité, cette tension sont opérées soit par les variations de presssion de l'air de la caisse, soit par l'action d'un muscle (*muscle interne du marteau*). Si, par une cause quelconque, l'air de la caisse se raréfie, l'air extérieur presse sur la membrane, l'enfonce davantage dans la cavité tympanique, et par suite, la tend en augmentant sa convexité (dans le sens indiqué par les flèches de la figure 258). Le *muscle interne du marteau* agit de même ; il tire en dedans le manche de cet os, et, par suite, la membrane, dont il augmente la convexité et la tension.

* *a*, marteau. — *b*, *c*, *d*, ses muscles. — *e*, enclume. — *f*, os lenticulaire. — *g*, étrier. — *h*, son muscle.

Le but de ces tensions temporaires de la membrane est facile à comprendre. Les lois de la physique nous apprennent que plus une membrane est tendue plus ses vibrations sont nombreuses, mais aussi moins elles sont amples. De plus une membrane n'entre bien en vibration que sous l'influence de vibrations sonores à l'unisson du son qu'elle rendrait elle-même, excitée directement. La tension du tympan aura donc pour but de permettre à cette membrane de vibrer à l'unisson des sons élevés, et le muscle tenseur du marteau doit être regardé comme un muscle accommodateur, adaptant l'oreille à l'audition des divers sons d'une mélodie. Cette adaptation est inconsciente; plusieurs personnes, toutefois, jouissent de la faculté de contracter volontairement le muscle du marteau. D'autre part la tension du marteau joue encore un rôle de protection pour l'oreille. Plus la membrane est tendue, avons-nous dit, moins les vibrations sont amples. En tendant le tympan au moment de la production de certains bruits très intenses (coups de canon) on atténue ainsi l'amplitude des vibrations, ce qui amoindrit les impressions auditives désagréables, et même empêche la déchirure du tympan qui en pourrait résulter.

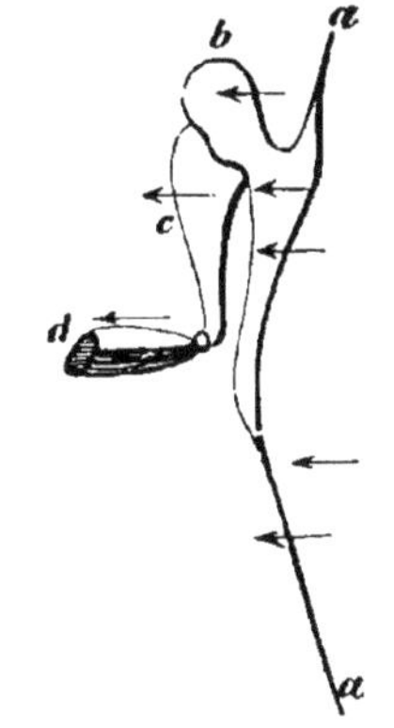

Fig. 258. — Membrane du tympan et osselets de la caisse *.

Osselets. — A la membrane du tympan fait suite la *chaîne des osselets*, qui la met en rapport avec la membrane de la fenêtre ovale (base de l'étrier). Chez les animaux inférieurs, cette chaine est simplement représentée par une *tige* droite et rigide (tels sont certains batraciens anoures, les *pipa*, par exemple); chez les grenouilles, elle a la forme d'une ligne brisée, d'un osselet unique long et recourbé, nommé *columelle;* enfin chez l'homme elle est formée par la réunion de quatre petits os (*marteau*, *enclume*, *os lenticulaire* et *étrier*) articulés, mais que, pour la transmission du son, on peut considérer comme ankylosés, car il est démontré que ces articulations ne servent pas directement à la transmission des sons.

Les noms de ces quatre os en indiquent la forme. Le *marteau* se divise en un manche fixé dans l'épaisseur du tympan et une tête massive qui repose sur l'*enclume*. Ce second os ressemble à une dent molaire à deux racines dont la couronne reçoit la tête du marteau. La plus longue des deux racines s'articule par l'intermédiaire de l'*os lenticulaire*, petit os arrondi, avec l'*étrier*, ainsi nommé à cause de sa forme et dont la sole repose sur la membrane tendue sur la fenêtre ovale (fig. 257).

Par la chaine des osselets, se fait essentiellement le passage des ondes sonores. On admet que, outre la transmis-

* *aa*, membrane du tympan. — *b*, le marteau. — *c*, l'enclume. — *d*, l'étrier.

sion par la chaîne osseuse, l'air de la caisse peut encore servir à transmettre les ondes à la fenêtre ronde ; cela est possible, mais peu probable, et en tout cas ce mode de transmission doit être fort secondaire, car la *fenêtre ronde* fuit pour ainsi dire les ondes sonores, se trouvant cachée au-dessous du *promontoire* (saillie de la paroi interne de la caisse du tympan) ; de plus, le son étant mieux transmis par les solides que par les fluides, la chaîne des osselets doit remplir un rôle bien plus important que cet air qui ne lui sert sans doute que d'appareil isolant.

Cependant la destruction de la membrane du tympan, ainsi que celle des osselets, à l'exception de l'étrier, n'abolit pas complètement l'ouïe ; elle ne fait que troubler plus ou moins les fonctions de ce sens. Mais la perte de l'étrier est beaucoup plus grave ; elle entraîne toujours la surdité. Ce fait s'explique facilement : l'étrier adhère par sa base à la *fenêtre ovale*, qu'il ferme complètement. Comme ses adhérences y sont très intimes, il ne saurait être enlevé sans déchirer la membrane de la fenêtre ovale, et sans donner issue au liquide de l'oreille interne ; ce n'est donc pas, à proprement parler, la perte de l'os qui occasionne la surdité, mais bien la fuite du liquide qui s'échappe par l'ouverture résultant de cette ablation.

Cellules mastoïdiennes. — On regarde généralement les *cellules mastoïdiennes* (6, fig. 254), pleines d'air, comme un appareil de résonance ; mais cette hypothèse ne s'appuie que sur l'idée que l'air de la caisse vibre, et, par suite, renforce ses vibrations par celles de l'air des cellules mastoïdiennes. Or, nous venons de voir que les vibrations de l'air de la caisse sont tout à fait insignifiantes. Nous accorderions volontiers la préférence à l'opinion qui ne voit dans les cavités mastoïdiennes que des espaces destinés à augmenter la cavité tympanique, sans rôle spécial. Nous allons voir, en effet, dans un instant que la caisse du tympan est, à l'état normal, fermée de tous côtés. Or, la caisse n'étant qu'une cavité fort petite, les changements trop brusques dans la tension de cette mince couche d'air appliquée à la face interne de la membrane tympanique auraient sans doute une influence fâcheuse sur cette membrane, influence qui sera palliée par la présence d'une nouvelle cavité, ajoutant sa capacité à celle de la chambre tympanique proprement dite ; et en effet, plus les animaux sont exposés à de brusques et considérables changements de pression atmosphérique, comme les oiseaux qui s'élèvent très haut dans les airs, plus leurs cellules mastoïdiennes sont développées et même en communication avec d'autres cavités osseuses surnuméraires.

Trompe d'Eustache. — La *trompe d'Eustache*, placée en avant de l'oreille moyenne (fig. 259), c'est-à-dire à l'opposé des cellules mastoïdiennes, est un long canal qui s'étend de la caisse du tympan au pharynx, et établit une communication entre ces deux cavités. On a fait sur les fonctions de ce canal un grand nombre d'hypothèses. On l'a considéré comme destiné à nous permettre d'entendre notre propre voix ; mais les os de la tête suffisent à cette propagation sonore, d'autant plus que la trompe est normalement fermée ; lorsque, par une cause quelconque, elle se trouve ouverte d'une manière continue, on entend alors non seulement sa propre voix, mais tous les bruits qui se passent dans la partie supérieure du corps : souffles de la respiration, mouvements du voile du palais, de la langue, etc., et on a pu dans quelques cas remarquer que cette attention constamment fixée sur les phénomènes de l'organisme conduisait en définitive les malades à l'hypocondrie, comme tout état qui attire trop particulièrement notre attention sur le sentiment de notre existence organique intérieure.

La trompe d'Eustache est donc fermée normalement par la juxtaposition de ses parois, et elle ne s'ouvre que quand un appareil musculaire particulier vient écarter ces parois l'une de l'autre, en agissant sur la *paroi externe*, membraneuse et mobile, qui est alors écartée de l'*interne*, cartilagineuse et fixe. Ce rôle est rempli par le *péristaphylin externe*, muscle du voile du palais, et l'ouverture ainsi établie a pour effet de mettre l'air de la caisse en communication avec celui des fosses nasales, c'est-à-dire avec l'air extérieur. Mais les muscles du voile du palais ne se contractent que pendant les mouvements de déglutition; la déglutition elle-même ne peut se faire à vide et demande qu'au moins quelques gouttes de salive soient dégluties : nous en revenons donc à ce que nous avons déjà vu à propos de la salivation et de la déglutition (page 58), lorsque nous avons considéré la première de ces fonctions comme intimement liée au fonctionnement normal de l'ouïe. C'est pour cela que nous opérons de semblables mouvements de déglutition même en dormant. De cette façon, par suite de l'ouverture de la trompe, l'air de la caisse tympanique se met en équilibre de pression avec l'atmosphère, condition indispensable pour la mise en vibration du tympan, car la physique nous enseigne qu'une membrane ne peut vibrer que si les deux faces sont soumises à des pressions très voisines.

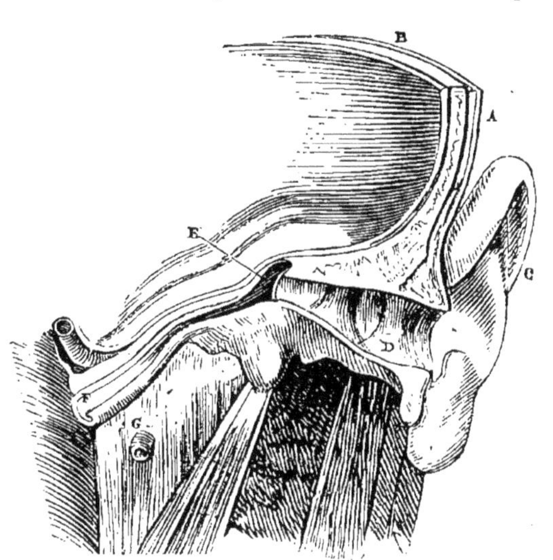

Fig. 259. — Trompe d'Eustache *.

Corde du tympan. — La caisse du tympan est traversée par un nerf (la *corde du tympan*) qui va aux glandes salivaires et a pour fonction d'en amener la sécrétion; aussi certains sons, sans doute par action sur la corde du tympan par l'intermédiaire de la membrane contre laquelle est collé ce filet nerveux, certains sons, surtout les sons très aigus, peuvent-ils amener la sécrétion abondante de salive; en tout cas, on ne peut s'empêcher de rapprocher ce fait anatomique (passage du nerf de la sécrétion salivaire dans la cavité tympanique) de ce fait physiologique que nous venons d'étudier, c'est-à-dire du rapport essentiel de la sécrétion salivaire et de la déglutition avec l'ouverture de la trompe d'Eustache, et, par suite, avec le maintien de la pression normale dans la cavité tympanique.

* A, B. sections du crâne. — C, oreille externe. — D. conduit auditif externe. — E, caisse du tympan. — F, trompe d'Eustache. — G, artère carotide.

C. — **Oreille interne.**

Labyrinthe. — L'*oreille interne* a encore reçu le nom de *labyrinthe* à cause de la forme compliquée qu'elle présente chez les vertébrés supérieurs et en particulier chez l'homme. Elle est creusée dans l'épaisseur de l'os temporal et forme une cavité (labyrinthe osseux) très irrégulière séparée de l'oreille moyenne par les fenêtres ronde et ovale. Le conduit auditif interne y amène le nerf acoustique qui vient du cerveau, et s'y termine par un orifice situé dans la portion médiane (vestibule) bouché par une lame osseuse criblée de nombreux petits orifices par où passent les filets terminaux. Dans ce labyrinthe osseux se trouve un sac clos membraneux qui en reproduit, au moins en partie, la disposition compliquée et qui vient s'y souder au niveau des fenêtres ovale et ronde. Ce sac (labyrinthe membraneux) est rempli d'un liquide, l'*endolymphe* ou *humeur de Scarpa* (1). Entre les parois des labyrinthes osseux et membraneux, se trouve également un liquide (*périlymphe* ou *humeur de Valsalva*) (2).

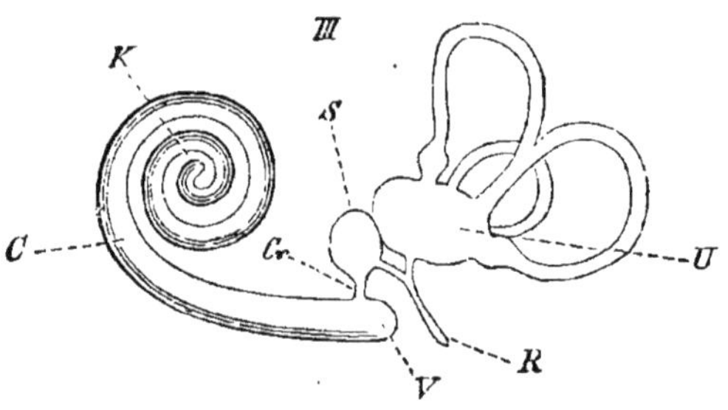

Fig. 260. — Schéma du labyrinthe *.

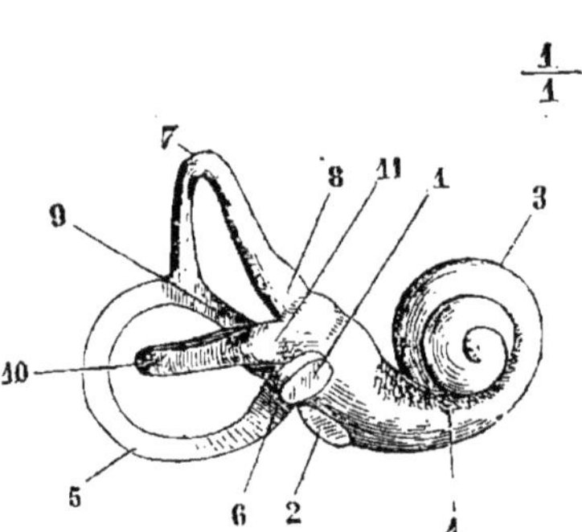

Fig. 261. — Moule du labyrinthe **.

On peut distinguer dans le labyrinthe trois parties principales : une médiane, le *vestibule* communiquant d'une part avec les *canaux semi-circulaires*, d'autre part avec le *limaçon* (fig. 260).

Vestibule. — Le vestibule osseux est une cavité pyramidale présentant sur sa face externe la fenêtre ovale, sur sa face interne l'extrémité du conduit auditif externe. Il contient le vestibule membraneux divisé en deux parties : l'*utricule* et le *saccule*

(1) *Scarpa* (Antonio), anatomiste et chirurgien italien (1747-1832).
(2) *Valsalva*, anatomiste italien de l'Université de Bologne (XVIIe siècle).

* V, utricule. — S, saccule. — R, aqueduc du vestibule. — V. C. K. limaçon.
** 1. fenêtre ovale. — 2. fenêtre ronde. — 3, limaçon. — 5, 7, 9, 10, canaux semi-circulaires. — 6, 8, 11, ampoules.

communiquant par un canal étroit. L'utricule est le plus grand des deux ; c'est dans sa paroi externe que se trouve la fenêtre ovale ; c'est lui qui donne naissance aux canaux semi-circulaires (J, K, fig. 261), le saccule plus petit communique avec le limaçon. Le canal étroit de réunion du saccule et de l'utricule présente un diverticule qui se termine en cul-de-sac et va se perdre dans les os du crâne. C'est l'*aqueduc du vestibule* (R, fig. 260).

Canaux semi-circulaires. — Le vestibule osseux se continue en arrière et au-dessus par trois canaux en forme de demi-cercle creusés dans l'os. Ces canaux osseux contiennent trois canaux membraneux qui en reproduisent la forme. De ces trois canaux l'un est placé dans un plan sensiblement horizontal, les deux autres sont verticaux, l'un dans un plan parallèle au plan médian du corps et l'autre dans un plan perpendiculaire au précédent. Les deux canaux verticaux se réunissent par une de leurs branches pour aboutir dans l'utricule. Les deux autres branches sont distinctes et se renflent chacune en une *ampoule* un peu avant d'arriver au vestibule. Une des branches du canal horizontal présente également une ampoule (fig. 261 et 262).

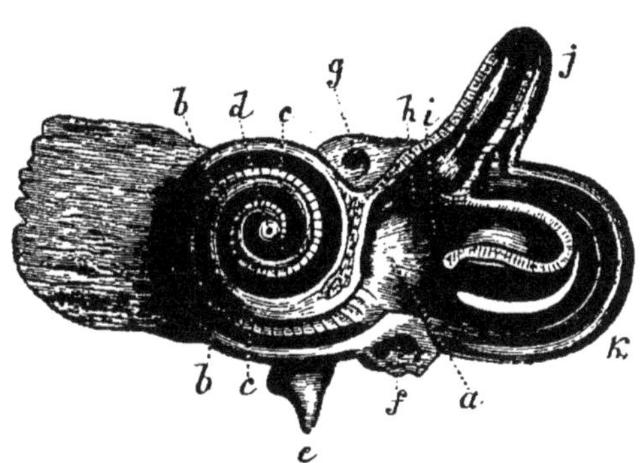

Fig. 262. — Intérieur du labyrinthe *.

Limaçon. — En bas et en avant, le saccule communique avec un organe appelé limaçon. C'est une sorte de canal creusé dans l'os et qui s'enroule sur lui-même en forme de spirale, faisant environ deux tours et demi, autour d'un axe osseux central, conique (columelle). La cavité de ce canal (fig. 263) est donc disposée comme celle de la coquille d'un escargot, d'où le nom de *limaçon* donné à l'organe. De la columelle part une lame osseuse disposée également en spirale (*lame spirale osseuse*) qui divise la cavité tubulaire du limaçon en deux parties dans le sens de la longueur. (Pour plus de commodité dans la description, nous supposerons le limaçon déroulé et réduit alors à un tube droit.) Cette lame osseuse spirale, partie de la columelle, n'atteint pas l'autre paroi : elle s'arrête à mi-chemin, mais la division en deux rampes est rendue néanmoins complète par

* *a*, vestibule. — *c*, lame spirale osseuse. — *f*, fenêtre ronde. — *h*, *i*, ouverture des canaux semi-circulaires. — *i*, *k*, canaux semi-circulaires.

un prolongement membraneux de la lame osseuse (lame spirale membraneuse ou *membrane basilaire*) qui se rend jusqu'à la paroi opposée. De ces deux rampes, l'une supérieure est en communication directe avec le vestibule, d'où son nom de *rampe vestibulaire* (A, fig. 264), l'autre vient s'appuyer sur la paroi de la caisse du tympan, autour de la fenêtre ronde, qui la sépare ainsi de l'oreille moyenne. Aussi, l'appelle-t-on *rampe tympanique* (B). Rampe vestibulaire et rampe tympanique communiquent d'ailleurs à l'extrémité de la cavité limaçonique par un orifice (*hélicotrême*).

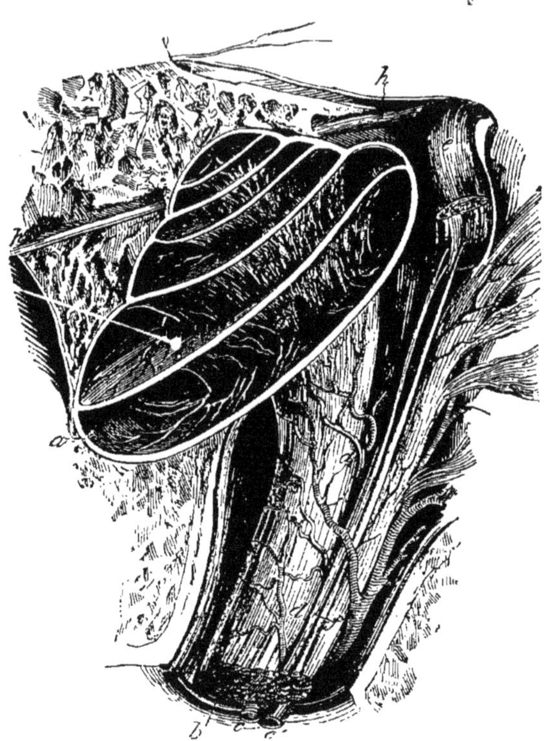

Fig. 263. — Limaçon ouvert et grossi.

Du bord libre de la lame spirale osseuse part, avons-nous vu, la lame spirale membraneuse qui la continue horizontalement. De ce même bord part une seconde membrane située supérieurement, faisant un angle aigu avec la précédente. C'est la *membrane de Reissner*. Ces deux membranes forment, avec la paroi osseuse externe du limaçon recouverte elle-même d'une membrane qui se raccorde aux deux précédentes, un canal à section triangulaire qui se trouve ainsi situé à côté de la rampe vestibulaire, la suivant latéralement du côté externe. Ce canal

(*canal cochléaire* ou *rampe collatérale*), à parois membraneuses, constitue à lui seul le limaçon membraneux et se termine à son extrémité supérieure (au sommet du limaçon) en cul-de-sac; il est rempli par l'endolymphe, étant en communication avec le vestibule (saccule).

Ce canal cochléaire est à son tour divisé en deux rampes par une troisième membrane partant du même point que les deux précédentes (*membrane recouvrante* ou *membrane de Corti*) (1), mais qui ne va pas rejoindre la paroi externe, de telle sorte qu'il y a communication sur toute la longueur entre la rampe supérieure (rampe collatérale, C, fig. 264) et la rampe inférieure (*rampe de Corti*, D, fig. 264) dont la cavité est virtuelle, la membrane recouvrante étant séparée de la membrane basilaire par une couche de cellules très importantes dont les principales forment l'*organe de Corti* (fig. 264, 9). Voir aussi la figure 266.

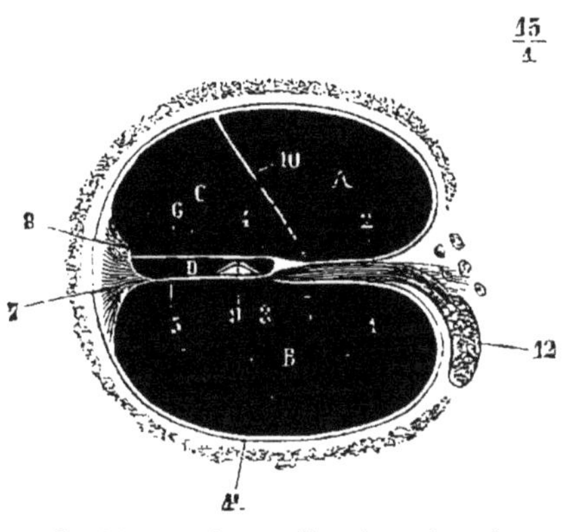

Fig. 264. — Coupe d'un tour de spire du limaçon *.

Nerfs de l'audition. — Le nerf auditif (8e paire) vient du cerveau par le conduit auditif interne. Il se divise en plusieurs branches qui vont se terminer dans l'épithélium qui revêt intérieurement les diverses parties du labyrinthe membraneux. Le saccule, l'utricule, chacune des ampoules des canaux semi-circulaires reçoivent respectivement une branche nerveuse aboutissant par des terminaisons spéciales. Un autre filet (branche cochléaire) pénètre dans la columelle du limaçon qui est creuse, de là va se ramifier dans la membrane basilaire (fig. 263).

Marche des vibrations dans l'oreille interne. — Les vibrations arrivent au liquide du labyrinthe soit par la chaîne des osselets, et c'est là le cas normal, soit par les os de la tête, et particulièrement les parois des oreilles externe et moyenne, comme cela se produit chez les personnes qui, ayant perdu la chaîne des osselets, ne sont cependant pas complètement sourdes.

(1) *Corti*, médecin italien (1474-1544). Enseigna à Padoue, Bologne et Pise.

* A, rampe vestibulaire. — B, rampe tympanique. — C. rampe collatérale. — D, rampe auditive (ou de Corti). — 1. 2. lame spirale osseuse. — 5, membrane basilaire. — 6. membrane de Corti ou de recouvrement. — 7. ligament spiral. — 9. organe de Corti. — 10. membrane de Reissner. — 12. nerf auditif.

Même lorsque ces sujets paraissent complètement sourds, ils entendent parfaitement le son d'un diapason qu'on leur applique sur la tête. On a même montré récemment que ces sujets arrivent à entendre les sons émis au loin, en tenant appuyée contre les dents une feuille de carton qui recueille les ondes sonores et les transmet aux parties solides du crâne ; on a donné le nom d'audiphone aux appareils de ce genre. Dans tous les cas, le liquide labyrinthique reçoit les vibrations et les communique aux différents organes terminaux du nerf acoustique situés dans les sacs vestibulaires (utricule et saccule), dans les canaux demi-circulaires (ampoules), et dans le limaçon (lame spirale, avec l'organe de Corti). C'est grâce à la fenêtre ronde que les mouvements de la fenêtre ovale et de l'étrier peuvent être communiqués au liquide qui remplit l'oreille interne. Tout liquide étant incompressible pour que l'endolymphe puisse entrer en vibrations, il faut qu'un point au moins de la paroi du labyrinthe puisse participer aux vibrations qui se produisent sur la fenêtre ovale : tel est le rôle de la fenêtre ronde.

Appareils nerveux terminaux. — Les appareils au niveau desquels les terminaisons du nerf acoustique reçoivent les ébranlements du liquide de l'oreille interne sont distribués dans l'utricule, le saccule, les ampoules des canaux semi-circulaires et dans le limaçon membraneux (canal cochléaire). Nous examinerons d'abord les fonctions probables du limaçon membraneux, car nous trouverons dans cet organe des dispositions qui, répondant exactement à certaines propriétés des sensations acoustiques, nous dispenseront de rechercher ailleurs l'explication du mécanisme de ces sensations (réception des vibrations).

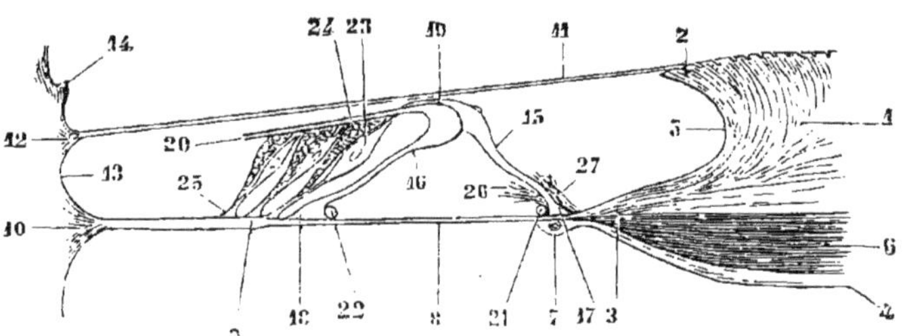

Fig. 265. — Organe de Corti (schéma)*.

Limaçon. — Les parties essentielles du limaçon membraneux se trouvent représentées par la lame qui sépare le canal cochléaire de la rampe tympanique du limaçon (8, fig. 265) (*lame basilaire*).

La *membrane basilaire* (8 et 9, fig. 265) est formée d'une partie interne ou

* 1, lame spirale. — 6, nerfs. — 8. zone lisse de la membrane basilaire. — 9, sa zone striée. — 10, ligament spiral. — 15. pilier interne. — 16, pilier externe de l'organe de Corti. — 19, articulation de ces deux organes. — 20, membrane réticulaire. — 23, cellules de Deiters. — 24, cellules de Corti. — 26. 27, fibres nerveuses.

zone lisse (8) et d'une partie externe ou *zone striée* (9). La zone lisse est constituée par une substance homogène; la zone striée, au contraire, est formée de fibres droites et placées en travers, rigides, vitreuses, élastiques, et que l'on peut comparer à des cordes. Les fibres du rameau cochléen du nerf acoustique, après avoir suivi un trajet plus ou moins long dans la *columelle*, s'engagent successivement dans la lame spirale osseuse, puis viennent se terminer dans l'épaisseur de la membrane basilaire (26,

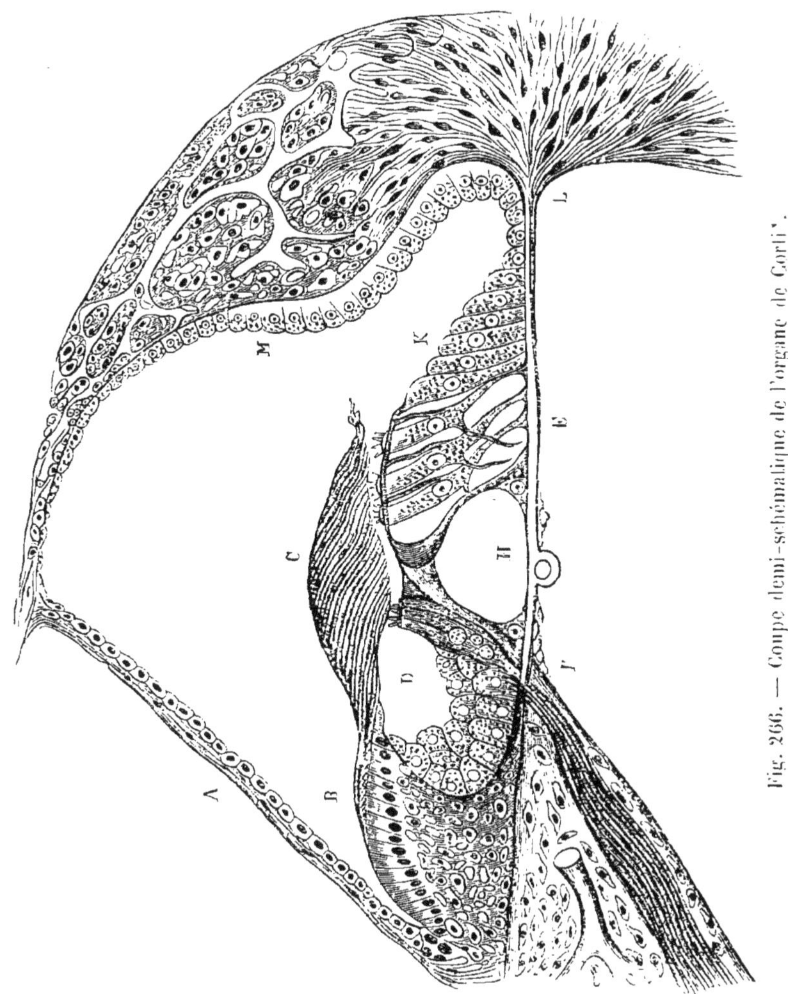

Fig. 266. — Coupe demi-schématique de l'organe de Corti[1].

fig. 265), en connexion avec les formes cellulaires diverses qui reposent sur la membrane basilaire.

Organe de Corti. — Ces cellules sont de trois sortes : 1° à la partie médiane sont les *arcades ou arcs de Corti* formés de deux piliers (l'un interne, l'autre externe) se réunissant à leurs sommets et formant ainsi une sorte de

[1] Membrane de Reissner. — B, C. membranes de Corti. — E. lame basilaire. — H. tunnel de Corti. — K, cellules de soutien. — L. ligament spiral externe. — P. région cellulaire à travers laquelle les fibres du nerf acoustique se rendent aux cellules ciliées.

petit pont situé dans un plan perpendiculaire à la direction de l'axe de la rampe cochléaire. Ces arcs sont au nombre de trois mille environ, placés parallèlement les uns à la suite des autres, et forment ainsi une sorte de tunnel étroit; 2° de chaque côté de ces arcs sont des cellules épithéliales à plateau supérieur libre cilié et dont la partie inférieure se met en rapport par un prolongement avec les terminaisons nerveuses; 3° le tout est entouré de cellules épithéliales ordinaires de soutien (fig. 266).

Ces rapides indications anatomiques suffiront pour comprendre comment on peut concevoir que des terminaisons nerveuses soient excitées par des vibrations communiquées aux parties molles et liquides de l'oreille interne. On avait pensé tout d'abord à voir dans les arcs de Corti les organes propres à exciter les fibres nerveuses par des mouvements vibratoires. Les vibrations communiquées au liquide compris dans les deux rampes se transmettent, disait-on, aux parois fibreuses du canal cochléaire, et dans ce canal elles ébranlent les petits arcs de Corti; ceux-ci sont en rapport, par leur base, avec les ramifications terminales des nerfs, de telle sorte que les vibrations des organes de Corti se transforment, en définitive, en excitations directes et mécaniques des extrémités des nerfs cochléens.

Ces hypothèses séduisantes ont dû être abandonnées en présence d'un fait anatomique d'une grande signification, à savoir que les arcs de Corti font défaut dans l'appareil cochléen des oiseaux, lesquels possèdent cependant un sens auditif très fin et très musical (nous verrons bientôt qu'on ne peut chercher ailleurs que dans le limaçon le lieu des impressions musicales). C'est alors qu'en portant l'attention sur la zone striée de la membrane basilaire, on a reconnu que cette partie présente, chez les divers animaux pourvus de limaçon, des dispositions relativement toujours les mêmes, et que ces dispositions sont de nature à remplir parfaitement les fonctions attribuées primitivement aux arcs de Corti. En effet, les fibres transversales ou, pour mieux dire, radiales de cette portion de la membrane basilaire peuvent être assimilées à un système de cordes tendues. Or, cette membrane, ou pour mieux dire, sa zone striée, n'a pas une largeur partout la même; on la trouve d'autant plus large qu'on examine une partie plus rapprochée de la coupole (du sommet) du limaçon, c'est-à-dire que les fibres radiales, les cordes sus-énoncées, présentent une longueur croissante de la fenêtre ronde au sommet du limaçon. Si on suppose la spirale de la membrane basilaire déroulée et étalée sur un plan, l'ensemble de la membrane aura la forme d'un coin, et les fibres transversales reproduiront assez bien la disposition des cordes d'une harpe. En tenant compte de ces différences de longueur des fibres radiales, il est bien légitime de supposer que les fibres les plus courtes, c'est-à-dire les plus voisines de la fenêtre ronde (de la base du limaçon), vibrent à l'unisson des sons aigus, et que les fibres les plus longues, celles voisines de la coupole, vibrent à l'unisson des sons graves.

Telle est l'hypothèse généralement admise par les physiciens et les physiologistes. A quoi servent donc les arcs de Corti ? On les considère généralement comme formant des pièces qui alourdissent les fibres radiales et leur permettent de vibrer à l'unisson de sons plus graves qu'on aurait pu le supposer *a priori* d'après leur extrême brièveté. On peut encore, en raison de cette rigidité, considérer ces arcs comme très aptes à participer aux mouvements vibratoires de la membrane basilaire. Dans ce cas, ces arcs pourraient être les organes, les espèces de marteaux qui viennent frapper et exciter les terminaisons nerveuses, du moins chez certains aninaux. Nous pouvons donc considérer les fibres radiales comme une série de cordes dont chacune est accordée pour un son différent, d'autant plus grave que la corde est plus longue. Or, en face d'un instrument à cordes, nous nous demanderions combien d'octaves comprend cet instrument, quels demi-tons et quelles fractions de demi-ton il permet de donner, et nous pourrions arriver à cette détermination en comptant les cordes. En face du clavier qui nous est représenté par l'appareil cochléen, nous devons nous poser une question semblable, mais en procédant d'une manière inverse. Nous savons par l'expérience combien est étendue l'échelle des sons musicaux perceptibles : nous savons quel est l'intervalle musical minimum que puissent percevoir les oreilles les plus exercées. Il s'agit de voir si le nombre des fibres radiales est suffisamment grand pour qu'il y ait une fibre accordée avec chacun des sons de l'échelle musicale. Le nombre des sons musicaux distincts pour l'oreille la plus exercée, laquelle ne peut pas apprécier un intervalle inférieur à *un soixante-quatrième de demi-ton*, ce nombre est facile à obtenir en calculant combien de soixante-quatrièmes de demi-ton contient la série des sept octaves comprenant chacun douze demi-tons ($64 \times 12 \times 7 = 5376$). L'échelle des sons musicaux, pour les musiciens même les plus exercés, ne renferme donc pas plus de 5376 intervalles. Or, le nombre des fibres radiales de la membrane basilaire est porté, par les estimations les plus modérées, à 6,000 (on compte environ 3,000 arcs de Corti, et au moins deux fibres radiales pour chaque arc). On voit donc que le nombre des fibres radiales est plus que suffisant pour que le clavier cochléen réponde par une corde spéciale à chacun des sons que l'expérience nous montre comme constituant l'échelle musicale des sujets les mieux doués. En supposant qu'à chaque fibre ou corde radiale corresponde une terminaison nerveuse, il est facile de comprendre qu'à la vibration de chacune de ces cordes correspondra une excitation de cette fibrille nerveuse, et, par suite, la perception distincte du son correspondant.

Utricule, saccule, canaux semi-circulaires. — Nous réunissons dans une même étude toutes ces dernières parties de l'oreille interne, parce que les terminaisons nerveuses paraissent s'y faire dans toutes également d'après un mode à peu près semblable.

La face interne de l'utricule est lisse dans toute son étendue, sauf en dedans, où elle présente une saillie ovoïde, de couleur blanchâtre, épaisse d'environ 0mm,4, large de 2 à 3 millimètres, désignée sous le nom de *tache auditive* (*macula acoustica*). Dans la cavité du saccule, on trouve aussi une tache auditive, située également en dedans et correspondant à la terminaison du nerf sacculaire, comme la précédente correspond à celle du nerf utriculaire. Enfin, au niveau de la face postérieure de la surface interne de chacune des ampoules des canaux semi-circulaires on trouve une saillie en forme de repli, dite *crête auditive*.

Les *taches auditives* et les *crêtes auditives* sont recouvertes par des cellules cylindriques qu'on nomme *cellules de support*, parce qu'entre leurs faces latérales il existe des espaces au niveau desquels s'engagent de petits prolongements en forme de longs cils ou baguettes, qui dépassent le niveau de la surface épithéliale. En effet, au-dessous de la couche des cellules cylindriques on trouve une couche de cellules fusiformes, munies à chaque extrémité d'un prolongement : l'un de ces prolongements se dirige vers la surface, c'est-à-dire vers la cavité du saccule, de l'utricule ou de l'ampoule ; l'autre se dirige en dehors dans l'épaisseur de la membrane sous-jacente, et paraît se mettre en continuité avec les fibrilles nerveuses terminales des nerfs utriculaire, sacculaire, ampullaire. Nous pouvons donc dire que les branches du nerf auditif autres que la branche cochléenne viennent se terminer au niveau des taches et crêtes auditives en se mettant en connexion avec de longs cils qui peuvent être comparés à des crins très fragiles et très élastiques. Ces crins sont, par suite, éminemment propres à participer aux mouvements des liquides de l'oreille interne, et à imprimer ainsi une excitation mécanique aux filets nerveux correspondants. On trouve, de plus, au niveau des parties que nous venons de décrire, des corpuscules cristallins de formes variables, qui adhèrent à la surface interne de ces cavités, et qui remplissent probablement, en vibrant par influence, le même rôle que les crins sus-indiqués. Ces corpuscules cristallins, dits *otolithes* ou *otoconies*, atteignent, chez les reptiles et les poissons osseux, un volume considérable, tandis que, chez les oiseaux, les mammifères et l'homme en particulier, ils forment de petits cristaux microscopiques; par leur abondance au milieu des taches acoustiques, ils donnent à ces parties une couleur blanche caractéristique.

Nous n'avons que peu de chose à dire sur les fonctions de ces appareils. Nous avons déjà trouvé dans le limaçon membraneux des dispositions suffisantes pour nous rendre compte de la perception de l'intensité, de la hauteur et du timbre des sons. Evidemment les terminaisons nerveuses, dans les taches et les crêtes auditives, ne sont point de nature à être le siège d'impressions aussi délicates et aussi nettement définies. Les longs crins et les otolithes doivent entrer en vibration, mais rien ne permet de supposer entre eux des différences régulières et sériées dans la rapidité de leurs mouvements. Ils doivent donc communiquer aux nerfs des excitations qui ne présentent rien de la continuité, de la périodicité qui caractérisent les impressions musicales; en un mot, ces appareils ne paraissent aptes à recueillir les mouvements que sous la forme de *bruits*, dont ils permettent d'apprécier l'*intensité* seulement.

Qualités du son. — Quel que soit le rôle spécial de chaque partie de l'oreille interne, toujours est-il que l'ébranlement des organes terminaux des nerfs nous permet de distinguer dans les ondes sonores plusieurs conditions spéciales que la physique nous indique comme causes de la *différence* des sons. C'est d'abord l'*amplitude* de ces vibrations, ce qui constitue la *force*, l'*intensité* des sons; puis c'est la *rapidité* de ces vibrations, leur nombre dans l'unité de temps, ce qui constitue l'*acuité* ou la *gravité* des sons depuis les plus bas (32 vibrations par seconde) jusqu'aux plus hauts (76,000 vibrations par seconde). Enfin les sons nous laissent encore distinguer en eux une qualité toute spéciale, le *timbre*, qu'il est plus difficile de définir, et que la physique paraît devoir attribuer à la production de plusieurs sons qui se combinent de manière à produire un son résultant, qui, selon les variétés de la combinaison, présentera tel ou tel *timbre* (V. *Phonation*). Toujours est-il que, par un effet de l'habitude, le timbre nous permet de juger de la nature du corps vibrant : c'est lui qui nous permet de reconnaître la voix d'un personne, de juger de son sexe d'après sa voix, enfin de juger même des sentiments qui agitent notre interlocuteur; dans tous ces cas, les sons, quoique pouvant être de même *intensité* et de même *hauteur*, sont produits par des combinaisons différentes de sons simples, les ondes résultantes n'ont pas la même *forme*, et en jugeant du timbre nous pouvons dire que nous jugeons de la *forme des vibrations*. C'est sans doute cette aptitude de l'organe de l'ouïe à juger de qualités si différentes (*amplitude*, *rapidité* et *forme* ou *combinaison* des ondes sonores) qui exige de la part de l'oreille interne la complication si grande que nous y avons rencontrée.

Sens de l'équilibre. — Peut-être faut-il considérer les canaux semi-circulaires comme constituant un appareil plus ou moins distinct de l'audition. En effet, Flourens (1) a montré qu'ils jouent un rôle important dans l'*équilibration* de l'animal. Ce physiologiste a découvert que les lésions de ces canaux produisent des mouvements de *rotation*. Vulpian (2) a confirmé ces résultats expérimentaux et montré que sur un pigeon on obtient des mouvements de rotation, ou de roulement, ou de culbute, selon que l'on agit sur le canal horizontal ou sur le canal vertical antérieur, ou enfin sur le vertical postérieur, et il a pensé donner une explication de ces phénomènes en invoquant une sorte de *vertige des sens*. Mais ces expériences ont été, dans ces dernières années, l'objet de recherches et d'interprétations nouvelles qui méritent d'être indiquées : nous voulons parler de la théorie qui fait des canaux semi-circulaires les *organes périphériques du sens de l'espace*, c'est-à-dire de l'*équilibration*.

Le fait dominant dans les phénomènes de Flourens consiste dans la diversité des mouvements qui se produisent après la section des différents canaux semi-circulaires : la section de deux canaux circulaires symétriques provoque des oscillations de la tête et des mouvements du corps entier dans le plan des canaux opérés. Cette lésion, cette *excitation* (car, sans doute, il n'y a pas ici paralysie, mais plutôt excitation des extrémités nerveuses terminales) de chaque canal semi-circulaire provoque aussi des oscillations des globes oculaires dont la direction est déterminée par le choix du canal excité. Si donc on tient compte de ce que, d'une part, nos représentations touchant la disposition des objets dans l'espace dépendent en partie des sensations inconscientes d'innervation ou de contraction des muscles oculo-moteurs, et de ce que, d'autre part, chaque excitation, même minime, des canaux semi-circulaires produit des contractions et des innervations des mêmes muscles, on est amené à penser que les centres nerveux dans lesquels aboutissent les fibres nerveuses qui se distribuent dans les canaux sont en relation physiologique intime avec le centre oculo-moteur, et que, par conséquent, leur excitation peut intervenir d'une manière déterminante dans la formation de nos notions sur l'espace. De là à cette autre conclusion que les canaux semi-circulaires sont les organes périphériques du sens de l'espace, il n'y a qu'une faible distance. En définitive, les sensations provoquées par l'excitation des terminaisons nerveuses dans

(1) Voir page 237, note 1.

(2) *Vulpian*, médecin et physiologiste français (1826-1887). Célèbre par ses nombreux travaux de physiologie expérimentale.

les ampoules des canaux serviraient à former nos notions sur les trois dimensions de l'espace, les sensations de chaque canal correspondant à une de ces dimensions. A l'aide de ces sensations, il se formerait dans le cerveau la représentation (inconsciente) d'un espace idéal sur lequel sont rapportées toutes les perceptions de nos autres sens qui concernent la disposition des objets qui nous entourent et la position de notre propre corps parmi ces objets. Les troubles de mouvement après la lésion des canaux proviennent du vertige produit par le désaccord entre l'espace vu et l'espace formé par les sensations dues aux canaux semi-circulaires ; ces troubles sont dus encore aux fausses notions qu'a dès lors l'animal sur la position de son corps dans l'espace, et par suite aux désordres dans la distribution de la force d'innervation. Mais quelles sont les conditions de l'excitation normale des terminaisons nerveuses dans les canaux ? On peut sans doute les trouver principalement dans les otolithes, chaque déplacement de la tête, soit actif, soit passif, devant produire un ébranlement de ces particules, d'où excitation mécanique des nerfs.

Cette interprétation du rôle des canaux semi-circulaires comme organes du sens de l'espace devient encore plus probable si l'on se pose les deux questions suivantes.

1° Existe-t-il des sensations particulières qui nous donnent conscience de la situation de l'état de mouvement ou de repos de notre corps dans l'espace ? Pour répondre affirmativement à cette question, il n'y a qu'à se souvenir que couché, dans une obscurité complète, loin de tout bruit, de toute sensation des organes des sens spéciaux, nous sentons fort nettement si, par exemple, nous sommes placés horizontalement, ou bien si notre tête est plus élevée que nos pieds, si elle est inclinée d'un côté, ou en avant, etc. On pourra répondre, sans doute, que dans ce cas les impressions de contact avec le plan sur lequel nous reposons, les sensations de pression éprouvées par la peau des diverses régions du corps sont l'origine de la notion que nous avons alors de la situation de notre corps. Cette dernière hypothèse cesse d'être admissible quand on considère les phénomènes suivants :

2° Existe-t-il pareillement des sensations subjectives pour l'ordre de sensations que nous désignons sous le nom de sens de l'espace ? Elles existent manifestement dans ce qu'on appelle le *vertige de Purkinje* (1) : quand une personne a tourné pendant quelques instants sur son axe longitudinal, au moment où elle s'arrête, il lui semble voir les objets environnants se déplacer en sens inverse du mouvement qu'elle vient d'accomplir ; si elle ferme les yeux, il lui semble continuer de tourner dans le même sens que celui où elle avait tourné dans l'instant précédent. Il y a donc des parties excitées d'une manière particulière par le déplacement du corps, parties dans lesquelles, après cessation de ce déplacement, subsiste pendant quelques instants l'excitation, c'est-à-dire la sensation de déplacement. A ce moment, la marche est mal assurée, parce que l'équilibre est mis en défaut par suite de cette sensation subjective d'un déplacement qui n'a pas réellement lieu.

Or, comme les lésions des canaux semi-circulaires amènent chez l'animal des troubles d'équilibre semblables à ceux du vertige de Purkinje, il paraît rationnel d'admettre que ce sont ces canaux semi-circulaires qui sont le siège des excitations dans le vertige de Purkinje, comme ils sont le

(1) *Purkinje* (Jean-Chrétien), célèbre physiologiste tchèque, né en 1787. Professeur à Prague.

siège d'une excitation lors de leur lésion. Quand un canal semi-circulaire est blessé, l'animal éprouve une sensation subjective de rotation, qui, pour rétablir l'équilibre, l'amène à tourner ou culbuter en sens inverse.

Cette interprétation du phénomène expérimental est corroborée par l'étude des faits pathologiques connus sous le nom de maladie de Ménière; les sujets atteints de cette affection éprouvent du vertige, c'est-à-dire une sensation subjective de déplacement; ils souffrent en même temps de bourdonnements d'oreilles; à l'autopsie on a toujours trouvé des lésions des canaux semi-circulaires.

Or, il se trouve que ces canaux sont au nombre de trois et disposés précisément de manière à répondre chacun à l'une des trois coordonnées de l'espace. Cette disposition, qui a frappé les physiologistes, les avait amenés à penser que ces canaux, faisant partie de l'oreille interne, serviraient à juger de la direction des sons. Il est prouvé aujourd'hui que nous jugeons de la direction, de l'origine, pour ainsi dire du relief des sons, par le fait des sensations bi-auriculaires combinées, comme nous jugeons du relief des objets par la vision bi-oculaire. Si avec leur triple direction ces canaux ne donnent pas l'orientation des sons, ils ne peuvent servir qu'à l'orientation d'équilibre de la station et du mouvement.

VI. Vue.

La *lumière* consiste (la physique nous l'apprend) en vibrations excessivement rapides de l'éther, milieu fluide et impondérable répandu dans tout l'espace et pénétrant jusque dans les intervalles laissés entre les molécules des corps matériels. Lorsque ces vibrations sont peu rapides, elles impressionnent certaines terminaisons nerveuses de la peau en produisant des sensations subjectives de chaleur. Ce n'est que lorsqu'elles sont suffisamment rapides qu'elles peuvent impressionner les terminaisons nerveuses d'un nerf spécial (nerf optique), qui transmet au cerveau l'impression reçue, qui s'y transforme en sensation de lumière. Les terminaisons nerveuses sensibles à la lumière ne sont pas, comme celles sensibles à la chaleur, répandues dans toute la peau. Elles se spécialisent dans un organe particulier, l'*œil*. L'étude du développement de cet organe montre que les parties essentielles doivent en être regardées comme provenant d'un bourgeonnement du tégument externe vers l'intérieur, qui est devenu par la suite indépendant. De cette façon, l'étude des terminaisons nerveuses optiques et de la partie essentielle de l'organe de la vision se rattache donc bien, comme pour les autres organes des sens, à l'étude des surfaces de l'organisme.

Orbite. — L'homme possède deux yeux de forme sphérique (globe oculaire) logés dans deux cavités (orbites) situées symétriquement, une de chaque côté à la partie supérieure de la face, au-dessous du front. Chacune de ces cavités a la forme d'une pyramide à quatre faces dont le sommet s'enfonce d'avant en arrière vers la cavité crânienne, dont la base tournée en avant forme l'ouverture orbitaire. Les parois de la cavité orbitaire sont formées par des parties du frontal, du sphénoïde, de l'ethmoïde, de l'os malaire et de l'os lacrymal. Enfin, à la partie la plus profonde (vers le sommet) de la cavité, diverses ouvertures font communiquer l'orbite avec des cavités plus profondes. C'est d'abord un orifice circulaire (*trou optique*), puis deux fentes dirigées obliquement en dehors, l'une vers le haut (fente sphénoïdale), l'autre vers le bas (fente sphéno-maxillaire).

Le globe de l'œil n'occupe que le tiers antérieur de la fosse

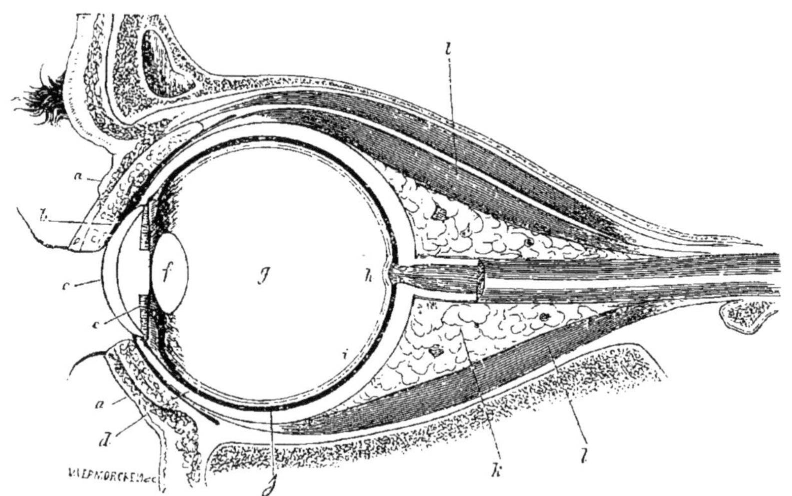

Fig. 267. — Coupe de l'orbite et de l'œil *.

orbitaire. Il se prolonge postérieurement (fig. 267) par le nerf optique qui va se relier au cerveau. La partie postérieure de la cavité est comblée, en plus de ce nerf, par les muscles moteurs de l'œil et par du tissu graisseux. Le globe de l'œil est maintenu en place par une aponévrose conjonctive (*capsule de Ténon*).

Globe oculaire. — L'œil peut être considéré comme une sphère creuse dont les parois sont formées par trois enveloppes concentriques. Ce sont : 1° à l'extérieur la *sclérotique* (fig. 268, 1), qui à la partie postérieure se prolonge par une gaine fibreuse située autour du nerf optique. En avant, la sclérotique devient transparente et plus bombée; elle porte alors le

* *a*, paupière. — *b*, conjonctive. — *c*, cornée. — *d*, sclérotique. — *e*, iris. — *f*, cristallin. — *g*, humeur vitrée limitée par la membrane hyaloïde. — *h*, papille. — *i*, rétine. — *j*, choroïde. — *k*, tissu graisseux. — *l*, muscles.

nom de *cornée transparente*. On donne quelquefois le nom de *cornée opaque* au reste de la sclérotique. 2° La *choroïde* est une membrane vasculaire de couleur foncée qui double la précédente à la partie interne. Elle s'interrompt à l'arrière pour laisser passer le nerf optique. 3° La *rétine* recouvre intérieurement cette choroïde. On peut la considérer comme l'épanouissement du nerf optique, venant ainsi former la couche interne des enveloppes de l'œil.

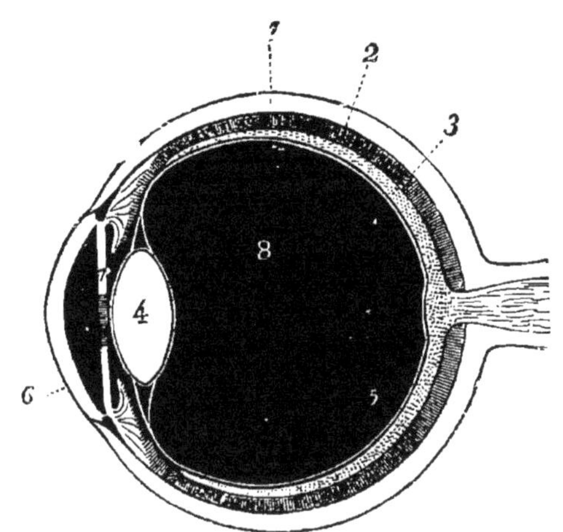

Fig. 268. — Section verticale du globe de l'œil *.

De la ligne de raccord de la sclérotique et de la cornée naît un voile, en forme de disque, vertical (*iris*) et percé en son centre d'une ouverture circulaire de faible diamètre (*pupille*). Derrière cet

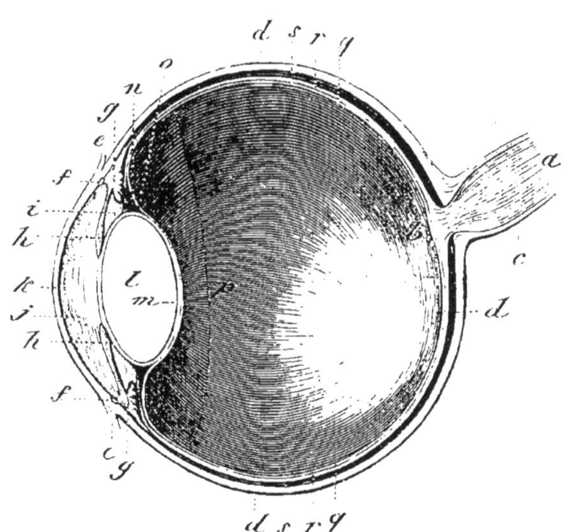

Fig. 269. — Coupe du globe oculaire **.

iris se trouve, également verticale, une lentille biconvexe, le

* 1, sclérotique. — 2, choroïde. — 3, rétine. — 4, cristallin. — 5, membrane hyaloïde. — 6, cornée. — 7, iris. — 8, corps vitré.

** *a*, nerf optique. — *b*, papille optique (punctum cæcum). — *c*, gaine du nerf optique. — *d*, sclérotique. — *e*, son union avec la cornée (*f*). — *g*, muscle et procès ciliaires. — *h*, iris. — *j*, chambre antérieure (humeur aqueuse). — *k*, cornée. — *l*, cristallin. — *m*, sa capsule. — *n*, canal de Petit. — *p*, humeur vitrée. — *q*, *q*, *o*, membrane hyaloïde. — *r*, rétine. — *s*, choroïde.

cristallin. Iris et cristallin séparent la cavité oculaire en deux chambres, l'une antérieure située entre la cornée et l'iris est remplie par un liquide (*humeur aqueuse*), l'autre postérieure contient une substance gélatineuse semi-fluide (*humeur vitrée*). Voir pour l'anatomie de l'œil les figures 267, 268 et 269.

Telle est, dans une rapide étude anatomique, la constitution du globe de l'œil. Au point de vue physiologique, nous pouvons le considérer comme se composant essentiellement de trois parties : 1° d'une membrane (*rétine*) en rapport avec des terminaisons nerveuses, et sur laquelle viennent se faire les impressions des rayons lumineux ; 2° d'un *appareil de dioptrique* destiné à amener et à condenser les rayons lumineux sur la membrane précédente, et ils viennent représenter en miniature les objets extérieurs, comme sur l'écran d'une chambre obscure ; 3° de *membranes annexées* aux deux appareils précédents, pour en assurer et en modifier le fonctionnement.

A ce globe oculaire, ainsi constitué, sont annexés des appareils accessoires destinés soit à le mouvoir (muscles de l'œil), soit à le protéger contre les injures extérieures (paupières et appareil lacrymal).

Nous étudierons successivement :

1° L'appareil physique de dioptrique ;

2° Les membranes accessoires destinées à en maintenir et à en modifier le fonctionnement ;

3° La membrane sensible ou *rétine ;*

4° Les annexes de l'œil.

A. — Appareil de dioptrique.

L'*appareil de dioptrique* de l'œil se compose de tous les milieux transparents que les rayons lumineux ont à traverser pour arriver jusqu'à la membrane sensible placée au fond de l'œil ; ce sont, en allant d'avant en arrière : la *cornée*, l'*humeur aqueuse*, le *cristallin* et l'*humeur vitrée ;* la cornée, qui, au point de vue anatomique, constitue une partie des enveloppes de l'œil, fait donc plutôt partie des milieux au point de vue physiologique.

Cornée. — La *cornée transparente* est formée d'une *membrane fondamentale* de tissu collagène (fig. 24, p. 27), revêtue en avant et en arrière d'une couche d'épithélium ; celui de la face postérieure est simple (*membrane de Demours* (1) ou *de Descemet*) (2) ;

(1) *Demours* (Pierre), chirurgien et oculiste français (1702-1795). Son fils Antoine-Pierre (1762-1836) fut oculiste de Louis XVIII et de Charles X.

(2) *Descemet* (Jean), médecin et naturaliste français (1732-1810).

celui de la face antérieure est identique à l'épithélium de la muqueuse conjonctivale, qui elle-même est en continuité avec la peau et l'épiderme : aussi les maladies superficielles de la cornée ont-elles les plus grands rapports avec les maladies de la peau, les maladies épidermiques.

Humeur aqueuse. — L'*humeur aqueuse* est comprise entre la face postérieure de la cornée et la face antérieure du cristallin, en un mot dans la *chambre antérieure* (où nous étudierons plus tard une dépendance de la choroïde, l'iris) ; c'est un liquide très analogue à l'eau, tenant en dissolution une quantité insignifiante d'albumine et de sels, et qui est sécrété par la *membrane de Demours* (*membrane de l'humeur aqueuse*).

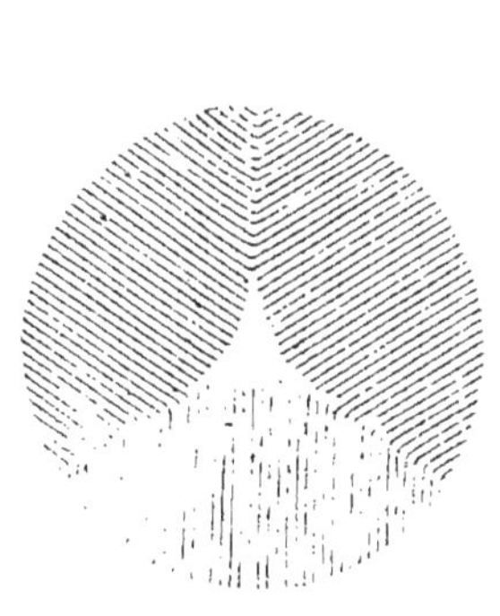

Fig. 270. — Disposition des fibres du cristallin.

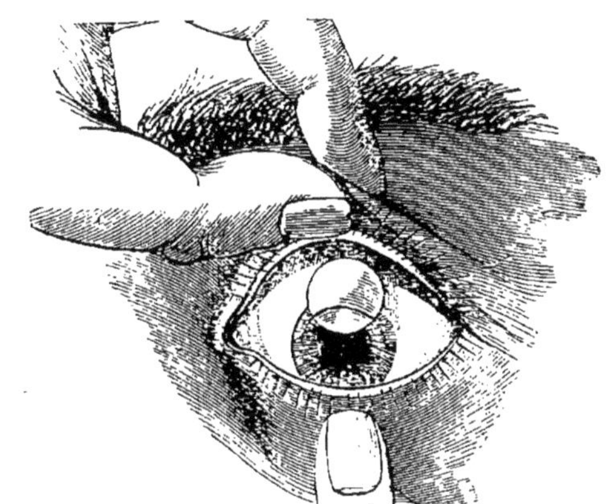

Fig. 271. — Opération de la cataracte. — Sortie du cristallin par une fente pratiquée préalablement sur la capsule du cristallin.

Cristallin. — Le *cristallin* se compose d'une membrane enveloppante, *capsule du cristallin*, et d'un contenu ou *corps du cristallin*. La *capsule* est un tissu amorphe, très élastique, qui incisé tend à se rétracter en expulsant son contenu (comme dans l'opération de la cataracte : fig. 271). On donne à ses parois le nom de *cristalloïdes* antérieure et postérieure). La face interne en est revêtue de cellules qui peuvent reproduire son contenu ou corps du cristallin.

En effet, ce *corps* est formé d'éléments prismatiques en couches concentriques et à disposition très régulière (fig. 270), provenant de la métamorphose de cellules ; et l'embryologie nous montre que le bourgeon primitif, qui a donné naissance au cristallin, est un bourgeon épidermique (fig. 272), d'abord en connexion avec l'épiderme, et qui finit par rester isolé au milieu du globe oculaire. La couche de cellules tapissant la face interne de la capsule est donc l'analogue de la couche de Malpighi de la peau ; c'est par elle que se fait l'accroissement de la lentille cristalline, de sorte qu'on y trouve toujours des zones de jeunes cellules en train de se transformer en prismes ; c'est aussi par elle que se fait la régénération qui

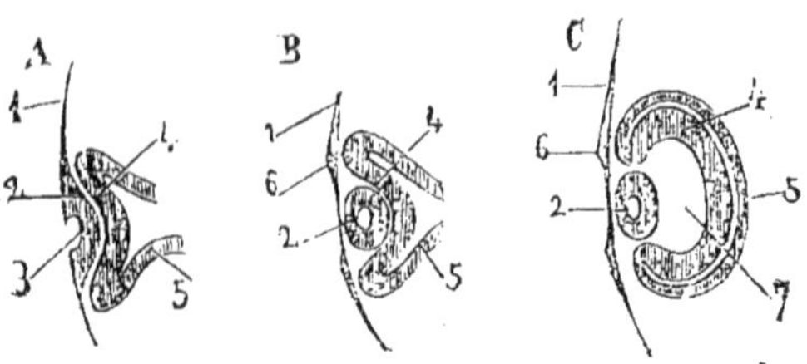

Fig. 272. — Développement du cristallin *.

ne peut se produire que si l'extirpation a laissé subsister les cellules de la cristalloïde antérieure.

Humeur vitrée. — L'*humeur vitrée* ou *hyaloïde* est contenue dans un sac très mince, anhiste et transparent, *la membrane hyaloïde*. Cette membrane double la rétine à laquelle elle n'adhère pas. Elle envoie de nombreux prolongements dans son intérieur, la divisant en plusieurs alvéoles remplis par le corps vitré. A la partie antérieure cette membrane se dédouble pour contenir le cristallin dans son épaisseur (fig. 268). Entre les deux lames dédoublées de la partie antérieure de la membrane hyaloïde se trouve en effet un sac lenticulaire clos que le cristallin occupe tout entier, sauf un petit canal circulaire sur le pourtour qu'on appelle *canal godronné* ou *canal de Petit* (*n*, fig. 269).

Marche des rayons. — Cet ensemble de milieux forme au point de vue physiologique une série de *trois lentilles très différentes :* la *première, constituée par la cornée et l'humeur aqueuse*, serait une *lentille convexo-concave*, très compliquée, vu les diverses couches de la cornée. La *seconde* ou *cristallin* est une lentille *biconvexe,* à face antérieure moins courbe que la postérieure, et également très compliquée, car ses couches concentriques vont en augmentant de densité de la périphérie au centre. Enfin, en *troisième lieu*, le corps vitré constitue une lentille *concavo-convexe*, puisqu'il est creusé en avant pour loger le cristallin. C'est immédiatement derrière cette dernière lentille que se trouve la membrane sensible à la lumière, la *rétine*.

Pour plus de simplicité, on peut assimiler tout cet ensemble

* A, B, C, degrés de plus en plus complets d'invagination et d'isolement du bourgeon qui formera le cristallin. — 1, feuillet épidermique. — 2, épaississement de ce feuillet, bourgeon du cristallin (isolé en B). — 3, fossette cristalline qui représentera plus tard le centre même du cristallin. — 4, vésicule oculaire primitive (bourgeon nerveux venu du centre encéphalique) dont la partie antérieure déprimée correspond au cristallin. — 7, cavité formée par le refoulement de la vésicule oculaire et qui sera occupée par le corps vitré. — 6, endroit où le cristallin s'est séparé du feuillet épidermique.

de lentilles à une seule lentille ayant le même pouvoir convergent total, ce qui dans le cas présent se trouve réalisé en supposant tout le système optique réduit au cristallin seul constitué par une lentille d'une substance ayant un indice de réfraction de 1,39 à 1,49, et d'une distance focale égale à 17^{mm},48. Les rayons lumineux qui, partis d'un point extérieur, viennent en divergeant sur la cornée, convergent donc après avoir traversé cet appareil de dioptrique, et viennent se réunir en un point qui, à l'état normal, et dans des circonstances que nous préciserons, se trouve précisément sur la rétine : c'est là que viennent se peindre dans de moindres dimensions les objets extérieurs. Or, si la convergence ne se fait pas précisément sur la rétine, mais plus en avant ou plus en arrière, il est facile de comprendre que chaque *point* de l'objet mis en présence de

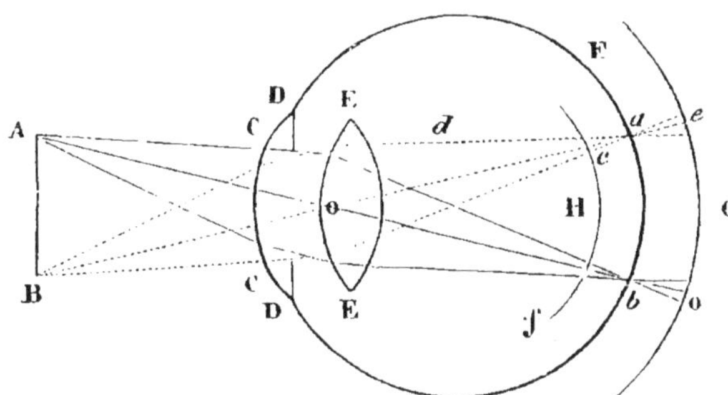

Fig. 273. — Cônes oculaires et cônes objectifs *.

l'œil viendra se peindre sur cette membrane, *non par un point*, *mais par un petit cercle*, correspondant au plan de section par la rétine du cône convergent que forment ces rayons avant leur réunion ou du cône divergent qu'ils constituent après leur réunion (fig. 273).

Pour fixer les idées d'une manière simple, appelons *cône objectif* le cône des rayons lumineux partant du point lumineux et venant tomber en divergeant sur la cornée, *cône oculaire* celui que représentent ces rayons après avoir subi l'action convergente de la lentille oculaire (fig. 273) : il est évident, d'après les plus simples notions d'optique, que si le point lumineux est

* A, B, points lumineux considérés. — *c*, *c*, cornée. — DD, iris. — EE, cristallin. D'abord les rayons lumineux partis des points A ou B sont brisés par la cornée CC et par l'humeur aqueuse comprise entre cette membrane et le cristallin, c'est-à-dire rapprochés du rayon médian qui marche parallèlement à l'axe. Une seconde réfraction s'opère à travers la lentille du cristallin, et il en résulte finalement les cônes oculaires, qui ont leurs sommets en *a* et en *b*, c'est-à-dire précisément sur la rétine : mais on voit aussi que si la rétine, au lieu de correspondre précisément au sommet des cônes oculaires, venait les couper soit plus en avant (en H), soit plus en arrière (en G), l'image qui se peindrait sur cette membrane ne serait plus un point, mais un petit cercle (*cercle de diffusion*).

situé très loin, si les rayons lumineux viennent, par exemple, de l'infini, d'une étoile, le *cône objectif* a sa longueur maximum, tandis que le *cône oculaire* est le plus court possible. Si, au contraire, les rayons lumineux viennent d'un objet très rapproché de l'œil, le *cône objectif* est très court, mais produit dans l'œil un *cône oculaire* beaucoup plus long que précédemment. On voit que dans ces circonstances ce ne serait que pour une seule distance de l'objet lumineux que le cône oculaire présenterait exactement la longueur nécessaire pour que son sommet vînt tomber précisément sur la rétine; mais dans tous les autres cas, que le point lumineux fût plus loin ou plus près de l'œil, il donnerait un cône oculaire ou trop court ou trop long, et dont le sommet se trouverait par conséquent en avant ou en arrière de la rétine: le point lumineux, en un mot, se peindrait sur la rétine, non par un point mais par un petit cercle, dit *cercle de diffusion*, et les images obtenues dans ces conditions seraient confuses.

Mais ce qui se passerait ainsi dans un appareil de physique tel que nous l'avons conçu n'a pas lieu dans un œil normal. Quelle que soit (dans de certaines limites) la distance du point lumineux, nous pouvons toujours faire en sorte que le sommet du cône oculaire, produit par ses rayons, vienne tomber précisément sur la rétine : nous pouvons regarder alternativement, et voir presque avec une égale netteté une étoile et le bout de notre nez. En un mot, nous pouvons *adapter*, *accommoder* notre œil aux distances.

Accommodation. — La preuve de la fonction d'*adaptation*, c'est-à-dire *la coïncidence toujours exacte du sommet du cône oculaire avec la rétine*, peut être donnée par plusieurs expériences. Si l'on place par exemple en face de soi deux doigts, l'un derrière, l'autre à une certaine distance, et qu'on fixe son attention sur l'un d'eux, on s'aperçoit alors que l'on ne voit distinctement que celui-ci, c'est-à-dire que l'œil n'est *adapté* que pour voir l'un des doigts, et ne l'est point pour l'autre, qui paraît vaguement dessiné; c'est qu'en ce moment l'un des deux doigts se peint régulièrement sur la rétine, et les divers points de l'autre n'y produisent que des *cercles de diffusion*. Le fait est encore bien mieux démontré par une expérience qui consiste à placer devant l'œil une carte percée de deux petits trous rapprochés l'un de l'autre (M*m*, N*n*, fig. 274) et à regarder deux points lumineux (deux têtes d'épingle, par exemple) placés l'un devant l'autre à une certaine distance (comme les deux doigts dans l'expérience précédente) : *si l'on fixe attentivement l'un de ces* points, *on voit l'autre double*. Voici la raison de ce fait. Si par ces deux ouvertures M*m* et N*n* (fig. 274) on fixe le point lumineux *a*, il se passe dans l'œil un phénomène d'adaptation, à la limite duquel le cône oculaire est tel que son sommet tombe sur la rétine ; donc les sommets des deux cônes partiels passant par les deux ouvertures se confondent en un seul (en *a'*), puisque ces deux cônes font partie du cône total qui se produirait si l'on examinait le point lumineux avec l'œil découvert ; mais cette disposition est uniquement relative au point *a*, et quant au point *b*, son cône objectif étant plus long, il a un cône oculaire plus court, dont le sommet sera en avant de la rétine, et qui n'ira frapper cette membrane qu'en divergeant, après avoir opéré l'intersection de ses rayons : si donc, comme dans l'expérience, on divise le cône en deux, en regardant par deux trous l'objet qui n'est pas fixé, l'objet *b* viendra se peindre par

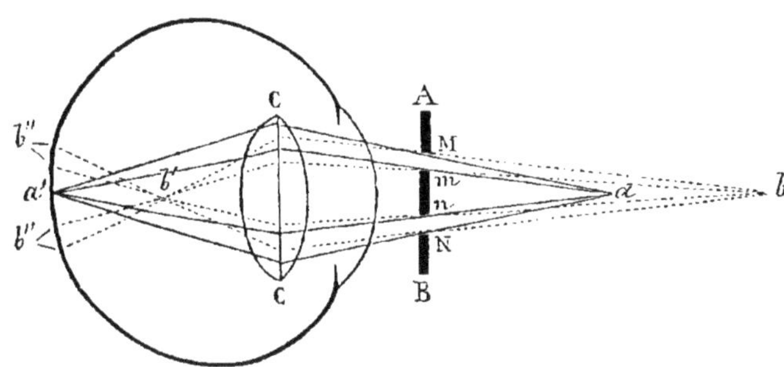

Fig. 274.

deux *cônes distincts* (et sera vu *double*) puisque la rétine ne les rencontre pas au niveau de leur sommet commun (*b'*), mais plus en arrière, lorsqu'ils se sont de nouveau séparés (*b''*, *b''*). Il est donc évident que l'œil était adapté pour voir *a* et non pour voir *b* ; l'inverse arriverait si l'on fixait attentivement *b* ; ce serait alors *a* qui paraîtrait double.

Ces faits suffisent pour prouver que nous avons la faculté d'adapter notre vue aux différentes distances. L'expérience de tous les jours nous montre, du reste, que nous pouvons distinguer des objets placés pour ainsi dire à une distance infinie, tandis que nous apercevons de la façon la plus nette les objets placés à 0^{m},25 (*distance minimum de vision distincte*). C'est, en effet, à cette distance que nous recevons la plus grande quantité de lumière, et en général la faculté d'adaptation oscille entre l'infini et 0^{m},25.

Hypermétropie et myopie. — Sous ce rapport, il y a cependant de grandes différences individuelles ; les limites que nous venons d'indiquer sont celles des yeux normaux, dits *emmétropes*. Mais certaines personnes ont le globe oculaire constitué de telle manière que, quelle que soit la longueur du cône objectif, le cône oculaire n'est jamais assez court pour que son sommet tombe sur la rétine ; même quand l'objet lumineux est à l'infini, son image vient se faire plus loin que la rétine ; ces personnes sont dites *hypermétropes*, c'est-à-dire qu'il faudrait que l'objet fût au-delà de l'infini pour que le sommet du cône oculaire pût tomber sur leur rétine (fig. 275, 1) : ces yeux sont nommés *hypermétropes*, et ce défaut de convergence (de brièveté relative du cône oculaire) constitue l'*hypermétropie*. D'autres personnes, au contraire, ont le globe oculaire tel que le cône oculaire est toujours trop court, son sommet se faisant toujours en avant de la rétine, et il leur faut rapprocher beaucoup les objets, regarder de très près pour que, ce cône s'allongeant, son sommet vienne tomber sur la membrane sensible : c'est là le cas des *myopes* (fig. 275, 2) et cette trop grande brièveté du cône oculaire constitue la *myopie*.

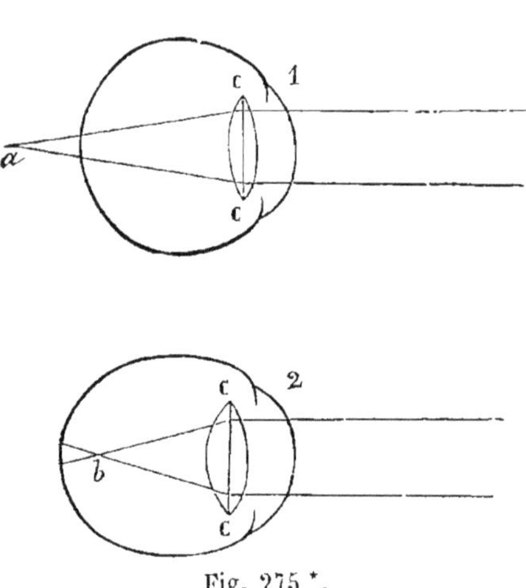

Fig. 275 *.

Presbytie. — On voit que l'*hypermétropie* et la *myopie* sont deux états opposés, dans le premier desquels l'œil, à l'état de repos, sans aucun effort d'adaptation, ne peut voir que des objets très éloignés, plus éloignés que l'infini, tandis que, dans le second, il ne peut, dans les mêmes circonstances, voir que des objets très rapprochés. Un autre état de l'œil, qu'on confond souvent avec l'*hypermétropie*, c'est la *presbytie ;* ce trouble dans les fonctions des milieux oculaires consiste en ce que la faculté de l'adaptation est diminuée et ne peut plus se produire pour les objets rapprochés : c'est ce qui arrive normalement avec les progrès de l'âge. Ainsi l'hypermétrope a fatalement un cône oculaire toujours *trop long*, le myope un cône toujours *trop court ;* mais l'un et l'autre peuvent modifier ce cône par l'adaptation et notamment le raccourcir, comme nous le verrons. Le *presbyte*, au contraire, ne peut presque plus modifier ce

* 1, œil hypermétrope. — 2, œil myope.

cône pour la vision des objets rapprochés ; on voit donc que si un œil normal peut devenir *presbyte*, il en est de même d'un œil *hypermétrope* ou *myope*, et que la myopie et la presbytie peuvent se trouver combinées.

Mais l'art a trouvé, pour remédier à ces vices de la vue, des moyens empruntés à l'optique : il s'agit de modifier les cônes oculaires trop longs ou trop courts, et pour cela on place devant l'œil un verre concave ou convexe. Les plus simples notions de physique nous permettent de comprendre qu'un verre concave ou divergent allongera le cône oculaire, puisqu'il diminuera le pouvoir convergent de l'œil : les *myopes* feront donc usage de *verres concaves*. Au contraire, un verre convexe ou convergent raccourcira le cône oculaire, puisqu'il augmentera le pouvoir convergent de l'œil ; ce sera d'un *verre convexe* que feront usage les *hypermétropes* pour raccourcir le cône oculaire, de même qué les *presbytes*, lorsqu'ils veulent voir de près, et qu'alors leur adaptation est devenue impuissante à produire cet effet.

Mécanisme de l'adaptation. — Quant au mécanisme de l'adaptation on ne peut pour l'expliquer invoquer que trois hypothèses. Ou bien le fond de l'œil (rétine sur laquelle les images viennent se former) est capable de se déplacer, ou bien le cristallin se déplacerait en s'éloignant ou se rapprochant comme la lentille d'un microscope que l'on met au point. Les notions anatomiques et les expériences de physiologie montrent que ces deux premières hypothèses sont inadmissibles. Une troisième hypothèse, au contraire, sera confirmée et par la théorie et par l'expérience.

En effet l'emploi des verres surtout pour le presbyte est une sorte d'adaptation artificielle. Il est donc probable que dans l'adaptation physiologique il se passe dans l'œil quelque chose d'analogue, c'est-à-dire que le pouvoir convergent de cet organe est modifié. D'autre part *l'expérience directe montre que l'adaptation*, comme le faisaient prévoir nos études sur l'adaptation artificielle, *consiste dans un changement de courbure et, par suite, dans un changement de force convergente d'un seul des milieux de l'œil, du cristallin.* L'expérience est basée sur l'étude des images fournies par les diverses surfaces fonctionnant comme des miroirs. En effet, il est facile d'observer que la surface de la cornée donne lieu à une image, et qu'il en est de même de la face antérieure et de la face postérieure du cristallin, de telle sorte qu'en plaçant une lumière devant un œil (fig. 276) on peut observer dans cet œil trois images de la flamme : *deux droites* (*a* et *b*) dues à la cornée (*a*) et à la face antérieure du cristallin (*b*) (miroirs convexes), et *une renversée* (*c*) due à la face postérieure du cristallin (miroir concave). En commandant à une personne, sur laquelle on vérifie ce fait, de fixer les objets placés à des distances différentes, on verra que le seul changement qui s'opère dans les trois images a lieu dans l'image fournie par la face antérieure du cristallin (l'image *b*). On en conclut que dans le phénomène de l'accommodation, les changements qui surviennent dans l'œil n'ont lieu que sur la partie antérieure du cristallin, et les mensurations de l'image en question prouvent (d'après les lois des miroirs convexes) que quand on regarde un objet éloigné, cette convexité du cristallin diminue (puisque cette image augmente), que si, au contraire, on regarde un objet rapproché, cette convexité augmente (puisque les dimensions de cette image diminuent).

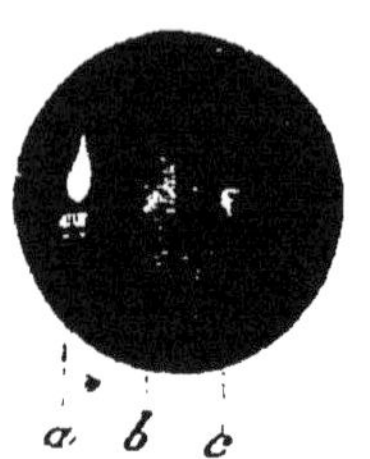

Fig. 276. — Images de Purkinje *.

Ainsi l'adaptation se fait par une modification du cristallin. Quant aux puissances qui peuvent ainsi changer la forme de cette lentille, nous les étudierons avec les membranes accessoires destinées à maintenir et à modifier le fonctionnement des parties essentielles de l'œil, et notamment avec la choroïde et l'iris (muscle ciliaire).

Imperfection de l'appareil de dioptrique oculaire. — Considéré comme appareil physique, l'œil est loin d'être parfait : aussi peut-on y constater les diverses imperfections qui se trouvent dans les appareils physiques analogues, et qui sont connues sous le nom d'aberration, soit de *sphéricité*, soit de *réfrangibilité*.

L'œil n'étant qu'un appareil dont la partie essentielle est une lentille, il arrive que celle-ci, quoique très perfectionnée, ne réunit pas exactement au même point les rayons qui, partant d'une même source lumineuse, arrivent sur les bords ou sur le centre du cristallin. Le foyer de la lentille n'est donc pas unique, et c'est ce qui constitue l'*aberration de sphéricité*. Nous verrons que l'iris, comme les diaphragmes des instruments d'optique, remédie en partie à cet inconvénient.

L'*aberration de réfrangibilité* consiste en une inégale réfraction des divers rayons colorés qui composent la lumière blanche, de sorte que l'œil décompose la lumière ordinaire des objets qui la lui projettent et nous les fait voir plus ou moins colorés : en un mot, *l'œil n'est pas un appareil achromatique parfait*. Ce défaut ne nous est pas sensible d'ordinaire, par l'effet de l'habitude, mais plusieurs expériences le rendent évident. Nous n'en citerons qu'une : Si on regarde le cheveu d'une lunette astronomique, en l'éclairant avec une lumière rouge, on s'aperçoit que pour le voir avec un autre rayon du spectre (avec une autre couleur) il faut changer la place de

* *a*, image produite par la cornée. — *b*, par la face antérieure du cristallin. — *c*, par la face postérieure du cristallin.

oculaire ; donc l'œil adapté pour voir avec la lumière rouge ne l'est plus exactement pour voir avec les autres rayons du spectre.

Enfin, une certaine *irrégularité* dans la courbure des surfaces des milieux de l'œil constitue ce qu'on nomme *astigmatisme*. L'*astigmatisme* consiste en ce que la courbure des surfaces de séparation des milieux de l'œil (et surtout de la surface antérieure de la cornée) varie plus ou moins sensiblement d'un méridien à l'autre. Supposons par la pensée une cornée parfaitement normale séparée en deux moitiés suivant son axe vertical, la surface de section présentera une courbure d'un rayon déterminé ; supposons cette même cornée divisée suivant son axe transversal ; alors la surface de section présentera une courbure identique (œil normal, non astigmatique). Au contraire, dans un œil astigmatique (et presque tous les yeux le sont), les deux courbures seront inégales. Il est aisé de comprendre que cet écart, s'il vient à être suffisamment prononcé, troublera la marche des rayons lumineux au moment où ils pénètrent dans l'œil. En effet, si nous admettons que l'une des circonférences a un rayon notamment plus court que l'autre, nous concluons implicitement que l'œil est myope dans le premier sens, tandis qu'il peut l'être beaucoup moins, pas du tout, et qu'il peut même être hypermétrope dans l'autre sens. Il suffit, pour remédier à ce défaut dans la réfraction de l'œil, de faire traverser aux rayons lumineux une lentille taillée de manière à rétablir l'équilibre entre les méridiens inégaux, de sorte que les rayons lumineux, après avoir subi l'action de cette lentille et celle du milieu cornéen, adoptent une direction semblable à celle que présentent les rayons qui auraient traversé une cornée normale. On se sert pour cela de verres empruntés à des surfaces cylindriques.

B. — Enveloppes de l'œil.

Les enveloppes de l'œil sont, en allant de dehors en dedans, la *sclérotique*, la *choroïde* et la *rétine*. La dernière est la membrane essentiellement douée de sensibilité. Nous avons à étudier les deux premières comme enveloppes protectrices, destinées à maintenir et même à *modifier* les fonctions des parties essentielles de l'œil.

Sclérotique. — La sclérotique forme comme le squelette de l'œil. C'est la membrane destinée à maintenir la forme du globe oculaire, et à donner insertion aux muscles qui doivent le mouvoir. Fibreuse chez l'homme, cette enveloppe devient successivement cartilagineuse et même osseuse chez les oiseaux et les reptiles.

En avant, cette sclérotique se modifie. De blanche et opaque, elle devient transparente et incolore, et constitue la *cornée*, que nous avons déjà étudiée. La cornée est plus convexe, appartient à un segment de sphère d'un rayon plus court que la sclérotique, c'est-à-dire que le reste du globe oculaire.

Choroïde. — La choroïde tapisse exactement la sclérotique, mais, au niveau de la ligne de jonction de la sclérotique et de la cornée, elle se sépare de ces membranes pour entrer dans la chambre antérieure de l'œil et former au-devant du cristallin un diaphragme, l'*iris*. Nous avons donc à étudier la *choroïde proprement dite* et l'*iris*.

La *choroïde* proprement dite est essentiellement une membrane *vasculaire*; elle est de plus tapissée à sa face interne par une couche de *cellules pigmentaires* régulièrement hexagonales; enfin elle renferme, surtout en avant, des éléments *musculaires*. De là trois rôles principaux assignés à cette membrane.

Comme *organe vasculaire* elle est destinée à servir d'appareil de caléfaction à la membrane nerveuse (rétine) sous-jacente. Nous avons vu, en effet, que la richesse en réseaux sanguins est la règle générale pour tous les organes qui contiennent des nombreuses terminaisons nerveuses et surtout des appareils des sens spéciaux, comme pour les papilles de la pulpe des doigts, pour la membrane olfactive, la langue, etc.

Le pigment de la face interne de la choroïde joue un rôle important dans la vision; la rétine étant transparente, les rayons lumineux arrivent jusque sur le pigment choroïdien, sur le rôle duquel nous pouvons faire une double hypothèse. Peut-être cette couche absorbe-t-elle les rayons les plus irritants, et sert-elle de miroir réflecteur pour les autres, qui impressionnent alors les organes terminaux des fibres nerveuses de la rétine; nous verrons, en effet, que les éléments sensitifs de la rétine ont leur extrémité libre tournée vers la choroïde, et ne sont sans doute impressionnés que par les rayons que réfléchit cette sorte de miroir. Cette couche pigmentaire n'est pas toujours absolument noire : il y a là de grandes variétés selon les animaux. Chez quelques-uns, comme, par exemple, chez le bœuf, elle présente des reflets métalliques (tapis) qui rappellent parfaitement la surface d'un miroir. Peut-être aussi que cette couche pigmentaire, si foncée et si opaque en d'autres points, est destinée à empêcher, comme le noir mat dont on revêt la face interne de nos chambres obscures, la réverbération irrégulière et en tous sens des rayons lumineux et à assurer ainsi la netteté de la vue; en effet, les animaux qui manquent de pigment choroïdien (*albinos*) ne supportent qu'avec peine l'action d'une lumière vive (*héliophobes*). Toujours est-il que le pigment choroïdien est accessoirement très utile à la vision, et que si dans la vieillesse la face interne de la choroïde tend à se décolorer, cette transformation, quoique secondaire, n'est pas étrangère à l'affaiblissement de la vue à cet âge avancé.

Muscles ciliaires. — Enfin, les *éléments musculaires* de la choroïde développés surtout dans sa partie antérieure sont destinés surtout à agir sur le cristallin, et à produire les changements de forme que nous avons étudiés à propos de l'adaptation. Nous voyons en effet, sur son pourtour antérieur, la choroïde s'épaissir et donner naissance à un bourrelet musculaire : c'est le *muscle ciliaire* dans lequel on distingue des *fibres longitudinales* externes et des *fibres circulaires* internes. De plus, à la face interne de ce muscle se rattachent, au nombre de quatre-vingts environ, des prolongements pyramidaux (*procès ciliaires*) disposés régulièrement en rayons autour de la circonférence de l'iris. On conçoit que les fibres longitudinales du muscle ciliaire prenant un point fixe à l'union de la choroïde et de la cornée vont, par leur contraction, tirer en avant tout le sac choroïdien qui cessera de presser sur le cristallin. Celui-ci

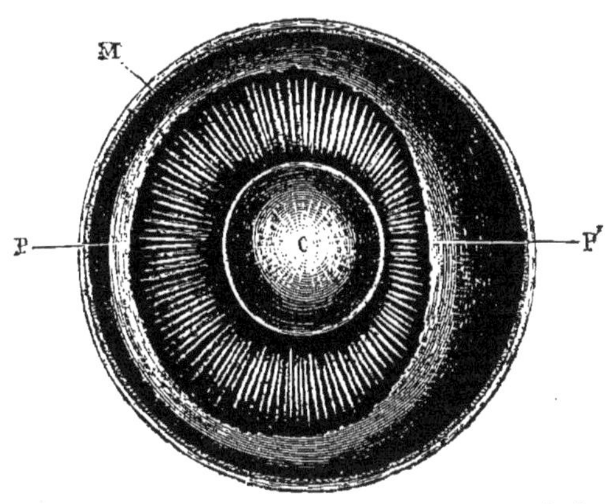

Fig. 277. — Cristallin vu par sa face postérieure et procès ciliaires *.

en vertu de son élasticité naturelle deviendra alors plus bombé par sa face antérieure, la seule libre. Cette élacticité peut d'ailleurs être aidée par la contraction des fibres circulaires qui viennent par l'intermédiaire des procès presser sur la circonférence du cristallin qui cède dans ce sens (fig. 278). Tel semble être le mécanisme par lequel se produit l'*adaptation*. Cette *adaptation* est involontaire et toute spontanée ; elle résulte d'un réflexe ; il semble que la rétine ou les organes centraux de la vision, s'apercevant de la confusion de l'image, réagissent sur les muscles et en amènent la contraction.

Iris. — L'*iris* est un véritable *diaphragme* placé dans la *chambre obscure* que forme le globe oculaire ; sa face antérieure est en contact avec l'humeur aqueuse et tapissée par un prolon-

* M, section de la coque de l'œil. — P, P', procès ciliaires. — C, cristallin.

gement de la *membrane de Descemet* (de la face postérieure de la cornée); sa face postérieure est immédiatement en contact avec la partie périphérique de la convexité antérieure du cristallin. La périphérie se continue avec la choroïde, dont ce diaphragme est une dépendance; son ouverture centrale correspond au centre du cristallin et constitue ce qu'on nomme la *pupille*.

Cette membrane a la structure de la choroïde; elle possède de *nombreux vaisseaux*, des *cellules pigmentaires* et des *fibres musculaires*. Suivant la richesse du pigment, la face antérieure de l'iris présente une coloration variable avec les divers individus et en rapport avec la couleur des cheveux et de la peau. Comme dans la choroïde, la face profonde est recouverte d'une

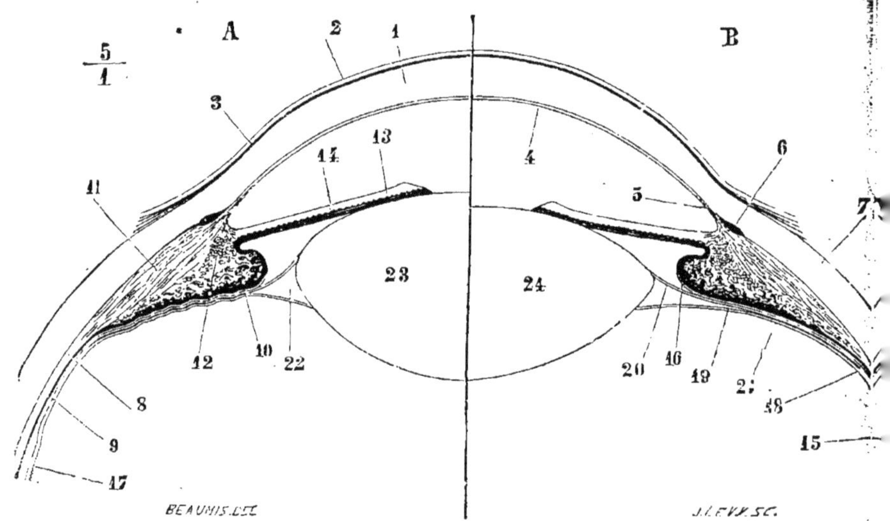

Fig. 278. — Mécanisme de l'accommodation *.

épaisse couche de pigment noir appelée *uvée*. L'élément musculaire est le plus important; il se compose de fibres disposées circulairement (sphincter de la pupille) et de fibres radiées (dilatateur de la pupille). Grâce à la contraction respective de ces deux sortes de fibres, en resserrant ou dilatant l'orifice pupillaire, l'iris règle la quantité de lumière qui entre dans l'œil. C'est ainsi que la pupille se dilate quand l'objet fixé est très éloigné ou peu éclairé; elle se rétrécit dans les cas inverses (objet proche, lumière vive).

* A, œil accommodé pour la vision des objets rapprochés. — B, pour la vision des objets éloignés. — 1, cornée. — 2, 3, son épithélium antérieur. — 4. membrane de Demours. — 7, sclérotique. — 8, choroïde. — 9, rétine. — 10, procès ciliaires. — 11, muscle ciliaire. — 12, ses fibres circulaires. — 13, 14, iris. — 23, 24, cristallin dans ses deux positions. — 16, procès ciliaire. — 17. membrane hyaloïde. — 18, son dédoublement en deux lames (19 et 20) qui entourent le cristallin en délimitant le canal de Petit (22).

Ces mouvements sont *lents*, parce que les fibres sont des fibres *musculaires lisses*, comme celles du muscle ciliaire ; comme ceux de ce muscle, les mouvements de l'iris sont de nature réflexe. La volonté est impuissante à produire les mouvements de l'iris, mais on peut y arriver par une voie détournée ; on peut, par exemple, dilater la pupille en regardant un objet très éloigné, en regardant à l'infini dans le vide ; bien des fois, surtout dans les temps passés, on a employé ce simple détour pour donner aux yeux l'expression de l'*extase*, qui se caractérise par une grande dilatation de la pupille. Ces effets de dilatation ou de rétrécissement peuvent encore être produits par des agents médicamenteux précieux pour le médecin ; la fève de Calabar rétrécit, la belladone dilate la pupille.

L'iris, agissant comme un diaphragme qui ne laisse passer que les rayons centraux, remédie à l'aberration de sphéricité (page 340). Grâce à lui, en effet, sont arrêtés les rayons marginaux qui, plus fortement réfractés que les centraux, tendraient à former un foyer plus rapproché de la lentille, d'où manque de netteté dans la vision.

C. — **Membrane sensible ou rétine.**

La *rétine* est une membrane très compliquée qui tapisse exactement la face interne de la choroïde. Elle se compose essentiellement de l'*épanouissement des fibres du nerf optique*, à l'extrémité desquelles se trouvent annexés des organes terminaux particuliers.

Papille. — Bâtonnets et cônes. — En effet, le nerf optique traverse toutes les enveloppes de l'œil en un point situé un peu en dedans de l'extrémité postérieure de l'axe antéro-postérieur du globe oculaire, et, arrivé à la face interne de la choroïde (fig. 279, P), s'épanouit en rayonnant (*papille du nerf optique*) et forme par cet épanouissement la couche la plus interne de la rétine ; mais on voit successivement les fibres de cette couche se recourber pour se diriger de dedans en dehors (fig. 279), et former alors, par leur juxtaposition, l'épaisseur même de la membrane rétinienne. Ces fibres ainsi disposées présentent dans leur court trajet divers renflements dont quelques-uns représentent de vraies cellules nerveuses. Ces fibres se terminent en se dilatant en un élément particulier, tantôt petit et mince (*bâtonnets*), tantôt plus volumineux et plus large (*cônes*) (fig. 281) ; il est facile de comprendre, d'après cette disposition, que les *bâtonnets* et les *cônes* doivent former par leur juxtaposition la couche la plus externe de la rétine (fig. 279) ; cette couche, facilement séparable, était connue depuis longtemps déjà sous le nom de *membrane de Jacob*.

On considère comme égal à dix le nombre des couches que l'on trouve stratifiées pour former l'épaisseur de la rétine. Ce sont, en allant de dedans en dehors (de l'humeur vitrée vers la choroïde) : une membrane limitante interne (fig. 280, *l*); la couche des fibres du nerf optique (fig. 280, *f*); la couche des cellules nerveuses (*g*); la couche granulée interne (*n*); la couche

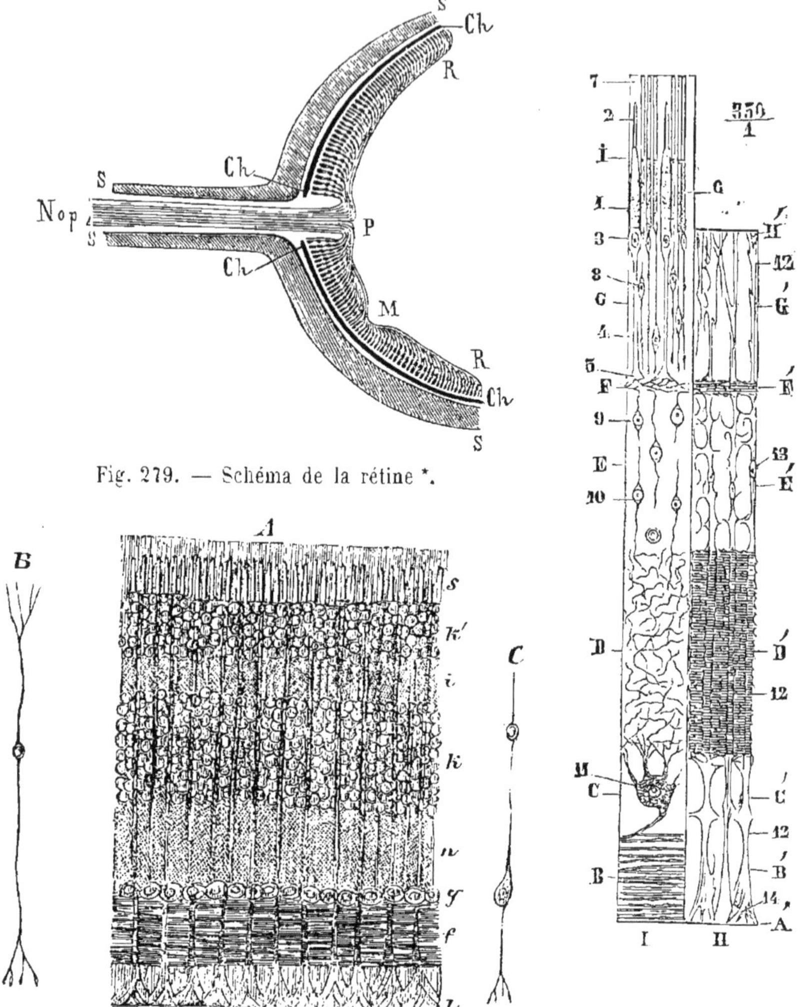

Fig. 279. — Schéma de la rétine *.

Fig. 280. — Éléments et structure de la rétine **.

Fig. 281. — Coupe schématique de la rétine ***.

granuleuse interne (*k*); la couche granulée externe (*i*) ou intermédiaire; la couche granuleuse externe (*k*); la membrane limitante externe; la couche des cônes et des bâtonnets (fig. 280, *s*);

* S, sclérotique. — *Ch*, choroïde. — *Nop*, nerf optique. — P, papille. — R, rétine. — M, fossette centrale.

** A, coupe verticale de toute l'épaisseur de la rétine. — B, C, fibres isolées.

*** I, éléments nerveux. — II, éléments conjonctifs. — 1, article interne d'un cône. — 2, son article externe. — 6, article interne d'un bâtonnet. — 7, article externe d'un bâtonnet.

et enfin une couche de pigment, qui s'infiltre entre les extrémités des cônes et bâtonnets, et qui provient des cellules pigmentaires de la face interne de la choroïde (du reste l'embryologie montre que ce pigment dit choroïdien fait partie de la rétine, bien plutôt que de la choroïde). Voir aussi la figure 281.

Tache jaune. — Il est un point où la rétine est beaucoup plus mince, c'est-à-dire que les fibres nerveuses y ont un trajet de dedans en dehors beaucoup plus court, ne présentent aucun renflement sur leur trajet, et aboutissent directement à leur organe terminal; ce point, coloré en jaune, porte le nom de

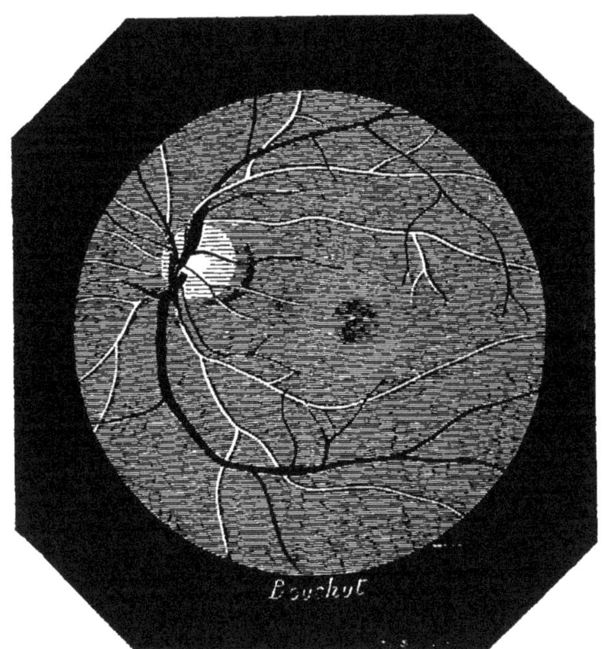

Fig. 282. — Aspect du fond de l'œil.

tache jaune et se trouve situé (fig. 282) un peu en dehors de la papille du nerf optique, c'est-à-dire précisément à l'extrémité postérieure du diamètre antéro-postérieur du globe oculaire. *En ce point, les organes terminaux sont tous représentés par des cônes*, tandis que dans les autres points les cônes et les bâtonnets sont entremêlés, les premiers devenant d'autant plus rares que l'on considère une partie plus antérieure de la rétine, c'est-à-dire une partie plus éloignée de la tache jaune : vers la limite tout antérieure de la rétine (région de l'*ora serrata*), les éléments de nature nerveuse deviennent de plus en plus rares et sont remplacés par des éléments connectifs ou de soutien qui existent, du reste, mais en très petite quantité, dans toutes les autres parties de la rétine (fig. 280, en *l*).

Enfin la rétine possède des vaisseaux, branches terminales de l'artère centrale du nerf optique, qui émerge au centre de la papille et vient entourer la tache jaune de ses ramifications (fig. 282).

Ophthalmoscope. — La figure 282 représente le fond de l'œil de l'homme vu avec un appareil appelé *ophtalmoscope*. C'est un petit miroir circulaire à main (fig. 283) percé en son centre d'une ouverture. L'observateur regarde à travers cette ouverture l'œil du sujet (fig. 284), vivement éclairé

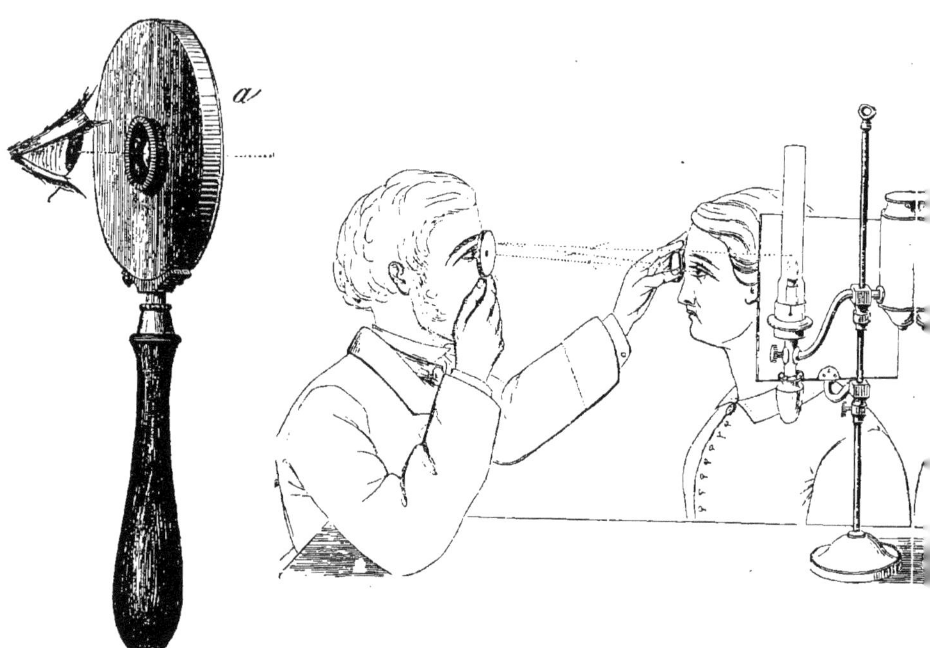

Fig. 283. — Ophtalmoscope à main.

Fig. 284. — Examen ophtalmoscopique.

par la réflexion sur le miroir de rayons lumineux provenant d'une lumière placée à côté du sujet. L'œil ainsi éclairé se comporte alors comme un objet lumineux et donne à travers la lentille une image droite si celle-ci est divergente, renversée si celle-ci est convergente.

Sensibilité de la rétine. — La rétine est essentiellement la membrane sensible de l'œil; sa sensibilité, par quelque cause qu'elle soit provoquée, donne toujours lieu, comme phénomène subjectif, à ce que nous connaissons sous le nom de *sensation lumineuse*. La piqûre de la rétine, sa compression, son tiraillement lors des brusques mouvements de l'œil, en un mot, toutes les excitations qui portent sur elle, donnent lieu à des impressions de lumière; on obtient les mêmes effets par l'électricité. Ainsi la modalité particulière par laquelle la sensation lumineuse se distingue de toutes les autres ne réside pas dans les qualités particulières à la lumière extérieure; il n'existe aucune relation exclusive entre la *lumière* et la *sensation lumineuse*. Seulement la lumière en est l'excitant habituel, normal, physiologique; la rétine, située dans la profondeur du globe oculaire, protégée par la cavité de l'orbite, est presque entièrement soustraite à l'influence de tous les autres agents, tandis que les rayons lumineux peuvent lui arriver sans obstacles, en traversant les milieux transparents de l'œil. Nous avons déjà vu que, dans les cas où l'appareil réfringent des milieux de l'œil fonctionne normalement, les images des objets extérieurs viennent se peindre (renversées) sur la rétine; c'est alors, par un mécanisme particulier que nous chercherons à préciser, que la membrane est impressionnée et que son excitation est transmise aux centres cérébraux.

Expérience de Mariotte. — Mais la rétine n'est pas également sensible à la lumière dans toute son étendue: il est d'abord un point totalement insensible à cet excitant: c'est le lieu d'émergence du nerf optique, la *papille*, nommée pour cela *punctum cæcum*. On démontre facilement ce fait par l'expérience suivante (expérience de Mariotte) (1): si l'on trace sur le papier deux points

Fig. 285. — Expérience de Mariotte.

noirs (fig. 285) distants de 5 centimètres, qu'on ferme l'œil gauche, qu'on se place à une distance de 15 centimètres du papier, et qu'avec l'œil droit on fixe le point du côté gauche (A), on n'apercevra pas le point droit (B) dans cette position, tandis que dans toutes les autres positions, plus rapprochées ou plus éloignées, il devient visible; le calcul démontre que, dans la position indiquée, les conditions sont telles que le point du côté droit a

(1) *Mariotte* (Edme). Célèbre physicien français (1620-1684), prieur de Saint-Martin-sous-Beaune, un des premiers membres de l'Académie des sciences. La *loi de Mariotte* (établissant une relation constante entre le volume et la pression d'une masse gazeuse) est une des lois fondamentales de la physique. L'expérience de Mariotte citée ci-dessus fut réalisée par ce savant d'une façon originale à la cour du roi Charles II d'Angleterre. Deux seigneurs étaient placés de telle sorte que l'un d'eux regardant un point quelconque (A), la tête du second occupait vis-à-vis de ce point et de l'œil du premier la position du point B dans l'expérience ci-dessus. Dans ces conditions la tête considérée formait image sur la papille (punctum cæcum) de l'œil de l'observateur et le corps apparaissait décapité.

son image sur le punctum cæcum et, par suite, ne peut être aperçu.

Rôle de la tache jaune. — Pour les autres parties de la rétine, la sensibilité est très différente ; elle est à son maximum sur la *tache jaune* (qui est précisément au *pôle postérieur* de l'œil) et va en diminuant vers la partie antérieure ; ainsi au niveau de l'équateur de l'œil, elle est 150 fois moins considérable que vers la *macula lutea* (tache jaune) ; en effet, en regardant deux fils très rapprochés, mais que l'on distingue cependant l'un de l'autre, si l'on dispose l'œil de manière à ce que leur image vienne se produire successivement sur la tache jaune et puis vers l'équateur de l'œil, on constatera que, dans ce dernier cas, pour que les deux fils restent distincts, il faut qu'ils soient 150 fois plus écartés l'un de l'autre que lorsqu'ils se peignent sur la tache jaune ; cette expérience est tout à fait identique à celle des pointes de compas dont l'écartement nous a servi à mesurer le degré de sensibilité de la peau (V. p. 299).

La tache jaune doit donc être le point essentiel de la vision directe. Aussi ce n'est guère que d'elle que nous nous servons pour voir nettement, et les mouvements du globe oculaire sont destinés à amener toujours l'image des objets examinés sur ce point extrêmement sensible. La surface entière de la rétine est à peu près égale à 15 centimètres carrés ; la surface de la tache jaune n'est que de 1 millimètre ; nous ne nous servons donc, pour la vue distincte, que de la 1500[e] partie de la surface rétinienne. Aussi, en lisant, ne voyons-nous distinctement à la fois que deux ou trois mots, dont l'image se fait précisément sur la tache jaune, et pour lire toute la ligne, il faut que l'œil la parcoure successivement, c'est-à-dire amène l'image de tous les mots sur le point sensible. Pour déterminer exactement le nombre de lettres, c'est-à-dire la longueur, la surface qui peut venir se peindre distinctement sur la rétine, on fixe dans l'obscurité les yeux sur la page d'un livre, puis à la lueur d'un éclair ou d'une étincelle électrique, on distingue un certain nombre de lettres ; les dimensions calculées en partant de cette donnée correspondent exactement aux dimensions connues de la tache jaune.

Expérience de Purkinje. — Proposons-nous maintenant de voir si, parmi les nombreuses couches de la rétine, il n'en est pas une qui soit plus spécialement sensible, qui renferme l'élément essentiellement impressionnable à la lumière. Une expérience très simple nous permet d'arriver à la solution de ce problème : c'est l'expérience connue sous le nom d'*arbre vasculaire de Purkinje* (1), qui consiste dans la perception des vais-

(1) *Purkinje*, physiologiste tchèque, né en 1787.

seaux ou plutôt de l'ombre des vaisseaux de la rétine elle-même. Ces vaisseaux, situés dans les couches antérieures de la rétine, projettent continuellement leur ombre sur les couches postérieures de cette membrane, et il est à supposer *a priori* que si nous ne percevons pas normalement cette ombre, c'est par le fait de l'habitude ; il s'agissait donc de savoir si elle ne peut pas être visible par quelque artifice, qui consisterait à la projeter sur des points autres que les points habituels. C'est ce qu'on obtient de la manière suivante : Si, dirigeant le regard vers un fond obscur, on place une bougie allumée, soit au-dessous, soit à côté de l'œil (fig. 286), les rayons partis de cette source lumineuse (B) sont concentrés par le cristallin sur une partie très latérale de la rétine, puisque la source lumineuse (la bougie) est très en dehors du centre visuel. Cette image rétinienne de la bougie constitue alors elle-même une source lumineuse intérieure (B') assez forte pour envoyer dans le corps vitré une quantité de lumière relativement considérable. Sous l'influence de cette lumière, il est facile de le comprendre, les vaisseaux rétiniens (C et D) projetteront leur ombre sur les couches postérieures de la rétine, mais la projetteront en des points autres que les points habituels (C' et D'). Cette ombre sera déplacée et portée du côté opposé à celui de la source lumineuse rétinienne, c'est-à-dire du même côté que la bougie (source lumineuse primitive). On voit alors apparaître dans le champ visuel, éclairé d'un rouge jaunâtre, un réseau de vaisseaux sombres qui représentent exactement les vaisseaux rétiniens, tels qu'on les dessine d'après une préparation anatomique (*arbre vasculaire de Purkinje*).

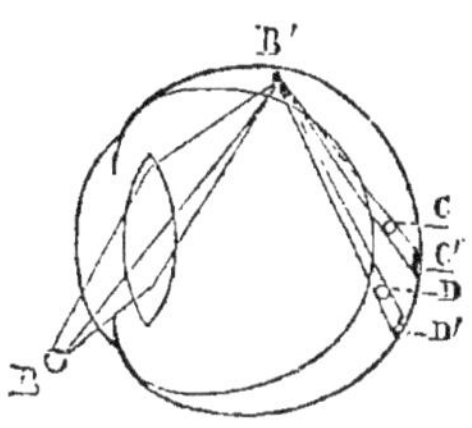

Fig. 286. — Expérience de Purkinje.

Les *couches postérieures* de la rétine sont donc sensibles à la lumière ; mais cette même expérience nous permet d'indiquer avec plus de précision quelle est, parmi les couches postérieures, la couche sensible. Des mouvements que manifestent les ombres des vaisseaux, quand on déplace la source lumineuse, c'est-à-dire de la grandeur apparente du mouvement qu'effectue dans le champ visuel l'arbre vasculaire, on peut déduire par le calcul que la couche qui perçoit ces ombres est éloignée de ces vaisseaux d'une distance précisément égale à celle que les mensurations microscopiques (sur les coupes de rétine) nous montrent entre la couche où se trouvent les vaisseaux et la membrane de Jacob ; *la couche sensible de la rétine est donc représentée par la couche des cônes et des bâtonnets.*

On voit alors qu'une fois arrivés à la surface de la sphère rétinienne, les rayons lumineux traversent sans les impressionner toutes les couches de la rétine ; ils arrivent ainsi jusqu'à la surface de contact des bâtonnets et de la choroïde ; là ils sont réfléchis, et, le centre optique coïncidant sensiblement avec le centre de courbure de la rétine, la réflexion a lieu sensiblement dans la direction de l'axe des bâtonnets et des cônes. Mais les *segments externes* des cônes et des bâtonnets (2, 7, fig. 281, I) se composent de petites lamelles superposées, qui, vu leur structure et leurs propriétés optiques, ne peuvent être considérées comme des éléments impressionnables : ces appareils ne peuvent servir qu'à modifier la lumière. On tend généralement aujourd'hui à admettre qu'il se passe à ce niveau, au moment où la lumière reflétée par le *miroir choroïdien* revient à travers la rétine, une transformation particulière qui est comme l'intermédiaire obligé entre le phénomène physique de la lumière et le phénomène physiologique de l'excitation nerveuse. Sans vouloir préciser la nature intime de l'acte qui se produit à ce niveau, on peut penser qu'il s'agit là d'une *transformation de force;* en d'autres termes, le mouvement lumineux (vibrations de l'éther) se transforme en mouvement nerveux (vibration nerveuse).

Pourpre rétinien. — Les travaux de Boll (1) semblent de nature à fournir quelques renseignements sur cet acte de *transformation* du mouvement lumineux en mouvement nerveux, ou du moins sur un acte chimique corrélatif à cette transformation. En effet, dans l'obscurité, les segments externes des bâtonnets se chargent, par le fait de leur nutrition chez l'animal vivant, d'une matière rouge (*pourpre rétinien* ou *erythropsine*) qui, lorsque l'animal est amené à la lumière, disparaît seulement dans les parties frappées par les rayons lumineux (parties claires de l'image rétinienne); c'est donc la destruction du pourpre rétinien qui représente l'acte chimique corrélatif à la transformation en question. L'immersion dans une solution d'alun rend le pourpre rétinien inaltérable à la lumière, le fixe, en un mot. On peut alors, après avoir placé un animal (grenouille ou lapin) devant une fenêtre vivement éclairée, en sacrifiant aussitôt après cet animal et immergeant le globe oculaire dans l'alun, obtenir des rétines qui donnaient une véritable épreuve photographique (rouge) de l'image de la fenêtre (avec ses barres transversales et ses ouvertures éclaircies); on donne à ces images le nom d'*optographes.*

Fatigue rétinienne. — Si l'on admet que la destruction du pourpre rétinien représente l'acte chimique corrélatif à la transformation du mouvement lumineux en mouvement nerveux, il est facile de donner une explication des phénomènes dits de *fatigue rétinienne.* Lorsque, après avoir regardé fixement un assez long temps un objet fortement éclairé, on reporte brusquement la vue sur une surface blanche, on aperçoit l'image précédente qui s'y dessine en noir. Cela tient à ce qu'une impression prolongée a fatigué la rétine, et que la portion rétinienne impressionnée reste pendant un certain temps (jusqu'à ce que l'*érythropsine* soit à nouveau formée en quantité suffisante) incapable de percevoir toute nouvelle sensation lumineuse.

On n'a rencontré le pourpre rétinien qu'à l'extrémité des bâtonnets. Les cônes en sont dépourvus. On suppose alors que ceux-ci sont plongés dans une substance analogue comme propriétés à l'érythropsine, mais *incolore.* De cette façon les segments externes des cônes et des bâtonnets seraient le siège de modifications chimiques, et c'est grâce à ces réactions qu'ils constitueraient des appareils de transformation des ondulations lumineuses.

Vision des couleurs. — Quant aux différences de fonctions correspondant aux différences de forme que l'on trouve entre les cônes et les bâtonnets, elles semblent se rapporter aux diverses propriétés des vibrations lumineuses. Dans le mouvement vibratoire de l'éther qui constitue la lumière il faut distinguer l'*amplitude* des vibrations d'où dépend l'*intensité* et la rapidité de ces vibrations (vitesse, longueur d'onde) d'où dépend la *couleur* de la lumière. La décomposition par le prisme de la lumière solaire (spectre) montre que le nombre des vibrations doit être compris entre certaines limites pour qu'il y ait action sur la rétine et sensation lumineuse. Parmi ces vibrations les plus rapides donnent la sensation de violet, les

(1) *Boll* (Franz-Christian), médecin allemand, né en 1849. Professa la physiologie à Rome depuis 1873 et mourut en 1879.

plus lentes celle de rouge. Il y a sept couleurs simples qui sont par ordre de vitesse vibratoire décroissante le violet, l'indigo, le bleu, le vert, le jaune, l'orangé, le rouge. Le blanc est formé par le mélange de ces sept couleurs élémentaires. Avec trois d'entre elles, dont deux arbitraires, on peut reproduire toutes les nuances possibles. On appelle *couleurs complémentaires* deux couleurs simples dont le mélange donne du blanc : par exemple, le rouge et le vert, le jaune et l'indigo, etc. Les sept couleurs du spectre donnant le blanc par leur superposition, il est clair que le mélange de six d'entre elles produira la couleur complémentaire de la septième.

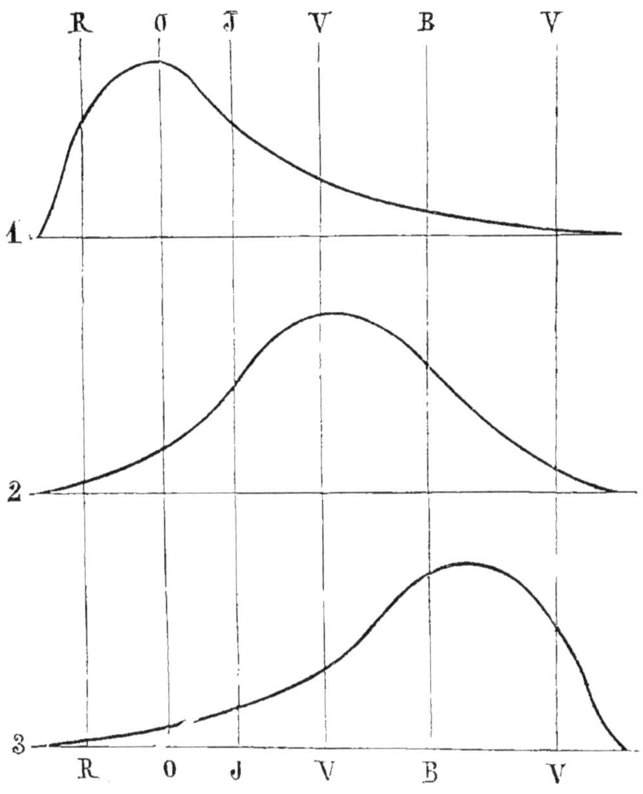

Fig. 287. — Hypothèse d'Young *.

Nous voyons donc qu'il convient de distinguer dans la lumière l'intensité ou quantité de lumière et la couleur ou qualité de cette lumière. On a tout lieu de penser que les bâtonnets sont plus spécialement destinés à percevoir les différences d'intensité que peut présenter la lumière, tandis que les cônes seraient impressionnés par les différences qualitatives de la lumière, c'est-à-dire les couleurs. L'histologie comparée, en effet, nous montre que les cônes manquent complètement chez les nocturnes (chauve-souris, hérisson, taupe). Or, nous savons que l'on ne peut pas dans l'obscurité distinguer les couleurs. De même les oiseaux de nuit manquent complètement de cônes et n'ont que des bâtonnets : cela doit leur suffire

* Courbes indiquant l'irritabilité des trois sortes de fibres rétiniennes par les diverses couleurs du spectre. — R. rouge. — O, orangé. — J, jaune. — V, vert. — B. bleu. — V, violet. — 1, 2, et 3, 1re, 2e et 3e sortes de fibres.

pour distinguer des différences quantitatives et non qualitatives de lumière. Au contraire, les oiseaux diurnes, surtout ceux qui font leur proie de petits insectes aux couleurs brillantes, possèdent un nombre relativement beaucoup plus grand de cônes que l'homme et les autres mammifères.

Il est très difficile de déterminer par quel mécanisme les cônes perçoivent les diverses couleurs. Bien que l'on n'ait pu découvrir aucune différence entre les cônes, les fibres nerveuses ou les cellules cérébrales, une célèbre hypothèse (hypothèse de Young) suppose qu'en chaque point de la rétine existent trois sortes de fibres, impressionnables respectivement, l'une surtout par les rayons rouges, l'autre surtout par les rayons verts, la troisième surtout par le bleu. La superposition des trois impressions transmises par les cônes correspondants amènerait la sensation des diverses nuances (fig. 287).

Daltonisme. — Il existe une affection de l'œil dite *daltonisme* (1) dans laquelle ceux qui en sont atteints (*daltoniens*) sont incapables de percevoir telle ou telle couleur du spectre. C'est ainsi qu'il y a des yeux pour lesquels il n'y a aucune différence entre le rouge et le vert, et qui confondent ces deux couleurs en une seule. L'hypothèse de Young permet d'expliquer ce fait par l'absence de fonctionnement d'une des trois catégories de fibres. Certaines nuances alors ne pourraient plus être perçues.

Images consécutives colorées. — La même hypothèse permet également d'expliquer le phénomène dit des *images consécutives colorées*. Il se produit ici, pour les couleurs, une fatigue rétinienne analogue à celle dont nous avons parlé plus haut pour la lumière blanche. Si, après avoir regardé un carré rouge sur un fond blanc, on reporte le regard sur une surface toute blanche, on aperçoit le même carré s'y reproduire en vert (couleur complémentaire du rouge). Nous dirons alors que les fibres spéciales à la perception du rouge, étant fatiguées, cessent d'être impressionnées par cette couleur, et que dans la lumière blanche les six autres couleurs du spectre agissent seules désormais pendant un certain temps. Il y a donc production de la couleur complémentaire.

Persistance des impressions lumineuses. — Les impressions produites sur la rétine *persistent* un certain temps après que l'objet lumineux a cessé d'agir, et si des impressions lumineuses très courtes se succèdent rapidement, elles finissent par se confondre en une impression continue. Tout le monde sait qu'un charbon ardent agité vivement devant les yeux produit l'effet d'un ruban ou d'un cercle de feu, parce que l'impression qu'il a produite en passant devant un point de la rétine persiste encore lorsqu'il y revient après une révolution, et qu'ainsi ces impressions successives se continuent les unes avec les autres de manière à représenter tout entier, et sous des traits de feu, le chemin parcouru par le point lumineux.

Irradiation. — D'autre part, un objet très lumineux, placé sur un fond noir, nous paraît toujours plus grand qu'il n'est en réalité; au contraire, un objet noir ou peu éclairé, placé sur un fond très lumineux, nous paraît plus petit qu'il n'est. On admet pour expliquer ce fait que les parties très lumineuses ébranlent non seulement les points de la rétine où elles viennent se peindre, mais encore les points les plus voisins, de façon à empiéter sur les images des parties moins éclairées : aussi a-t-on désigné ce phénomène sous le nom d'*irradiation*. C'est ainsi qu'un triangle blanc,

(1) *Dalton* (Jean), physicien et chimiste anglais (1766-1844). Célèbre par ses nombreuses découvertes dans les sciences physiques. Signala et étudia le premier la singulière infirmité dont il était atteint et qui pour cette raison a reçu le nom de *daltonisme*.

placé sur un fond noir, nous paraît plus grand qu'il n'est, et de plus ne se présente pas avec des bords rectilignes, mais comme limité par des lignes courbes, avec des bords convexes, en un mot ; un triangle noir, sur un fond blanc, nous paraîtra, au contraire, plus petit et avec des bords plus concaves. Dans la figure 288, le carré blanc sur fond noir paraît plus grand

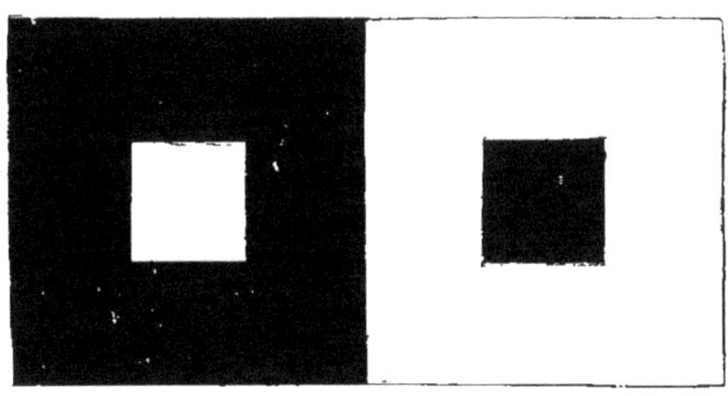

Fig. 288. — Irradiation.

que le noir sur blanc, quoique les deux carrés aient exactement les mêmes dimensions. Une surface partagée en lignes également épaisses et alternativement blanches et noires nous semblera cependant contenir plus de blanc que de noir, les lignes blanches paraissant plus larges que les autres : c'est pour cela que les monuments gothiques, noircis par le temps, se projetant sur un ciel brillant, nous paraissent plus légers, plus élancés que les monuments récents de pierres blanches.

Illusions d'optique. — Presque tous les phénomènes si nombreux connus sous le nom d'*illusions d'optique* peuvent se ramener aux phénomènes de *persistance* et d'*irradiation* des images sur la rétine. Il faut y ajouter des excitations qui ont leur source dans la rétine même (*images subjectives*, *perceptions entoptiques*). Les principales sont dues aux modifications de la circulation. Les vaisseaux de la rétine peuvent se congestionner et exercer alors sur les éléments rétiniens des compressions qui, faibles, excitent la membrane sensible, fortes, la paralysent. Ainsi quand on baisse et relève brusquement la tête, on obtient des *sensations visuelles subjectives*, composées de points brillants et de points noirs qui semblent se peindre dans l'œil. D'autres images entoptiques curieuses se présentent lorsqu'on regarde au microscope, surtout lorsqu'on n'a pas placé d'objet au foyer de cet instrument : ce sont des *mouches volantes*, sous l'aspect d'amas de petits globules ronds, tous à peu près d'égal volume, et mêlés à quelques filaments flexueux : ces images sont dues à la projection sur la rétine de l'ombre des éléments du tissu muqueux, ou tissu connectif embryonnaire, qui sont suspendus dans le *corps vitré*.

Vision droite. — Un point qui a beaucoup intrigué les physiologistes, c'est que nous voyons les objets droits et dans leur position normale, quoique sur la rétine les images soient renversées ; l'explication est facile. Nous voyons les objets droits et non renversés, parce que notre esprit transporte à l'extérieur toutes les impressions qui se font sur la rétine, et en transporte tous les points dans la direction que les rayons lumineux ont dû suivre, pour venir impressionner telle ou telle partie de la membrane sensible : en d'autres termes, à chaque partie du champ rétinien correspond une partie du champ visuel extérieur, et ces deux champs sont liés si nécessairement l'un à l'autre, que tout ce qui se passe dans le premier est reporté au second dans la place qu'il doit y occuper. Ainsi quand nous regardons un objet au point de fatiguer la rétine et d'y faire persister l'image, alors même que nous fermons les yeux, cette image continue à être vue droite et non renversée. Il y a probablement là un effet de l'*habitude* et de l'*éducation* des sens. Ne nous suffit-il pas, en effet, de faire des préparations sous le microscope composé, qui renverse les images, pour apprendre à diriger, sans réflexion, nos mouvements d'après une perception visuelle qui est l'inverse de celle à laquelle nous sommes habitués? On rapporte cependant des cas d'aveugles de naissance qui, au moment où la vue leur fut rendue, virent aussitôt les objets droits et non renversés. Nous pouvons en donner l'explication en supposant que ce retournement acquis par éducation est devenu pour l'œil une *propriété héréditaire.*

Vision binoculaire. — Il faut aussi rechercher quelles sont les conditions de *la vue simple avec les deux yeux :* pour qu'un point, qui vient faire son image dans les deux yeux et par suite donne lieu à deux impressions rétiniennes, ne produise qu'une seule impression dans les organes nerveux centraux, sur le cerveau, il faut qu'il vienne se peindre sur *deux points similaires* des deux rétines : chaque fois que nous voyons double, comme lorsque, par exemple, par la pression du doigt on dérange la position d'un des yeux, c'est qu'il y a défaut de symétrie entre les points ébranlés dans chaque rétine. Mais il faut ajouter que la nécessité de l'impression sur *deux points similaires, identiques* des deux rétines, n'est que le résultat de l'habitude, que rien sous ce rapport n'est *préétabli* et fatalement lié à une disposition anatomique. Les strabiques ne s'habituent-ils point à fusionner les images fournies par des points non identiques de deux rétines, et cette habitude ne devient-elle pas assez grande pour que la vision double (*diplopie*) se manifeste lorsque, après opération et retour de l'œil à sa position normale, les images viennent se faire, cette fois, sur des points identiques?

Reliefs. — Quant à la vue des reliefs c'est une simple perception de l'esprit. Chacun des deux yeux voit un même objet sous un angle différent (fig. 290). La superposition des deux impressions distinctes nous donne la notion du relief (fig. 289 et 290). C'est ce que démontre l'emploi du *stéréoscope* (fig. 291), instrument dans lequel chaque œil regarde à travers un prisme l'image d'un objet prise pour chacun à un point de vue différent. La superposition de ces deux images donne la sensation du relief de l'objet; la fusion en une notion unique des deux impressions ne se fait pas par un mécanisme préétabli de l'excitation de l'organe des sens, mais par un *acte de conscience.*

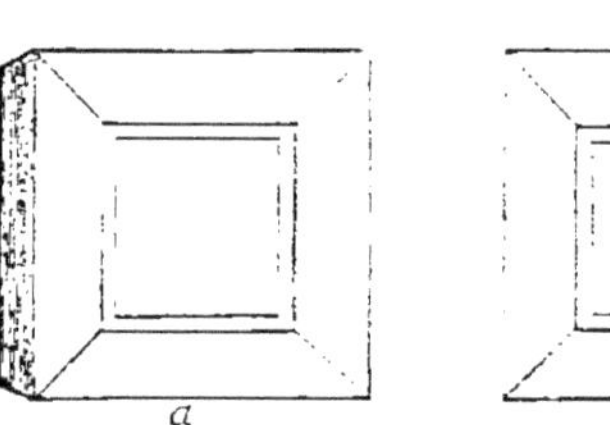

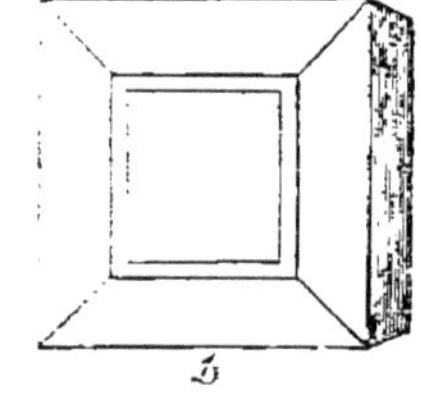

Fig. 289. — Objets solides *.

Sur toutes les questions de ce genre, l'histoire des aveugles-nés qu'on vient d'opérer est décisive. Au moment où ils recouvrent la vue, ils éprouvent les mêmes *impressions* visuelles que nous; mais leurs centres de *perceptions* visuelles n'ont pas fait, dans leurs rapports avec les autres centres, la même éducation que les nôtres : ce qui leur manque, c'est ce que nous avons acquis. Le plus souvent, au moment où, pour la première fois, ils

* *a*, objet vu de l'œil gauche. — *b*, objet vu de l'œil droit.

voient le monde extérieur, ils croient que tous les objets qu'ils aperçoivent

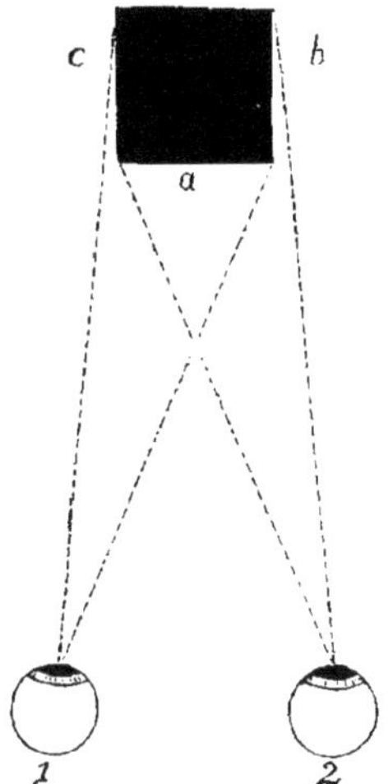

Fig. 290. — Vision des objets solides *.

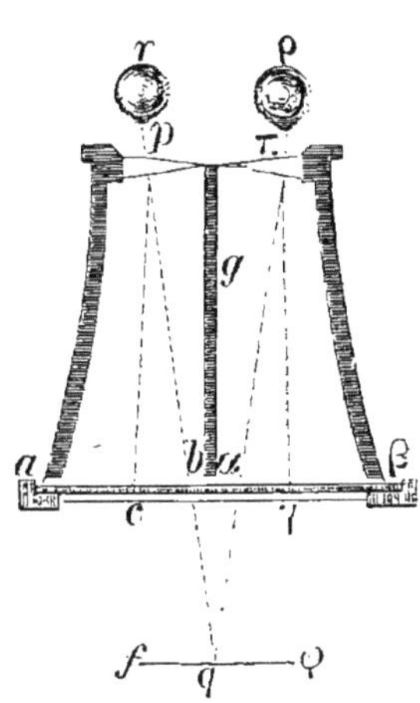

Fig. 291. — Stéréoscope.

touchent leurs yeux; ils ne savent ni situer, ni interpréter leurs impressions rétiniennes.

D. — Annexes de l'œil.

Ces annexes sont de deux sortes : les unes (*muscles*) sont destinées à mouvoir le globe oculaire; les autres (*paupières. appareil lacrymal*) ont pour but de protéger la partie libre (antérieure) de ce globe.

Muscles de l'œil. — Si l'on réfléchit au peu d'étendue de la partie vraiment sensible de la rétine, on concevra de quelle utilité sont les mouvements du globe oculaire. En effet, l'œil peut être considéré comme un tube assez étroit, que nous tournons dans tous les sens, pour faire parvenir dans sa partie profonde médiane l'image des objets extérieurs. Ces mouvements sont opérés par les muscles du globe oculaire.

Ces muscles sont au nombre de six (fig. 292) : quatre droits et deux obliques. Les quatre premiers sont dits d'après leur situation : droit supérieur, droit inférieur, droit interne, droit externe. Tous quatre s'insèrent à la partie antérieure sur la sclérotique (fig. 293). A la partie postérieure le premier d'entre eux (supérieur) va s'insérer sur la gaîne du nerf optique ; les trois autres s'insèrent par un tendon commun (tendon de Zinn) sur la paroi inférieure de l'orbite. Leurs fonctions se déduisent de leur disposition anatomique : les uns sont *élévateurs* ou *abais-*

* 1, œil droit. — 2, œil gauche. — *a b c*, objet solide.

seurs (droits supérieur et inférieur); les autres *abducteurs* ou *adducteurs* (externe et interne) ; les droits internes sont surtout importants, car ils servent à faire converger les deux axes visuels vers un objet que l'on regarde avec les deux yeux. Par leurs combinaisons ces muscles donnent lieu à tous les mouvements possibles. Cependant on trouve un second groupe de deux muscles destinés à opérer les mouvements de *rotation du globe sur son axe antéro-postérieur*. Ce sont les deux *obliques*. Le *grand oblique* part du même point de la gaîne du nerf optique que le droit supérieur. Il va passer sur une sorte de poulie fibreuse placée au

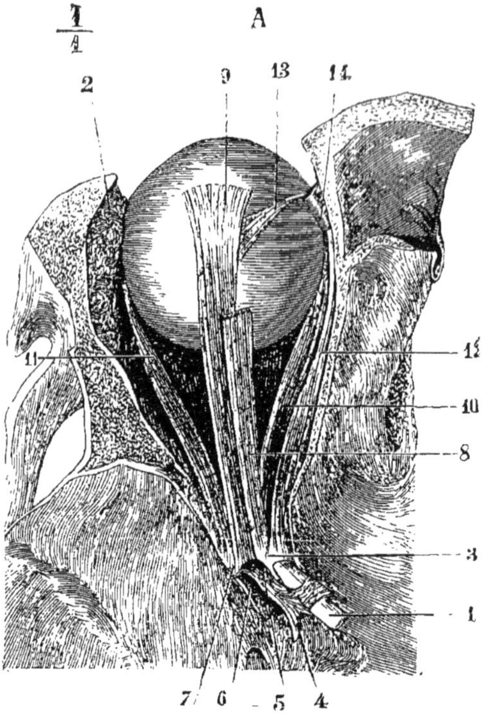

Fig. 292. — Muscles de l'œil gauche *.

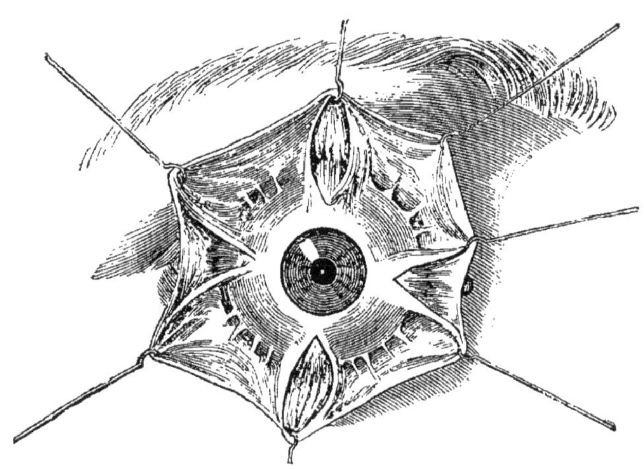

Fig. 293. Muscles droits de l'œil.

bord supérieur de l'orbite et de là va s'insérer à la partie

* 1. nerf optique. — 2, glande lacrymale. — 8. muscle releveur de la paupière supérieure coupé. — 9. droit supérieur. — 10, droit interne. — 11. droit externe. — 12. grand oblique qui se réfléchit dans la poulie (14) pour venir s'insérer sur le globe de l'œil par le tendon (13).

supéro-externe du globe. Le *petit oblique*, inséré d'une part sur la paroi interne de l'orbite, passe de là sous le globe de l'œil pour aller s'insérer sur sa partie externe. La disposition anatomique de ces muscles montre qu'ils doivent tous deux diriger la pupille en dehors, et lui faire subir de plus un mouvement de rotation qui, pour l'œil droit, par exemple, sera dans le même sens que les aiguilles d'une montre sous l'influence du grand oblique, et en sens inverse sous l'influence du petit oblique. Ces mouvements de rotation paraissent destinés à contre-balancer ceux de la tête et à maintenir l'œil droit lorsque nous inclinons la tête d'un côté ou de l'autre.

Paupières. — Les *paupières* sont deux replis de la peau qui viennent pendre au devant de l'ouverture orbitaire recouvrant le globe de l'œil. Les bords en sont libres et garnis de cils, destinés à arrêter la pénétration des corps étrangers. Au-dessus des paupières supérieures, les *sourcils* empêchent la sueur du front de venir s'écouler sur l'œil (fig. 294).

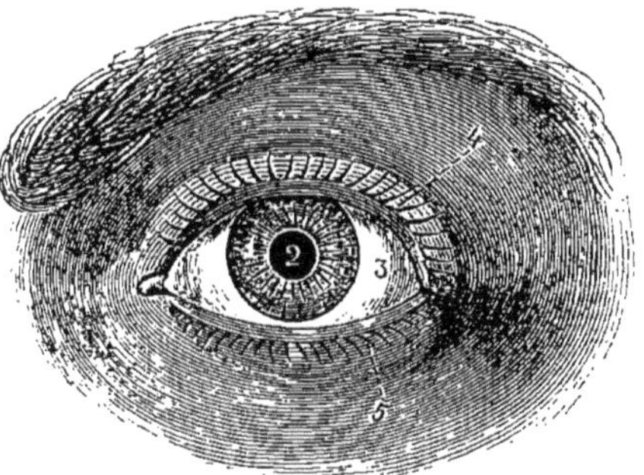

Fig. 294. — Parties externes de l'œil *.

La paupière est soutenue par une lame de fibro-cartilage (*cartilage tarse*) recouverte par une muqueuse. Au bord interne d'insertion de la paupière, cette muqueuse se réfléchit, et sous le nom de muqueuse conjonctivale vient se raccorder avec l'épithélium de la face antérieure de la cornée.

Les paupières contiennent des muscles au nombre de deux : le *releveur de la paupière* supérieure et le *sphincter palpébral* ou *orbiculaire* (2, fig. 219). Le *releveur* ne se repose à l'état de veille que dans des instants très courts, et par saccades, au moment du clignement. Le *sphincter palpébral* est, comme tous les sphincters, formé de fibres en anse ou en anneau, mais il présente de chaque côté, et surtout en dedans, des adhérences osseuses, de vraies insertions, de telle sorte qu'en se contractant il réduit l'ouverture palpébrale à une fente transversale. Les fonctions de ce sphincter semblent supplémentaires de celles de l'orbiculaire de l'iris ; il se contracte comme ce dernier d'une manière réflexe, sous l'influence de sensations rétiniennes, par exemple, lorsque la lumière est trop vive ; mais il se contracte aussi sous l'influence de réflexes dont le point de départ est sur la cornée. Aussi est-il difficile de tenir l'œil ouvert quand un corps étranger touche la surface antérieure de la cornée.

* 1. iris. — 2. pupille. — 3. sclérotique. — 4 et 5. paupières avec cils.

Dans l'épaisseur des paupières se trouvent les *glandes de Meibomius* (1), variété de glandes sébacées sécrétant une substance grasse (fig. 295).

A l'angle interne des paupières se trouve une petite masse rougeâtre (caroncule lacrymale) en dehors de laquelle on trouve un petit repli semilunaire. C'est le rudiment d'une troisième paupière verticale se déplaçant de dedans en dehors qui, chez le chien, est assez développée sous le nom d'*onglet* et qui peut se fermer complètement chez les oiseaux sous le nom de *membrane nictitante*.

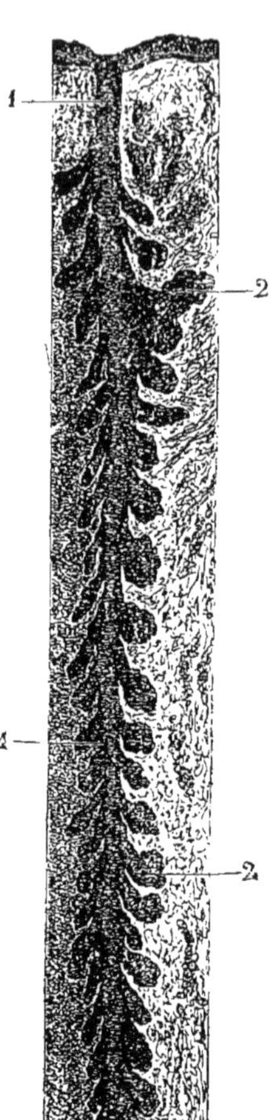

Fig. 295. — Glande de Meibomius *.

Appareil lacrymal. — Cet appareil se compose : d'une *glande* sécrétant le liquide lacrymal ou larmes que le mouvement des paupières étale sur la surface antérieure du globe de l'œil ; et enfin d'une série de *canaux* qui pompent ce liquide et le font passer dans les fosses nasales.

La *glande lacrymale*, formée de lobules analogues à ceux des glandes salivaires, est de forme ovale se terminant à la partie antérieure par une portion aplatie contenant sept à huit canaux excréteurs. Elle est placée à la partie supérieure de l'angle externe de l'œil ; la pesanteur est donc suffisante pour conduire sur la partie externe du globe le produit de sécrétion, liquide limpide, incolore, alcalin, contenant un peu d'albumine et de sels, surtout du chlorure de sodium. De l'angle externe de l'œil, les *larmes* sont étalées jusqu'à l'angle interne par les seuls mouvements de l'orbiculaire, qui, en produisant le clignement, les répand dans l'espace compris entre le globe de l'œil et les replis palpébraux (culs-de-sac conjonctivaux supérieur et inférieur). Ainsi, le clignement des paupières assure la transparence de la cornée, car il y étale un liquide qui en prévient le dessèchement, tout en restant en couche assez mince et assez égale pour ne pas troubler la vision.

(1) *Meïbom* (Henri), anatomiste allemand du XVIIe siècle.

* 1, canal excréteur. — 2. lobule.

La sécrétion des larmes est continue ; elle est augmentée parfois par des causes morales, ou des réflexes dont le point de départ est le plus souvent sur la cornée, mais parfois aussi sur la muqueuse nasale ou sur la rétine. Si un corps étranger vient s'arrêter sur la cornée et l'irrite, il y a aussitôt une hypersécrétion de larmes qui viennent le dissoudre ou l'entraîner.

Les larmes s'évaporent en grande partie, mais il y en a toujours un excès qui reste, et qui, ne pouvant s'écouler normalement sur les joues par le bord libre des paupières, vu la présence sur ces bords de la sécrétion grasse des *glandes de Meibomius,* s'accumule dans l'angle interne de l'œil, au niveau de cette excavation que l'on nomme le *lac lacrymal.* De là les larmes pénètrent par les *points lacrymaux* (fig. 296), petits orifices

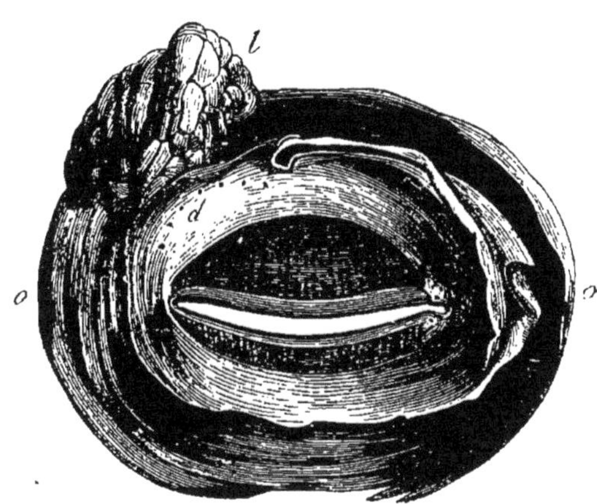

Fig. 296. — Appareil lacrymal *.

placés sur le bord externe des paupières, sur de petites éminences (tubercules lacrymaux), et suivent les *canaux lacrymaux* qui par leur réunion forment le *sac lacrymal* auquel fait suite le *canal nasal,* qui débouche enfin dans les fosses nasales au niveau du méat moyen (fig. 297). Ces divers conduits sont creusés dans les os de la face. Dans les mouvements d'inspiration, la raréfaction de l'air des fosses nasales produit une *aspiration* sur le canal et, par suite, sur toute la série des canaux et sacs qui le précèdent, et cette légère aspiration suffit pour établir le cours des larmes à l'état normal ; aussi, lorsque les larmes sont plus abondantes, faisons-nous pour faciliter leur passage de brusques inspirations, comme dans le *sanglot.* Les voies lacrymales sont garnies de valvules dont le nombre est variable, mais qui sont toutes disposées de manière à ne permettre le cours des larmes que dans un seul sens, et à s'opposer à tout reflux.

Non seulement c'est le passage de l'air dans les narines qui permet de comprendre la progression des larmes dans le conduit nasal, mais il semble, d'autre part, que les larmes servent à lubrifier les voies respiratoires, et à s'opposer à l'action desséchante du courant d'air de la respiration ; nous avons déjà vu que les fosses nasales sont un appareil destiné à échauffer et à rendre humide l'air inspiré ; la présence des larmes, en humectant l'entrée des voies aériennes, contribue puissamment, par la

* *l*, glande lacrymale. -- *d*, ses sept ou huit conduits excréteurs. — A droite, dans l'angle externe, on voit les deux points lacrymaux.

vapeur d'eau qu'elles cèdent à l'air inspiré, à en entretenir jusque dans les poumons l'humidité si favorable à l'échange des gaz. Les organes lacrymaux, dont le produit est déversé dans les narines, se rencontrent même chez les ophidiens, quoique leur globe oculaire, caché derrière le système

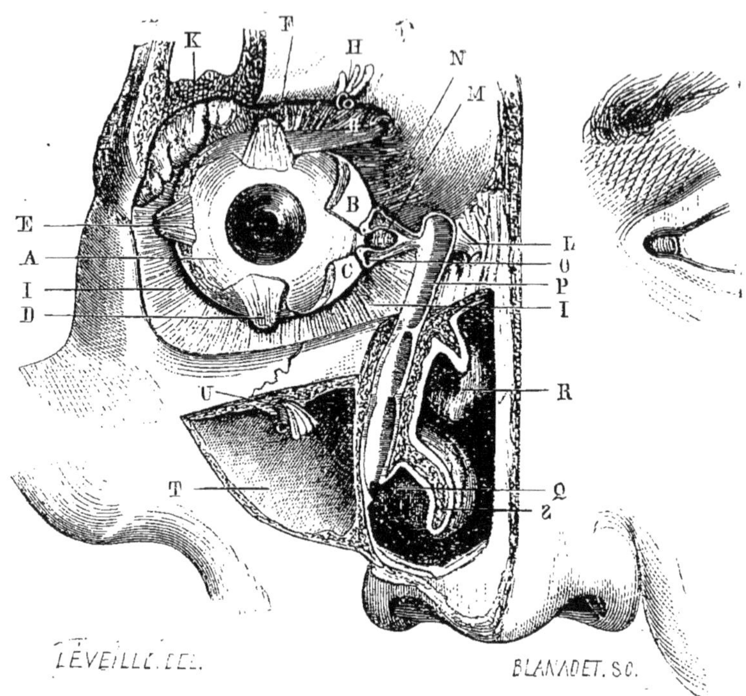

Fig. 297. — Appareil lacrymal *.

tégumentaire, soit à l'abri de l'évaporation. Au contraire, les mammifères qui respirent un air saturé d'humidité, comme les cétacés, sont dépourvus de glandes lacrymales.

CHAPITRE V

Larynx et phonation.

De même que nous avons vu les téguments externes se modifier en certains points de manière à devenir plus aptes à recevoir les impressions du monde extérieur et constituer ainsi les *organes des sens*, de même nous voyons le conduit aérifère de la respiration présenter au niveau de la partie supérieure du cou

* A. globe de l'œil. — B, C. paupières coupées. — D. E, F. muscles droits. — G. muscle grand oblique. — I. aponévrose oculaire. — K, glande lacrymale. — M. caroncule lacrymale. — N. O, O canaux lacrymaux. — P. sac lacrymal. — Q. canal nasal (embouchure). — S. cornet inférieur. — R. cornet moyen.

une disposition spéciale qui constitue le *larynx*, organe apte à mettre l'homme en relation avec le monde extérieur et particulièrement avec ses semblables. Cet appareil forme donc l'un des organes les plus importants qui servent aux *fonctions de relation*, car il constitue notre principal moyen de communication, d'expression, en un mot.

Les autres moyens de communication et d'expression se trouvent disséminés dans les divers organes extérieurs. C'est ainsi que les *membres* et surtout les *membres supérieurs* sont des organes d'expression dont les signes sont en général très aisément interprétés. La *musculature de la face* est également un appareil d'expression tout particulier. Tous ces muscles, sauf ceux du globe de l'œil, sont innervés par le nerf facial, qui est sous la dépendance de la moelle allongée ; aussi les mille variétés d'expression que présente la face peuvent-elles se produire par simple action réflexe, et sans aucune participation de la volonté.

Larynx. — Le larynx, organe essentiel de la phonation, n'est qu'une portion de la *trachée* modifiée dans sa forme et un peu dans sa structure. *Sous le rapport de la forme*, la trachée présente à ce niveau un rétrécissement, une espèce de *défilé*, dont les dimensions peuvent être diminuées ou agrandies de façon à rendre presque à la trachée son calibre primitif. Ce rétrécissement, ce défilé laryngien est multiple, comme le montre un schéma (fig. 298) de la coupe verticale du larynx. Il y a trois rétrécissements qui sont circonscrits, le premier (en allant de haut en bas) par les *replis aryténo-épiglottiques*, le second par les prétendues *cordes vocales supérieures* (simple repli de la muqueuse), le troisième par les *vraies cordes vocales ;* c'est ce dernier seul qui constitue la véritable *glotte*, le *véritable orifice phonateur.* — *Sous le rapport de la structure*, nous trouvons au niveau de la glotte les mêmes éléments que dans la trachée, mais modifiés aussi dans un but spécial. Ainsi, tandis que l'épithélium est cylindrique et vibratile dans toute l'étendue de l'arbre aérien, au niveau de l'éperon formé par la glotte proprement dite, le revêtement épithélial prend la forme pavimenteuse, plus appropriée aux fonctions des cordes vocales. Cet épithélium, en couches plus nombreuses que l'épithélium vibratile, est en même temps plus apte à prévenir le dessèchement des lèvres d'un orifice où le courant d'air se fait avec le plus

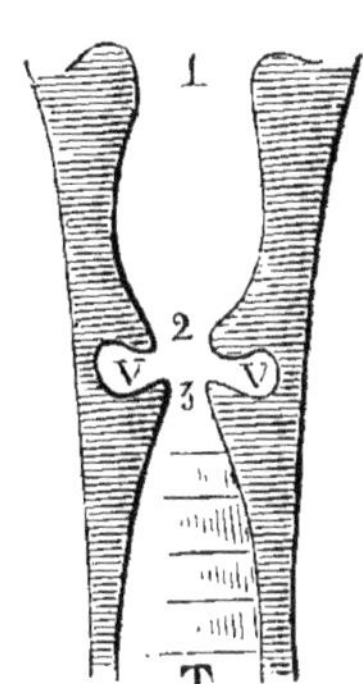

Fig. 298. — Coupe verticale schématique du larynx*.

* 1, replis aryténo-glottiques. — 2, cordes vocales supérieures. — 3, cordes vocales inférieures. — V, ventricules de Morgagni.

de violence. Au-dessous de la muqueuse, nous trouvons le tissu élastique déjà constaté dans toute la longueur de la trachée et toujours formé de fibres irrégulièrement entrelacées et tordues comme des crins de matelas; ce tissu forme au niveau de la glotte une couche épaisse, qu'on a considérée comme un ligament sous-jacent à la muqueuse: c'est ce qu'en anatomie on appelle la *corde vocale*.

Au-dessous de ce tissu élastique on trouve encore, comme

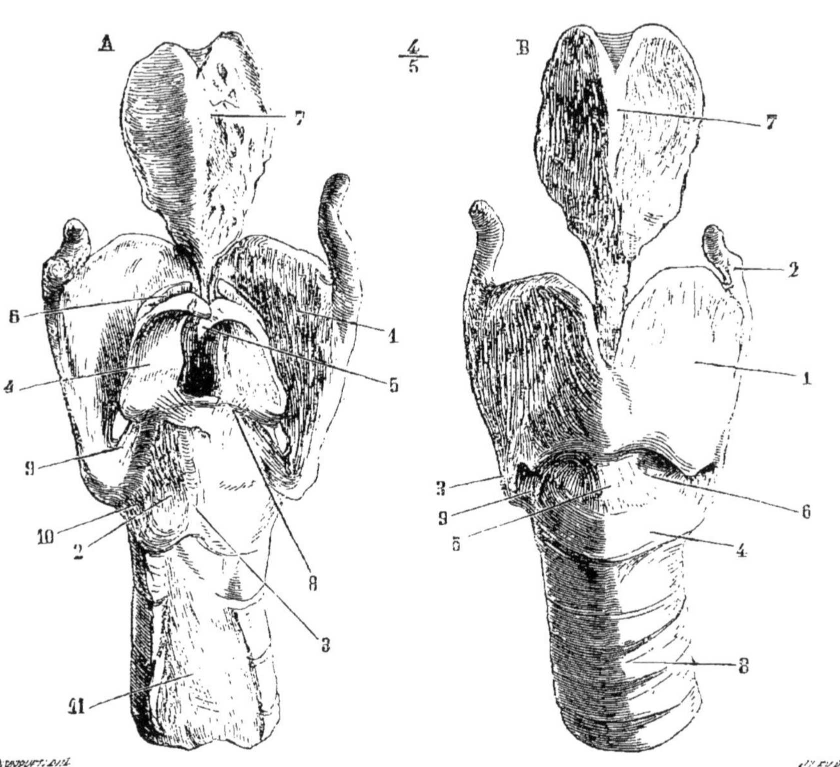

Fig. 299. — Cartilages du larynx (vue postérieure) *.

Fig. 300. —Cartilages du larynx (vue antérieure) **.

dans tout l'arbre aérien, le tissu musculaire; mais au niveau du larynx ce n'est plus le muscle lisse, c'est le muscle strié que nous rencontrons; il y forme, comme dans tous les appareils de la vie de relation, des corps musculaires nettement délimités et à fonctions bien déterminées. Enfin les anneaux cartilagineux de la trachée se modifient également pour former des pièces spéciales et caractéristiques.

Cartilages. — Ces pièces cartilagineuses du larynx (fig. 299 et

* 1. cartilage thyroïde. — 2, 3. cartilage cricoïde. — 4. cartilages aryténoïdes. — 7. épiglotte. — 11. trachée.

** 1. cartilage thyroïde. — 2. sa grande corne. — 3. sa petite corne. — 4. cartilage cricoïde. — 7, épiglotte. — 8. trachée. — 9. ligament crico-thyroïdien.

300) sont au nombre de quatre. Deux d'entre elles sont impaires :

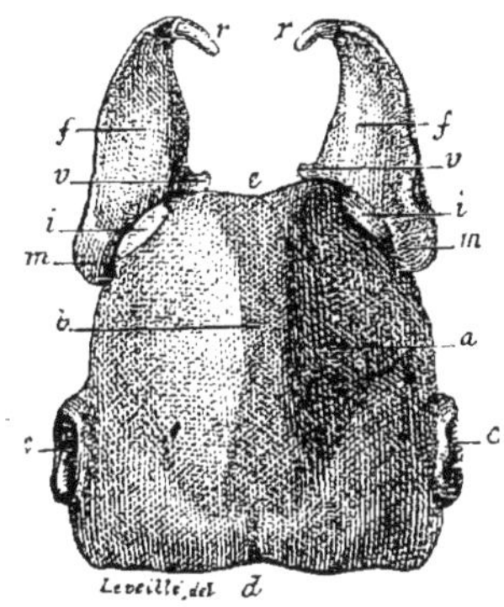

Fig. 301. — Cartilages cricoïde et aryténoïdes (face postérieure) *.

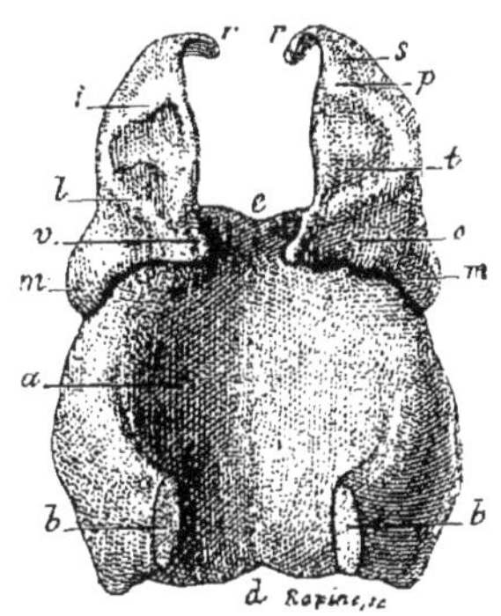

Fig. 302. — Face antérieure du cricoïde et des aryténoïdes **.

ce sont le cartilage *cricoïde*, en forme d'anneau à paroi aplatie plus haute en arrière qu'en avant, et le cartilage *thyroïde*, en forme de *dièdre* à arête verticale antérieure, qui, faisant saillie sous la peau du cou, y forme ce qu'on appelle vulgairement la *pomme d'Adam*. Le thyroïde recouvre le cricoïde sur les parois latérales duquel sont deux facettes articulaires qui reçoivent les extrémités inférieures des bords postérieurs du thyroïde (fig. 301, *c*).

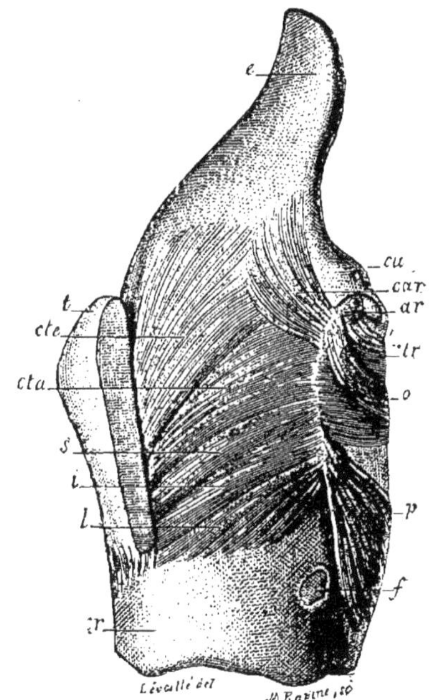

Fig. 303. — Muscles du larynx ***.

Les deux autres cartilages du larynx sont symétriques par rapport au plan médian. Ce sont les deux aryténoïdes. Ils ont la forme d'une pyramide sensiblement verticale dont la base triangulaire repose sur les deux *chatons*, facettes articulaires situées sur le bord cricoïde (voir fig. 301, *i*). Les aryténoïdes sont donc situés au-dessus du cricoïde et recouverts par le thyroïde.

* *a*, cricoïde. — *c*, surface articulaire du thyroïde. — *f*, cartilages aryténoïdes. — *i*, chaton cricoïde. — *v*, cartilages de Santorini.

** *a*, cartilage cricoïde coupé en *b*. — *m*, *v*, *i*, *p*, *l*, *t*, *o*, saillies et dépressions des cartilages aryténoïdes.

*** *t*, thyroïde coupé (la lame gauche est enlevée). — *e*, épiglotte. — *cr*, cricoïde. — *f*, surface d'articulation du thyroïde. — *ar*, cartilage aryténoïde. — *o*, *te*, muscles ary-aryténoïdiens. — *p*, crico-aryténoïdien postérieur. — *l*, crico-aryténoïdien latéral. — *i*, *s*, thyro-aryténoïdien.

Muscles. — Ces cartilages sont reliés les uns aux autres par les muscles striés, volontaires, dont nous avons parlé précédemment. Les plus importants à signaler sont les *thyro-aryténoïdiens* qui, s'insérant en avant de la ligne médiane interne, se dirigent horizontalement vers les aryténoïdes formant une couche musculaire profonde dans l'épaisseur des lèvres de la glotte. Nous verrons bientôt que ce sont les agents actifs de la production du son. Les autres muscles sont moteurs et servent à déplacer les diverses pièces cartilagineuses les unes par rapport aux autres de façon à modifier la forme de la fente glottique. Les principaux sont les muscles *crico-aryténoïdiens* latéraux et postérieurs, les *ary-aryténoïdiens* et enfin les *crico-thyroïdiens.*

Orifice glottique. — Le rétrécissement laryngien inférieur ou glotte proprement dite présente, quand on le regarde par en haut, la forme d'une fente triangulaire ou d'un fer de lance, dont le sommet est en avant et la base en arrière. Cette base est formée par les muscles aryténoïdiens. Les bords du triangle sont constitués dans les 3/5 antérieurs par les cordes vocales, et dans les 2/5 postérieurs par les bords des cartilages aryténoïdes (fig. 305, 306, et 307). Ces cartilages forment des pyramides triangulaires : leur base est un triangle dont les angles sont l'un antérieur, l'autre postérieur et le troisième externe : un des côtés de ce triangle est donc interne et forme ainsi la partie postérieure de la glotte. Or, chaque cartilage aryténoïde, dans son articulation avec ce qu'on appelle le *chaton* du cricoïde (V. fig. 301 et 302, et plus loin fig. 306 et 307), peut tourner autour de son axe vertical, de manière à ce que son angle antérieur (ou *apophyse vocale*) se porte soit en dedans, soit en dehors, ce qui modifie nécessairement la forme de l'ensemble de la fente glottique, puisque cet angle est le point d'attache de la corde vocale occupant les 3/5 antérieurs.

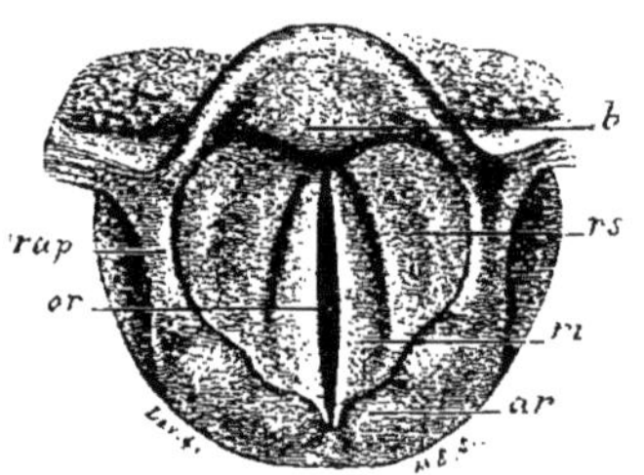

Fig. 304. — Orifice glottique *.

Donc si l'angle antérieur du cartilage aryténoïde se porte en dehors, la glotte sera dilatée et prendra une forme *losangique* (fig. 305). Cet effet est produit par la contraction du muscle *crico-aryténoïdien postérieur*, qui s'insérant d'une part sur la paroi postérieure du cricoïde vient aboutir à l'angle externe de l'aryténoïde (*p*, fig. 303) et imprime à ce cartilage un mouvement de bascule, dit *mouvement de sonnette*.

* *or*, orifice glottique. — *ri*, cordes vocales inférieures. — *rs*, cordes vocales supérieures. — *rap*, replis aryténo-épiglottiques. — *b*, épiglotte.

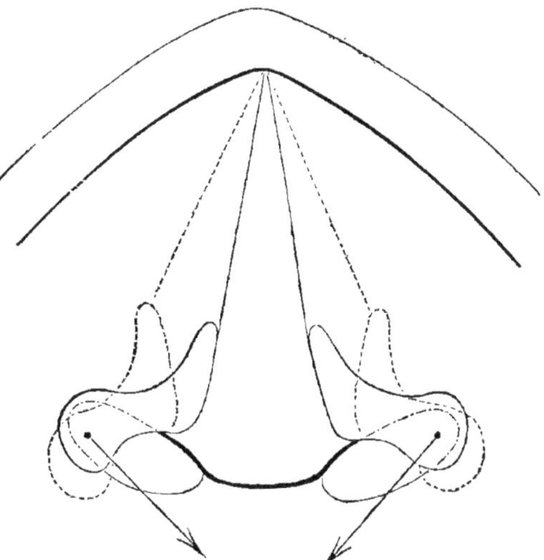

Fig. 305. — Action des muscles crico-aryténoïdiens postérieurs *.

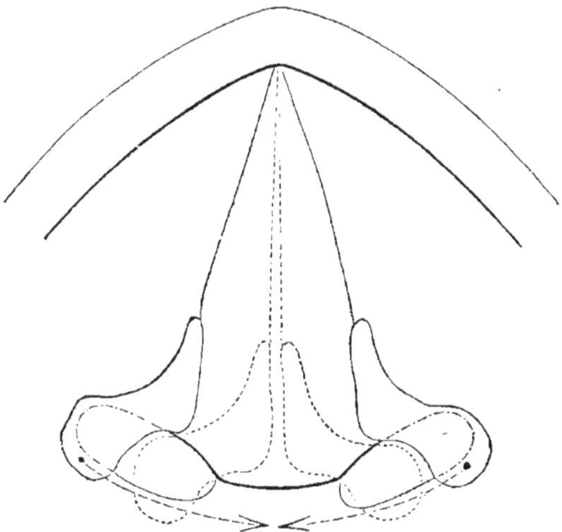

Fig. 306. — Action des muscles ary-aryténoïdiens.

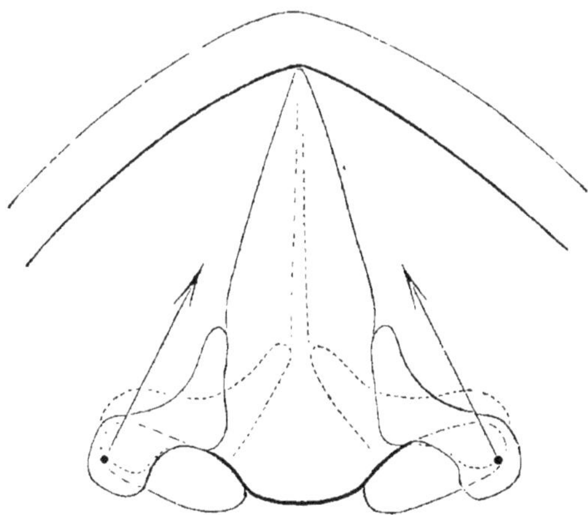

Fig. 307. — Action des muscles crico-aryténoïdiens latéraux.

* Coupe horizontale schématique du larynx. Les flèches indiquent le sens d'action des muscles; les lignes ponctuées, les nouvelles positions des cartilages.

Si l'angle antérieur du cartilage aryténoïde se porte en dedans, la partie antérieure de la glotte prendra la forme d'une fente qui restera ouverte en arrière en une petite ouverture triangulaire inter-aryténoïdienne (fig. 307). Enfin cette dernière ouverture pourra être elle-même réduite à une fente par un second mouvement qui rapprochera directement les deux aryténoïdes l'un de l'autre (fig. 306). La première action est produite par le muscle crico-aryténoïdien latéral (*l*, fig. 303) qui s'insère en avant sur les parois latérales du cricoïde et postérieurement sur l'angle externe de l'aryténoïde qu'il fait basculer en sens inverse du crico-aryténoïdien postérieur ; la seconde action est due à la contraction du muscle qui forme la base du triangle glottique, à l'ary-aryténoïdien, qui tendu horizontalement d'un aryténoïde à l'autre, à la partie postérieure du larynx, les déplace en totalité et les fait glisser de dehors en dedans (fig. 303, *te*).

Toutes les modifications de forme de la glotte sont dues à ces deux ordres de mouvement : *mouvement de bascule* et *mouvement de translation en totalité;* et les deux formes extrêmes de la glotte ainsi obtenues sont la forme losangique, qui a lieu pendant l'inspiration, et la forme linéaire, qui tend à se produire pendant l'expiration, mais est plus spéciale à la phonation et à l'effort, c'est ce qui nous explique pourquoi l'effort s'accompagne souvent d'un son, d'un cri caractéristique. Nous voyons de plus que des quatre muscles intérieurs du larynx un seul sert à dilater la glotte ; c'est le crico-aryténoïdien postérieur ; le crico-aryténoïdien latéral et l'ary-aryténoïdien ont pour effet de l'oblitérer et de la réduire à l'état de fente. A l'action de ces muscles, il faut joindre celle du *thyro-aryténoïdien*, qui, placé dans l'épaisseur même de la glotte, en complète la fermeture, comme tous les muscles courbes placés autour d'un orifice : mais nous verrons bientôt que la contraction de ce muscle a encore à jouer un rôle bien autrement important.

Le muscle *crico-thyroïdien* placé à la partie antérieure du larynx est tendu entre le bord supérieur du cricoïde et le bord inférieur du thyroïde. Par sa contraction il fait donc basculer le cartilage thyroïde en avant, et, par suite, il peut allonger la glotte en allongeant les parties fibreuses qui vont de la face interne du thyroïde à l'apophyse antérieure de l'aryténoïde ; aussi a-t-il été considéré par un grand nombre d'auteurs comme tenseur des cordes vocales; mais l'expérience directe a montré que le rôle de ce muscle est à peu près nul dans la phonation; les modifications qu'il imprime à la glotte semblent être en rapport plutôt avec la déglutition qu'avec la phonation.

Mécanisme de la phonation. — L'expérimentation sur les animaux, les observations accidentelles sur l'homme, les essais de phonation artificielle sur des larynx détachés, tout démontre que c'est au niveau de la glotte que se forme le son de la voix. Quand ce son se produit, nous savons que la glotte se rétrécit : aussi a-t-on cru tout d'abord que l'appareil vocal était comparable, comme mécanisme intime, à un *sifflet*, c'est-à-dire que la cause du son était la vibration de l'air lui-même passant par un orifice étroit, et produisant un son d'autant plus aigu que l'orifice est de dimensions plus petites.

Il est démontré aujourd'hui que, dans cet appareil, ce n'est pas l'air qui vibre, mais bien les *bords de la glotte*, de sorte que le larynx doit être comparé non à un sifflet, mais à un *tuyau à anche*. Du reste, nous trouvons dans l'organisme un appareil analogue, qui peut également fonctionner comme une anche, ce sont les *lèvres* (*orifice buccal*), qui vibrent elles-mêmes, par exemple, quand on joue du cor; inutile d'insister sur l'analogie anatomique entre l'orifice buccal et l'orifice glottique.

Mais si les bords de la glotte vibrent, ils doivent pour cela être tendus. Nous savons déjà que cette tension ne peut être attribuée, comme le veulent certains auteurs, au mouvement de bascule en avant du thyroïde produit par la contraction du crico-thyroïdien. D'une part l'inspection directe prouve que la glotte ne s'allonge que très peu pendant la phonation. D'autre part la section du nerf qui se rend au crico-thyroïdien (branche externe du laryngé supérieur) modifie à peine la voix, tandis que la section du laryngé inférieur abolit immédiatement la phonation, et cependant ce nerf ne donne qu'aux muscles intérieurs du larynx et nullement au crico-thyroïdien.

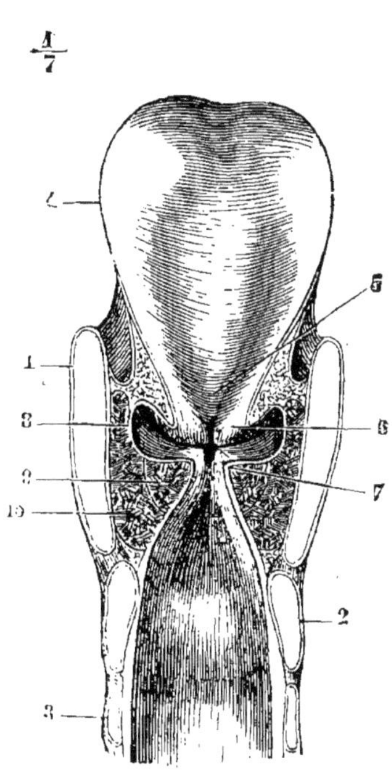

Fig. 308. — Coupe verticale du larynx *.

Il n'en est pas moins évident que les lèvres de la glotte doivent être tendues pour vibrer. Cherchons donc, parmi les tissus qui composent ces lèvres, quel est celui qui est susceptible de tension et quel peut être l'agent de cette tension.

L'épaisseur des lèvres de la glotte est composée par trois tissus qui sont, en allant de la superficie vers la profondeur, la muqueuse, un ligament élastique que nous avons déjà signalé et auquel on donne spécialement en anatomie le nom de *corde vocale*; enfin le muscle thyro-aryténoïdien.

Or la *muqueuse* forme un revêtement, mais non un appareil susceptible d'être tendu et de vibrer. La *corde vocale*, malgré son nom de ligament, ne présente pas les conditions nécessaires

* 1, cartilage thyroïde. — 2, cricoïde. — 3, premier anneau de la trachée. — 4, épiglotte. — [illegible] cordes vocales supérieures. — 8, ventricules de Morgagni. — 9, muscle thyro-aryténoïdien [illegible] cordes vocales inférieures).

pour constituer une corde vibrante. Ce ligament est composé de tissu élastique, c'est-à-dire de fibres non rectilignes, mais enchevêtrées en tous sens, de telle sorte que, quelque traction qu'on lui applique, on ne lui donne jamais qu'un degré de tension insignifiant. Du reste, à l'état physiologique, cette tension, accompagnée du rétrécissement de la glotte, ne pourrait être opérée que par le muscle crico-thyroïdien, et nous avons vu que ce muscle n'a qu'un rôle insignifiant dans la phonation. Reste donc le *tissu musculaire*, le muscle thyro-aryténoïdien. Or, le tissu musculaire est très susceptible de tension. C'est donc ce muscle qui, au point de vue physiologique, doit constituer la *vraie corde vocale*, le véritable et seul élément vibratile parmi les tissus qui composent les lèvres de la glotte. Pour vibrer, cette corde vocale est tendue, mais elle n'est point tendue par l'effet de puissances étrangères ; elle se tend par elle-même ; en un mot, le *muscle se contracte*. La glotte forme donc, en définitive, une *anche vibrante*, non par tension, mais *par contraction*. C'est là, comme source de son, un appareil unique dans son genre, un appareil qu'on ne peut artificiellement imiter, puisqu'on ne peut faire du muscle.

Reste alors à se demander à quoi sert la corde vocale élastique. Nous comprendrons facilement son rôle si nous nous figurons ce qui serait advenu si l'appareil phonateur ne s'était composé que d'un muscle recouvert seulement d'une muqueuse ; à chaque contraction du premier, la seconde se serait irrégulièrement plissée et aurait altéré le son, comme cela se produit dès que la moindre particule étrangère, mucus ou autre, se trouve arrêtée sur la glotte. Il fallait donc là un appareil élastique qui rendît le muscle et la muqueuse indépendants l'un de l'autre, en s'interposant entre les deux. C'est précisément là le rôle de la corde vocale, et ce que nous avons dit de sa structure démontre assez qu'elle est admirablement conformée pour remplir ce but.

Les *cordes élastiques* n'ont donc dans la phonation qu'un rôle accessoire. Le rôle essentiel est donc dévolu aux muscles des lèvres de la glotte. Les vibrations de ces muscles (thyro-aryténoïdiens) sont rendues plus faciles par la présence de deux vastes cavités situées au-dessus des replis de la glotte, au-dessous des cordes vocales supérieures. Ce sont les *ventricules du larynx* ou *ventricules de Morgagni* (1) (V. fig. 298, 8 fig. 308).

Parties annexées à l'appareil de la phonation. — Le son produit par la glotte est renforcé par les vibrations de la partie du canal aérien qui précède et suit le larynx. Aussi ces parties présentent-elles des mouvements spéciaux pendant la production des sons. Ainsi, pendant l'émission des sons aigus, le larynx monte, et pour cela, nous contractons les muscles sus-

(1) *Morgagni* (Jean-Baptiste), anatomiste italien (1682-1771).

laryngés et renversons la tête; pendant les sons graves, le larynx descend et le menton s'abaisse. L'élévation du larynx s'explique en considérant que les parois de la trachée agissent comme appareil de résonnance, et que, par suite, il leur faut, pour renforcer tel ou tel son, un état de tension particulier; car la même paroi élastique ne vibre pas indifféremment avec tous les sons; il faut pour cela que sa tension soit modifiée. Plus le son est aigu, plus les parois consonnantes doivent être tendues.

Il faut rattacher à ces appareils de consonance tout l'ensemble de l'appareil nasal, fosses nasales, sinus frontaux, ethmoïdaux, maxillaires. Ces cavités, vu leurs parois formées de lamelles élastiques assez minces, sont très aptes à entrer en vibration. Aussi l'altération de ces appareils modifie-t-elle considérablement le timbre de la voix. Les cartilages du nez eux-mêmes font partie de ces appareils de résonance, et chacun sait qu'en empêchant leurs vibrations on altère d'une façon particulière le timbre de la voix.

La trachée, les bronches, le poumon et la cage thoracique vibrent aussi pour renforcer les sons laryngiens. Aussi la voix se modifie-t-elle dans les affections trachéales, bronchiques et pulmonaires.

L'*articulation* du langage, qui est très différente du simple cri ou son laryngien, résulte presque tout entière du jeu de ces parties consonnantes et principalement des modifications dans les ouvertures des lèvres et de l'arrière-gorge.

Voix et parole. — Au niveau de la glotte ne peut se produire qu'un *son inarticulé*, le *son glottique*, qui ne présente à considérer que des différences d'*intensité*, de *hauteur*, et même de *timbre;* mais ce son glottique, par le *renforcement* de certains de ses éléments au niveau des cavités buccale et nasale, et par son mélange avec des *bruits* produits au niveau de ces mêmes cavités, acquiert des caractères particuliers qui en font la voix et la parole proprement dites (V. *Organes des sens*, *Audition*, pour l'explication des mots *intensité*, *hauteur*, *timbre*, *bruits*, etc.).

L'*intensité* du son glottique dépend de la force avec laquelle le courant d'air de l'expiration vient frapper les lèvres de la glotte disposées pour émettre un son déterminé; cette intensité dépend donc essentiellement du développement et de l'élasticité du poumon, de l'ampleur de la cage thoracique, de la force des muscles expirateurs.

Les lèvres vocales produisent un son d'autant plus *élevé* qu'elles sont plus *tendues* et plus *courtes* (plus *contractées* en un mot). Aussi la voix humaine forme-t-elle des gammes en allant des sons graves aux sons aigus; elle forme même deux séries de gammes, dont l'une plus basse est généralement désignée sous le nom de *registre de poitrine* (*voix de poitrine*), et l'autre plus aiguë, plus élevée, sous celui de *registre de tête* (*voix de tête*). Ces expressions n'ont aucune valeur au point de vue physiologique, car dans les deux cas la voix se forme toujours au niveau de la glotte; ce qui a motivé et ce qui justifie jusqu'à un certain point ces expressions, ce sont les sensations que l'on éprouve pendant l'émission de la voix dite de tête ou de poitrine, et les vibrations concomitantes plus accentuées dans les parois thoraciques dans un cas, dans les cavités sus-laryngiennes dans l'autre cas. Dans la production des sons très aigus (voix de tête) les cordes vocales supérieures s'abaissent, s'appliquent sur les inférieures et en recouvrent une partie considérable de manière à diminuer l'étendue de la partie vibrante (comme font les *rasettes* employées dans les tuyaux à anche).

Dans ces conditions, la voix humaine peut varier en général dans une étendue de deux octaves, et selon que cette étendue de deux octaves est comprise dans des régions plus ou moins hautes de l'échelle des sens musicaux, on a classé les voix humaines, en allant des plus basses aux plus élevées, en voix de basse (du *fa* au $ré_3$), de baryton (du *la* au fa_3), en voix de ténor (de l'ut_2 au la_3), de contralto (du mi_3 à l'ut_4), de mezzo-soprano (du sol_2 au mi_4), de soprano (du si_2 au sol_4); ces deux dernières voix sont des voix de femme. Ces différences individuelles sont dues principalement à des différences de longueur des lèvres de la glotte : la longueur de ces lèvres, représentée par 25 chez l'homme, l'est par 20 chez la femme.

La voix de l'enfant est très aiguë, et, en effet, les dimensions de la glotte sont chez lui moitié moindres que chez l'adulte. Lors de la puberté se produit la *mue* de la voix, et, à la suite du développement relativement subit du larynx, la voix s'abaisse d'une octave chez les garçons, de deux tons seulement chez les filles. Dans la vieillesse, par suite de l'ossification des cartilages, de l'atrophie des fibres musculaires (?), le diapason normal baisse encore, en même temps qu'il diminue d'intensité : les ténors deviennent barytons.

Le *timbre* de la voix a une première source dans les lèvres de la glotte elle-même. On sait qu'Helmholtz (1) a démontré que le *timbre* (V. *Organes des sens, Audition*) est dû à ce que les sons, qui nous paraissent simples, sont en réalité *composés* d'un son *fondamental* et de plusieurs sons *accessoires* nommés *harmoniques*. La combinaison variable de ces harmoniques, selon les divers instruments, en constitue le timbre particulier. Les lèvres vocales peuvent, comme les anches membraneuses, présenter,

(1) *Helmholtz* (Hermann-Louis-Ferdinand), physiologiste et physicien allemand, né le 31 août 1821. Professeur à l'Université de Berlin. Ses travaux sur l'acoustique ont fait faire de grands progrès à cette partie de la physique.

outre la vibration fondamentale d'un son, des vibrations partielles qui donnent naissance à des harmoniques divers de ce son; de là *les timbres divers du son glottique.* Mais ce qui accentue surtout le timbre de la voix, c'est le mode selon lequel quelques-uns de ces sons harmoniques sont renforcés au niveau des cavités et lames vibrantes sus-glottiques (pharynx, bouche, fosses nasales, etc.), de manière à prédominer et à imprimer leurs caractères particuliers à la voix.

Voyelles. — Cette étude des sons harmoniques, comme sources du timbre de la voix, a permis de pénétrer le mécanisme par lequel se produisent les *voyelles*. Les voyelles sont essentiellement des sons produits par le passage de l'air dans les cavités pharyngienne et buccale, qui se disposent d'une manière particulière, et par suite résonnent différemment

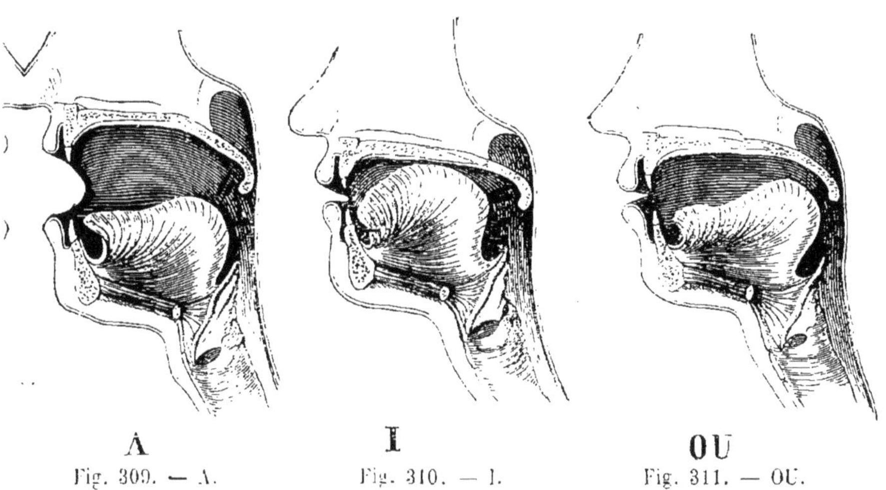

Fig. 309. — A. Fig. 310. — I. Fig. 311. — OU.

pour la production de chaque voyelle. Quand on prononce une voyelle à voix basse, la glotte n'y prend aucune part, et le son de la voyelle se produit uniquement par le passage de l'air dans les cavités sus-glottiques disposées en ce moment pour l'émission de la voyelle en question; lorsqu'on prononce cette voyelle à haute voix, les cavités sus-glottiques disposées comme précédemment ont pour effet de renforcer, dans le son glottique, les harmoniques qui correspondent précisément au son de la voyelle que l'on veut émettre.

On a pu parfaitement déterminer la forme que prennent ces cavités pour l'émission de telle ou telle voyelle. D'une manière générale, on peut dire que le « diamètre longitudinal de la *cavité pharyngo-buccale* est raccourci et son diamètre transversal agrandi successivement pour les voyelles *a,e,i*; pour les voyelles *o* et *u*, au contraire, le diamètre longitudinal s'allonge et le diamètre transversal diminue. Les mouvements des diverses parties de la cavité se conforment à cette disposition générale. Les lèvres exécutent un mouvement horizontal de plus en plus prononcé en arrière pour les trois premières voyelles, tandis que pour les deux dernières le mouvement en avant sera de plus en plus marqué. Pour l'*o* et l'*u*, il y a retrait de la langue, tandis que pour l'*é* et l'*i*, la langue est plus ou moins jetée en avant. Les mouvements des *joues*, du *voile du palais*, de la *luette* et des *piliers* s'accordent à réaliser la disposition générale, etc. » (Mandl) (1) (fig. 301, 302, 303).

Consonnes. — Les *consonnes*, qui sont, après les voyelles, le second élé-

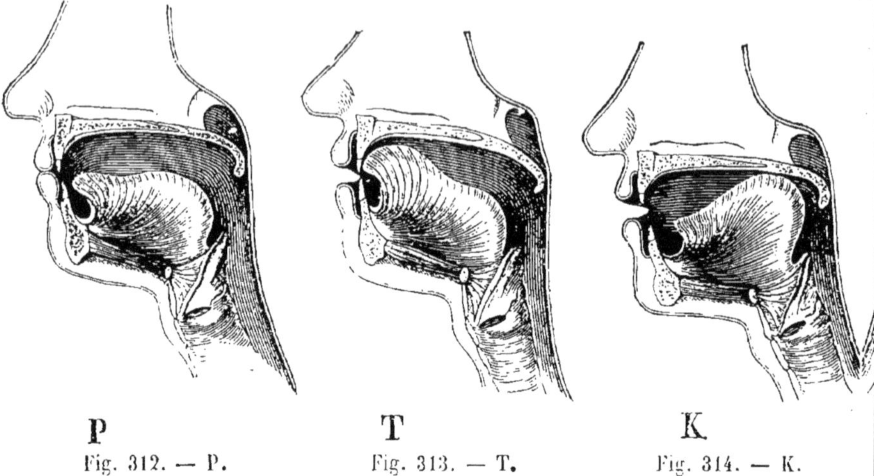

Fig. 312. — P. Fig. 313. — T. Fig. 314. — K.

ment de la voix articulée, ne sont pas des sons comme les voyelles ; ce sont des *bruits*, c'est-à-dire des vibrations irrégulières et trop confusément mélangées pour être perçues séparément (V. *Audition*) ; ce sont des bruits qui ne peuvent se faire entendre distinctement par eux-mêmes, mais

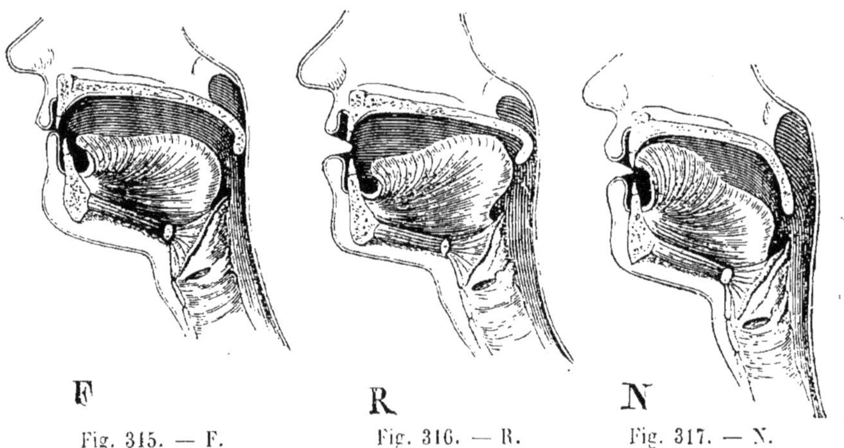

Fig. 315. — F. Fig. 316. — R. Fig. 317. — N.

qui se différencient par la manière dont ils laissent commencer ou finir l'émission d'une voyelle. Les consonnes ne peuvent donc pas être prononcées sans l'association d'une voyelle. De là leur nom (*cum sonare*). Au moment de l'émission d'une voyelle, les cavités buccale et pharyngienne se

(1) *Mandl* (Louis), médecin hongrois (1812-1882), établi à Paris et naturalisé Français en 1849. S'est surtout occupé du larynx et de ses maladies.

disposent de manière à présenter à l'air, qui va produire la voyelle, certains *obstacles* qu'il ébranle, d'où le bruit plus ou moins éclatant des consonnes (fig. 312 à 317).

Selon que cet obstacle siège au niveau des lèvres, de la langue ou du voile du palais et du pharynx, on a des consonnes *labiales*, *linguales* ou *gutturales* ; et selon que l'obstacle est vaincu par une espèce d'explosion, par un frottement vibratoire ou par un tremblement, on a des *labiales explosives* (*b*, *p*), *résonnantes* (*f*, *v*, *m*), *tremblotantes* (*r*), des *linguales explosives* (*t*, *d*), *résonnantes* (*s*, *n*, *l*), *tremblotantes* (*r* lingual) ; des *gutturales explosives* (*h*, *g*), *résonnantes* (*j* et *ch*, surtout chez les Allemands), *tremblotantes* (*r* guttural). La langue française ne possède pas de véritables consonnes gutturales, c'est-à-dire se produisant dans le pharynx ; mais certaines langues, et surtout l'arabe, en possèdent de très accentuées, par exemple pour le bruit que nous désignons par *h*, qui paraît alors se produire par un obstacle siégeant très profondément, au niveau même de la glotte. C'est en cherchant à pénétrer le mécanisme de la production des *vraies gutturales* de la langue arabe que Czermack (1) découvrit le *laryngoscope* aujourd'hui universellement employé pour l'exploration du larynx.

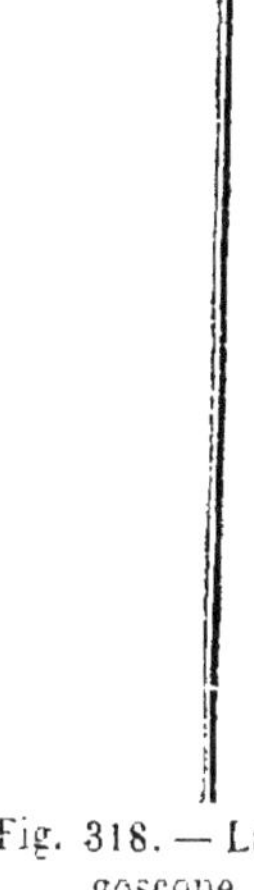
Fig. 318. — Laryngoscope.

On appelle *laryngoscope* un petit miroir métallique (fig. 318), placé à l'extrémité d'une tige mobile sur un manche, et que l'on introduit par la bouche dans le pharynx après l'avoir préalablement chauffé pour éviter la condensation de la vapeur d'eau. L'observateur porte au front un petit miroir qui, réfléchissant les rayons lumineux d'une source de lumière, les envoie sur le miroir laryngoscopique où ils se réfléchissent à nouveau pour éclairer le larynx. Celui-ci donne alors une image dans le miroir laryngoscopique (fig. 319).

Les consonnes labiales, et surtout les labiales explosives (*b*, *p*, *m*), sont les plus faciles à prononcer, vu la simplicité des mouvements qu'elles exigent. Ce sont les premières prononcées par l'enfant (*papa*, *mama*, etc.), celles que l'on arrive le plus souvent à faire répéter à certains animaux et que l'on trouve naturellement produites dans le *bêlement*.

D'autre part, certaines mêmes consonnes peuvent être produites par des mécanismes analogues, mais siégeant dans des parties différentes ; ainsi on peut distinguer quatre R produits, soit par la vibration des lèvres (comme dans *opprobre*), soit par celle du bout de la langue (*r* normal), soit par celle du voile du palais (*r* du grasseyement), soit enfin par l'orifice supérieur du larynx.

L'ensemble de ces phénomènes, par lesquels un *son* est émis par la glotte, *modifié* par les cavités pharyngienne et buccale de manière à représenter une *voyelle* et *associé* à certains *bruits* qui se produisent dans ces mêmes cavités et forment les *consonnes*, cet ensemble constitue la *voix articulée*, et par la combinaison intelligente des voyelles et des consonnes en

(1) *Czermak* (Jean-Népomucène), physiologiste bohême (1828-1874), qui, après avoir professé la physiologie à Cracovie et à Pesth, se démit de ses fonctions pour se consacrer à l'enseignement privé. On lui doit de remarquables études sur le larynx et la phonation.

syllabes, et des syllabes en *mots*, constitue la *parole*. Dans la *parole parlée*, les syllabes sont produites avec des variations peu marquées de hauteur;

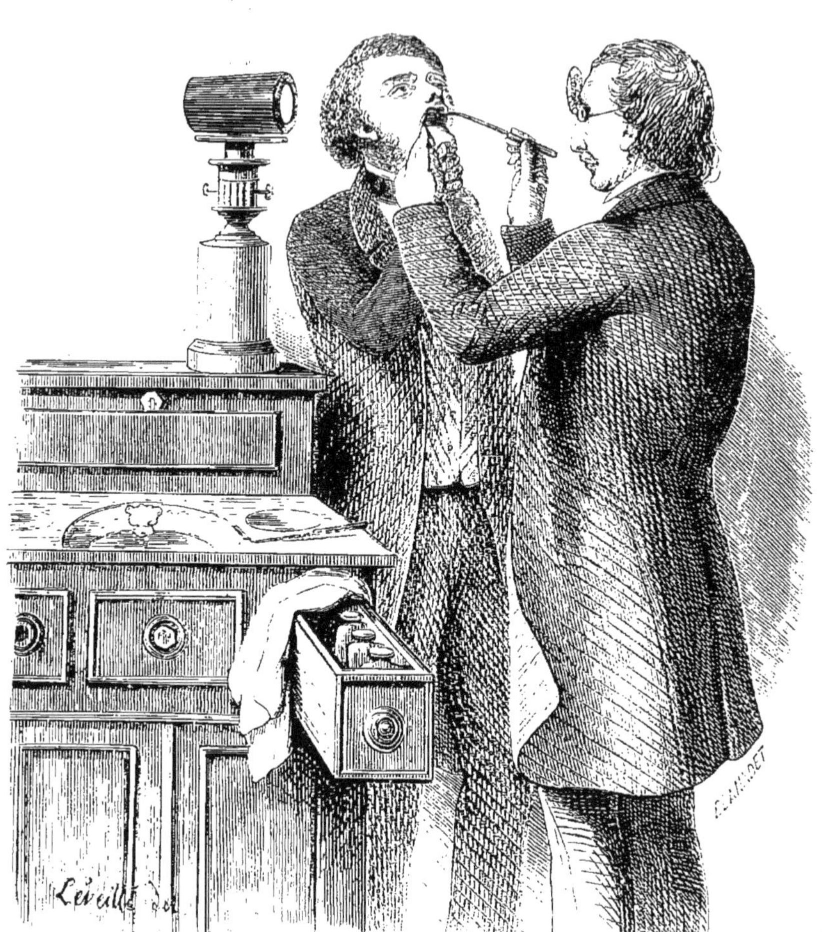

Fig. 319. — Examen laryngoscopique.

dans la *parole chantée*, au contraire, les syllabes, et surtout les voyelles, leur élément essentiel, sont produites successivement avec des variations de hauteur considérables et harmonieusement réglées.

CHAPITRE VI

Système nerveux.

I. Utilité du système nerveux.

Le *système nerveux* remplit un double rôle dans l'organisme : il assure les relations de l'animal avec le monde extérieur, relations qui se traduisent par le *mouvement* et la *sensibilité* : il établit entre les diverses parties du corps une liaison nécessaire pour les solidariser de façon à assurer l'individualité de l'être.

Dans le mécanisme de l'inspiration, par exemple, c'est grâce à l'action du système nerveux qu'un certain nombre d'organes distincts entrent à la fois en activité de façon à concourir tous au même but, l'entrée de l'air et son renouvellement dans les poumons ; la poitrine augmente de dimension suivant ses trois diamètres, la trachée descend, la glotte s'élargit, les narines se dilatent, etc. Si, en effet, un point spécial du système nerveux vient à être lésé, tous ces phénomènes cessent de se produire, les mouvements respiratoires s'arrêtent et la mort provient alors par asphyxie. Ce simple exemple suffit pour faire comprendre le deuxième rôle attribué plus haut au système nerveux ; quant au premier, pour en faire ressortir l'importance, il suffit de remarquer que, dans la série animale, plus le système nerveux est perfectionné, plus la sensibilité aux agents extérieurs est aiguisée, plus les mouvements sont nets et bien dirigés.

Centres et nerfs. — Le système nerveux de l'homme (fig. 320) se compose de plusieurs sortes d'organes. C'est d'abord une masse assez volumineuse de substance nerveuse (tissu nerveux) logée dans la cavité crânienne : d'où son nom d'*encéphale* (ἐν, dans ; κεφαλή, tête). L'encéphale se continue à travers le trou occipital par un long cordon nerveux sensiblement cylindrique logé dans le *canal rachidien* formé à la partie postérieure de la colonne vertébrale par la superposition des trous vertébraux : c'est la *moelle épinière* formant par sa réunion avec l'*encéphale* l'*axe cérébrospinal* : il en part un grand nombre de longs cordons grêles et blanchâtres, les *nerfs*, qui vont se ramifier à l'infini dans toutes les régions du corps : certains d'entre eux, sur leur trajet, présentent des renflements nerveux peu volumineux appelés *ganglions*.

Ganglions, moelle épinière, encéphale sont les *centres nerveux*. Ils sont mis en rapport par les filets provenant de la ramification des nerfs d'une part avec la surface du corps (peau ou organes des sens), d'autre part avec les organes fonctionnels (muscles ou glandes). Lorsqu'une excitation d'ordre mécanique physique

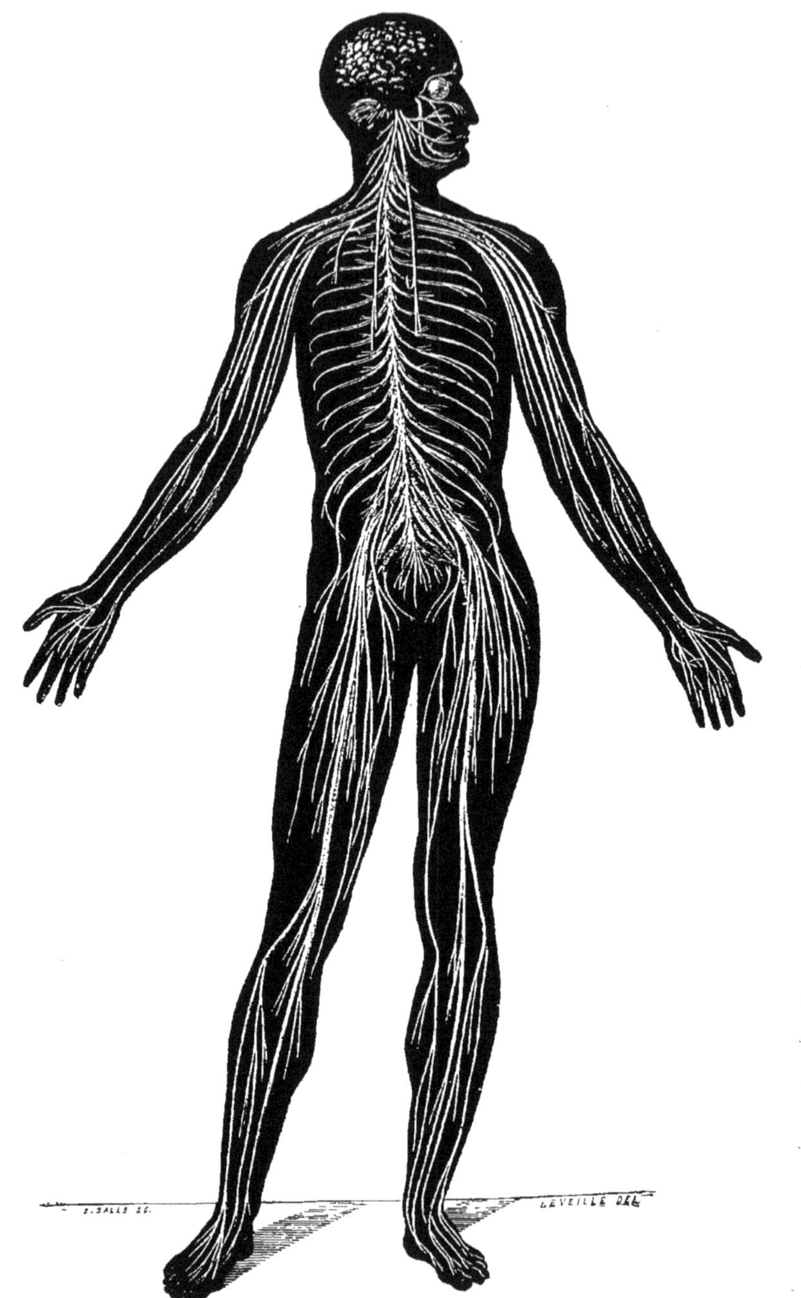

Fig. 320. — Système nerveux de l'homme.

ou chimique se produit en un point de la surface du corps, le filet nerveux qui s'y termine conduit cette excitation jusqu'à un ocentre. Celui-ci est alors le siège d'un travail particulier qui

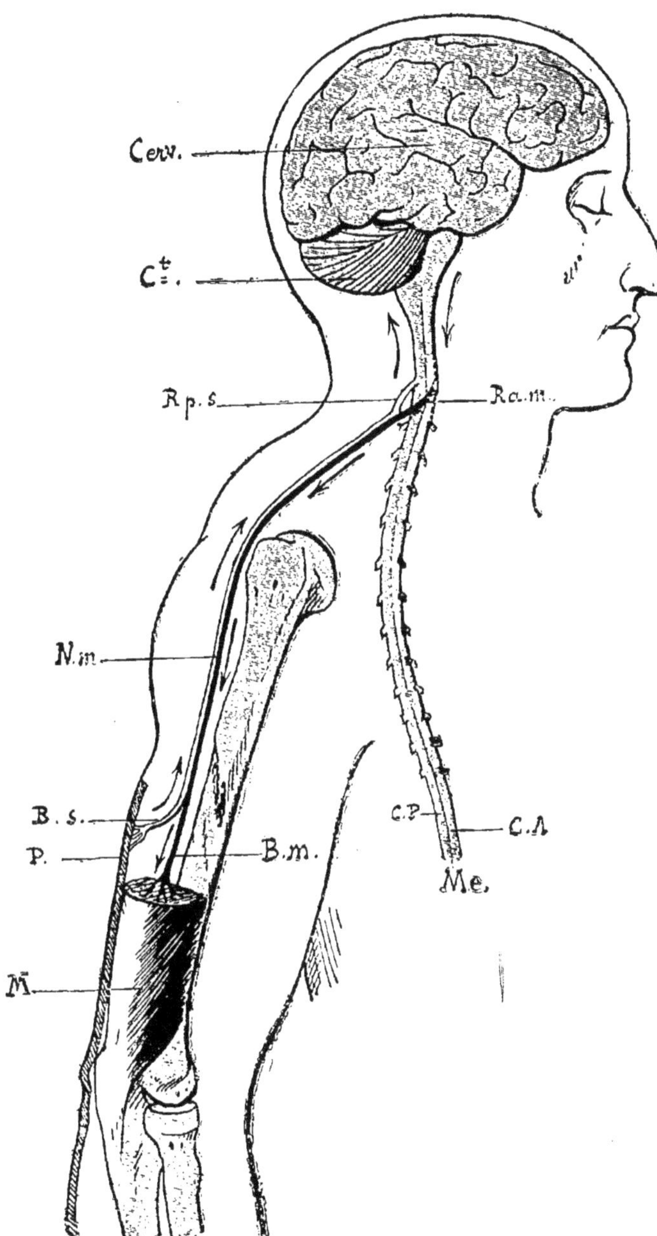

Fig. 321. — Système nerveux *.

aboutit à la perception d'une sensation ou à la mise en activité d'un muscle ou d'une glande par l'intermédiaire d'un filet nerveux

* *Cerv*, cerveau. — Ct, cervelet. — Me, moelle épinière. — *Nm*, nerf mixte. — *Bs*, branche sensitive. — *Bm*, branche motrice. — P, peau. — M, muscle. — *Ram*, *Rps*, racines antérieure et postérieure du nerf. — CA, cordons antérieurs de la moelle. — CP, cordons postérieurs.

aboutissant à l'organe considéré. Parmi les filets qui par leur réunion forment un nerf et se séparent lors de sa ramification on doit donc distinguer des filets *centripètes* ou *sensitifs* et des filets *centrifuges* ou *moteurs*.

C'est cette disposition des centres et des nerfs et les rapports qu'affectent ces diverses parties entre elles et avec les organes du corps qu'indique d'une façon schématique la figure 321. De la moelle épinière (Me) part un nerf *mixte* (Nm), c'est-à-dire formé d'un filet sensitif (Bs) et qui se rend à la peau (P) du bras, et d'un filet moteur (Bm) qui se rend à un muscle (M). Si une excitation quelconque venant de l'extérieur (choc, brûlure, etc.) vient à être produite et à impressionner la peau P, elle est transmise par la branche nerveuse centripète jusqu'à la moelle épinière, et de là conduite au cerveau, portion de l'encéphale qu'on divise en cerveau (Cerv) et cervelet (C'), où elle se transforme en une sensation de douleur. C'est également de ce cerveau que part l'ordre qui, transmis par la branche centrifuge jusqu'au muscle M, détermine la contraction de ce muscle et par suite le mouvement du bras.

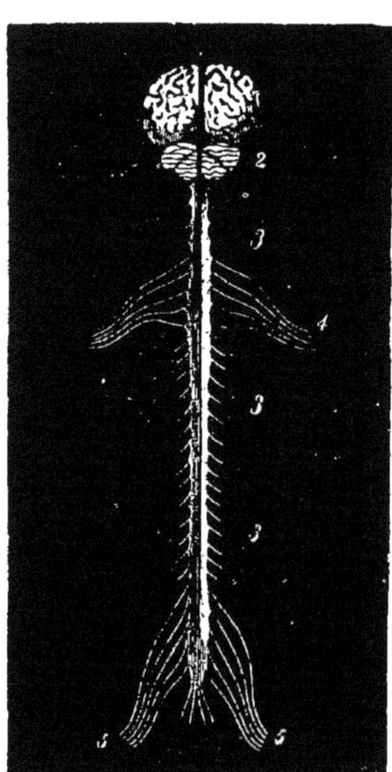

Fig. 322. — Système nerveux cérébrospinal*.

II. Description anatomique du système nerveux

A. — Moelle épinière.

Forme. — La moelle épinière dans sa partie moyenne est un cordon sensiblement cylindrique (1 centimètre de diamètre environ) un peu aplati à la face antérieure. Au niveau des 4e, 5e, et 6e vertèbres cervicales, ainsi qu'à celui des dernières dorsales elle se renfle pour former ce que l'on appelle le *renflement brachial* et le *renflement crural*, origines des nerfs qui se rendent aux membres supérieurs et inférieurs (fig. 322). A son extrémité inférieure la moelle se termine en pointe en face de la deuxième vertèbre

* 1, 2, encéphale (1, cerveau ; 2, cervelet). — 3, moelle épinière. — 4, 5, nerfs des membres.

lombaire et se continue par un ligament qui la rattache au coccyx (ligament coccygien) ; la molle épinière ne remplit donc pas le canal rachidien sur toute sa longueur.

Méninges spinales. — Elle n'en remplit également que la partie centrale, séparée des parois osseuses par du tissu adipeux et une triple enveloppe de membranes appelées *méninges*. Les *méninges spinales* sont en allant de l'intérieur vers l'extérieur la *pie-mère*, l'*arachnoïde* et la *dure-mère*.

La *pie-mère* (C, fig. 323) est une membrane fibreuse et vasculaire intimement accolée à la surface de la moelle dont elle embrasse toutes les anfractuosités ; elle forme donc la membrane d'enveloppe de la masse nerveuse médullaire qui lui doit sa

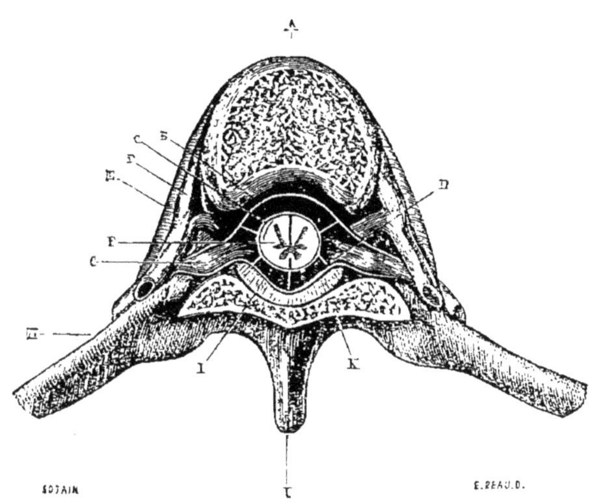

Fig. 323. — Coupe de la colonne vertébrale au niveau d'une vertèbre dorsale *.

consistance propre. La *dure-mère*, fibreuse et résistante, s'appuie sur les parois du canal rachidien, mais n'est pas en contact avec l'os dont elle est séparée par un manchon de tissu adipeux : il en part des filaments fibreux, grêles, qui la réunissent à la pie-mère ; latéralement, ces filaments sont remplacés par de larges bandes fibreuses situées une de chaque côté et qu'on appelle les *ligaments dentelés* (fig. 324). Entre la pie-mère et la dure-mère, se trouve interposée une troisième membrane, l'*arachnoïde*, que l'on a comparée à une membrane séreuse : elle est formée par un sac sans ouverture présentant deux feuillets en continuité

* A, corps de la vertèbre. — K, lame. — H, apophyse transverse. — T. apophyse épineuse. — F, coupe de la moelle. — G, nerf rachidien (la coupe ne passe pas par l'insertion du nerf sur la moelle). — B, dure-mère. — C. pie-mère. — L, tractus fibreux qui les réunissent.
L'espace compris entre la pie-mère et la dure-mère est occupé par la cavité de l'arachnoïde, dont le feuillet interne s'accole à la pie-mère, le feuillet externe à la dure-mère.

repliés l'un sur l'autre. Le feuillet externe se soude à la dure-mère, se continuant le long des prolongements de celle-ci (ligaments dentelés, etc.). Le feuillet interne suit la pie-mère, mais à une certaine distance, laissant entre elle et lui un espace où se meut le *liquide céphalo-rachidien*. Dans la cavité close comprise entre les deux feuillets de l'arachnoïde existe le *liquide arachnoïdien*.

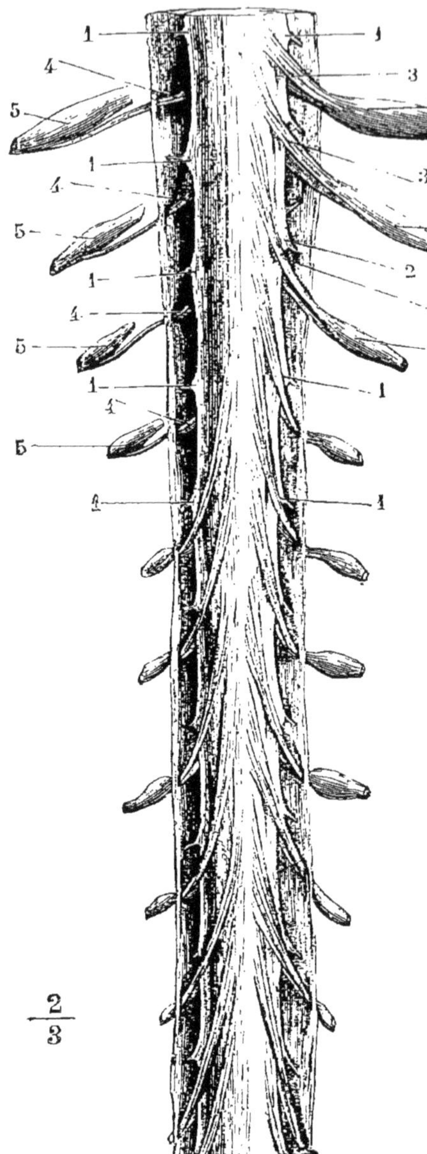

Fig. 324. — Ligaments dentelés de la moelle *.

A la partie supérieure de la moelle, les méninges spinales pénètrent dans le crâne avec elle et forment autour de l'encéphale les *méninges cérébrales*. A l'extrémité inférieure, elles se continuent en s'accolant pour former le *ligament coccygien* qui traverse le sacrum et va s'insérer sur le coccyx. Les méninges spinales se continuent également à la surface des nerfs qui partent latéralement de la moelle et dont elles forment l'enveloppe (*névrilème*).

Sillons de la moelle. — La moelle épinière présente dans le plan médian deux sillons longitudinaux situés l'un en avant, l'autre en arrière et dans lesquels pénètrent des replis de la pie-mère. Le *sillon médian antérieur* est assez large, mais peu profond ; en en écartant les lèvres, on aperçoit au fond une

* La dure-mère a été sectionnée dans sa partie antérieure. On en voit partir les ligaments dentelés (1, 1, 1) situés entre les racines antérieures (4) et les racines postérieures (3) des nerfs rachidiens. — 5. ganglions rachidiens.

lame blanche qui réunit transversalement les deux moitiés de la moelle et qu'on appelle la *commissure blanche*. Le *sillon médian postérieur* est plus profond, mais moins large que le précédent et présente dans sa profondeur une *commissure grise*. La moelle est encore parcourue dans sa longueur par deux sillons latéraux superficiels. Le *sillon latéral antérieur* est à peine marqué : on doit le considérer comme formé par la ligne d'insertion des racines antérieures des nerfs rachidiens (*d*, fig. 325). Le *sillon latéral postérieur* correspond à la ligne d'insertion des racines postérieures des nerfs (*e*, fig. 325) ; il est un peu plus nettement marqué quoique encore très superficiel.

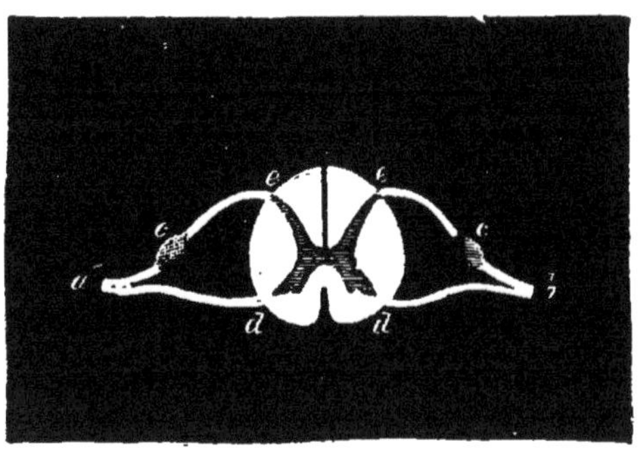

Fig. 325. — Section transversale de la moelle épinière *.

Tous ces sillons divisent chaque moitié de la moelle en trois régions appelées cordons et que l'on distingue en *cordon antérieur, cordon latéral* et *cordon postérieur*. On réunit quelquefois les deux premiers de ces cordons en un seul sous le nom de *cordon antéro-latéral* (fig. 326).

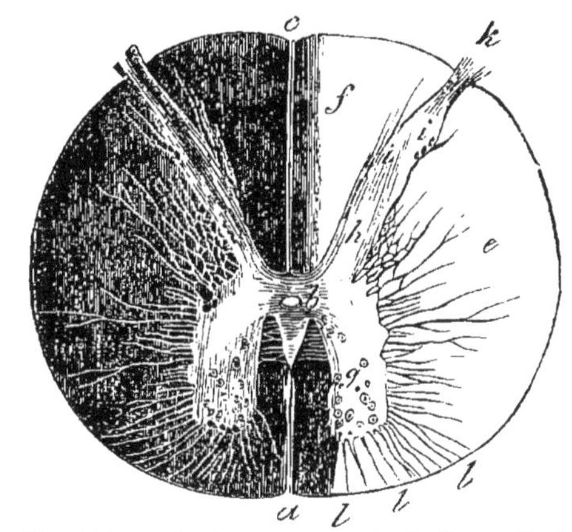

Fig. 326. — Section transversale de la moelle **.

Coupe de la moelle. — Si l'on fait une coupe transversale de la moelle épinière (fig. 326), on aperçoit au centre un axe gris entouré de toutes parts d'une substance blanche périphérique, limitée elle-même par la pie-mère qui y envoie de nombreuses ramifications. La coupe de l'axe gris présente à peu près la forme d'un X, c'est-à-dire que la substance grise se compose de

* *a*, *b*, nerfs mixtes. — *d*, *d*, racines antérieures (sillons latéraux antérieurs). — *e*, *e*, racines postérieures (sillons latéraux postérieurs). — *c*, *c*, ganglions spinaux.

** *a*, sillon médian antérieur. — *b*, canal central de la moelle. — *c*, sillon médian postérieur. — *d*, cordon antérieur. — *e*, cordon latéral. — *f*, cordon postérieur. — *g*, cornes antérieures de l'axe gris. — *h*, cornes postérieures. — *i*, *k*, racines postérieures des nerfs. — *l*, racines antérieures.

deux masses latérales situées dans chaque moitié de la moelle, réunies par une commissure transversale. Chacune de ces masses latérales se prolonge en avant par les *cornes antérieures*, en arrière par les *cornes postérieures*, celles-ci étant plus allongées et moins massives que celles-là. Ces cornes sont situées en face les sillons collatéraux de la moelle et contribuent alors

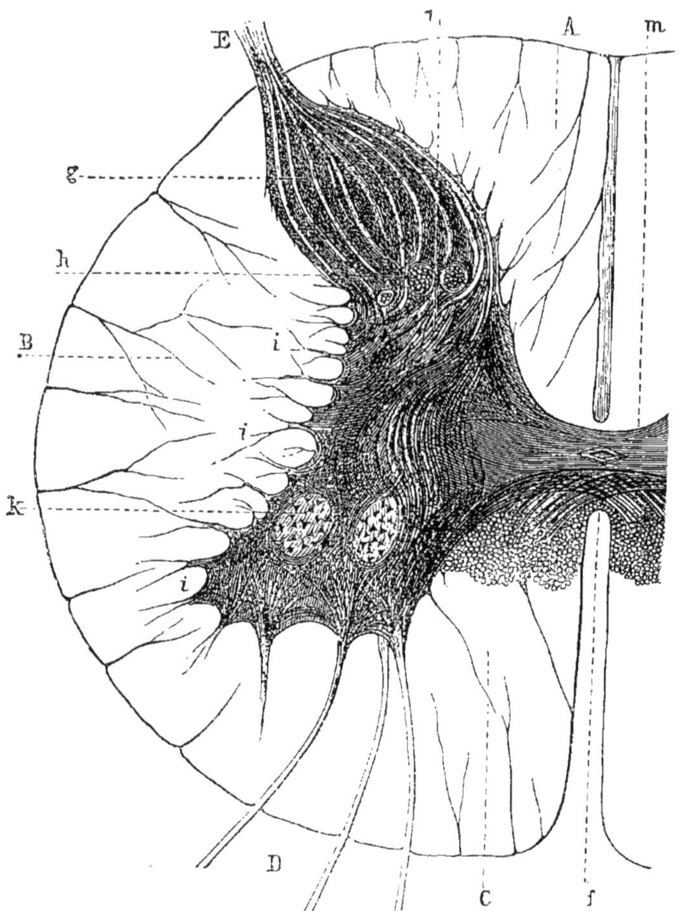

Fig. 327. — Moitié d'une coupe transverse de la moelle du veau *.

avec ceux-ci et les sillons médians à diviser la substance blanche périphérique en cordons antérieur, latéral et postérieur. Au centre de la moelle, dans la commissure grise transversale se trouve un petit canal très étroit (fig. 326, *b*) qui la parcourt dans toute sa longueur et dans lequel on retrouve le liquide céphalo-rachidien. (Voir aussi la figure 327.)

* A, cordon postérieur. — B, cordon latéral. — C, cordon antérieur. — D, racines antérieures. — E, racines postérieures. — *g*, *h*, cornes postérieures. — *k*, groupe de grandes cellules presque visibles à l'œil nu dans les cornes antérieures. — *f*, commissure antérieure.

B. — Nerfs rachidiens.

Racines des nerfs. — La moelle épinière donne naissance sur toute sa longueur à trente et une paires de nerfs placés régulièrement à droite et à gauche et qui sortent du canal rachidien par les trous de conjugaison. Chaque nerf prend son origine sur la moelle par deux racines : l'une antérieure, l'autre postérieure. Toutes les racines antérieures des nerfs rachidiens forment par leur insertion le sillon latéral antérieur de la moelle, les racines postérieures s'insèrent suivant le sillon latéral postérieur. Entre ces deux racines existe, comme séparation, le

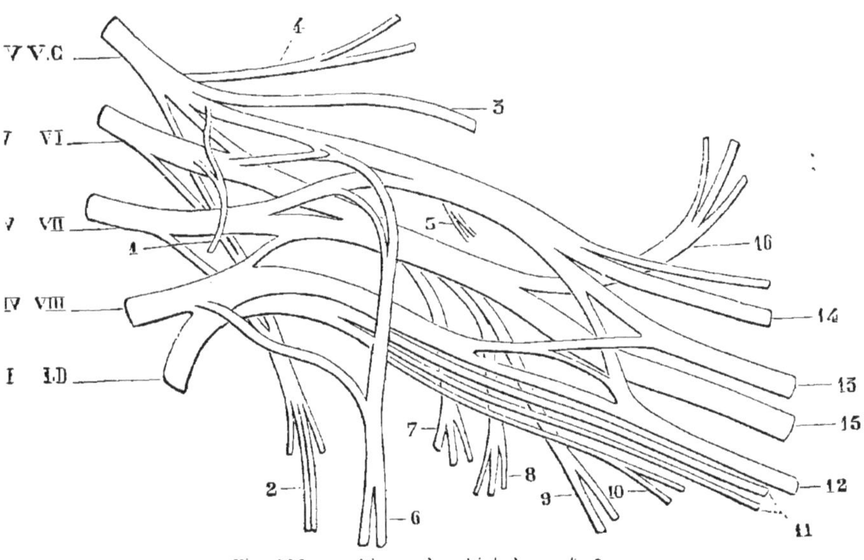

Fig. 328. — Plexus brachial de nerfs *.

ligament dentelé (1, fig. 324). Chaque racine traverse isolément la dure-mère. Au niveau du trou de conjugaison, la racine postérieure se renfle pour former le *ganglion spinal*, et immédiatement après se réunit à la racine antérieure pour former un *nerf mixte* (fig. 325).

Nerfs mixtes. — On distingue les trente et une paires rachidiennes en *huit paires cervicales*, *douze dorsales*, *cinq lombaires* et *six sacrées*. Ces nerfs ne naissent pas toujours en face de leur orifice de sortie de la colonne vertébrale ; aussi suivent-ils un trajet descendant le long de la moelle pendant un certain temps. C'est ce qui arrive en particulier pour les nerfs issus du renfle-

* V.C, VI, VII, VIII, branches antérieures des 5e, 6e, 7e, 8e nerfs cervicaux. — ID, branche antérieure du 1er dorsal. — Ces cinq nerfs sont issus du renflement cervical ou brachial.

ment crural qui, avant de gagner les trous de conjugaison des régions lombaire et sacrée, descendent dans le canal rachidien en formant autour du ligament coccygien un paquet chevelu de filaments nerveux appelé pour cette raison la *queue de cheval* (fig. 239). Le ligament coccygien a quelquefois reçu le nom de *filum terminale*.

Les nerfs mixtes formés par la réunion des deux racines antérieure et postérieure se divisent bientôt en deux branches : l'une, *branche postérieure*, en général beaucoup plus petite que la seconde, va innerver la région postérieure du dos et de la nuque ; l'autre, branche *antérieure*, a un trajet long et compliqué et va innerver les parties latérales et antérieures du tronc et du cou ainsi que les membres. Les nerfs de ces derniers avant d'y pénétrer se réunissent les uns aux autres par de nombreuses anastomoses et forment ainsi des *plexus* nerveux (πλέκω, entrelacer) (fig. 328).

Grand sympathique. — Des nerfs rachidiens, en dehors du trou de conjugaison, partent de petits filets nerveux grêles qui les relient à une double chaîne nerveuse, située longitudinalement à droite et à gauche de la colonne vertébrale et présentant des ganglions situés régulièrement un par vertèbre. De cette chaîne partent de nom-

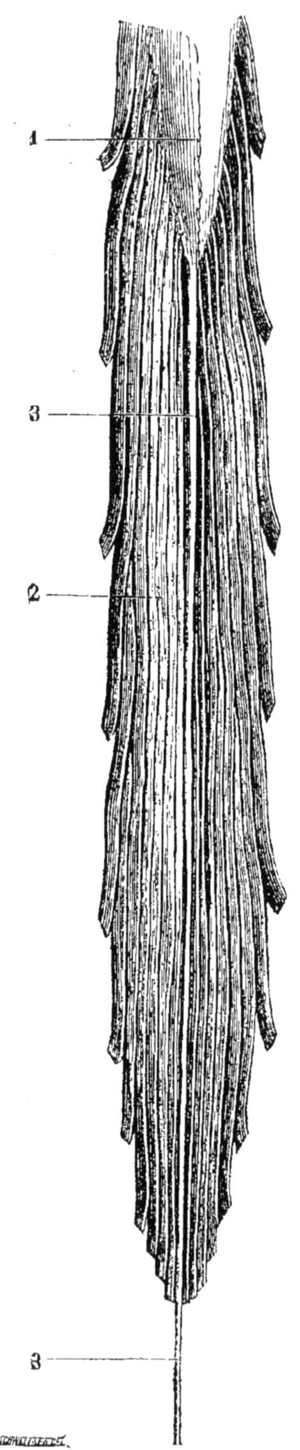

Fig. 329. – Nerfs de la queue de cheval *.

* 1, sillon médian postérieur. — 2, nerfs de la queue de cheval. — 3, 3, ligament coccygien.

breux nerfs qui se rendent aux divers viscères du thorax et de l'abdomen (cœur, intestin, glandes, etc.). On a réuni les nerfs, la chaîne et les ganglions dont ils naissent, les rameaux communiquants qui les rattachent aux nerfs rachidiens issus de la moelle épinière, sous le nom de *système nerveux du grand sympathique*. On donne encore à cet ensemble d'organes nerveux le nom de *système nerveux de la vie de nutrition*, car ses rameaux sont principalement destinés aux viscères et aux vaisseaux et on les distingue ainsi du *système cérébro-spinal* formé de l'encéphale, de la moelle et des nerfs qui en partent, que l'on appelle d'ailleurs aussi *système nerveux de la vie de relation*, ses fonctions étant surtout de présider à la sensibilité et au mouvement. Nous étudierons le système du grand sympathique au point de vue de l'anatomie et de la physiologie dans un paragraphe spécial que nous lui consacrerons après avoir terminé l'étude du système cérébro-spinal (fig. 367 et 368).

C. — Encéphale.

Bulbe rachidien. — La moelle épinière pénètre dans la boîte crânienne par le trou occipital et s'y continue par l'*encéphale*. Elle se renfle d'abord en tronc de cône et donne naissance au *bulbe rachidien* (ou *moelle allongée*) à la surface duquel les sillons étudiés sur la moelle se prolongent pour le diviser en régions appelées *pyramides*, qui semblent en continuité avec les cordons correspondants de la moelle. A la face dorsale, cependant, les cordons postérieurs de la moelle en arrivant au bulbe *semblent* s'écarter pour circonscrire entre eux une cavité de forme triangulaire dont le plancher est formé par les pyramides antérieures qui n'ont pas cessé d'être accolées l'une à l'autre. Cette cavité a reçu le nom de *quatrième ventricule ;* elle communique avec le canal longitudinal creusé au centre de la moelle par un orifice (*trou borgne*) situé près du point de séparation des piliers postérieurs. Ce point a reçu le nom de *bec du calamus scriptorius* (bec de plume); sur la ligne médiane, en effet, de la région en forme de V qui constitue le plancher du quatrième ventricule, on aperçoit une ligne de substance grise d'où partent latéralement des fibres blanches transversales, origines du nerf acoustique. Cette disposition rappelle alors l'aspect d'une plume d'oie dont le bec serait situé à l'angle inférieur du triangle (fig. 330).

Entre-croisement bulbaire. — Le bulbe est formé comme la moelle de substance grise et de cordons de fibres blanches. Ce sont celles-ci qui forment les pyramides, mais il n'y a pas correspondance directe entre les pyramides et les cordons de la moelle qui semblent au premier abord en continuité. Au niveau du bulbe, il y a *entre-croisement* des fibres blanches ; de plus, la substance grise n'occupe plus l'axe mais se divise en îlots séparés.

C'est ce que montre bien la comparaison, avec une coupe transversale de la moelle dans la région cervicale (fig. 331) de plusieurs coupes faites successivement de plus en plus haut dans le bulbe (fig. 332 et 333). On voit au niveau du *collet du bulbe* les deux cordons latéraux s'incliner l'un vers l'autre pour se porter en dedans en avant et en haut (x, fig. 332), séparer les cornes antérieures du reste de l'axe gris et, après s'être entre-

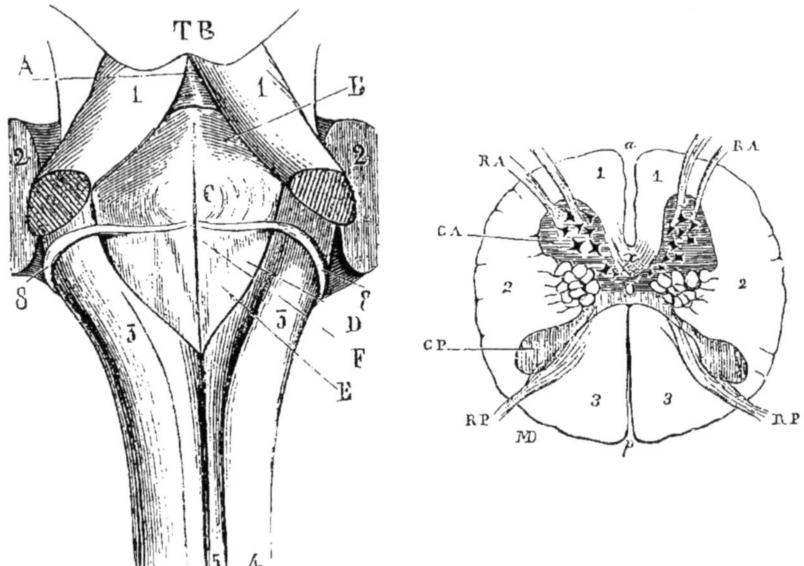

Fig. 330. — Quatrième ventricule *.

Fig. 331. — Coupe transversale de la moelle cervicale **.

croisés, aller prendre part en avant du bulbe à la constitution des pyramides antérieures (P, P', fig. 332).

Lorsque l'entre-croisement des cordons latéraux est terminé, les cordons postérieurs de la moelle (3, fig. 333) commencent à se comporter de même à leur tour. On les voit s'infléchir en avant (x, fig. 333), décapiter les cornes postérieures et, contournant la substance grise centrale, se porter, ceux de droite vers la gauche, ceux de gauche vers la droite (x', fig. 333). Ainsi entre-croisés les deux cordons postérieurs de la moelle se trouvent en définitive appliqués derrière les cordons latéraux et forment ainsi la partie profonde des pyramides antérieures.

* 1, pédoncules cérébelleux supérieurs. — 2, moyens. — 3, inférieurs. — C, 4me ventricule. — 8, origine du nerf acoustique.

** a, sillon médian antérieur. — p, sillon médian postérieur. — 1, cordon antérieur. — 2, cordon latéral. — 3, cordon postérieur. — CA, corne antérieure. — CP, corne postérieure. — RA, racines antérieures. — RP, racines postérieures.

Quant aux cordons antérieurs de la moelle épinière, vu la disposition des entre-croisements que nous venons de décrire, ces cordons, tout en restant parallèles, se trouvent déplacés de telle sorte qu'antérieurs dans la moelle ils occupent dans le bulbe d'abord la partie centrale, puis répondent bientôt à la face postérieure.

Olives et corps restiformes. — Par suite de ce trajet compliqué des fibres blanches, la substance grise du bulbe rachidien ne forme plus un axe central unique comme dans la moelle, mais des amas gris isolés ; nous

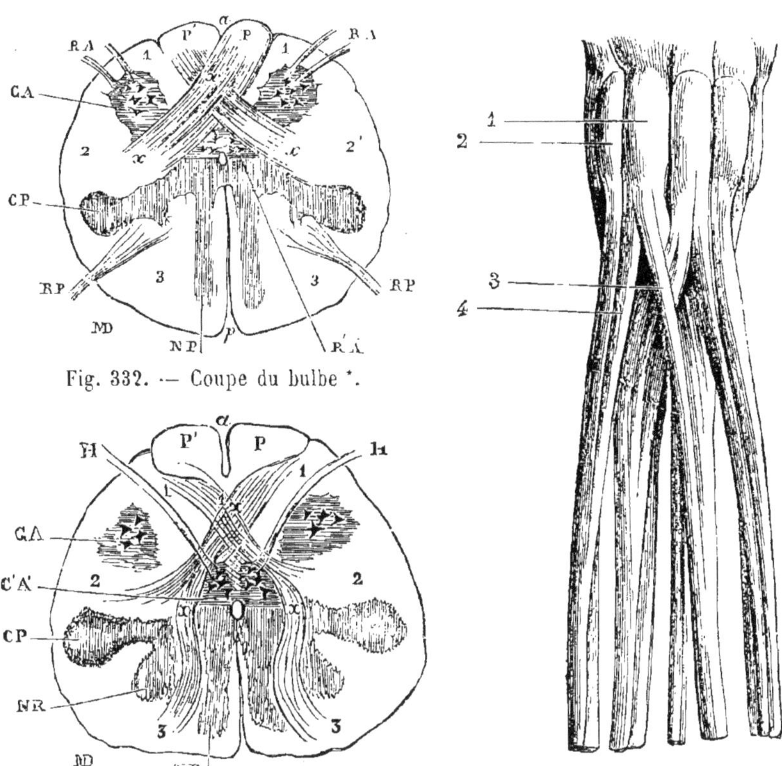

Fig. 332. — Coupe du bulbe *.

Fig. 333. — Coupe du bulbe un peu plus haut **.

Fig. 334. — Entre-croisement des pyramides antérieures du bulbe ***.

avons d'ailleurs assisté à la décapitation successive des cornes antérieures et des cornes postérieures. Il s'ajoute d'ailleurs dans le bulbe de nouveaux amas gris. Tels sont, par exemple, les noyaux d'origine des nerfs, les noyaux gris des *olives* (fig. 334, 2), renflements saillants situés à la face antérieure des pyramides sur le trajet des cordons latéraux de la moelle, et ceux des *corps restiformes* (fig. 333) situés un peu plus haut et plus latéralement sur le trajet des cordons postérieurs.

* x, entre-croisement des cordons latéraux (2) allant former les pyramides, PP'. Les autres lettres comme figure 331.

** x. x, fibres venant des cordons postérieurs (3, 3) et s'entre-croisant en x'. — NR, noyau des corps restiformes. — H, racines de l'hypoglosse. Les autres lettres comme figure 331.

*** 1, pyramides antérieures. — 3, faisceaux entre-croisés. — 4, faisceaux externes non entre-croisés. — 2, olives.

Cervelet. — Le plafond du quatrième ventricule est formé par une masse nerveuse assez volumineuse, le *cervelet* (C, fig. 336), qui se compose de trois parties : une partie médiane dite *vermis* à cause de nombreuses stries transversales qui font penser aux anneaux d'un ver et deux lobes latéraux renflés (*hémi-*

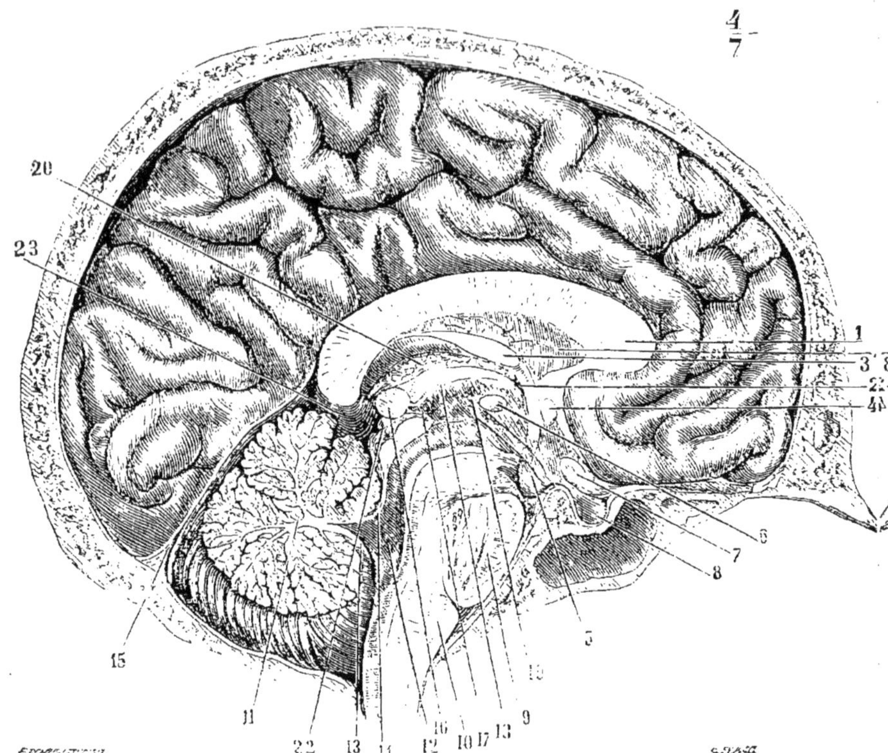

Fig. 335. — Coupe antéro-postérieure de l'encéphale *.

sphères du cervelet) (K, fig. 337) sur lesquels de nombreux sillons délimitent des saillies plus ou moins irrégulières disposées en forme d'arcs en rayonnant des extrémités latérales (*circonvolutions*).

Le centre de chaque hémisphère est occupé par un noyau gris (*corps rhomboïdal* ou *festonné*) (I, fig. 337) entouré par de la substance blanche qui, recouverte elle-même à la périphérie par de la substance grise dite *corticale*, se ramifie dans celle-ci en envoyant des branches à chaque circonvolution de façon à pré-

* 1. corps calleux. — 2, septum lucidum. — 3, trigone. — 4, commissure blanche antérieure. — 6, commissure grise. — 7, nerf optique. — 8, corps pituitaire. — 9, pont de Varole. — 10. bulbe. — 11, cervelet (arbre de vie). — 12, aqueduc de Sylvius. — 13, valvule de Tarin. — 14, valvule de Vieussens. — 15, tente du cervelet. — 16. glande pinéale. — 17, 18, ses pédoncules. — 19, couche optique (face interne). — 20, toile choroïdienne. — 21. trou de Monro. — 22, tubercules quadrijumeaux. — 23, partie de la fente de Bichat.

senter sur une coupe antéro-postérieure un aspect arborescent qui a fait donner à cette disposition le nom d'*arbre de vie* (11, fig. 335 et H, fig. 337).

Pédoncules cérébelleux. — Le cervelet est placé au-dessus de l'ouverture du quatrième ventricule qu'il ne bouche pas complètement, laissant un libre accès à la partie inférieure. Il se rattache au bulbe par des cordons fibreux de substance blanche (*pédoncules* ou *processus cérébelleux*). Les pédoncules inférieurs (*processus cerebelli ad medullam oblongatam*) descendent du cervelet vers le bulbe où ils viennent former les limites latérales du quatrième ventricule (*corps restiformes*). Les pédoncules supé-

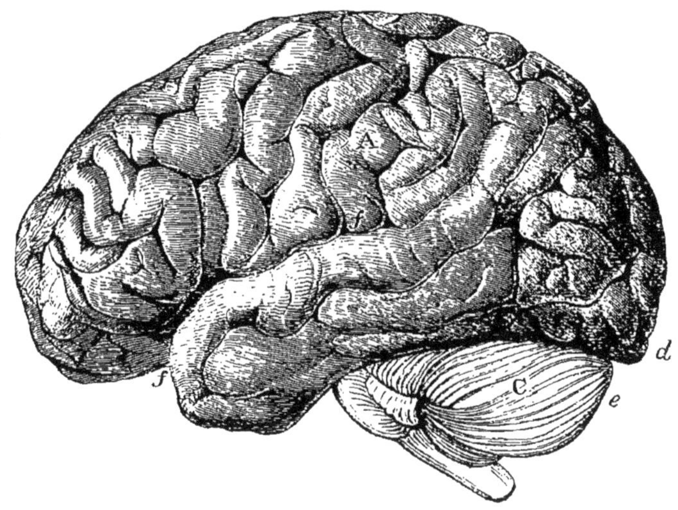

Fig. 336. — Cerveau humain *.

rieurs (*processus cerebelli ad cerebrum*) montent, au contraire, vers la partie supérieure où ils vont se perdre dans les *pédoncules cérébraux* (voir plus loin). Enfin, les pédoncules moyens (*processus cerebelli ad cerebellum*) sont disposés en forme d'arc, passent à la partie antérieure du bulbe, réunissant ainsi les deux hémisphères, et contribuent à former le pont de Varole.

Pont de Varole. — Le *pont de Varole* (1) ou *protubérance annulaire* (6, fig. 341 et 9, fig. 335) est une large bande de substance nerveuse blanche disposée en anneau transversal à la partie antérieure du prolongement du bulbe. Il est composé dans sa partie profonde par le prolongement des pyramides antérieures recouvertes extérieurement par les tractus fibreux transversaux

(1) *Varolius*, anatomiste italien du XVIe siècle.

* A, hémisphère gauche. — C, cervelet. — *f, f*, scissure de Sylvius.

des pédoncules cérébelleux moyens. Le pont de Varole marque la fin du bulbe et forme le plancher de l'*aqueduc de Sylvius*.

Tubercules quadrijumeaux. — Au sortir de la protubérance annulaire, les pyramides bulbaires se réunissent aux processus cérébelleux moyens pour former les *pédoncules cérébraux* (*crura*

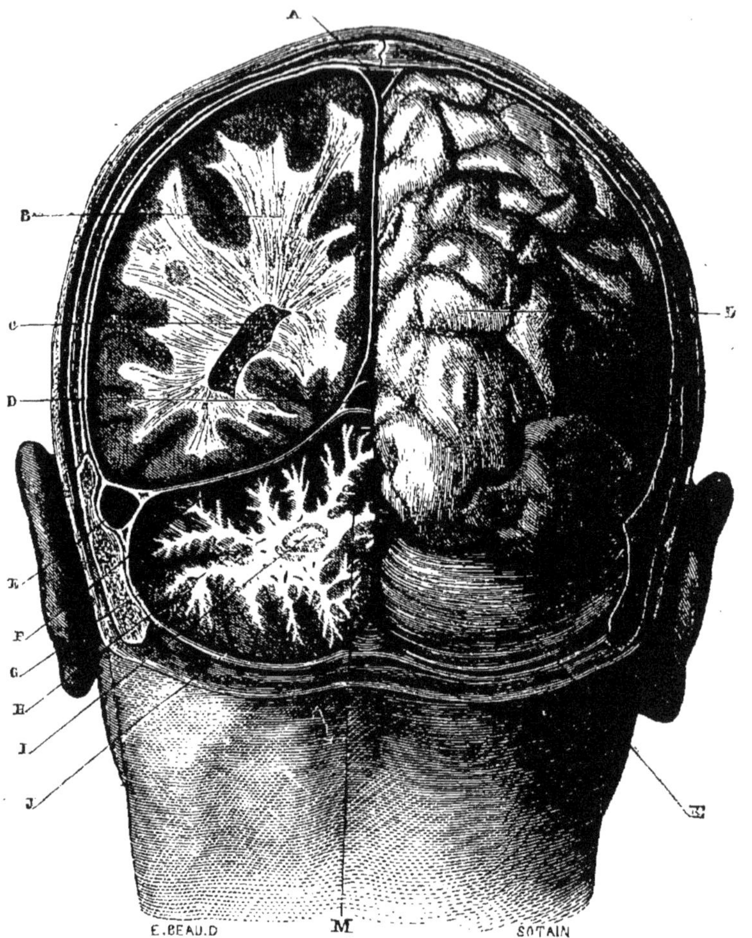

Fig. 337. — Coupe transversale du crâne *.

cerebri) d'abord cylindriques et accolés l'un à l'autre sur la ligne médiane, mais qui s'écartent en s'aplatissant. Pendant leur jonction, les pédoncules forment dans cette région les parois antérieures d'un petit canal très étroit (*aqueduc de Sylvius*) (1)

(1) *Dubois* (Jacques) (1478-1555), anatomiste français, du nom duquel *Sylvius* est la traduction latine.

* B, coupe de l'hémisphère gauche. — C, ventricule latéral gauche. — L, hémisphère droit. — K, cervelet (hémisphère droit). — H, arbre de vie. — I, corps rhomboïdal. — J, dure-mère. — F, tente du cervelet.

dont le toit est formé par les *tubercules quadrijumeaux*. Ce sont deux paires de petites masses nerveuses constituées chacune par un noyau gris revêtu de substance blanche, accolées sur la ligne médiane (22, fig. 335). Les deux postérieurs qui touchent au cervelet sont un peu moins volumineux que les supérieurs qui sont reliés l'un à l'autre par la *commissure blanche antérieure*. L'aqueduc de Sylvius (12, fig. 335) situé entre les tubercules et les pédoncules cérébraux communique en arrière et en bas avec le quatrième ventricule.

Couches optiques. — En avant des tubercules quadrijumeaux se trouvent deux grosses masses rougeâtres appelées *couches optiques* (19, fig. 335). On y distingue dans chacune quatre noyaux gris profonds entourés de substance blanche formée de fibres qui viennent en rayonnant des pédoncules cérébraux et des processus cérébelleux supérieurs. Ces deux masses symétriques par rapport au plan médian sont reliées l'une à l'autre par une *commissure grise* (de substance grise) (6, fig. 335), mais ne se rejoignent pas, laissant entre elles une cavité appelée 3e *ventricule*, limitée inférieurement par les deux pédoncules cérébraux encore accolés à ce niveau, et dans laquelle vient déboucher l'aqueduc de Sylvius. Le plafond de ce troisième ventricule est formé par une lame de forme triangulaire courbée en forme de voûte à axe transversal dont les côtés latéraux s'appuient sur les couches optiques, ménageant entre elles et lui de chaque côté une fente longitudinale. On a donné à cet organe le nom de *trigone cérébral* ou *voûte à trois piliers*.

Corps striés. — Les pédoncules cérébraux jusque-là cylindriques et réunis s'aplatissent et s'écartent l'un de l'autre pour donner de chaque côté une lame de substance blanche (*capsule interne* ou couronne *rayonnante*) qui formée de fibres en rayons traverse un corps nerveux pyriforme, le *corps strié*. Les deux corps striés symétriques par rapport au plan médian sont réunis entre eux par la commissure blanche antérieure. La capsule interne les divise chacun en deux parties formées chacune d'un noyau gris entouré d'une mince couche de substance blanche dite la *capsule externe*. Le noyau le plus interne est le *noyau caudé*; l'autre plus externe et postérieur s'appelle noyau *lenticulaire*.

Hémisphères cérébraux. — Tous les organes précédents sont alors recouverts par deux masses nerveuses d'un volume beaucoup plus grand, les *hémisphères cérébraux* qui remplissent le reste de la cavité du crâne (A, fig. 336). Ces deux hémisphères symétriques sont séparés sur le plan médian par une profonde scissure (*inter-hémisphérique*) au fond de laquelle existe une large bande commissurale de fibres transversales unissant entre elles les deux moitiés du cerveau (*corps calleux*, fig. 338). Les hémisphères du cerveau sont formés de substance grise corticale recouvrant une partie centrale de substance nerveuse blanche formée de fibres se dirigeant soit d'un hémisphère à l'autre, soit vers les couches optiques et les corps striés par la capsule interne. On appelle *fente cérébrale de Bichat* (23, fig. 335) la fente en forme de fer à cheval située entre les hémisphères et les autres organes de l'encéphale qu'ils recouvrent.

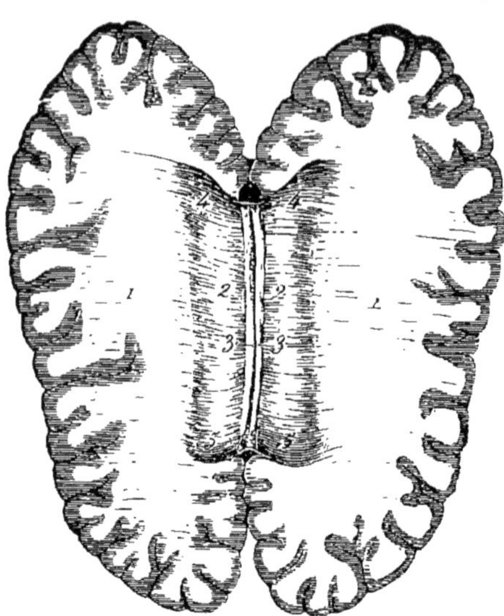

Fig. 338. — Coupe horizontale du cerveau du cheval *.

La surface des hémisphères cérébraux de l'homme est parcourue par des *sillons* irréguliers qui, s'ils sont très profonds, portent le nom de *scissures* et limitent des régions de forme plus ou moins contournée, appelées *plis* ou *circonvolutions* et que l'on peut grouper en *lobes*. La surface externe de chaque hémisphère se divise en quatre lobes (*frontal*, *pariétal*, *occipital* et *temporal*) délimités par deux scissures principales (scissures de *Sylvius* et de *Rolando*) (1). La figure 339 montre la face externe de l'hémisphère gauche, les circonvolutions, plis, sillons et scissures y sont indiqués par leurs noms latins. Nous y renvoyons pour l'étude de la topographie des circonvolutions cérébrales (Voir aussi fig. 340).

Ventricules. — Le *corps calleux*, avons-nous vu, réunit les deux hémisphères. A la partie antérieure il s'unit au trigone cérébral, mais s'en écarte pour se réunir de nouveau à lui, suivant une ligne transversale à la partie postérieure. Dans la partie moyenne il existe alors entre ces deux lames un espace que divise en deux une cloison verticale (*cloison transparente*

(1) *Rolando* (Louis), anatomiste et physiologiste italien (1578-1625).

* 1, substance blanche des hémisphères. — 2, fibres transversales et 3, longitudinales du corps calleux.

ou *septum lucidum*) réunissant sur la ligne médiane le corps calleux et la voûte à trois piliers. Cette disposition a pour résultat de réaliser de chaque côté du plan médian une cavité limitée intérieurement par le septum, en haut et en bas par le corps calleux et le trigone, extérieurement par les hémisphères cérébraux. Ces deux cavités sont les ventricules latéraux; la forme en est d'ailleurs très compliquée et l'on y distingue des *prolongements* ou *cornes*. Remarquons que des deux noyaux du corps strié le noyau caudé est *intra-ventriculaire* et le noyau postérieur *extra-ventriculaire*.

Les ventricules latéraux communiquent avec le ventricule

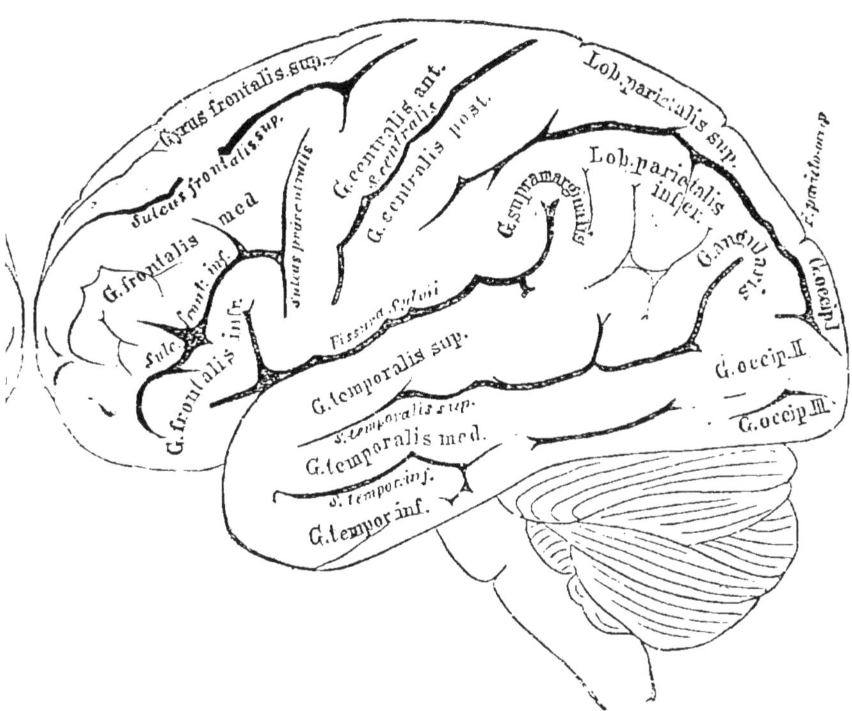

Fig. 339. — Circonvolutions cérébrales *.

latéral situé au-dessous de la voûte à trois piliers par la fente signalée plus haut que le trigone laisse entre son bord et la couche optique correspondante. Cette fente toutefois n'est pas libre sur toute sa longueur : une expansion de la *pie-mère* (méninge cérébrale) appelée *toile choroïdienne* y pénètre pour

* *Gyrus*, circonvolution. — *Lob.* lobule. — *Fissura*, scissure. — *Sulcus*, sillon.
F. Sylvii, scissure de Sylvius. — *S. centralis*, scissure de Rolando. — *G. frontalis*, circonvolution frontale : *sup.*, supérieure ; *med.*, moyenne : *inf.*, inférieure. — *G. centralis*, circonvolution centrale : *ant.*, antérieure ; *post.*, postérieure. — *G. occip.*, circonvolution occipitale. — *G. temporalis*, circonvolution temporale.

la boucher, sauf en avant et en bas où persiste un orifice (trou *de Monro*) (1) qui assure ainsi la communication du troisième ventricule avec les latéraux (20, 21, fig. 335). On voit alors qu'il y a continuité entre les divers ventricules du cerveau, le troisième ventricule communiquant par l'aqueduc de Sylvius avec le quatrième lui-même en continuité par le trou borgne avec le canal central de la moelle. Remarquons toutefois que cet ensemble de cavités n'est pas clos de toutes parts et qu'il communique avec le dehors par la fente en fer à cheval de Bichat (ventricules latéraux) et par l'orifice supérieur du quatrième

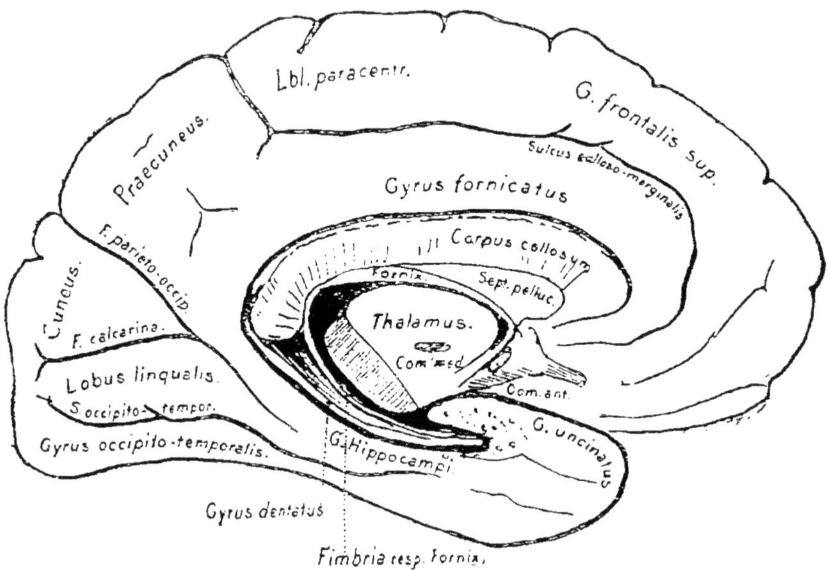

Fig. 340. — Face interne du cerveau.

ventricule non recouvert par le cervelet. Le liquide contenu dans ce système est empêché de se répandre au dehors à travers les tissus par la présence des méninges cérébrales.

Méninges cérébrales. — Les *méninges cérébrales* sont la continuation directe des méninges spinales dont elles conservent les noms.

La *pie-mère*, très vasculaire, tapisse exactement l'encéphale dont elle revêt toutes les anfractuosités. Par la fente de Bichat elle pénètre jusqu'à la cavité des ventricules. C'est elle qui, sous le nom de *toile choroïdienne* ou *plexus choroïdien*, limite au trou de Monro la fente de communication du ventricule latéral et du troisième ventricule. En passant sous le cervelet elle cir-

(1) *Monro* (Alexandre), professait au XVIIIe siècle l'anatomie à Edimbourg.

conscrit devant l'orifice du quatrième ventricule un orifice (*trou de Magendie*) par lequel le liquide céphalo-rachidien communique avec l'espace sous-arachnoïdien.

L'*arachnoïde*, comme autour de la moelle, se présente encore sous la forme d'une membrane séreuse à double feuillet. Elle passe du bulbe au cervelet devant le trou de Magendie et empêche ainsi le liquide du quatrième ventricule de se répandre dans les tissus, le limitant à l'espace compris entre son feuillet externe et la pie-mère ; elle passe aussi au-dessus de la fente de Bichat, fermant ainsi la cavité des ventricules latéraux.

La *dure-mère* s'accole directement aux os du crâne sans l'intermédiaire de la couche graisseuse que nous avons décrite pour la dure-mère spinale. Pour mieux soutenir les diverses pièces de l'encéphale, empêcher les déplacements et compressions, elle donne naissance à des replis dont les plus importants sont la *faux du cerveau*, qui pénètre entre les deux hémisphères cérébraux qu'elle sépare, et la *tente du cervelet* (15, fig. 335) qui s'interpose entre le cerveau et le cervelet (F, fig. 337).

Epiphyse et hypophyse. — L'*épiphyse* ou *glande pinéale* (16, fig. 335) est un petit corps rougeâtre situé au-dessus des tubercules quadrijumeaux et réuni aux couches optiques par des cordons fibreux de substance nerveuse.

L'*hypophyse* ou *corps pituitaire* (8, fig. 335) est une petite masse nerveuse logée dans la selle turcique du corps du sphénoïde, creusée d'une cavité qui, par l'intermédiaire de la *tige pituitaire* et du *tuber cinereum*, communique avec la cavité du troisième ventricule (C, D, fig. 341).

D. — Nerfs encéphaliques.

De l'encéphale partent douze paires de nerfs dits nerfs crâniens ou encéphaliques et dont la figure 341 représente les origines sur les divers points du cerveau ou du bulbe.

Les deux premières paires naissent à la partie antérieure de la face inférieure de l'encéphale :

1re paire : *nerfs olfactifs*. Ils prennent naissance dans le *lobe olfactif* (K, fig. 341), dépendance de la face inférieure du lobe frontal (*f*) et se rendent à la muqueuse pituitaire dans les fosses nasales.

2e paire : *nerfs optiques*. Ils ont leur origine dans les amas de substance grise des tubercules quadrijumeaux et dans les couches optiques. A leur sortie de l'encéphale ils présentent un entre-croisement caractéristique appelé *chiasma* (B, fig. 341) et se rendent aux yeux.

Les dix paires suivantes appartiennent à la région bulbo-protubérantielle :

3e paire : *nerfs moteurs oculaires communs* (S, S, fig. 341).

4e paire : *nerfs pathétiques* (S', S', fig. 341).

6e paire : *nerfs moteurs oculaires externes.*

Ces trois paires se rendent aux muscles de l'œil.

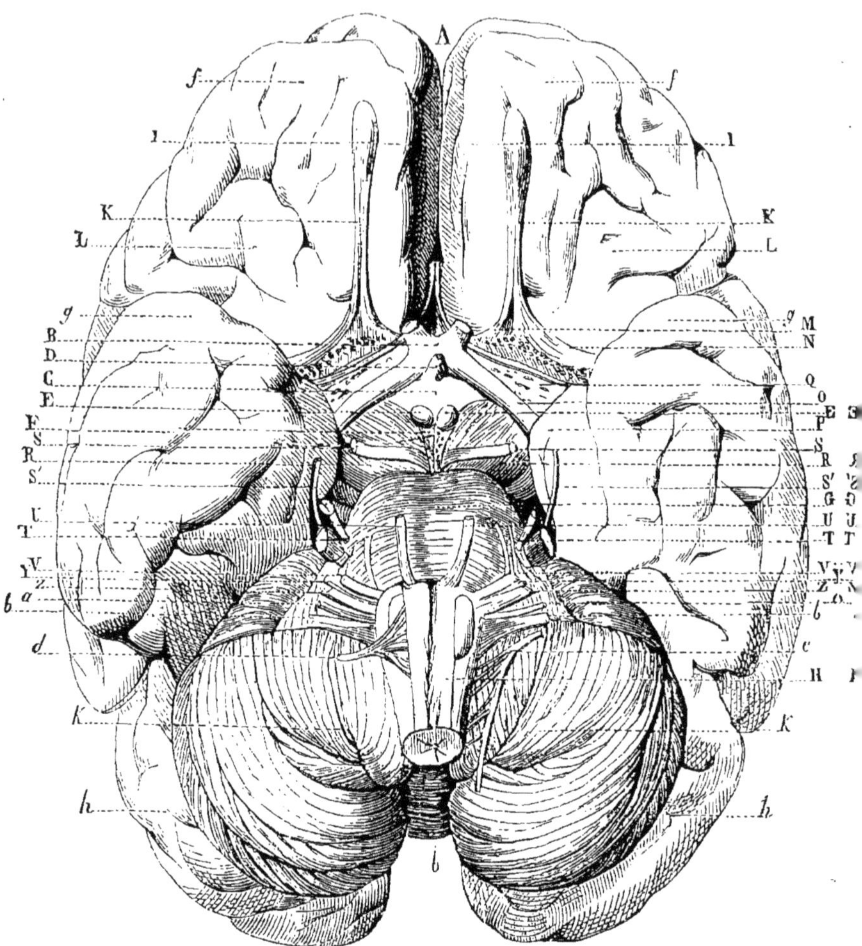

Fig. 341. — Encéphale (face inférieure et origine des nerfs craniens *).

5e paire : *nerfs trijumeaux.* Ils naissent sur les côtés de la protubérance dans deux noyaux gris distincts par deux racines dont l'une d'elles présente le *ganglion* dit *de Gasser* (1). On a

(1) *Gasser*, anatomiste allemand du XVIe siècle.

* A, fente interhémisphérique. — B, chiasma des nerfs optiques. — C, tuber cinereum. — D, tige pituitaire. — G, pont de Varole. — H, bulbe rachidien. — K, K, nerfs olfactifs. — O, bandelette optique. — R, R, pédoncules cérébraux. — S, S, nerfs moteurs oculaires communs. — S', S', nerfs pathétiques. — T, T, nerfs trijumeaux. — V, V, nerfs faciaux. — Z, nerfs acoustiques. — *a*, *a*, glossopharyngiens. — *b*, *b*, pneumogastriques. — *c*, *c*, nerfs spinaux. — *d*, *d*, hypoglosses. — *k*, *k*, hémisphères du cervelet. — *b*, *vermis*.

donné le nom de trijumeau à ces nerfs parce que chacun se divise en trois branches : ophthalmique, maxillaires supérieur et inférieur (T,T, fig. 341 et fig. 342).

7e paire : *nerfs faciaux* (V,V, fig. 341). Ils innervent la face.

8e paire : *nerfs acoustiques* (Z, fig. 341). Ces nerfs naissent du plancher du 4e ventricule où ils forment les barbes du calamus ; ils se rendent à l'oreille.

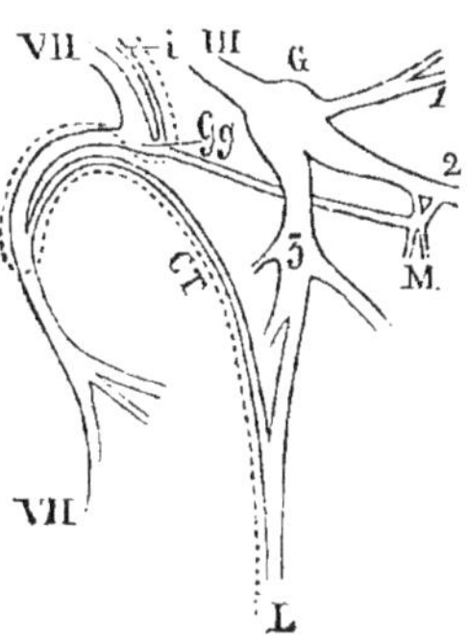

Fig. 342. — Division du trijumeau en trois branches *.

9e paire : *nerfs glossopharyngiens* (*a*, *a*, fig. 341). Ces nerfs se rendent à la langue.

10e paire : *nerfs pneumogastriques* (*b*, *b*, fig. 341). Ils sont ainsi nommés (de πνεύμων : poumon ; γαστήρ, estomac) parce qu'ils envoient des branches à tous les viscères, en particulier au poumon, à l'estomac et au cœur (fig. 356).

11e paire : *nerfs spinaux* (*c*, *c*, fig. 341). Ils naissent par de nombreuses racines sur le bulbe et à la partie supérieure de la moelle. Chaque nerf spinal se divise en deux branches et se rend au larynx et aux muscles de la respiration.

12e paire : *nerfs grands hypoglosses* (*d*, *d*, fig. 341). Ils fournissent des filets nerveux aux muscles de la langue.

III. Éléments anatomiques et physiologie générale.

Éléments anatomiques. — Les éléments nerveux sont de deux sortes : des *cellules* et des *fibres*. Les deux éléments se rencontrent associés dans les centres (moelle, encéphale et ganglions) ; il n'y a que des fibres dans les nerfs.

La cellule nerveuse est en général de petites dimensions (1 à 8 centièmes de millimètre) ; mais dans certaines régions (cornes antérieures de la moelle), cet élément atteint des proportions relativement considérables, au point d'être presque aperçu à l'œil nu (moelle épinière du bœuf). Ces cellules ne présentent pas d'enveloppe ; elles ont un noyau sphérique et un nucléole très apparent. Elles sont en général *étoilées*, c'est-à-dire pourvues de prolongements (fig. 343) ; on connait des cellules à un prolongement ou *unipolaires ;* beaucoup sont *bipolaires*, c'est-à-dire ayant deux polongemrents dirigés dans le même sens, et

* III, trijumeau. - G. ganglion de Gasser. — 1. ophtalmique. — 2, maxillaire supérieur. — 3, maxillaire inférieur.

plus souvent en sens opposé : enfin le plus grand nombre sont *multipolaires*, et peuvent avoir jusqu'à dix prolongements. De ces prolongements, les uns se ramifient pour s'anastomoser avec les ramifications des prolongements semblables des cellules nerveuses voisines, et établir des connexions fonctionnelles entre ces cellules ; les autres, qui demeurent en général indivis, et au nombre d'un seul pour chaque cellule, se continuent avec les fibres nerveuses (avec le cylindre-axe de la fibre, d'où leur nom de *prolongement axile*).

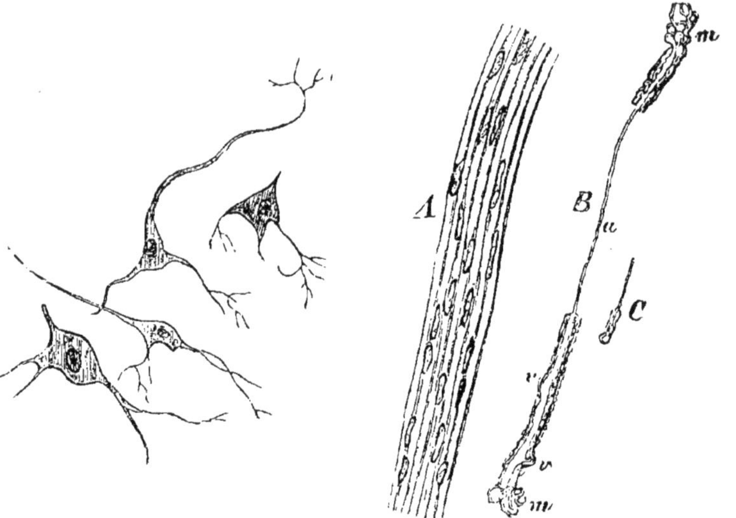

Fig. 343. — Cellules nerveuses.

Fig. 344. — Fibres nerveuses *.

Ces *fibres nerveuses* (fig. 344), minces et allongées, se composent d'une *enveloppe mince* (*vv*, *gaine de Schwann*) renfermant une *substance médullaire* (*myéline m*, *m*), qui se décompose facilement en gouttelettes graisseuses et au milieu de celle-ci un cordon axile mince (*a*), le *cylindre-axe*. Quelques fibres nerveuses peuvent être réduites au cylindre-axe et à la gaine de Schwann avec peu ou pas de substance médullaire (fibres fines).

De plus, ces fibres ne sont pas complètes sur toute l'étendue de leur trajet : certaines de leurs parties constituantes peuvent manquer vers leurs extrémités centrales ou périphériques. Ainsi lorsqu'une fibre nerveuse se termine dans un muscle, la myéline disparaît et la fibre nerveuse se trouve réduite à la gaine de Schwann renfermant le cylindre-axe. Dans la substance blanche des centres nerveux (cordons blancs de la moelle, par

* A, fibre de Remak. — B, fibre à myéline. — *a*, cylindre-axe. — *m*, myéline. — *v*, *v*, gaine de Schwann.

exemple), c'est la gaine de Schwann qui semble disparaître, c'est-à-dire que les fibres obtenues par la dissociation de ces parties se présentent comme des cylindres-axes auxquels sont attachées des gouttelettes et des traînées moniliformes de myéline (myéline devenue variqueuse), sans que rien permette de conclure à l'existence d'une membrane enveloppante. Enfin, dans la substance grise centrale, les cylindres-axes paraissent être tout à fait nus, c'est-à-dire constituer seuls la fibre nerveuse.

Nous voyons donc, en somme, que la partie la plus essentielle de cette fibre est le *cylindre-axe*, puisque seul il existe toujours dans toute la longueur de la fibre, et il est permis d'en inférer qu'en lui se produisent les phénomènes de conduction, de propagation d'irritation, qui constituent essentiellement le mode de fonctionnement des nerfs. La membrane de Schwann et la myéline ne seraient, par suite, que des appareils de protection et d'isolement pour le cylindre-axe.

Les travaux récents sur la structure des fibres nerveuses montrent bien leur origine cellulaire, ainsi que nous l'avons indiqué précédemment d'une manière générale. En effet, il résulte des recherches de Ranvier (1) que les fibres nerveuses sont formées de *cellules soudées bout à bout*. La membrane de Schwann ne forme pas un manchon cylindrique continu ; elle présente à des distances régulières des *étranglements* en forme d'anneaux. Ces étranglements, placés à des distances qui varient suivant les dimensions des tubes, limitent des segments dits *segments interannulaires*. Chacun de ces segments paraît représenter une cellule, et, en effet, au centre de chacun de ces segments, et sur la face interne de la membrane de Schwan, il existe un *noyau* plat, ovalaire (fig. 345, en *b* et *b'*), noyé dans une *lame de protoplasma* qui double la *membrane de Schwann*. Plus en dedans, se trouve la *myéline*, qui, au point de vue de la morphologie générale, a dans le segment interannulaire la même signification que la graisse dans une cellule adipeuse. Ces segments interannulaires sont plus courts chez les sujets jeunes que chez l'adulte ; leur accroissement est progressif, comme la taille elle-même. Quant au cylindre-axe, qui parcourt sans interruption toute la série de ces segments, c'est tout simplement un prolongement d'une cellule nerveuse centrale, prolongement qui se loge ainsi successivement dans une série de manchons représentés par la cellule du segment interannulaire. Le cylindre-axe, quelle que soit sa lon-

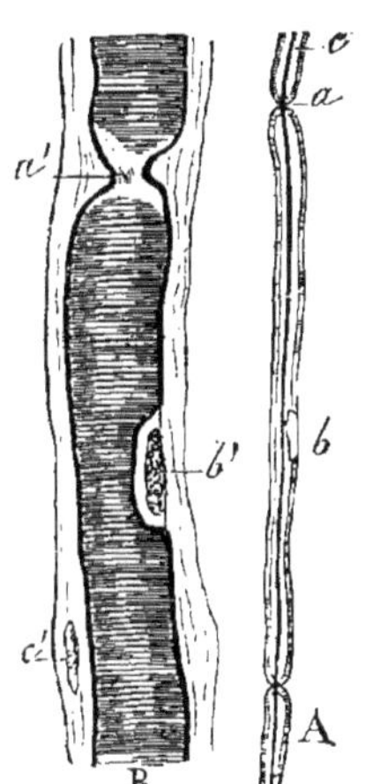

Fig. 345. — Fibres nerveuses *.

(1) Voir la note de la page 285.

* A, fibre vue à nu, faible grossissement. — *a*, étranglement. — *b*, noyau. — *c*, cylindre-axe. — B, fibre vue à un fort grossissement. — *a'*, étranglement. — *b'*, noyau du segment interannulaire.

gueur, et en quelque point qu'on le considère, serait donc toujours une émanation directe d'une cellule nerveuse centrale, c'est-à-dire qu'il appartient à la substance de cette cellule, et non à celle des éléments du segment interannulaire. Le cylindre-axe, prolongement de cellule nerveuse, est donc une formation qui végète du centre à la périphérie de la cellule nerveuse vers les organes terminaux.

Une autre forme de fibres nerveuses se trouve dans les rameaux du grand sympathique ; ces fibres plates, pâles, amorphes ou à peine fibrillaires, et munies de noyaux très apparents (fig. 344, A), sont des *fibres de Remak* (1), que quelques histologistes avaient considérées comme appartenant au tissu conjonctif; mais l'histoire du développement de la fibre nerveuse, l'étude des éléments nerveux pâles des animaux inférieurs, tout indique la nature nerveuse de ces fibres. Ajoutons que dans certains petits troncs isolés du système nerveux grand sympathique la quantité de ces fibres pâles est tellement grande et le nombre des tubes à substance médullaire tellement faible, que l'on est obligé (surtout pour les nerfs spléniques) de considérer les fibres de Remak comme de véritables fibres nerveuses.

Pour constituer les nerfs visibles à l'œil nu, des fibres nerveuses microscopiques se groupent en s'entourant de tissu conjonctif : d'abord les tubes et faisceaux primitifs sont enveloppés dans une gaine tubuleuse de substance homogène en apparence (*périnèvre*), mais en réalité formée de nombreuses lamelles disposées en fines couches concentriques (*gaine lamelleuse*). Des faisceaux secondaires ainsi formés sont alors entourés par une gaine formée véritablement de tissu *conjonctif* (ou *lamineux*) lâche, dans lequel rampent les capillaires nourriciers des nerfs : c'est le *névrilème*. Enfin le tronc nerveux total est compris dans une *enveloppe générale* de tissu conjonctif, dont le névrilème n'est qu'une dépendance (fig. 346).

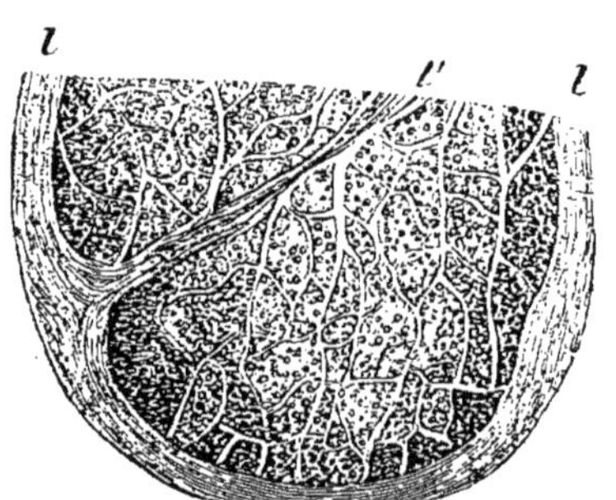

Fig. 346. — Coupe transversale d'un nerf montrant les périnèvre et névrolème.

Quand on poursuit ces prolongements de cellules nerveuses ou fibres vers leurs extrémités périphériques, on les voit rarement se terminer par des extrémités libres (au milieu de cellules de certains épithéliums, de celui de la cornée, par exemple), mais le plus souvent arriver dans des muscles (*plaques motrices*),

(1) *Remak* (Robert), médecin allemand (1826-1865).

ou bien dans des organes appelés *corpuscules tactiles* et qu'on trouve spécialement dans la peau. On voit donc qu'en général les fibres nerveuses ne sont que des commissures, des ponts jetés d'une cellule nerveuse à un élément d'une autre espèce ou simplement à une autre cellule nerveuse.

Ces fibres nerveuses paraissent ne faire qu'un tout physiologique avec la cellule nerveuse qui leur donne naissance : toute excitation portée sur la fibre retentit sur la cellule et *vice versa ;* la fibre séparée de sa cellule subit une dégénérescence (graisseuse) plus ou moins complète.

Nutrition du système nerveux. — Ce tout physiologique (cellule et ses prolongements) vit et se nourrit ; les centres nerveux, composés essentiellement de cellules, ont besoin d'une quantité considérable de matériaux et rendent aux milieux ambiants (par l'intermédiaire du sang) une grande quantité de déchets. Nous avons vu, à propos du muscle, que les matériaux consommés par cet élément physiologique pendant son fonctionnement sont surtout des hydrocarbures (sucre et graisse), et fort peu d'albuminoïdes. Au contraire, l'élément nerveux paraît surtout exiger des matériaux albuminoïdes, et plus le travail nerveux est intense, plus les déchets de la combustion des albuminoïdes (surtout l'urée) sont abondants dans les excrétions, dans l'urine et dans les produits du foie. En effet, la quantité d'urée excrétée par l'homme varie selon que l'activité cérébrale est nulle, d'intensité moyenne, ou portée au plus haut degré ; représentée par 20 dans le premier cas, elle monterait à 22 dans le second et à 23 dans le troisième. Le produit excrémentitiel formé par la désassimilation du cerveau et des nerfs serait plus spécialement représenté par la cholestérine, séparée du sang par le foie et déversée dans l'intestin avec la bile.

Ces actes de nutrition produisent dans les nerfs des dégagements de forces qui se manifestent par des courants électriques : ce phénomène est très manifeste dans les nerfs périphériques. Il y a constamment, à l'état de repos, des courants qui parcourent les nerfs, courants allant de la surface à l'intérieur, et se comportant comme si les fibres nerveuses étaient composées de deux éléments emboîtés, la gaine étant positive et le centre négatif. En effet, chaque fois que l'on établit, à l'aide des fils d'un multiplicateur, une communication entre la surface extérieure et la surface de section d'un nerf, on observe un courant allant de la périphérie vers le centre. Ce phénomène électrique, appelé *force électro-motrice du nerf*, disparaît ou s'affaiblit dès que la fibre est soumise à une irritation, dès qu'elle sert de conducteur, en un mot, dès qu'elle fonctionne; c'est cette disparition du *pouvoir électro-moteur* que l'on nomme *oscillation négative*.

D'autre part, l'expérience directe a montré que le nerf qui fonctionne consomme davantage; il se produit alors un dégagement de chaleur, dont

Schiff a récemment démontré l'existence jusque dans les centres nerveux, sous l'influence de la peur, de l'excitation des sens, de toute cause, en un mot, qui produit l'activité cérébrale.

Propriétés générales et fonctionnement général des éléments nerveux. — En quoi consiste donc le fonctionnement spécial de l'appareil nerveux, fibre et cellule? Il consiste essentiellement dans un phénomène nommé *réflexe*. Lorsqu'une excitation est portée sur les terminaisons d'un nerf sur une surface (peau ou toute autre surface épithéliale), cette irritation se transmet par une *fibre centripète* à une *cellule nerveuse* centrale, qui la *réfléchit*, par une *fibre centrifuge*, sur un autre organe plus ou moins périphérique, par exemple sur un muscle, dont elle va ainsi provoquer la contraction, ou sur une glande, dont elle amène la sécrétion (fig. 347).

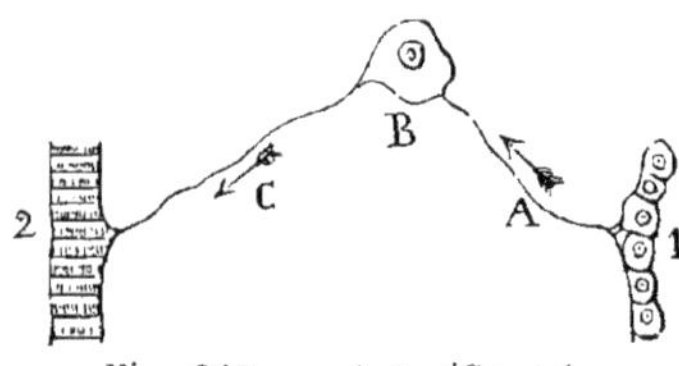

Fig. 347. — Arc réflexe *.

Ainsi les *fibres* ont pour fonction d'amener l'excitation vers la cellule nerveuse, ou de la transporter de celle-ci vers la périphérie; de là les noms de *centripètes* ou *sensitifs* donnés aux premiers nerfs, de *centrifuges* ou *moteurs* donnés aux seconds.

Cette expression de *nerf sensitif* ou *moteur*, de fibre *centripète* ou *centrifuge* doit indiquer seulement que tel est le sens dans lequel se manifeste le fonctionnement de la fibre, et cela en raison même de l'organe avec lequel la fibre est en connexion; mais il ne saurait indiquer une différence essentielle entre les filets centripètes et centrifuges; car, d'une part, il n'y a pas de différence anatomique essentielle entre les nerfs reconnus sensitifs et les nerfs moteurs, et, d'autre part, il n'y a pas non plus, au point de vue des propriétés générales, des différences essentielles entre les conducteurs centripètes et les conducteurs centrifuges; les propriétés sont les mêmes dans les uns et dans les autres, la fonction seule diffère, sans doute à cause des connexions périphériques et centrales des uns et des autres. Il est même permis de penser que chaque espèce de fibres conduit aussi bien dans un sens que dans l'autre, et que l'une, par exemple, ne manifeste un rôle centrifuge que parce qu'elle est seule en connexion à la périphérie avec les organes terminaux propres à faire passer l'excitation dans le muscle. C'est cette *conductibilité indifférente* que Vulpian (1) avait voulu démontrer en cherchant à souder un segment de nerf moteur avec un segment de nerf sensitif (fig. 348), et c'est conformément à cette hypothèse qu'au lieu d'assigner aux fibres centripètes une propriété différente dite *sensibilité*, et aux fibres motrices une autre propriété dite *motricité*, cet auteur avait proposé de se contenter de désigner sous un nom général

(1) *Vulpian* (Edme-Félix-Alfred), médecin et physiologiste français (1826-1887). Fit faire de grands progrès à la physiologie expérimentale.

* 1, épithélium. — A, fibre centripète. — B, cellule nerveuse centrale. — C, fibre centrifuge. — 2, muscle.

(*neurilité*) la propriété de conduction qui est commune aux deux ordres de fibres. Mais la démonstration de l'hypothèse n'a été réalisée que par P. Bert dans des expériences consistant à greffer l'extrémité libre de la queue d'un rat sous la peau du dos du même animal : la queue est laissée ainsi en anse de la région coccygienne vers la région dorsale, jusqu'à ce que la greffe se soit bien établie en cette dernière région. Alors on coupe la queue vers sa base, et cet appendice ne se trouve plus adhérer à l'animal que par son extrémité greffée sur le dos. Si alors on porte une excitation sur la queue, par exemple en la saisissant entre les mors d'une pince, on constate que l'animal a conscience de cette excitation et éprouve de la douleur. Or, cette excitation est alors transmise par les nerfs sensitifs de la queue, nerfs qui se sont soudés avec les nerfs cutanés dorsaux et qui

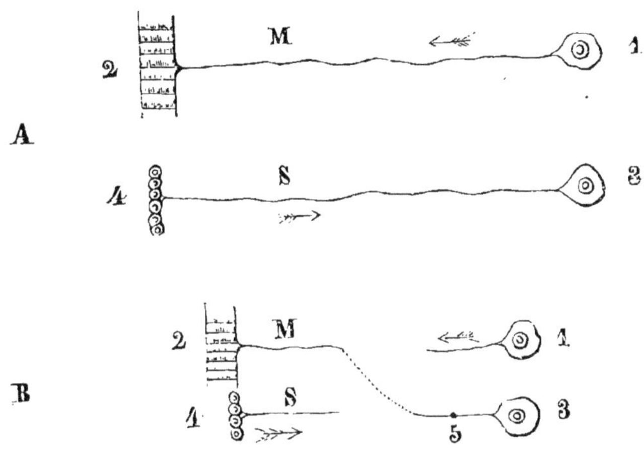

Fig. 348.— Réunion d'un nerf sensitif et d'un nerf moteur (figure schématique) *.

conduisent vers eux l'excitation portée sur un point de leur trajet. Donc ces nerfs, qui, dans la queue occupant ses rapports normaux, conduisaient les excitations de la pointe vers la base, les conduisent maintenant de la base vers la pointe devenue seule partie adhérente à l'animal, c'est-à-dire que les nerfs sensitifs peuvent conduire indifféremment dans les deux sens; seulement, pour constater la conduction dans le sens inverse à celui qui produit normalement les sensations, il fallait mettre vers l'extrémité périphérique de ces nerfs un centre perceptif, un cerveau; c'est ce qu'a réalisé l'expérience en soudant ces nerfs avec ceux du dos, qui sont en rapport avec les centres nerveux.

Le rôle de la *cellule nerveuse* est de favoriser le passage de l'excitation d'une fibre dans une autre : elle représente un *centre de détente;* mais ce rôle peut être très complexe; ainsi souvent une première cellule réfléchit l'action, par une fibre commissure (1),

(1) On appelle *commissure* ou *fibre commissurale*, une fibre nerveuse qui forme un pont jeté entre deux cellules distinctes.

* A. 1, 3, cellules nerveuses. — 2, muscle. — 4, épithélium. — M, fibre centrifuge ou motrice. — S, fibre centripète ou sensitive.

B. On a coupé les deux nerfs M et S et réuni le bout périphérique de M au bout central de S. En excitant ce dernier en 5, il se produit une contraction du muscle, 2.

sur une ou plusieurs autres cellules qui peuvent le diriger diversement à leur tour, directement sur une fibre centrifuge proprement dite, ou d'abord sur de nouvelles cellules nerveuses; l'action nerveuse parcourt alors des *arcs nerveux* plus complexes que celui représenté par la figure 347; il y a interposition, dans l'arc nerveux simple, de plusieurs centres nerveux reliés entre eux par des fibres commissurales, d'où ricochets de *réflexes centraux* avant d'arriver au phénomène *réflexe final* (fig. 349 et 350). Les éléments cellulaires peuvent même absorber pour ainsi dire l'action, et la conserver à l'état latent, pour la réfléchir seulement à un moment donné, sous l'influence de nouvelles excitations. On voit donc

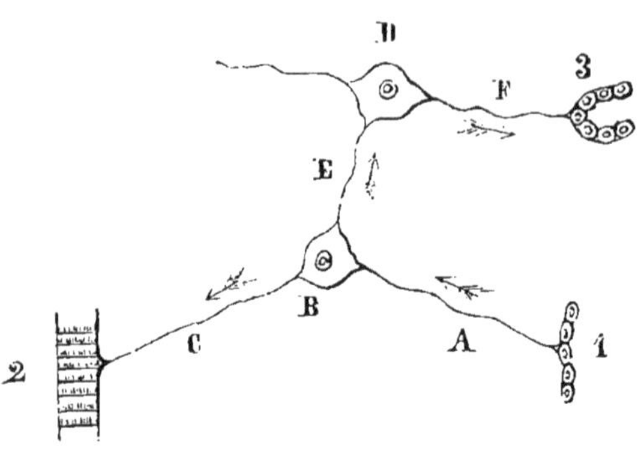

Fig. 349. — Sécrétion réflexe*.

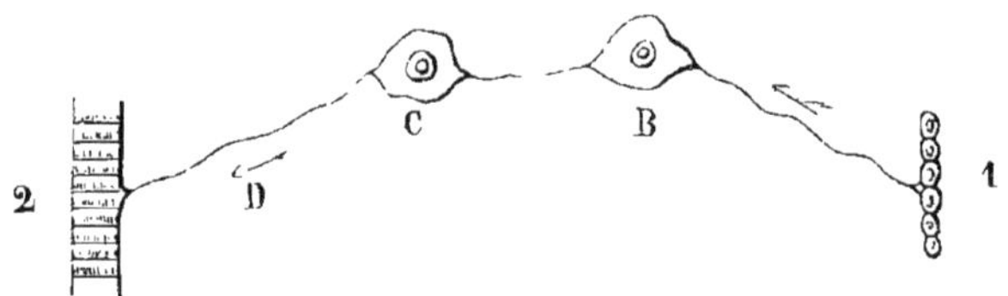

Fig. 350. — Arc réflexe double.

que les *centres réflexes* présentent des phénomènes fort complexes, par lesquels ils peuvent devenir les centres de la *diffusion*, de la *coordination* des mouvements, de la *mémoire*, etc.; ces centres peuvent enfin être le siège de la *sensation* des excitations périphériques. Ainsi les organes auxquels vient aboutir l'excitation initiale peuvent être aussi bien un organe nerveux qu'un muscle, ou qu'une glande, et l'acte terminal pourra être une *idée* aussi bien qu'une contraction musculaire ou une sécrétion.

En dehors des phénomènes centraux, qu'il est difficile d'analyser, nous voyons que le rôle des nerfs est essentiellement un rôle de conduction. En quoi consiste cette conduction? Quel est le phénomène intime qui la caractérise? On a longtemps non seulement comparé, mais même identifié ce qui se passe alors dans les nerfs avec un *courant électrique;* aujourd'hui il est prouvé que l'*influx nerveux* n'a rien de commun avec l'électricité.

* 1, épithélium. — 2, muscle. — 3, glande. — B, D, cellules. — A, C, E, F, fibres nerveuses.

D'abord on a pu déterminer sa vitesse de propagation, qui est 28 à 30 mètres par seconde, vitesse bien différente de celle du fluide électrique, et qui varie avec la température du nerf.

D'autre part, quand le nerf fonctionne, loin qu'il s'y produise de l'électricité, il y a, au contraire, avons-nous déjà dit, production de l'*oscillation négative*, c'est-à-dire affaiblissement ou disparition du courant normal de repos.

Excitants du système nerveux. — Les excitants qui peuvent amener le fonctionnement des nerfs sont nombreux.

Les uns sont chimiques comme les acides, l'ammoniaque, etc.

Les autres sont de la nature des phénomènes mécaniques ou physiques, comme un choc, l'électricité, la chaleur. L'électricité excite les nerfs par les changements brusques qu'elle produit dans leur état moléculaire ; aussi un courant appliqué sur un nerf n'amène-t-il de réaction que quand il commence ou quand il cesse de passer par celui-ci comme conducteur : pendant toute sa durée, il ne produit aucune action. Il faudra donc, pour exciter les nerfs, leur appliquer de brusques décharges électriques, et c'est pourquoi l'on se sert plus souvent dans ce but d'un courant induit fréquemment interrompu : à chaque interruption a lieu une excitation du nerf.

Dans les conditions physiologiques normales, c'est sur les extrémités dites sensitives des nerfs que les excitants extérieurs portent leur action ; aussi les extrémités périphériques des nerfs présentent-elles des dispositions qui les rendent plus aptes à être impressionnées par les agents extérieurs, et qui même les mettent en état d'être excitées plus spécialement par des agents particuliers : telles sont les extrémités du nerf optique pour la lumière, celles du nerf acoustique pour les sons, etc., en un mot, les organes des sens.

Enfin les organes centraux jouent le rôle d'*excitants physiologiques* dans l'action réflexe, où ils ne font que transmettre l'excitation qu'ils ont reçue, et dans les phénomènes dits de *volonté* (qui ne sont sans doute qu'une forme plus compliquée d'actes réflexes), grâce au pouvoir qu'ont les cellules nerveuses de conserver certaines excitations (*mémoire*) pour ne les laisser se manifester qu'à un moment donné. Peut-être aussi peut-on supposer que les cellules centrales par le simple effet de leur nutrition, et sans excitation venue de l'extérieur, sont capables de dégager des forces qui agissent sur les fibres ; c'est ce qu'on a désigné sous le nom d'*automatisme des centres nerveux* (volonté). Nous examinerons plus loin cette question. Il est en tout cas démontré que l'afflux plus ou moins abondant du sang dans les centres nerveux, que la nature des gaz ou autres principes que contient ce liquide, peuvent devenir des causes d'excitation directe des centres nerveux.

Excitabilité des éléments nerveux. — L'excitabilité de l'élément nerveux, du nerf en particulier dans les recherches expérimentales, peut varier selon un grand nombre de circonstances. La chaleur l'augmente jusqu'à un certain point, le froid la diminue. Certains agents médicamenteux, comme la strychnine, ont le pouvoir d'exciter la puissance réflexe des centres nerveux; d'autres, comme le bromure de potassium, l'affaiblissent. Le curare, par contre, paraît agir spécialement sur la terminaison motrice des nerfs et y arrêter la transmission.

Action du curare. — Si l'on injecte une solution de curare sous la peau d'une grenouille, on voit bientôt l'animal demeurer immobile et flasque, avec toutes les apparences de la mort; mais on peut constater que son cœur continue à se contracter, et que la circulation se fait régulièrement dans les vaisseaux examinés au microscope. L'animal continue donc à vivre, et cette mort apparente n'est due qu'à la suppression des fonctions de certains éléments anatomiques. Une expérience de Cl. Bernard, devenue aujourd'hui classique, montre qu'il n'y a qu'une seule espèce d'élément anatomique frappé d'inertie, c'est le nerf moteur. Si, en effet, on prépare une grenouille de manière à séparer par une forte ligature le train antérieur du train postérieur (fig. 351), en ne laissant subsister comme trait d'union entre ces deux moitiés que la masse des nerfs lombaires (N, fig. 351), et si l'on injecte une dissolution de curare sous la peau du train antérieur, on observe bientôt que cette moitié antérieure présente toutes les apparences de la mort, tandis que la moitié postérieure peut être le siège de mouvements spontanés, et

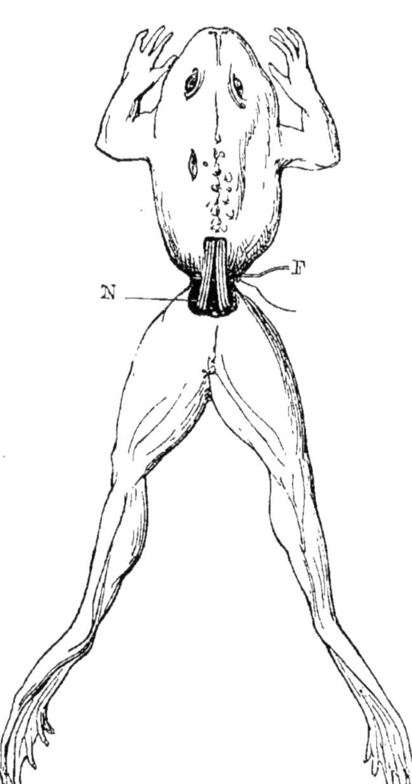

Fig. 351. — Grenouille préparée pour l'action des poisons sur les nerfs *.

* F, ligature. — N, nerfs lombaires.

qu'il s'y produit des contractions musculaires énergiques quand on pince l'extrémité des pattes postérieures; ce premier fait prouve bien que les centres nerveux (moelle épinière), d'où partent les nerfs lombaires, bien que se trouvant dans la partie antérieure empoisonnée, n'ont subi aucune atteinte, c'est-à-dire que le curare est sans action sur les centres nerveux. Mais les nerfs sensitifs eux-mêmes ont été respectés par ce poison; en effet, si l'on pince une patte antérieure du même animal, il n'y a pas de mouvement dans cette patte, mais il s'en produit aussitôt dans les membres postérieurs; le curare n'avait donc détruit que les fonctions des nerfs moteurs de la partie antérieure, et respecté les nerfs sensitifs correspondants, lesquels sont encore aptes à conduire vers les centres une impression qui s'y réfléchit dans les nerfs moteurs du membre postérieur. Le curare est donc un poison qui supprime uniquement les fonctions des nerfs centrifuges. Il ne les atteint que lorsqu'il est porté au contact de leur extrémité périphérique.

IV. Fonctions des nerfs.

Nerfs crâniens. — Les douze nerfs qui se détachent de la partie encéphalique des centres nerveux (base du cerveau, protubérance, bulbe) président soit à la sensibilité générale, soit à la sensibilité spéciale, soit au mouvement des parties auxquelles ils se distribuent. Ils peuvent présider à l'une de ces fonctions d'une manière exclusive ou bien se composer de diverses fibres (nerfs mixtes), dont les unes sont sensitives, les autres motrices. Quelques-uns enfin portent vers les parties (centres nerveux ganglionnaires du sympathique, ganglions viscéraux) une influence dite *modératrice* comme nous en avons vu un exemple en étudiant l'action du système nerveux sur le cœur (page 139).

Nerf olfactif. — Ce nerf est insensible aux excitations mécaniques qui, dans d'autres conducteurs nerveux, amèneraient la sensation de douleur. Il préside uniquement à la *sensibilité spéciale* qui donne la sensation spéciale des *odeurs*.

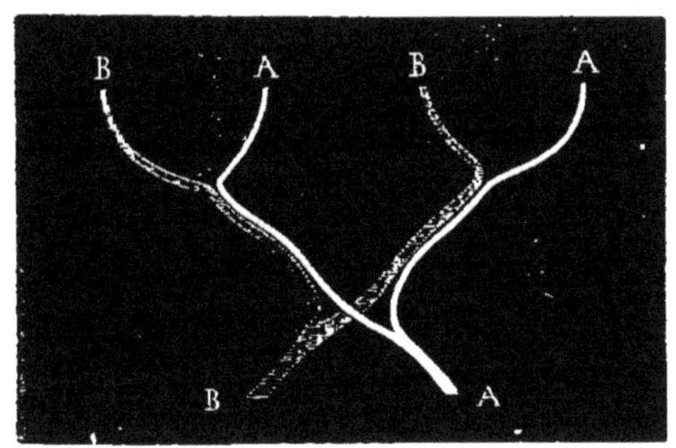

Fig. 352. — Chiasma des nerfs optiques.

Nerf optique. — C'est le nerf de *sensibilité spéciale* qui porte à l'encéphale les impressions lumineuses que reçoit la rétine (V. *Organes des sens*); aussi toute excitation (section, compression, etc.) portée sur le nerf optique produit-elle, non une sensation de douleur, mais uniquement une impression lumineuse.

Les deux nerfs optiques s'entre-croisent au niveau du *chiasma optique;* cet entre-croisement paraît être complet chez les oiseaux; mais chez l'homme et les mammifères voisins, il n'y a que les parties internes des bandelettes optiques qui s'entre-croisent, comme le font déjà pressentir les simples recherches par dissection, et comme l'ont montré les vivisections. En effet, en expérimentant sur des chats, on a constaté que ces animaux à chiasma sectionné sur la ligne médiane ont pu continuer à se conduire sûrement et donner les preuves les plus diverses de l'existence de la vision. Le chiasma serait donc, chez le chat, formé par une décussation incomplète des nerfs optiques; il en serait de même chez l'homme (fig. 352 et 353).

Nerf moteur oculaire commun. — Ce nerf est uniquement moteur; il donne le mouvement aux muscles auxquels il se distribue, c'est-à-dire au releveur de la paupière, au droit supérieur, au droit interne, au droit inférieur, au petit oblique, et, par la racine motrice qu'il fournit au ganglion ophtalmique, il innerve encore les muscles de la pupille (constricteur) et de la choroïde (appareil de l'*adaptation*) (III, fig. 353).

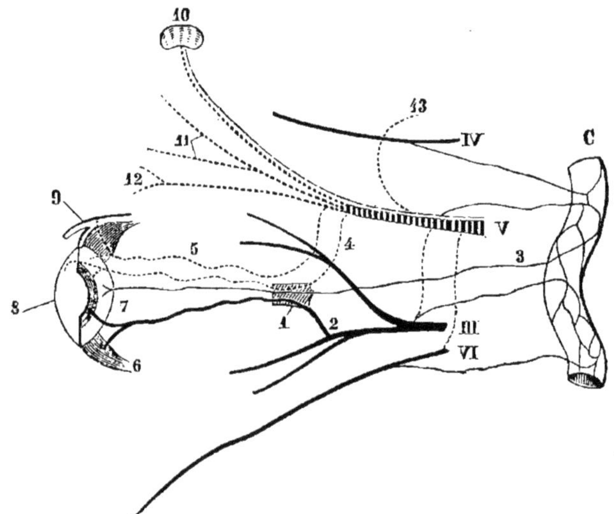

Fig. 353. — Nerfs moteurs du globe oculaire *.

Nerf pathétique. — Ce nerf va innerver le muscle grand oblique; il préside donc aux mouvements de rotation et de regard oblique (IV, fig. 353).

Nerf moteur oculaire externe. — Ce nerf innerve le droit externe et préside aux mouvements de l'œil en dehors; sa destruction amène par suite un strabisme interne (VI, fig. 353).

Nerf trijumeau. — Ce nerf (fig. 354) se divise en trois branches (*tres*, trois; *geminus*, semblable) dans lesquelles des fibres centrifuges et des fibres centripètes se répartissent de la façon suivante :

L'*ophtalmique* préside à la *sensibilité* de toute la peau du front, de la racine et du dos du nez, de la paupière supérieure; à la sensibilité de la conjonctive, de la cornée et de l'iris. Il donne des fibres *sécrétoires* à la glande lacrymale (V, fig. 353).

* III, nerf moteur oculaire commun. — IV, nerf pathétique. — VI, nerf moteur oculaire externe (ces 3 nerfs sont moteurs de l'œil).

V, branche ophthalmique du trijumeau. — C'est un nerf de sensibilité spéciale dont une branche glandulaire se rend à la glande lacrymale (10).

C, carotide et plexus carotidien.

Le *maxillaire supérieur* préside à la *sensibilité* de la paupière inférieure, de la joue, de l'aile du nez, de la lèvre supérieure, de la muqueuse nasale (sensibilité générale), des dents de la mâchoire supérieure, etc. Il donne des *filets sécrétoires* aux glandules de ces diverses régions et particulièrement aux glandes de la muqueuse olfactive. Les rameaux moteurs qu'il semble donner ne sont que des fibres d'emprunt qui lui viennent du facial par un trajet très compliqué.

Le *maxillaire inférieur* préside à la *sensibilité* des dents de la mâchoire inférieure, de la peau du menton, de la lèvre inférieure, de la région auriculo-temporale, de la muqueuse buccale et linguale; il préside de plus à la *sensibilité spéciale* de la moitié antérieure de la langue (sens du goût), et le *nerf lingual* est généralement considéré comme le nerf de cette sensibilité spéciale.

C'est encore du *maxillaire inférieur* que se détachent les fibres motrices pour innerver tous les muscles masticateurs, dont les uns élèvent la mâ-

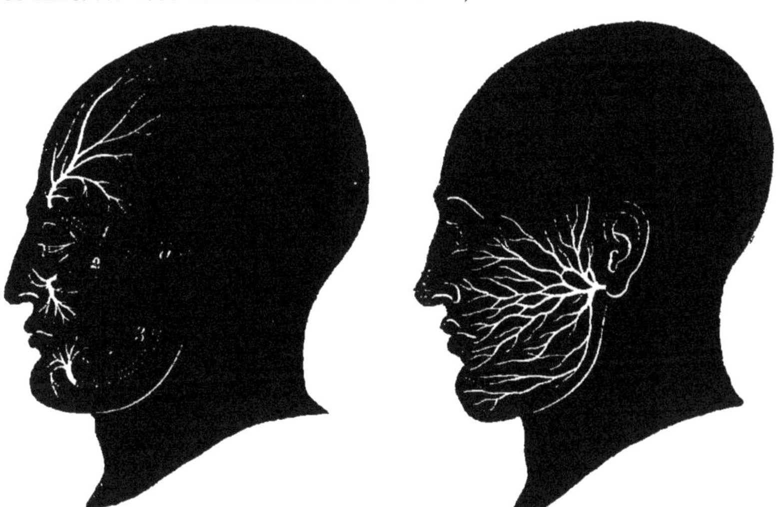

Fig. 354. — Trijumeau *.   Fig. 355. — Nerf facial.

choire (masséter, temporal, ptérygoïdiens), et dont les autres l'abaissent (mylo-hyoïdien et ventre antérieur du digastrique).

On voit, en somme, que le trijumeau préside essentiellement à la sensibilité des trois grandes régions de la face (front, joues, menton), d'où le nom de trijumeau ou *trifacial*.

Nerf facial. — Le nerf facial (fig. 355) est essentiellement centrifuge (moteur et sécrétoire); il reçoit quelques anastomoses sensitives qui lui viennent du pneumo-gastrique et du trijumeau.

Par ses rameaux terminaux il préside aux mouvements de tous les muscles peauciers de la tête, depuis le frontal et l'occipital, y compris le buccinateur, jusqu'au muscle peaucier du cou. Par les filets à trajet si compliqué qu'il émet dans l'intérieur ou immédiatement à la sortie de l'aqueduc de Fallope (1), il préside à la sécrétion des diverses glandes salivaires, à la con-

(1) *Fallope*, anatomiste et chirurgien italien (1526-1562), qui professa à Padoue dans la chaire de Vésale. Il a décrit l'aqueduc qui porte son nom et qui sert de chemin de passage au nerf facial à travers les os du crâne.

* *a*, ganglion de Gasser. — 1, première, — 2, seconde, — 3, troisième branche du trijumeau.

traction des muscles qui agissent dans les premiers temps de la déglutition ainsi qu'à la contraction des muscles de l'oreille moyenne.

D'après ces notions physiologiques, on comprend que les paralysies du facial de cause superficielle ne sont caractérisées que par la déviation des traits de la face, tandis que les paralysies de cause profonde amènent de plus une certaine gêne dans la déglutition (déviation de la luette, etc.) et dans l'audition.

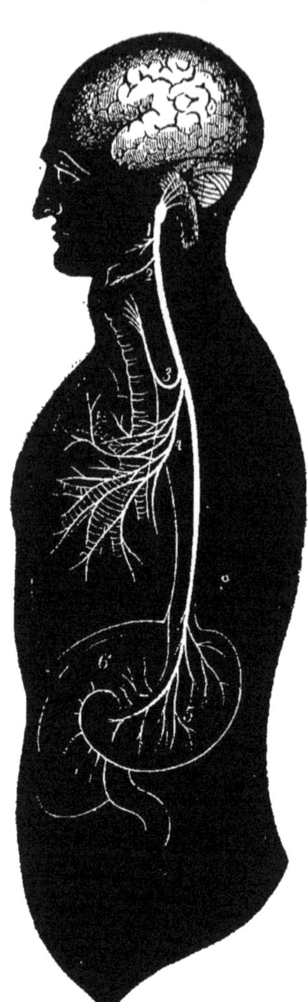

Fig. 356. — Pneumo-gastrique.

Présidant aux mouvements de la face, le *nerf facial* constitue essentiellement le nerf de l'*expression*.

Nerf acoustique. — C'est un nerf de *sensibilité spéciale* qui donne les perceptions de l'ouïe. Son excitation ne peut donner lieu qu'à des sensations sonores; sa section produit une surdité complète et provoque des *mouvements de rotation* ou une *perte d'équilibre* que l'on a voulu expliquer par un *vertige des sens*. Peut-être serait-il plus vrai d'admettre que le nerf acoustique est composé de deux nerfs distincts : l'un, l'*acoustique proprement dit*, en rapport avec le limaçon, le saccule et l'utricule; l'autre, dit *nerf de l'espace*, en rapport avec les canaux semi-circulaires, qui seraient considérés comme le siège des impressions destinées à donner la notion de l'orientation de la tête dans l'espace, la notion de l'équilibre en un mot. (V. *Organes des sens : sens de l'équilibre*, page 327.)

Glosso-pharyngien. — Ce nerf est mixte dès son origine : il préside *aux mouvements* du pharynx (avec le facial, le pneumo-gastrique et le spinal), à la *sensibilité générale* de la région de l'isthme du gosier et de la base de la langue; et enfin à la *sensibilité spéciale* ou *gustative* de la base de la langue.

Pneumogastrique. — Ce nerf (fig. 356) peut être appelé un *nerf mixte trisplanchnique*, c'est-à-dire qu'il donne la sensibilité et le mouvement aux trois grands organes splanchniques (cœur, poumon, estomac) et à leurs dépendances; mais il faut remarquer que la sensibilité qu'il donne à ces organes est une sensibilité en général *obtuse*, nullement *localisée*, et ne fournit que des sensations vagues de l'ordre de celles que l'on appelle *sentiments*, ou bien donne lieu à des réflexes le plus souvent inconscients. De même les mouvements auxquels il préside sont presque tous réflexes et très peu volontaires.

A l'*appareil de la respiration*, le pneumo-gastrique donne : *la sensibilité* à la glotte, à la trachée, au poumon (centripète du besoin de respirer); *le mouvement* à la glotte (mouvements respiratoires et non phonateurs), aux fibres musculaires lisses de la trachée et des bronches.

A *l'appareil central de la circulation*, il donne des nerfs sensitifs et *modérateurs cardiaques*. (V. p. 149.) Mais l'arrêt du cœur, qui est déterminé par l'irritation du pneumo-gastrique, ne dépend pas de ce nerf même, mais du rameau interne du *spinal* qui s'anastomose avec lui.

A l'*appareil digestif* il donne : la *sensibilité* au pharynx, à l'œsophage, à l'estomac, et le *mouvement* à ces mêmes parties; et peut-être aussi à l'intestin grêle. Il serait d'ailleurs modérateur pour les muscles du tube digestif comme il l'est pour le cœur.

Nerf spinal. — Le nerf spinal est uniquement moteur; il se divise en deux branches; son rameau interne est destiné au cœur (modérateur) et au larynx. Son rameau externe innerve le sterno-cléido-mastoïdien et le trapèze. L'innervation donnée à ces muscles par le spinal paraît n'être appelée à entrer en jeu que dans la phonation, le chant; l'émission du son vocal nécessite, en effet, une certaine durée de l'expiration, pendant laquelle le son doit se soutenir; c'est à cet effet que, pendant l'expiration sonore, les muscles trapèze et sterno-cléido-mastoïdien se contractent, pour ménager ainsi le soufflet à air de l'appareil laryngien. Lorsqu'on arrache le spinal sur un animal, on voit que celui-ci ne peut plus émettre que des sons brefs, que son expiration se fait brusquement et d'un seul coup, qu'il est essoufflé après le moindre effort.

Grand hypoglosse. — C'est un nerf exclusivement moteur pour la langue et pour les muscles sus et sous-hyoïdiens. Quand le grand hypoglosse a été coupé chez un chien, l'animal ne peut plus mouvoir sa langue, qui pend entre les dents : il la mord dans les mouvements des mâchoires, mais il est impuissant à retirer sa langue derrière les arcades dentaires.

Nerfs rachidiens. — Trente et une paires nerveuses qui se détachent de la moelle forment les nerfs mixtes et contenant un mélange inextricable de *nerfs centripètes et centrifuges ;* mais ces deux éléments, si opposés, sont un instant parfaitement séparés, au niveau de ce qu'on appelle les *racines rachidiennes.*

Les *racines antérieures* (fig. 357, A,A,A) contiennent les fibres *centrifuges*, c'est-à-dire les nerfs sécrétoires et moteurs, tant pour les muscles striés que pour les muscles lisses (entre autres les vaso-moteurs).

Les *racines postérieures* (fig. 357, P,P,P) contiennent les *fibres centripètes* ou *sensitives.*

Cette détermination exacte du rôle des racines rachidiennes est généralement attribuée à Charles Bell (1), mais il est reconnu aujourd'hui que toute la gloire en revient à Magendie. Cette découverte a été le point de départ de toutes nos conquêtes modernes sur la physiologie du système nerveux.

Ces expériences, qui datent de 1822, sont les suivantes : Ayant coupé une racine rachidienne antérieure et porté une excitation sur le bout central, Magendie constata que cette excitation ne provoquait aucune réaction; au contraire, en excitant le bout périphérique, il vit se produire des contractions dans le membre à l'innervation duquel cette racine prenait part.

(1) *Bell* (Charles), physiologiste anglais du commencement de ce siècle (1774-1841). C'est Vulpian qui a démontré les droits de Magendie à l'honneur de cette importante découverte.

Donc les racines antérieures ne manifestent leurs propriétés conductrices que du centre vers la périphérie, elles sont centrifuges ou motrices. En opérant d'une manière analogue sur une racine postérieure, c'est-à-dire en coupant tout d'abord cette racine et en portant l'excitation sur son bout périphérique, Magendie ne vit se produire aucune réaction, tandis qu'en agissant sur le bout central il provoquait une réaction générale de l'animal, qui s'agitait, criait, cherchait à se soustraire à la douleur, qui sentait, en un mot. Donc les racines postérieures ne manifestent leur conductibilité que de la périphérie vers les centres; elles sont à fonctions centripètes ou sensitives.

Cependant les racines antérieures possèdent aussi quelques fibres sensitives, mais ces fibres leur sont données par les racines postérieures : ce sont des *fibres récurrentes*, et elles donnent lieu à ce qu'on a appelé la *sensibilité récurrente* (fig. 358). En effet, ces fibres sensitives suivent, pour aller à la moelle, les racines antérieures du centre à la périphérie, puis, soit au niveau de l'anastomose des deux racines, soit plutôt au niveau des plexus (cervical, thoracique, lombaire, etc.), soit plus loin, vers la périphérie, elles se réfléchissent pour gagner les racines postérieures et rentrer avec elles dans le centre médullaire. La sensibilité récurrente des racines ne fait donc pas exception à la règle générale : tout dans ces racines est centrifuge ; tout dans les racines postérieures est centripète. Aussi, quand on coupe une racine antérieure, c'est son bout périphérique seul qui se trouve encore sensible ; cette expérience est la démonstration la plus complète de la sensibilité récurrente, si l'on ajoute que la section d'une racine postérieure fait immédiatement disparaître la sensibilité récurrente de la racine antérieure correspondante.

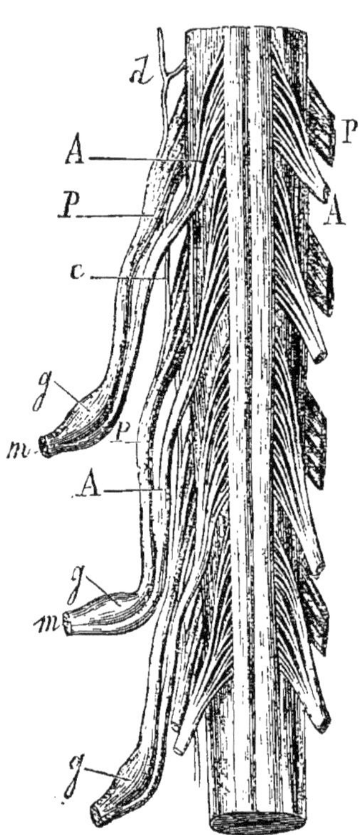

Fig. 357. — Origine des racines rachidiennes *.

Ganglion rachidien. — Chaque racine postérieure présente sur son trajet un petit ganglion, un peu avant le point où elle se réunit à la racine

* A, A, A, racines antérieures. — P, P, racines postérieures. — *g*, ganglion spinal. — *m*, *m*, nerfs mixtes.

antérieure : ce ganglion (*ganglion rachidien*) offre une agglomération de cellules qui, chez les mammifères, sont unipolaires, c'est-à-dire n'émettent qu'un prolongement; mais bientôt ce prolongement se bifurque, et l'une des branches de bifurcation se continue avec une fibre efférente, l'autre branche avec une fibre afférente du ganglion. Grâce à cette bifurcation (en forme de T) ces cellules unipolaires représentent de véritables cellules bi-

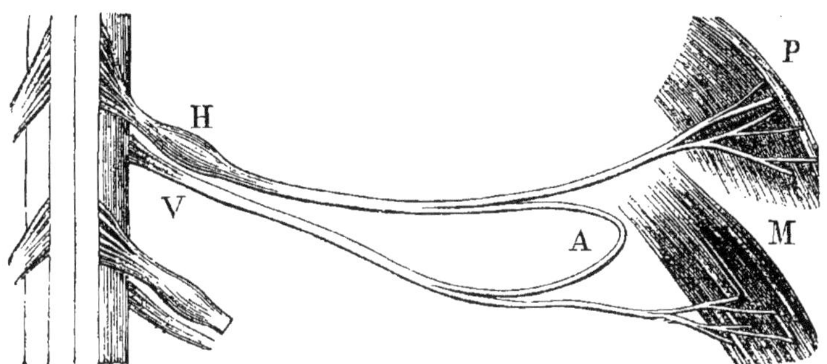

Fig. 358. — Fibres récurrentes (figure schématique) *.

polaires interposées sur le trajet des fibres nerveuses des racines postérieures. Les fonctions de ce ganglion sont ignorées; on ne connaît que son rôle trophique (τροφή, nourriture, aliment). Lorsqu'on coupe une racine antérieure, c'est le bout périphérique qui se désorganise, tandis que le bout central reste intact, parce qu'il est encore en connexion avec son centre trophique, la moelle; au contraire, quand on coupe une racine postérieure

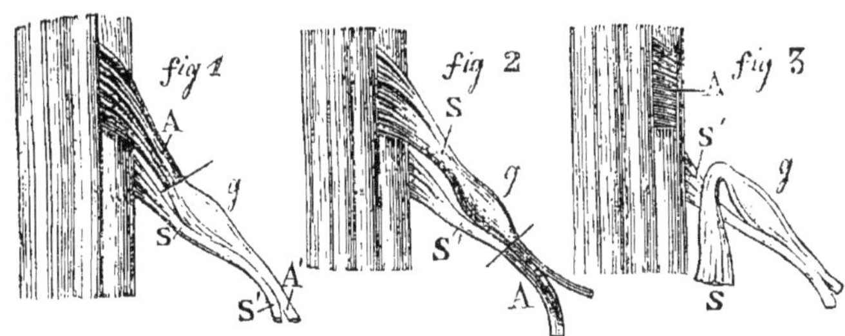

Fig. 359. — Expériences pour montrer le rôle des ganglions rachidiens **.

entre la moelle et le ganglion, c'est le bout resté en connexion avec le ganglion qui demeure intact, pendant que le bout adhérent à la moelle se désorganise (fig. 359; 1 et 3); les ganglions des racines postérieures jouent donc le rôle de *centres trophiques* vis-à-vis des nerfs sensitifs. En effet, il va

* H, racine postérieure. — V, racine antérieure. — A, fibres récurrentes.
On a représenté séparées et non réunies en un nerf mixte les fibres centripètes qui viennent de la peau, P, et les fibres centrifuges qui vont à un muscle, M.

** Fig. 1. La section a porté sur la racine postérieure avant le ganglion. La portion A, comprise entre la section et la moelle, est seule altérée : la portion A', attenant au ganglion *g*, n'a pas subi d'altération, de même que la racine antérieure S.
Fig. 2. La section a porté sur le nerf mixte immédiatement après la réunion des deux racines. La portion A du nerf mixte est altérée, tandis que les deux racines (dont la postérieure S et son ganglion *g*) n'ont subi aucune altération.
Fig. 3. — La racine postérieure a été arrachée de la moelle en A, son bout périphérique S (rabattu) n'offre pas d'altération.

sans dire que si l'on coupe le nerf mixte au delà du ganglion, la partie périphérique s'altère, aussi bien les éléments sensitifs que les éléments moteurs (fig. 359; 2).

V. Fonctions de l'axe cérébro-spinal.

A. — Moelle épinière.

Cordons de la moelle. — Les *nerfs centripètes* ou *sensitifs* arrivent à la moelle par les *racines rachidiennes postérieures;* après avoir pris une plus ou moins grande part à la constitution des cordons blancs postérieurs, ils se mettent en rapport avec la substance grise. Les *nerfs centrifuges* ou *moteurs* émanent des cornes antérieures de la substance grise, traversent les *cordons antéro-latéraux,* et ensuite, comme nous l'avons vu, sortent de la moelle par les *racines antérieures* des nerfs rachidiens (fig. 326).

La substance blanche de la moelle est formée par les racines nerveuses qui la traversent plus ou moins obliquement, et par des fibres verticales (*cordons* proprement dits).

Des vivisections, mais surtout l'étude des dégénérescences de la moelle consécutives à des sections expérimentales ou à des altérations pathologiques, ont prouvé : 1° que les racines postérieures vont se perdre presque immédiatement dans les cornes postérieures de la substance grise, les unes par un trajet plus ou moins horizontal, les autres par un trajet plus ou moins oblique en haut ou même en bas ; des éléments de la corne postérieure partent alors des fibres qui montent dans les cordons postérieurs jusqu'au plancher du quatrième ventricule, et peut-être quelques-unes jusqu'à l'encéphale. Le reste des cordons postérieurs est formé par des fibres commissurales qui unissent une région des cornes postérieures à une autre région de ces cornes situées au-dessous ; 2° que les racines antérieures partent des cornes antérieures et traversent presque horizontalement le faisceau blanc antéro-latéral ; ce faisceau est constitué par des fibres qui viennent du corps strié dans les cornes antérieures, et par des commissures verticales d'une partie de ces cornes à une autre partie située au-dessus ou au-dessous.

1° Voies de conduction dans la moelle. — Pour établir les fonctions conductrices de la moelle, on expérimente successivement sur les divers faisceaux qui la composent, en les excitant, en les sectionnant, en observant les troubles produits par leurs diverses lésions expérimentales ou morbides, et enfin en étudiant les dégénérescences ascendantes ou descendantes qui sont la conséquence de ces lésions.

Faisceaux postérieurs. — Tous les physiologistes, depuis Magendie, ont reconnu que les faisceaux blancs postérieurs sont directement excitables par les irritants même les plus légers, et donnent alors lieu, de la part de l'animal, à des réactions générales marquant qu'il éprouve de la douleur, en même temps que se produisent des mouvements réflexes énergiques. Mais il ne faut pas se hâter d'en conclure que les cordons postérieurs représentent uniquement des voies conductrices de la sensibilité, et surtout qu'ils sont les conducteurs de tous les modes de sensibilité. En effet, les expériences qui consistent à couper transversalement toute la moelle à l'exception des faisceaux postérieurs, ou bien à couper les faisceaux postérieurs en respectant le reste de la moelle, prouvent que ces faisceaux ne sont pas les conducteurs de toutes les impressions périphériques vers l'encéphale, car dans la première expérience on constate l'abolition complète de la sensibilité à la douleur, tandis que dans la seconde cette sensibilité est conservée. On a constaté que les animaux chez lesquels on a coupé transversalement toute la moelle, à l'exception des cordons postérieurs, ont perdu toute sensibilité à la douleur; mais ils ont conservé la *sensibilité de contact;* si on cautérise un point de leur membre postérieur ils ne crient pas, ils tournent la tête et regardent vers la région cautérisée, ayant seulement conscience d'un contact en ce point.

Cordons antérieurs et latéraux. — Les cordons antérieurs et latéraux sont excitables. L'expérience suivante de Vulpian est on ne peut plus explicite à ce sujet : « Sur un lapin ou un chien, on met à nu, après éthérisation, la partie postérieure de la région dorsale de la moelle et la partie antérieure de la région lombaire, puis on coupe la moelle en travers le plus en avant possible. On laisse reposer l'animal pendant une heure environ, après avoir recousu la plaie. On ouvre de nouveau cette plaie, on coupe toutes les racines antérieures et postérieures dans toute la longueur de la portion de la moelle mise à nu en arrière de la section transversale, puis on enlève, soit par arrachement, soit par incision, les faisceaux postérieurs et même une partie des faisceaux latéraux dans toute cette longueur. Si l'on pique alors avec une grosse épingle les faisceaux antérieurs à une faible distance de l'endroit où la moelle avait été préalablement coupée en travers, on détermine des contractions plus ou moins fortes, un soubresaut plus ou moins violent dans le train postérieur de l'animal, surtout dans le membre correspondant au faisceau piqué. Les effets sont encore plus accusés si, au lieu de piquer les faisceaux subsistants, on les comprime entre les mors d'une pince à dissection. »

Des résultats fournis par l'excitation nous pouvons donc déjà conclure que les cordons antérieurs et latéraux réprésentent, du moins pour leur plus grande partie, des conducteurs centrifuges, c'est-à-dire moteurs.

L'étude des résultats fournis par les sections simples vient encore compléter cette première notion. Quand on coupe transversalement la moelle épinière de manière à ne laisser d'intacts que les cordons antérieurs avec une partie des cordons latéraux, lorsque même on ne laisse, comme moyen d'union entre la partie de la moelle située en arrière et celle située en avant de la section transversale, que les faisceaux antérieurs, on voit que les parties (membres postérieurs) situées en arrière du lieu de section ont conservé leurs mouvements volontaires. D'autre part, quand on coupe uniquement les faisceaux antéro-latéraux, la mobilité volontaire est abolie dans les parties situées en arrière de la section. Donc les cordons antéro-latéraux servent, au moins en grande partie, à conduire les ordres de la volonté; *ils font communiquer les centres encéphaliques avec la substance grise de la moelle (cornes antérieures).*

Substance grise de la moelle. — Tous les physiologistes sont d'accord pour reconnaître que la substance grise de la moelle n'est pas excitable expérimentalement. C'est là, du reste, un fait qui s'observe dans tous les autres amas de substance grise de l'axe nerveux cérébro-spinal, et qui ne perdra son caractère général que lorsqu'il aura été bien prouvé que la substance grise corticale des hémisphères est directement excitable par les moyens expérimentaux. Les recherches faites par l'application d'excitations diverses sont donc absolument impuissantes à nous instruire sur les fonctions conductrices de l'axe gris médullaire. Mais déjà, par exclusion, n'ayant pas trouvé, dans les cordons postérieurs, des voies suffisantes de conduction centripète, nous devons être amenés à penser que c'est par l'axe gris que s'effectue en partie cette conduction. Les expériences de section de la moelle confirment cette manière de voir et jettent un jour tout nouveau sur le mode selon lequel se fait la conduction de la sensibilité dans la moelle.

L'expérience montre, en effet, tout d'abord que la section des faisceaux postérieurs, des faisceaux latéraux et des faisceaux antérieurs laisse persister en partie la sensibilité. La vivisection la plus concluante serait celle qui consisterait à couper transversalement la substance grise, en laissant intactes les parties blanches qui l'enveloppent; mais si l'on a présente aux yeux la forme qu'affecte l'axe gris médullaire (fig. 326, p. 383), on comprendra facilement qu'une semblable opération peut être regardée comme impossible, et qu'il n'y a que peu de confiance à accorder aux expériences dans lesquelles on suppose l'avoir à peu près corectement réalisée. Mais on peut du moins, ainsi que l'indique Vulpian, « faire une excision profonde des parties postérieures de la moelle dans une largeur de 1, 2, 3 centimètres, et lorsque la sensibilité est conservée dans les membres postérieurs, on reconnaît, après la mort, qu'on a laissé en rapport avec les faisceaux antérieurs une partie plus ou moins étendue de la substance grise. » Ces expériences, variées de mille manières, ne laissent aujourd'hui aucun doute sur ce fait, que *la conduction des impressions sensitives se fait, dans la moelle, principalement par la substance grise.*

Mais, chose remarquable, les sections portées expérimentalement sur la substance grise prouvent que cette substance grise ne conduit point les impressions sensitives par des voies anatomiquement préétablies, mais pour ainsi dire d'une manière *indifférente*. Ces faits ont été mis dans toute leur évidence par Vulpian. Ce physiologiste a montré, en effet, que la moelle épinière peut transmettre à l'encéphale les impressions reçues à la périphérie, même lorsqu'elle a subi des mutilations expérimentales considérables. S'il s'agit seulement de sections transversales, ces sections peuvent diviser la moelle épinière dans une grande partie de son épaisseur, et dans un sens quelconque, sans interrompre la transmission des impressions sensitives, à la condition qu'une petite partie de la substance grise (une sorte de pont) ait été respectée par l'incision. Quel que soit le sens de l'incision transversale incomplète de la moelle, l'animal conserve incontestablement la possibilité de reconnaître le point du corps irrité, c'est-à-dire qu'il conserve encore des notions plus ou moins exactes sur la position respective des diverses régions de son corps qui sont en relation, par leurs nerfs, avec la partie de la moelle épinière située en arrière du siège de la lésion.

2° **La moelle centre nerveux**. — Jusqu'à présent nous n'avons considéré la moelle que comme conducteur, mais elle joue aussi un rôle de *centre* (colonnes grises) très important. Les *cellules* de sa substance grise établissent d'une façon plus ou moins directe la connexion fonctionnelle entre les *fibres centripètes* qui y arrivent et les *fibres centrifuges* qui en partent : ce sont elles qui président à ce qu'on appelle *actes* ou *phénomènes nerveux réflexes.*

Ainsi la substance grise de la moelle suffit pour *transformer la sensibilité en mouvement*, et le plus souvent elle le fait toute seule, sans qu'il y ait intervention de la fonction cérébrale. Si l'on coupe la moelle au-dessous du cerveau, il n'en résulte pas pour cela que les parties périphériques cessent d'être en communication avec un centre nerveux réflexe : on peut donc dans ce cas provoquer le mouvement des extrémités, par exemple, en grattant la plante des pieds. Ce même fait s'observe encore dans les paralysies d'origine cérébrale, où le choc, le froid, la titillation et autres excitants des nerfs centripètes peuvent produire des mouvements et des sécrétions.

Mais pour étudier nettement les phénomènes réflexes au point de vue expérimental, il faut se placer dans des conditions qui suppriment, de la part de l'animal en expérience, tous les mouvements spontanés ou voulus, et ne laissent de manifestes que ceux qui sont le résultat direct des excitations que l'on porte sur ces surfaces sensibles. A cet effet, il faut supprimer les fonctions de l'encéphale en interrompant toute communication entre lui et la moelle épinière, siège des réflexes les plus élémentaires, les plus simples et les plus faciles à analyser. On décapite donc l'animal, s'il s'agit d'un animal à sang froid, d'une grenouille; s'il s'agit d'un animal à sang chaud, on coupe l'axe nerveux entre l'occipital et la première vertèbre cervicale, et, comme cette mutilation abolit les mouvements respiratoires, on pratique la respiration artificielle pour maintenir l'hématose, la circulation, les conditions de la vie, en un mot.

Mouvements réflexes. — La moelle peut donc produire certains mouvements très compliqués sans le secours du cerveau; tels sont les *mouvements de défense*, que l'on observe chez les animaux décapités que l'on soumet à des irritations (grenouilles, tritons). Les actes musculaires réflexes, sur l'animal dont la moelle épinière est entièrement séparée de l'encéphale, sont aussi énergiques, et souvent aussi bien coordonnés (les chevaux donnent des coups de pied) que les mouvements volontaires. Ces mouvements réflexes sont caractérisés surtout par leur *instantanéité*, et par la facilité avec laquelle ils se produisent. Un animal, à l'état physiologique, pourra supporter une excitation intense sans faire le moindre mouvement; après la section de la moelle, le plus léger attouchement sur la partie du corps innervée par le segment postérieur de la moelle suffira pour provoquer des secousses énergiques dans les membres correspondants. Le plus souvent aussi les mouvements de progression (marche, saut, natation) se font sans qu'il y ait intervention de l'intelligence; la volonté peut être parfaitement absente dans la marche, et nous marchons d'ordinaire pour ainsi dire sans le savoir. Ce phénomène est le fait exclusif de la moelle épinière. Le cerveau n'intervient qu'à certains moments, quand, par exemple, il s'agit de régler la marche, de la modérer ou de la hâter. Ce qu'il y a de plus remarquable dans ce fait, comme dans plusieurs autres semblables (par exemple, pour l'homme qui écrit, pour le pianiste qui exécute un morceau en pensant à autre chose), c'est que des mouvements dont la coordination n'a pu être acquise que par de longs efforts d'attention et de volonté arrivent, par l'habitude et l'exercice, à prendre le caractère de mouvements purement réflexes.

Du moment qu'il est reconnu que tous les actes organiques sont de nature à être considérés comme le résultat d'une impression périphérique, tous ces actes ont une essence réflexe : aussi tous les organes nous présenteront-ils à étudier dans leur fonctionnement une série de réflexes où nous verrons la moelle agir non comme un auxiliaire du cerveau, mais comme un centre qui, dans certains cas, peut se suffire parfaitement à lui-même. Quelques exemples de réflexes nous feront mieux comprendre le mode de fonctionnement des centres nerveux (en particulier de la moelle et de sa portion bulbaire).

L'*éternuement* est un phénomène provoqué, soit par une excitation portant sur la muqueuse nasale, soit par l'arrivée brusque des rayons lumineux sur les membranes de l'œil; cette irritation périphérique se transmet par le nerf trijumeau vers le ganglion de Gasser, d'où elle passe jusqu'aux amas cellulaires de la moelle allongée et de la protubérance; de là, par une série de réflexes nombreux et compliqués, elle se transforme, par l'intermédiaire de la moelle, en une excitation centrifuge qui s'irradie par les nerfs rachidiens jusque dans les muscles expirateurs.

Le *mouvement respiratoire* dépend de la moelle; c'est elle qui préside à son rythme régulier. Pour que ce phénomène réflexe puisse se produire, il faut que les surfaces sensibles de la trachée et des vésicules pulmonaires soient impressionnées par l'air extérieur introduit, ou par l'air vicié et chargé d'acide carbonique à la suite des échanges pulmonaires.

C'est aussi à la classe des phénomènes nerveux réflexes qu'appartiennent les *sécrétions*. On peut admettre, comme règle générale, que toutes les fois qu'il y a sécrétion, il y a eu préalablement une impression qui s'est transmise aux centres nerveux et de là à la glande. La sécrétion salivaire se fait grâce aux nerfs centripètes du goût, qui amènent les impressions gustatives vers la moelle allongée, d'où elles se réfléchissent par la voie centrifuge (facial) jusque sur les glandes elles-mêmes et sur leurs vaisseaux. Ces nerfs centrifuges paraissent agir directement sur les cellules de l'organe sécréteur, indépendamment de l'élément vasculaire, car si l'on supprime la circulation d'une glande, tout en excitant ses fonctions, elle emprunte alors aux tissus environnants les matériaux qui ne lui sont plus fournis par le sang, et elle continue à sécréter.

L'*acte réflexe* est toujours le fait fondamental dans le fonctionnement de tout centre nerveux : on comprend donc que l'on se soit attaché à étudier les réflexes, à les classer, à déterminer les influences qui peuvent en exagérer ou en diminuer la production, et cela principalement sur la partie spinale de l'axe cérébro-rachidien, où l'arc réflexe est plus facile à isoler expérimentalement de tous les phénomènes qui viennent le compliquer. Nous ne pouvons que passer rapidement en revue les résultats obtenus par cette étude, commencée seulement à la fin du siècle dernier.

Classification des réflexes. — On divise généralement les réflexes d'après les voies que suivent et l'*action centripète* et l'*action centrifuge;* à chacune de ces actions se présentent deux voies : ou les nerfs du système cérébro-rachidien, que nous avons seuls étudiés jusqu'ici, ou les branches du grand sympathique, par l'étude duquel nous terminerons ce chapitre.

Les réflexes les plus nombreux suivent comme voie centripète et comme voie centrifuge les filets nerveux rachidiens; tels sont la plupart de ceux que nous avons cités jusqu'ici : déglutition, éternuement, toux, clignement des paupières, marche, etc.

Une seconde classe, presque aussi nombreuse, se compose de réflexes dont la voie centripète est un nerf sensitif du système céphalo-rachidien, et la voie centrifuge un nerf moteur du grand sympathique, le plus souvent un vaso-moteur; tels sont les réflexes qui donnent lieu à des sécrétions (salive, etc.), aux phénomènes de rougeur ou de pâleur de la peau, à certains mouvements de l'iris, à certaines modifications dans les battements du cœur, et, en pathologie, à un grand nombre de phénomènes, comme ophtalmies et coryzas, qui tiennent à une hyperémie réflexe.

Une troisième classe renferme les réflexes dont l'action centripète a pour siège les nerfs du sympathique (sensibilité obtuse, dite *organique*, des viscères) et pour voie centrifuge les nerfs moteurs céphalo-rachidiens (*de la vie de relation*); la plupart de ces phénomènes sont du ressort de la pathologie : telles sont les convulsions que peut amener l'irritation viscérale produite par la présence de vers intestinaux, etc.; comme phénomène normal de ce genre on pourrait citer le réflexe respiratoire, car l'impression que la surface pulmonaire envoie au bulbe est transmise par le pneumogastrique, qui, sous bien des rapports, se rapproche des nerfs du grand sympathique, ou tout au moins constitue une transition physiologique entre les rameaux du grand sympathique et ceux du système céphalo-rachidien.

Enfin, on peut comprendre dans une quatrième et dernière classe les réflexes dont les voies de conduction, centripète comme centrifuge, se trouvent dans les filets du grand sympathique : nous aurons à examiner plus tard si pour ceux-ci l'action centrale se passe dans les masses de substance grise du système céphalo-rachidien, ou dans celles des ganglions de la chaîne sympathique : tels sont les réflexes obscurs et encore difficiles à bien analyser qui président à la sécrétion des divers liquides intestinaux; la dilatation des pupilles par la présence de vers intestinaux dans le canal digestif; en général tous les actes d'innervation des organes de la nutrition.

Lois des réflexes. — Lorsqu'une irritation sensitive amène un phénomène réflexe, la production de celui-ci (en général *mouvement*) est soumise dans son intensité et dans sa distribution anatomique à certaines règles bien précises. Ainsi une irritation faible, portée sur la peau d'un membre inférieur (par exemple, du côté droit), détermine un mouvement réflexe dans les muscles de ce même membre, c'est-à-dire dans les muscles dont les nerfs moteurs sortent de la moelle du même côté et au même niveau que les fibres sensitives excitées (*loi de l'unilatéralité*); si l'excitation devient plus intense, la réaction motrice se manifeste aussi du côté opposé, dans le membre correspondant, c'est-à-dire par les nerfs moteurs symétriques (*loi de la symétrie*); et ce membre correspondant (gauche, dans l'exemple choisi) présente toujours des mouvements moins intenses que celui (droit) qui a reçu l'excitation (*loi de l'intensité*). Enfin si l'excitation augmente encore, la réaction motrice s'étendra à des fibres centrifuges d'un niveau différent, mais toujours en s'avançant vers la partie supérieure (ou antérieure de la moelle), c'est-à-dire que l'irradiation s'étend de bas en haut, de la moelle épinière vers la moelle encéphalique (bulbe, protubérance, etc.) (*loi de l'irradiation*). En dernier lieu, si l'excitation, et, par suite, la réaction motrice sont assez énergiques pour se propager de bas en haut jusqu'au bulbe et à la protubérance, la réaction devient générale, se propage en tous sens, même de haut en bas, de sorte que tous les muscles du corps y prennent part, le bulbe formant comme un foyer général d'où s'irradient tous les mouvements réflexes (*loi de la généralisation*).

Les mouvements réflexes, obéissant aux cinq lois que nous venons de citer, présentent encore ceci de remarquable, qu'ils se produisent avec une régularité, une coordination, qui semblent indiquer que ces réactions réflexes sont adaptées à un but. Ainsi une grenouille à laquelle on a enlevé le cerveau (pour éliminer toute influence étrangère à la moelle) réagit, quand on pince une de ses pattes, comme pour se défendre : si on cautérise la peau d'un de ses membres avec une goutte d'acide elle l'essuie immédiatement avec cette patte, si, par exemple, l'acide a été déposé sur la racine de la cuisse ou sur le bassin : bien plus, si on ampute le membre qui se fléchit ainsi vers la cuisse, on voit l'animal, réduit à son centre médullaire, après de vains efforts du moignon pour atteindre la partie lésée (loi de l'unilatéralité), si l'irritation persiste et surtout si elle augmente, se servir du membre du côté opposé (loi de symétrie) pour aller frotter et essuyer la place irritée. L'irritation continuant, il peut se produire des mouvements dans tous les membres de l'animal, un saut un avant, la fuite, en un mot. Des mouvements de ce genre, quoique moins complets, se manifestent chez l'homme pendant le sommeil, quand les organes cérébraux sont complètement inactifs, et que l'action de chatouiller la plante du pied, quoique non perçue, n'en amène pas moins le retrait brusque du membre correspondant, ou des deux membres, etc. On voit que le plus grand nombre des réflexes coordonnés ont le caractère de mouvements de défense.

Centres réflexes spéciaux de la moelle. — Lorsque, sous l'influence d'excitations faibles ou spécialement localisées, les mouvements réflexes ne s'irradient pas de manière à produire des contractions générales, lorsqu'ils restent circonscrits dans un domaine particulier de la sphère motrice, ce domaine est toujours dans un rapport constant avec la partie de la sphère sensitive sur laquelle a été portée l'excitation, c'est-à-dire que, selon que telle partie de la peau aura été excitée, ce sera toujours tel ou tel muscle, tel ou tel groupe de muscles, qui entrera en action. En d'autres termes, il y a un groupement, un rapport anatomique préétabli entre certains amas de cellules nerveuses de l'axe gris, d'une part, et certaines fibres centripètes et centrifuges, d'autre part; et tant que le phénomène réflexe reste circonscrit, il est toujours, par l'excitation de mêmes fibres sensitives, localisé dans les mêmes fibres motrices. Aussi l'expérimentation permet-elle de distinguer dans la moelle des centres circonscrits, c'est-à-dire des *localisations fonctionnelles médullaires* formant comme le premier échelon de la série des localisations plus élevées qu'on a établies dans les organes de la base de l'encéphale et que la physiologie expérimentale et la physiologie pathologique poursuivent aujourd'hui jusque dans la couche grise corticale des circonvolutions. Les principaux centres fonctionnels dont l'existence dans la moelle est aujourd'hui bien établie sont :

Centre cardiaque. — Ce centre correspond à la partie inférieure de la région cervicale et à la partie moyenne de la région dorsale; son excitation accélère les battements du cœur; la transmission de cette excitation se fait par les nerfs cardiaques sympathiques qui émergent de la moelle avec les racines du ganglion cervical inférieur; c'est le nerf accélérateur du cœur.

Centre cilio-spinal. — Les filets donnés à l'iris par le sympathique cervical naissent de la région cervicale inférieure de la moelle. A ce niveau existe un centre dit *cilio-spinal*, qui s'étend de la sixième vertèbre cervicale à la deuxième dorsale, et préside à la dilatation de l'iris; l'excitation des racines sensitives qui aboutissent à cette région de la moelle produit la dilatation de l'iris.

Enfin, la moelle, par l'ensemble de divers centres, préside à la coordination des mouvements de locomotion; nous avons déjà insisté sur cette coordination médullaire de réflexes généraux adaptés à un but. Nous ajouterons seulement ici qu'après l'ablation du cerveau sur une grenouille, non seulement l'équilibre et les mouvements d'ensemble sont possibles, mais qu'ils s'exécutent avec une sorte de fatalité, comme si le libre fonctionnement du cerveau protégeait l'indépendance des groupes musculaires. Quand l'un des membres se meut, les autres se meuvent aussitôt. Quand l'un d'eux est mis au repos, les autres cessent également de se mouvoir. Mais nous verrons bientôt que d'autres organes, notamment le cervelet, jouent, surtout chez les animaux supérieurs, un rôle important dans la coordination des mouvements.

En résumé, l'étude de la moelle, considérée comme centre, nous montre que, de même que chez les articulés (Voir 3e partie, ch. VI), chaque centre d'action du système nerveux est distinct, et que leur ensemble forme deux cordons parallèles présentant des renflements successifs, de même le système nerveux cérébrospinal est composé d'un certain nombre de centres nerveux échelonnés ayant chacun une certaine spécialité, recevant chacun ses impressions d'un département déterminé du corps, et provoquant par ses réactions le mouvement dans un département correspondant. Chacun de ces centres est intimement relié aux centres voisins, supérieurs et inférieurs;

mais il n'en est pas moins vrai que l'être humain est, à ce point de vue, une collection d'individus élémentaires. Si la zoologie et l'embryologie montrent qu'au point de vue de leur organisation les animaux supérieurs sont de véritables *colonies* d'organismes élémentaires, la physiologie des centres nerveux montre semblablement que l'être sentant et agissant est, en définitive, une collection de *moi* distincts; l'unité apparente est tout entière dans l'harmonie d'un ensemble hiérarchique dont les éléments, rapprochés par une coordination et une subordination étroites, portent néanmoins, chacun en soi, tous les attributs essentiels, tous les caractères primitifs, de l'animal individuel.

B. Bulbe, protubérance, pédoncules cérébraux.

Fonctions des faisceaux blancs. — L'anatomie suffit, jusqu'à un certain point, pour établir les fonctions des faisceaux blancs du bulbe, puisqu'elle nous montre ces faisceaux, après entre-croisement, se continuant avec ceux de la moelle dont les fonctions sont à peu près établies. Du reste, l'expérience directe confirme les inductions anatomiques. Lorsqu'on excite les pyramides, il se produit à la fois des mouvements et de la douleur. Quant à la route directe ou croisée que suivent les divers conducteurs, nous savons qu'au-dessus du tiers inférieur du bulbe tous les cordons blancs se sont entre-croisés, les uns successivement dans la moelle, les autres au niveau et un peu au-dessus du collet du bulbe. Aussi toutes les lésions encéphaliques unilatérales frappent-elles le mouvement et la sensibilité dans le côté opposé du corps.

Outre les faisceaux blancs qui dans le bulbe font suite aux cordons de la moelle on trouve dans ces régions de nouvelles colonnes blanches, représentées essentiellement par les trois ordres de pédoncules cérébelleux ; or, nous verrons bientôt que les fonctions du cervelet sont certainement en rapport avec la motricité ; c'est pourquoi les pédoncules cérébelleux paraissent présider à certaines coordinations des mouvements, c'est-à-dire que leur lésion ou leur excitation unilatérale produit une perte d'équilibre et des mouvements dans un sens plus ou moins nettement déterminé (mouvements de roulement, de rotation en rayon, de manège, etc.).

Ces mouvements de rotation se produisent dans les cas de lésions expérimentales ou pathologiques des pédoncules cérébelleux; ils sont variables selon que tel ou tel pédoncule a été atteint, et selon que la lésion a porté sur telle ou telle de ses parties. 1° La lésion d'un pédoncule cérébelleux moyen détermine la rotation autour de l'axe ; si la lésion atteint la partie postérieure, la rotation se fait du côté lésé; si c'est la partie antérieure qui est atteinte, la rotation se fait du côté opposé. 2° La lésion des pédoncules cérébelleux inférieurs ne produit que rarement des mouvements circulaires, mais amène l'animal à prendre une attitude particulière et qui rentre dans l'ordre général des phénomènes précédents : le chien, par exemple, se roule en cercle du côté de la lésion, c'est-à-dire que le corps s'incurve en arc de ce côté. 3° La lésion d'un pédoncule cérébelleux supérieur produit un mouvement de manège du côté opposé au pédoncule

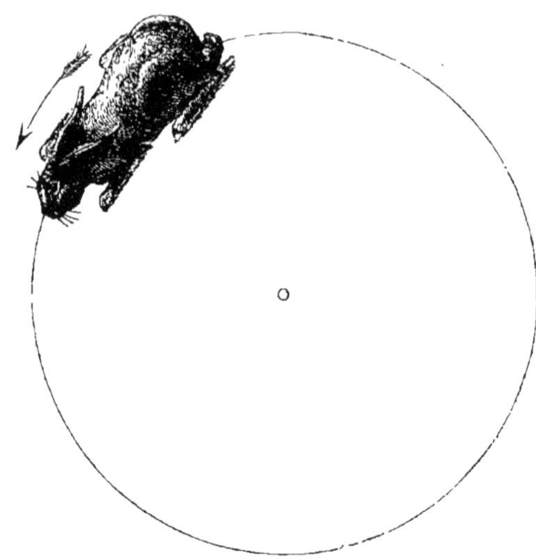

Fig. 360. — Mouvements de manège.

atteint ; mais ce mouvement ne se produit que quand on a lésé non seulement le pédoncule cérébelleux supérieur, mais encore une partie du pédoncule cérébral sous-jacent (fig. 360).

Fonctions des parties grises. — Dans l'isthme de l'encéphale, l'axe gris se trouve anatomiquement divisé en noyaux distincts ; ces noyaux sont des centres réflexes particuliers, comme ceux déterminés dans la moelle épinière. Ces centres réflecteurs président au fonctionnement des nerfs qui en partent, et les données de l'anatomie sont complètement confirmées, sur ce point, par celles de la physiologie pathologique.

Ainsi, les vivisections ont prouvé que les masses grises désignées sous le nom de *noyau du facial* sont le véritable centre, le vrai foyer des actions réflexes du nerf facial. Il suffit que ce centre soit intact et que le facial soit en relation avec lui pour que les mouvements réflexes des muscles faciaux puissent être mis en jeu.

Le centre des mouvements réflexes involontaires, émotionnels, qui succèdent à une impression brusque de l'ouïe, est dans la région bulbo-protubérantielle. Si après avoir enlevé à un rat, par exemple, le cerveau proprement dit, les corps striés et les couches optiques, on vient à produire près de lui un bruit qu'on sait avoir habituellement le privilège de faire tressaillir l'animal, on voit aussitôt celui-ci, très tranquille depuis l'opération qui lui a enlevé tout mouvement spontané, faire aussitôt un brusque soubresaut qui se reproduit chaque fois que le même bruit se renouvelle. Le *centre de la sensibilité auditive excito-réflexe simple* (sans participation de la mémoire et de l'intelligence) est donc dans la protubérance, d'après ces expériences.

Ces quelques exemples nous suffisent pour montrer le rôle des noyaux gris du bulbe comme centres de phénomènes réflexes spéciaux aux nerfs correspondants, et pour faire sentir tout l'intérêt de ces études au point de vue du diagnostic des lésions localisées dans cette région. Mais les noyaux gris du bulbe, par leur groupement, par leurs connexions intimes, président à quelque chose de plus qu'à de simples réflexes localisés dans le domaine de tel ou tel nerf bulbaire : ils président encore à l'association des divers actes de sensibilité et de mouvement destinés à assurer l'accomplissement de fonctions importantes, telles que la respiration, la déglutition, la circulation, etc. ; en un mot, le bulbe, la protubérance et les pédoncules cérébraux jouent le rôle de centres coordonnateurs, et nous allons rapidement passer en revue les fonctions qu'ils dirigent.

Expressions émotives excito-réflexes. — Ce que nous avons dit précédemment sur le rôle de la protubérance, comme centre de la sensibilité auditive excito-réflexe, montre déjà que ce centre nerveux est le foyer excitateur de certains mouvements émotionnels ; c'est, en effet, à la protubérance que, d'une manière générale, on paraît être autorisé à faire jouer le rôle le plus important dans les grandes expressions émotionnelles, dans le rire et les pleurs, dans le cri de douleur, en un mot dans l'expression involontaire. En effet, lorsqu'on enlève à un animal successivement les corps striés, les couches optiques, les tubercules quadrijumeaux et le cervelet, on constate que, malgré ces mutilations, l'animal manifeste encore, par des agitations caractéristiques et par des cris d'une nature *plaintive*, la douleur qu'il ressent lorsqu'on le soumet à de vives excitations extérieures, lorsqu'on écrase une de ses pattes entre les mors d'une forte pince, lorsqu'on excite un nerf mis à nu. Si alors on détruit la protubérance elle-même et la partie supérieure du bulbe, aussitôt l'animal cesse de répondre aux mêmes excitations par les mêmes cris et la même agitation.

L'animal qui vient de perdre sa protubérance a donc perdu un centre perceptif des impressions sensitives, tandis que l'on voit se continuer encore chez lui la circulation, la respiration et les autres fonctions dont les centres coordonnateurs sont en partie dans la moelle et en partie, nous allons le voir, dans les deux tiers inférieurs du bulbe. Donc les impressions sensitives perçues par la protubérance peuvent provoquer des mouvements complexes sans la participation du cerveau proprement dit, et, par conséquent, sans intervention de la volonté : aussi a-t-on très heureusement proposé d'appliquer à ces phénomènes le nom de *sensitivo-moteurs* ou *sensori-moteurs*, par opposition à l'expression de *phénomènes idéo-moteurs*, réservés pour les mouvements que provoquent les idées, c'est-à-dire le fonctionnement des hémisphères cérébraux.

Centre respiratoire. — Les phénomènes mécaniques de la respiration (inspiration et expiration) sont des actes réflexes dont le centre nerveux se trouve dans le bulbe au niveau de la substance grise du quatrième ventricule. Déjà Galien (1) avait signalé l'importance de ce point et la cessation subite de la vie après les lésions du bulbe. Flourens (2) a pu préciser la position de ce point qu'il a appelé *nœud vital;* il siège à la partie inférieure du plancher du quatrième ventricule (vers la pointe du V du *calamus scriptorius*). Le nom singulier donné par Flourens à cette partie circonscrite des centres nerveux est justifié, jusqu'à un certain point, parce que la section, ou simplement la piqûre de cette région, arrête immédiatement la respiration (et non, comme on l'a prétendu, les mouvements du cœur) et produit une mort subite chez les animaux à sang chaud; mais si on supplée au manque de mouvements respiratoires spontanés par l'insufflation du poumon et la respiration artificielle, on peut prolonger la vie des animaux. La mort n'est donc pas due, dans l'expérience de Flourens, à ce qu'on serait allé atteindre le siège mystérieux d'un principe inconnu de la vie, mais simplement à ce qu'on a détruit le lieu où s'enchaînent et se coordonnent les mouvements respiratoires.

Centres cardiaque et circulatoire. — L'excitation du bulbe par un fort courant d'induction produit un arrêt du cœur; nous avons vu que le pneumogastrique (ou le spinal) est le nerf modérateur du cœur, et que son excitation produit l'arrêt de cet organe en diastole. Il est donc probable que dans l'expérience sus-indiquée on agit sur le noyau ou sur les fibres radiculaires de ces nerfs. On n'a pas précisé davantage les parties du bulbe qui seraient le centre coordonnateur des mouvements du cœur.

Centres sécrétoires. — Les expériences de Cl. Bernard ont montré que la lésion de certains points du plancher du quatrième ventricule produit des modifications bien déterminées dans un grand nombre de sécrétions : 1° la piqûre, au niveau des ori-

(1) Voir la note 3 de la page 93.

(2) *Flourens* (Pierre-Jean-Marie), physiologiste français (1794-1867). Célèbre surtout comme expérimentateur. Claude Bernard lui succéda à l'Académie et y prononça son éloge.

gines du pneumogastrique, produit un diabète temporaire; pour que l'opération sur le lapin réussisse bien, la piqûre doit porter entre l'origine des nerfs acoustiques et les origines des pneumogastriques (fig. 361); 2° une piqûre portée un peu plus bas produit une exagération de la sécrétion urinaire (*polyurie*); 3° portée un peu plus haut elle détermine la présence d'albumine dans l'urine (*albuminurie*). On trouve donc dans une étendue restreinte du plancher du quatrième ventricule une série de points dont la lésion influe sur la sécrétion urinaire, tantôt en modifiant simplement la quantité, tantôt en y déterminant la présence anormale du sucre ou de l'albumine; 4° une piqûre faite un peu plus haut que les précédentes, au niveau de la partie la plus large du plancher du quatrième ventricule (région bulbo-protubérantielle), produit une exagération de la sécrétion salivaire.

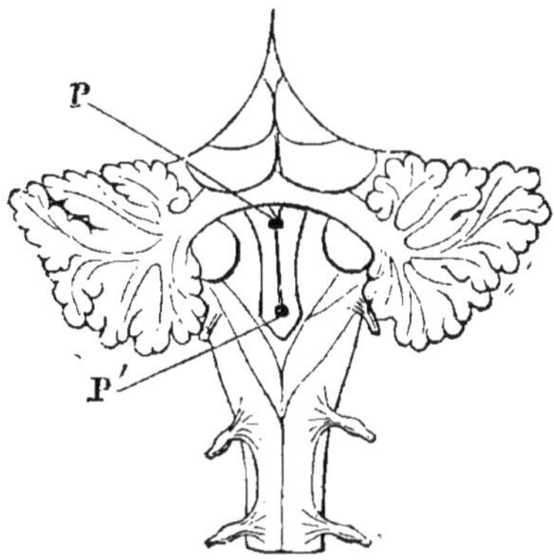

Fig. 361. — Plancher du 4e ventricule chez le lapin. — Piqûre diabétique.

C. Tubercules quadrijumeaux.

Les fonctions des tubercules quadrijumeaux sont en rapport avec les perceptions visuelles, du moins avec la coordination des mouvements des globes oculaires et des mouvements réflexes qui amènent la dilatation ou le resserrement des deux iris, mais, en l'absence des hémisphères cérébraux, les impressions lumineuses, quoique parfaitement perçues (l'animal suit des yeux et de la tête les mouvements d'une bougie allumée), ne sont pas conservées et ne peuvent pas donner lieu à une élaboration intellectuelle; ce sont, à ce point de vue seulement, des sensations imparfaites : l'animal *voit*, mais il ne regarde pas spontanément. Les tubercules quadrijumeaux sont aux sensations visuelles ce que la protubérance est, en général, aux sensations de tact, de douleur, etc. Il est probable que ces tubercules président encore à d'autres fonctions, jusqu'à présent indéterminées, puisqu'on les voit très développés chez les animaux complètement privés de la vue (Taupe asiatique, Cécilie, Myxine); aussi a-t-on quelquefois considéré ces organes comme des centres de coordination des mouvements.

D. Hémisphères cérébraux.

a. *Fonctions générales des centres cérébraux.*

En généralisant l'expression de *phénomènes réflexes*, nous pouvons l'appliquer aux phénomènes qui se passent entre la moelle et l'encéphale. En effet, le cerveau reçoit les impressions qui ont passé par la moelle (ou par les prolongements encéphaliques de la moelle). Puis, dans le cerveau, les réflexes se font pour ainsi dire à l'infini, entre les nombreux centres réunis par des commissures multiples ; et c'est après cette série d'actions, qui en partie constituent pour le *moi* ce qu'on appelle la *perception*, que le cerveau réagit sur la moelle et de là sur l'extérieur, dans les phénomènes qui sont considérés comme *volontaires*.

Sensations. — Le cerveau est donc le siège du phénomène de la *perception*, sous l'influence d'un agent extérieur dont l'action lui est transmise par les nerfs périphériques et par la moelle. En effet, la perception ne se produit pas dans le sommeil, pendant lequel le cerveau est hors de service.

Les *phénomènes de perception* se divisent en : ceux qui nous donnent des renseignements précis sur les objets extérieurs ; ce sont les *sensations spéciales ;* et ceux nommés *sensations générales*, qui nous avertissent seulement des modifications que subissent nos organes, sans donner de renseignement précis sur la nature des agents qui amènent ces modifications : la *douleur* est le type de cette seconde espèce de sensations, que l'on nomme encore les premières *objectives* et les secondes *subjectives*.

Les *sensations générales* ou *subjectives* peuvent elles-mêmes présenter deux formes : dans la première forme, la sensation (de douleur par exemple) se *localise* parfaitement comme la sensation d'une brûlure sur un point de notre tégument ; dans la seconde forme, au contraire, la sensation est *vague* et difficile à localiser, comme le malaise général que fait éprouver un commencement d'asphyxie. On a cherché à exprimer cette différence en appliquant à cette dernière forme de sensation le nom de *sentiment* et réservant à la première celui de *sensation* proprement dite. Mais une même influence peut faire naître à la fois une sensation générale localisée et une sensation vague ou sentiment. C'est ainsi que la faim se manifeste par une *sensation* que nous localisons en général dans le creux épigastrique (estomac), et par un *sentiment* vague et indéfini qu'on éprouve dans tout l'organisme et qui s'étend jusqu'aux extrémités sous forme de fatigue. Il en est de même de la soif, qui se traduit par une *sensation* gutturale, et un *sentiment* général de langueur.

Les *sensations localisées* se produisent d'ordinaire sous l'influence d'une action extérieure portée sur une partie déterminée de nos surfaces, et parviennent aux centres nerveux par des nerfs toujours également déterminés. Mais si une cause vient agir sur ces nerfs en un point quelconque de leur trajet, nous percevons la sensation qui en résulte comme se produisant vers le point de la surface d'où viennent les nerfs en question. Si l'on comprime brusquement le nerf cubital vers la partie postéro-interne du coude (gouttière épitrochléo-olécrânienne), c'est vers l'extrémité cutanée de ce nerf, c'est-à-dire vers la partie interne de la main (et surtout vers le petit doigt) que nous localisons l'impression douloureuse ainsi produite. Ce phénomène constitue ce qu'on nomme l'*excentricité des sensations*. Quel que soit le point où le nerf est atteint, la sensation est toujours excentrique; même quand le centre nerveux est atteint, c'est à l'extrémité périphérique du nerf sensitif en rapport avec ce centre que nous localisons la sensation. Les malades frappés d'apoplexie cérébrale se plaignent de douleurs périphériques dont la cause est entièrement centrale.

Ces considérations nous donnent la clef du mécanisme par lequel se produisent les *hallucinations*, dont la cause réside dans l'encéphale et qui donnent lieu à des sensations que le malade rapporte à la périphérie.

C'est ainsi que s'expliquent également les *sensations associées* : une sensation extérieure parvenant à un centre nerveux peut y produire une excitation assez forte pour s'irradier vers des centres voisins; ceux-ci nous donneront alors des sensations identiques à celles que nous éprouverions s'ils avaient été mis en jeu par les nerfs qui les font communiquer avec la périphérie. Ainsi, un corps introduit dans l'oreille (conduit auditif externe) peut produire comme sensation associée un sentiment de chatouillement dans l'arrière-gorge, par suite la toux et même le vomissement. Assez rares à l'état normal, ces sensations associées ou sensations sympathiques sont très communes dans l'état de maladie : tels sont le point de côté, la névralgie brachiale, dans la pleurésie; la douleur de l'épaule droite, dans les maladies du foie; les sensations de démangeaison qu'éprouvent au bout du nez les enfants dont l'intestin est tourmenté par des parasites; les névralgies si diverses qui accompagnent souvent les maux d'estomac, etc.

Mémoire et volonté. — Enfin les sensations présentent encore ce fait particulier qu'elles peuvent être *emmagasinées* dans les organes cérébraux; les impressions s'y fixent, pour reparaître plus tard ; ainsi se produisent les phénomènes désignés sous le nom de *mémoire*. Les sensations, ainsi conservées comme à l'état latent, reparaissent alors, par un mécanisme analogue à celui des sensations associées, et la *reviviscence* d'une sensation particulière peut amener celle d'une foule d'autres voisines ou analogues: *une idée en appelle une autre;* c'est ce qu'on appelle l'*association des idées.*

Tous ces phénomènes (perception avec mémoire, idées, volonté) sont aujourd'hui parfaitement localisés dans la couche grise corticale des circonvolutions cérébrales : cette partie des hémisphères cérébraux est, en un mot, le siège des facultés intellectuelles et instinctives. En effet, Flourens a montré qu'un animal privé de ses lobes cérébraux prend l'air assoupi, n'a plus de volonté par lui-même, ne se livre à aucun mouvement *spontané ;* mais quand on le frappe, quand on le pique, il affecte encore les allures d'un animal qui se réveille. Si c'est un oiseau, il ne vole que quand on le jette en l'air ; si c'est une grenouille, elle ne saute que quand on la touche. Flourens semblait en conclure que l'animal n'avait plus de sensation. Il est bien plus légitime de dire que les actions que nous venons d'indiquer ne peuvent s'opérer sans être provoquées par des sensations ; seulement elles ne sont pas raisonnées; l'animal s'échappe sans but ; il n'a plus de *mémoire* et va se choquer à plusieurs reprises contre le même obstacle. On peut donc dire que les lobes cérébraux sont le réceptacle principal où les sensations se transforment en perceptions capables de laisser des traces et des souvenirs durables; qu'ils servent, en un mot, de siège à la mémoire, propriété au moyen de laquelle ils fournissent à l'animal les matériaux de ses jugements : ils sont le siège de l'*intelligence*, et de la plupart des *instincts* chez les animaux.

La fonction des lobes cérébraux, comme organes de l'intelligence, se trouve établie non seulement par la physiologie et la pathologie, mais encore par l'anatomie comparée, c'est-à-dire par les rapports évidents entre le degré d'intelligence et le degré de développement des hémisphères. L'encéphale de l'homme blanc pèse en moyenne 1300 grammes ; dans ce chiffre, le cerveau proprement dit représente environ 1.200 grammes. L'encéphale du cheval pèse environ 650 grammes ; celui du bœuf 500 grammes. Toutes les fois que, chez un homme blanc, le cerveau pèse moins de 1000 grammes, le sujet peut être classé parmi les idiots.

Dans l'anomalie remarquable connue sous le nom de *microcéphalie* (fig. 362) et caractérisée par un arrêt de développement des lobes cérébraux (on en a trouvé dont le cerveau ne pesait que 300 grammes), l'observation a établi que cet état coïncide toujours avec un avortement plus ou moins complet des facultés intellectuelles. Par contre, la plupart des hommes d'une intelligence supérieure ont eu un gros cerveau. Celui de Cuvier pesait 1830 grammes. Mais ceci n'a rien d'absolu, car on cite quelques exceptions, c'est-à-dire que des hommes incontestablement éminents ont pu présenter à l'autopsie un poids cérébral un peu inférieur à la moyenne; dans ces cas on trouve d'ordinaire des circonvolutions très riches en méandres (1).

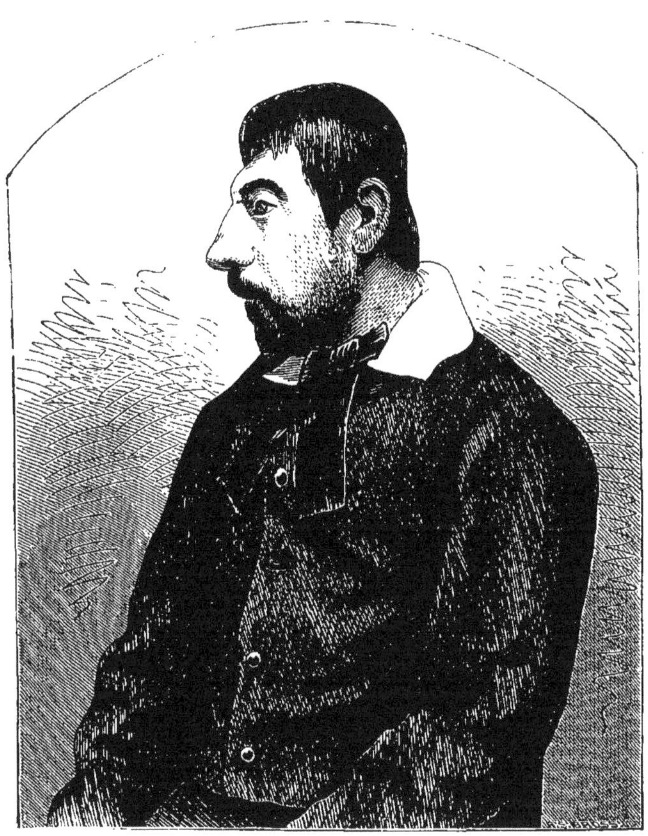

Fig. 362. — Idiot microcéphale.

Le phénomène central de la *volonté* nous échappe, du reste, à moins qu'il ne rentre dans la série des associations d'idées. Mais nous savons du moins que les lésions du cerveau détruisent les manifestations dites volontaires, paralysent les mouvements volontaires d'une manière *croisée : les mouvements du côté droit du corps sont abolis par une lésion siégeant dans l'hémisphère gau-*

(1) C'est ainsi que le cerveau de *Gambetta*, un des hommes les plus éminents de notre troisième République, était inférieur en poids à la moyenne, mais présentait des circonvolutions très nombreuses et très compliquées.

che, et *vice versa*. Les nerfs centrifuges conducteurs de la volonté s'entre-croisent donc en s'éloignant du cerveau. Mais il ne faut pas localiser cet entre-croisement uniquement à l'extrémité inférieure des pyramides ; il se fait sur une région plus vaste, depuis ce point jusqu'à la partie la plus antérieure de la protubérance. Une lésion qui siégera en un point de cette étendue pourra donc atteindre à la fois des fibres déjà entre-croisées et des fibres qui ne le sont point encore, et produire ainsi ces curieuses *paralysies alternes*, qui siègent du côté droit pour la face, par exemple, et du côté gauche pour le reste du corps. Dans la moelle, les conducteurs de la volonté se trouvent dans les cordons antérieurs et dans les latéraux.

Nous trouvons pour les phénomènes volontaires et pour les phénomènes de motilité en général des *associations* analogues à celles que nous avons trouvées pour la sensibilité. Un centre entrant vivement en action peut le faire de telle sorte que son activité s'irradie jusque sur des centres voisins. C'est là le mécanisme de tous les tics et de bien des mouvements involontairement associés. C'est ainsi que pendant un effort général et intense, pour soulever un poids, par exemple, on contracte involontairement le muscle frontal; que, dans l'éternuement, on ferme énergiquement les yeux, etc.

On peut dire qu'en général *tous nos mouvements volontaires sont des mouvements associés*, car nous ne pouvons contracter à part un muscle, mais bien un groupe de muscles ; cette association est toute faite dans la moelle par certains groupements de cellules et de fibres, et le cerveau ne fait qu'exciter ce groupe de cellules ; cette association se retrouve dans les mouvements purement réflexes, comme les mouvements de défense que l'on observe expérimentalement sur les animaux décapités.

b. Fonctions spéciales de quelques centres cérébraux.

Couches optiques. — La physiologie des couches optiques est encore aujourd'hui entourée d'obscurité, malgré les travaux nombreux dont ces gros noyaux encéphaliques ont été l'objet. Nous ne nous arrèterons pas sur l'étude des mouvements de manège ou de rotation que leurs lésions peuvent amener, parce que ces troubles du mouvement peuvent être dus à ce que la lésion a atteint en même temps les pédoncules cérébraux sous-jacents, ou les pédoncules cérébelleux qui pénètrent dans les couches optiques.

Corps striés. — Tous les physiologistes ont toujours été d'accord pour faire des corps striés les centres des mouvements des membres ; on a nettement établi que les corps striés donnent passage et peut-être naissance aux fibres qui commandent les mouvements volontaires. Chez l'homme, la lésion du corps strié droit s'accompagne toujours d'une paralysie du mouvement du côté gauche, et *vice versa*.

Substance des hémisphères proprement dits. — Les recherches expérimentales et les observations cliniques tendent aujourd'hui à établir, dans la substance blanche et dans la substance grise corticale des hémisphères, des localisations spéciales de conducteurs sensitifs ou moteurs (volontaires) pour la première substance, de *centres moteurs* ou de *facultés intellectuelles* pour la seconde.

Le système de Gall (1) fut une tentative célèbre de localisation cérébrale, tentative entièrement hypothétique, sans bases anatomiques ni physiologiques sérieuses. Ce système devait être abandonné de tous les esprits sérieux, et on s'étonne aujourd'hui du succès immense qu'il obtint pendant longtemps. L'insuccès de la *phrénologie* de Gall s'explique facilement, car, en réalité, Gall est parti de la *cranioscopie*, sa première hypothèse étant que certaines dispositions intellectuelles répondraient à certains renflements extérieurs de la tête (fig. 363).

La chute du système de Gall a jeté longtemps un profond discrédit sur le principe des localisations cérébrales ; cette réaction fut trop absolue. Broca (2) fut un des premiers à revenir à des idées plus justes, faisant remarquer qu'un principe n'est pas démontré faux par cela seul qu'il a pu recevoir de fausses applications. L'anatomie humaine et l'anatomie comparée prouvent que les circonvolutions fondamentales des hémisphères sont, jusqu'à un certain point, des organes distincts ; d'autre part, l'analyse psychologique montre que les facultés cérébrales ne sont pas absolument solidaires les unes des autres, et la pathologie cérébrale nous fait assister à l'abolition de telle faculté isolée. Il paraît donc probable que là où il y a à la fois des organes multiples et des fonctions multiples, chaque organe pourrait bien avoir des attributions particulières, distinctes de celles des autres organes.

Aphasie. — Broca étudiant les cerveaux des individus qui avaient présenté pendant leur vie le symptôme de l'*aphémie* ou *aphasie* (3), c'est-à-dire l'abolition ou l'altération de la faculté du langage articulé, sans paralysie des muscles de l'articulation, était arrivé à cette conclusion, que l'exercice de la faculté du langage articulé est subordonné à l'intégrité d'une partie

(1) *Gall*, médecin allemand (1758-1828), inventeur de la crânioscopie. Partant de l'idée juste de localisations cérébrales, Gall conclut faussement que les parties du cerveau développées en vue de telle ou telle faculté se révélaient à l'extérieur par les renflements de la tête. Son système prit le nom de phrénologie entre les mains de *Spurzheim* (1776-1832), son élève à Vienne. La phrénologie, après avoir eu le plus grand retentissement, tomba dans le discrédit le plus complet à la suite de grossières erreurs commises par ses adeptes.

(2) *Broca* (Paul), chirurgien français, né dans le département de la Gironde en 1824 ; mort à Paris le 8 juillet 1880. Un des chefs les plus autorisés de l'école anthropologique moderne.

(3) *Aphasie*, de ἀ privatif ; φάσις, parole. *Aphémie*, de ἀ privatif ; φημὶ, je parle.

très circonscrite des hémisphères cérébraux et plus spécialement de l'hémisphère gauche. Cette partie est située dans la moitié ou même seulement le tiers postérieur de la troisième circonvolution frontale (en 1, fig. 366). En effet, c'est cette partie qu'on a trouvée lésée dans l'immense majorité des cas d'*aphasie*, c'est-à-dire des troubles, variés dans leurs formes, mais pouvant toujours se résumer en cette formule : perte totale ou partielle de la mémoire des mots (la parole n'est pas seule altérée parfois; les aphasiques ne peuvent pas plus écrire que parler, et cependant ils comprennent ce qu'on leur dit ou leur fait lire). Cette localisation dans la troisième circonvolution frontale gauche est assez précise pour être utilisée en chirurgie; par exemple, un homme étant devenu aphasique à la suite d'une chute violente sur la tête, on a appliqué sur la région temporale gauche une couronne de trépan, et, par le trou ainsi pratiqué au crâne, retiré un fragment

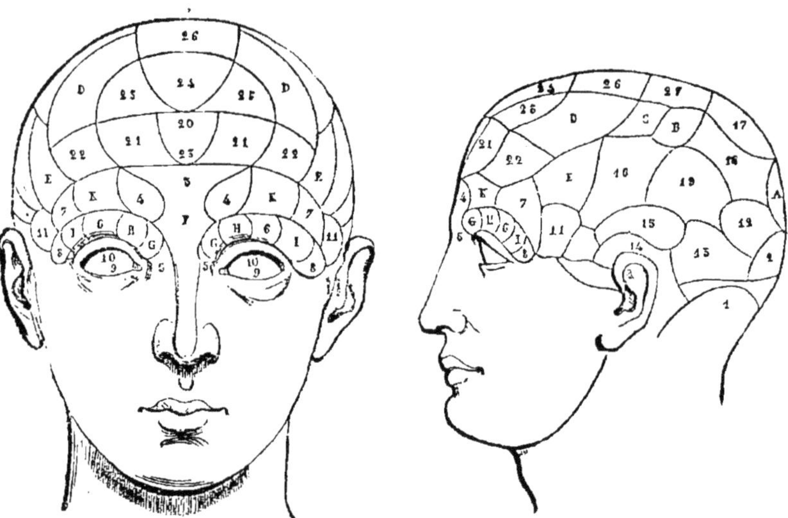

Fig. 363. — Système de Gall *.

Fig. 364. — Système de Gall.

d'os qui comprimait précisément cette région de la circonvolution; le symptôme aphasie a aussitôt disparu.

Mais on a dû se demander pourquoi la faculté du langage articulé est plus particulièrement en rapport avec la troisième circonvolution frontale du côté gauche. Dès 1863, Broca présentait de ce fait l'interprétation qui est actuellement adoptée : les circonvolutions frontales de droite et celles de gauche ont, disait-il, comme toutes les parties symétriques des organes pairs, les mêmes propriétés essentielles; mais le langage articulé étant en quelque sorte une fonction artificielle et conventionnelle, qui ne s'acquiert que par une éducation spéciale et par une longue habitude, on conçoit que l'enfant puisse contracter l'habitude de diriger de préférence avec l'un ou l'autre des deux côtés la gymnastique toute spéciale de l'articulation. C'est ainsi que la plupart des actes qui exigent le plus de force ou d'adresse sont exécutés de préférence avec la main *droite*, et dirigés, par conséquent,

* A chaque région du crâne correspondait une faculté, par exemple : 4, mémoire des lieux. — 5, mémoire des personnes. — 7, sens musical. — 12, amitié, etc.

par l'hémisphère *gauche* du cerveau ; mais de même qu'il y a quelques gauchers qui dirigent ces mêmes actes avec l'hémisphère droit, de même il y a quelques individus qui dirigent de préférence le langage articulé avec la troisième circonvolution frontale droite. Ces hypothèses si ingénieuses de Broca ont été depuis confirmées par des observations qui parlent toutes dans le même sens, c'est-à-dire, d'une part, par les observations où on a vu des gauchers devenus aphasiques après une lésion du territoire du côté droit (qui pour eux est l'hémisphère actif), et, d'autre part, par les observations de gauchers non aphasiques, malgré une lésion de la troisième circonvolution frontale gauche. Enfin, lorsqu'un individu qui a appris à parler avec l'hémisphère gauche est privé, par suite d'une lésion pathologique ou traumatique, de l'action de la troisième circonvolution frontale gauche, il cesse de parler parce que la circonvolution du côté droit est incapable de lui servir, mais il peut, au bout d'un temps plus ou moins long, à la suite d'une éducation nouvelle, le plus souvent insuffisante, sup-

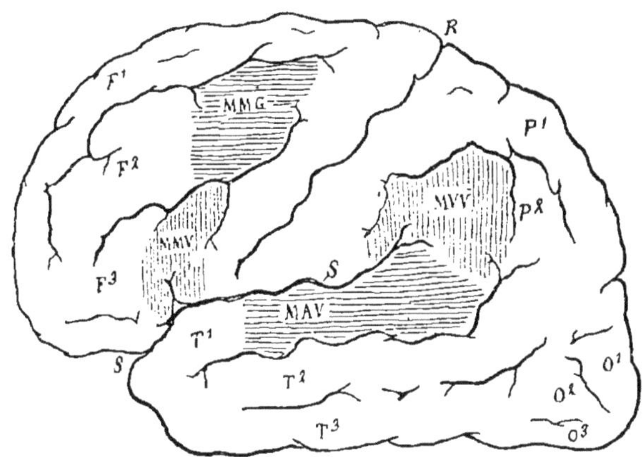

Fig. 365. — Hémisphère gauche du cerveau *.

pléer en partie, à l'aide de cette circonvolution droite, aux fonctions abolies du côté opposé.

Aujourd'hui, on a analysé d'une manière beaucoup plus complète la faculté du langage, en entendant par langage aussi bien la parole parlée que la parole écrite ; on a reconnu que cette faculté est complexe, et se compose de fonctions cérébrales distinctes ayant des organes cérébraux également distincts. Ces organes cérébraux sont au nombre de quatre, savoir :

Surdité verbale. — La première circonvolution temporale gauche, au moins dans sa partie postérieure (MAV, fig. 365), est le siège de la *mémoire auditive des mots ;* les sujets qui ont une lésion de cette partie de l'écorce cérébrale sont atteints de ce qu'on a appelé la *surdité verbale*, c'est-à-dire que, quoique ils entendent les sons des bruits, quoiqu'ils sachent rapporter ces bruits à l'objet qui les produit, ils ne comprennent plus le *sens* des mots parlés, ni de tous les sons devenus conventionnellement représenta-

* R, sillon de Rolando. — F^1, F^2, F^3, première, seconde et troisième circonvolutions frontales. — P^1, P^2, première et seconde pariétales. — T^1, T^2, T^3, les trois temporales. — MMV, siège de la mémoire motrice verbale. — MMG, siège de la mémoire motrice graphique. — MVV, siège de la mémoire visuelle verbale. — MAV, siège de la mémoire auditive verbale.

tions d'idées. Un tel sujet peut parler, lire et écrire parce qu'il a conservé les autres mémoires dont il va être question ; le seul trouble qu'il présente, c'est que les sons qu'il entend n'éveillent plus en lui une idée correspondant au langage ; les mots sont pour lui comme s'il les entendait pour la première fois ; il a perdu le souvenir des mots parlés ; son cerveau ne possède plus aucune *image auditive des mots.*

Cécité verbale. — Le lobule pariétal inférieur, avec ou sans participation du lobule du pli courbe (MVV), est le siège de la *mémoire visuelle des mots;* les sujets qui ont une lésion de cette partie de l'écorce cérébrale sont atteints de ce qu'on a appelé la *cécité verbale,* c'est-à-dire qu'il leur est impossible de lire les lettres, les mots écrits, les signes figurés divers placés sous leurs yeux, quoiqu'ils en distinguent la silhouette, la position relative, l'arrangement général, comme ils voient et reconnaissent, du reste, tous les objets qui les entourent. Un tel sujet comprend les mots qu'il entend prononcer, puisqu'il n'a pas perdu la mémoire de la signification des sons vocaux. Il peut parler, il peut même écrire, puisqu'il n'a pas perdu les autres mémoires dont il va être question ; mais il écrit comme il le ferait dans l'obscurité, guidé seulement par la conscience des mouvements de l'écriture ; il est ensuite incapable de lire ce qu'il a écrit. La vue des mots écrits n'éveille plus en lui une idée correspondant au langage ; ces mots écrits sont pour lui comme s'il les voyait pour la première fois : il a perdu le souvenir des mots écrits ; son cerveau ne possède plus aucune *image visuelle* des mots.

Agraphie. — Le pied de la seconde circonvolution frontale (MMG, fig. 365) est le siège de la *mémoire des mouvements de l'écriture ;* les sujets qui ont une lésion de cette partie de l'écorce sont atteints d'*agraphie* (1) ou d'*aphasie de la main,* c'est-à-dire qu'il leur est devenu impossible de faire les mouvements nécessaires pour écrire ; ils sont comme s'ils n'avaient pas appris à écrire ; ils peuvent du reste lire (conservation de la mémoire visuelle des mots), comprendre la parole (conservation de la mémoire auditive des mots), et parler eux-mêmes (conservation de la mémoire motrice verbale, ci-après) ; mais ils ont perdu le souvenir de leur éducation au point de vue de l'écriture ; leur cerveau ne possède plus aucune *image motrice graphique.*

Aphasie motrice. — Enfin, comme l'avait établi Broca, mais sans bien distinguer cette dernière faculté d'avec les précédentes, le pied de la troisième circonvolution frontale gauche est le siège de la *mémoire des mouvements de l'articulation de la voix;* les sujets qui ont une lésion bien limitée de cette partie de l'écorce cérébrale sont atteints d'*aphasie motrice,* c'est-à-dire qu'ils ont perdu la parole articulée, quoiqu'ils ne soient ni paralysés, ni déments, ni aphones. Ils comprennent ce qu'on leur dit, peuvent lire et écrire, mais ne peuvent parler eux-mêmes ; ils sont comme l'enfant qui n'a pas encore appris à parler ; ils ont perdu la mémoire motrice d'articulation ; leur cerveau n'a rien conservé de son éducation au point de vue de la parole parlée ; il n'a plus aucune *image verbale motrice ou d'articulation.*

Centres moteurs volontaires. — Des localisations cérébrales pourraient être également déterminées et circonscrites par des excitations expérimentales portées sur certaines parties de l'écorce cérébrale, telle est du moins l'opinion professée aujourd'hui par quelques physiologistes. Cette question est encore à l'étude ; elle vient à l'encontre de ce qu'on admettait généra-

(1) De α privatif ; γράφω, j'écris.

lement jusqu'à ce jour, à savoir que la substance grise, à l'inverse de la substance blanche, n'est pas directement excitable; mais ce principe ne saurait être posé d'une manière absolue; il n'y a pas en physiologie de principe semblable qui puisse être considéré comme de nature à faire dire non avenus des résultats bien établis par l'expérience. Malheureusement les expériences d'excitation directe de l'écorce cérébrale ne sont pas à l'abri des objections et il semble que l'on doive attribuer les phénomènes observés (mouvements de telle région du corps consécutifs à l'excitation directe de telle région du cerveau) (fig. 366) bien plus à l'excitation ou à la lésion de la substance blanche qu'à celle de la substance grise corticale.

Ce résultat de ne pas trouver dans les faits expérimentaux et cliniques des preuves suffisantes de *localisations motrices* dans la substance grise corticale n'est nullement en contradiction avec le fait qu'une localisation corticale très précise, celle de la faculté du langage, est aujourd'hui parfaitement établie et admise par tous; dans le cas du langage, il s'agit de la

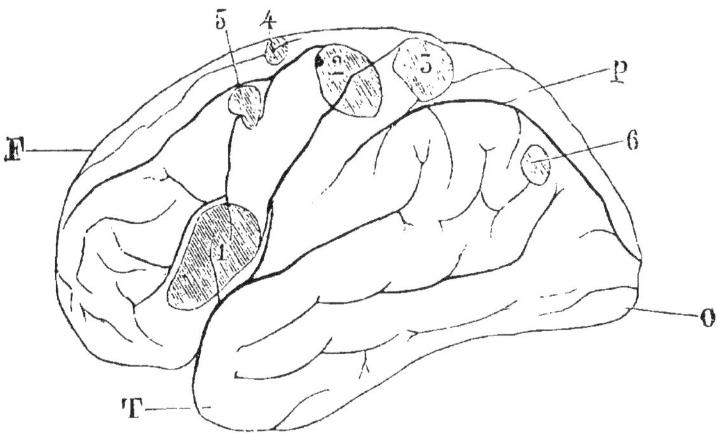

Fig. 366. — Schéma probable des centres moteurs volontaires chez l'homme *.

ocalisation d'une *faculté intellectuelle* complexe, de centres qui sont le siège de diverses *mémoires* (V. la fig. 365); dans les cas de localisations motrices corticales, il s'agirait purement et simplement de *centres moteurs*. Or, les mouvements du membre antérieur ou postérieur, ceux de la face, des yeux, ont pour origine des phénomènes psychiques complexes, ayant eux-mêmes leur point de départ dans les impressions apportées par les divers organes des sens; les sources de ces mouvements doivent donc être multiples. On comprend bien que leurs conducteurs, provenant de parties corticales multiples, se groupent en faisceaux particuliers, pour venir ensuite prendre part à la constitution de la capsule interne, lieu de passage de tous les conducteurs des mouvements volontaires; mais on ne voit pas *a priori* la nécessité de centres moteurs corticaux distincts.

* F, lobe frontal. — P, lobe pariétal. — O, lobe occipital. — S, lobe temporal (ou sphénoïdal). — 1, centre du langage articulé (siège des lésions dans l'aphasie). — 2, centre des mouvements du membre supérieur. — 3, centre pour le membre inférieur. — 4, centre pour les mouvements de la tête et du cou. — 5, centre pour les mouvements des lèvres. — 6, centre pour les mouvements des yeux.

c. *Sommeil, Rêves.*

Sommeil. — L'observation démontre que, pour tous les organes, tout état d'activité prolongée amène un épuisement qui doit être réparé par un temps de repos fonctionnel. Pour les organes qui, comme le cœur, paraissent incessamment en fonction, il n'est pas difficile de voir que cette fonction même n'est qu'une succession rapide d'alternatives de relâchement et de contraction, c'est-à-dire de repos et d'activité. La loi est donc observée aussi bien par les organes de la vie de nutrition, que par ceux de la vie de relation; mais pour ces derniers, le repos se produit d'une manière plus prolongée, et selon une forme qui résulte de la cessation et de la diminution d'activité à la fois dans les organes périphériques sensitifs ou moteurs et dans les organes centraux. Comme dans l'état d'activité, les fonctions de relation résultent de l'association nécessaire des organes des sens, du cerveau qui apprécie les impressions et veut les mouvements, et enfin des muscles qui exécutent ces mouvements, de même dans l'état de repos de ces fonctions, ce sont à la fois les organes des sens, le cerveau et les muscles qui entrent en inactivité. On donne le nom de *sommeil* à cette *cessation réparatrice*, totale ou partielle, des fonctions de relation. Le sommeil est donc caractérisé d'abord par une suspension des impressions extérieures; puis par un arrêt dans l'élaboration cérébrale, et enfin par une cessation des réactions motrices encéphaliques connues sous le nom de mouvements volontaires. Hâtons-nous cependant d'ajouter que si les organes des sens, les nerfs sensitifs, le cerveau, les nerfs moteurs et les muscles dorment, ils sont encore, les uns comme les autres, parfaitement excitables; mais leur excitabilité partiellement mise en jeu par telle circonstance particulière ne sollicitera pas, dans l'ensemble de l'appareil de relation, les réactions coordonnées et régulières qui sont caractéristiques de l'état de veille. Une impression périphérique provoquera de simples phénomènes réflexes médullaires, mais non des actes cérébraux voulus, ou bien réveillera dans le cerveau des élaborations sensorielles, incohérentes, mal associées et non des mouvements volontaires; le cerveau lui-même pourra être le siège du retour spontané d'images antérieurement perçues et qui réapparaissent d'une manière désordonnée. Ce qui est donc essentiellement aboli pendant le sommeil, c'est la fonction régulière qui lie les impressions extérieures avec le travail cérébral et celui-ci avec les réactions volontaires, c'est la coordination normale des fonctions de relation. A cet état de suspension des actes de la vie de relation correspond le plus souvent une activité plus grande dans les organes de la vie de nutrition, ou, pour mieux dire, une plus grande intensité dans les actes de nutrition en général, en comprenant plus spécialement sous cette désignation les phénomènes d'assimilation. Aussi la durée de temps consacré au sommeil, dans les diverses périodes de la vie, est-elle en raison directe du besoin d'assimilation, de réparation, de croissance de l'individu : le nourrisson ne fait guère que dormir et manger; l'enfant passe plus de la moitié de sa vie à dormir; le convalescent de même; l'adulte ne consacre guère plus du tiers de son temps au sommeil.

Le sommeil succédant à une grande fatigue intellectuelle ou musculaire peut s'établir brusquement, d'emblée; mais d'ordinaire il envahit successivement les diverses parties de l'appareil de relation : après les bâillements, la diminution de l'attention et des mouvements spontanés, survient, dans un ordre assez régulier, l'inertie de certains muscles : d'abord ceux de la nuque, d'où ces oscillations de la tête que son poids entraîne en avant vers la poitrine; puis ceux des membres et enfin le muscle releveur de la paupière. Dès lors les sensations visuelles sont supprimées; celles de l'ouïe subsistent encore un temps, mais affaiblies, comme lointaines : puis avec elles disparaît la conscience du moi et le sommeil est établi. Quand le sommeil est complétement et profondément établi, le sujet est comparable à l'animal auquel le physiologiste vient d'enlever les hémisphères cérébraux; chez l'un comme chez l'autre, tout mouvement volontaire a disparu; mais aussi les mouvements réflexes, à centres médullaires, subsistent et sont même devenus plus faciles; on sait que chez l'homme, où à l'état de veille les centres cérébraux commandent complètement aux centres médullaires, ce n'est guère qu'en surprenant un sujet dans le sommeil qu'on peut constater des mouvements purement réflexes, et, par exemple, amener, en chatouillant la peau de la plante du pied, le retrait du membre inférieur par flexion de la jambe sur la cuisse et flexion de la cuisse sur le bassin, mouvement identique à celui de la grenouille décapitée sur la patte de laquelle on dépose une goutte d'eau acidulée. Et si, sur la grenouille décapitée, une irritation un peu plus forte (acide moins dilué) produit une réaction réflexe plus générale, un mouvement de fuite coordonné (par les centres médullo-bulbaires), de même chez l'homme endormi, une cause de gêne quelconque (attitude douloureuse pour un membre, piqûres d'insectes, etc.) amène des mouvements de déplacement complet, des changements d'attitude dans le lit, mouvements bien connus, incessamment renouvelés parfois pendant toute la durée du sommeil et qui sont de l'ordre des phénomènes purement réflexes.

Rêves. — Le sommeil peut être complet, absolu, et alors toutes les parties des hémisphères sont en état de repos; mais le plus souvent, quelques régions du cerveau veillent partiellement au milieu du sommeil général, et il en résulte les rêves.

De même qu'à l'état de veille, des souvenirs, des images naissent spontanément, une idée surgit tout à coup sans lien apparent avec l'occupation ou le genre de pensées présentes, de même pendant le sommeil, si l'état de repos n'a pas envahi tout le territoire cérébral, des images prennent naissance dans des parties encore à l'état de veille. Ces images peuvent sans doute surgir d'une manière en apparence spontanée, mais bien souvent on peut en rattacher l'origine à une impression des organes des sens, car il s'en faut de beaucoup que les nerfs spéciaux aient alors perdu toute excitabilité. Les impressions ainsi produites ne sont plus, comme à l'état de veille, précises et en rapport avec l'intensité de l'excitant; une excitation énergique pourra, en effet, ne produire aucun effet, tandis que, par contre, une excitation faible réveillera dans certains centres des images terribles, et par le fait de la contiguité des centres et de l'irradiation de l'un à l'autre, fera naître toute une série de représentations étranges et plus ou moins incohérentes : on approche une bougie des paupières d'un sujet endormi, et celui-ci rêve d'incendie, ou d'éclairs, de tonnerre, d'orage; on débouche près de ses narines un flacon de parfums, et à son réveil il raconte avoir rêvé soit d'asphyxie, d'empoisonnement, d'odeur méphitique, ou bien inversement d'odeur délicieuse, d'encens, de parfums et de scènes orientales. L'essentiel est de remarquer que les images, ainsi liées en un tableau qui se déroule, sont toujours associées d'une manière incohérente, s'interrompant aussi brusquement qu'elles prennent naissance, et toujours incomplètes, quelque nombreuses et complexes qu'elles soient; elles sont au travail normal de la pensée ce que sont des convulsions musculaires partielles aux mouvements normaux de la locomotion. Mais, comme certaines formes de convulsions musculaires peuvent associer un grand nombre de contractions diverses et produire pour ainsi dire un certain ordre dans le désordre même, de même les associations cérébrales automatiques du rêve vont assez loin pour reproduire l'image, toujours incomplète, de la pensée normale.

Un travail cérébral aussi incomplet et aussi désordonné ne peut laisser que peu de traces dans les organes mêmes où il s'est produit; aussi le souvenir même des rêves est-il très fugace. Au réveil, on voit encore avec précision toutes les scènes incohérentes auxquelles on vient d'assister, et on croit pouvoir en conserver le souvenir : puis, quelques heures après, si la pensée est reportée vers les scènes de la nuit, on est tout étonné d'en retrouver à peine la trace; c'est souvent tout au plus si l'on se souvient de l'objet, de la nature prédominante du rêve; on sait bien encore qu'on a rêvé de telle chose, de telle personne, mais on ne saurait plus dire comment choses et personnes ont été mêlées ensemble.

E. Cervelet.

Toutes les recherches expérimentales comme les observations cliniques semblent aujourd'hui d'accord sur deux conclusions, en partie négatives, qui constituent ce que nous avons de plus précis sur les fonctions du cervelet : 1° cette masse encéphalique, relativement si considérable chez les animaux supérieurs, ne prend cependant aucune part aux fonctions intellectuelles proprement dites, aux manifestations de la sensibilité, de la mémoire, de la volonté; 2° les fonctions du cervelet sont en rapport avec la motricité.

C'est essentiellement comme appareil coordonnateur des mouvements, que le cervelet paraît jouer un rôle important. C'est ce qui résulte des recherches si nombreuses de Flourens; c'est ce que confirme l'expérience sur le pigeon et toutes les vivisections portant sur les divers ordres de pédoncules cérébelleux (V. p. 423). Cette manière de voir a été adoptée aujourd'hui par la plupart des physiologistes; mais quant au mode de fonctionnement de cet appareil coordonnateur, quant aux localisations de ses divers éléments, nous n'avons encore, à ce sujet, que des résultats peu significatifs.

Tout ce qu'on peut dire, c'est que l'anatomie nous montre une partie du nerf acoustique venant aboutir dans le cervelet, qu'il est probable que cette partie de la huitième paire vient des canaux semi-circulaires et que, si ces canaux doivent être considérés comme des organes périphériques du sens de l'équilibration (V. page 327), le cervelet, à son tour, doit être le centre de cette équilibration ou coordination des mouvements.

VI. — Système du grand sympathique.

Nerfs et ganglions. — Le grand sympathique se compose d'une série de *ganglions* disposés le long de la colonne vertébrale, un de chaque côté pour chaque vertèbre (excepté à la région cervicale, où il y a fusion en trois gros ganglions) : les ganglions d'un même côté sont réunis entre eux par des commissures, d'où résultent des cordons en chapelets (fig. 367).

De plus ces *amas cellulaires* envoient des commissures, d'une part, vers la moelle épinière (*rami communicantes*) ; d'autre part, vers les viscères et vers tous les organes en général (*nerfs du grand sympathique*). A une certaine distance de la chaîne du grand sympathique, sur le trajet de ces commissures allant soit à la moelle, soit aux viscères, se trouvent de nouvelles masses ganglionnaires : ce sont de nombreux amas cellulaires échelonnés sur les nerfs du grand sympathique ; le plus remarquable de ces amas est le *ganglion semi-lunaire* que Bichat appelait le *cerveau abdominal* ; enfin, encore plus loin, sur le trajet des nerfs viscéraux, au moment où ils se distribuent dans les vis-

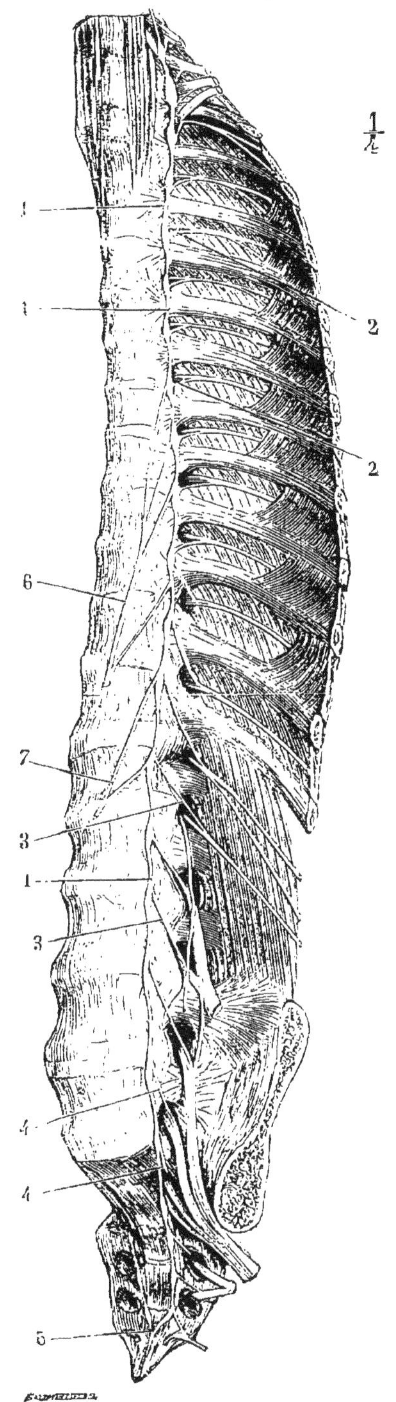

Fig. 367. — Tronc du sympathique gauche avec les rami communicantes *

* 1, 1, 1, cordons du sympathique avec les ganglions. — 2, 3, 4, rami communicantes. — 5, réunion à la base des deux cordons sympathiques. — 6, racines du grand splanchnique. — 7, racine du petit splanchnique.

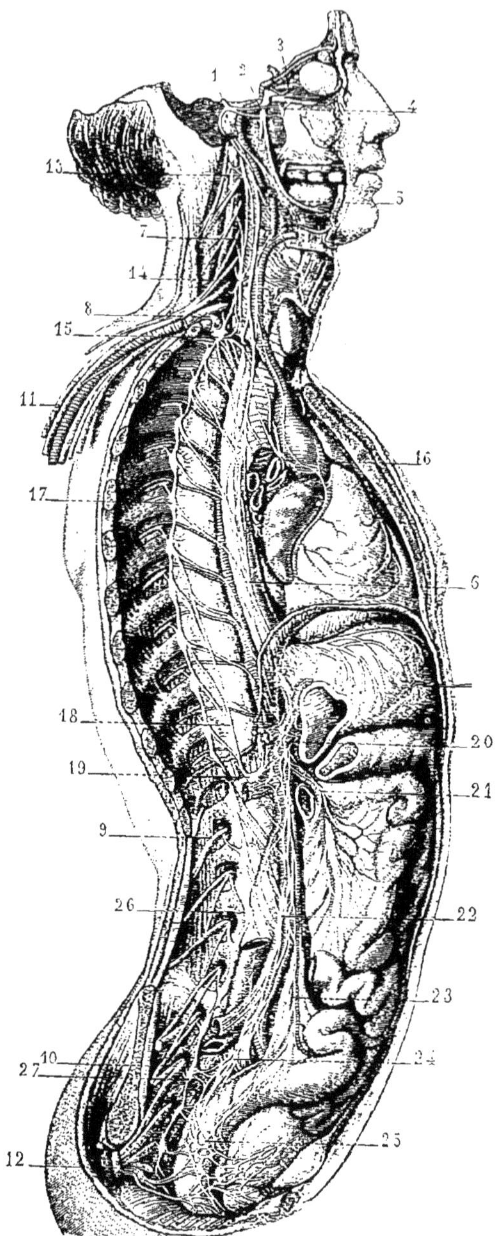

Fig. 368. — Système nerveux viscéral de l'homme *.

* 1, nerf facial. — 5. nerf lingual. — 6, pneumogastrique. — 8, première branche antérieure du premier nerf rachidien dorsal. — 9, du premier nerf lombaire. — 10, du premier nerf sacré. — 11, plexus brachial. — 12, plexus lombaire. — 13, cordon cervical du grand sympathique. — 14, grand cervical moyen. — 15. grand cervical inférieur. — 16, plexus cardiaque. — 17, ganglion thoracique. — 18, grand nerf splanchnique. — 19, ganglion semi-lunaire. — 20, plexus solaire. — 21, 23, plexus mésentériques. — 22. plexus aortique. — 26, grand lombaire. — 27, grand sacré.

cères, on trouve une nouvelle série de ganglions disséminés dans l'épaisseur des parois des organes, et d'ordinaire de dimensions microscopiques: tels sont ceux que l'on trouve dans l'épaisseur des parois intestinales, dans la charpente musculaire du cœur, sur les bronches, etc. (*ganglions viscéraux* ou *parenchymateux*) (fig. 368).

Rôle. — Le système nerveux grand sympathique ainsi constitué représente-t-il un système nerveux indépendant du système céphalo-rachidien? C'est ce qu'on a cru longtemps; c'est ce que pensait Bichat. On en faisait alors le siège de toute une série de phénomènes nerveux plus ou moins mystérieux, que l'on décorait du nom de *sympathies* et dans lesquels nous ne voyons aujourd'hui que des *réflexes*. On a reconnu en même temps que le grand sympathique n'est nullement un système à part; il partage les propriétés et les fonctions du système médullaire et s'associe à lui.

Le sympathique contient des fibres nerveuses *sensitives* et *motrices*, et ces fibres sont en rapport avec l'axe cérébro-spinal.

En effet, quoique les viscères innervés par le sympathique ne soient, à l'état normal, le siège que de sensations extrêmement obtuses, il n'en est pas moins vrai que l'expérience directe, par excitation portant sur les plexus nerveux viscéraux, réveille des *sensations douloureuses* chez les animaux. L'irritation mécanique ou chimique des ganglions semi-lunaires, des plexus rénaux, des ganglions cervicaux et lombaires, des grands nerfs splanchniques, etc., provoque des manifestations indubitables de douleur, manifestations qui cependant ne sont jamais aussi vives ni surtout aussi rapides que celles produites par l'excitation d'un nerf sensible de la vie animale. Les sensations douloureuses qui accompagnent les divers états pathologiques des viscères mettent du reste hors de doute cette sensibilité du sympathique. « Si l'on voulait, dit Longet (1), regarder les ganglions comme des demi-conducteurs qui arrêtent ordinairement la propagation des impressions faibles et ne laissent passer que celles qui ont beaucoup d'intensité, on s'expliquerait, d'une part, comment dans l'état de santé nous pouvons n'avoir point conscience d'impressions faites à des viscères, qui, au contraire, deviennent douloureux dans l'état de maladie, et comment, d'autre part, des ganglions qui d'abord paraissent insensibles (à l'excitation expérimentale) deviennent sensibles

(1) *Longet*, médecin français (1811-1871), célèbre par ses travaux de physiologie expérimentale.

à la suite d'une excitation directe, forte et suffisamment prolongée. »

La *motricité* du grand sympathique est plus facile encore à mettre en évidence par des excitations expérimentales : si l'on touche les ganglions solaires avec un fragment de potasse, au bout de quelques secondes, les mouvements péristaltiques de l'intestin se produisent d'une manière très vive. On sait que l'excitation des nerfs cardiaques sympathiques accélère les mouvements du cœur (page 139). Remarquons toutefois que parmi les nerfs sympathiques moteurs ou centrifuges, il en est qui appartiennent à la classe des nerfs modérateurs ou d'arrêt, c'est-à-dire que leur excitation produit un arrêt dans les contractions des parois musculaires, arrêt qui doit être considéré non comme le résultat d'une action directe sur les parois musculaires en question, mais bien d'une action sur les ganglions périphériques placés sur le trajet des plexus. C'est ainsi que si l'excitation des ganglions solaires ou cœliaques produit des mouvements dans l'intestin, l'excitation agit d'une manière bien différente selon qu'elle s'adresse à tel ou tel ordre de nerfs afférents à ces ganglions (pneumogastrique et splanchnique) ; l'excitation du pneumogastrique réveille ou exagère les mouvements du canal intestinal ; l'excitation des nerfs grands splanchniques immobilise ce canal, paralyse ses tuniques musculaires.

Les conducteurs sensitifs ou centripètes, et les conducteurs moteurs ou centrifuges sont intimement mêlés dans les cordons et filets du sympathique, lesquels par conséquent sont mixtes. Comme pour les nerfs de la vie de relation, la séparation systématique entre les deux ordres de conducteur ne se fait qu'au niveau de leur émergence de la moelle, au niveau des racines rachidiennes.

D'après ce qui précède, on voit que les filets nerveux du sympathique sont excitables par les mêmes agents que les nerfs rachidiens, par l'électricité, par les agents chimiques ; mais l'excitant physiologique que nous avons désigné précédemment sous le nom de *volonté* n'a pas d'action sur ce système : aussi les mouvements qui se produisent dans le domaine du grand sympathique sont tous *involontaires*. D'autre part, ces mouvements, lorsqu'ils sont produits par l'excitation artificielle du nerf, mettent un certain temps à se produire ; ils apparaissent lentement et cessent lentement. Cette nouvelle différence tient autant à la nature des fibres nerveuses sympathiques, qui sont surtout des fibres de Remak (page 402), qu'à la nature des muscles auxquels elles se distribuent (*Muscles lisses*).

Le grand sympathique possède donc des fibres nerveuses qui fonctionnent par une *conduction centripète* et d'autres qui fonctionnent par une *conduction centrifuge*. Il peut ainsi prendre part à des *réflexes ;* et, en effet, dans la classification des réflexes que nous avons donnée, nous avons vu que ces phénomènes pouvaient trouver l'une de leurs voies (la centrifuge ou la centripète), ou même toutes les deux à la fois, dans les nerfs du sympathique. Les réflexes auxquels nous faisions allusion alors avaient, du reste, leurs centres dans le système médullaire. Mais ici se présente, sous une nouvelle forme, la question de l'indépendance du grand sympathique. Les réflexes qui ont ce nerf pour voie de conduction peuvent-ils avoir pour centre uniquement des ganglions sympathiques, de façon à ne rien emprunter (ni comme conducteur, ni comme centre) au système céphalo-rachidien ? On a cru longtemps à cette indépendance complète, et c'est dans cette pensée que Bichat donnait aux ganglions semi-lunaires le nom de *cerveau abdominal*. On faisait donc présider le grand sympathique, comme centre, aux fonctions des viscères en général, et plus particulièrement aux fonctions de nutrition.

Unité du système nerveux. — Les expériences de Cl. Bernard ont montré que le *ganglion sous-maxillaire* peut servir de centre à la sécrétion salivaire. A part ce rôle du ganglion sous-maxillaire, les expériences les plus attentives n'ont pu démontrer des fonctions centrales dans aucun des autres ganglions placés sur le trajet des rameaux du grand sympathique. Il n'en serait pas de même des petits ganglions placés sur les rameaux terminaux de ces nerfs, dans l'épaisseur même des viscères; ces derniers ganglions serviraient de centres aux mouvements partiels des muscles viscéraux, et régleraient, par exemple, les *contractions péristaltiques* des parois intestinales. Les autres ganglions (ganglions semi-lunaires, ganglions du plexus hypogastrique, etc.) pourraient tout au plus être considérés comme des centres provisoires, des lieux de relais où s'accumulerait l'action nerveuse venue de plus haut.

Il est reconnu aujourd'hui que la plupart des phénomènes nerveux des fonctions viscérales ont pour centre la moelle épinière, et que, même pour ses fonctions *vaso-motrices* (V. *Circulation*), le grand sympathique n'a qu'une force d'emprunt provenant de la partie supérieure de l'axe nerveux rachidien ; il en est de même pour son influence sur le cœur, et pour la plupart des réflexes viscéraux, dont le centre se trouve dans la *moelle*, de telle sorte que l'expression même de *système grand sympathique* ne signifie plus rien aujourd'hui. Du reste, le nerf pneumogastrique présente, sous bien des rapports physiologiques, de même que pour plus d'un point de sa constitution anatomique, les plus grandes analogies avec les rameaux dits sympathiques.

TROISIÈME PARTIE

ANATOMIE ET PHYSIOLOGIE COMPARÉES

CHAPITRE PREMIER

Embranchements du règne animal.

On divise le règne animal en neuf grands groupes appelés *embranchements*, qui se subdivisent eux-mêmes en *classes*.

1° Vertébrés. — Les animaux qui forment l'embranchement des *Vertébrés* sont caractérisés par la présence d'un *squelette*

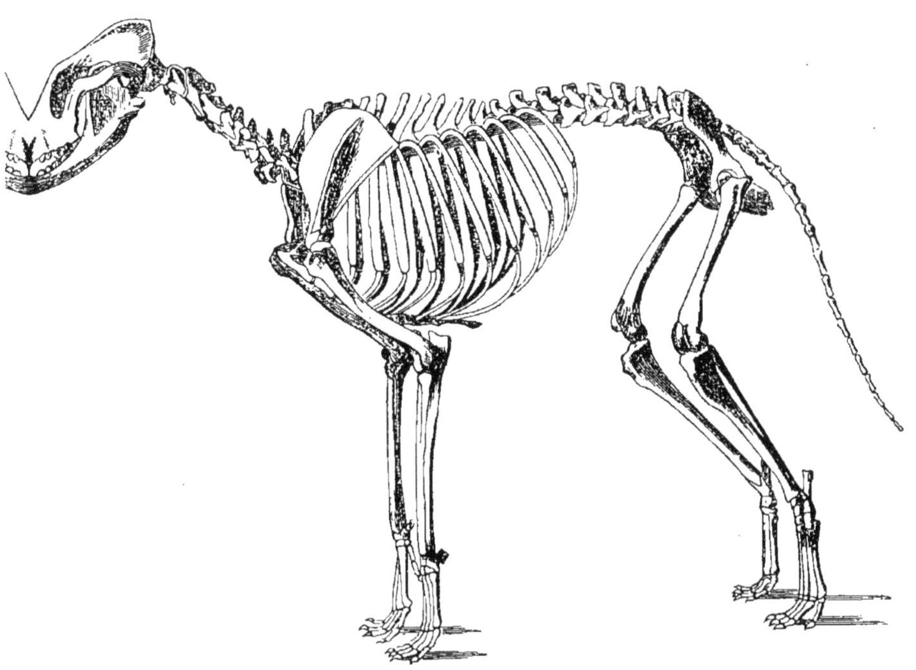

Fig. 369. — Squelette de chien.

interne (fig. 369) et par la situation dorsale du système nerveux central par rapport au tube digestif. Le squelette interne présente comme pièce principale un axe situé dorsalement entre le tube digestif et la moelle épinière et segmenté en *vertèbres :* d'où le nom de *Vertébrés.* Le genre *Amphioxus*, toutefois, ne présente pas de vertèbres mais bien un sequelette formé d'un axe continu non segmenté, appelé *corde dorsale* ou *notochorde* (νῶτος, dos ; χορδή, boyau), L'embryogénie nous apprend que tous les Vertébrés au début de leur développement présentent une pareille corde dorsale qui fait ensuite place à une colonne vertébrale segmentée cartilagineuse puis osseuse. Aussi rattache-t-on l'amphioxus à l'embranchement des Vertébrés à la base duquel on doit le placer.

Les Vertébrés se divisent en cinq classes : *Mammifères* (Chien) ; *Oiseaux* (Coq) ; *Reptiles* (Lézard) ; *Batraciens* (Grenouille) ; *Poissons* (Carpe).

Les animaux rangés dans les huit embranchements suivants portent le nom général d'*Invertébrés.*

2° **Tuniciers.** — L'embranchement des Tuniciers doit son nom à ce que les animaux marins qui le composent ont le corps enfermé dans une enveloppe ou *tunique* faite d'une substance (*tunicine*) isomère de la cellulose végétale. Il n'y a pas chez les Tuniciers de squelette interne du moins à l'état adulte, mais quand on étudie le développement de ces animaux on constate qu'ils sortent de l'œuf sous la forme d'une larve (*têtard*) munie d'un long appendice caudal servant à la natation et à la partie dorsale duquel se développe une notochorde identique à celle de l'Amphioxus. Cette corde disparaît en même temps que la queue lorsque l'animal passe de la forme larvaire à l'état adulte. Certains Tuniciers toutefois (*appendiculaires*) conservent toute leur vie cette disposition primitive. Si nous rapprochons de ce fait celui que le système nerveux central se compose d'un ganglion dorsal par rapport au tube digestif, nous sommes amenés à considérer les Tuniciers comme très voisins des Vertébrés en passant par l'Amphioxus. Les principaux Tuniciers sont les *Ascidies*, les *Salpes*, etc.

3° **Arthropodes.** — Les *Articulés* ou *Arthropodes* n'ont point de squelette interne, mais leur corps est protégé et revêtu à l'extérieur par une carapace dont la solidité est due à une substance spéciale (la *chitine*), qui chez quelques-uns de ces animaux (Crustacés) s'incruste de calcaire. Ce sont des animaux segmentés (fig. 371 et 372) dont le corps se divise en anneaux placés régulièrement en série linéaire. Ils se meuvent au moyen d'appendices locomoteurs, ou pattes, également divisés en articles et revêtus de chitine, ce qui explique le nom d'*Articulés* et celui d'*Arthropodes* (ἄρθρον, articulation ; πούς, pied). Le système nerveux est formé par une chaîne ganglionnaire située ventralement par rapport au tube digestif.

Cet embranchement se divise en quatre classes : *Insectes* (Hanneton); *Arachnides* (Araignée, Scorpion); *Myriopodes* (Mille-pattes); *Crustacés* (Écrevisse).

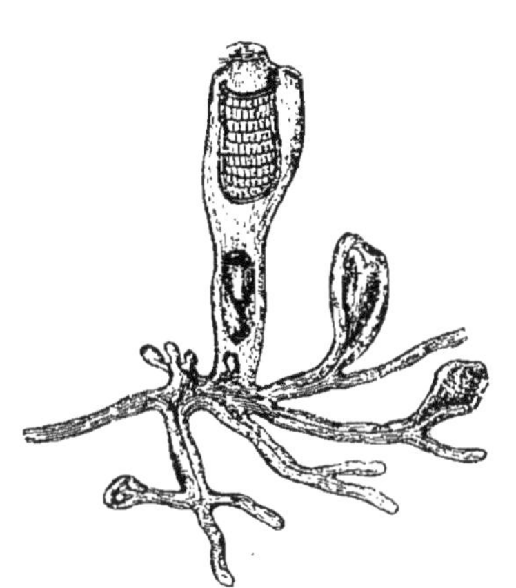

Fig. 370. — Tunicier (*clavelina lepadiformis*).

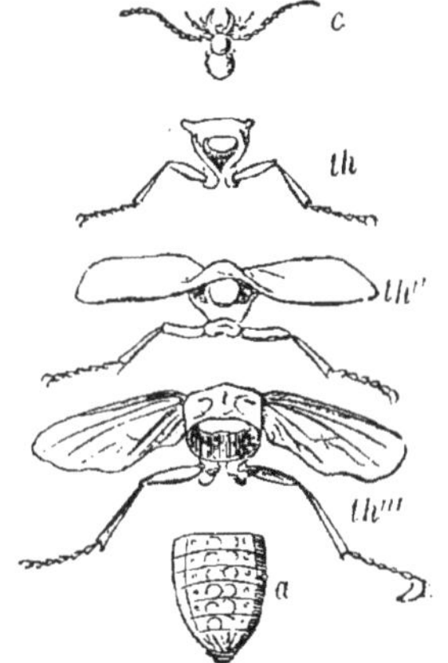

Fig. 371. — Arthropode (insecte) désarticulé pour montrer la division du corps en segments.

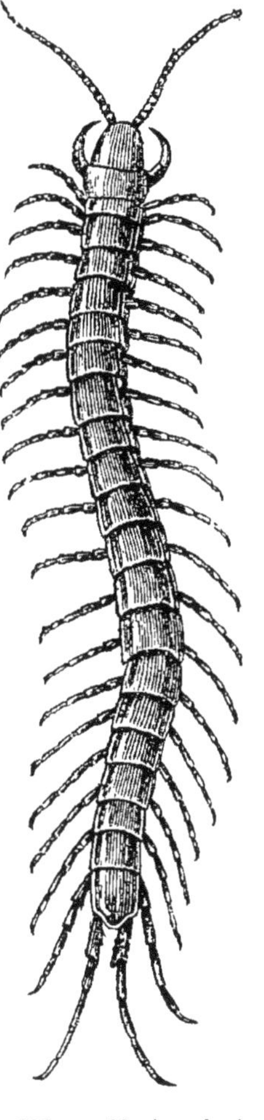

Fig. 372. — Myriopode (*scolopendra morsitans*).

4° **Vers.** — Les *Vers* ou *Annelés* ont le corps divisé en anneaux comme les Arthropodes; mais les téguments sont mous, jamais chitineux et les appendices locomoteurs, quand ils existent, ne sont jamais articulés. Le système nerveux forme une chaîne ventrale. Les principales classes de cet embranchement sont celles des *Annélides* (Ver de terre, Arénicole, Sangsue), des *Nématodes* (Trichines), des *Trématodes* (Douve du foie) et des

Cestodes (Tænia ou Ver solitaire). Des raisons tirées de l'embryogénie ont fait rattacher aux Vers des formes telles que les *Bryozoaires* (Plumatelle) et les *Brachiopodes* qui à l'état adulte s'en éloignent assez.

5° **Mollusques.** — Les Mollusques ont le corps mou (*mollis*) et, dépourvus de squelette interne, sont pour la plupart enfermés dans une coquille calcaire formée tantôt de deux valves (Huître) et tantôt d'une seule (Escargot). Cette coquille toujours externe en réalité peut sembler quelquefois interne parce qu'elle est enveloppée dans un repli de la peau ou manteau (Seiche). Il y a trois classes de Mollusques : *Acéphales* (Huître, Moule); *Gastéropodes* (Escargot); *Céphalopodes* (Poulpe, Seiche).

6° **Échinodermes.** — Les Échinodermes ont le corps protégé par une carapace de plaques calcaires imbriquées et hérissée sur sa face externe de piquants (Εχῖνος, Hérisson; δέρμα, peau). On divise cet embranchement en quatre classes : *Échinides*

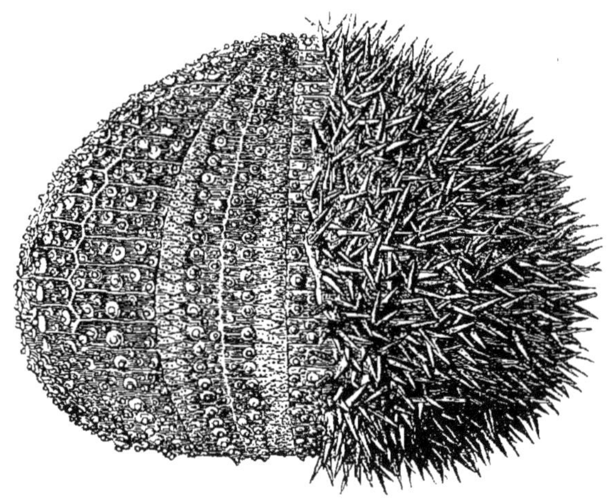

Fig. 373. — *Oursin* (la moitié gauche a été dépouillée de ses piquants).

(Oursins); *Stellerides* (Étoiles de mer, Ophiures); *Crinoïdes* (Comatule); *Holothuries*.

7° **Cœlentérés.** — Les animaux des embranchements précédents ont un tube digestif distinct de la cavité générale du corps. Les Cœlentérés sont réduits à un simple sac limité par les parois du corps et communiquant avec l'extérieur par la bouche. Il n'y a donc pas ici à distinguer de cavité générale et de cavité digestive, ce qu'indique le mot Cœlentéré (κοιλία, cavité du corps; ἐντερόν, intestin). Ces animaux vivent le plus souvent en colonies, c'est-à-dire réunis les uns aux autres, soutenus par une partie squelettique dure appelée *polypier*, dont une branche de *Corail* (fig. 375) peut donner une idée. Les principales classes de cet embranchement sont les *Hydraires*, les *Méduses*, les *Coralliaires*, etc.

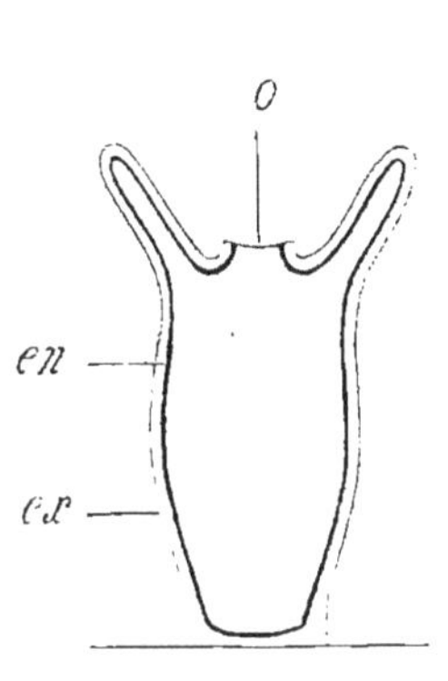

Fig. 374. — Schéma d'un cœlentéré *.

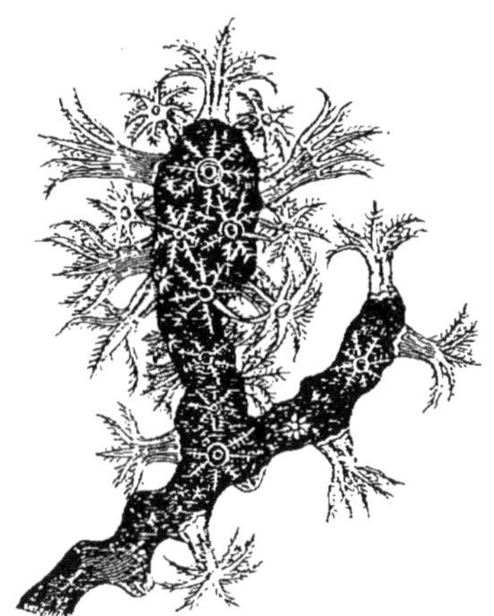

Fig. 375. — Branche de corail épanoui.

8° **Spongiaires.** — Les éponges ont été longtemps rattachées aux Cœlentérés, mais méritent de former un embranchement spécial pour des raisons anatomiques et embryogéniques. Ces êtres possèdent un squelette interne tantôt calcaire, tantôt siliceux, tantôt corné. C'est une production de ce dernier genre qui forme l'éponge de toilette.

9° **Protozoaires.** — Ce sont des animaux uni-cellulaires, c'est-à-dire formés d'une seule cellule présentant tous les caractères et propriétés que nous avons étudiés dans la cellule en général dans la première partie de ce livre. L'étude de la physiologie de ces êtres se ramène donc à l'étude physiologique du protoplasma.

Les trois types du règne animal. — On peut distinguer dans le règne animal trois grands types :

a) Les *Protozoaires* composés d'une seule cellule ou de plusieurs cellules indifférenciées, toutes identiques les unes aux autres sans qu'il y ait jamais division du travail physiologique entre elles : en un mot, chez ces animaux il n'y a pas de tissus et *a fortiori* ni appareils ni systèmes. Il n'y a donc pas lieu, en étudiant l'anatomie et la physiologie comparées, de parler de ces animaux chez lesquels on ne saurait retrouver aucune des dispositions anatomiques qui caractérisent les animaux supérieurs.

b) Chez tous les autres animaux qui sont pluri-cellulaires il y

* *o*, bouche. — *en*, endoderme. — *ex*, exoderme.

a division du travail physiologique entre les cellules et constitution de tissus. Ainsi pouvons-nous réunir tous ces animaux sous le nom d'*Histiozoaires* (ἱστος, tissu) ou de *Métazoaires*. Tous les Métazoaires sont caractérisés par la formation d'une *gastrula à 3 feuillets* (voir première partie, ch. II, § IV) dont le mode de formation varie d'ailleurs avec les cas. Chez les Métazoaires on distingue deux types d'organisation distincts.

Les Vertébrés, Arthropodes, Vers et Mollusques ont un corps symétrique par rapport à un plan antéro-postérieur, ce qui permet de distinguer chez ces animaux une droite et une gauche, une tête et une queue. Nous désignerons tous ces animaux à symétrie bilatérale sous le nom d'*Artiozoaires* (ἄρτιος, pair; ζῶον, animal).

Les Échinodermes, Cœlentérés, Spongiaires ont au contraire une disposition symétrique par rapport à plusieurs plans passant par une même droite, l'axe du corps. Ils se présentent aussi ramifiés à la façon des plantes. Ils sont en général fixés alors que les Artiozoaires sont le plus souvent des animaux libres. On a successivement appelé ce deuxième groupe de Métazoaires des noms de *Rayonnés*, de *Zoophytes* et de *Phytozoaires* (φύτον, plante ; ζῶον, animal).

Protozoaires, Phytozoaires, Artiozoaires, tels sont les trois grands types du règne animal.

CHAPITRE II

Appareil digestif et Digestion.

I. Dentition.

A. **Mammifères.** — Les Mammifères ont comme l'homme des dents implantées dans des alvéoles sur le bord des mâchoires, mais il faut distinguer les animaux qui, comme l'homme, ont des dents de diverses formes (*hétérodontes* de ἑτερός, différent et ὀδούς, dent) et ceux qui comme le Tatou et le Cachalot ont toutes les dents semblables entre elles (*homodontes*, de ὁμος, semblable). Les hétérodontes sont aussi *diphyodontes* (δίς, deux fois ; φύω, engendrer; ὀδούς, dent) car ils ont deux dentitions successives, des dents de lait qui tombent et font place à des dents définitives. Les homodontes sont *monophyodontes* (μόνος, seul) et n'ont qu'une seule dentition.

Chez les hétérodontes il faut distinguer les dents à croissance limitée et celles à croissance continue. Les premières dont nous avons vu un exemple chez l'homme sont celles où, avec l'âge, l'orifice du canal de la racine s'oblitère et isole ainsi à l'intérieur de la dent la *pulpe dentaire* qui privée de nourriture meurt et la dent tombe. Certaines dents, comme les incisives des rongeurs, sont à croissance illimitée : l'orifice de l'extrémité de la racine est considérable, les substances nutritives abondent et la dent se développe rapidement par sa base tandis que la couronne s'use à l'autre extrémité par son frottement continuel sur la dent opposée de l'autre mâchoire.

Il faut encore distinguer les dents simples et les dents composées. La dent de l'homme est le type d'une dent simple formée

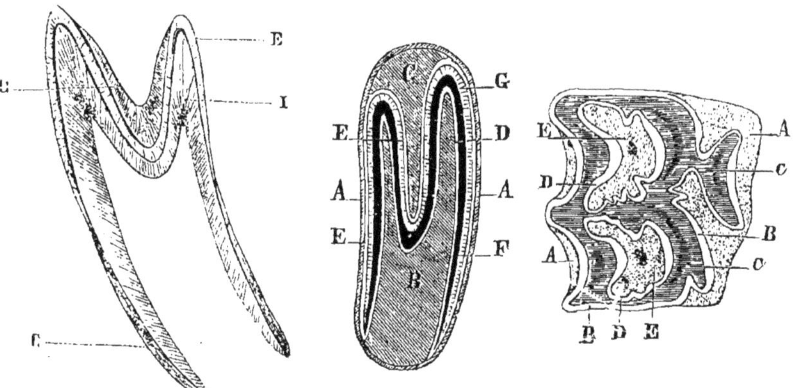

Fig. 376. — Coupe d'une incisive de cheval *.

Fig. 377. — Coupe du sac dentaire d'une incisive de cheval (schéma) **.

Fig. 378. — Coupe transversale d'une molaire de cheval ***.

de cément, émail et ivoire en allant de l'extérieur vers l'intérieur. Considérons une incisive de cheval : la couronne de cette dent présente au centre une cavité remplie de cément (*C*, fig. 376) si bien que les substances fondamentales de la dent se superposent, dans l'ordre suivant : cément, émail, ivoire, émail et cément. La présence de ce cément intérieur détermine ce que l'on appelle la *marque du cheval* qui permet de reconnaître l'âge de la bête. L'étude du développement de cette incisive et de son sac dentaire (fig. 377) explique cette disposition : ivoire et émail ont formé un repli vers l'intérieur déterminant une cavité dans laquelle le cément a pénétré. L'usure de la partie supé-

* I, ivoire. — E, émail. — C, cément.

** B, pulpe dentaire. — C, origine du cément. — D, origine de l'ivoire. — E, cuticule. — F, ivoire. — G, émail.

*** A, cément. — B, émail. — C, ivoire. — D, émail. — E, cément.

rieure se produisant, on conçoit que la dent prenne la disposition rencontrée chez l'adulte (fig. 376).

Les molaires du cheval (fig. 378), du bœuf, sont également des dents composées. Ivoire et émail ont formé des replis à l'intérieur, et comme l'émail est plus dur que l'ivoire et le cément, l'usure en est plus lente; aussi la face triturante porte-t-elle en saillie des rubans d'émail qui forment des dessins.

Forme des dents; adaptation au régime. — L'étude de l'homme nous a déjà appris à distinguer les dents des hétérodontes en *incisives*, *canines* et *molaires*. Suivant le mode d'alimentation de l'animal, chacune de ces dents, suivant le rôle qu'elle est appelée à jouer, se développe ou s'atrophie. En d'autres termes *il y a adaptation des dents au régime alimentaire*.

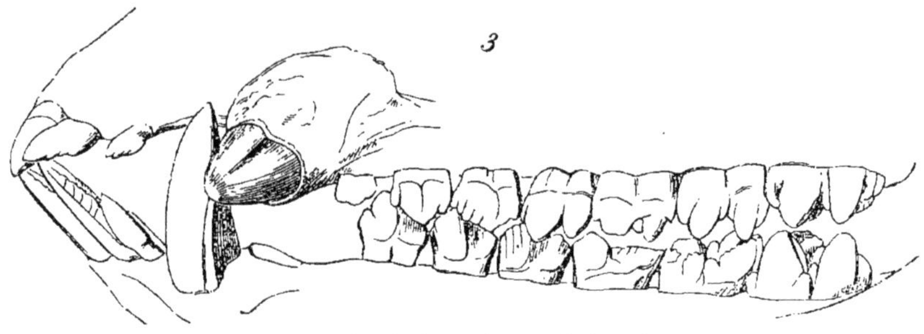

Fig. 379. — Vue latérale des mâchoires du porc.

1° Tous les *omnivores* comme le Porc, les *frugivores* comme les Singes ont une dentition complète, c'est-à-dire composée d'incisives, de canines et de molaires dont la forme rappelle celle

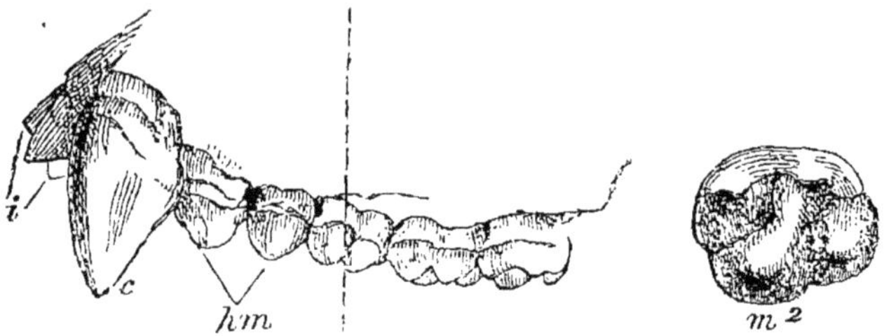

Fig. 380. — Vue latérale de la mâchoire supérieure du gorille *.

des dents de l'homme (omnivore). Les canines peuvent se développer quelquefois davantage dans un but de défense (Sanglier, Gorille, etc.).

Porc................	$\frac{3}{3}+\frac{1}{1}+\frac{7}{7}$ (fig. 379).
Gorille..............	$\frac{2}{2}+\frac{1}{1}+\frac{5}{5}$ (fig. 380).
Singe américain.......	$\frac{2}{2}+\frac{1}{1}+\frac{6}{6}$.

* *i*, incisives. — *c*, canine. — *pm*, prémolaires. — m_2, face inférieure de la deuxième molaire.

2° Les *carnivores* qui se nourrissent de chair ont plutôt besoin de la couper et déchirer que de la triturer. Aussi, bien qu'ils aient trois sortes de dents, toutes tendent vers une forme en relation avec les besoins de l'animal. Les incisives sont petites et peu développées; les canines pointues et longues servent à

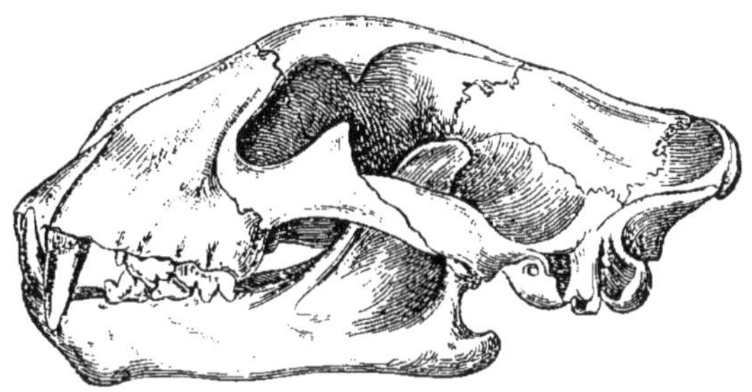

Fig. 381. — Tête de tigre (*felis tigris*).

saisir la proie et à la tuer; les molaires ont une couronne tranchante présentant des pointes saillantes très acérées (fig. 382). L'une de ces dents (dernière prémolaire en haut, première molaire en bas) est plus développée que les autres et s'appelle *dent carnassière*. Remarquons que plus le régime de l'animal est

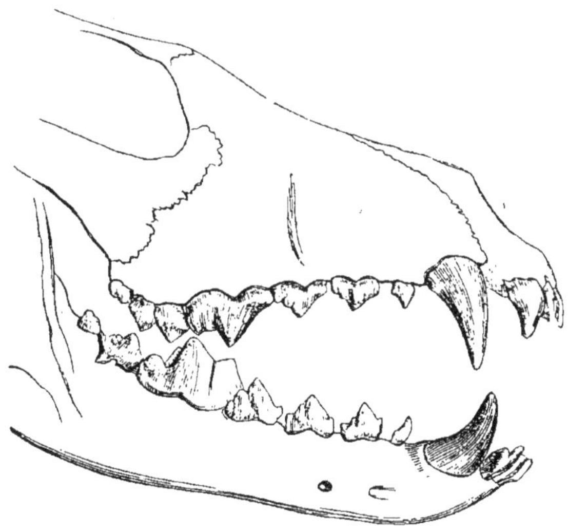

Fig. 382. — Dents du chien.

carnassier, moins les molaires sont nombreuses, plus elles sont tranchantes et aiguës.

Chez les carnassiers à alimentation mixte comme le chien et surtout l'ours (presque frugivore), le nombre des molaires augmente et les tubercules des molaires du fond deviennent à pointes mousses.

Chat, lion, tigre, etc... $\frac{3}{3}+\frac{1}{1}+\frac{4}{3}$ (fig. 381).

Chien................ $\frac{3}{3}+\frac{1}{1}+\frac{6}{7}$ (fig. 382).

3° Les *insectivores* ont une dentition complète et leurs nombreuses molaires sont hérissées de petites pointes aiguës et coniques destinées à briser la carapace chitineuse des insectes dont ils font leur proie. Cette disposition se rencontre chez le Hérisson, la Taupe et la Musareigne ainsi que chez les Chauves-Souris qui font aussi la chasse aux insectes (fig. 383).

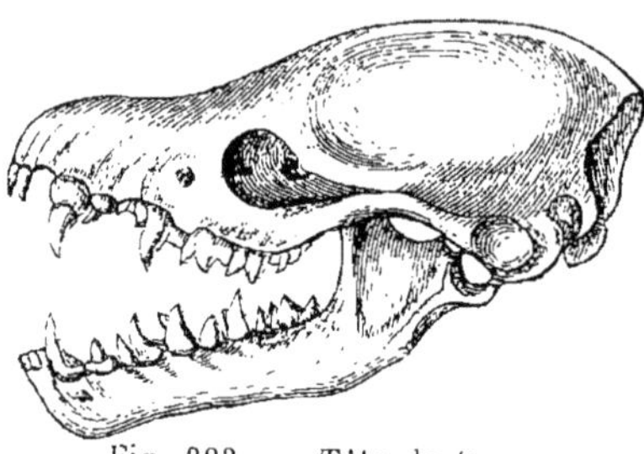
Fig. 383. — Tête de taupe.

Taupe.............. $\frac{3}{4}+\frac{1}{1}+\frac{7}{6}$.

Chauve-souris........ $\frac{2}{3}+\frac{1}{1}+\frac{5}{5}$.

4° Les aliments des *herbivores* (foin, herbe, etc.) doivent être, avant digestion, triturés longtemps et fortement. Les molaires sont alors très développées et présentent une forme de meule, la face triturante étant aplatie et sillonnée de nombreux rubans d'émail.

Chez le cheval les incisives ou *pinces* sont disposées en clavier et servent à la préhension. Les canines sont petites et n'existent d'ailleurs que chez le mâle. La formule dentaire est :

Cheval.............. $\frac{3}{3}+\frac{1}{1}+\frac{6}{6}$ (fig. 384).

Chez les *ruminants* (bœuf, mouton, etc.) la dentition est incomplète : les incisives manquent à la mâchoire supérieure. Les canines manquent aussi le plus souvent et l'on appelle *barre* l'espace resté vide sur la mâchoire entre les incisives et les molaires. Les ruminants dépourvus de *cornes* (chameau, porte-musc, etc.) ont des canines à la mâchoire supérieure (fig. 385 et 386).

Mouton............. $\frac{0}{4}+\frac{0}{0}+\frac{6}{6}$.

Chez les *Éléphants* les canines manquent toujours. Les incisives n'existent qu'à la mâchoire supérieure où elles forment les *défenses* (fig. 387).

Les molaires très volumineuses présentent à leur surface des saillies formées de lames d'ivoire entourées d'émail et réunies par du cément. Ce sont des dents composées (fig. 388). Il n'y a jamais qu'une molaire à la

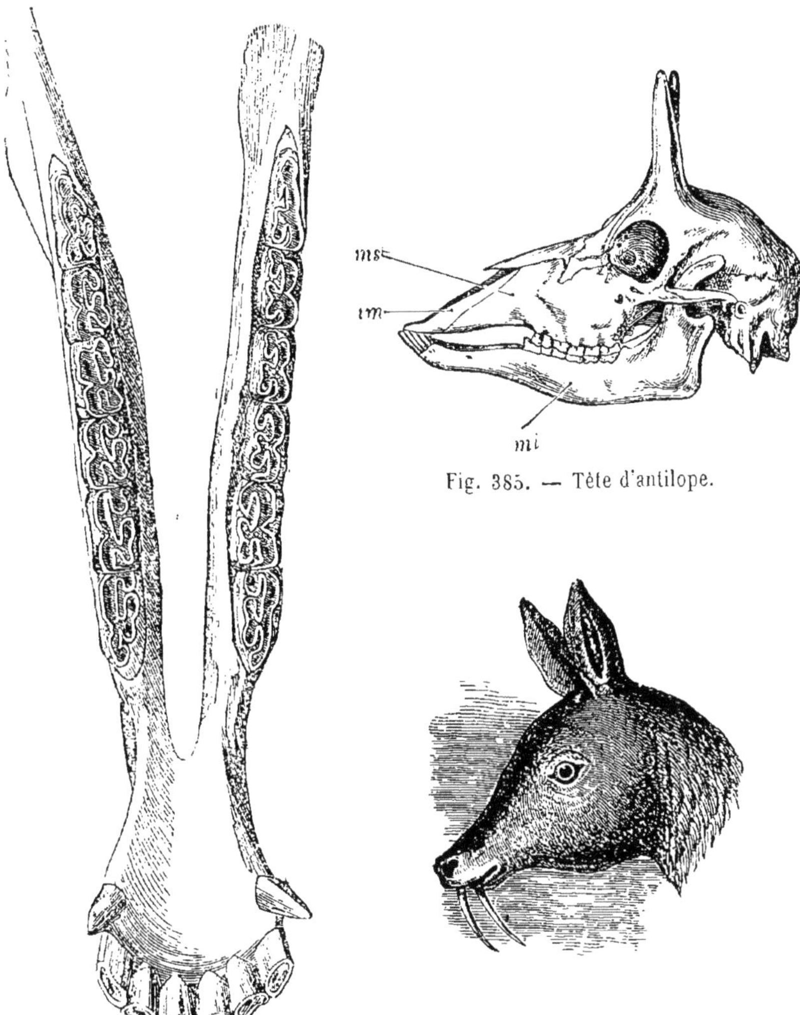

Fig. 385. — Tête d'antilope.

Fig. 384. — Mâchoire inférieure du cheval.

Fig. 386. — Chevrotain porte-musc.

fois à chaque demi-mâchoire, mais lorsqu'elle s'use une autre la remplace et il y a ainsi en général 6 ou 7 molaires successives.

Eléphant .... $\frac{1}{0} + \frac{0}{0} + \frac{1}{1}$.

5° Les *rongeurs* ont une dentition incomplète : les canines manquent et les incisives sont séparées des molaires par une longue barre. En rapport avec la dureté des aliments de ces animaux (graines, bois, etc.), les incisives sont très développées au nombre de 2 à chaque mâchoire, sauf chez le lapin et le lièvre qui ont 2 petites incisives supplémentaires placées der-

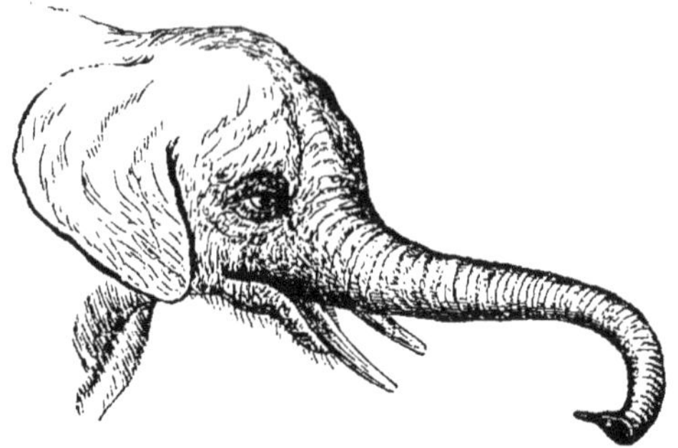

Fig. 387. — Tête d'éléphant montrant les incisives (défenses).

rière les deux normales de la mâchoire supérieure (fig. 390). Les incisives des rongeurs sont à croissance illimitée mais s'usent rapidement, car elles manquent d'émail à leur face posté-

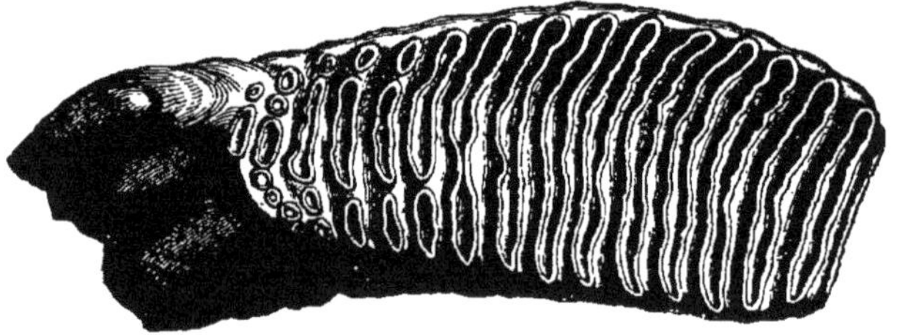

Fig. 388. — Molaire d'éléphant.

rieure. Les molaires sont nombreuses et garnies sur la surface triturante de nombreux replis d'émail transversaux.

Lapin............... $\frac{1+1}{1} + \frac{0}{0} + \frac{5}{5}$ (fig. 390).

Souris.............. $\frac{1}{1} + \frac{0}{0} + \frac{3}{3}$.

Forme du condyle de la mâchoire. — La forme du condyle de la mâchoire inférieure est en rapport avec la forme du système dentaire et le régime de l'animal. Chez les rongeurs il a la forme d'un cylindre antéro-postérieur et permet alors à la mâchoire des mouvements d'avant en arrière et d'arrière en avant, de telle sorte que les molaires peuvent agir comme une râpe dont l'ensemble des faces triturantes des molaires présente l'aspect par suite des rubans d'émail transversaux. Le condyle des canines en forme de cylindre disposé transversalement détermine pour la mâchoire inférieure un mouvement de

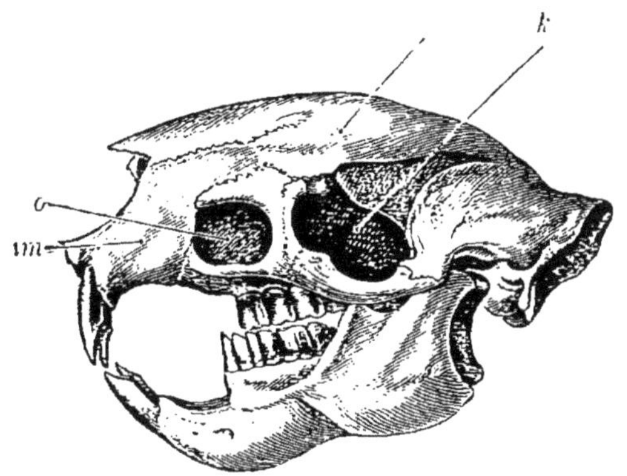

Fig. 389. — Tête de rongeur (porc-épic).

ciseaux. Chez les herbivores le condyle est presque plat ainsi que la cavité correspondante, et de cette disposition résultent

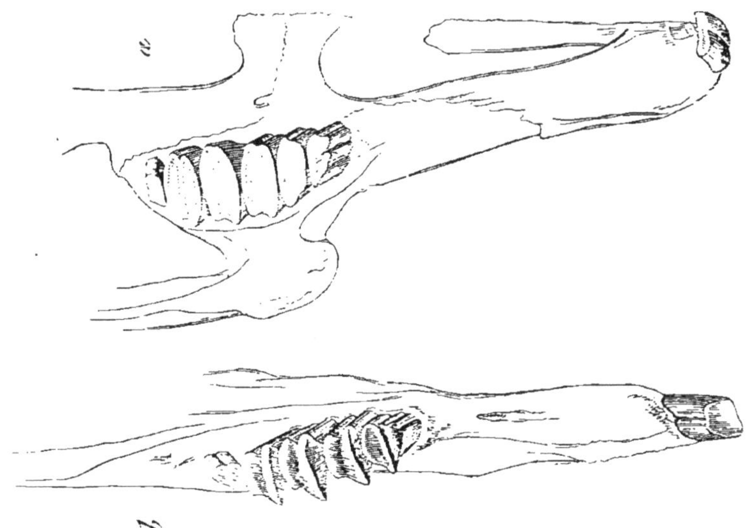

Fig. 390. — Demi-mâchoires du lapin (les dents sont vues par la face de frottement)*.

surtout des mouvements de latéralité tout à fait propres à la trituration des aliments secs.

B. **Autres vertébrés.** — Les oiseaux n'ont pas de dents : un bec corné les remplace pour la trituration des aliments. On a toutefois trouvé un germe dentaire réduit à la pulpe chez le Perroquet, et la Paléontologie en-

* *a*. demi-mâchoire supérieure. — *b*. demi-mâchoire inférieure.

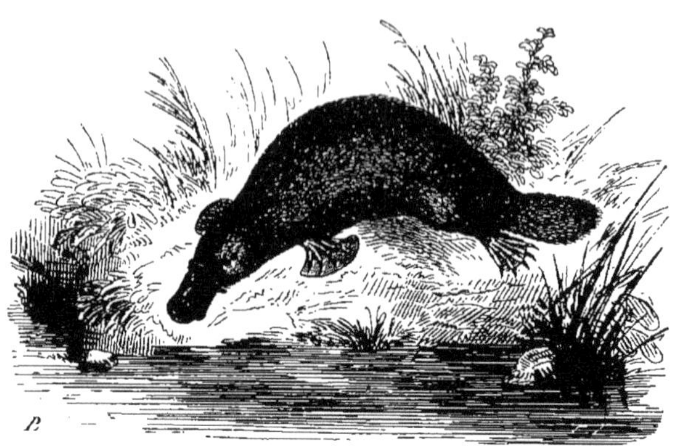

Fig. 391. — Ornithorynque (*ornithorynchus paradoxus*).

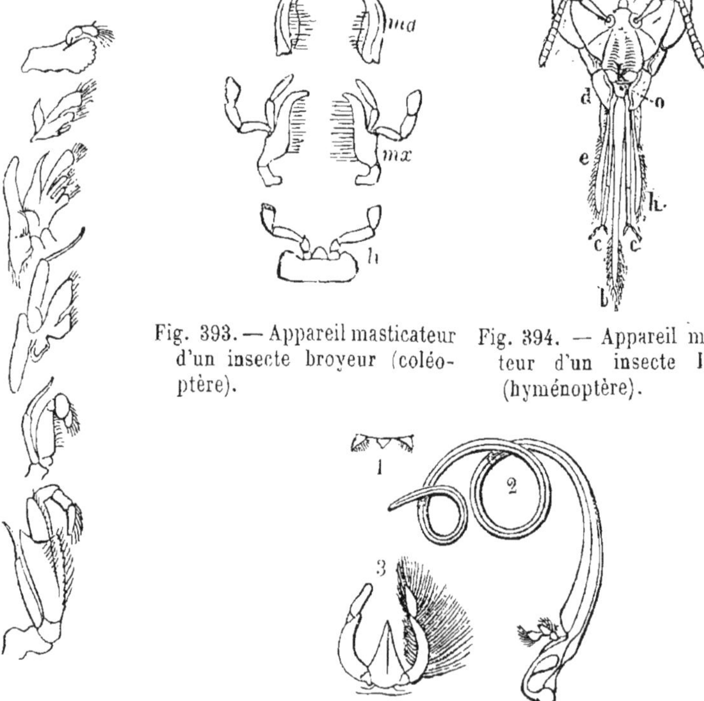

Fig. 393. — Appareil masticateur d'un insecte broyeur (coléoptère).

Fig. 394. — Appareil masticateur d'un insecte lécheur (hyménoptère).

Fig. 392. — Appendices masticateurs de l'écrevisse.

Fig. 395. — Appareil masticateur d'un insecte suceur (lépidoptère) *.

* 1, lèvre supérieure et mandibules. — 2, mâchoires transformées en trompe. — 3, lèvre inférieure.

seigne qu'à l'époque crétacée il existait des oiseaux dont la mâchoire était armée de nombreuses dents (Hesperornis, Ichthyornis). Un bec corné se retrouve chez les Tortues et chez l'Ornithorynque (fig. 391) (ὄρνις, oiseau ; et ῥύγχος, bec), mammifère d'Australie qui par bien des caractères est assez voisin des oiseaux.

Chez les *Reptiles*, les Crocodiles seuls possèdent des dents implantées dans des alvéoles sur les bords des maxillaires ; les lézards et les serpents ont aussi des dents sur la voûte palatine et les dents des mâchoires y sont simplement accolées et non implantées dans des alvéoles. Les serpents venimeux possèdent en outre de longs crochets mobiles creusés d'un canal central ou d'une gouttière latérale par où s'écoule dans la blessure le venin sécrété par des glandes qui représentent les glandes salivaires.

Le nombre des dents augmente considérablement chez les Batraciens et les Poissons. On en retrouve sur tous les os de la bouche. Chez les squales il y a plusieurs rangées de dents consécutives.

C. Articulés. — On peut considérer un articulé comme formé par une série linéaire de segments munis chacun d'une paire d'appendices articulés. Les appendices des segments de la tête ne servent point à la locomotion, mais se modifient pour concourir à la mastication des aliments. Chez les Crustacés ils sont assez nombreux et l'on en trouve six paires chez l'Écrevisse, appelées d'après leur forme *mandibules*, *mâchoires* et *pattes-mâchoires* (fig. 392). Chez les insectes, l'appareil masticateur situé autour de la bouche se compose de quatre paires d'appendices construits tous sur le même type mais différant entre eux par des détails : *lèvre supérieure*, *mandibules*, *mâchoires* et *lèvre inférieure*. Suivant le développement pris par telle ou telle partie et les rapports qu'affectent les parties voisines, la bouche des Insectes présente un aspect variable et l'on distingue des insectes *broyeurs* (fig. 393), *lécheurs* (394) et *suceurs* (395).

II. Tube digestif.

A. Estomac. Ruminants. — L'estomac des Mammifères est en général simple, mais dans certains cas, pour faciliter la digestion d'aliments qui demandent une plus active préparation pour devenir assimilables, le nombre des dilatations du tube digestif augmente. Au point de vue physiologique le véritable estomac est la poche munie de glandes à sécrétion *acide* et *pepsique*.

Chez le Bœuf, le Mouton, le Cerf, l'Antilope, le Chameau, la Girafe, etc., l'estomac se compose de quatre poches nommées : *panse* ou *rumen*, *bonnet* ou *réseau*, *feuillet* et *caillette*. La *panse* du bœuf (B et C, fig. 396) très considérable constitue les 9/10 de la masse stomacale. L'œsophage (A) y débouche et elle se divise en deux sacs droit (C) et gauche (B). La panse donne accès par un large orifice (O, fig. 396) dans le *bonnet* (D) appelé aussi *réseau* parce que sa paroi interne présente des plissements d'aspect réticulé (D, fig. 397). L'œsophage (A, fig. 396) se continue le long de la paroi de la panse par une *gouttière œsophagienne* (X) qui, lorsque ses deux lèvres (X et Y) sont écartées, communique avec la cavité de la panse, mais qui, lorsque ces lèvres se rapprochent, conduit directement dans le troisième estomac ou *feuillet* (E), ainsi nommé parce qu'il porte intérieu-

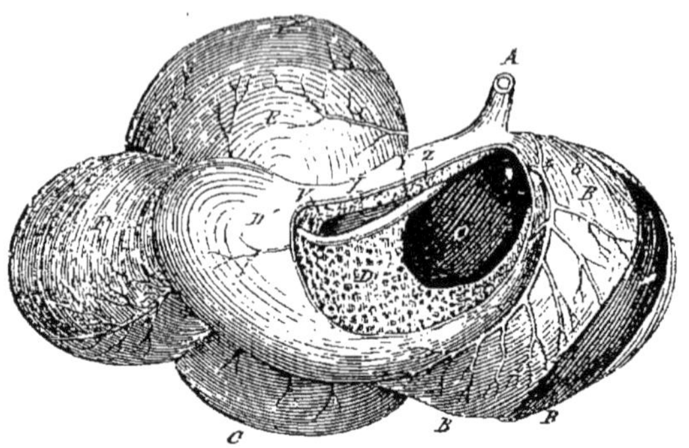

Fig. 396. — Estomacs du bœuf *.

rement sur sa paroi des replis longitudinaux comme les feuillets d'un livre (*e*, fig. 397). La *caillette* fait suite au feuillet; c'est le véritable estomac sécrétant un suc gastrique acide : Par l'in-

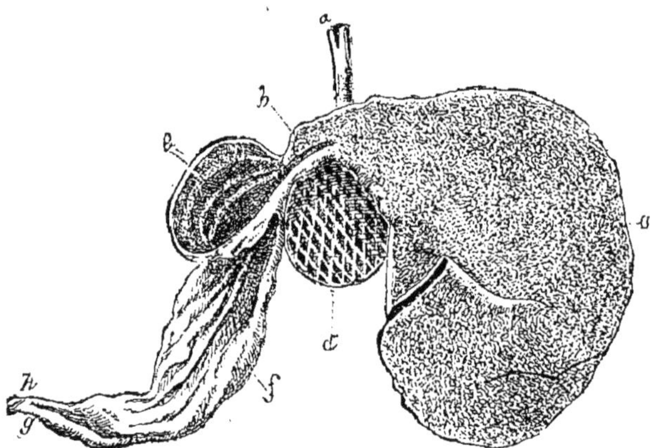

Fig. 397. — Estomacs d'un ruminant (coupe) **.

fusion d'une caillette de veau on obtient le liquide acide appelé *présure* dont on se sert pour faire cailler le lait dans la fabrication des fromages. Telle est l'origine du mot caillette.

Une expérience vulgaire mais facile à réaliser permet de se rendre compte de l'activité de ces différentes parties, et en particulier de la gouttière. Faisons sur un tube de caoutchouc une incision longitudinale de

* A, œsophage. — B, sac gauche et C, sac droit de la panse. — D, intérieur du réseau D'. — E, feuillet. — F, caillette. — X, gouttière œsophagienne avec ses deux lèvres Y et Z. — O, orifice de la panse dans le réseau.

** *a*, œsophage. — *b*, gouttière œsophagienne. — *c*, panse. — *d*, bonnet ou réseau. — *e*, feuillet. — *f*, caillette.

trois centimètres environ et introduisons dans le tube par une de ses extrémités une boulette de papier froissé de diamètre tel qu'elle frotte contre les parois et qu'il faille la pousser avec une baguette pour la faire progresser. Arrivée en face de la fente, la boulette en écarte les lèvres et tombe à l'extérieur. Mais si le même morceau de papier a préalablement été ramolli dans l'eau il continue son chemin dans le tube sans écarter les lèvres de la fente. Tel est le mécanisme de la rumination.

Lorsque le bœuf est au pré il avale l'herbe sans la mâcher. L'herbe écartant les lèvres de la gouttière (X, fig. 396) tombe

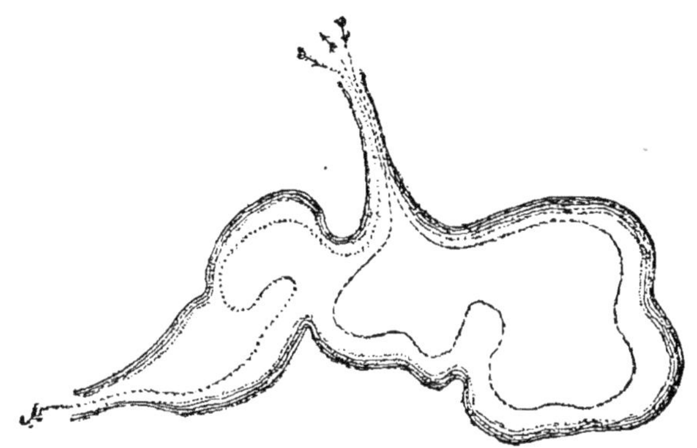

Fig. 398. — Marche des aliments dans l'estomac des ruminants.

dans la panse. Rentré à l'étable, l'animal fait alors remonter dans sa bouche l'herbe qui s'est mise en boule dans le bonnet ; il la mâche lentement et, après mastication complète, la déglutit de nouveau. Le bol alimentaire devenu semi-fluide passe par la gouttière œsophagienne sans en écarter les lèvres, parvient dans le feuillet et de là dans la caillette où le suc gastrique accomplit le travail chimique de la digestion stomacale.

Oiseaux. — L'œsophage de la poule présente un premier renflement, le *jabot* (4, fig. 399) qui ramollit les aliments mais ne les digère pas. Ce jabot, surtout développé chez les oiseaux granivores et carnassiers, sécrète chez les pigeons un liquide destiné à l'alimentation des jeunes.

A l'œsophage fait suite le *ventricule succenturié* (6, fig. 399), véritable estomac à glandes pepsiques ; il aboutit au *gésier* (7), poche à parois musculaires très épaisses et à revêtement corné interne. Les contractions énergiques des muscles du gésier permettent aux cailloux avalés par l'animal de broyer les graines et de permettre l'attaque par le suc gastrique dont elles sont imprégnées au passage dans le ventricule succenturié. Le gésier très développé chez les oiseaux granivores a des parois faibles et molles chez les carnassiers (Corbeau).

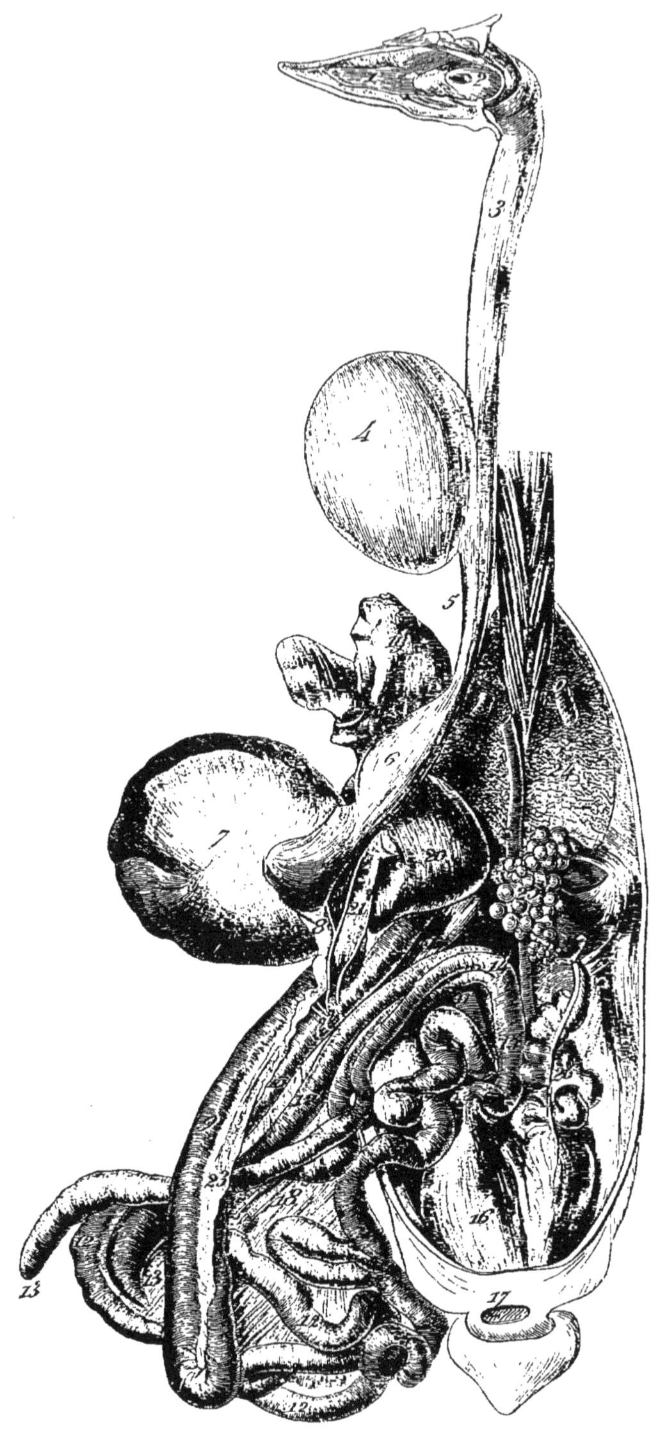

Fig. 399. — Appareil digestif de la poule *.

* 1, langue. — 2, arrière-bouche. — 3, 5, œsophage. — 4. jabot. — 6, ventricule succenturié. — 7, gésier. — 8, 9, 10, duodénum. — 11. 12, 12', intestin grêle. — 13. 13. cœcums. — 14, point d'insertion sur l'intestin. — 15, rectum. — 16, cloaque. — 17, anus. — 18, mésentère. — 19, 20. foie. — 21, vésicule biliaire. — 22, embouchures des conduits biliaires et pancréatiques. — du pancréas.

B. **Intestins.** — La longueur des intestins est très variable chez les Mammifères et en rapport en général avec l'alimentation; chez les herbivores, elle atteint 10, 12 et même 30 fois la longueur du corps ; chez les carnivores, 3 à 5 fois seulement. La proportion est la même chez les oiseaux : 5 à 9 fois chez les herbivores, 2 à 3 fois chez les carnassiers.

L'intestin des oiseaux présente deux *cœcums* (13, fig. 399) et se termine par un *rectum* qui aboutit dans un *cloaque*, poche dans laquelle viennent aussi aboutir les conduits urinaires et les tubes de sortie des œufs (*oviducte*). L'ouverture rectale dans le cloaque est entourée par un sphincter anal interne. Un cloaque se retrouve chez les reptiles. Seuls de tous les mammifères l'*Ornithorhynque* et l'*Échidné* possèdent une poche cloacale, ce qui leur a valu le nom de *monotrèmes* (μόνος, seul ; τρῆμα, orifice).

III. Glandes digestives.

On peut distinguer deux catégories de glandes digestives.

Les *glandes salivaires* viennent déboucher dans la cavité buccale. Souvent digestives comme chez l'homme, les glandes peuvent aussi jouer un rôle de défense comme les glandes à venin des serpents qui ne sont que des glandes salivaires modifiées. Ce sont également les glandes salivaires qui sécrètent la soie chez le ver à soie et diverses autres chenilles.

Les *glandes moyennes du tube digestif* sont chez la plupart des Invertébrés réduites à une seule, désignée anatomiquement sous le nom de *foie*. Sa sécrétion est destinée à la digestion et correspond à la fois aux sucs pancréatique et intestinal de l'homme. Aussi a-t-on proposé le nom d'*hépato-pancreas*. Chez les Invertébrés il n'y a pas division du travail physiologique et les divers aliments sont le plus souvent digérés à la fois, au même point du tube digestif, par l'action d'un seul et même suc. Chez les Vertébrés au contraire, à chaque catégorie d'aliments correspond un suc digestif particulier. La division du travail physiologique est d'ailleurs rarement complète et nous avons vu chez l'homme le pancréas s'attaquer à la fois aux albuminoïdes, aux féculents et aux graisses dont la digestion avait été déjà commencée pour les deux premiers par les glandes gastriques et les glandes salivaires.

CHAPITRE III

Appareil circulatoire et Circulation.

I. Sang et lymphe.

Le sang des Vertébrés se compose, comme celui de l'homme, de plasma et de globules. Les globules rouges, circulaires chez l'homme et les Mammifères, sont elliptiques chez les autres Vertébrés. Parmi les mammifères les *Camelidés* (Chameau, Lama) font exception et ont des globules elliptiques. La taille des globules va en croissant, en considérant les Vertébrés dans l'ordre suivant : Mammifères, Oiseaux, Reptiles, Poissons, Batraciens (voir page 97).

La lymphe des Vertébrés se retrouve en général chez les Invertébrés artiozoaires où elle existe seule ou simultanément avec un autre liquide que nous appellerons *sang plasmique* pour le distinguer du sang *hématifère* des Vertébrés.

Sang plasmique. — Sauf de très rares exceptions, le sang à hématies n'existe pas chez les Invertébrés. Il est remplacé par un sang sans globules rouges dans le plasma duquel existe en dissolution, pour présider au transport de l'oxygène, de l'hémoglobine ou une substance très analogue (hémocyanine, etc.).

C'est ainsi que le sang des crustacés contient de l'*hémocyanine*, substance voisine de l'hémoglobine où le cuivre remplace le fer et qui, incolore quand elle est oxygénée, devient bleue à l'état réduit. Quelques vers, etc., ont du sang vert dont la coloration est due à de la *chlorocruorine*, etc.

Chez les Phytozoaires le sang est remplacé par un liquide nourricier, mélangé de matières nutritives et d'eau.

II. Appareil vasculaire.

Chez les Phytozoaires l'appareil circulatoire est en communication constante avec l'extérieur, aussi conçoit-on que le sang ne soit qu'un mélange d'eau ambiante et de substances nourricières.

Chez les Artiozoaires au contraire le système des vaisseaux est toujours clos. Chez les plus inférieurs d'entre eux, le sang baigne les organes, répandu à même la cavité générale. Dans les formes supérieures le sang circule dans un système de canaux endigués que l'on peut considérer comme des lacunes interorganiques ayant acquis des parois propres. Chez les Invertébrés la circulation est toujours lacunaire en un point du corps, c'est-à-dire que le sang quitte les vaisseaux pour tomber dans des *lacunes* interorganiques. Chez les Vertébrés au contraire il n'y a jamais de *lacunes*, mais des *systèmes capillaires* entre les diverses sortes de vaisseaux.

III. Cœur.

Chez les Invertébrés le cœur est toujours simple, artériel et dorsal. Le cœur des Vertébrés est au contraire ventral ; il est simple et veineux chez les poissons, mais se complique chez les Vertébrés supérieurs pour arriver au type des deux cœurs réunis de l'homme.

Insectes. — Le cœur des insectes est formé par un long vaisseau dorsal divisé en sept ou huit chambres séparées l'une de l'autre par un orifice garni de valvules disposées de telle sorte que leur jeu assure au courant sanguin une direction constante, d'arrière en avant. Chaque loge s'ouvre dans la cavité générale par deux orifices latéraux. Le cœur se prolonge en avant par une aorte au sortir de laquelle le sang tombe dans la cavité générale, baigne les organes et revient au cœur par les orifices latéraux. Des lames musculaires triangulaires rattachent le cœur aux parois du corps (*ailes du cœur*, fig. 400).

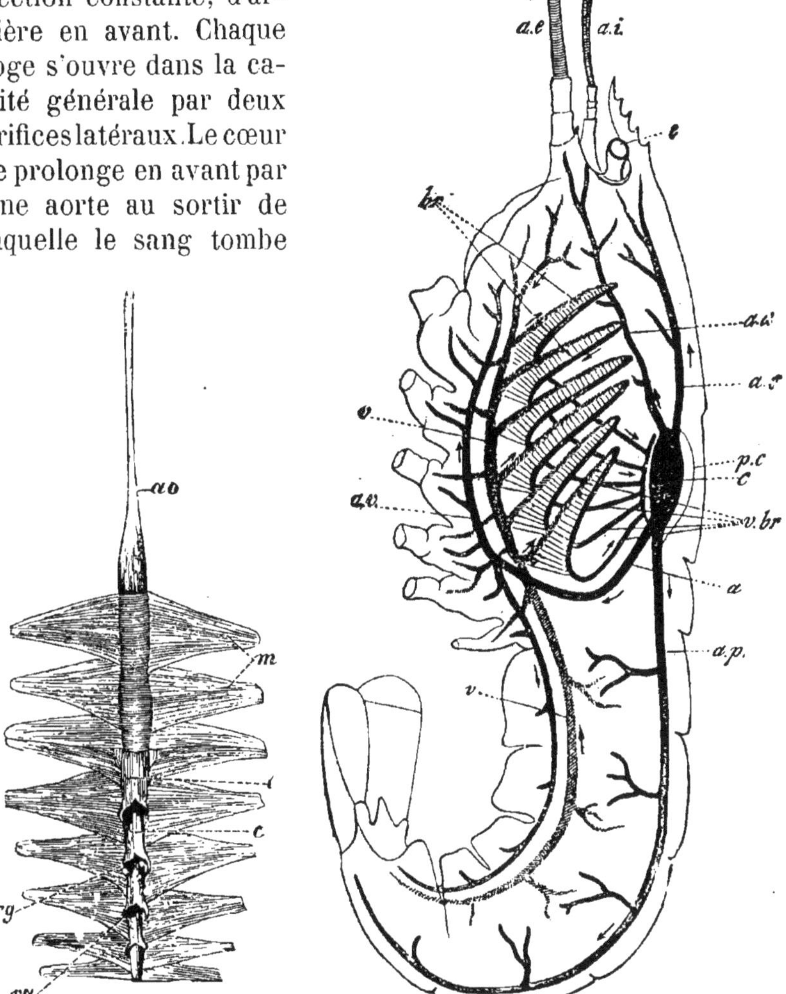

Fig. 400. — Cœur du hanneton *. Fig. 401. — Appareil circulatoire de l'écrevisse **.

* *c*, *c*, chambres cardiaques. — *vg*, orifices latéraux. — *m*, muscles du cœur. — *ao*, aorte.
** *c*, cœur. — *pc*, péricarde. — *ao*, artère médiane antérieure. — *aa*, artère hépatique. — *ap*, artère postérieure. — *a*, artère sternale. — *av*, artère ventrale. — *v*, sinus veineux ventral. — *vbr*, veines branchiales. — *br*, branchies. — *o*, yeux. — *ae*, *ai*, antennes.

Le cœur est identique chez les *Myriopodes* et *Arachnides*, mais le système vasculaire est plus compliqué.

Crustacés. — Chez l'*Écrevisse* (fig. 401) le cœur, de forme quadrangulaire (*c*), est à la partie dorsale du corps. Six orifices disposés par paires le font communiquer avec la *cavité péricardique* (*p.c*). Du cœur partent des artères (*a*, *ao*, *ap*, *av*) d'où le sang tombe dans des lacunes. Un *sinus* ventral (*v*) conduit aux branchies (*br*) le sang qui y subit l'hématose et revient au péricarde par les veines branchiales (*vbr*). Le péricarde communique avec le cœur par les orifices latéraux. On voit alors qu'au point de vue physiologique le péricarde mériterait mieux le nom d'oreillette, le cœur celui de ventricule.

Mollusques. — Le cœur des Mollusques est artériel. Chez les Acéphales et chez les Gastéropodes *diotocardes* (δύω, deux ;

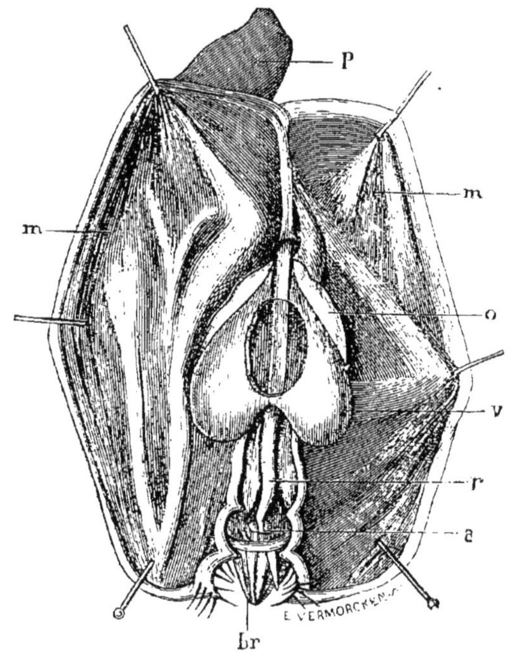

Fig. 402. — Cœur d'un lamellibranche *.

οὖς, ὠτός, oreille ; καρδία, cœur) comme l'Haliotide, la Fissurelle, etc., le cœur se compose d'un ventricule et de deux oreillettes qui reçoivent le sang artériel, retour des branchies. Le ventricule présente cette particularité intéressante qu'il est traversé par le rectum (fig. 402).

Chez les Céphalopodes il y a un ventricule et deux oreillettes

* *o*, oreillette. — *v*, ventricule dont la paroi antérieure a été enlevée. — *r*, rectum. — *a*, anus. — *br*, branchies. — *m*, manteau. — P, pied.

lorsqu'il y a deux branchies (*dibranchiaux*), quatre oreillettes lorsque, comme chez le nautile, il y a quatre branchies (*tétrabranchiaux*).

La majorité des Gastéropodes n'a qu'un ventricule et qu'une oreillette. On les distingue en *prosobranches* et *opisthobranches*, suivant que l'oreillette est en avant ou en arrière du ventricule.

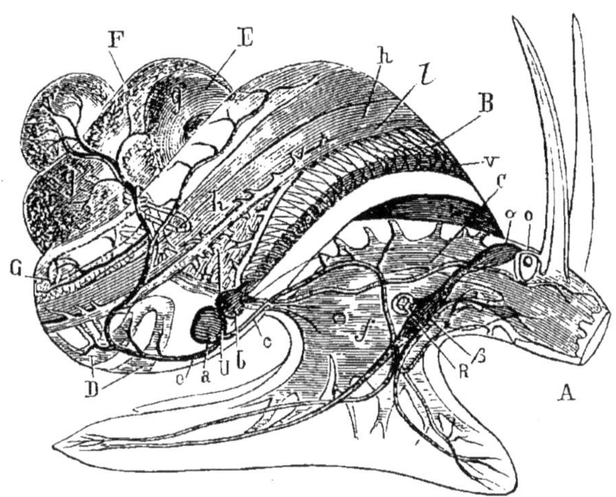

Fig. 403. — Appareil circulatoire d'un gastéropode prosobranche (paludiné) *.

Chez les *prosobranches* (πρόσω, en avant; βράγχια, branchies), le sang circule dans le cœur d'avant en arrière ; il circule d'arrière en avant chez les opisthobranches (ὄπισθεν, en arrière). Les Gastéropodes diotocardes sont tous des prosobranches.

Tuniciers. — Le cœur situé près de l'estomac est ventral et non dorsal, disposition qui rapproche les Tuniciers des Vertébrés. Ce cœur en se contractant envoie le sang d'une façon régulière tantôt dans un sens et tantôt dans l'autre.

Amphioxus. — L'amphioxus n'a point de cœur. L'appareil circulatoire (fig. 418) s'y réduit à deux gros vaisseaux, l'un ventral, l'autre dorsal, reliés entre eux par des anses latérales. Le vaisseau ventral peut être considéré comme servant par ses contractions à la propulsion du sang, mais il n'y a pas de cœur différencié, aussi dit-on que l'amphioxus est *leptocarde* (λεπτός, grêle ; κάρδια, cœur).

Poissons. — Chez les Poissons le cœur est simple. Il se compose d'une oreillette et d'un ventricule. C'est un cœur veineux à sang noir. Le ventricule se continue par un bulbe artériel d'où part une artère qui par ses ramifications forme les *arcs aortiques* qui vont porter le sang aux branchies. Le sang, après avoir circulé dans les branchies et s'y être transformé en

* *a*, ventricule. — *b*. oreillette. — *c*. artère antérieure. — *c*, artère hépatique. — B, branchie.

sang rouge se rend dans un vaisseau dorsal qui envoie des ramifications aux organes. Le sang veineux revient à l'oreillette. Le cœur des poissons comme celui de tous les Vertébrés occupe une situation ventrale (fig. 404).

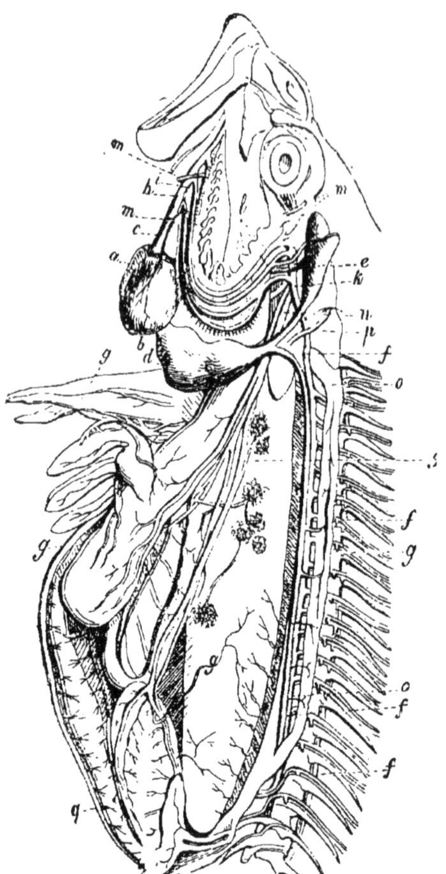

Fig. 404. — Appareil circulatoire d'un poisson (perche) *.

Batraciens. — Chez la Grenouille le cœur se compose d'un ventricule et de deux oreillettes. L'oreillette gauche reçoit le sang rouge qui revient des poumons, l'oreillette droite celui qui revient noir des organes. La contraction simultanée des deux oreillettes fait passer ces deux sangs dans le ventricule auquel fait suite un bulbe artériel qui se divise et donne les artères pulmonaires et deux crosses aortiques formant par leur réunion dans le plan médian une aorte dorsale. Par suite d'une disposition anatomique spéciale le sang ne se mélange pas dans le ventricule ou du moins très peu, et la systole ventriculaire a pour but de faire passer le sang noir par le système pulmonaire, le sang rouge par le système de la grande circulation.

Reptiles. — Chez les Lézards, Serpents, Tortues, le cœur n'a que trois cavités : deux oreillettes et un ventricule. Mais il n'y a plus de bulbe artériel. Alors que chez les Poissons et les Batraciens tous les vaisseaux artériels naissent dans le ventricule par un bulbe commun, ils ont des origines distinctes chez les Reptiles, Oiseaux et Mammifères. Le ventricule unique du cœur des lézards, tortues et serpents, est séparé par une cloison incomplète en deux compartiments. Celui de droite donne nais-

* *a*, oreillette. — *b*, ventricule. — *c*, bulbe artériel. — *d*, sinus veineux précédant l'oreillette. — *h*, artère branchiale. — *i*, rameau qu'elle donne à chaque branchie. — *k*, veines branchiales. — *o*, artère dorsale ou aorte.

sance à trois vaisseaux, l'artère pulmonaire et deux crosses aortiques qui par leur réunion forment l'aorte dorsale. La disposition des orifices de ces vaisseaux dans le compartiment droit du ventricule est telle que le sang noir venu de l'oreillette droite passe surtout par l'artère pulmonaire. Du sang rouge à peu près

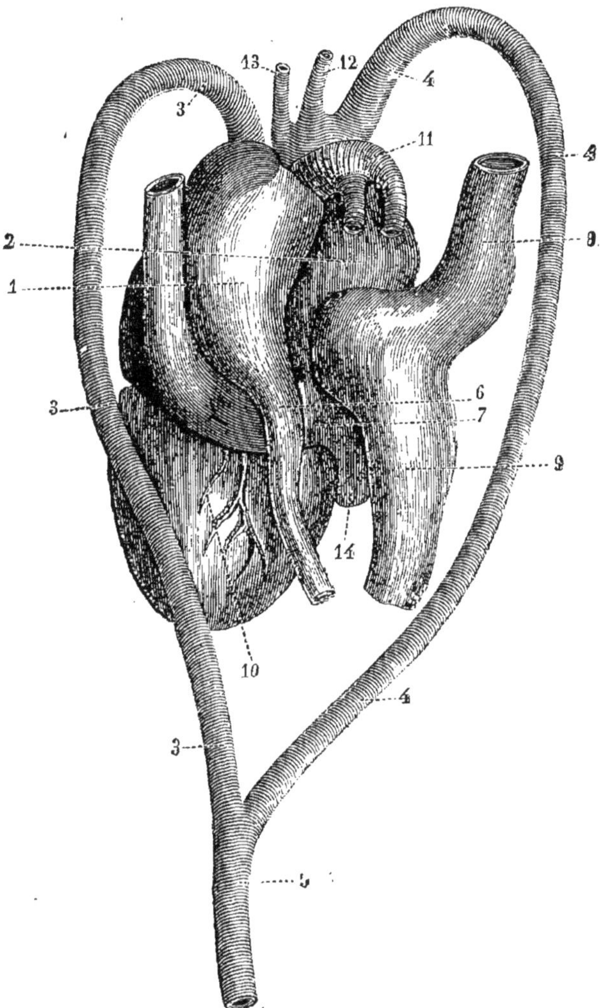

Fig. 405. — Cœur de reptile (serpent Python) *.

pur s'échappe par la crosse aortique droite, tandis que la crosse gauche reçoit du sang mélangé. Comme les vaisseaux destinés à la tête et aux membres supérieurs prennent naissance sur la

* 1, oreillette gauche. — 2, oreillette droite. — 3, aorte gauche. — 4, aorte droite. — 5, aorte commune. — 6. veine pulmonaire. — 8, 9, veines caves. — 10, ventricule. — 11, artère pulmonaire. — 12, 13, artères carotides. (Le cœur est vu par la face dorsale.)

crosse droite (12, 13, fig. 405), la partie supérieure du corps reçoit du sang rouge presque pur et la partie inférieure du sang mélangé.

Chez le Crocodile la séparation du ventricule en deux parties est complète. Il y a donc un cœur à quatre cavités : deux oreillettes et deux ventricules. Le ventricule droit donne naissance à l'artère pulmonaire et à une crosse aortique qui se recourbe à gauche; du ventricule gauche part la crosse droite. Il en résulte que les deux branches ascendantes des crosses se croisent, et les parois, au contact, sont percées d'un orifice, le *foramen de Panizza* qui fait communiquer les deux canaux. Le sang noir de l'oreillette droite passe dans le ventricule droit et de là dans le système pulmonaire pour la plus grande partie. Le sang rouge de l'oreillette gauche passe dans le ventricule gauche, puis dans la crosse aortique droite. Le foramen de Panizza est garni de valvules telles que le sang rouge de la crosse droite peut passer dans la crosse gauche, mais qu'il ne peut y avoir passage en sens inverse. Grâce à cette disposition, la crosse droite contient du sang artériel pur, la crosse gauche du sang mélangé. Les artères de la tête et des membres antérieurs naissant sur la crosse droite, on voit que la partie supérieure du corps reçoit du sang rouge, alors que la partie postérieure, par l'aorte dorsale, réunion des deux crosses, reçoit du sang mélangé.

Oiseaux. — Chez les Oiseaux la disposition est celle du Crocodile, sauf qu'il n'y a plus qu'une crosse aortique, la *droite*. Celle du côté gauche n'existe plus. Le sang noir passe alors dans le système pulmonaire et le système de la circulation générale ne reçoit plus que du sang rouge.

Mammifères. — Le cœur des Mammifères est identique à celui de l'homme. Il est construit sur le même type que celui des oiseaux, mais la crosse unique qui prend naissance dans le ventricule gauche s'y recourbe à gauche et non à droite.

CHAPITRE IV

Appareil respiratoire et Respiration.

I. Membrane respiratoire.

La respiration consiste en échanges gazeux entre le sang et le milieu extérieur. Ces échanges sont susceptibles de s'effectuer toutes les fois qu'une membrane vasculaire est en contact avec le milieu ambiant et qu'elle réalise les trois conditions suivantes : 1° elle est mince et perméable ; 2° elle présente une surface considérable ; 3° le milieu ambiant se renouvelle sans cesse à son contact.

Respiration cutanée. — La peau est souvent dans ce cas. Bien des êtres inférieurs ne connaissent d'autre procédé respiratoire que la respiration cutanée. Cette respiration se retrouve associée à des procédés plus parfaits chez des animaux supérieurs, et l'on sait que grâce à elle la grenouille peut suppléer à l'inaction de ses poumons. La muqueuse intestinale peut agir de même et nous avons déjà cité (page **174**) le cas de ce bizarre poisson, la *loche d'étang*, qui avale l'oxygène par la bouche et rend l'acide carbonique par l'anus.

Branchies et poumons. — En général il y a spécialisation d'une partie déterminée du tégument externe ou de la muqueuse digestive pour présider aux échanges de la respiration. La surface respiratoire, pour augmenter sa surface sans augmenter son volume, se plisse de façon à présenter des dépressions ou des saillies. Les plissements en *dépressions* se rencontrent chez les animaux qui respirent l'air en nature, et l'on appelle *poumon* l'organe tapissé par la muqueuse dans ce cas. Les plissements en *saillies* sont plus particuliers aux animaux aquatiques et l'on appelle *branchies* les organes ainsi constitués.

Chez les Vers, Mollusques, Arthropodes, l'appareil respiratoire est toujours formé aux dépens des téguments. Chez les Tuniciers et Vertébrés, c'est aux dépens de la partie antérieure du tube digestif.

II. Poumons.

Parmi les Vertébrés, les Mammifères, Oiseaux et Reptiles respirent l'air en nature par des poumons. Les Poissons ont des branchies. Les Batraciens respirent dans l'eau par des branchies pendant le jeune âge et dans l'air à l'état adulte par des poumons.

Oiseaux. — La trachée artère s'ouvre dans l'arrière-bouche qui est dénuée de voile du palais. Sa longueur varie avec celle du cou des oiseaux. Le larynx n'a pas de cordes vocales ; le véritable organe de la voix ou *syrinx* est situé au point de jonction de la trachée et des bronches : il est très compliqué chez les oiseaux chanteurs.

Les bronches sont courtes et conduisent aux poumons. Ceux-ci sont accolés par leur face dorsale aux côtes et à la colonne vertébrale; il n'y a point de plèvre. Les bronches se ramifient à l'intérieur des poumons et y forment un grand nombre d'alvéoles, mais un certain nombre d'entre elles viennent aboutir à des orifices situés à la face ventrale et interne et communiquant avec de vastes sacs situés entre les organes. Il y a cinq orifices à chaque poumon et neuf *sacs aériens*. Le sac *inter-claviculaire* ou *péritrachéen* (2, fig. 406) est situé entre les deux clavicules, médian et impair, et communique avec les deux poumons. Les huit autres sacs sont disposés par paires : une paire de sacs *cervicaux* (1), deux paires *thoraciques* ou *diaphragmatiques* (3 et 4), une paire de sacs *abdominaux* (5). Les sacs thoraciques sont clos, mais les cinq autres se prolongent par des cavités creusées dans les os, surtout ceux des membres. Sacs aériens et *pneumaticité des os* ont pour but d'alléger le poids spécifique du corps des oiseaux et de permettre le vol. Les sacs aériens fournissent en outre une réserve abondante d'air pour la respiration qui est alors très active, ce qui explique la température élevée du corps des oiseaux (40 à 44 degrés).

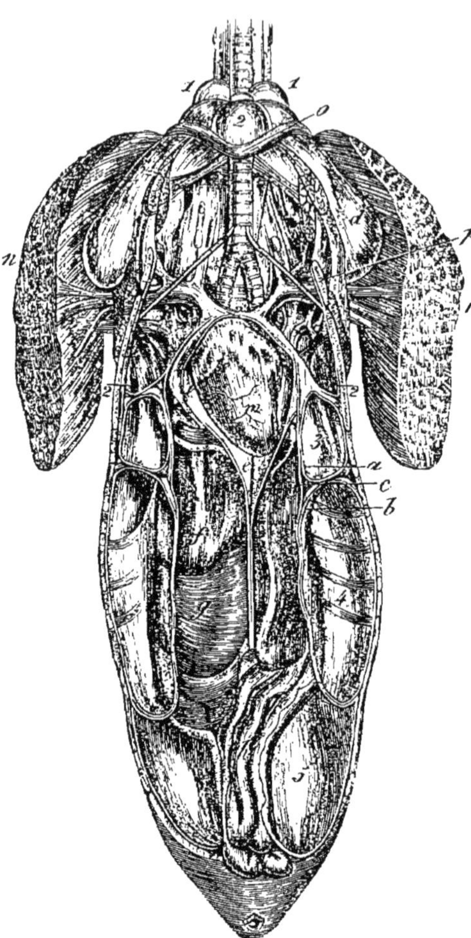

Fig. 406. — Sacs aériens d'un oiseau (canard) *.

Reptiles. — Les poumons des Reptiles présentent une grande simplicité de structure. Chez les Lézards les bronches s'ouvrent directement sans s'y ramifier dans de simples sacs dont la paroi présente à peine quelques replis tendant à diviser l'intérieur

* 1, 1, sacs cervicaux. — 2, 2, sac interclaviculaire. — 3, sac intrathoracique antérieur. — 4, sac intrathoracique postérieur. — 5, sac abdominal. — *e*, péricarde. — *f*, foie. — *g*, gésier. — *h*, intestin. — *m*, cœur. — *n*, *n*, muscles des ailes sectionnés.

en alvéoles (fig. 127) (1). Chez les Tortues et les Crocodiles la division du poumon s'accentue. Les Serpents n'ont qu'un seul poumon identique à celui du lézard ; l'autre est atrophié, disposition due à la reptation de l'animal, car elle se retrouve chez tous les animaux qui présentent le même mode de locomotion (Orvet, etc.).

Batraciens. — La Grenouille adulte respire par des poumons,

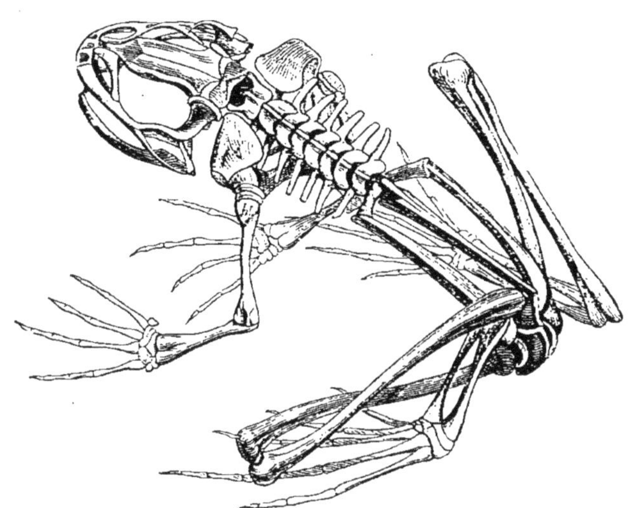

Fig. 407. — Squelette de grenouille.

simples sacs comme ceux des lézards. Ce sont des mouvements de déglutition qui assurent le renouvellement de l'air chez cet animal sans côtes (fig. 407).

Vessie natatoire. — Les poumons des Vertébrés aériens sont représentés chez les Poissons par une poche située dans la région moyenne de la cavité générale et appelée *vessie natatoire.* Cette vessie se forme comme les poumons des Vertébrés aux dépens du tube digestif avec lequel elle reste en communication chez un grand nombre de Poissons, tandis que chez d'autres elle se ferme. Cette vessie pleine d'air constitue un appareil hydrostatique qui fait varier le poids spécifique de l'animal et lui permet ainsi de s'élever ou s'abaisser dans les eaux.

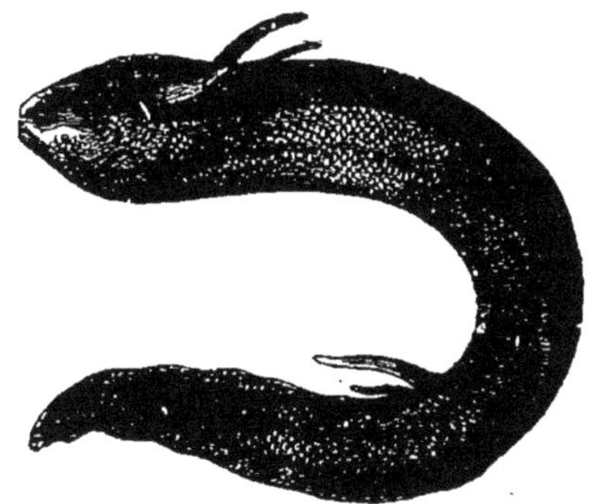

Fig. 408. — Lépidosiren.

(1) L'alvéole pulmonaire de l'homme représenté par la figure 127, page 149, représente aussi la totalité du poumon d'un Lézard ou d'un Batracien.

Dipneustes. — La vessie natatoire peut servir d'organe respiratoire aérien chez certains poissons qui forment l'ordre des *Dipneustes*. Ces animaux qui vivent dans les marais y respirent normalement par des branchies, mais à la saison sèche ils s'enfouissent sous les feuilles mortes et suppléent à la respiration branchiale au moyen de la vessie natatoire fonctionnant comme un poumon. Cette vessie est simple chez le *Ceratodus* d'Australie, double, comme les poumons de Batracien, chez le *Lepidosiren* (fig. 408) du Brésil et chez le *Protoptère* d'Afrique.

III. Trachées.

Chez les Arthropodes terrestres c'est aux dépens des téguments externes que se constitue l'appareil respiratoire.

Insectes. — Le corps des Insectes est parcouru par des tubes très fins ramifiés à l'infini et qui vont porter jusqu'aux organes dans l'intimité des tissus l'air qui y pénètre par les *stigmates*, orifices situés sur les côtés du corps (voir fig. 141, page 173). Ces tubes sont les *trachées ;* grâce à leur disposition l'oxygène de l'air est apporté directement au contact des divers tissus et on conçoit qu'il y ait chez ces animaux une réduction considérable de l'appareil circulatoire.

Les trachées ont la forme de cylindres creux ramifiés dont la paroi est formée de deux membranes superposées. Entre ces deux tuniques se trouve un épaississement chitineux disposé en spirale dont la présence assure aux trachées de pouvoir rester toujours béantes. Ce fil spiral disparaît au niveau de certains renflements appelés vésicules aériennes, fréquents chez les Insectes à vol persistant longtemps et qui, par cette raison, semblent servir à abaisser le poids spécifique du corps.

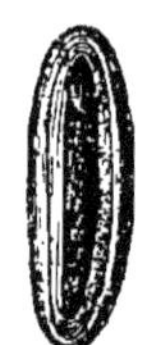

Fig. 409. — Stigmate.

Les stigmates (fig. 409) sont le plus souvent entourés d'un cadre chitineux (*péritrème*) sur lequel se trouve souvent placé un appareil obturateur de forme variable dont la présence explique la résistance plus ou moins longue des Insectes à la submersion et à l'action des gaz asphyxiants (chloroforme). Les stigmates sont en général au nombre d'une paire par anneau, principalement sur le thorax.

Les trachées, issues des stigmates, communiquent le plus souvent les unes avec les autres par deux longs troncs longitudinaux dont le diamètre est toujours assez gros. Chez un certain nombre d'Insectes aquatiques les stigmates latéraux sont clos et seuls les tubes longitudinaux communiquent avec l'extérieur, à l'extrémité de l'abdomen. C'est ainsi que les *Hydrophiles* respirent en sortant de l'eau l'extrémité terminale de leur corps. Chez les

Ranatres (punaises aquatiques) les orifices stigmatiques se trouvent à l'extrémité de deux longs prolongements qui terminent l'abdomen.

Chez un grand nombre de larves aquatiques l'appareil trachéen se modifie pour servir à l'utilisation de l'air dissous dans l'eau. Chez les larves d'éphémères, par exemple, les orifices stigmatiques sont remplacés par des appendices foliacés ou *branchies trachéennes* (fig. 410) qui permettent la respiration aquatique.

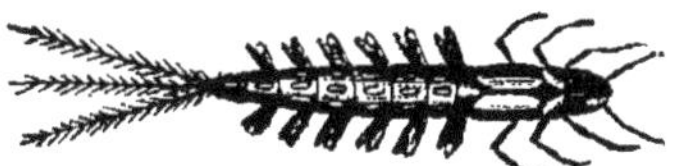

Fig. 410. — Branchies trachéennes de la larve d'éphémère.

Myriopodes. — Le système trachéen des Myriopodes est très analogue à celui des Insectes. Il y a en général une paire de stigmates par anneau.

Arachnides. — Un certain nombre d'Arachnides (Phalangides) respirent par des trachées. Les Araignées et les Scorpions ont sur l'abdomen deux (*Araignées dipneumones*) ou quatre (*Araignées tétrapneumones* et *Scorpions*) orifices stigmatiques qui conduisent dans des organes spéciaux appelés quelquefois *poumons*. Ce sont de petites vésicules terminées par des appendices lamelleux empilés comme les feuillets d'un livre (fig. 411).

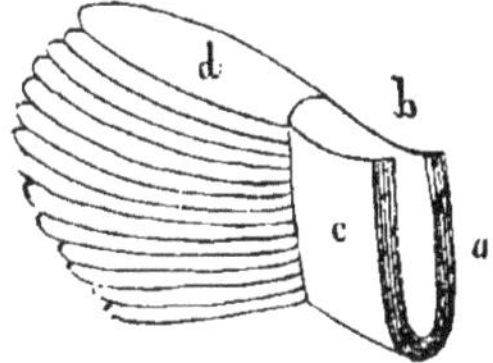

Fig. 411. — Poumons du scorpion *.

IV. Branchies.

Batraciens. — Les Batraciens, au moins dans le jeune âge, sont des animaux aquatiques et respirent par des branchies; ce n'est qu'à l'âge adulte, qu'ayant acquis des poumons, ils présentent la respiration aérienne.

Métamorphoses de la grenouille. — Les œufs de grenouille (1 et 2, fig. 412) donnent naissance à un petit animal appelé, *Têtard* qui ressemble à un poisson dont la tête serait très développée et qui respire un certain temps par la peau (4). De très bonne heure le Têtard acquiert des branchies externes (5 et 6) en forme de houppes placées par paires de chaque côté de la tête. Ces branchies externes tombent bientôt et font place à des branchies internes situées de chaque côté de la tête dans un repli de la peau et en forme de petit peigne recourbé. Le Têtard, qui lors de son éclosion ne présentait qu'une longue queue comme appendice locomoteur, acquiert successivement une paire de membres postérieurs (9 et 10) et une paire de membres antérieurs (10 et 11) en même temps que la queue se réduit (12). Pendant ce temps les branchies disparaissent, les poumons se développent et la grenouille arrive à l'état adulte.

Poissons osseux. — Chez les *Téléostéens* (τέλειος, parfait; ὀστέον, os) et les *Ganoïdes* la partie pharyngienne du tube di-

* *a*, bord du stigmate. — *b*, *c*, parois. — *d*, lamelles.

gestif est perforée de chaque côté par cinq fentes séparées par quatre arcs osseux appelés *arcs branchiaux* et donnant accès dans une chambre branchiale, limitée extérieurement par

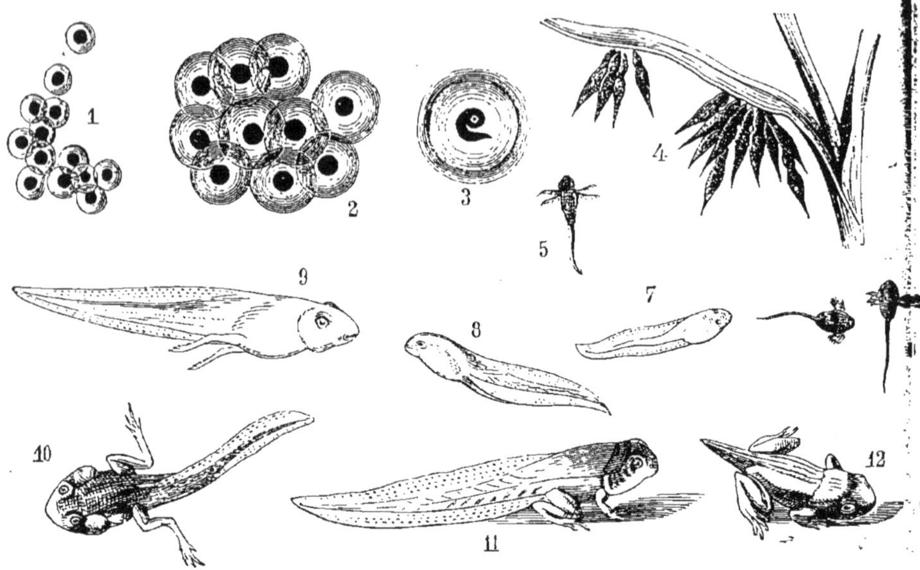

Fig. 412. — Métamorphoses de la grenouille.

l'*opercule* et s'ouvrant en arrière par une fente en arc de cercle à peu près au niveau des nageoires antérieures. Les quatre arcs branchiaux qui sont dentés comme des peignes sont réunis en haut et en bas par deux os longitudinaux, les *os pharyngiens*

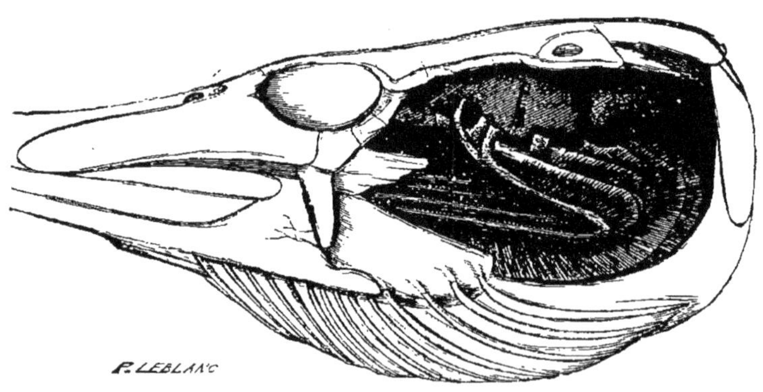

Fig. 413. — Appareil branchial du brochet.

supérieurs et inférieurs. Chaque arc branchial est garni d'une double série de lamelles triangulaires recouvertes d'une muqueuse richement vascularisée et présentant de nombreux plissements.

Le sang arrive dans un arc branchial par un vaisseau afférent (*c*, fig. 414) qui envoie une ramification (*e*) à la face interne de chaque lamelle. Il se forme dans les plissements de la muqueuse un réseau capillaire où le sang veineux devient artériel; il revient alors par un vaisseau situé sur le bord externe de chaque lamelle jusqu'au vaisseau efférent de l'arc branchial (*a*, fig. 414). Il existe sur la paroi operculaire de la chambre branchiale une série de lamelles formant la *branchie accessoire* (fonctionnant comme telle) chez les Ganoïdes, ou la *pseudo-branchie* des Téléostéens.

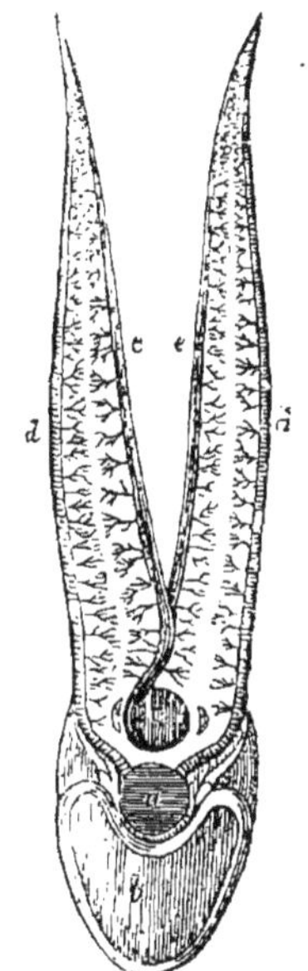

Fig. 414. — Section transversale d'une branchie de poisson osseux *.

L'eau entre par la bouche, passe par les fentes situées entre les arcs branchiaux, baigne les lamelles et sort de la chambre branchiale par la fente operculaire ou *fente des ouïes*. Les perpétuels mouvements de déglutition de l'animal assurent le renouvellement de l'eau.

Sélaciens. — Les Requins (Squales) et les Raies sont les types de ces poissons cartilagineux. Leur appareil respiratoire se compose de cinq chambres branchiales situées sur les côtés du pharynx, communiquant avec le tube digestif d'une part et d'autre part avec l'extérieur par cinq fentes branchiales. La paroi antérieure et la paroi postérieure de chaque

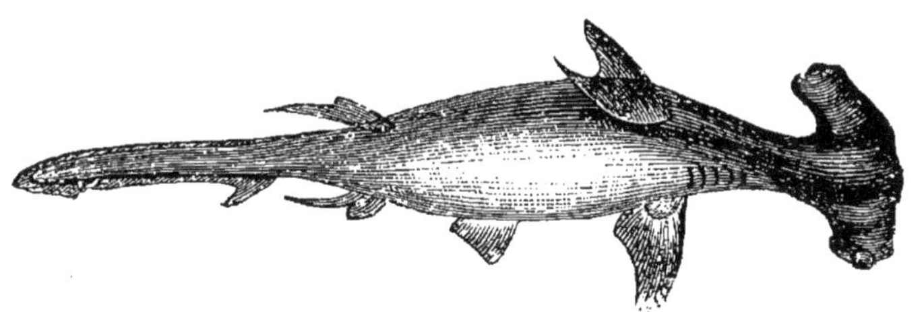
Fig. 415. — Requin marteau (sélacien plagiotrème)**.

chambre sont revêtues d'une série de lamelles branchiales. La dernière chambre toutefois n'a pas de lamelles sur la face postérieure.

L'eau entre par la bouche, baigne les chambres branchiales,

* *b*, section de l'arc branchial. — *c*, vaisseau afférent (artère branchiale) et *e*, ses ramifications. — *d*, ramifications de *a*, vaisseau efférent (veine branchiale).

** On voit sur les côtés du cou les cinq fentes branchiales.

et sort par les fentes. Les Requins sont des *Plagiotrèmes* (πλάγιος, transversal; τρῆμα, orifice); ils ont en effet (fig. 415) les fentes situées sur les côtés de la tête. Chez les Raies, ces fentes sont situées inférieurement : ces animaux sont *hypotrèmes* (ὑπο, sous).

On peut rapprocher l'appareil branchial des Sélaciens de celui des Téléostéens en supposant que l'arc branchial d'un Téléostéen devenu cartilagineux se prolonge jusqu'à la paroi du corps par une lame cartilagineuse verticale passant entre les deux séries de lamelles branchiales. La chambre branchiale des Téléostéens unique se trouve ainsi divisée en cinq compartiments dont les cloisons séparatrices sont tapissées par les lamelles. En supposant que les chambres communiquent directement avec l'extérieur on a la disposition des Sélaciens. Représentons par A les arcs branchiaux des Téléostéens, par *b* les lamelles branchiales, Op l'opercule, C les chambres branchiales des Sélaciens, la formule suivante nous indiquera la correspondance des deux appareils respiratoires :

Téléostéens........	Op.	A_1		A_2		A_3		A_4	
	b	*b*	*b*	*b*	*b*	*b*	*b*	*b*	*b*
Sélaciens..........	C_1		C_2		C_3		C_4		C_5

Cyclostomes. — Chez les *Lamproies* il n'y a pas d'arcs branchiaux. L'appareil respiratoire se compose de sept paires de sacs à paroi plissée et vasculaire, communiquant avec l'extérieur par sept fentes branchiales (fig. 416) de chaque côté et d'autre part avec un diverticule du tube digestif

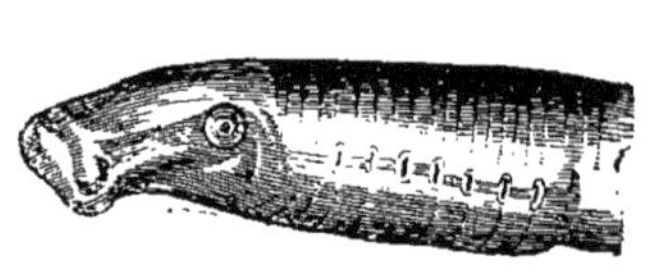

Fig. 416. — Tête de *Pétromyzon* montrant les sept fentes branchiales.

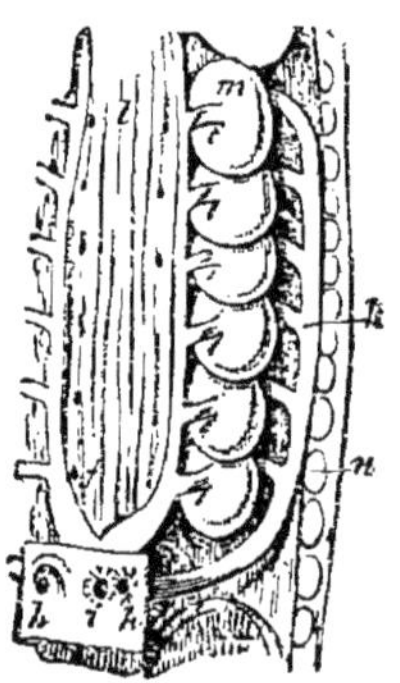

Fig. 417. — Appareil respiratoire de la myxine *.

situé ventralement. Chez les *Myxines*, ces sacs branchiaux s'ouvrent directement dans l'œsophage. Du côté externe ils aboutissent dans deux tubes longitudinaux qui s'ouvrent seuls à l'extérieur (fig. 417). Il y a donc 7 fentes branchiales chez la Lamproie, 2 orifices seulement chez la Myxine.

Amphioxus et Tuniciers. — Chez l'*Amphioxus* (fig. 418) et les *Tuniciers* (fig. 419) l'appareil respiratoire est formé par la partie pharyngienne du tube digestif. Le pharynx est très vaste et les parois en sont criblées de

* *m*, sac branchial. — *h*, orifice dans l'œsophage. — *k*, conduit commun.

nombreux orifices qui conduisent dans une cavité *péribranchiale* entourant ce pharynx-branchie. Cette cavité communique avec l'extérieur par le *pore péritonéal* (*d*, fig. 418) chez l'Amphioxus, par le *siphon expirateur* (fig. 418)

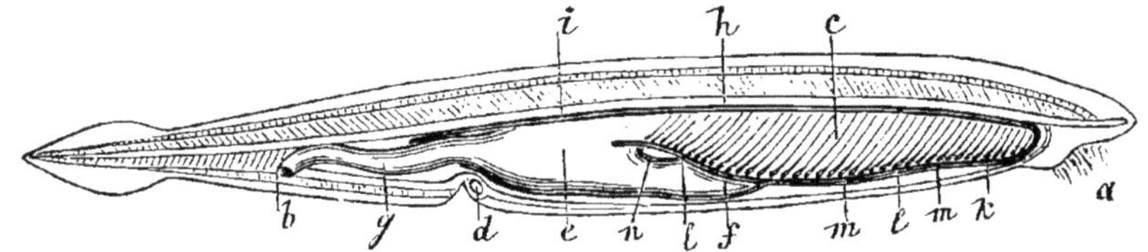

Fig. 418. — Amphioxus *.

chez les Tuniciers. C'est par ces orifices que sort l'eau entrée par la bouche ; dans les parois du sac branchial circulent de nombreux vaisseaux sanguins.

Crustacés. — Chez les Crustacés les branchies sont toujours dans un rapport intime avec les appendices locomoteurs, disposition qui assure le renouvellement de l'eau. C'est ainsi que chez l'Écrevisse les branchies sont insérées à la base des pattes ambulatoires (fig. 420). Elles se présentent sous la forme d'une masse conique constituée par un axe portant de nombreux plissements riches en vaisseaux sanguins. Ces branchies sont abritées sur les côtés du corps dans deux vastes cavités symétriques appelées chambres branchiales et limitées extérieurement par un prolongement du bouclier céphalo-thoracique de la carapace de l'animal. L'eau entre par la fente postérieure laissée entre les parois du corps et le bouclier, et ressort en avant sur les côtés de la tête.

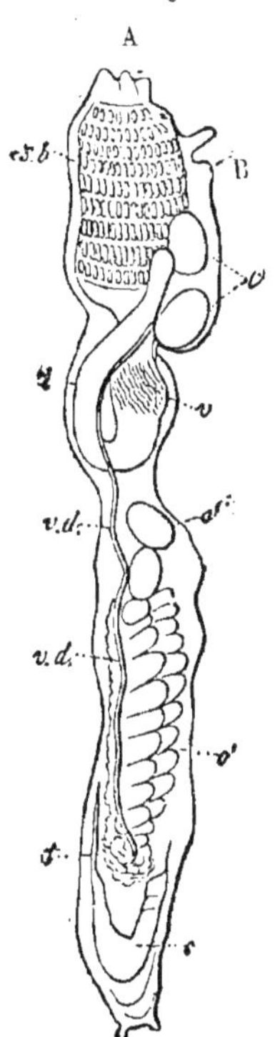

Fig. 419. — Tunicier (ascidie) **.

Vers. — La plupart des Vers ne possèdent que la respiration cutanée. Chez un grand nombre d'*Annélides* des branchies simples ou arborescentes se forment aux dépens du tégument dorsal. Chez les Annélides errantes ces branchies existent sur un plus ou moins grand nombre de segments de la région dorsale (arénicole des pêcheurs, fig. 422). Chez les Annélides tubicoles qui vivent enfermées dans un long tube dont seule la tête

* *a*, bouche. — *b*, anus. — *c*, pharynx-branchie. — *d*, pore abdominal. — *e*, estomac. — *f*, cæcum glandulaire. — *g*, intestin. — *h*, corde dorsale. — *i*, aorte dorsale. — *l*, vaisseau ventral (cœur). — *k*, arcs aortiques.

** *sb*, pharynx, branchie. — *v*, estomac. — *i*, intestin. — A, orifice d'entrée. — B, orifice de sortie de l'eau.

sort, les branchies sont localisées à la région céphalique (Térébelle, Serpules, etc.).

Mollusques. — Chez les Mollusques *acéphales* ou *lamellibranches* (Huître, Moule, Pecten) les branchies ont la forme de lamelles. On a comparé un acéphale à un livre dont les deux valves de la coquille forment la couverture ; deux replis des téguments (*manteau*) en forment le premier et le dernier feuillet.

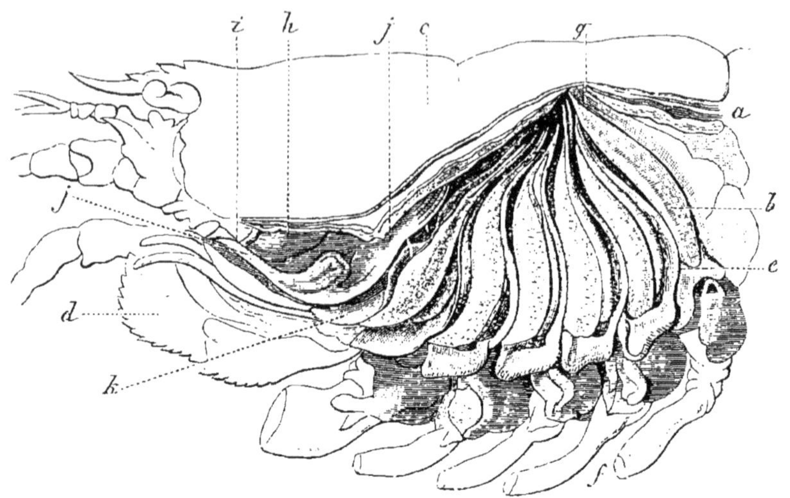

Fig. 420. — Branchies du homard *.

Sous le manteau deux paires de lames situées symétriquement comprennent entre elles le corps de l'animal. Ce sont les lames branchiales qui chez le Pecten sont formées de filaments parallèles et libres entre eux, disposés comme les dents d'un peigne (πείχω, peigner). Chez les autres lamellibranches de petites barres transversales réunissent les filaments de façon à donner à la branchie l'aspect d'un treillage à travers les orifices duquel passe l'eau. Il y a en général deux paires de branchies (fig. 423). On distingue dans chacune d'elles une lame directe et une lame réfléchie. De chaque côté les lames directes sont en regard.

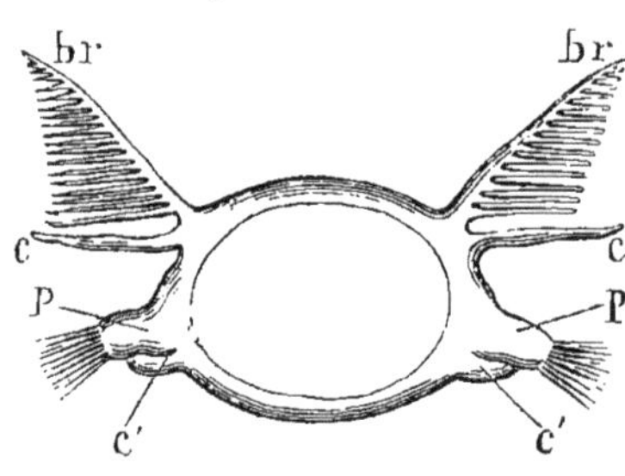

Fig. 421. — Coupe verticale d'un anneau du corps d'un annélide **.

Chez les Gastéropodes *nudibranches*, les branchies sont à dé-

* La paroi externe de la chambre branchiale a été enlevée.

** *br*, branchies. — P, parapodes (appendices locomoteurs).

couvert sur le dos ou sur les deux côtés du corps (fig. 424). Le plus souvent, les branchies des gastéropodes sont logées dans une cavité ou *chambre branchiale* formée à la partie dorsale par un repli du *manteau*. L'Escargot est le type des Gastéropodes

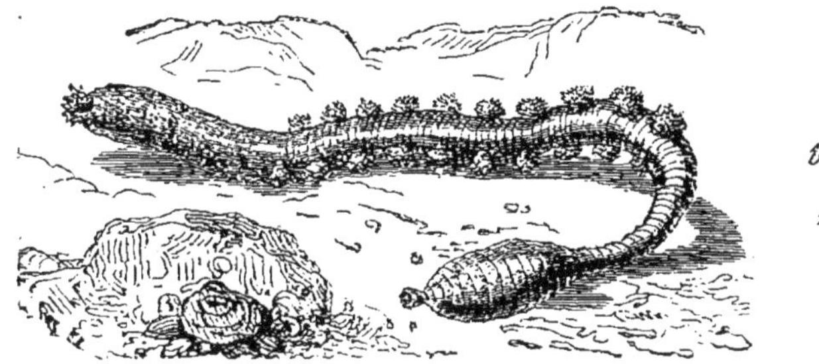

Fig. 422. — Arénicole des pêcheurs.

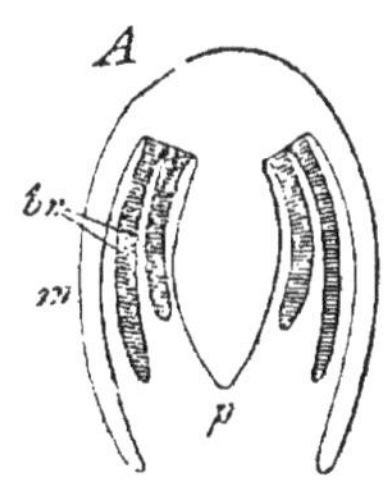

Fig. 423. — Coupe schématique transversale d'un mollusque lamellibranche (la coquille a été enlevée) *.

pulmonés qui vivent sur terre. Les branchies n'existent plus et la paroi dorsale de la chambre respiratoire, limitée par le manteau, est richement vasculaire. Le sang qui y circule acquiert de l'oxygène et revient à l'état de sang artériel dans l'oreillette du cœur.

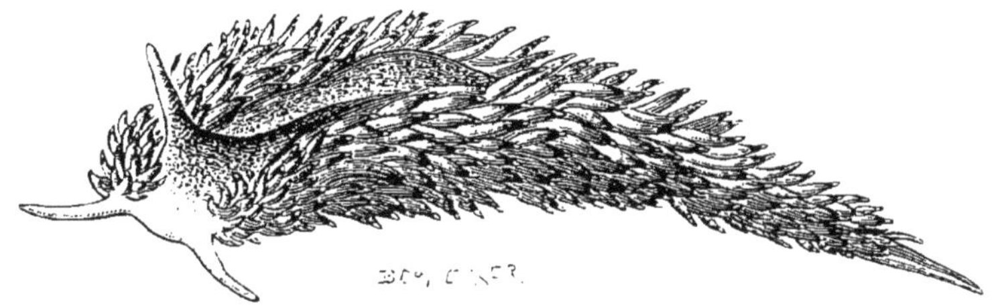

Fig. 424. — Gastéropode nudibranche (*æolis papillosa*).

Chez les Céphalopodes, le manteau limite une chambre branchiale située ventralement dans laquelle flottent deux branchies plumeuses. Tous les Céphalopodes actuels sont *dibranchiaux*, sauf le Nautile qui en a quatre et est le seul représentant encore vivant du groupe autrefois si important des Céphalopodes *tétrabranchiaux*.

* *m*, manteau. — *br*. branchies. — *p*, pied et masse viscérale.

CHAPITRE V

Squelette.

I. Colonne vertébrale.

Tous les Vertébrés sont caractérisés par la présence d'un squelette interne osseux ou cartilagineux dont la pièce essentielle est un axe dorsal (*colonne vertébrale*) divisé en segments (vertèbres) placés en série linéaire. Chez l'Amphioxus toutefois le squelette se réduit à un cordon de substance hyaline disposé le long du dos de l'animal entre le tube digestif et le système nerveux central et ne présentant point de segmentation. C'est la *notochorde* (νῶτος, dos ; χορδή, boyau) ou *corde dorsale.*

Cette corde dorsale, permanente chez l'Amphioxus, se retrouve au début du développement de tous les Vertébrés. Elle apparaît dans l'embryon au sein du feuillet moyen (mésoderme) (V. p. 32). Chez les Vertébrés autres que l'Amphioxus le tissu qui forme gaine autour de cet axe passe à l'état de tissu cartilagineux et il se développe un axe dorsal de cartilage qui étrangle la notochorde et tend à se substituer à elle. Cette formation d'abord continue ne tarde pas à se segmenter.

Chez un certain nombre de Poissons (Sélaciens, quelques Ganoïdes) ce squelette cartilagineux est le squelette définitif. Chez les Teléostéens (τέλειος, parfait; οστέον, os) et chez les autres Vertébrés ce squelette n'est que transitoire. Le tissu cartilagineux disparaît et est remplacé par du tissu osseux qui donne naissance au squelette osseux définitif des Vertébrés supérieurs. Toutefois aux articulations des os le tissu cartilagineux persiste pour former les cartilages permanents.

Ontogénie et phylogénie. — Deux faits intéressants sont à retenir dans l'étude de ce développement. Le premier est que la segmentation en vertébres de l'axe dorsal est un caractère acquis et non primitif. Le second est un exemple d'une loi générale en zoologie. Dans le développement d'un être, chaque organe réalise successivement un certain nombre de formes que l'on retrouve à l'état permanent chez les animaux inférieurs du même groupe zoologique. C'est ainsi que dans la série des Vertébrés se trouvent réalisés les divers stades du développement du squelette. L'Amphioxus a une corde dorsale permanente; les Sélaciens sont cartilagineux. Cette loi, générale pour tous les organes, se résume en disant qu'il y a parallélisme complet entre l'*ontogénie* (ὤν, οντος, être ; γένος, génération) et la *phylogénie* (φῦλον, famille).

Tuniciers. — Les larves d'Ascidies présentent un prolongement caudal dans lequel s'établit, par un processus comparable à celui que l'on rencontre chez l'Amphioxus, une production qu'on peut identifier à la notochorde. A l'état adulte cette queue subit une dégénérescence graisseuse et disparaît. On la retrouve toutefois à l'état persistant chez les *appendiculaires.*

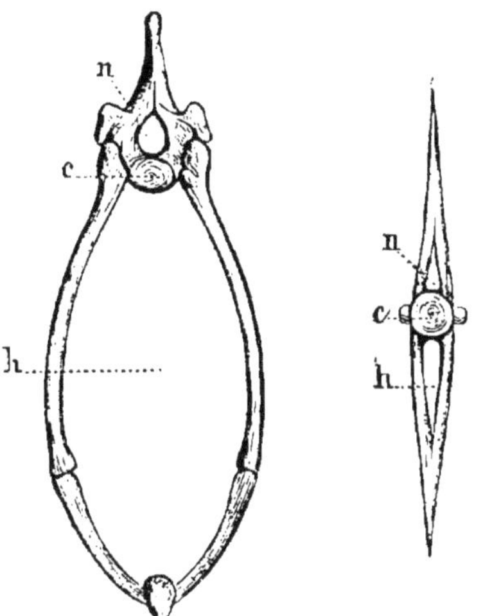

Fig. 425. — Vertèbre dorsale de mammifère *.

Fig. 426. — Vertèbre caudale de turbot**.

Vertèbres. — Dans toute vertèbre ou distingue un *corps* ou *centrum* d'où partent du côté dorsal et du côté ventral des prolongements en forme d'arc se réunissant par la partie médiane. L'arc postérieur ou *arc neural* (νεῦρον, nerf) circonscrit un canal destiné à loger le système nerveux central ; à l'intérieur de l'arc antérieur qui n'est pas toujours fermé par devant se trouvent les viscères de la vie de nutrition et en particulier les gros troncs sanguins. Aussi lui a-t-on donné le nom d'*arc hémal* (αἷμα, sang). (Voir les figures 425 et 426.)

II. Tête.

Chez tous les Vertébrés, sauf l'Amphioxus, l'extrémité antérieure de la colonne vertébrale se modifie pour donner la tête destinée à loger l'encéphale et les principaux organes des sens. Chez l'Amphioxus il n'y a pas de crâne, aussi lui donne-t-on souvent le nom d'*Acraniote* (ἀ privatif; κρανίον, crâne).

Théorie vertébrale. — Une théorie célèbre connue sous le nom de théorie vertébrale de la tête, et dont l'idée première remonte à *Gœthe* (1), considère la tête comme formée par un prolongement de la colonne vertébrale et constituée par des Vertèbres modifiées dont les corps forment la

(1) *Gœthe* (Jean-Wolfgang), célèbre poète et littérateur allemand (1749-1832), auteur de *Faust*, de *Werther*, etc. Il s'occupa avec intérêt de l'étude des sciences naturelles. C'est lui qui montra que dans une fleur les divers organes ne sont que des feuilles modifiées.

* *c*, corps. — *n*, arc neural. — *h*. arc hémal.

** *c*, corps. — *n*, arc neural. — *h*. arc hémal.

base du crâne, les arcs neuraux, les os de la voûte et les arcs hémaux, les os de la face.

Cette théorie rencontre une objection sérieuse dans le fait que chez l'embryon la corde dorsale s'arrête à son extrémité antérieure en un point qui correspond au milieu de la salle turcique du corps du sphénoïde. On doit donc distinguer dans la tête deux régions : une région *chordale* et une région *préchordale* dont les os n'ont pas la même origine.

Le nombre des os de la tête très grand chez les Poissons (fig. 427) se réduit de plus en plus à mesure que l'on remonte

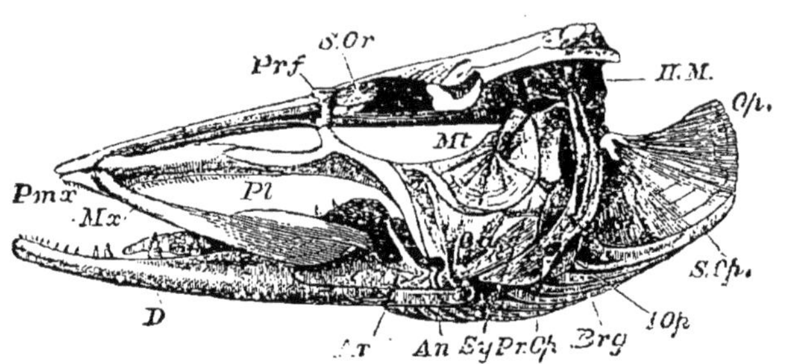

Fig. 427. — Crâne de brochet.

la série des Vertébrés et l'on arrive au nombre relativement restreint que nous avons étudié chez l'homme. Le crâne s'articule avec la colonne vertébrale par *deux condyles occipitaux* chez les Poissons, les Batraciens et les Mammifères, par *un seul* chez les Reptiles et les Oiseaux.

III. Membres.

Les Vertébrés possèdent au plus deux paires de membres, l'une antérieure, l'autre postérieure, toutes deux construites sur un même plan que le genre de vie de l'animal modifie dans les détails par suite d'exagérations ou d'atrophies consécutives à la plus ou moins grande activité de certaines parties dans la locomotion. En un mot, de même que nous avons vu l'appareil de la dentition s'adapter au régime alimentaire de l'animal, de nême il y a adaptation de la forme du corps et en particulier des membres à la vie terrestre, aérienne ou aquatique de l'animal (fig. 428).

Mammifères. — Les membres de l'homme sont adaptés à la marche bipède : le membre supérieur ne sert pas à la marche mais à la préhension ; le membre inférieur qui sert seul à la locomotion repose sur le sol par la plante du pied tout entière, et l'on dit que l'homme est *plantigrade* (*planta*, plante des pieds ; *gradus*, marche). La station bipède n'est réalisée à l'état parfait que chez l'homme ; on la retrouve imparfaite chez les singes *anthropomorphes* (ἄνθρωπος, homme ; μορφη, forme) comme le Gorille, le Chimpanzé, etc. (fig. 429). Les autres mammifères terrestres sont en général *quadrupèdes*. Chez quelques-uns d'entre eux comme l'Ornithorhynque, fémur et humérus sont horizontaux, et le ventre traîne à terre comme chez les Reptiles, mais, chez les autres, ces os sensiblement verticaux élèvent le corps au-dessus du sol. Certains Mammifères sont *plantigrades*

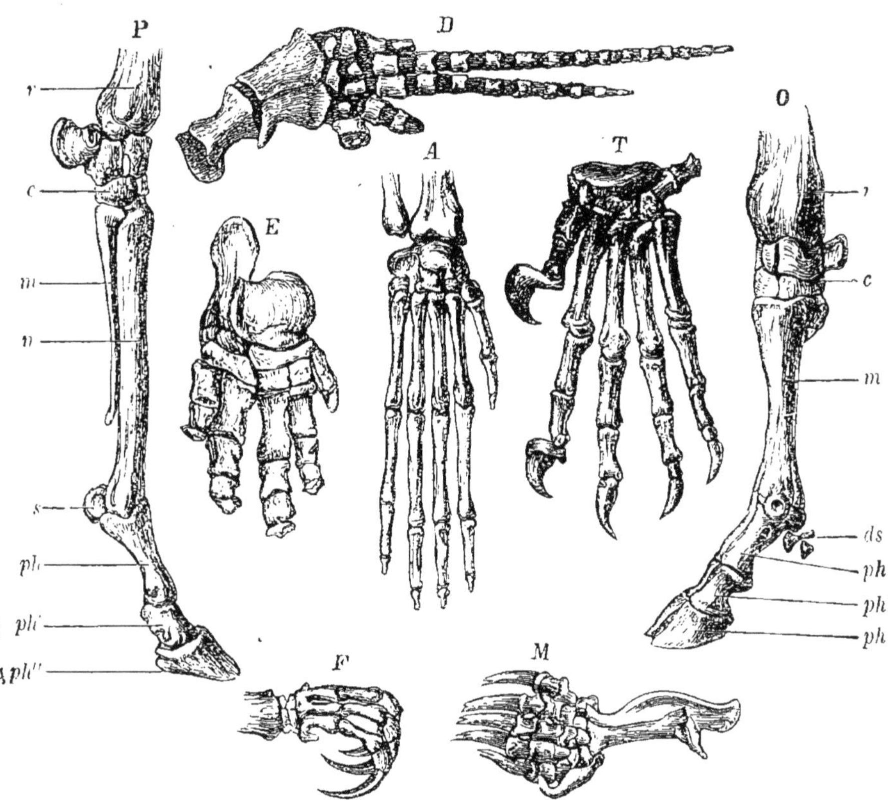

Fig. 428. — Membres comparés de mammifères *.

comme l'Ours, le Blaireau, etc., mais chez la plupart des carnassiers les doigts seuls appuient sur le sol que le talon ne touche plus. Le Chat (fig. 430), le Chien, etc., sont *digitigrades*, disposition qui assure une plus grande rapidité dans la marche et une élasticité qui amortit les chocs dans les bonds à la poursuite de la proie.

Les Mammifères herbivores sont des animaux privés en général

* A, orang-outang. — D. dauphin. — E, éléphant. — F, paresseux. — M, taupe. — O, bœuf. — P, cheval. — T. tigre.

d'armes défensives et qui ne peuvent se soustraire à la dent des carnassiers que par une fuite rapide. Aussi leurs pattes sont

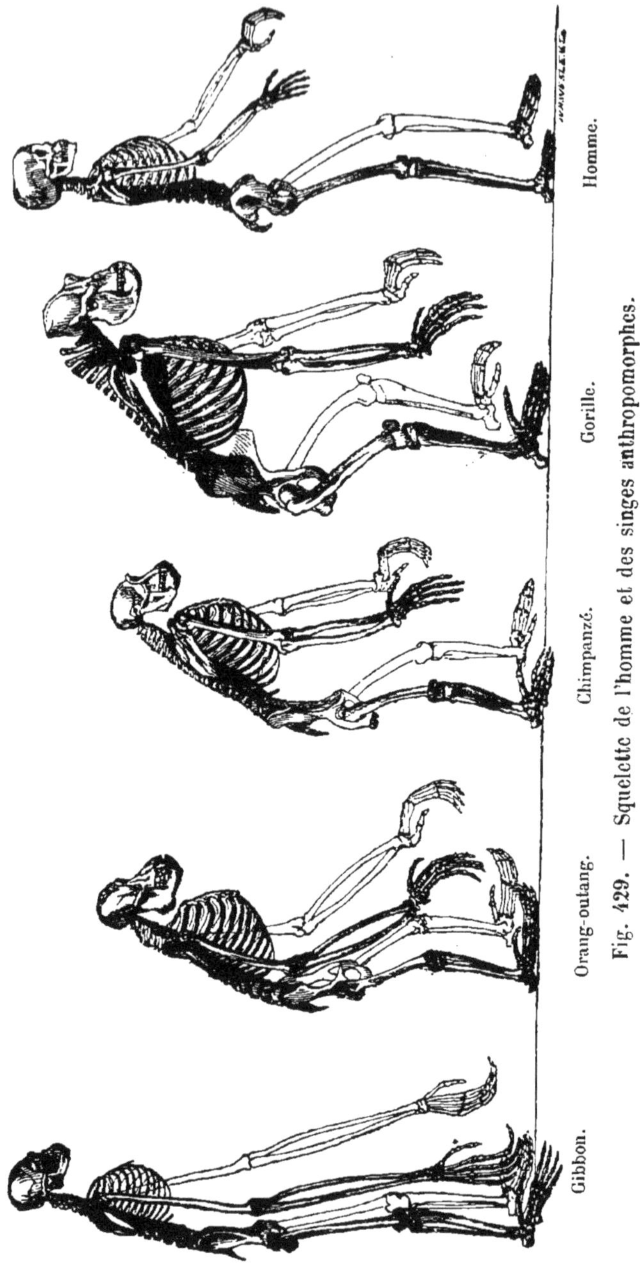

Fig. 429. — Squelette de l'homme et des singes anthropomorphes.

adaptées à la course et seule la dernière phalange repose à terre protégée par un sabot. Les doigts étant d'inégale longueur, les latéraux n'appuyant pas sur le sol, ne jouent pas de rôle actif dans la locomotion : on doit donc s'attendre à assister à une réduction et même à une atrophie complète de certains doigts latéraux. Les Ongulés actuels descendent de formes paléontolo-

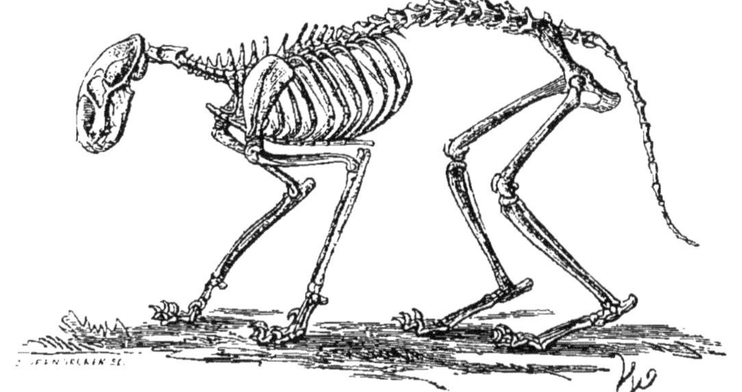

Fig. 430. — Squelette de chat.

giques telles que le *Phenacodon* et le *Coryphodon* dont les membres réalisaient le type pentadactyle normal. Seuls de tous les ongulés actuels, les Éléphants ont cinq doigts (fig. 431).

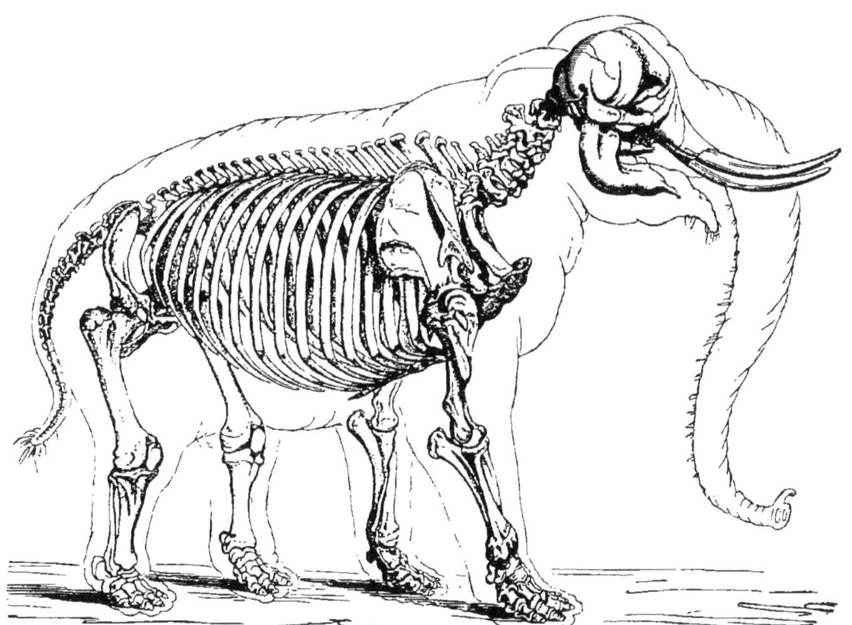

Fig. 431. — Squelette d'éléphant.

Les Ongulés se divisent en *Artiodactyles* et *Périssodactyles*.

Les *Périssodactyles* (περισσός, impair ; δάκτυλος, doigt) ou *imparidigités* ont un nombre impair de doigts. Le doigt médian (le troisième) est toujours beaucoup plus long que les autres. C'est pour cette raison que le *Tapir*, qui a trois doigts aux membres postérieurs et *quatre* aux membres antérieurs, est un périssodactyle. Chez le *Rhinocéros* il y a trois doigts seulement par suite de la disparition du premier et du cinquième. Chez le *Cheval*, le troisième doigt existe seul (fig. 432); les deuxième et troisième doigts ne sont plus représentés que par deux grêles

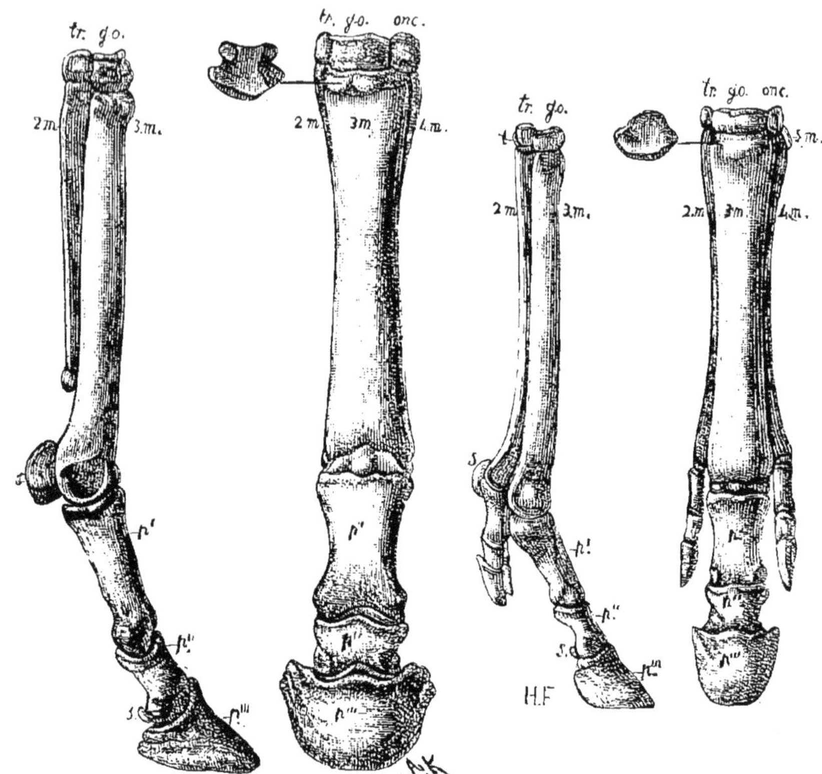

Fig. 432. — Patte de devant gauche d'un cheval *.

Fig. 433. — Patte de devant gauche d'hipparion **.

stylets osseux (2 *m*, 4 *m*, fig. 432), rudiments des métacarpiens ou métatarsiens.

La découverte de formes fossiles de l'époque tertiaire que l'on peut considérer comme les ancêtres de nos chevaux permet de rattacher les formes actuelles au type primitif pentadactyle en passant par les *Anchiterium*, *Palæotherium* et *Hipparion*. Chez ce dernier (fig. 434) les deuxième et quatrième doigts persistaient encore sans appuyer sur le sol. Les formes fossiles américaines, *Eohippus*, *Orohippus*, *Mesohippus*, *Myohippus*, *Protohippus* permettent également de reconstituer l'arbre généalogique de nos chevaux.

Les *Artiodactyles* (ἄρτιος, pair) ou *paridigités* ont un nombre pair de doigts et les troisième et quatrième doigts d'égale longueur

* 2*m*, 3*m*, 4*m*, 2e, 3e et 4e métacarpiens. — *p'*, *p''*, *p'''*. phalanges.

** 2*m*, 3*m*, 4*m*. 2e, 3e et 4e métacarpiens. — *p'*. *p''*. *p'''*, phalanges.

sont toujours plus développés que les autres. Par disparition du pouce les *porcs* ont quatre doigts munis de sabots (fig. 434). Chez les *ruminants* les deux doigts médians sont seuls bien développés et les autres sont rudimentaires ou atrophiés. Les deux métacarpiens (ou métatarsiens) des doigts qui persistent (3e et 4e) se soudent l'un à l'autre (1, fig. 435) pour former un os unique, le *canon*, dont l'origine double est indiquée par un sillon longitudinal, visible surtout à la base, qui le sépare en deux. Les phalanges de chaque doigt sont distinctes et les dernières de chacun sont munies d'un sabot. Aussi dit-on vulgairement que les ruminants ont le sabot fendu ; c'est là une erreur de langage et il y a deux doigts et deux sabots.

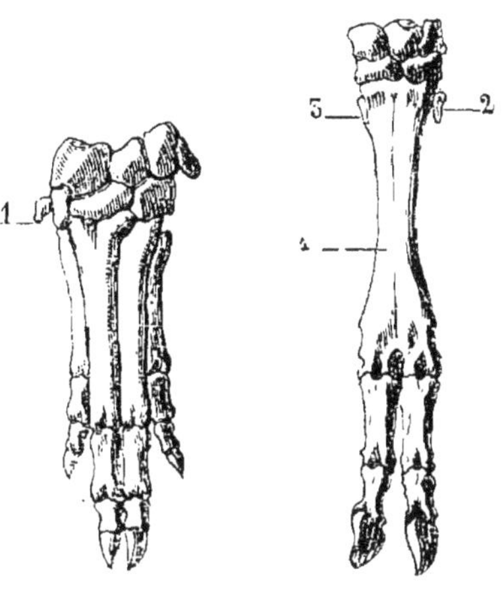

Fig. 434. — Main du porc.

Fig. 435. — Main du mouton.

Certains Mammifères sont aquatiques : leurs membres sont courts et ramassés en forme de rames. C'est ce que l'on observe

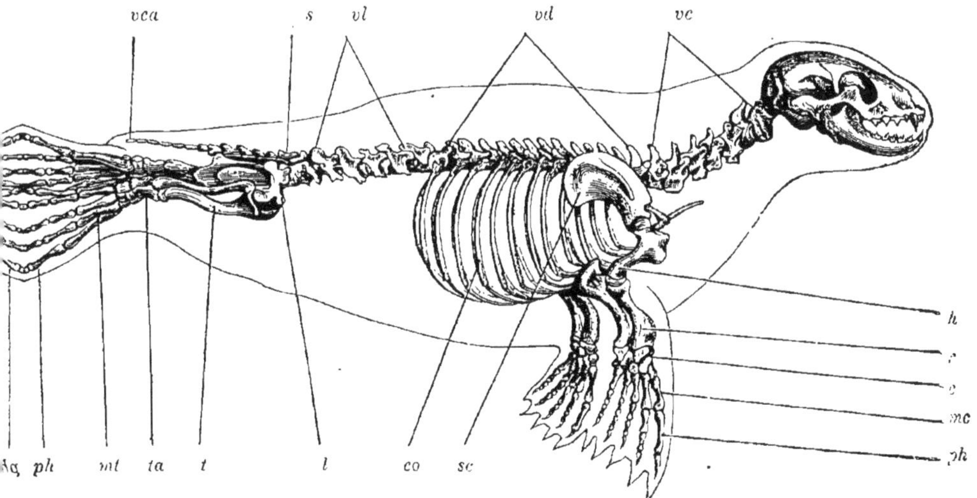

Fig. 436. — Squelette de phoque *.

chez le Phoque (fig. 436) et autres *pinnipèdes* (*pinna*, nageoire ; *pedes*, pieds) et chez les *cétacés* (fig. 437). Chez les phoques les

* *sc*, omoplate. — *h*, humérus. — *r*, radius. — *c*, carpe. — *mc*, métacarpe. — *ph*, phalanges. — *co*, côtes. — *vc*, vertèbres cervicales. — *vd*, vertèbres dorsales. — *vl*, vertèbres lombaires. — *s*, sacrum. — *vca*, vertèbres caudales. — *f*, fémur. — *t*, tibia. — *ta*, tarse. — *mt*, métatarse.

deux pattes postérieures se ramènent en arrière à côté de la queue pour former un gouvernail (fig. 436); chez les cétacés les pattes postérieures ont disparu et ne sont plus représentées

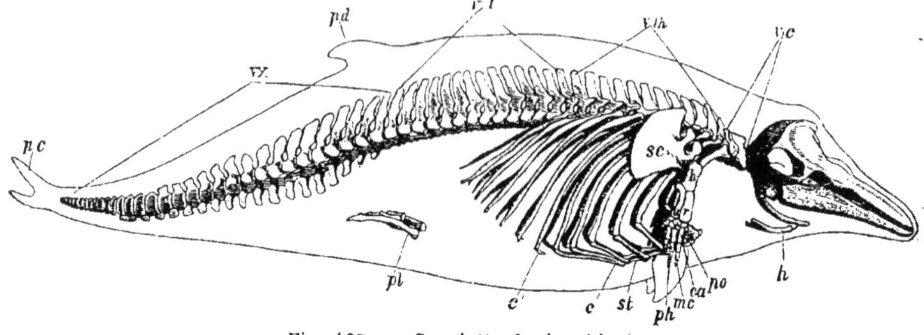

Fig. 437. — Squelette de dauphin *.

que par deux petits osselets (*pl*, fig. 437), rudiments du bassin.

Les *Cheiroptères* (χείρ, main ; πτέρον, aile), par exemple la *Chauve-Souris* (fig. 438), s'élèvent dans les airs au moyen d'une membrane aliforme qui rattache le corps aux deux paires de

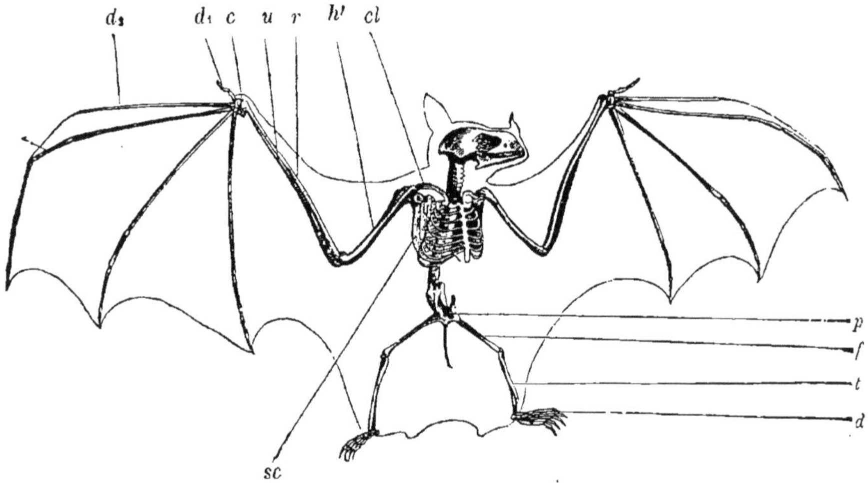

Fig. 438. — Squelette de chauve-souris **.

membres et s'étend entre les doigts de la main dont le pouce seul est libre et court tandis que les quatre autres sont considérablement développés.

* *vc*, vertèbres cervicales soudées. — *vth*, vertèbres dorsales. — *vl*, vertèbres lombaires. — *vx*, vertèbres caudales. — *st*, sternum. — *c*, vraies côtes. — *c'* fausses côtes. — *s*, scapulum. — *h*, humérus. — *r*. radius. — *u*, cubitus. — *ca*, os du carpe. — *ma*, métacarpe. — *ph*. phalanges. — *po*, pouce. — *hy*, os hyoïde. — *pl*, rudiment du bassin. — *pc*, nageoire caudale. — *pd*, nageoire dorsale.

** *sc*, omoplate. — *cl*, clavicule. — *h*, humérus. — *r*. radius. — *u*, cubitus. — *c*, carpe. — d_1, pouce. — $d_2 d_3$, doigts suivants. — *p*, bassin. — *f*, fémur. — *t*, tibia. — *d*, orteils.

Reptiles. — Les mêmes faits d'adaptation présentés par l'étude des mammifères se retrouvent chez les reptiles à la condition de considérer en même temps que les formes actuelles (crocodiles, tortues, lézards, serpents), des formes aujourd'hui disparues mais qui aux temps secondaires (jurassique et crétacé) ont présenté une évolution rapide et une extension considérable. Les pattes des reptiles (en y joignant les batraciens) présentent à l'état normal le type pentadactyle que l'on retrouve chez tous les vertébrés sauf les poissons (fig. 439). La disposition horizontale des fémurs et humérus des reptiles terrestres fait traîner le ventre à terre dans une sorte de reptation qui devient complète chez les serpents (fig. 440) et entraîne la disparition des membres, la progression se faisant par des mouvements d'ondulation du tronc.

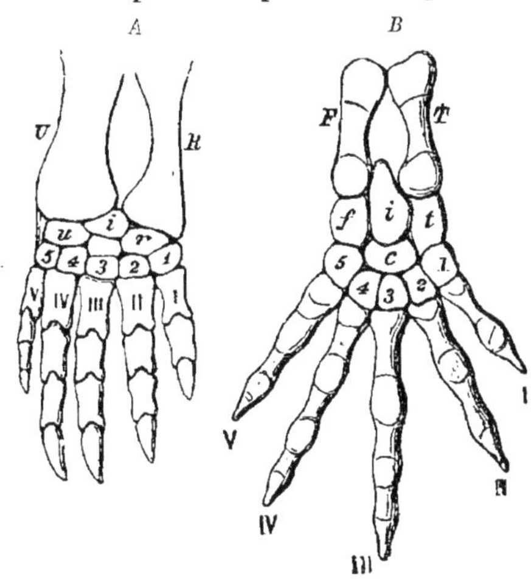

Fig. 439. — A, Patte antérieure de tortue. — Patte postérieure de salamandre*.

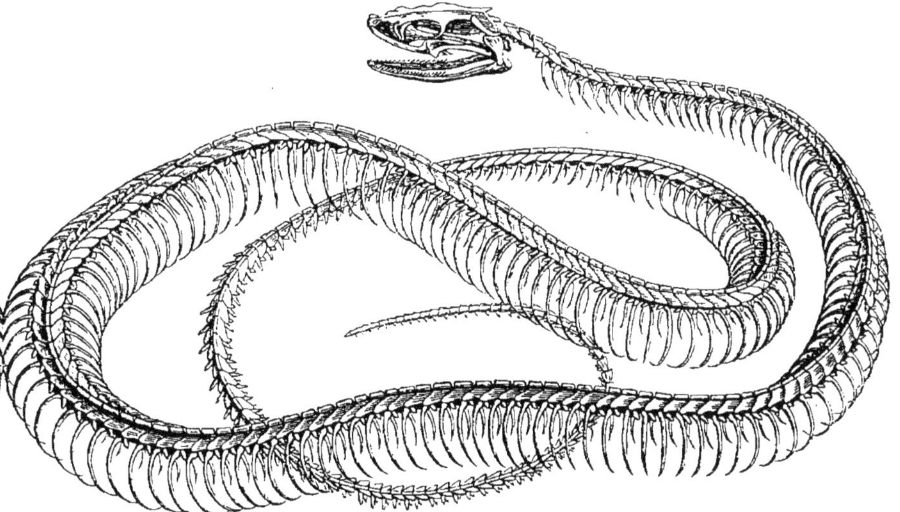

Fig. 440. — Squelette de serpent.

* A, patte antérieure de tortue. — U, cubitus. — R, radius. — *r*, *u*, *i*, 1,....5, carpe. — I,....V, métacarpe et phalanges.
B, patte postérieure de salamandre. — F, péroné. — T, tibia. — *f*, *t*, *c*, *l*, 1.....5, tarse. — I,....V, métatarse et phalanges.

Les tortues aquatiques ont les pattes en forme de rames, courtes et larges. Cette disposition était également réalisée chez l'*Ichthyosaure* (fig. 441) et le *Plésiosaure* (fig. 442 et 443), reptiles marins jurassiques. Leurs contemporains les *Ptérodactyles* (fig. 444) s'élevaient dans les airs au moyen d'une membrane très analogue à celle de la Chauve-Souris, mais soutenue par le seul cinquième doigt ayant acquis une taille considérable alors que les quatre autres restaient normaux. Les *Iguanodons*

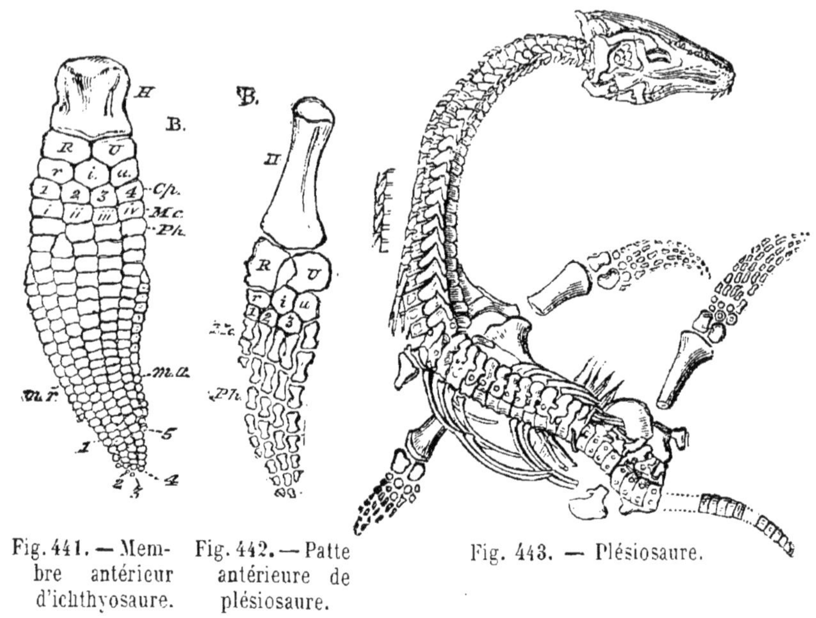

Fig. 441. — Membre antérieur d'ichthyosaure.

Fig. 442. — Patte antérieure de plésiosaure.

Fig. 443. — Plésiosaure.

(fig. 445) marchaient en appuyant seulement à terre les deux pattes postérieures à la façon des *Kanguroos*, mammifères d'Australie qui présentent ce genre de locomotion.

Oiseaux. — Les membres antérieurs d'un oiseau (fig. 446) sont adaptés au vol, les membres postérieurs à la marche bipède. Les ailes sont encore construites sur le type général des membres de tous les vertébrés, mais il y a une grande réduction dans le nombre des os du carpe et il n'y a plus que trois doigts (fig. 447). L'épaule (fig. 448) est formée de trois os : l'omoplate allongée a la forme d'une lame de sabre et permet aux deux ailes de se rejoindre en arrière ; le coracoïde forme un os distinct, alors que chez les mammifères il se réduit à une simple apophyse de l'omoplate ; les deux clavicules par leur réunion forment la fourchette. Sur le sternum s'élève une crête médiane ou *bréchet* destinée à l'insertion des muscles pectoraux qui font mouvoir les ailes. La présence de ce bréchet (14, fig. 446) n'est pas spéciale à l'oiseau, et on le retrouve chez la Chauve-

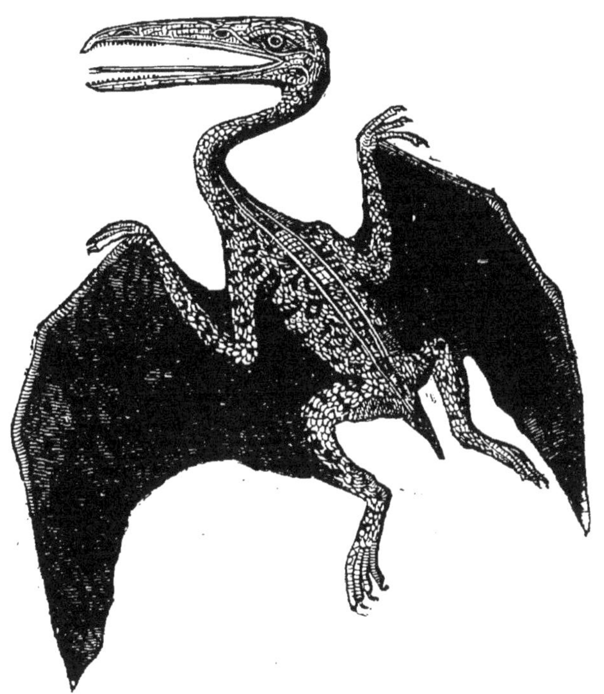

Fig. 444. — Ptérodactyle.

Souris ainsi que le Ptérodactyle, animaux adaptés au vol, et même chez la *Taupe* qui se sert avec force, pour fouir la terre,

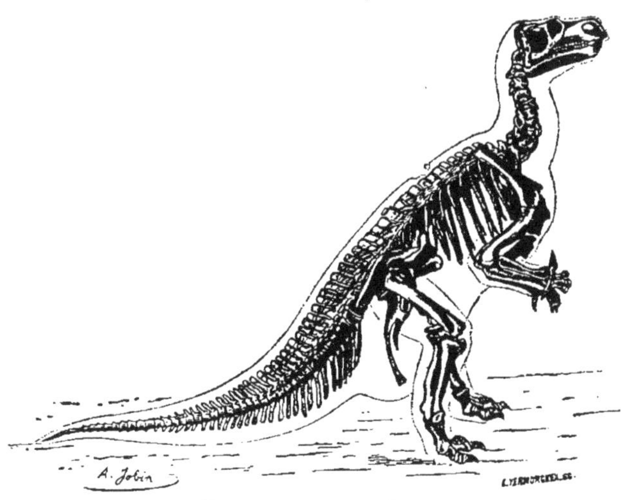

Fig. 445. — Iguanodon.

de ses pattes élargies en pelle et à doigt supplémentaire (M, fig. 428). Au contraire chez l'Autruche qui ne vole pas il n'y a

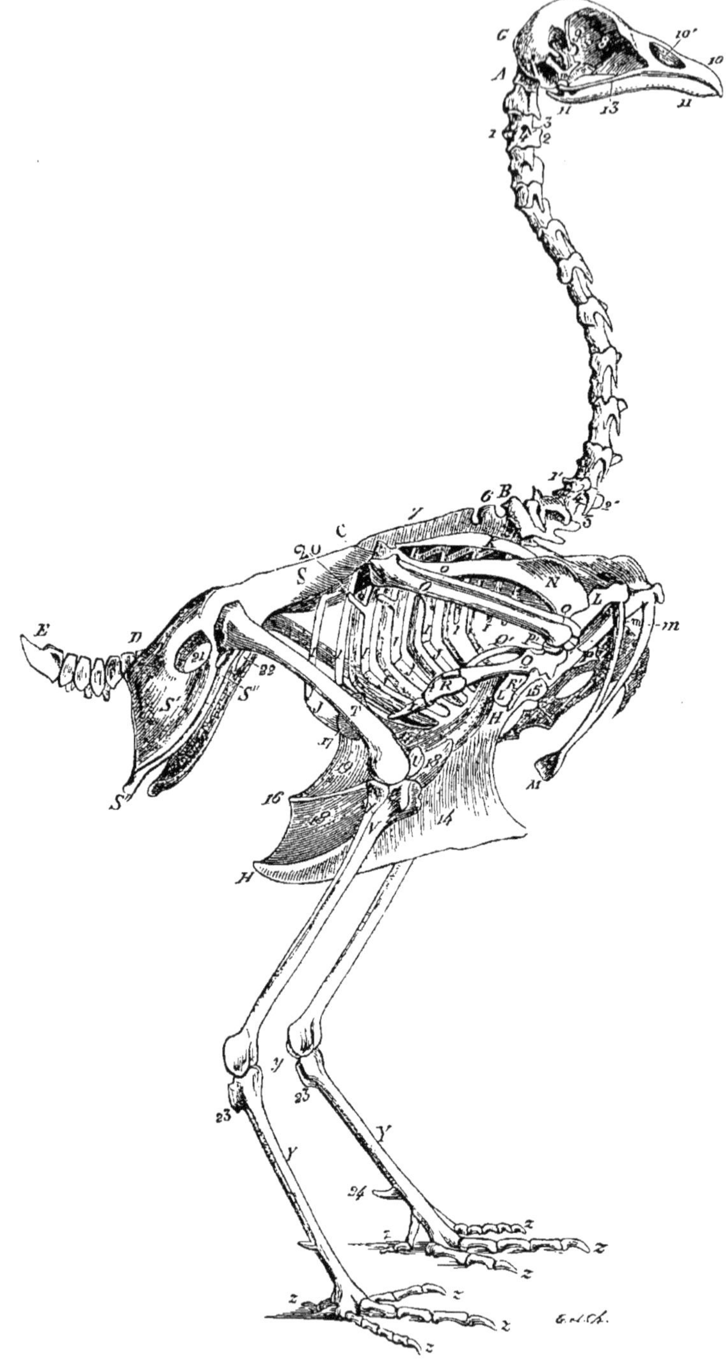

Fig. 446. — Squelette de coq *.

* A à B, vertèbres cervicales. — B à C, vertèbres dorsales. — D à E, vertèbres coccygiennes. — F à G, tête. — H, sternum. — I, côtes vertébrales. — J, côtes sternales. — K, omoplate. — L, os coracoïde. — M, fourchette (*m*, clavicules). — N, humérus. — O, cubitus. — *o*, radius. — P, P', carpe. — Q, Q', métacarpe. — R, R', *r*, phalanges. — S, S', S'', bassin. — T, fémur. — U, rotule. — V, tibia. — X, péroné. — *y*, tarse. — Y, métatarse. — *z*, doigts. — 20, apophyses récurrentes. — 14, bréchet.

pas de crête sternale. On a divisé la classe des oiseaux en deux sous-classes, les *voiliers* et les *coureurs*, suivant que le bréchet est présent ou absent.

Au bassin de l'oiseau se rattache le fémur qui s'articule d'autre part avec le tibia. Le péroné est très réduit comme cela se retrouve chez tous les animaux dont les pattes sont adaptées au saut comme le Kanguroo, la Gerboise (mammifères) et l'Iguanodon (reptile). Le tibia s'articule avec le *canon*, os unique formé par la soudure de tous les métatarsiens et qu'en ornithologie descriptive on appelle à tort du nom de tarse. Le tarse véritable constitue deux masses dont l'une s'est soudée au tibia, l'autre au canon; aussi dit-on que cette articulation des oiseaux est *intra-tarsienne*. Les doigts

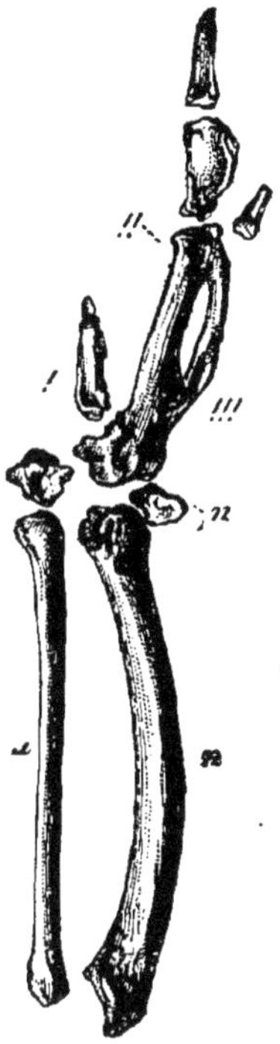

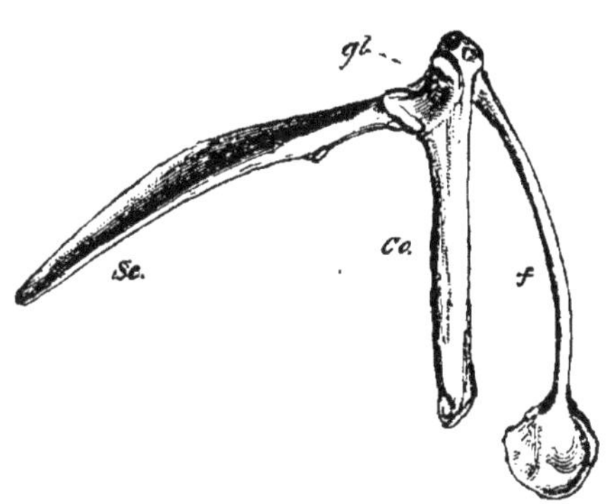

Fig. 447. — Avant-bras et main de l'oiseau*.

Fig. 448. — Épaule de l'oiseau**.

en général au nombre de quatre servent par leur disposition à classer les oiseaux. Chez les oiseaux coureurs, ce nombre peut se réduire à deux comme chez l'Autruche (*f*, fig. 449).

Poissons. — Chez les poissons les nageoires pectorales et ventrales (fig. 450) sont homologues des membres antérieurs et postérieurs des vertébrés, mais il est plus difficile de les ramener au type général et le nombre des doigts dépasse cinq. Les poissons possèdent en outre des *membres impairs* dont le squelette dépend de la colonne vertébrale, qui prennent les noms de nageoires *dorsale*, *caudale* et *anale* suivant qu'elles sont situées sur le dos, à l'extrémité du corps ou derrière l'anus (fig. 450).

* *r*, radius. — *u*, cubitus. — *r'*, *u'*, os du carpe. — I, II, III, doigts.
** *sc*, omoplate. — *co*, coracoïde. — *f*, clavicule.

Articulés. — Chez les *Articulés* il n'y a pas de squelette interne, mais un *squelette chitineux externe*. Les pattes sont formées d'articles comme l'in-

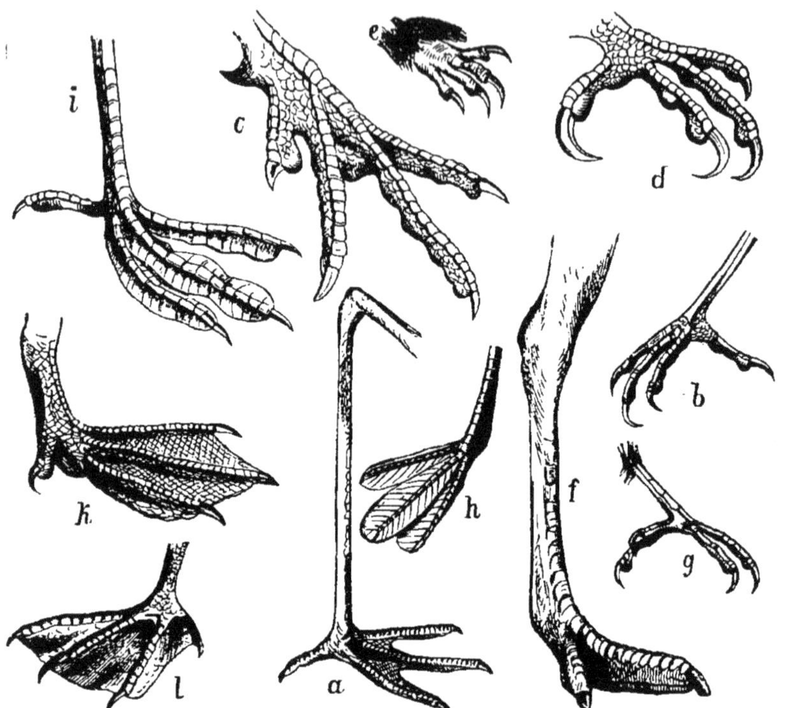

Fig. 449. — Pattes d'oiseaux *.

dique le mot arthropode. Les appendices locomoteurs sont au nombre de trois paires chez les Insectes (*Hexapodes*), quatre paires chez les Arach-

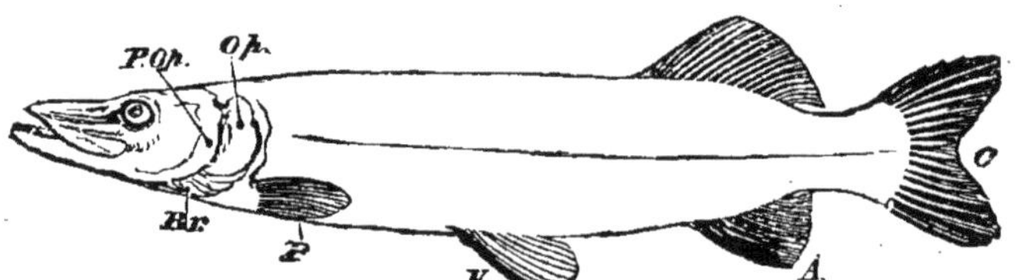

Fig. 450. — Nageoires du brochet **.

nides; le nombre en devient très grand chez les Myriopodes (μυριός, dix mille, en grand nombre). Les Crustacés décapodes comme l'Écrevisse ont cinq paires d'appendices locomoteurs.

* *a*, cigogne (échassier). — *b*, grive (passereau). — *c*, faisan (gallinacé). — *d*, faucon (rapace). — *e*, martinet (passereau). — *f*, autruche (coureur). — *g*, pie (grimpeur). — *h*, grèbe (palmipède). — *i*, foulque (échassier). — *k*, canard (palmipède). — *l*, phaéton (palmipède).

** P, pectorales (pleuropes). — V, ventrales (catopes). — A, anales. — C, caudales. — D, dorsales.

CHAPITRE VI

Système nerveux.

Vertébrés. — Chez les Vertébrés le système nerveux présente la disposition générale étudiée chez l'homme. Les centres nerveux (encéphale et moelle épinière) occupent une position dorsale, protégés par la colonne vertébrale avec laquelle ils sont en connexion intime. Il en part des nerfs pour toutes les régions du corps. Les nerfs crâniens sont au nombre constant de douze paires, mais plusieurs semblent parfois se confondre, le trijumeau et le pneumogastrique étant toujours très développés. L'encéphale présente des réductions de complications lorsqu'on descend la série des mammifères aux poissons.

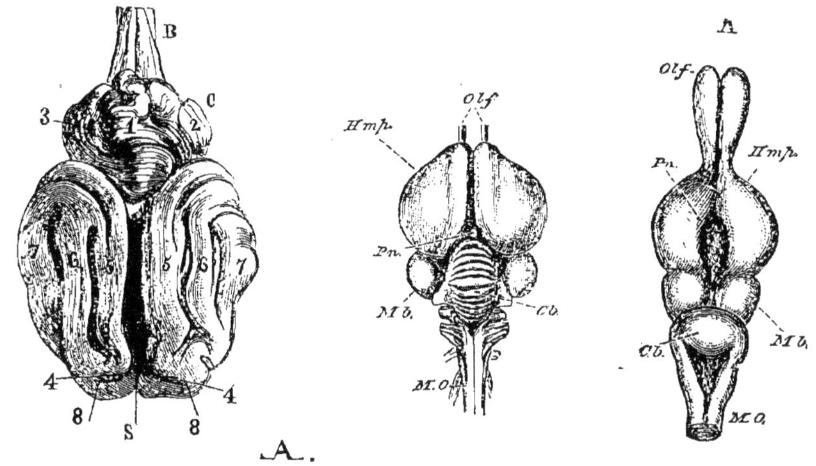

Fig. 451. — Encéphale du chat *.

Fig. 452. — Cerveau d'oiseau **.

Fig. 453. — Cerveau de lézard ***.

Les hémisphères cérébraux surtout deviennent de moins en moins importants. Chez l'homme ils recouvrent le reste de l'encéphale y compris le cervelet ; chez les autres Vertébrés ils n'occupent plus que la région antérieure (fig. 451 à 455). Notons qu'à mesure qu'ils deviennent de plus en plus réduits, les *lobes olfactifs* acquièrent de plus en plus d'importance. Les circonvolutions deviennent de plus en plus simples chez les mam-

* B, bulbe. — C, cervelet. — L, scissure interhémisphérique.

** Lettres comme figure 453.

*** *Olf*, lobes olfactifs. — *Hmp*, hémisphères cérébraux. — *Mb*, lobes optiques. — *Cb*, cervelet. — MO, moelle allongée.

mifères les moins intelligents et le cerveau devient tout à fait lisse chez quelques-uns d'entre eux et à partir des oiseaux. Chez ces derniers animaux (fig. 452) il n'y a pas de corps calleux,

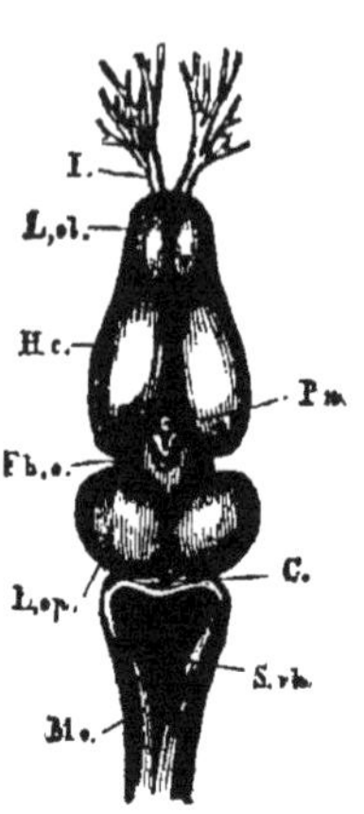

Fig. 454. — Cerveau de grenouille *.

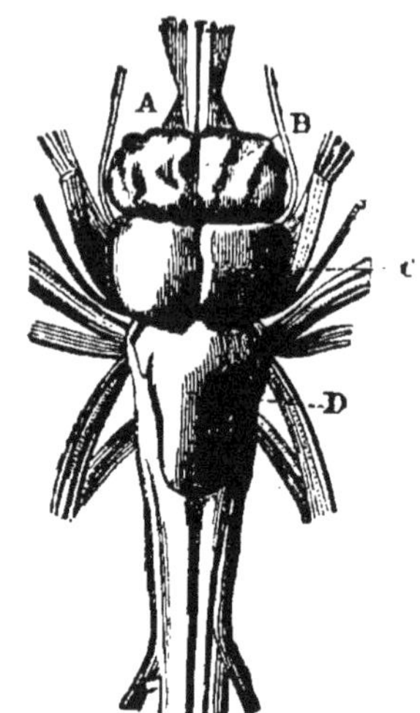

Fig. 455. — Cerveau de brochet **.

pas de pont de Varole; les tubercules quadrijumeaux ne sont plus que deux et sont par conséquent *bijumeaux;* dans le cervelet le vernis ou lobe médian est seul bien développé et les

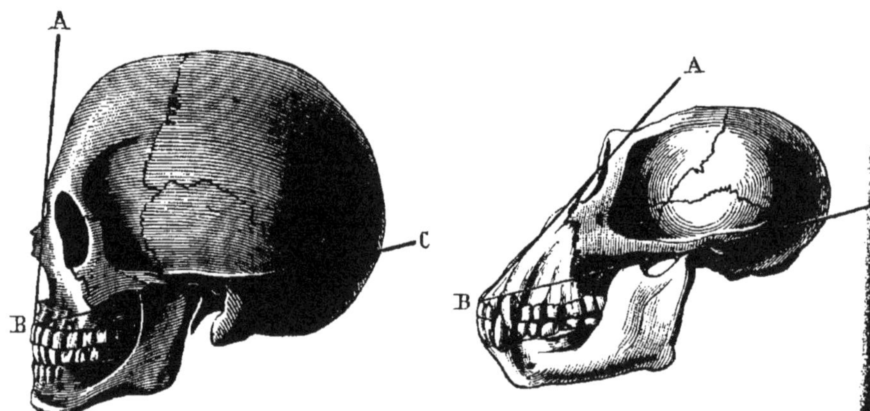

Fig. 456. — Angle facial de l'homme. Fig. 457. — Angle facial du chimpanzé.

hémisphères cérébelleux sont très réduits. Le cervelet se réduit à une simple bandelette transversale chez la grenouille (fig. 454)

* L.*ol*, lobes olfactifs. — H*c*, hémisphères cérébraux. — F*h*. *o*, couches optiques. — L*op*, lobes optiques.. — C, cervelet. — S.*rh*, 4e ventricule. — M*o*, moelle allongée.

** A, lobe olfactif. — B, hémisphères cérébraux. — C, lobes optiques. — D, cervelet.

dont la moelle allongée est creusée au quatrième ventricule largement ouvert par le *sinus rhomboïdal* (Srh, fig. 454).

Angle facial. — Le grand développement de l'encéphale chez les Vertébrés supérieurs les plus intelligents se traduit à l'extérieur par l'ouverture de l'*angle facial* (fig. 456 et 457). Plus le cerveau est développé, plus le crâne l'emporte en volume sur la face, moins celle-ci est projetée en avant. Aussi l'angle facial va-t-il en diminuant à mesure qu'on descend la série des Vertébrés.

Tuniciers. — Le système nerveux des Tuniciers se compose d'un gros ganglion unique d'où partent les nerfs et placé dorsalement par rapport au tube digestif, situation qui permet une fois de plus de rapprocher l'embranchement des Tuniciers de celui des Vertébrés.

Articulés. — Le système nerveux des Articulés se compose

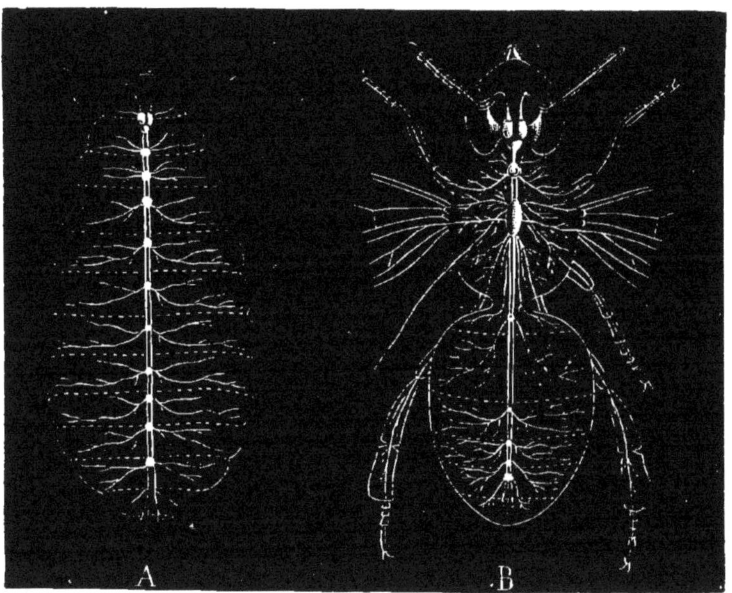

Fig. 458. — Système nerveux de l'abeille *.

d'une masse de deux ganglions *cérébroïdes* situés à la partie céphalique au-dessus de l'œsophage, réunis par un filet nerveux ou fusionnés ensemble. De ces ganglions partent les nerfs des organes des sens céphaliques et deux filets symétriques qui entourent l'œsophage et viennent aboutir à deux ganglions *sous-œsophagiens*. De ceux-ci partent deux filets longitudinaux, présentant un ganglion à chaque segment du corps

* A, système nerveux de la larve. — B, système nerveux de l'insecte adulte.

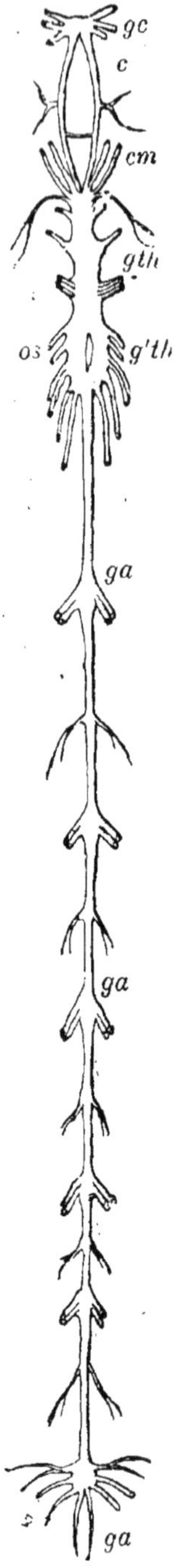

et réalisant ainsi une double chaîne ventrale. Les ganglions d'un même anneau qui peuvent être distincts ou fusionnés sont réunis dans le premier cas par une *commissure* nerveuse. On donne le nom de *connectifs* aux filets qui réunissent les ganglions de deux anneaux consécutifs. Ce système nerveux est surtout net chez les larves (A, fig. 458).

Chez les articulés adultes le système nerveux obéit à la loi générale en zoologie de la *corrélation des organes*. Lorsque plusieurs segments d'un articulé se soudent pour constituer une région du corps de l'animal on retrouve une soudure analogue pour les ganglions de la chaîne ventrale. C'est ainsi que chez les insectes dont le thorax est formé de trois anneaux, il n'y a que deux ganglions thoraciques (B, fig. 458). Ce fait s'observe encore chez les crustacés où le plus souvent les deux moitiés de la chaîne sont réunies sur la ligne médiane : la réduction de l'abdomen et la fusion des anneaux du céphalothorax chez le Crabe (fig. 460) amènent le système nerveux de cet animal à se présenter sous la forme de ganglions cérébroïdes reliés à une masse ganglionnaire ventrale unique résultat de la soudure des nombreux ganglions thoraciques et abdominaux d'un crustacé à abdomen bien développé (fig. 459).

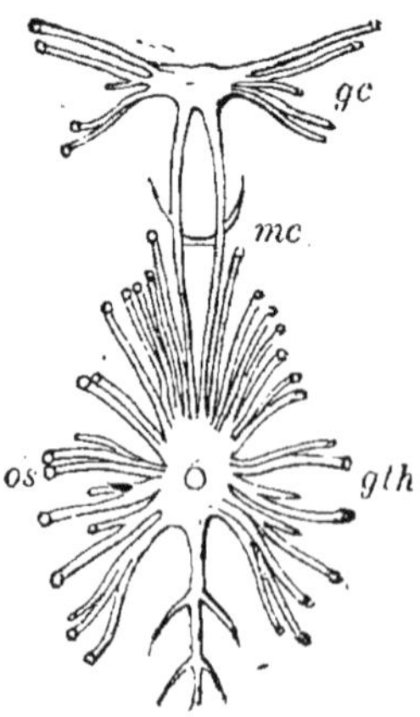

Fig. 459. — Système nerveux de la squille.

Fig. 460. — Système nerveux du crabe.

Vers. — Chez les Vers annelés la disposition du système nerveux est la même que chez les Articulés : une paire de ganglions cérébroïdes, un collier œsophagien et une chaîne ventrale (fig. 461 et 462).

Mollusques. — Chez les Mollusques il y a deux colliers œsophagiens. Chez les acéphales (fig. 463) il y a une paire de ganglions *céré-*

broïdes (*a*) d'où partent les nerfs des organes des sens. Un premier collier œsophagien les réunit à une paire de ganglions *pédieux* (*b*) situés à la partie ventrale dans le *pied*. Un deuxième collier réunit les mêmes ganglions cérébroïdes en entourant l'œsophage aux ganglions *viscéraux* ou *branchiaux*, origines des nerfs qui vont aux viscères et aux branchies. Tous ces ganglions sont réunis par des commissures et des connectifs

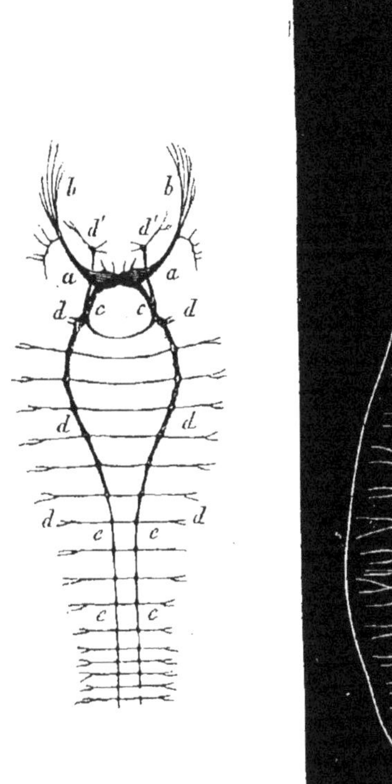

Fig. 461. — Système nerveux d'annelé (serpule) *.

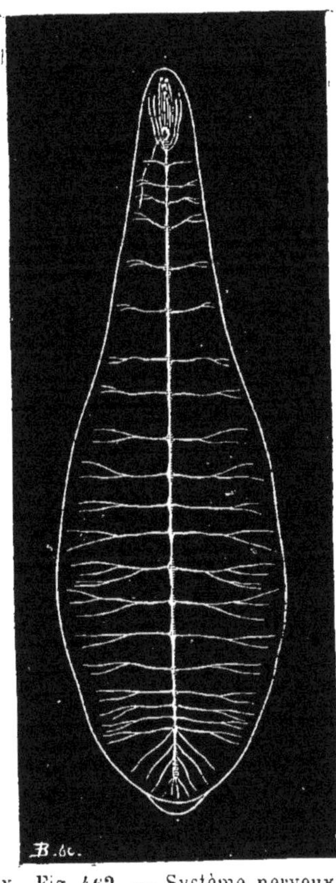

Fig. 462. — Système nerveux d'annelé (clepsine).

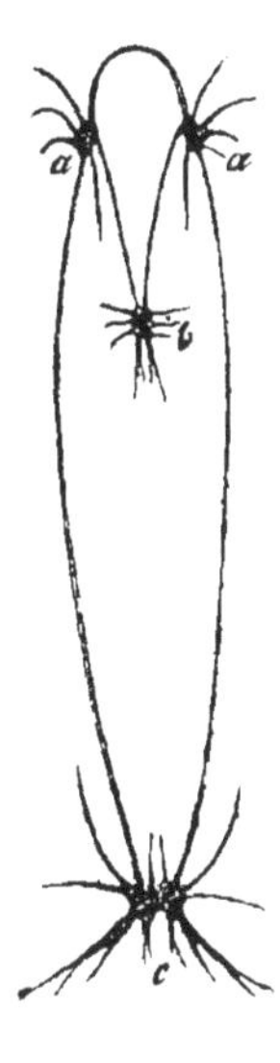

Fig. 463. — Système nerveux d'un mollusque acéphale (anodonte) **.

sauf les ganglions pédieux et viscéraux qui, chez les acéphales, ne sont jamais réunis par un connectif nerveux. Chez les gastéropodes au contraire ce connectif existe et l'on trouve de chaque côté de l'œsophage un *triangle nerveux latéral* dont les côtés sont des connectifs ; les sommets les ganglions céré-

* *a*, cerveau. — *b*, *b*, nerfs allant aux branchies. — *d*, *d*, ganglions thoraciques et *e*, *e*, ganglions abdominaux de la chaine ventrale. — *c*, *c*, connectifs du collier œsophagien.

** *a*, ganglions cérébroïdes. — *b*, ganglions pédieux. — *c*, ganglions viscéraux.

broïdes pédieux et viscéraux. Les deux ganglions viscéraux sont de plus reliés par une chaîne nerveuse *asymétrique* présentant un nombre variable de ganglions supplémentaires. La disposition des gastéropodes se retrouve chez les céphalopodes, mais tous les ganglions semblent se fusionner en une masse unique que traverse l'œsophage.

Echinodermes. — Chez les Oursins le système nerveux forme un anneau pentagonal péribuccal (fig. 464) des angles duquel partent cinq bandelettes nerveuses qui rayonnent le long des parois du test. Ces bandelettes ainsi que l'anneau contiennent des cellules nerveuses mélangées à des fibres et jouent par conséquent le rôle de centres nerveux aussi bien que de conducteurs.

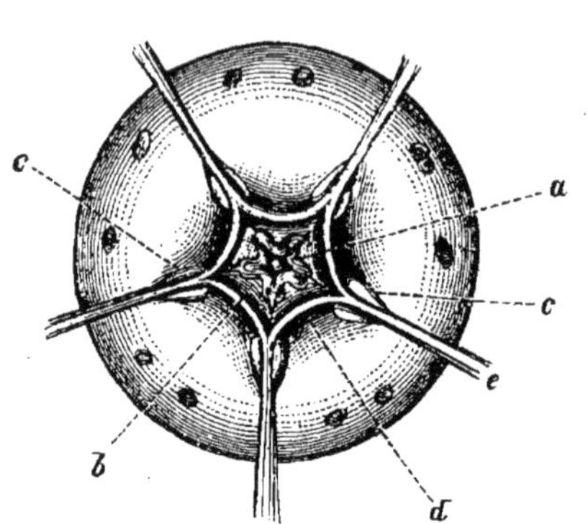

Fig. 464. — Système nerveux d'un oursin*.

Cœlentérés. — Ce fait s'exagère encore chez les Cœlentérés où l'on trouve des éléments nerveux disséminés à travers l'organisme et ne présentant aucune division possible en centres et en nerfs, comme nous l'avons vu chez les Artiozoaires. Il en est de même chez les Spongiaires.

Protozoaires. — Il n'y a pas plus lieu de parler de système nerveux chez ces animaux unicellulaires chez lesquels il n'y a aucune différenciation en tissu. C'est en vertu de la propriété d'*irritabilité* que possède le protoplasma vivant de la cellule et qui se retrouve développée à un degré élevé chez les éléments nerveux des Métazoaires, qu'un Protozoaire est sensible aux actions du milieu ambiant qui peut réagir sur lui.

En résumé le système nerveux des animaux peut être ramené à quatre types distincts :

1° Le type *Vertébré*, caractérisé par un système de centres formant un axe dorsal. Nous y rattacherons les Tuniciers ;

2° Le type *Articulé*, réalisé chez les articulés et chez les annelés, caractérisé par sa chaîne ventrale ;

3° Le type *Mollusque*, caractérisé par les deux colliers œsophagiens ;

4° Le type *Zoophyte* ou *rayonné*, caractérisé par la disposition en rayons et l'absence de toute différenciation en centres et nerfs.

* *a*, œsophage sectionné. — *b*, fond de la cavité buccale. — *d*, anneau nerveux péribuccal. — *e*, *e*, troncs nerveux rayonnants.

CHAPITRE VII

Téguments.

I. Poils, laine, fourrures.

Poils. — La présence des poils, dont nous avons étudié chez l'homme (page 203) la structure et le développement, est constante chez les mammifères et aussi caractéristique que celle des mamelles, ce qui a souvent conduit, dans certaines classifications, à substituer l'appellation de *pilifères* à celle de mammifères.

Les poils se distinguent en deux catégories; les uns sont longs, soyeux et plus ou moins raides et s'appellent *jarres*; les autres fins et doux au toucher forment la *bourre* ou *duvet*. Chez le Porc les jarres longues et raides ont reçu le nom de *soies*. Lorsque les poils deviennent rigides et gros comme chez le

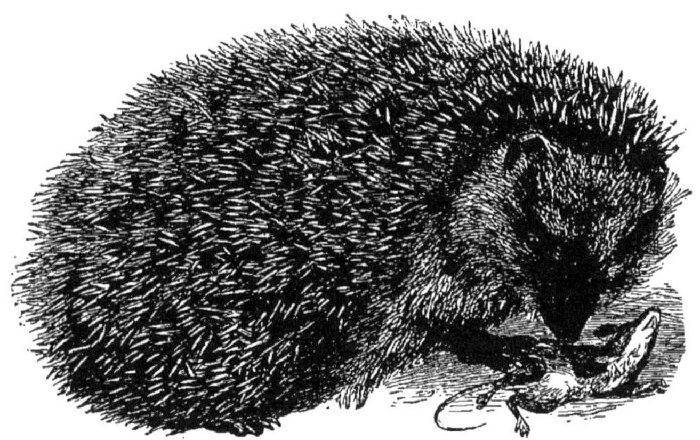

Fig. 465. — Hérisson.

Hérisson (fig. 465) et le Porc-épic on les appelle des *piquants*. La crinière et la queue du Cheval sont formées de *crins*, jarres longues et flexibles.

Chez la plupart des espèces, le bulbe pileux se flétrit par suite du ralentissement de la prolifération des cellules dans la couche de Malpighi. Le poil se sépare alors et tombe pour être remplacé au printemps suivant par une nouvelle formation pileuse; c'est là ce qu'on appelle la *mue* et la toison d'hiver épaisse et bien fournie fait place à la toison d'été.

Les poils sont d'autant plus abondants que l'animal vit dans des régions plus froides et a besoin de lutter activement contre les déperditions de chaleur. Les cétacés cependant ont très peu de poils; on peut même dire que chez eux les poils manquent complètement et c'est tout au plus si on en retrouve quelques-uns à la lèvre. Mais il se développe dans le derme de ces animaux une épaisse couche adipeuse qui permet à l'animal d'éviter de trop grandes pertes de chaleur en même temps qu'elle allège le poids spécifique du corps.

Les poils sont des formations épidermiques remplacées en quelques points du corps des mammifères par d'autres formations de même origine. Telles sont par exemple les petites écailles qui recouvrent la queue de certains rongeurs (Souris)

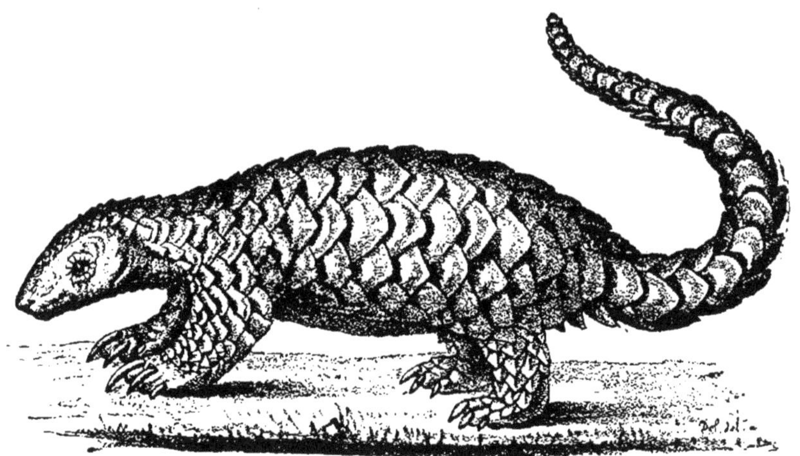

Fig. 466. — Pangolin.

et les écailles losangiques imbriquées les unes sur les autres à la façon des tuiles sur un toit qui forment le revêtement du corps du Pangolin (fig. 466). Les écailles de cet édenté africain doivent être considérées comme formées de poils agglutinés. La carapace du Tatou au contraire est d'origine dermique.

Fourrures. — Les peaux de nombreux mammifères sont activement recherchées pour leur beauté et leur propriété de conserver la chaleur. Les fourrures doivent cette dernière propriété au duvet ou bourre dont les brins emprisonnent entre eux de l'air, mauvais conducteur de la chaleur. La beauté est due à l'éclat lustré des jarres qui peuvent présenter des colorations variées. Les fourrures les plus estimées sont celles d'animaux appartenant aux ordres des rongeurs, des carnassiers ou des *Pinnipèdes* (Phoques, Otaries, Morses) qui ne sont autres que des carnassiers adaptés à la vie aquatique. Les fourrures des animaux des régions polaires sont surtout estimées à cause de leur couleur blanc-bleuâtre rappelant celle des glaces.

Le mot fourrure est réservé pour les animaux où les poils sont longs, abondants et beaux; dans les autres cas on emploie le mot *pelage* en réservant plus particulièrement celui de *robe* pour parler des chevaux.

Laine. — Chez les Moutons, les jarres sont rares et ne se rencontrent qu'aux membres et à la face. Tous les autres poils, fins, ondulés et frisés en spirale, forment la bourre de la toison de l'animal et ont reçu le nom particulier de *laine*. Les brins de laine peuvent être de diverses grosseurs et de diverses longueurs, et l'on distingue les Moutons en Moutons à laine longue et Moutons à laine courte. On file la laine qui sert alors à la fabrication des draps, flanelles, etc.

La laine du Mouton est enduite d'une matière grasse connue sous le nom de *suint*, sécrétée par les glandes sébacées de la peau de l'animal.

Feutre. — Les poils séparés de la peau par la tonte peuvent dans un grand nombre de cas être employés industriellement comme la laine des moutons. Tels sont les poils des Chèvres, formés presque exclusivement de jarres, du Chameau, de la Vigogne, de l'Alpaca, etc., qui par le tissage fournissent des étoffes très estimées. Au lieu d'en faire des fils et de les tisser on peut employer les poils pour la fabrication du *feutre* en les enchevêtrant les uns dans les autres au moyen de procédés de fabrication spéciaux et en déterminant ainsi la formation d'un tissu compact employé en chapellerie. Les poils de rongeurs (Lapin, Lièvre, Castor) sont surtout employés pour la fabrication du feutre des chapeaux.

II. Ongles, griffes, sabots, cornes.

Ongles, griffes et sabots. — Les ongles sont des productions cornées ayant pour origine la couche superficielle (couche cornée) de l'épiderme. Les ongles plats de l'homme (V. p. 204) sont le plus souvent remplacés chez les animaux par des productions analogues, les griffes et les sabots, qui sont des ongles modifiés.

Les *griffes* garnissent les extrémités digitales des animaux carnassiers qui s'en servent comme de moyen de défense, ou bien se rencontrent chez les animaux qui s'en servent pour fouir la terre et se creuser un gîte. Les mammifères dont les doigts sont munis d'ongles ou de griffes sont dits *onguiculés*.

On réserve le nom d'*ongulés* aux mammifères à *sabot*. Le sabot est une production cornée d'origine épidermique qui entoure la dernière phalange du doigt ou des doigts qui portent à terre. Alors que les ongles et les griffes ne servent pas à la locomotion, c'est par l'intermédiaire des sabots que les membres des ongulés reposent à terre. Les mammifères ongulés sont les Porcs, les Ruminants, les Chevaux et les Éléphants. La figure 467 représente un sabot de Cheval.

Cornes. — Les cornes de Bœuf sont des productions épidermiques très analogues aux ongles. Ces cornes coniques plus ou moins contournées en spirales sont creuses et sont fixées à la tête par l'intermédiaire d'un prolongement osseux de l'os frontal (cornillon) qui s'engage dans leur intérieur; elles s'accroissent pendant toute la vie de l'animal. Les Béliers, les Chèvres, les

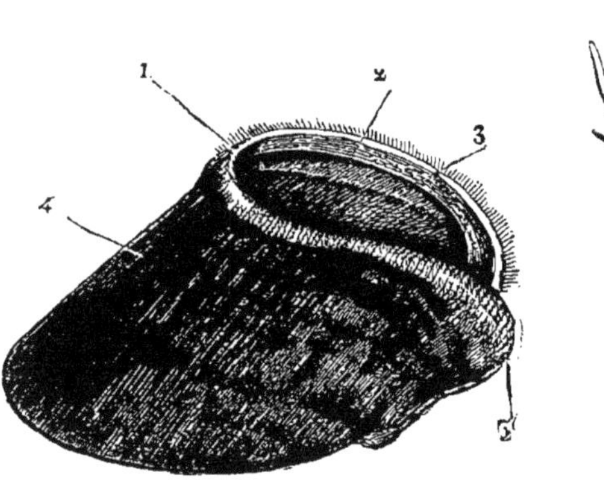

Fig. 467. — Sabot du cheval *.

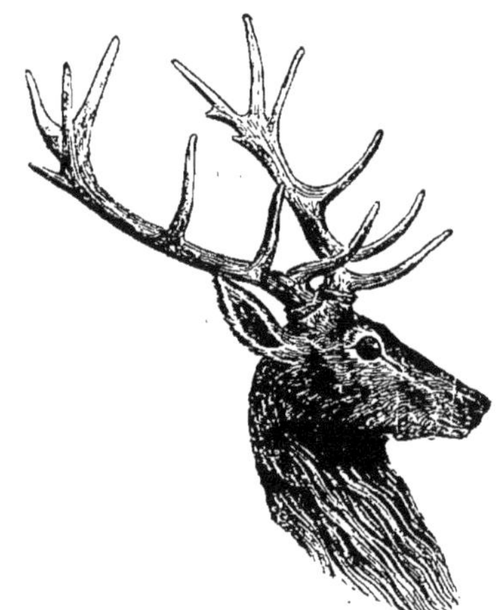
Fig. 468. — Bois du cerf.

Antilopes, etc., ont des cornes creuses comme celles du Bœuf et provenant comme elles de formations épidermiques : aussi réunit-on tous ces ruminants pour former la famille des *cavicornes*. Les *bois* des Cerfs, au contraire, sont dus à des ossifications dermiques et sont pleins (fig. 468). Un bois de Cerf se compose d'une tige principale présentant des ramifications (cors ou andouillers), chaque année le bois tombe mais repousse rapidement et présente alors un cor de plus. Le nombre des ramifications des cornes de ces animaux permet donc de se faire une idée de leur âge, dans de certaines limites du moins, car le nombre des andouillers ne dépasse jamais six à chaque bois. Les cornes de Girafes sont également d'origine dermique comme celles des Cerfs, mais s'en distinguent par leur absence

* 1, périople. — 2, cavité cutigérale. — 3, tissu kéraphylleux. — 4, paroi.

de ramifications et parce qu'elles sont persistantes et non caduques.

C'est dans la catégorie des formations épidermiques qu'il faut ranger la ou les cornes que le Rhinocéros porte sur son nez; on doit considérer ces appendices comme formés de poils agglutinés.

III. Plumes.

Les plumes, dont la présence est un caractère constant de la classe des oiseaux, ont la même origine que les poils des mammifères et une structure analogue quoique un peu plus compliquée. Comme les poils, les plumes naissent par un enfoncement de l'épiderme dans le derme (follicule) en forme de doigt de gant au fond duquel une papille très vasculaire est le siège d'une active prolifération de cellules. La plume se compose d'un axe (*hampe*) s'enfonçant dans la peau par un *tuyau* creux, à l'extrémité duquel on voit encore dans une plume d'oie arrachée le reste de la papille desséchée (*âme de la plume*). Certains poils comme les piquants du Porc-épic ont beaucoup d'analogie avec une plume réduite à son tuyau. La partie supérieure de l'axe est formée par une *tige* pleine qui porte les *barbes*. Celles-ci sont insérées régulièrement à droite et à gauche de la tige et sont elles-mêmes garnies de petits prolongements, ou *barbules*, disposés régulièrement de chaque côté.

On distingue les plumes des Oiseaux en *pennes* et en *plumules* : ces dernières forment le *duvet*. Les pennes ont un axe et des barbes rigides et résistantes et les barbules, munies à leur extrémité de petits crochets, s'accrochent les unes aux autres et, réunissant les barbes entre elles, font de la penne une surface continue et résistante qui permet à l'animal de s'en servir pour voler. Les plumules du duvet ont une tige et des barbes souples et élastiques, et leurs barbules n'ayant pas de crochet restent séparées. Le duvet forme la partie du plumage destinée à assurer l'animal contre les déperditions de chaleur. Les plumes de l'Autruche et du Marabout doivent l'élégance qui les fait rechercher dans la parure féminine à l'absence de crochets aux barbules, ce qui leur donne leur aspect frisé si vanté.

Les grandes pennes de la queue portent le nom de *rectrices*, car elles servent à diriger le vol; celles de l'aile sont les *rémiges*. On y distingue les rémiges *primaires* (2', fig. 469) qui s'attachent aux phalanges, les rémiges *secondaires* (3') à l'avant-bras, les rémiges *scapulaires* insérées sur l'épaule et enfin les rémiges *bâtardes* (1', fig. 469) implantées sur le pouce. La base des rémiges est recouverte par des plumes qui, à cause de leur

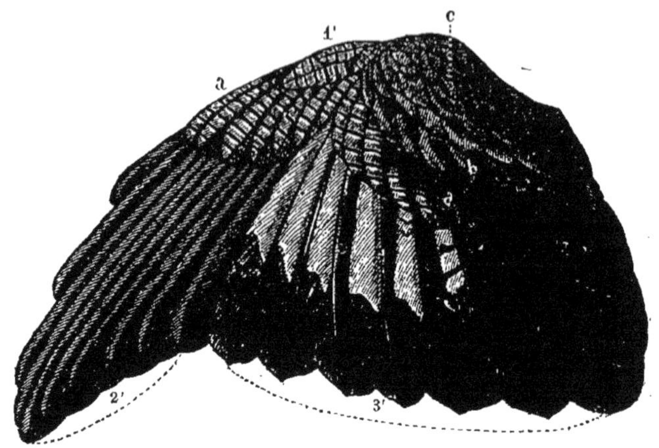

Fig. 469. — Plumes de l'aile *.

disposition, ont reçu le nom de *tectrices* ou *couvertures* (*a*, *b*, *c*, fig. 269).

Les couleurs si variées du plumage des oiseaux sont sujettes à des variations, soit que les plumes changent directement de coloration, soit qu'elles tombent (mue) et que les plumes nouvelles ne soient pas de la même couleur que les anciennes.

Les oiseaux n'ont pas de glandes sudoripares ni de glandes sébacées, mais il existe sous le croupion une glande *uropygienne* développée surtout chez les oiseaux aquatiques et qui sécrète une substance grasse et huileuse destinée à protéger les plumes contre l'action de l'eau qui glisse alors sur elles sans les mouiller.

IV. Écailles.

Écailles des reptiles. — Les écailles des reptiles sont des productions cornées de nature épidermique assez analogues aux ongles. Chez certains reptiles, comme les Crocodiles, il se forme plus profondément des ossifications dermiques, origines de la cuirasse, qui protègent le corps de ces animaux. La carapace dorsale et le plastron des Tortues sont formé par des ossifications dermiques recouvertes par des écailles d'origine épidermique.

Le plastron est formé tout entier d'os dermiques (fig. 471). La carapace dorsale (fig. 470) est un mélange d'éléments empruntés au squelette interne

* 1', rémiges bâtardes. — 2', rémiges primaires. — 3', rémiges secondaires. — *a*, *b*, *c*, couvertures.

et au squelette dermique. Les huit plaques neurales (1 à 8, fig. 470) par exemple correspondent aux apophyses épineuses des vertèbres dorsales.

Les écailles épidermiques qui recouvrent ces productions osseuses se présentent sous forme de plaques dont les dimensions et la distribution ne

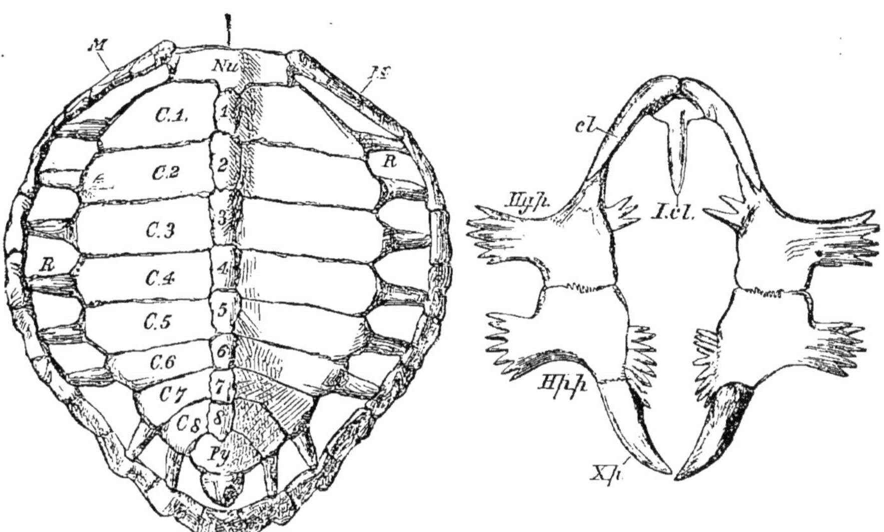

Fig. 470. — Carapace de tortue (*chelone midas*) *.

Fig. 471. — Plastron (*chelone midas*).

correspondent en aucune façon à celles des os qui leur servent de supports. Ces écailles dans certains genres peuvent acquérir un développement considérable. C'est en particulier le *Caret* (Chelonia imbricata), tortue marine de l'Océan Indien et de l'Atlantique, qui fournit l'*écaille* du commerce.

Écailles des poissons. — Les écailles des poissons sont dues à l'ossification des papilles du derme recouvertes par une couche épidermique. Elles se présentent le plus souvent disposées régulièrement, se recouvrant les unes les autres à la façon des tuiles qui forment la toiture des maisons. On distingue d'après leur forme plusieurs genres d'écailles.

Les écailles *cycloïdes* (κύκλος, cercle ; εἶδος, forme) sont des disques minces et flexibles dont les bords sont sensiblement circulaires (1, fig. 472). La surface en est ornée de stries concentriques et rayonnantes.

Les écailles *cténoïdes* (κτείς, ενός, peigne) sont semblables aux précédentes sauf que le bord sur une certaine partie présente des dentelures à la façon d'un peigne (2, fig. 473), au lieu d'être lisse partout comme dans les écailles cycloïdes.

Les écailles cténoïdes et cycloïdes se rencontrent dans le groupe des

* 1-8, plaques neurales. — C1-C8, plaques costales. — M, plaques marginales. — Nu, plaque nuquale. — Py, plaques pygales.

Téléostéens. Quelquefois, comme chez l'Anguille, ces écailles sont enfoncées sous la peau qui semble nue.

Les écailles *ganoïdes* (γάνος, éclat, blancheur) souvent de forme rhomboïdale (3, fig. 472) sont formées d'une matière osseuse recouverte d'une couche d'émail qui leur donne leur éclat caractéristique. Les poissons *ganoïdes* sont, au moins pour le plus grand nombre, caractérisés par la présence de ces écailles.

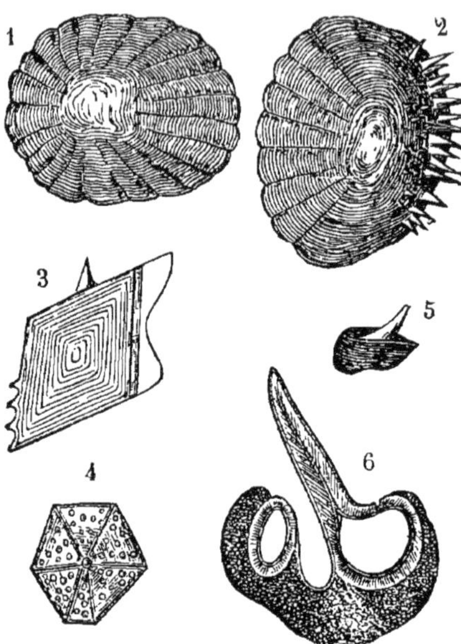

Fig. 472. — Écailles de poissons *.

Les écailles *placoïdes* (πλάξ, plaque) sont également osseuses mais n'ont point d'émail (4, fig. 472). Souvent les écailles petites et très rapprochées sont enfoncées dans la profondeur de la peau à laquelle elles donnent la disposition *chagrinée* si caractéristique et si connue. Chez certaines raies les écailles présentent des appendices épineux et forment les *boucles* de ces animaux (5 et 6, fig. 472). Les écailles placoïdes se rencontrent chez les Sélaciens.

* 1, écaille cycloïde. — 2, cténoïde. — 3, ganoïde. — 4, placoïde. — 5, écaille bouclée. — 6, la même, grossie et coupée.

TABLE DES CHAPITRES

DEUXIÈME PARTIE. — ANATOMIE ET PHYSIOLOGIE HUMAINES

PREMIÈRE SECTION. — FONCTIONS DE NUTRITION.

Chapitre premier. — Digestion.

Chapitre II. — Circulation.

CHAPITRE III. — RESPIRATION.

CHAPITRE IV. — SÉCRÉTION.

CHAPITRE V. — NUTRITION EN GÉNÉRAL.

DEUXIÈME SECTION. — FONCTIONS DE RELATION.

CHAPITRE PREMIER. — SQUELETTE.

CHAPITRE II. — MUSCLES.

CHAPITRE III. — LOCOMOTION.

CHAPITRE IV. — ORGANES DES SENS.

Chapitre V. — Larynx et phonation.

Chapitre VI. — Système nerveux.

TROISIÈME PARTIE. — ANATOMIE ET PHYSIOLOGIE COMPARÉES.

CHAPITRE PREMIER. — EMBRANCHEMENTS DU RÈGNE ANIMAL.

CHAPITRE II. — APPAREIL DIGESTIF ET DIGESTION.

FIN DE LA TABLE DES MATIÈRES

INDEX

Cet *Index* contient spécialement les mots dont l'explication peut offrir quelque difficulté et dont le lecteur a besoin de trouver immédiatement la définition ; ainsi que les noms propres cités dans l'ouvrage. — Les mots usuels tels que ARTÈRES, ARTICULATIONS, MEMBRES, SQUELETTES, etc., se trouveront dans la *Table des chapitres*.

FIN DE LA TABLE ALPHABÉTIQUE

9582-91. — Corbeil. Imprimerie Crété.

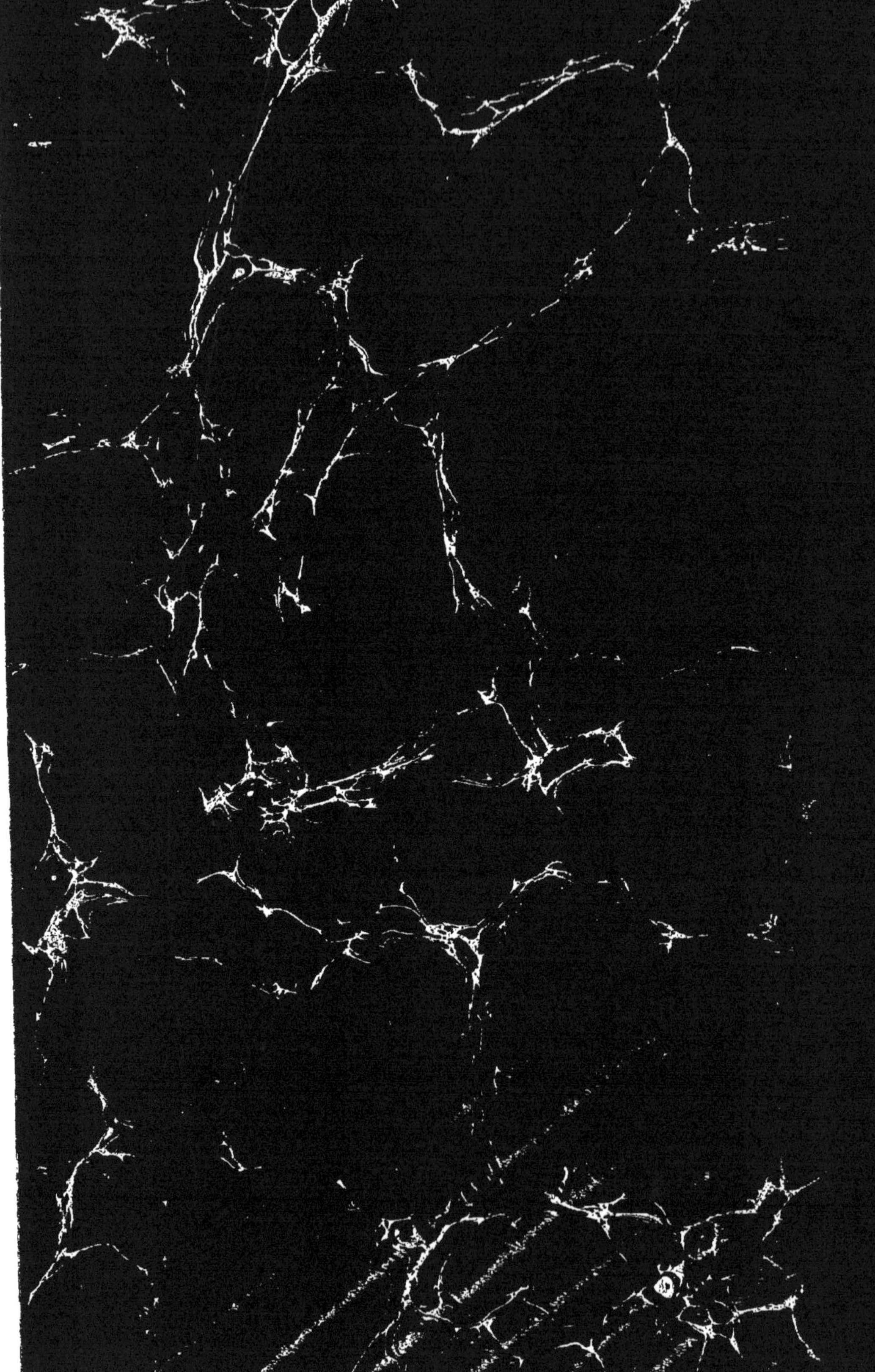

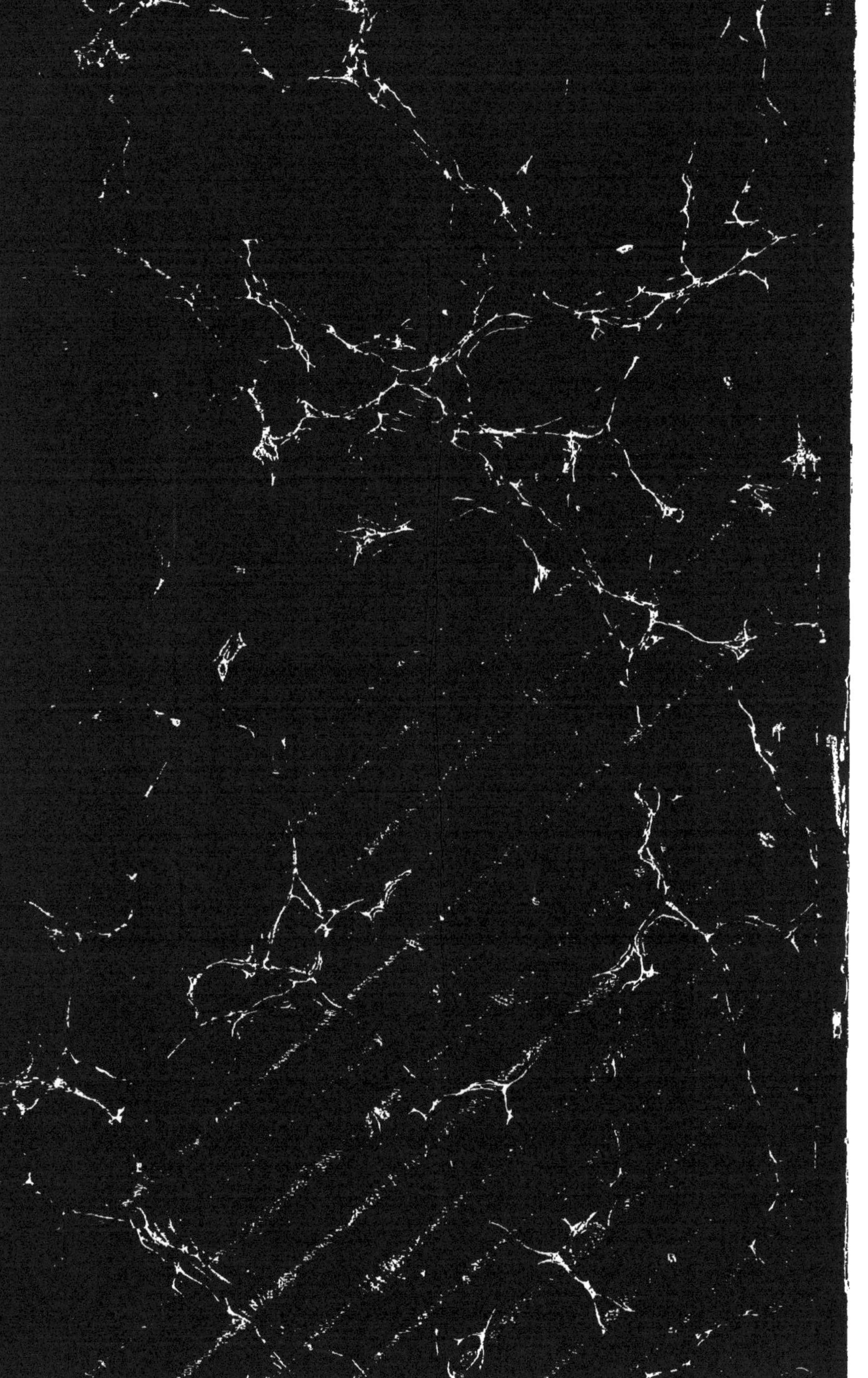

www.ingramcontent.com/pod-product-compliance
Ingram Content Group UK Ltd.
Pitfield, Milton Keynes, MK11 3LW, UK
UKHW012001240726
13965UKWH00001B/86